岭南药用植物图志（下册）

LINGNAN YAOYONG ZHIWU TUZHI

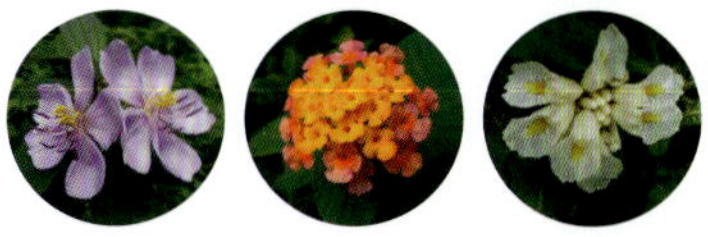

主　审　蔡岳文

主　编　马　骥　唐旭东

副主编　陈兴兴　刘传明　徐晔春　张宏伟　袁立霞

编　委　吴　磊　许云燕　洪军辉　王雪艳　张景照　王宏娟
蔡树坚　戴娇娇　张志海　陈飞龙　孙晓敏

SPM 南方出版传媒

广东科技出版社｜全国优秀出版社

·广　州·

图书在版编目（CIP）数据

岭南药用植物图志. 下册 / 马骥，唐旭东主编. —广州：广东科技出版社，2018.12
ISBN 978-7-5359-7018-3

Ⅰ.①岭… Ⅱ.①马… ②唐… Ⅲ.①药用植物—广东—图谱 Ⅳ.①R282.71-64

中国版本图书馆CIP数据核字（2018）第220619号

岭南药用植物图志（下册）
LINGNAN YAOYONG ZHIWU TUZHI（XIACE）

责任编辑：黎青青
责任校对：杨崚松　陈　静　黄慧怡
责任印制：彭海波
出版发行：广东科技出版社
（广州市环市东路水荫路11号　邮政编码：510075）
http://www.gdstp.com.cn
E-mail: gdkjyxb@gdstp.com.cn（营销）
E-mail: gdkjzbb@gdstp.com.cn（编务室）
经　　销：广东新华发行集团股份有限公司
排　　版：广州友间文化传播有限公司
印　　刷：广州市岭美彩印有限公司
（广州市荔湾区花地大道南海南工商贸易区A幢 邮政编码：510385）
规　　格：889mm×1 194mm　1/16　印张28　字数700千
版　　次：2018年12月第1版
2018年12月第1次印刷
定　　价：298.00元

主审、主编及副主编简介

蔡岳文　广东省中药研究所主任中药师，南药研究室原主任。长期从事药用植物分类与鉴定、中药资源、中药材引种栽培及中药材规范化生产(GAP) 的研究和教学工作。主持和参与国家及省部级科研课题多项。主编、参编《南方药用植物图鉴》《药用植物识别图鉴》《药用植物识别技术》等多部专著及教材。在岭南药用植物资源与分类方面的研究积淀深厚。

马　骥　南方医科大学教授，南粤优秀教师。兰州大学理学博士，中国科学院兰州沙漠研究所博士后。长期从事药用植物学、中药鉴定学的教学和科研工作，主要研究方向为中草药鉴定与资源。主持国家及省部级科研和教学课题10余项，发表有关中草药资源与鉴定方面的学术论文130余篇，主编、参编专著9部。主持广东省精品资源共享课和视频课3项。创建“岭南药用植物园”“岭南药创新教学研究平台”等教学和科普系列网站。

唐旭东　深圳清华大学研究院研究员，深圳市创新中药及天然药物研究重点实验室主任，深圳清华大学研究院分析测试中心主任，兰州大学理学博士，中国疾病预防控制中心基础医学博士后。主要研究方向为中药及天然药物的开发应用。主持参与国家及省部级科研课题20余项，发表学术论文30余篇，申请发明专利10项，获得发明专利6项。近期正在主持道地药材数据库构建及岭南中草药基因组学研究。

徐晔春　广东省农业科学院环境园艺研究所研究员。毕业于吉林农业大学，长期从事花卉文化及观赏植物研究与开发工作，主要研究方向为观赏植物分类及应用。获得省部级科研成果奖4项，主持省部级课题10余项，发表学术论文和科普文章200余篇。出版专著60部，获计算机软件著作权1项。PPBC摄影师，创建“花卉图片信息网”等科普网站。兼任中国花卉协会兰花分会常务理事、广东花卉杂志社有限公司总经理。

陈兴兴　南方医科大学副教授。毕业于广州中医药大学，长期从事中药鉴定学、药用植物学和生药学的教学与科研工作，主要研究方向为中药鉴定与药材显微构造及多媒体教学课件制作。参与国家及省部级科研和教学课题10余项，发表学术论文10余篇，参编专著6部。参与广东省精品资源共享课和视频课3项。为“岭南药用植物园”“岭南药创新教学研究平台”等教学和科普系列网站的主要建设者之一。

刘传明　南方医科大学副教授。全国中药标本馆委员会理事。毕业于湖南中医药大学，长期从事中药鉴定学、药用植物学和生药学的教学与科研工作，主要研究方向为中药的品种鉴定与质量评价。参与国家及省部级科研和教学课题10余项，发表学术论文20余篇，参编专著5部。获军队科技进步二等奖1项。参与广东省精品资源共享课和视频课3项。为“岭南药用植物园”“岭南药创新教学研究平台”等教学和科普系列网站的主要建设者之一。

张宏伟　南方医科大学副教授，中山大学生物学硕士。长期从事药用植物学、中药鉴定学的教学与科研工作，主要研究方向为药用植物资源、显微构造及比较鉴别。参与国家及省部级科研和教学课题10余项，发表学术论文30余篇，主编、参编专著5部。获军队科技进步三等奖1项。参与广东省精品资源共享课和视频课3项。为“岭南药用植物园”“岭南药创新教学研究平台”等教学和科普系列网站的主要建设者之一。

袁立霞　南方医科大学教授，黑龙江中医药大学方剂学博士。新加坡国立大学访问学者，广东省治未病专业委员会常委，广州省虚证与老年专业委员会委员。主持国家自然基金2项，广东省自然基金1项，中医管理局课题2项，发表论文40余篇，其中SCI收录3篇，主编出版专著8部，发明专利4项。长期致力于中医药对亚健康疾病的预防与治疗。擅长免疫风湿性疾病、脾胃系统疾病及妇科疾病的调理与治疗。

内容简介

本套书选取岭南地区的道地药材、民间草药、少数民族药、引种驯化天然药物，以及具有药用价值的花卉、树木、果品、粮谷、菜蔬等800余种，应用《中国高等植物图鉴》《中国植物志》《广东植物志》《海南植物志》《广西植物志》《广州植物志》和《广西植物名录》等全国和地方性植物分类学典籍，查清其来源、产地与生境；参照《中华本草》《中药大辞典》《广东中药志》《广西药用植物名录》等中药学著作及《山草药指南》《岭南采药录》《生草药性备要》《本草求原》《南方草木状》等本草著作，结合作者团队数十年来对岭南中草药进行野外考察和市场调研的实践经验，梳理其学名、中文正名、中文别名、性味功效、品种变迁及历史文化背景，并以简要清晰的文字和多部位、多角度的图片描述其主要识别特征。旨在为岭南基本药用植物的分类位置、自然资源、地理环境、形态特征、性味功效、化学成分、药理作用、临床应用及历史、文化背景等方面的研究，提供一个脉络较为清晰的基础资料。

全套书80余万字，附图1 800余幅，含药用植物163科595属814个分类群。可供中药学、中医学、本草学、民族药学、药用植物资源学、植物地理学、植物分类学、植物生态学、植物多样性保护、农业、林业、园林园艺等相关专业的教师、学生、研究人员和中医药、环境保护、海关等政府决策者及中草药爱好者使用。

*** 本书得到以下基金资助：**

1. 广州市科学技术协会、广州市南山自然科学学术交流基金会、广州市合力科普基金会
2. 深圳市战略新兴产业发展专项资金（JSGG20160301100442775）
3. 深圳市科技研发资金（JCYJ20160301100720906）
4. 华研生物诗丹维格教育基金（SV2017-JY1022）
5. 九天绿教育基金（课题号：JTL2017-JY0011）

序

《岭南药用植物图志》是以图志的形式总结了岭南人民用药用植物来防治疾病，维护健康的一部专著。

岭南，原是唐代行政区岭南道之名，指中国南岭之南的地区，在传统意义上是指越城、骑田、大庾、都庞、萌渚五岭以南的地区，在行政区划上主要包括广东、海南两省及广西壮族自治区的大部分。岭南是中国一个特定的环境区域，其地理和人文环境极具特色，不仅是我国地域文化的重要分支，也是传统中医药文化和资源的重要组成部分。岭南医学着眼于当地多发病、常见病的治疗，勇于吸收民间医学经验和外来医学新知，充分开发利用当地药材资源，形成了具有鲜明地方特色的医家风格和用药习惯。在长期的历史进程中，岭南中草药保存了传统中药的优良种质资源，扩展了民间草药的种类与功效，促进了多民族医药文化的交流与融合，推动了当地的经济发展和市场繁荣，丰富了当地人民的精神和物质文化生活。

《岭南药用植物图志》编写团队选取岭南地区常用的道地药材、民间草药、少数民族药、引种驯化天然药物，以及具有药用价值的花卉、树木、果品、粮谷、菜蔬等800余种，梳理了其学名、正名、别名、性味功效、品种变迁及历史文化背景，并以简要清晰的文字和多部位、多角度的图片描述其主要识别特征。全书80余万字，附图1 800余幅，含药用植物163科595属814个分类群。

该书是岭南的一部地方性药用植物图志及区域性植物分类学的重要文献，也是农、林、园艺、环保、医药、轻工业等生产部门研究利用植物资源，鉴定植物种类，培训相关技术人员不可缺少的工具书。

面对粤港澳大湾区经济发展历史机遇的今天，岭南中草药具有的共同历史价值、医疗价值和保健价值，将为传统医药和民族医药的伟大复兴做出贡献，欣慰之余，乐为之序。

中国工程院院士
中国医学科学院
药用植物研究所名誉所长　肖培根

2018年8月27日

岭南位于我国最南端，主要包括广东、海南两省及广西壮族自治区的大部分，属热带—亚热带气候。岭南医学着眼于当地多发病、常见病的治疗，勇于吸收民间医学经验和外来医学新知，充分开发利用当地药材资源，形成了具有鲜明地方特色的医家风格和用药习惯，成为祖国医药宝库的重要组成部分。

岭南中草药是中华本草园的重点园区之一。它保存了传统中药的优良种质资源，扩展了民间草药的种类与功效，促进了多民族医药文化的交流与融合，推动了岭南地区的经济发展和市场繁荣，丰富了岭南地区人民的精神和物质文化生活。

在粤港澳大湾区经济发展历史机遇的今天，需要充分认识保护岭南中草药历史价值和保健价值的紧迫感与重要性，实现岭南中草药的可持续发展。

1. 岭南的自然环境和药用植物资源

1.1 岭南地理位置与自然环境

岭南是指五岭以南地区，主要包括广东、海南两省及广西壮族自治区的大部分。五岭由越城岭、都庞岭、萌渚岭、骑田岭、大庾岭五座山峰组成，大体分布在福建、广西东部至广东东部、湖南和江西五省区交界处，是中国南部最大的横向构造带山脉，也是长江和珠江二大流域的分水岭。

岭南地表起伏不平，山地、丘陵、台地、平原交错，海岸曲折，岛屿众多，地貌类型复杂多样。大陆部分的地势为西北高，东南低。大部分地面海拔500m左右。热带代表性土壤——红壤，主要分布于海南和雷州半岛；南亚热带代表性土壤——砖红壤性红壤，主要分布于广东、广西南部，桂西等地，一般在海拔1 000m以下的低山丘陵上。其植被为南亚热带常绿阔叶林、热带季雨林及赤道热带珊瑚岛植被。

岭南河流众多，具有流量大、含沙少、汛期长、径流量丰富等特点，这些河流绝大多数源自岭南西北部、北部和东部的崇山峻岭中。岭南最大的河流珠江，是中国第五长河，流量仅次于长江，居全国第二位。

岭南的气候特点是：气温高、湿度大、雨量充沛、热量丰富、夏长冬暖，属于热带、南亚热带及中亚热带地区。年平均气温超过20℃，居全国之冠；年降水量1 400 ~ 2 000mm，是全国雨量最充沛的地区，且降水强度大，台风暴雨频繁。岭南的热带自然景观突出，植物种类丰富，以热带区系为主，仅高等植物有7 000种以上。以桃金娘科、樟科、番荔枝科、龙脑香科、棕榈科等为特色，并保存了大批古老的科属，不少种类列为国家保护和珍稀物种。属于华南药用植物区系。

1.2　岭南的药用植物资源

岭南由于其得天独厚的地理环境，形成了一个物种丰富、生境多样的天然药用植物资源库。据有关资料统计，岭南地区有药用植物4 500种以上，占全国药用植物资源的36%。广西约4 035种，分属于292科；广东约2 500种，分属于182科；海南约497种，含许多特有种类。广东鼎湖山国家级自然保护区有药用植物193科677属1 077种。罗浮山有药用植物1 600余种。

在长期的生产劳动过程中，岭南人民积累了有关药用植物和药用动物采集、分类、栽培、养殖和防病治病等方面的丰富经验。经过去伪存真、优胜劣汰、择优而立的历史性筛选，巴戟天、何首乌、鸡血藤、广陈皮、广佛手、化橘红、广金钱草、广藿香、广地龙、肉桂、胡椒、槟榔、草豆蔻、阳春砂、益智、高良姜等品质优良的传统中药，被公认为“岭南道地药材”。

成功引种驯化了丁香、胡椒、马钱子、檀香、诃子、云木香、安息香等进口药材。近年来，胡椒、沉香、番石榴等在岭南地区都已有一定规模的栽培。这些新兴品种的增加与岭南草药的应用和发展，不仅为保障当地人民的健康做出了重要贡献，同时也丰富了祖国传统医药文化的宝库。

岭南医家在长期的医疗实践中，善于吸收民间医学经验，充分开发利用当地药材资源，不断扩大新药源，增加新品种。为数众多、应用历史悠久、疗效确切的岭南民间草药，如今已走进了岭南各地的中药店堂，成为当地医院中药房和中药店堂不同于其他地域的特色。

在长期的历史进程中，岭南中草药的应用和传播促进了多民族文化之间的交流与融合，也促进了民族民间医药的发展，进而丰富了岭南医药学。岭南中草药有许多种类与少数民族药同源或相互交叉的现象，例如：《中华本草（藏药卷）》所记载的木棉花、蒲桃等33种藏药与岭南中草药同源，且岭南皆有出产。不少岭南药用植物同时又是宝贵的经济植物，与当地人民的生活息息相关。许多岭南盛产的水果、蔬菜及粮食作物等，也有重要的药用价值。

2. 《岭南药用植物图志》编写的社会背景与历史机遇

2.1 粤港澳大湾区经济发展的机遇

随着改革开放的不断深入，依据国家粤港澳大湾区城市群发展规划，“湾区经济”概念正在从设想走向实践。粤港澳大湾区由广州、深圳、珠海、佛山、惠州、东莞、中山、江门、肇庆 9 个城市，与香港、澳门两个特区组成，所涉及的行业包括了基建、能源、金融、互联网、传统制造业、新兴农业、大健康产业等。而在建设粤港澳大湾区中，岭南中医药资源与文化横跨了大健康、新兴农业和互联网等多个行业，与整合提升功能定位、推动区域经济协同发展，打造健康优质生活密切相关。

2.2 科学资料的准备

本套图志编写所涉及的植物分类学资料已经非常完备，除了《中国高等植物图鉴》《中国植物志》《中国种子植物科属词典》等全国性的植物分类学典籍之外，岭南地方性的植物志、植物名录等也基本出全。

《广东植物志》（1～9卷），记载广东及海南野生和习见栽培的维管植物共306科2 044属6 937种43亚种508变种（其中，蕨类植物58科159属582种25变种），插图2 757幅，总字数近700万字。

《海南植物志》（1～4卷），收载海南野生和习见栽培的维管植物247科1 347属3 391种7亚种171变种12变型。

《广西植物志》尚未出全，但《广西植物名录》已先行出版，收录广西壮族自治区内野生及常见栽培的维管植物309科2 011属9 168种（含种下等级）。其中，本土植物有297科1 820属8 562种，特有植物880种，常见栽培植物539种，归化种67种。

《广州植物志》记载广州市内和郊区的维管植物（包括蕨类植物、裸子植物和被子植物）198科871属1 571种80变种。其中，约250种是由国外引入栽培的。特别是对20世纪50年代，广州生草药铺出售的岭南习用药材的记载，具有重要的文献价值。

《中国植物志》《广东植物志》和《海南植物志》的电子版及《中国数字植物标本馆》（CVH）和《中国自然标本馆》（CFH）均可使用。上述资料为《岭南药用植物图志》的编写提供了坚实而丰富的科学依据。

2.3 历史资料的准备

本套图志编写所涉及的本草学资料包括两部分：一是《中华本草》《全国中草药汇编》《中药大辞典》和《中药志》等大型国家本草学典籍；二是与岭南本草相关

的一系列区域性本草文献，如：民国时期胡真的《山草药指南》、萧步丹的《岭南采药录》、清代何克谏的《生草药性备要》、赵其光的《本草求原》、晋代嵇含的《南方草木状》等，以及近几十年来出版的地方性相关著作、辞书、手册或名录等，如：《广东中药志》《广西药用植物名录》《澳门常见中草药》《岭南本草》《岭南本草集锦》和《岭南采药录考证与图谱》等。对于上述资料的认真梳理，为《岭南药用植物图志》的编写提供了脉络清晰的历史框架。

2.4　编写团队的相关研究基础与成果

编写团队在岭南本草资源与鉴定方面，开展了数十年艰苦细致的研究工作，其研究人员有的一生专注于岭南本草，有的具有在多个不同生境中进行药用植物资源考察的经验，有的擅长宏观分类，有的擅长微观鉴别，还有的拍摄了数千张精美图片。整个团队在教学、科普教育、网站建设、图书出版等方面也取得了一系列成果，包括建设中药鉴定学、药用植物学和岭南中草药资源与文化3门省级资源共享精品课程，创建岭南药用植物园、岭南药博物馆、岭南药创新教学研究平台、花卉图片信息网等9个教学和科普网站，出版《岭南本草集锦》《〈岭南采药录〉考证与图谱》《药用植物识别图鉴》《南方药用植物图鉴》等多部相关图书。

2.5　图书出版背景

广东科技出版社是“全国优秀出版社”之一，以弘扬科学精神，铸造文化精品为使命。主要出版方向包括：高水平学术专著、西医类图书、中医类图书、大农业类图书、生活休闲类图书和教育类图书等，有500多种图书分别获得国家图书奖、中国图书奖、中华优秀出版物奖、全国优秀科普作品奖等国家级和省部级奖励。出版的《岭南中医药文库》（共106种图书）列入新闻出版总署“新闻出版改革发展项目库”。“中草药系列”“经络穴位图解系列”“养殖类、种植类图书系列”“饮食食疗系列”“粤菜食谱系列”等图书，一直保持着较好的市场影响力，双效俱佳。

作者与广东科技出版社已有多年的合作，建立了良好的互信，已出版了《常用中草药识别应用图谱》《〈岭南采药录〉考证与图谱》等3套7本图书。

3.《岭南药用植物图志》的主要内容与意义

3.1 第一部地域特色鲜明的岭南中草药资源志

植物志的编撰和出版，标志着一个国家与地区植物学基础研究的水平，是植物学各相关研究领域不可或缺的基础类专著。同理，中草药资源志的编撰和出版，标志着一个国家与地区天然药物基础研究的水平，是天然药物资源学各相关研究领域不可或缺的基础类专著。

《岭南药用植物图志》的选题特点是：地理位置清晰，地域特色鲜明。不同于一般的全国性、南方、北方或各省区地域范围的中草药手册或资源志。在地理位置和行政区划上，以五岭以南为界限，包括广东省和海南省的全部，广西壮族自治区的大部分及香港特区和澳门特区。就药材品种或植物分类群而言，涵盖了品质优良的岭南道地药材、引种驯化成功的外来药、疗效确切的岭南民间草药与民族药，以及具有药用价值的花卉、树木、果品、粮谷、菜蔬等800余种，涉及药味上千种，因而成为岭南地区第一部地域特色鲜明的中草药资源志，将在粤港澳大湾区建设中，为岭南传统医药和民族医药的资源整合、功能定位、协同发展等提供第一手资料。

3.2 第一个直接采用经典分类学方法构建的岭南本草信息库

《岭南药用植物图志》编写方法引经据典，单刀直入，直接引用《中国植物志》和岭南区域性植物典籍的原文献，对岭南地区常见的道地药材、民间草药、民族药、外来天然药及具有药用价值的花卉树木、谷果蔬菜等进行系统的整理与考证，查清其来源、产地、生境、经济价值、应用实况等，凡模式标本产地在岭南区域内的均加以注明。以《中国植物志》为基准，了解该物种在我国的总体分布状况；以《广东植物志》《海南植物志》《广西植物志》《广州植物志》等为基准，熟悉该药材在岭南的生长习性；摘录了许多地方性植物志中对药材的品种记载及当时、当地药市情况的精彩描述。

将所有分类学文献精要置于【植物学文献概要】项下，本草学文献精要置于【本草学文献概要】项下，卷、期、册及页码等清楚准确，最大限度减少内容的重复，使读者对原文献，特别是对同一问题的不同见解一目了然，便于对比分析，打通二者之间的学术壁垒，构建一个简要的岭南本草信息库。

3.3 一次对岭南区域性本草资料的系统总结和历史回顾

本套书以《中华本草》《全国中草药汇编》《中药大辞典》为主要依据，认真查阅了岭南本草相关的一系列历史文献，包括民国时期胡真的《山草药指南》、萧步丹的《岭南采药录》、清代何克谏的《生草药性备要》、赵其光的《本草求原》、晋代嵇含的《南方草木状》，以及近几十年来出版的地方性中草药相关著作、辞书、手册、名录，如《广东中药志》《广西药用植物名录》《岭南本草》等。结合研究团队数十年来野外和药材市场的实地考察经验，在编辑出版《岭南本草集锦》和对萧步丹撰写的《岭南采药录》中的药材进行逐个考证、分析的基础上，对岭南药用植物的基本种类进行了系统的整理，梳理其学名、中文正名、中文别名，考证其品种来源和历史变迁，描述其主要鉴别特征、药用部位、性味功效，并对相关问题作了较为深入的讨论。综上所述，从某种意义上可以说，《岭南药用植物图志》的编写，是在改革开放的新时期，对岭南区域性本草资料的一次系统总结和历史回顾。

3.4　一套简便实用的岭南中草药鉴别手册

在本套书的编写体例中，每一药物均设有【原植物识别特征】一项。这些特征的描述既不是植物志中形态特征的简化，也不是中草药手册中原植物记载的照搬，而是按照实际工作中查找植物检索表所需的关键词选取，又注意到层次清楚、文字简练。特别是对叶序类型、叶的大小、花序类型、花被形态、雄蕊数目、子房位置、果实类型等关键词，逐一标明。即使有些性状在植物志相关种的描述中已被省略，也要从其属的特征或科的特征中重新找回，从而使得读者可以把《岭南药用植物图志》当作一本岭南中草药鉴别手册来使用，不仅有利于初学者掌握，也有利于基层工作人员解决实际问题。

3.5　一本岭南中草药和植物爱好者的科普图集

《岭南药用植物图志》全书共附图1 800余幅，均为本书作者拍摄，版权所有。每一本草所采用的图片尽可能包括生境图、植物特征图，特别是花、果、叶的局部器官图，部分种类还附有药材或饮片图，解决了通常植物学野外实习手册侧重生态景观图和植物特征图，中草药图鉴、图集偏好药材和饮片图所产生的缺憾。

全书所采用的图片像素高，清晰度好，在尽可能反映原植物特征的基础上，又有一定的艺术美感。对于岭南中草药和植物爱好者来说，它不仅是一本高颜值的科普图集，而且在欣赏大量植物、药材和生境图片的同时，可以系统地学习植物分类学和中草药学知识。

编写说明

1.本套书选取岭南地区的道地药材、民间草药、少数民族药、引种驯化天然药物，以及有药用价值的花卉、树木、果品、粮谷、菜蔬等800余种，应用《中国高等植物图鉴》《中国植物志》《广东植物志》《广西植物志》《海南植物志》《广州植物志》和《广西植物名录》等全国及地方性植物分类学典籍，查清其来源、产地与生境，参照《中华本草》《中药大辞典》《广东中药志》《广西药用植物名录》等中药学著作与相关研究论文，结合作者团队数十年来对岭南中草药进行野外考察和市场调查的经验，梳理其正名、别名、性味功效、品种变迁及历史文化背景，并以简要清晰的文字和多部位、多角度的图片描述其主要识别特征。

2. 本套书将所有分类学文献精要置于【植物学文献概要】项下，本草学文献精要置于【本草学文献概要】项下，列清卷、期、册及页码，并尽可能减少内容的重复，使读者对原文献，特别是对同一问题的不同见解，能够一目了然，便于分析对比。

3. 本套书中【植物基源与产地】以《中国植物志》为基准，了解该物种在我国的总体分布状况。【生境】以《广东植物志》《广西植物志》《海南植物志》和《广州植物志》为参考，熟悉该药材在岭南的生长习性。【性味功效】以《中华本草》为基准，掌握其基本功效。并参看《广州植物志》《广东中药志》《广西药用植物名录》等多种文献资料，以及研究团队数十年来对岭南中草药进行实地考察和市场调查的情况，进行系统的整理。

4. 本书中文药材名的选取原则是尽可能采用岭南习用药材名。当《中华本草》记载与岭南习用药材名不同时，采用岭南习用药材名，并注明《中华本草》所用名。例如：桑科榕属 *Ficus*植物粗叶榕 *Ficus hirta* Vahl 以根入药，《中华本草》以五爪龙为正名收载，别名五指毛桃、牛奶木、土黄芪等。如本套书药材名选取五指毛桃，一方面因为“五指毛桃”在岭南用得更为普遍，另一方面避免了与旋花科番薯属 *Ipomoea* 植物五爪金龙 *Ipomoea cairica* (L.) Sweet 相混淆。

5. 《中国植物志》或其他地方志的起止页码，在某一分类群需要涉及其属的描述时，含其属的描述的页码。《中华本草》中，凡一味中草药若涉及多个药用部位时，起止页码包括其多个药用部位描述的页码。

6. 近年来随着科学研究的不断深入，当代植物分类系统已经有了很大的改变。为了便于不同专业的读者查找，本套书科的范围仍然沿用《中国植物志》中文版，若与地方植物志不同时，以《中国植物志》为准；若与《中华本草》不同，仍以《中国植物志》为准。但考虑到本套书的主要读者是中药学工作者和中草药兴趣爱好者，在科的排列顺序和每一科中药材的排列顺序上，则以《中华本草》为准。

例如：薤白 *Allium macrostemon* Bunge 《中国植物志》置于百合科（第十四卷，265～266页），而《广东植物志》（第五卷，448页）置于石蒜科，本套书仍置于百合科。又如：八角 *Illicium verum* Hook. F.《中国植物志》置于木兰科（第三十卷，第一分册，第228～231页），而《中华本草》置于八角科，本套书仍置于木兰科。龙舌兰、仙茅等《中国植物志》置于石蒜科，《中华本草》分别置于龙舌兰科和仙茅科，本套书仍置于石蒜科，但药材的排列顺序同《中华本草》。

7. 当药材名与植物名不同时，以《中国植物志》所记载植物名为准，将药材名置于括号内。例如：秤星树（岗梅根）、铁冬青（救必应）、肾茶（猫须草）等。当岭南习称与植物名不同时，以《中国植物志》所记载植物名为准，将岭南习称置于括号内。例如：黄瓜（青瓜）、丝瓜（水瓜）、布渣叶（破布叶）等。并在索引中一并列出。

8. 本套书分上、下两册出版，共附图1 800余幅，均为本套书作者团队拍摄，版权所有。每一本草所用图片尽可能包括植物整体图，花、果或叶的局部器官图，部分中草药还附有药材或饮片图。所采用图片不仅像素高，清晰度好，在尽可能反映原植物特征的基础上，又有一定的艺术美感。

目录

CONTENTS

被子植物（Ⅱ）——Angiospermae（Ⅱ）

被子植物（Ⅲ）–Angiospermae（Ⅲ）

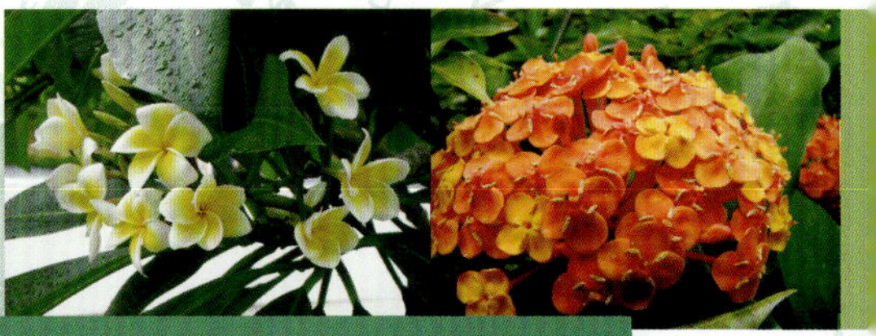

被子植物（Ⅱ）
Angiospermae（Ⅱ）

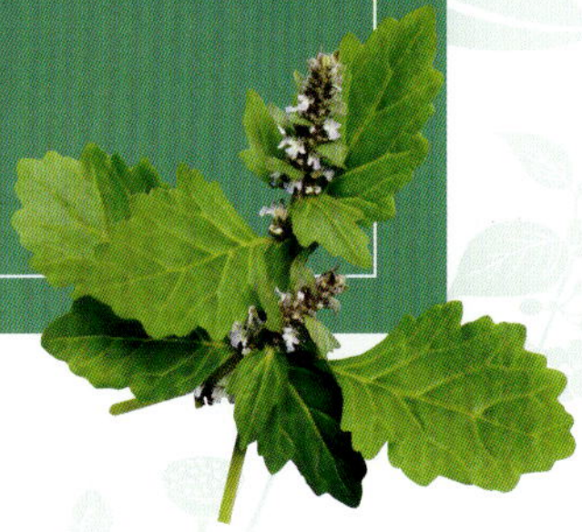

西番莲

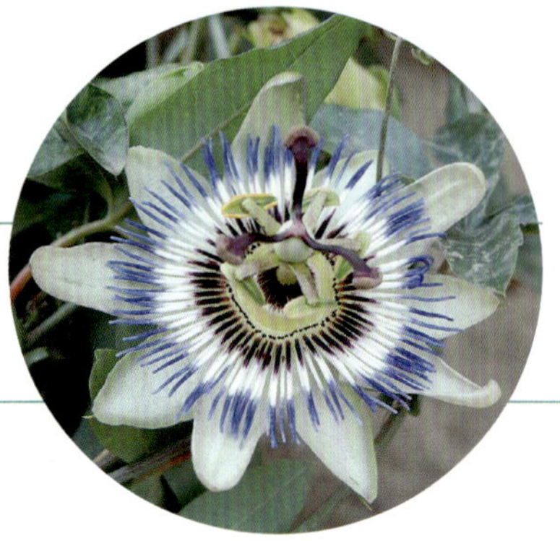

来源　西番莲科西番莲属 *Passiflora* 植物西番莲 *Passiflora coerulea* L. 的全草。

【植物学文献概要】

见《中国植物志》第五十二卷，第一分册，113～114页。以西番莲（《南越笔记》）为正名收载，别名转心莲、西洋鞠（《越南笔记》）、转枝莲、洋酸茄花（云南）、时计草（广西）。栽培于广西、江西、四川、云南等地，有时逸生。原产南美洲。热带、亚热带地区常见栽培。花大而奇特，可作庭园观赏植物。全草可入药，祛风消热。

《广东植物志》第二卷，119～120页。别名龙珠菜（广东）。广州有栽培。

《广西植物名录》114页。南宁有栽培。

【本草学文献概要】

《中华本草》第5册，第十四卷，475～476页。以西番莲（《植物名实图考》）为正名收载，别名转心莲、西洋鞠（《植物名实图考》）、龙珠菜（广东）、洋酸茄花（云南）。全草入药，味苦，性温；祛风，除湿，活血，止痛。

【原植物识别特征】

草质藤本；茎圆柱形，微有棱角，略被白粉；单叶互生，长5～7cm，宽6～8cm，基部心形，掌状5深裂，中间裂片卵状长圆形，两侧裂片略小，全缘；叶柄长2～3cm，中部有2～4细小腺体；托叶较大、肾形，抱茎、长达1.2cm。聚伞花序退化，仅存1花与卷须对生；花大，淡绿色，直径6～8cm；萼片5，长3～4.5cm，顶端具1角状附属器；花瓣5，与萼片近等长；外副花冠裂片3轮，丝状，外轮与中轮裂片，长达1～1.5cm，顶端天蓝色，中部白色、下部紫红色，内轮裂片丝状，长1～2mm，顶端具1紫红色头状体，下部淡绿色；内副花冠流苏状，裂片紫红色，其下具1蜜腺环；花盘高约1～2mm；雌雄蕊柄长8～10mm；雄蕊5；子房上位，花柱3，紫红色。浆果近圆球形，直径约6cm，熟时橙黄色或黄色；种子多数，倒心形，长约5mm。花期5—7月。

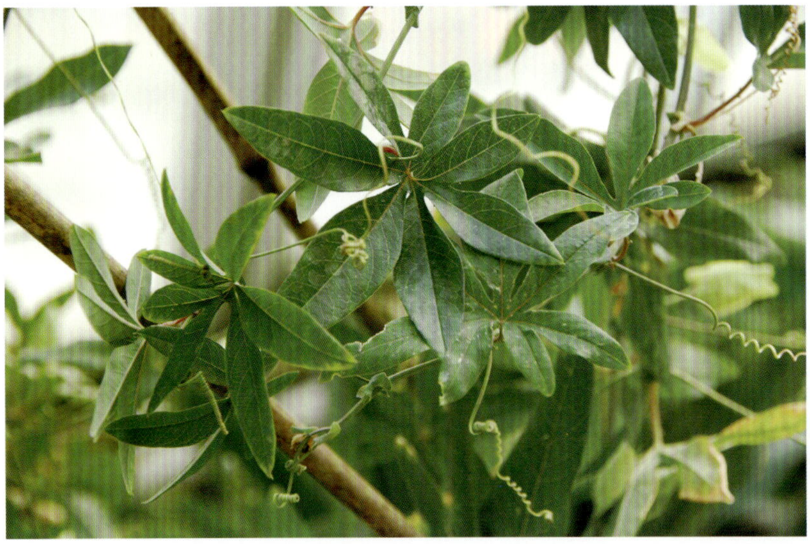

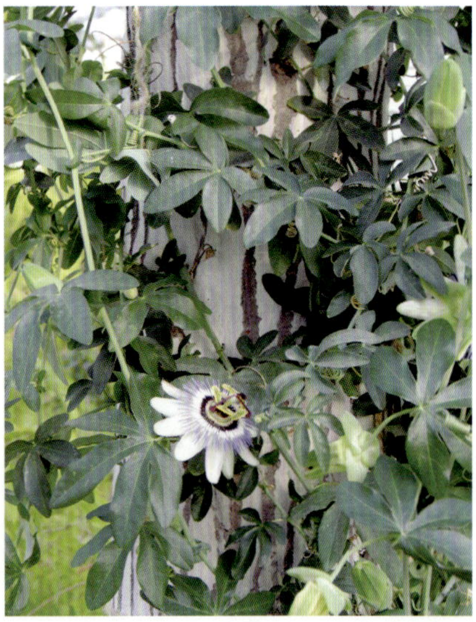

鸡蛋果

来源　西番莲科西番莲属 *Passiflora* 植物鸡蛋果 *Passiflora edulia* Sims 的果实。

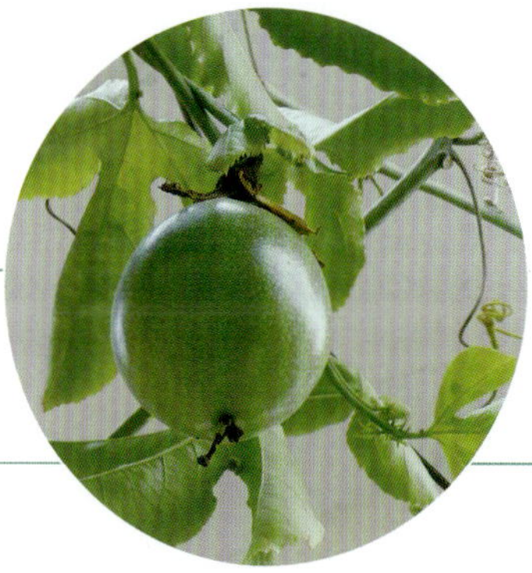

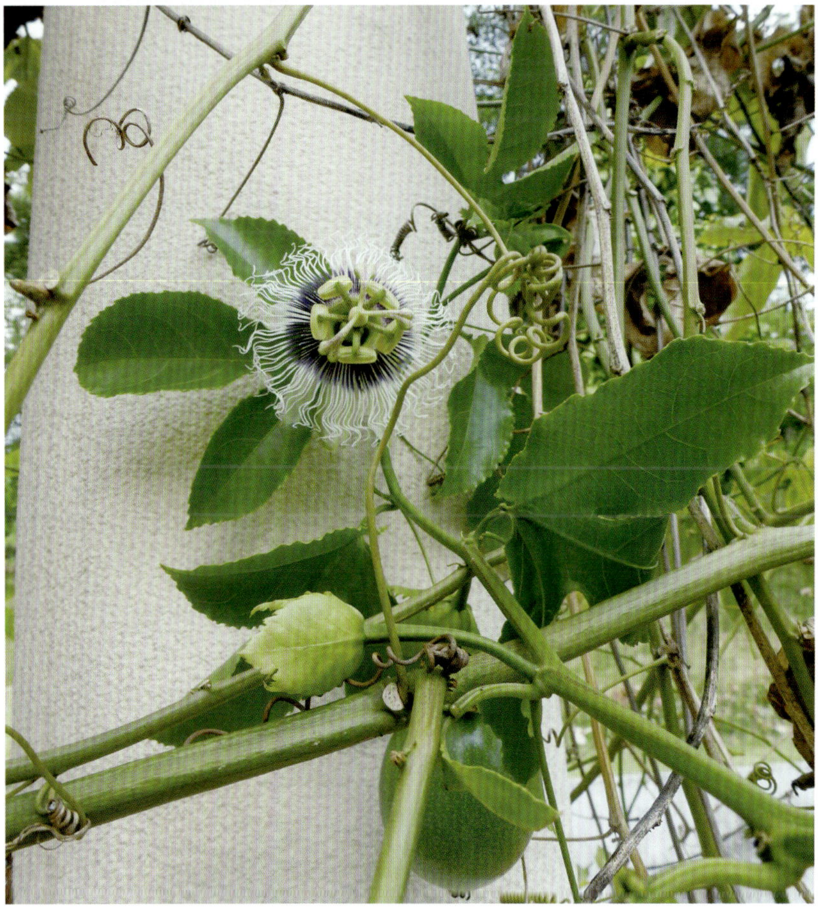

【植物学文献概要】

见《中国植物志》第五十二卷，第一分册，113页。以鸡蛋果（《海南植物志》）为正名收载，别名洋石榴（云南）、紫果西番莲（《经济植物手册》）。栽培于广东、海南、福建、云南、台湾，有时逸生于海拔180～1 900m的山谷丛林中。原产安的列斯群岛，现广植于热带和亚热带地区。果可生食或作蔬菜、饲料。果瓤多汁液，可制饮料。种子榨油，可供食用和制皂、制油漆等。花大而美丽，可作庭园观赏植物。

《广东植物志》第二卷，120页。广州、中山有栽培。

《广西植物名录》114页。桂南有栽培。

《海南植物志》第一卷，467页。万宁有栽培。

《广州植物志》182页。广州间有栽培以供观赏。果实内含丰富而多汁的果瓤，可制成一种芳香可口的饮料。

【本草学文献概要】

《中华本草》第5册，第十四卷，477～478页。以鸡蛋果（《福建药物志》）为正名收载，别名土罗汉果、芒葛萨（《福建药物志》）、洋石榴（云南）。果实入药，味甘、酸，性平；清肺润燥，安神止痛，和血止痢。

【原植物识别特征】

草质藤本，长约6m；茎具细条纹。单叶互生，长6～13cm，宽8～13cm，基部楔形或心形，掌状3深裂，裂片边缘有细锯齿，近裂片缺弯的基部有1～2个杯状小腺体。聚伞花序退化仅存1花，与卷须对生；花芳香，直径约4cm；萼片5，淡绿色，长2.5～3cm，顶端具1角状附属器；花瓣5，与萼片等长；外副花冠裂片4～5轮，外2轮裂片丝状，约与花瓣近等长，基部淡绿色，中部紫色，顶部白色，内3轮裂片长约2mm；内副花冠顶端全缘或不规则撕裂状，高约1～1.2mm；有花盘；雌雄蕊柄长1～1.2cm；雄蕊5，子房上位，倒卵球形，长约8mm，花柱3，柱头肾形。浆果卵球形，直径3～4cm，熟时紫色；种子多数。花果期6—11月。

龙珠果

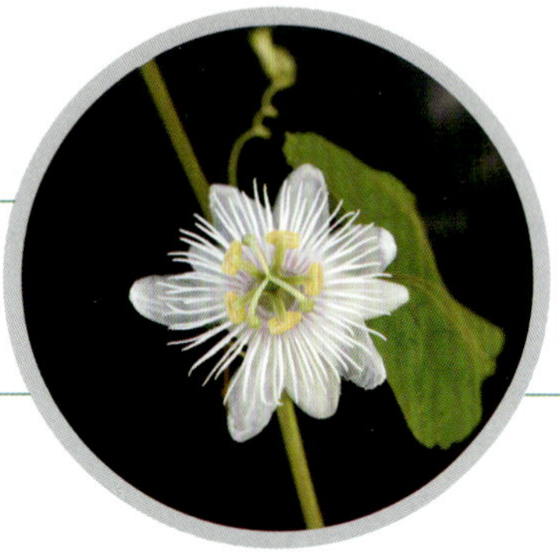

来源 西番莲科西番莲属 *Passiflora* 植物龙珠果 *Passiflora foetida* L. 的全株或果实。

【植物学文献概要】

见《中国植物志》第五十二卷，第一分册，111～113页。以龙珠果（《广州植物志》）为正名收载，别名香花果、天仙果、野仙桃、肉果（云南）、龙珠草、龙须果、假苦果（广东），龙眼果（广西）。栽培于广西、广东、云南、台湾。常见逸生于海拔120～500m的草坡路边。原产西印度群岛，现为泛热带杂草。果味甜可食。广东兽医用果治猪、牛肺部疾病；叶外敷痈疮。

《广东植物志》第二卷，120页。产阳江、高州、中山、电白、海康、广州、宝安、徐闻、东莞、肇庆、珠海、台山及海南各地。生于海拔60～150m的荒山草坡或灌丛中。

《广西植物名录》114页。产桂东南、桂南、桂西。

《海南植物志》第一卷，466页。琼山、乐东、崖县、东方、定安、儋县等地。生于荒地灌丛。

《广州植物志》182～183页。广州近郊荒地上有野生的，但不常见。

【本草学文献概要】

《中华本草》第5册，第十四卷，478～479页。以龙珠果（《南宁市药物志》）为正名收载，别名番瓜子、山木鳖（《广西本草选编》）、龙珠草、蒲葫芦、假苦瓜（广东）。全株或果实入药，味甘、酸，性平；清肺止咳，解毒消肿。

【原植物识别特征】

草质藤本，有臭味；茎具条纹和柔毛。叶互生，宽卵形至长圆状卵形，长4.5～13cm，宽4～12cm，先端3浅裂，基部心形，边缘呈不规则波状，通常具缘毛，上面被丝状伏毛，并混生少许腺毛，下面被毛并有较多小腺体，侧脉4～5对，叶柄长2～6cm，密被柔毛和腺毛；托叶半抱茎，深裂，裂片顶端具腺毛。聚伞花序退化，仅存1花与卷须对生。花白色或淡紫色，直径2～3cm；萼片5，长1.5cm，近顶端具1角状附属器；花瓣5，与萼片等长；外副花冠裂片3～5轮，丝状；内副花冠高1～1.5mm；具花盘，雌雄蕊柄长5～7mm；雄蕊5；子房上位。浆果卵圆球形，直径2～3cm，种子多数。花期7—8月，果期翌年4—5月。

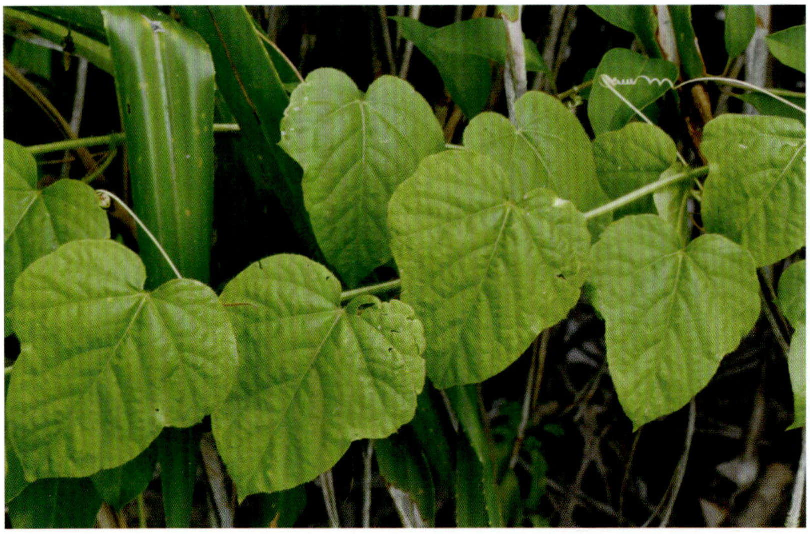

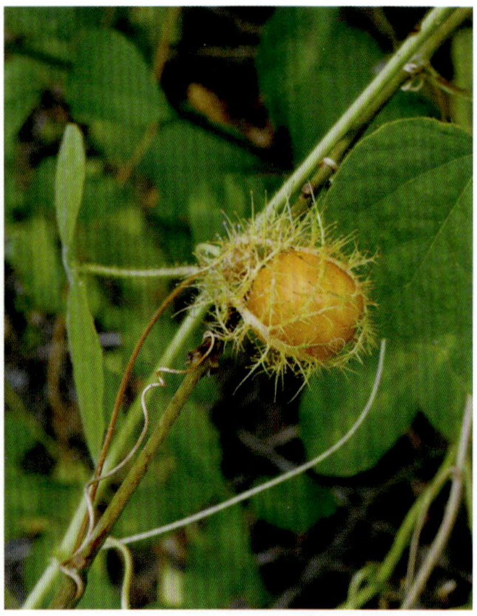

红木（胭脂木）

来源 红木科红木属 *Bixa* 植物红木 *Bixa orellana* L. 的根皮、叶、果肉及种子。

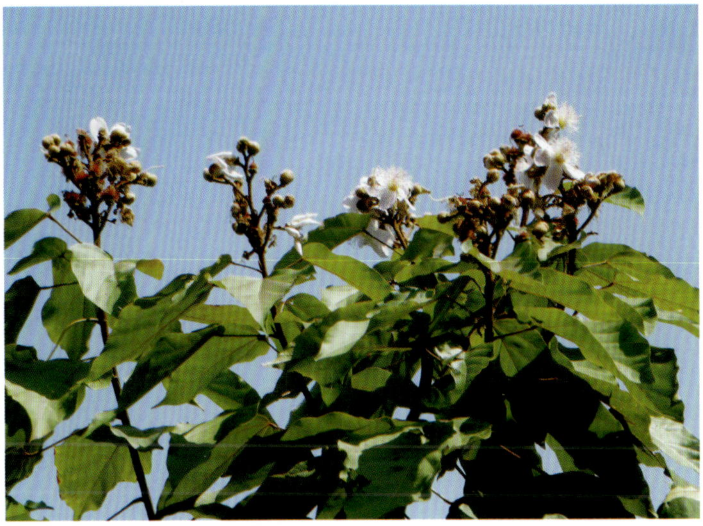

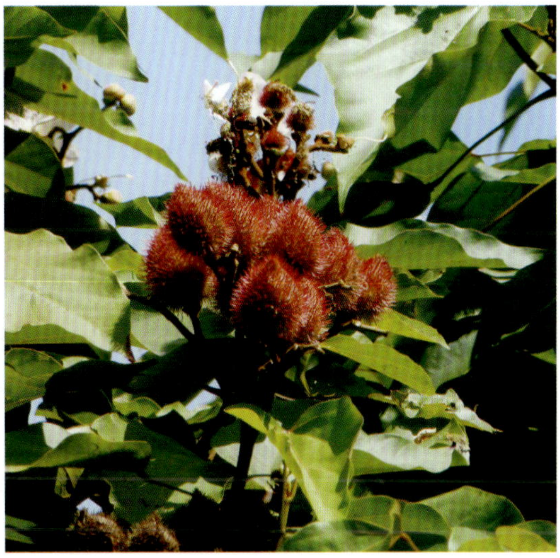

【植物学文献概要】

见《中国高等植物图鉴》第二卷，900页。

《中国植物志》第五十卷，第二分册，180页。红木科Bixaceae全世界3属，约6种，广布于热带地区，我国产1属1种。红木（《中国高等植物图鉴》）别名胭脂木（云南金平）。云南、广东、台湾等省有栽培。种子外皮可做红色染料，供染果点和纺织物用；树皮可作绳索；种子供药用，为收敛退热剂。

《广东植物志》第四卷，132页。广州、肇庆、茂名及海南海口、琼中、陵水、三亚等地有栽培。种子入药，树姿优美，是很好的观赏植物。

《广西植物名录》112页。产南宁、梧州。

《广州植物志》176页。本种在广州不常见，唯石牌华南农学院及康乐中山大学校园有栽培。种子的外种皮能产生一种鲜红色的染料，树皮极韧，可制绳索，种子供药用。

【本草学文献概要】

《中华本草》第5册，第十四卷，481～482页。以胭脂木（《台湾药用植物志》）为正名收录，别名甘密（《柔佛略述》）。根皮、叶、果肉及种子均入药；退热，截疟，解毒。

【原植物识别特征】

常绿灌木或小乔木，高2～10m；枝棕褐色，密被红棕色短腺毛。单叶互生，心状卵形或三角状卵形，长10～20cm，宽5～13cm，全缘，基出脉5条，掌状，叶背有树脂状腺点；叶柄长2.5～5cm。圆锥花序顶生，序梗粗壮，密被红棕色的鳞片和腺毛；花两性，直径4～5cm，萼片5，倒卵形，长8～10mm，外面密被红褐色鳞片，基部有腺体；花瓣5，倒卵形，粉红色；雄蕊多数；子房上位，1室。蒴果近球形或卵形，长2.5～4 cm，密生栗褐色长刺，2瓣裂。种子多数。

番木瓜

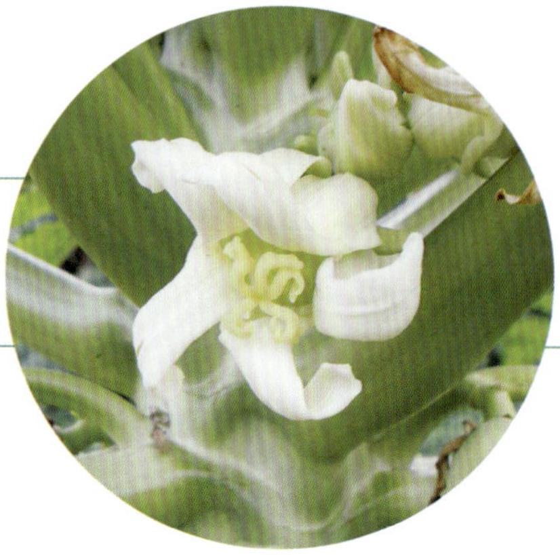

来源 番木瓜科番木瓜属 *Carica* 植物番木瓜 *Carica papaya* L. 的果实。

【植物学文献概要】

见《中国植物志》第五十二卷，第一分册，121～122页。原产热带美洲，为热带果树之一。我国广东、广西、福建、台湾、云南等省区有栽培。成熟果实食用，未成熟果实腌制蔬菜或制作果酱、果汁等。果、叶均药用。

《广东植物志》第五卷，23～24页。果实可作蔬菜或水果食用，入药有助通乳、消化作用，未熟果实含丰富的木瓜蛋白酶，可制嫩粉肉。叶有强心、消肿作用，捣碎可洗去衣物上的血渍。

《广西植物名录》123页。产桂南。

《海南植物志》第一卷，491～492页。海南各地有栽培。

《广州植物志》192～193页。广州近郊极常见。有些品种雄株上偶尔产生两性花或雌花，但这些雄株所结的果较雌株上的小，风味也稍逊，土名“木瓜公”。

【本草学文献概要】

《岭南采药录》131页。落叶木本，高至二十尺许，叶大掌状分裂，果实多汁，其形与甜瓜相似，产英德、清远等处。味甘，性平，止呕逆，解酒毒，或将果之汁液，取汁液煮肉类，可令之柔软。

《中华本草》第5册，第十四卷，487～489页。以番木瓜为正名收录，别名石瓜（《品汇精要》）、万寿果（《肇庆府志》）、木瓜（《台湾植物名录》）等。果实及叶入药，味甘，性平；消食下乳，祛湿通络。

【原植物识别特征】

常绿软木质小乔木，高达8～10m。含乳汁。茎通常不分枝，具螺旋状排列的托叶痕。叶大，聚生于茎顶，近盾形，直径达60cm，5～9深裂；叶柄中空，长60cm以上。花单性异株，稀两性；萼片5，中部以下合生；花瓣5，黄白色；雄蕊5或10；子房上位。浆果肉质，成熟时橙黄色或黄色，长圆球形、倒卵状长圆球形、梨形或近圆球形，长10～30cm或更长，果肉柔软多汁，味香甜。种子多数，卵球形，成熟时黑色。花果期全年。

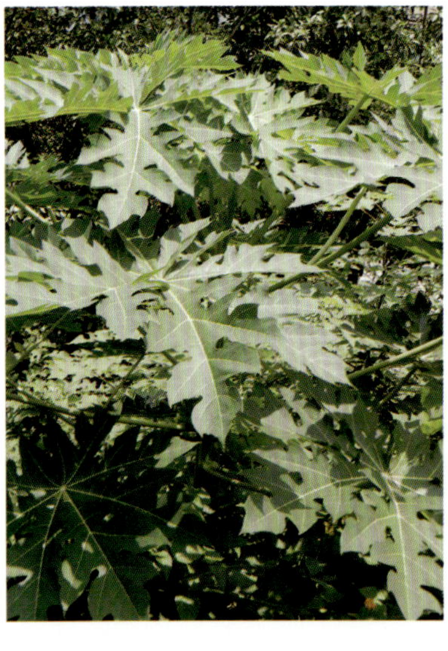
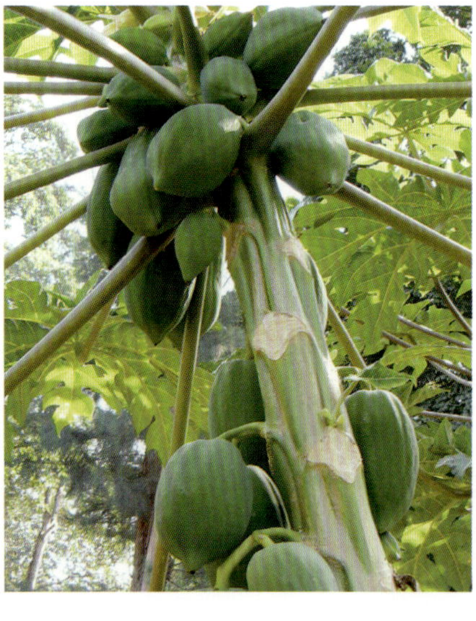
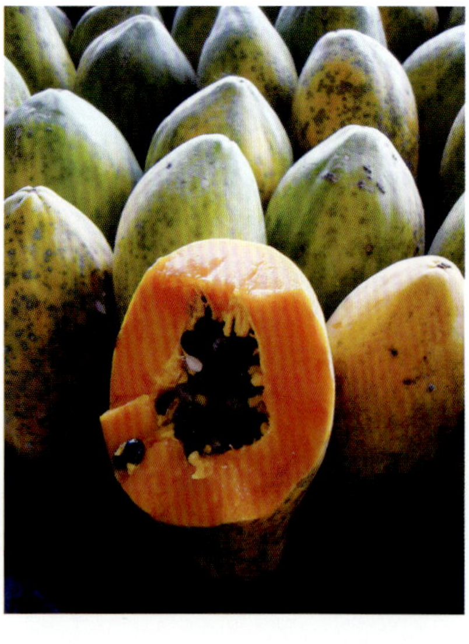

紫背天葵

来源 秋海棠科秋海棠属 *Begonia* 植物紫背天葵 *Begonia fmbristipula* Hance 的叶。

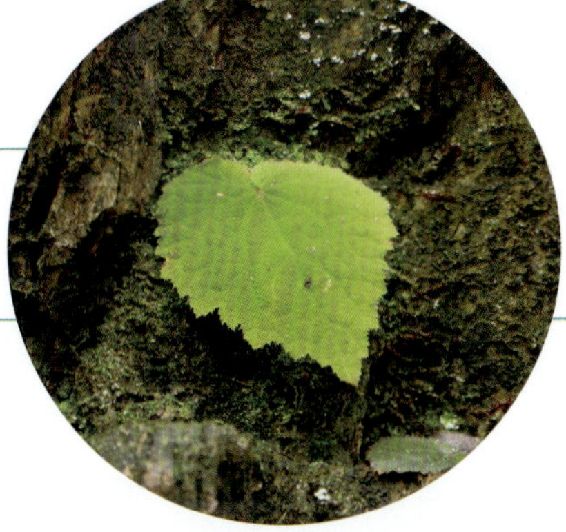

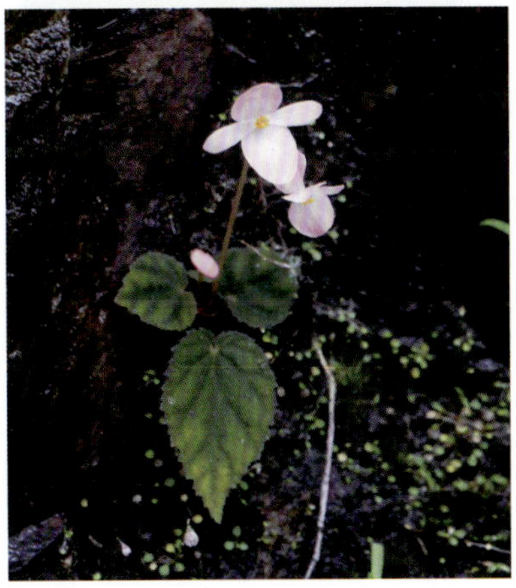

【植物学文献概要】

见《中国植物志》第五十二卷，第一分册，190 ~ 192 页。产浙江、江西、湖南、福建、广东、广西、海南等省区。模式标本采自广东鼎湖山和罗浮山。广东肇庆、从化一带称“紫背天葵”，梅县、怀集一带称“天葵”。

《广东植物志》第三卷，146页。广东及海南各地山区均有分布，生长于山谷、沟边或林中的阴湿石缝中。叶晒干可作饮料，亦供药用。清热解毒，润燥止咳。

《广西植物志》第一卷，728页。

《海南植物志》第一卷，490 ~ 491页。乐东。本种在广东西江一带很常见，唯在海南极少。植株、叶和花的大小常因产地而异，其生于高海拔石壁上的常小型。广东西江一带采药者常攀登斜岩采集，土名“紫背天葵”，闻可治肺病。

【本草学文献概要】

《中华本草》第5册，第十四卷，495页。以红天葵为正名收载，别名红叶、红水葵等。全草入药；清热凉血，止咳化痰，解毒消肿。《广西本草选编》《常用中草药手册》（广州部队后勤部卫生部）等有药用记载。

【原植物识别特征】

多年生无茎草本。根状茎球形，直径7 ~ 8mm。叶均基生，具长柄；叶片两侧略不相等，宽卵状，长6 ~ 13cm，宽4.8 ~ 8.5cm，基部心形，边缘有大小不等的三角形重锯齿；掌状脉7 ~ 8；叶柄长4 ~ 11cm。花单性，微香；雄花：花被片4，雄蕊多数；雌花：花被片3，两片较大，半圆形，另一片较小，长圆形，子房下位，3室。蒴果三角形，无毛，有3枚不等大的翅。花期5—8月。

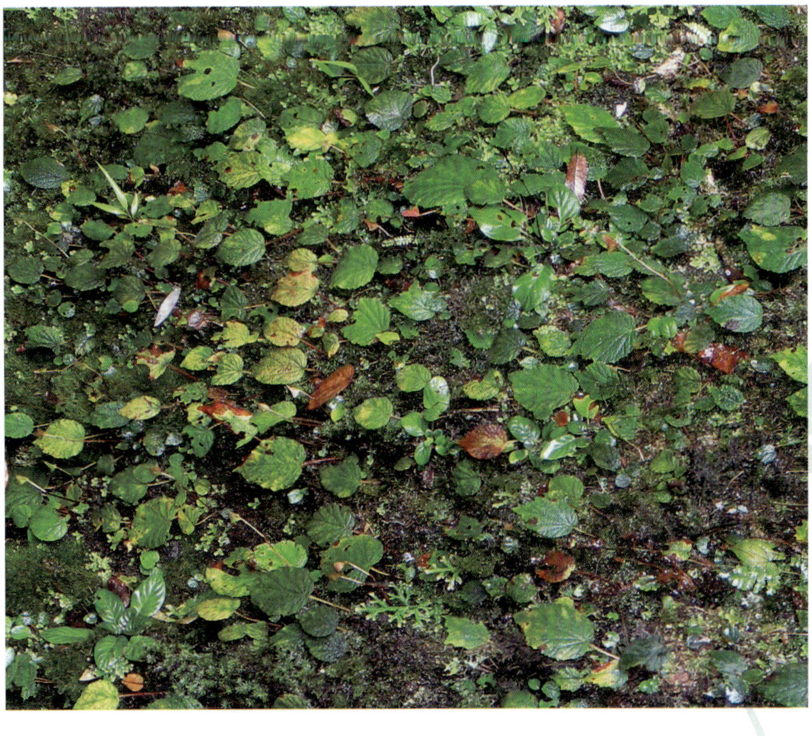

四季海棠

来源 秋海棠科秋海棠属 *Begonia* 植物四季海棠 *Begonia semperflorens* Link et Otto 的花和叶。

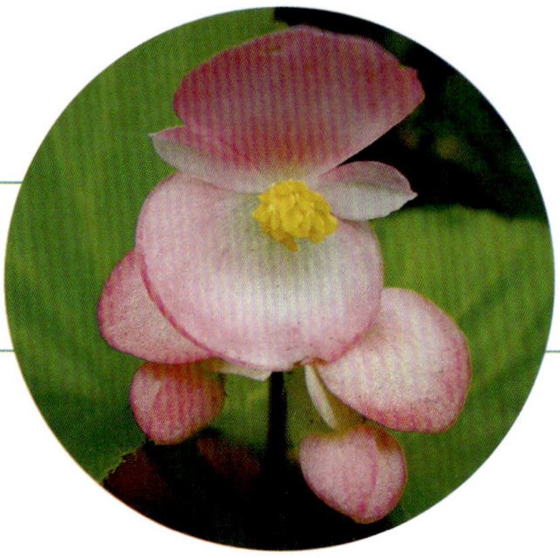

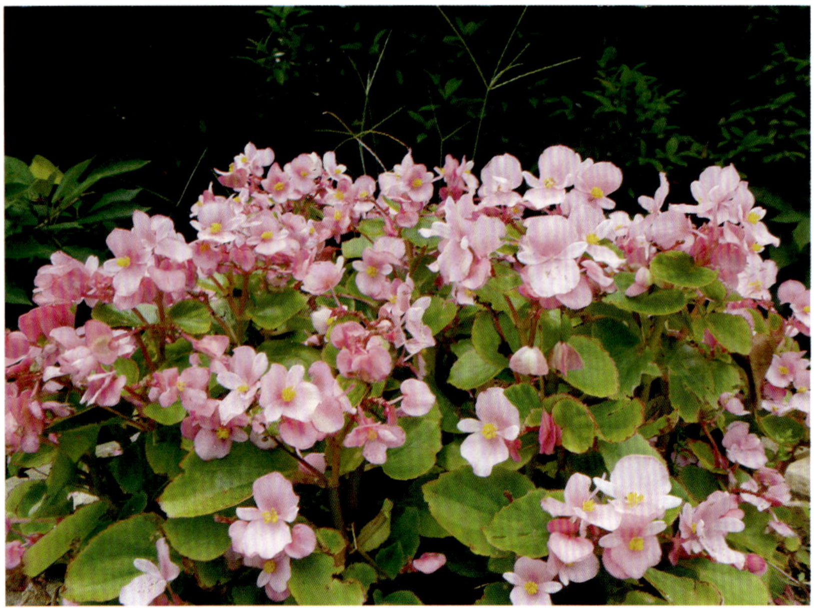

【原植物识别特征】

肉质草本，高15～45cm。根纤维状，全株无毛。基部多分枝，绿色或淡红色。单叶互生，卵形或宽卵形，长5～8cm，宽3.5～7.5 cm，基部略偏斜，边缘有锯齿和睫毛，两面光亮，绿色，但主脉通常微红。花淡红或带白色，数朵聚生于腋生的总花梗上；花单性，雄花较大，直径1～2cm，花被片4，内面2片较小，雄蕊多数；雌花稍小，花被片5，子房下位，3 室。蒴果绿色，有带红色的翅。花期全年。

【植物学文献概要】

见《中国植物志》第五十二卷，第一分册，126页。原产巴西。我国各地栽培，常年开花。

《广东植物志》第三卷，146页。以四季海棠（《拉汉种子植物名称》）为正名收载，别名蚬肉秋海棠（《海南植物志》）。各地公园均有栽培。原产巴西，现已广泛栽培于世界各地，并有许多园艺品种。

《海南植物志》第一卷，489页。以蚬肉秋海棠为正名收载，别名四季海棠（通称）。海口有栽培。

《广州植物志》190页。原产巴西。为一盆栽花卉或植于花坛边以供观赏，广州公园或商营花圃中常见栽培。

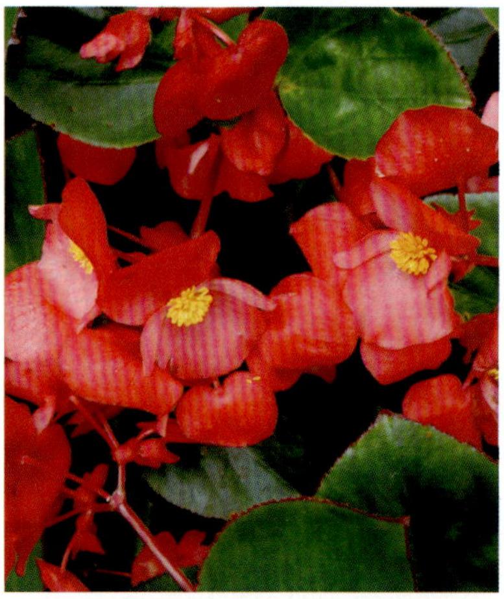

【本草学文献概要】

《中华本草》第5册，第十四卷，499～500页。以四季海棠（《中药大辞典》）为正名收载，别名蚬肉海棠（《梧州草药及常见病多发病处方选》）。花、叶入药，多为鲜用；清热解毒。

冬瓜

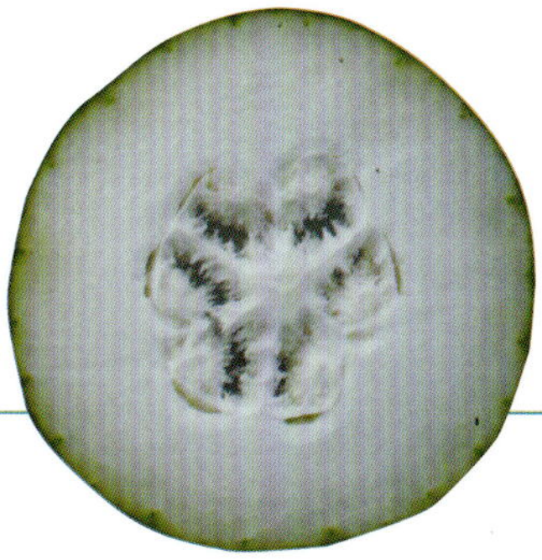

来源 葫芦科冬瓜属 *Benincasa* 植物冬瓜 *Benincasa hispida* (Thunb.) Cogn. 的果实。

【植物学文献概要】

见《中国植物志》第七十三卷，第一分册，198～200页。我国各地有栽培。云南南部（西双版纳）有野生者，果远较小。本种果实除作蔬菜外，也可浸渍为各种糖果；果皮和种子药用，有消炎、利尿、消肿的功效。

其变种节瓜*Benincasa hispida*（Thunb.）Cogn. var. *chieh-qua* How. 果实小，比黄瓜略长而粗，长15～25cm，径4～10cm，成熟时被糙硬毛，无白蜡质粉被。我国南方尤以广东、广西普遍栽培。果实夏季做蔬菜食用。

《广东植物志》第三卷，128～129页。别名毛瓜（兴宁）。广东及海南各地栽培。

《广西植物名录》115页。产全区各地。

《海南植物志》第一卷，478页。别名白瓜、猪子冬瓜。海南各地栽培。

《广州植物志》188页。

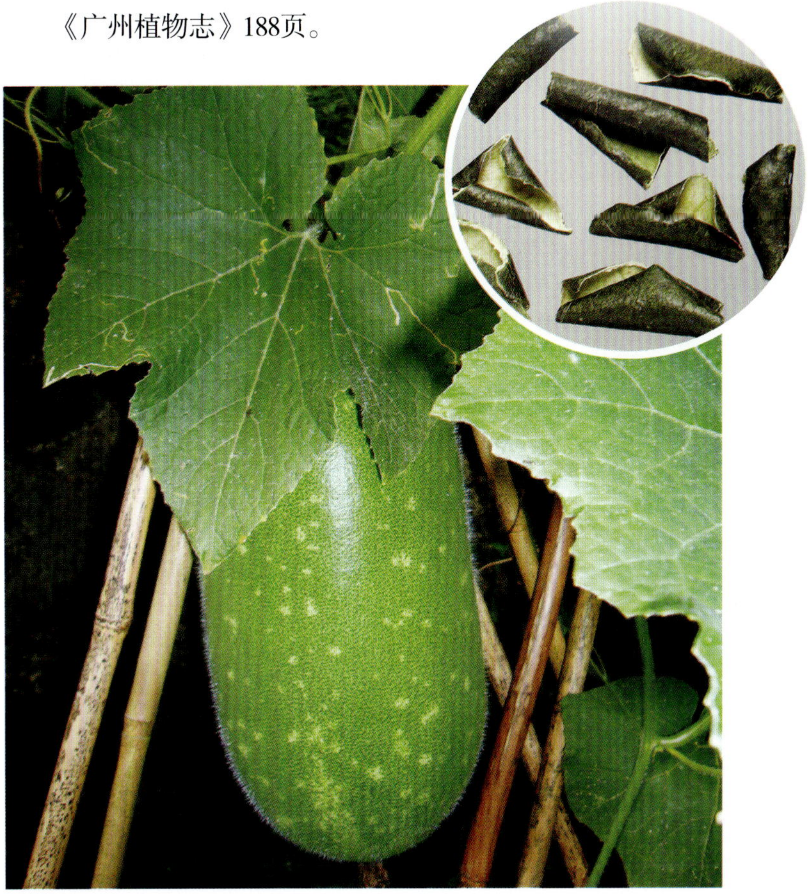

【本草学文献概要】

《中华本草》第5册，第十四卷，504～506页。以冬瓜（《本草经集注》）为正名收载，别名白瓜、水芝（《本经》）、白冬瓜（《别录》）、枕瓜（《中国药用植物志》）。果实入药，味甘、淡，性微寒；利尿，清热，化痰，生津，解毒。其藤、叶、种子等均入药，另列条目。

【原植物识别特征】

一年生蔓生草本；全株被硬毛。单叶互生，掌状5～7浅裂，叶片肾状近圆形，宽15～30cm，边缘有小齿，基部深心形，表面深绿色，背面粗糙，灰白色。卷须二至三歧。花单生，雌雄同株；雄花花萼筒宽钟形，宽12～15mm，裂片披针形，长8～12mm，有锯齿，反折；花冠黄色，辐状，具5脉；雄蕊3，离生。雌花有退化雄蕊3，花萼与花冠同雄花；子房下位，柱头3。果实长圆柱状或近球状，大型，有硬毛和白霜，长25～60cm，径10～25cm。种子多数，白色或淡黄色，压扁，有边缘，长10～11mm，宽5～7mm，厚2mm。

黄瓜（青瓜）

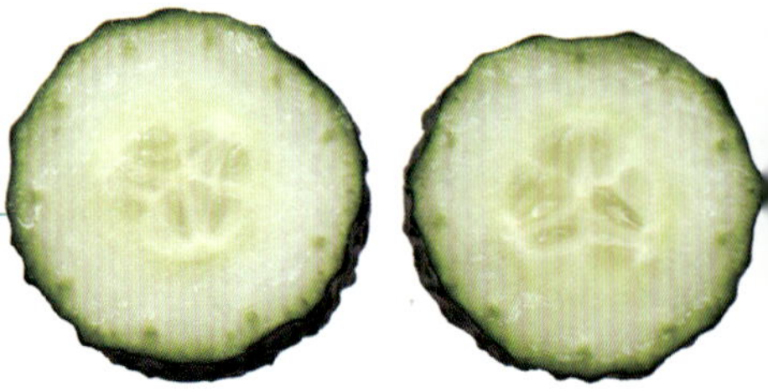

来源 葫芦科黄瓜属 *Cucumis* 植物黄瓜 *Cucumis sativus* L. 的果实。

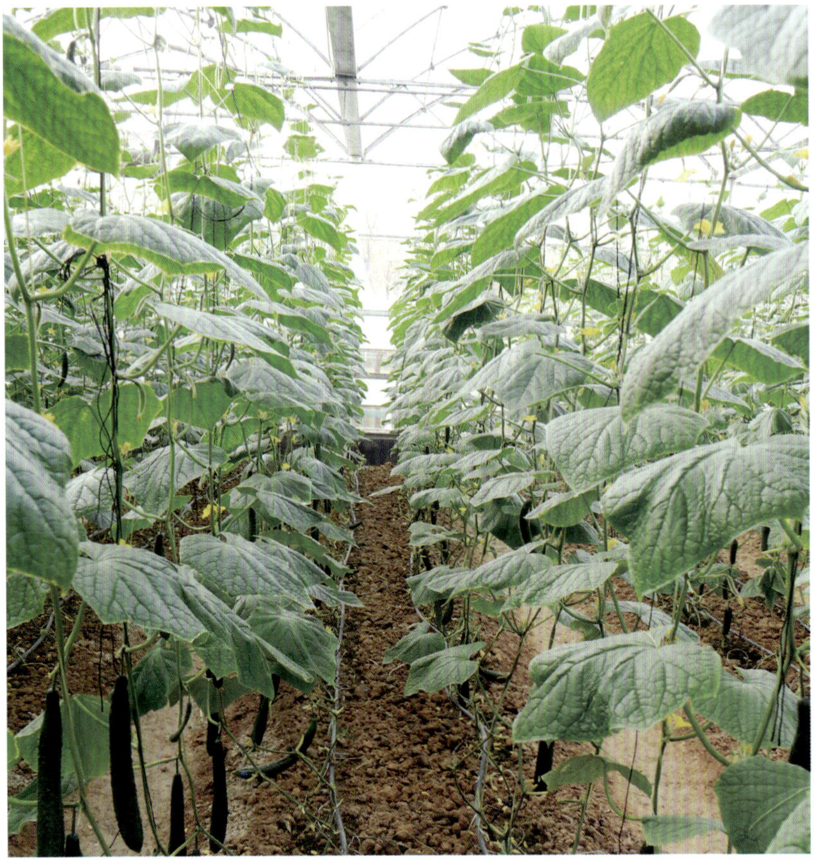

【植物学文献概要】

见《中国植物志》第七十三卷，第一分册，205～207页。以黄瓜（《本草拾遗》）为正名收载，别名胡瓜（《嘉祐本草》）。我国各地普遍栽培，且许多地区均有温室或塑料大棚栽培，现广泛种植于温带和热带地区。果为我国各地夏季主要菜蔬之一。茎藤药用，能消炎、祛痰、镇痉。

《广东植物志》第三卷，127页。别名胡瓜、青瓜、瓜子（梅县）。广东及海南各地栽培。

《广西植物名录》115页。产全区各地。

《海南植物志》第一卷，477页。以胡瓜为正名收载，别名黄瓜、瓜子。海南各地均有栽培。

【本草学文献概要】

《中华本草》第5册，第十四卷，522～524页。以黄瓜（《本草拾遗》）为正名收载，别名胡瓜（《千金食治》）、王瓜（《滇南本草》）、刺瓜（《植物名实图考》）。果实入药，味甘，性凉；清热，利水，解毒。其根、藤茎、叶、果皮和种子均入药，另列条目。

【原植物识别特征】

一年生蔓生或攀援草本；茎有棱沟，全株被白色糙硬毛。卷须细，不分歧。叶柄长10～16cm；单叶互生，与卷须对生；叶片宽卵状心形，长、宽均7～20cm，3～5个角或浅裂，基部弯缺半圆形。雌雄同株。雄花：常数朵簇生于叶腋，花萼筒狭钟状或近圆筒状，长8～10mm，裂片与筒近等长；花冠黄白色，长约2cm；雄蕊3，花丝几无。雌花：单生，花萼与花冠同雄花；子房下位。果实长圆形或圆柱形，长10～30cm，熟时黄绿色，表面粗糙，有具刺尖的瘤状突起。种子小，狭卵形，白色，长5～10mm。花果期夏季。

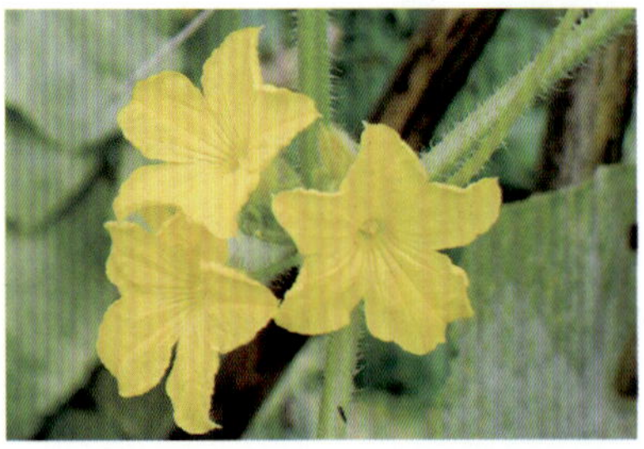

南瓜

来源　葫芦科南瓜属 *Cucurbita* 植物南瓜 *Cucurbita moschata* (Duch. ex Lam.) Duch. ex Poiret 的果实。

【植物学文献概要】

见《中国植物志》第七十三卷，第一分册，262页。以南瓜（《学圃杂疏》）为正名收载，别名倭瓜、番瓜、饭瓜、番南瓜、北瓜。原产墨西哥到中美洲一带，世界各地普遍栽培。明代传入我国，现南北各地广泛种植。

本种的果实作肴馔，亦可代粮食。全株各部又供药用，种子含南瓜子氨基酸，有清热除湿、驱虫的功效，对血吸虫有控制和杀灭的作用，藤有清热的作用，瓜蒂有安胎的功效，根治牙痛。

《广东植物志》第三卷，139页。广东及海南各地有栽培。

《广西植物名录》115页。产全区各地。

《海南植物志》第一卷，483页。海南各地有栽培。

《广州植物志》185页。为常见栽培作物，夏秋间到处可见。

【本草学文献概要】

《中华本草》第5册，第十四卷，526～527页。以南瓜（《滇南本草》）为正名收载，别名阴瓜（《植物名实图考》）、番瓜（《本草求原》）、北瓜、金冬瓜、冬瓜（《广州植物志》）、金瓜（《陆川本草》）、窝瓜、饭瓜（《中国药用植物图鉴》）等。果实入药，味甘，性平。解毒消肿。其根、藤茎、叶、卷须、瓜蒂和种子均入药，另列条目。其中，南瓜子为驱虫、利水常用传统中药。

【原植物识别特征】

一年生蔓生草本；长达2～5m，全株密被白色短刚毛。单叶互生，叶柄粗壮，长8～19cm，叶片宽卵形或卵圆形，有5角或5浅裂，长12～25cm，宽20～30cm，叶脉隆起。卷须稍粗壮，三至五歧。雌雄同株；雄花单生，花萼筒钟形，长5～6mm，裂片长1～1.5cm；花冠黄色，钟状，长8cm，直径6cm，5裂，裂片边缘反卷；雄蕊3，花丝腺体状。雌花单生，花萼与花冠同雄花；子房下位。瓜蒂扩大成喇叭状；瓠果形状多样。种子多数，长卵形或长圆形，灰白色，边缘薄，长10～15mm，宽7～10mm。

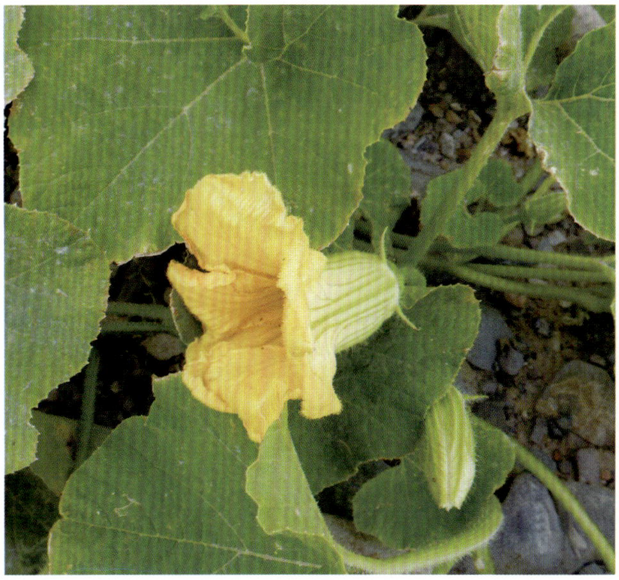

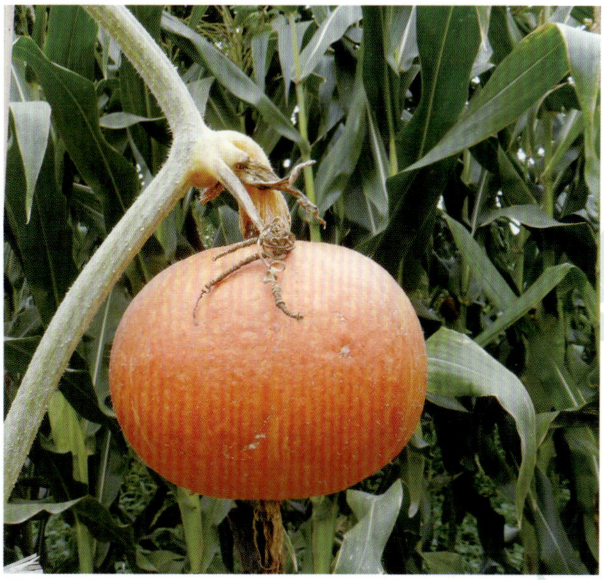

绞股蓝

来源 葫芦科绞股蓝属 *Gynostemma* 植物绞股蓝 *Gynostemma pentaphyllum* (Thunb.) Makino 的全草。

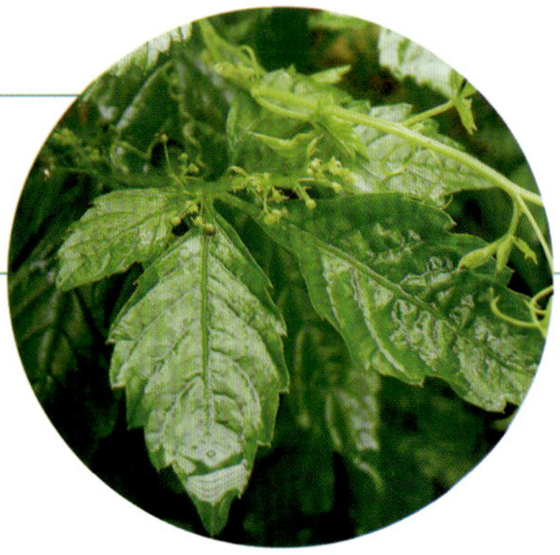

【植物学文献概要】

见《中国植物志》第七十三卷，第一分册，269～271页。以绞股蓝为正名收载。产陕西南部和长江以南各省区。生于海拔300～3 200m的山谷密林中、山坡疏林、灌丛中或路旁草丛中。本种是绞股蓝属 *Gynostemma* 分布最广、变化最大的一个种。尤其是小叶的数目、毛被的疏密等。本种入药，有消炎解毒、止咳祛痰的功效。

《广东植物志》第三卷，140～141页。别名甘茶蔓、七叶胆。产海南至广东北部。生于山地灌丛或林中。

《广西植物名录》116页。产临桂、灵川、龙胜、蒙山、灵山、平南、容县、百色、靖西、那坡、乐业、隆林、河池、南丹、都安、金秀、宁明、龙州。

《海南植物志》第一卷，485页。琼中、东方、保亭、崖县等地。为中海拔林中常见的植物。

【本草学文献概要】

《中华本草》第5册，第十四卷，532～539页。以绞股蓝（《救荒本草》）为正名收载，别名七叶胆（《中草药通讯》）、小苦药、公罗锅底、落地生、遍地生根（《中药大辞典》）。全草入药，味苦、微甘，性凉；清热，补虚，解毒。

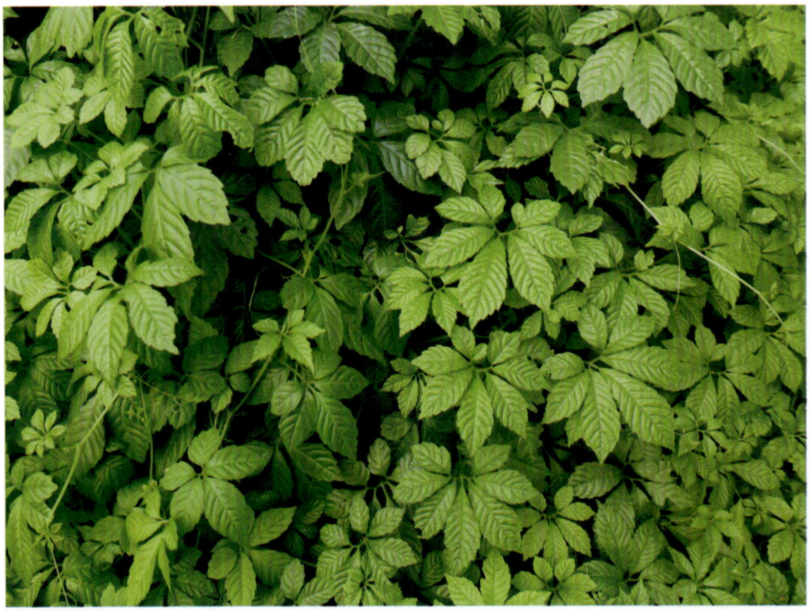

【原植物识别特征】

草质藤本；茎细弱，具纵棱及槽。叶互生，与卷须对生，鸟足状，通常5～7小叶，叶柄长3～7cm，中央小叶长3～12cm，宽1.5～4cm，侧生叶较小，边缘具齿，侧脉6～8对。卷须纤细，二歧。雌雄异株；雄花花萼筒极短，5裂；花冠淡绿色或白色，5深裂；雄蕊5，花丝短，联合成柱，花药着生于柱之顶端。雌花花萼及花冠似雄花；子房下位，具退化雄蕊5。果实肉质不裂，球形，直径5～6mm，成熟后黑色，内含种子2粒。花期3—11月，果期4—12月。

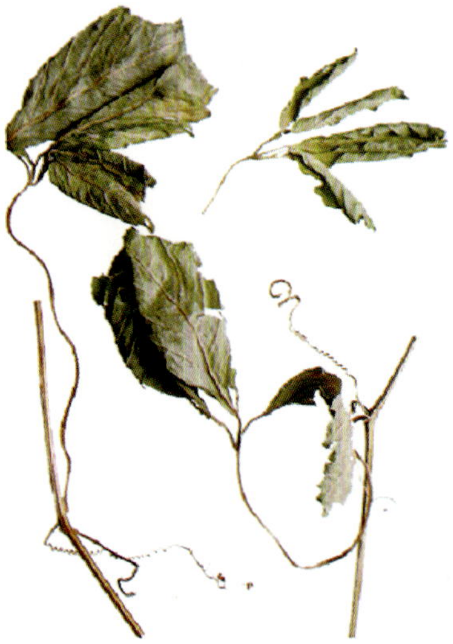

丝瓜（水瓜）

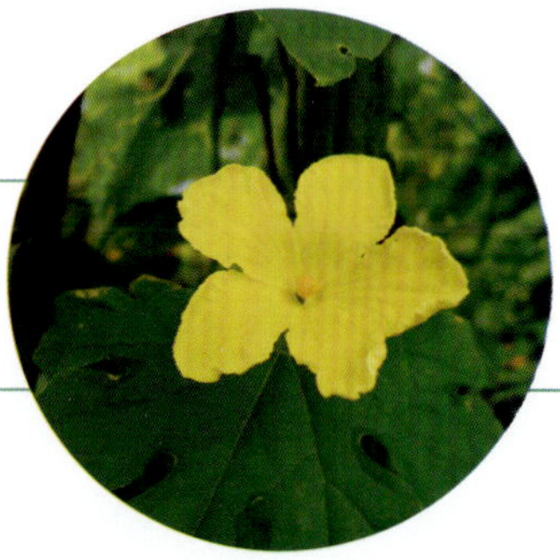

来源　葫芦科丝瓜属 *Luffa* 植物丝瓜 *Luffa cylindrica* (L.) Roem. 的叶。

【植物学文献概要】

见《中国植物志》第七十三卷，第一分册，193～196页。该属8种，分布于东半球热带和亚热带地区。我国栽培2种，丝瓜 *Luffa cylindrical*（L.）Roem. 和广东丝瓜 *Luffa acutangula*（L.）Roxb.，即粤丝瓜。二者用途相同，果实作菜蔬，叶与丝瓜络药用。

《广东植物志》第三卷，123～124页。别名水瓜、无棱丝瓜、蛮瓜、絮瓜、砌瓜。海南和广东各地常见栽培，但数量远不如广东丝瓜。果为夏季蔬菜之一。广州市郊栽培的丝瓜有“长度水瓜”和“短度水瓜”两个品种。粤丝瓜有“青皮水瓜”“乌皮水瓜”“西增长水瓜”和“硬皮水瓜”4个品种。

《广西植物名录》116页。产全区各地。

《海南植物志》第一卷，475页。海南各地有栽培。

《广州植物志》187页。所用拉丁学名为 *Luffa cylindrica* Roem.，别名蛮瓜（《本事方》）、水瓜（广州）、天罗布瓜（《合璧事类》）。

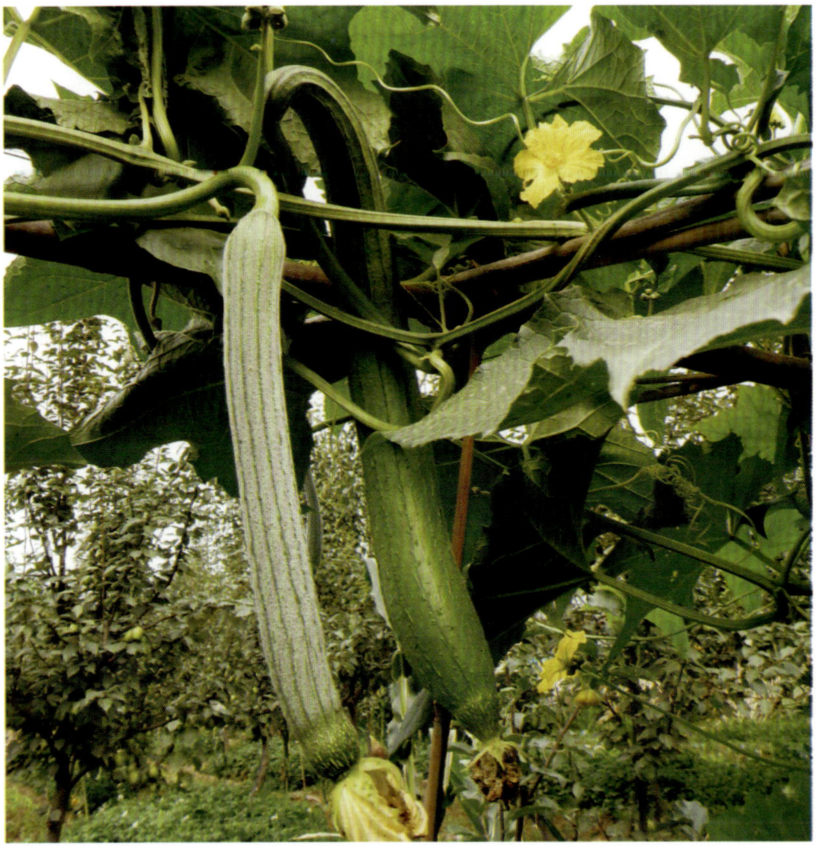

【本草学文献概要】

《岭南采药录》93页。阴干为末，治刀伤，能止血。

《中华本草》第5册，第十四卷，550～557页。以丝瓜（《救荒本草》）为正名收载，别名天罗瓜（《普济方》）、洗锅罗瓜（《本草纲目》）、水瓜（《岭南采药录》）等。丝瓜叶味苦，性寒；清热解毒，止血，祛暑。其成熟果实中的维管束称丝瓜络，为常用传统中药，通经活络，解毒消肿。丝瓜的藤茎、花、果皮、胎座及种子等均入药，另列条目。

【原植物识别特征】

一年生攀援藤本。卷须稍粗壮，二或多歧。叶互生，柄长10～12cm，叶片三角形或近圆形，长、宽各10～20cm，掌状5～7裂，边缘有锯齿，基部深心形。花单性异株。雄花生于总状花序上，花萼裂片5；花冠黄色，辐状，直径5～9cm；雄蕊5，稀3，药室多回折曲。雌花单生，花被似雄花，子房下位，柱头3，膨大。瓠果圆柱状，长15～30cm，直径5～8cm，表面平滑，通常有深色纵条纹。种子多数。花果期夏、秋季。

苦瓜

来源 葫芦科苦瓜属 *Momordica* 植物苦瓜 *Momordica charantia* L. 的果实。

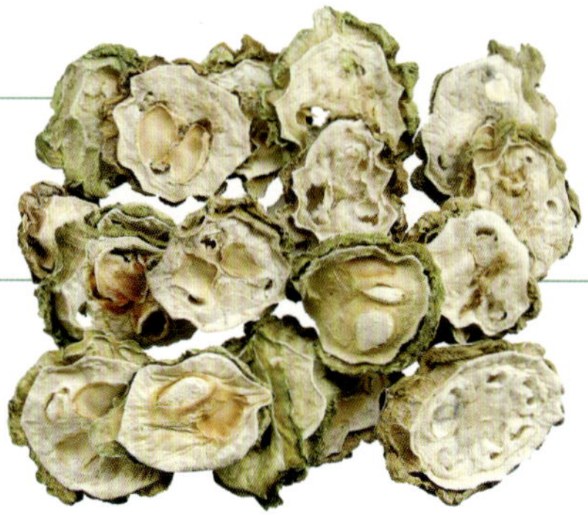

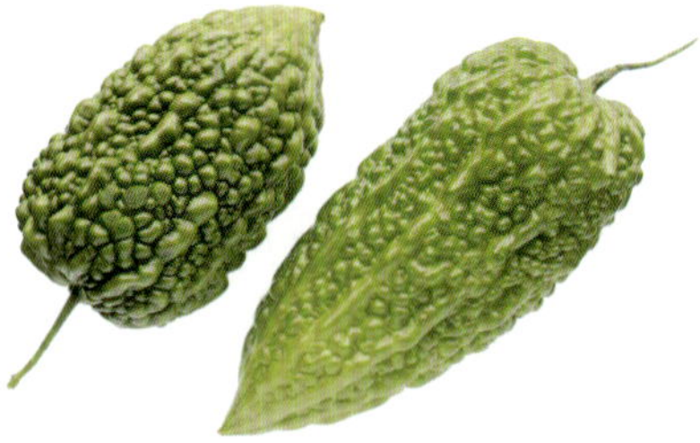

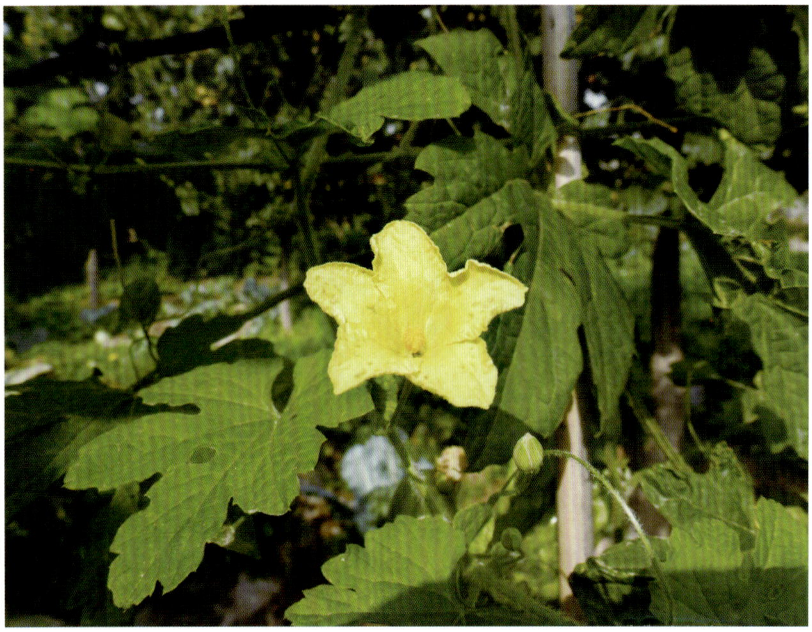

【植物学文献概要】

见《中国植物志》第七十三卷，第一分册，189～190页。以苦瓜（《救荒本草》）为正名收载，别名凉瓜（广州），癞葡萄（江苏）。广泛栽培于世界热带到温带地区。我国南北均普遍栽培。本种果味甘苦，主作蔬菜，也可糖渍；成熟果肉和假种皮也可食用；根、藤及果实入药，有清热解毒的功效。

《广东植物志》第三卷，122页。广东及海南各地有栽培，间有逸为野生。

《广西植物名录》116页。产全区各地。

《海南植物志》第一卷，473页。海南各地有栽培。别名锦荔枝、菩达等。

《广州植物志》188页。为我国南部夏季菜蔬之一，广州亦常栽培，味苦而甘，供食用；根煎服能退热。

【本草学文献概要】

《中华本草》第5册，第十四卷，558～564页。以苦瓜（《滇南本草》）为正名收载，别名锦荔枝、癞葡萄（《救荒本草》）、凉瓜（《广州植物志》）。果实入药，味苦，性寒；祛暑涤热，明目，解毒。其根、藤茎、叶、花及种子均入药，另列条目。

【原植物识别特征】

一年生攀援状柔弱草本，全株被毛。卷须纤细，长达20cm，不分歧。叶柄长4～6cm；叶互生，轮廓卵状肾形或近圆形，长、宽均为4～12cm，5～7深裂，基部弯缺半圆形，叶脉掌状。雌雄同株；雄花：花萼裂片5，长4～6mm；花冠黄色，裂片5，长1.5～2cm；雄蕊3，离生，药室二回折曲。雌花单生，子房下位，柱头3，膨大。果实纺锤形或圆柱形，多瘤皱，长10～20cm，成熟后橙黄色，由顶端3瓣裂。种子多数，长圆形，具红色假种皮。花果期5—10月。

木鳖子

来源 葫芦科苦瓜属 *Momordica* 植物木鳖子 *Momordica cochinchinensis* (Lour.) Spreng. 的种子。

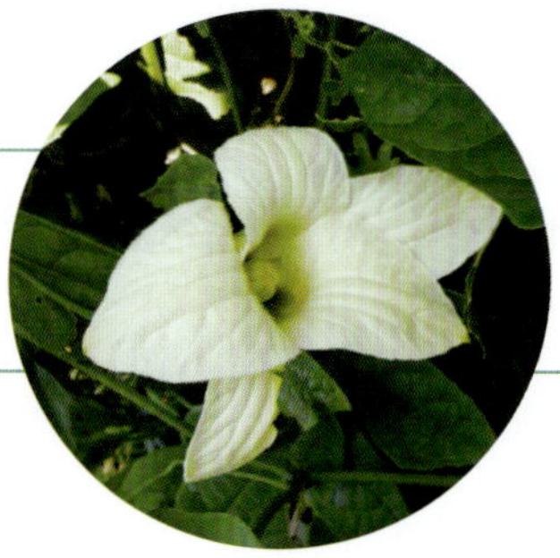

【植物学文献概要】

见《中国植物志》第七十三卷，第一分册，192～193页。以木鳖子（《开宝本草》）为正名收载，别名番木鳖（《中国经济植物》）、糯饭果（云南河口）等。产江苏、安徽、江西、福建、台湾、广东、广西、四川、云南、贵州等省区。种子、根和叶入药，有消肿，解毒止痛之效。

编者注：《中国植物志》记载《中国经济植物志》用名“番木鳖”可能有误，不应再用。以免与真正的“番木鳖”即有大毒的马钱子 *Strychnos nux-vomica* L. 相混淆出错。

《广东植物志》第三卷，122～123页。产海南至广东北部。生于低海拔地区的疏林或灌丛。

《广西植物名录》116页。产南宁、邕宁、柳州、临桂、荔浦、恭城、苍梧、岑溪、贵港、容县、博白、金秀、龙州、大新。

《海南植物志》第一卷，473～474页。海口、崖县、定安、乐东、东方、临高、陵水等地。为低海拔灌丛中少见的植物。子实入药，名为木鳖子。

【本草学文献概要】

《岭南采药录》159 页。春生苗，蔓生，叶有五椏，状如山药，青色，面光，四月开黄花，六月结实，似栝楼而极大，生青，熟红黄色，肉上有软刺，每一实有核三四十枚，其状扁而如鳖，青绿色，八九月采之，入药宜去油，味腥，性平，有毒，不入服剂，敷痈，散肿拔毒，再炒消疬极效。

《中华本草》第5册，第十四卷，564～567页。以木鳖子（《开宝本草》）为正名收载，别名木鳖（《本草纲目》）、土木鳖（《医宗金鉴》）、木鳖瓜（广州部队后勤部卫生部《常用中草药手册》）等。种子为传统中药木鳖子，味苦、微甘，性温，有毒；消肿散结，解毒，追风止痛。根亦入药，另列条目。

【原植物识别特征】

多年生草质大藤本，具块状根。单叶互生，宽卵状心形，长、宽均10～20cm；叶柄长5～10cm，基部至中部有2～4个腺体。花雌雄异株，单生于叶腋；雄花：近顶端有一肾形苞片，萼管漏斗状，5裂；花冠黄色，裂片5，基部有黄色腺体；雄蕊3。雌花：花萼与花冠似雄花，子房下位，密被刺状凸起。瓠果卵球形，熟时红色，种子多数。花期4—10月，果期8—12月。

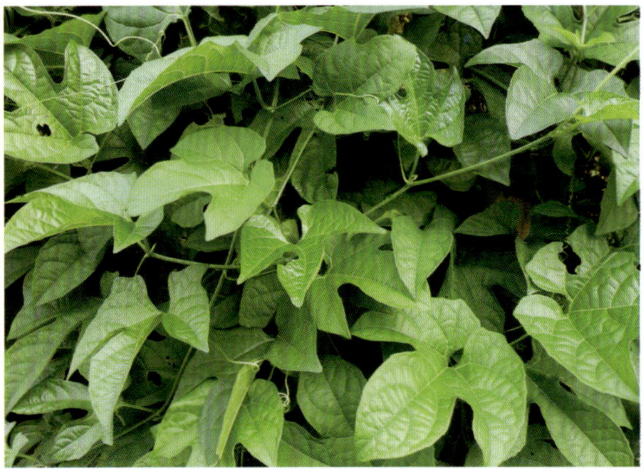

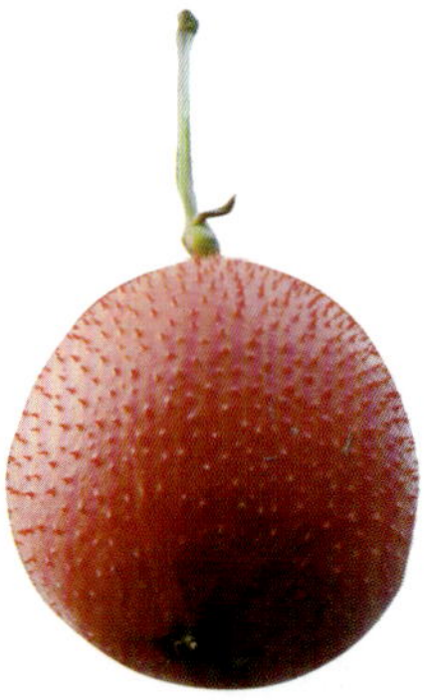

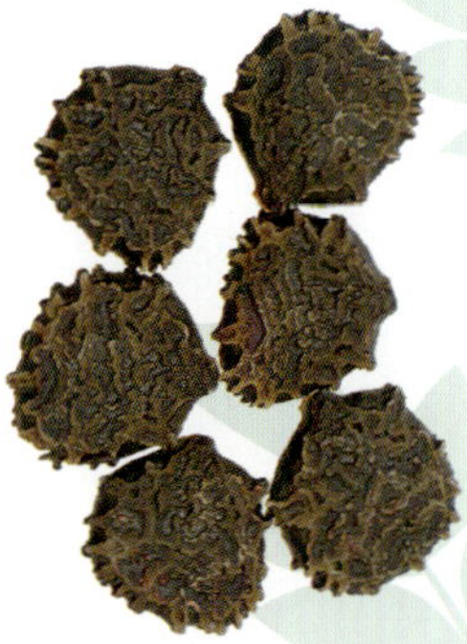

罗汉果

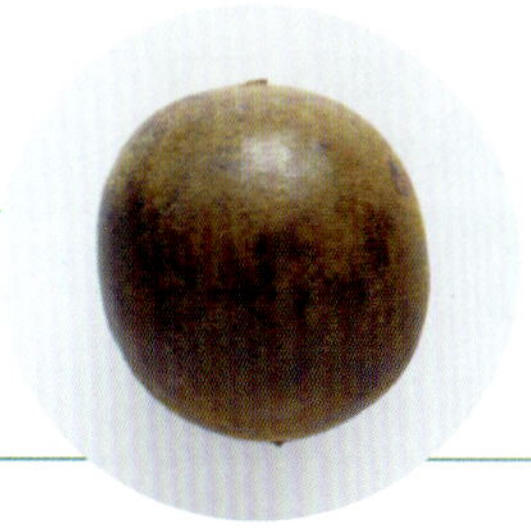

来源 葫芦科罗汉果属 *Siraitia* 植物罗汉果 *Siraitia grosvenorii* (Swingle) C. Jeffrey ex Lu et Z. Y. Zhang 的果实。

【植物学文献概要】

见《中国植物志》第七十三卷，第一分册，162页。以罗汉果为正名收载，别名光果木鳖（《中国高等植物图鉴》）。产广西、贵州、湖南南部、广东和江西。常生于海拔400～1 400m的山坡林下及河边湿地、灌丛。广西永福、临桂等地已作为重要经济植物栽培。果实入药，味甘甜，甜度比蔗糖高150倍，有润肺、祛痰、消渴之效，也可做清凉饮料，煎汤代茶，能润解肺燥；叶子晒干后临床用以治慢性咽炎、慢性支气管炎等。

《广东植物志》第三卷，116～117页。产五华、和平、连平、新丰、南雄、始兴、花县、龙门、广州、乳源、连山、信宜、湛江和海南的昌江、保亭等地。生于中低海拔山地的山谷林中较阴湿处，少见于旷地或灌丛中。栽培或野生。

《广西植物志》第四卷，第一分册，29页。

《海南植物志》第一卷，474页。保亭、昌江等地。果实入药。

【本草学文献概要】

《中华本草》第5册，第十四卷，567～569页。以罗汉果（《岭南采药录》）为正名收载，别名拉汉果、假苦瓜（《广西药用植物名录》），光果木鳖（《中国高等植物图鉴》）、金不换、罗汉表、裸龟巴（广西）。果实入药，味甘，性凉；清肺利咽，化痰止咳，润肠通便。

【原植物识别特征】

多年生攀援草本，根肥大，纺锤形或近球形。植物体被短柔毛和混生黑色疣状腺鳞。叶互生，卵状心形、三角状卵形或阔卵状心形，长12～23cm，宽5～17cm，基部心形，边缘微波状，有缘毛；叶柄长3～10cm。卷须稍粗壮，二歧。雌雄异株。雄花序总状，花萼筒宽钟状，上部直径8mm，喉部常具膜质鳞片，裂片5，长约4.5mm；花冠黄色，裂片5，长1～1.5cm；雄蕊5，药室S形折曲。雌花的花萼和花冠比雄花大；退化雄蕊5，子房下位。果实球形或长圆形，长6～11cm，直径4～8cm，果皮较薄，干后易脆。种子多数，淡黄色。花期5—7月，果期7—9月。

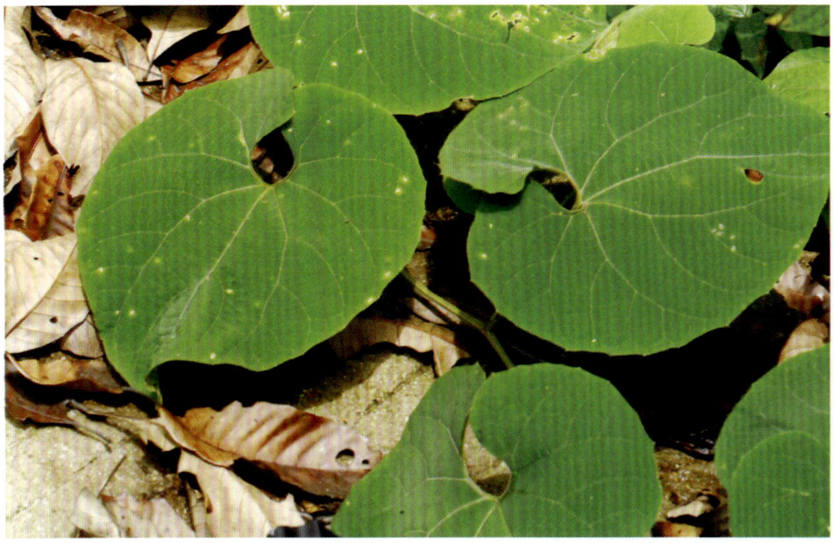

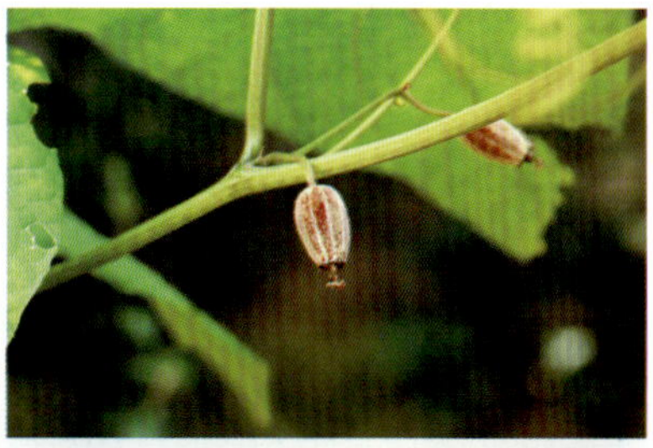

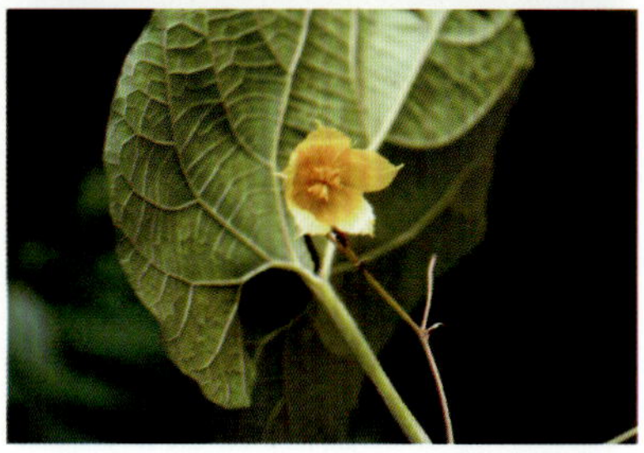

马㼎儿

来源 葫芦科马㼎儿属 *Zehneria* 植物马㼎儿 *Zehneria indica* (Lour.) Keraudren 的块根或全草。

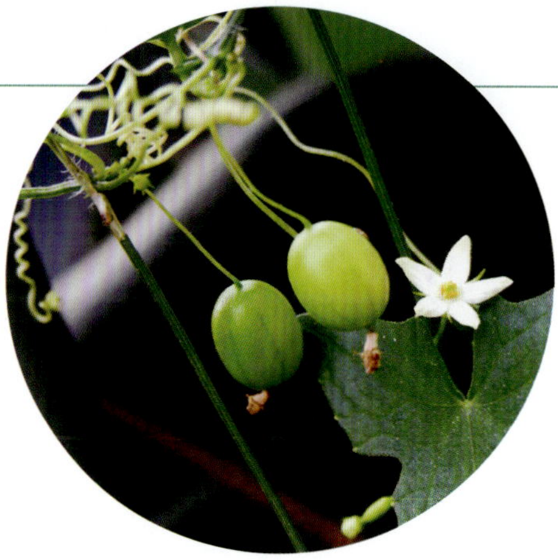

【植物学文献概要】

见《中国植物志》第七十三卷，第一分册，169～172页。以马交儿（《救荒本草》）为正名收载，别名野梢瓜（浙江）

《广东植物志》第三卷，118～119页。别名老鼠拉冬瓜（广州），土白敛。产海南和广东各地。生于山地或旷野灌丛中、林缘、沟边、村边，常攀缘于灌木上。

《广西植物名录》119页。产全区各地。

《广州植物志》184页。常缠绕于荒地灌木上，广州不时可见，果味微酸，可食。

【本草学文献概要】

《中华本草》第5册，第十四卷，594～595页。以马㼎儿（《救荒本草》）为正名收载，别名老鼠拉冬瓜（《生草药性备要》）、野苦瓜、扣子草（《植物名实图考》）等。块根或全草入药，味甘、苦，性凉；清热解毒，消肿散结，化痰利尿。

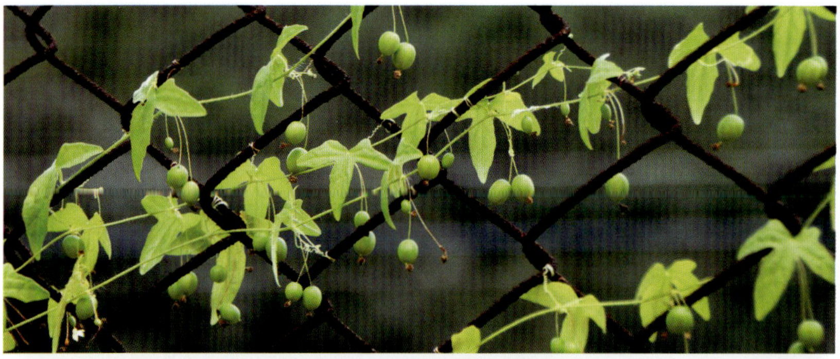

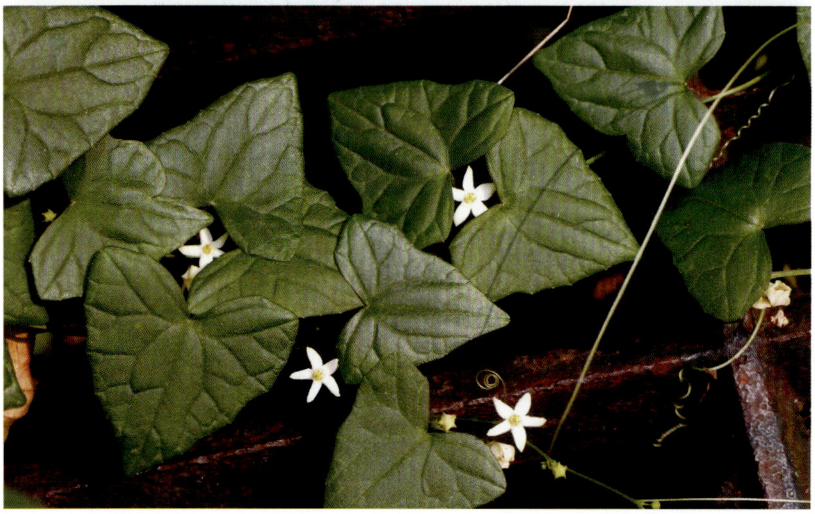

【原植物识别特征】

一年生攀援或平卧草本，茎、枝纤细。叶膜质，多型，三角状卵形、卵状心形或戟形，不分裂或3～5分裂，顶端急尖或稀短渐尖，基部弯缺半圆形。雌雄同株，雄花单生或稀2～3朵生于短的总状花序上，花冠淡黄色；雌花与雄花在同一叶腋内单生或稀双生，花冠阔钟形。果实长圆形或狭卵形，种子灰白色。花期4—7月，果期7—10月。

紫薇

来源　千屈菜科紫薇属 *Lagerstroemia* 植物紫薇 *Lagerstroemia indica* L. 的花。

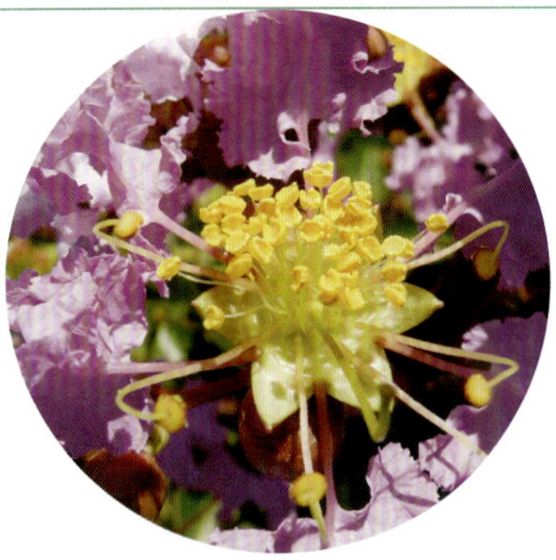

【植物学文献概要】

见《中国植物志》第五十二卷，第二分册，94页。以紫薇（《唐书·百官志》）为正名收载，别名痒痒树、紫金花、紫兰花（广西）、蚊子花、西洋水杨梅（广东）、百日红（《海南圃史》）等。产广东、广西、湖南、湖北、福建、江西、浙江、江苏、山东、安徽、陕西等省区。花色鲜艳美丽，花期长，寿命长，树龄有达200年的，现热带地区已广泛栽培为庭园观赏树，有时亦作盆景。根及树皮入药。

《广东植物志》第三卷，82页。广东各地均有栽培或逸为野生。本种花期长，颜色多，淡红、桃红至鲜红，而以紫色最多。庭院树种，木材坚硬，耐腐；根、树皮、叶、花供药用。

《广西植物名录》106页。全区各地均有。

《海南植物志》第一卷，424页。崖县。栽培、半野生均有，惟少见。

《广州植物志》160页。别名满堂红。为一美丽的观赏植物，栽培、野生均有之。

【本草学文献概要】

《岭南采药录》98页。别名百日红、怕痒花。落叶乔木，高至数十尺，树皮甚滑泽，摩之则枝叶皆动摇，叶卵形或椭圆形，全边对生，或互生，夏秋之间，梢上开花如穗状，花紫红色，或白色，花瓣之皱裂颇多，四五月始花，开谢接续，可至八九月，故名百日红，手搔其皮，彻顶动摇，故名怕痒花，治小儿烂头胎毒，煮油搽之，煎水洗之。

《中华本草》第5册，第十四卷，597～598页。以紫薇花（《滇南本草》）为正名收载，别名满堂红、怕痒花等。花入药，味苦、微酸，性寒；清热解毒，活血止血。根、叶、树皮亦入药，另列条目。

【原植物识别特征】

落叶灌木或小乔木。叶互生或有时对生，椭圆形、阔矩圆形或倒卵形，长2.5～7cm，宽1.5～4cm，侧脉 3～7对，小脉不明显；全缘。花淡红色、紫色或白色，直径 3～4cm，常组成顶生圆锥花序；花两性，花萼半球形，裂片6；花瓣6，皱缩，长12～20mm，具长爪；雄蕊多数；子房上位。蒴果椭圆状球形，长1～1.3cm，室背开裂。种子有翅。花果期6—12月。

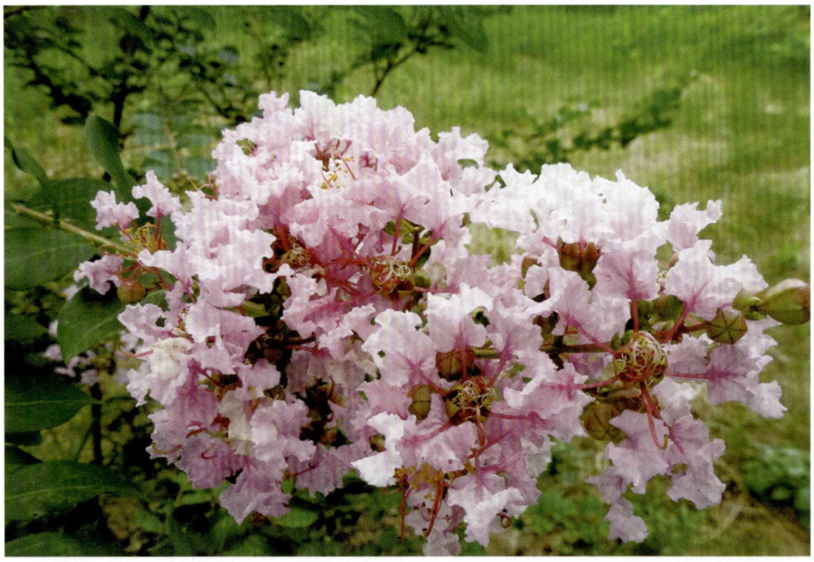

大花紫薇

来源 千屈菜科紫薇属 *Lagerstroemia* 植物大花紫薇 *Lagerstroemia speciosa* (L.) Pers. 的根及叶。

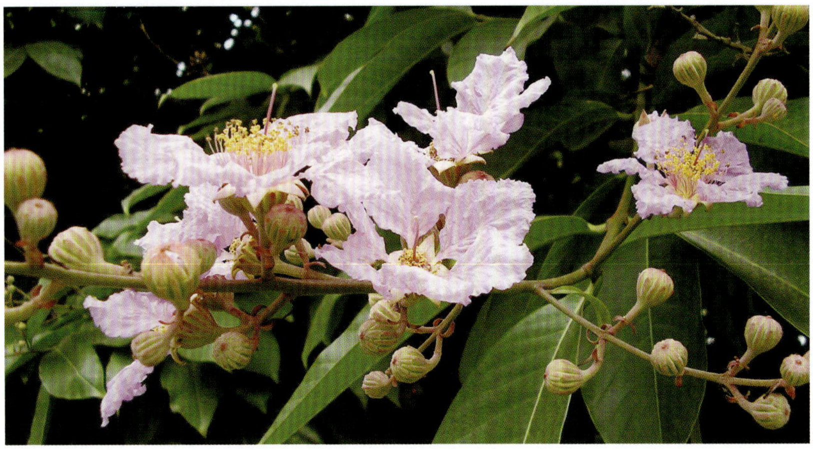

【植物学文献概要】

见《中国植物志》第五十二卷，第二分册，97～99页。以大花紫薇（广州常见经济植物）为正名收载，别名大叶紫薇（岭大校园植物名录）、百日红（广东）。广东、广西及福建有栽培。花大，美丽，常栽培庭园供观赏；木材坚硬，耐腐力强，色红而亮，常用于家具、舟车、桥梁、电杆、枕木及建筑等，也作水中用材，其木材经济价值据云可与柚木相比。树皮及叶可作泻药；种子具有麻醉性；根含单宁，可作收敛剂。

《广东植物志》第三卷，81页。除粤北外，广东及海南各地栽培。

《广西植物名录》106页。产南宁、梧州、合浦。

《海南植物志》第一卷，424页。海口市和崖县有栽培。

《广州植物志》161页。为一美丽的庭院观赏植物。木材坚硬，耐腐力强，色红而亮，宜于制造家具、舟车、桥梁、电柱、建筑等用，在其经济价值上足与柚木比拟。

【本草学文献概要】

《中华本草》第5册，第十四卷，600～601页。以大叶紫薇（《广西药用植物名录》）为正名收载，别名大花紫薇（《中国植物志》）、大果紫薇（《台湾药用植物志》）、百日红（广东）。根、叶入药。敛疮，解毒。

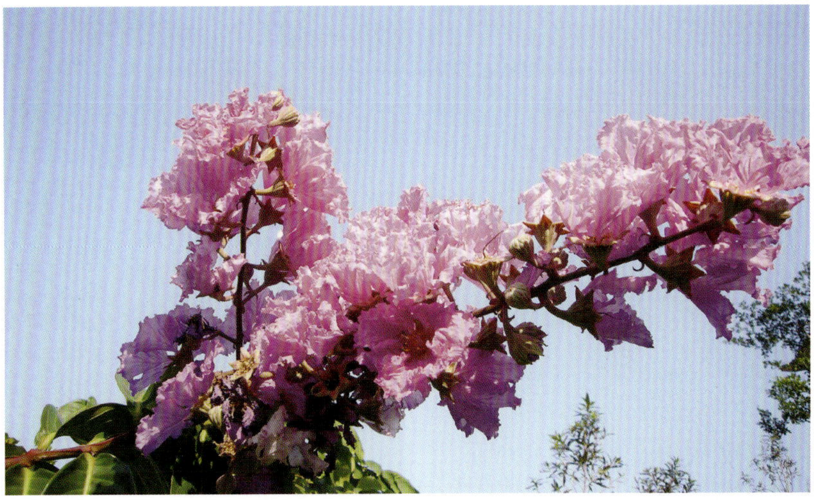

【原植物识别特征】

落叶乔木，高5～10m，树皮灰色，平滑。叶大，互生或近对生，长圆状卵形，长15～25cm，宽6～12cm，两面均无毛，侧脉9-17对，叶柄长6～15mm，粗壮。圆锥花序顶生和腋生，长15～25cm；花轴、花梗及花萼外面均被黄褐色糠秕状的密毡毛；花两性，萼6裂，有12条棱；花瓣6，淡紫色或紫红色，边缘有皱褶；雄蕊多数；夏季开花。蒴果球形，直径约2cm，成熟时开裂为6瓣，宿存。花期5—7月，果期10—11月。

虾子花

来源 千屈菜科虾子花属 *Woodfordia* 植物虾子花 *Woodfordia fruticosa* (L.) Kurz. 的根、叶、花。

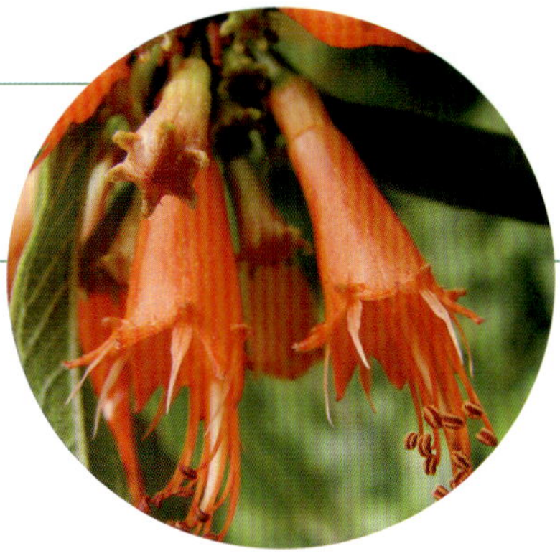

【植物学文献概要】

见《中国植物志》第五十二卷，第二分册，86～87页。以虾子花为正名收载，别名吴福花（《广州植物志》）。产广东、广西及云南，常生于山坡路旁。全株含鞣质，可提制栲胶。花萼红色而美丽，通常栽培供观赏。据国外报道，干燥花用于治痢疾，也用于治肝病、烫伤和痔疮。

《广东植物志》第三卷，76～77页。产云浮，生于山坡路旁。花萼红色，鲜艳而美丽，常栽培供观赏。

《广西植物名录》106页。别名吴福花。产凌云、隆林、东兰。

《广州植物志》159页。中山大学校园内有少量栽培，供观赏。

【本草学文献概要】

《中华本草》第5册，第十四卷，605～606页。以虾子花（《云南思茅中草药选》）为正名收载，别名红蜜蜂花（《云南思茅中草药选》）、红虾花（《云南药用植物名录》）、吴福花（《广州植物志》）等。根、叶、花入药，味微甘，涩，性温；活血止血，舒筋活络。

【原植物识别特征】

灌木，高3～5m，有长而披散的分枝。单叶对生，近革质，披针形或卵状披针形，长3～14cm，宽1～4cm，下面被灰白色短柔毛，且具黑色腺点，有时全部无毛；无柄或近无柄。短聚伞状圆锥花序，长约3cm；花两性，6基数；萼筒花瓶状，鲜红色，长9～15mm，裂片长约2mm；花瓣小而薄，淡黄色，线状披针形，与花萼裂片等长；雄蕊12，突出萼外；子房上位，2室，花柱细长，超过雄蕊。蒴果线状长椭圆形，长约7mm，开裂呈2果瓣；种子甚小，红棕色。花期3—4月。

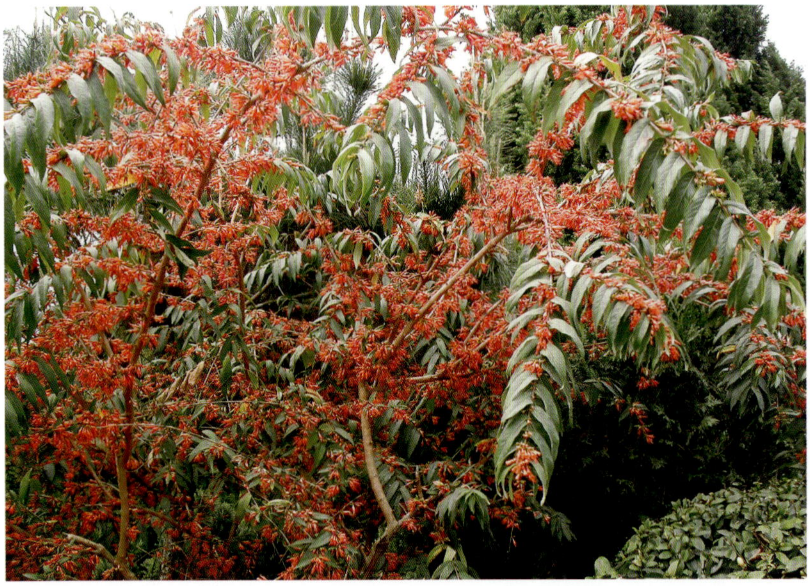

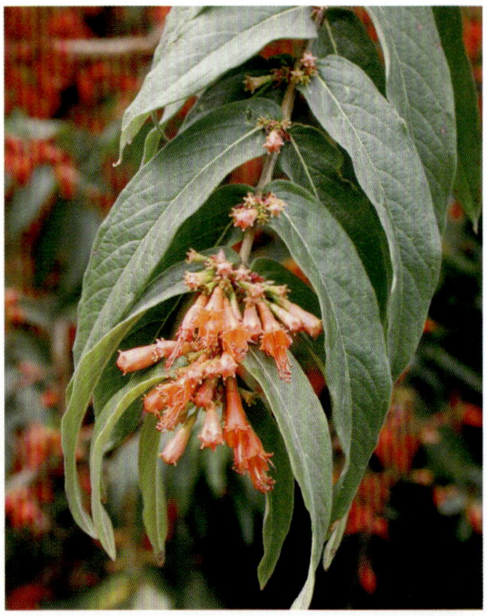

使君子

来源 使君子科使君子属 *Quisqualis* 植物使君子 *Quisqualis indica* L. 的果实。

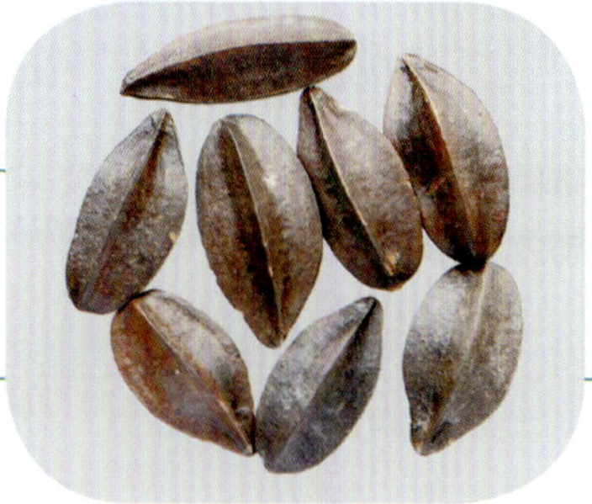

【植物学文献概要】

见《中国植物志》第五十三卷，第一分册，16～17页。以使君子（《嘉祐本草》）为正名收载，别名留求子（《南方草木状》）、史君子等。产四川、贵州至南岭以南各处，长江中下游以北无野生记录。主产福建、台湾（栽培）、江西南部、湖南、广东、广西、四川、云南、贵州。种子为中药中最有效的驱蛔药之一，对小儿寄生蛔虫症疗效尤著。

《广东植物志》第三卷，200～201页。广东及海南均产，常攀援于疏林中或林缘。种子为驱蛔虫良药之一，并有除虚热、健胃之效。

《广西植物志》第二卷，34页。产广西各地。

《海南植物志》第二卷，44页。崖县、保亭、乐东、琼海、琼山等地。

《广州植物志》223～224页。别名留求子（《南方草木状》）、史君子、四君子（《新本草纲目》）。本植物在广州近郊有野生的，但常不结果。果实为肠胃驱虫药，但食后常有打嗝不止之弊，可将果壳煎水服之即止。还可作为庭园的观赏植物。

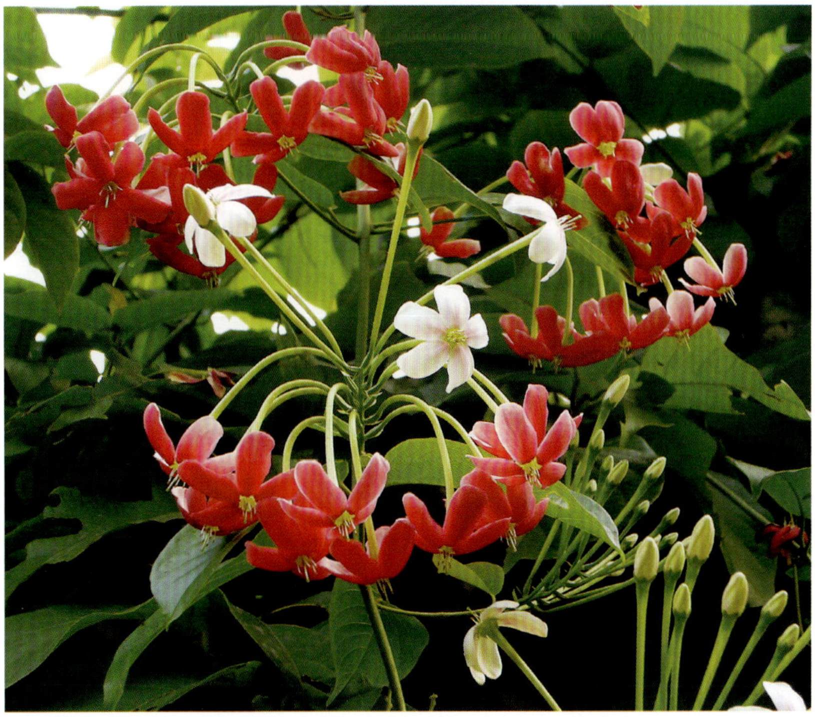

【本草学文献概要】

《岭南采药录》115页。蔓生，其藤如葛，绕树而上，叶青如五加叶，五月间开花，红色如海棠，七八月结子，大如拇指，长寸许，大类栀子，而有五棱，内仁色白，味如栗，治小儿积虫，消五疳，健脾胃，以其壳煎茶，或以其肉和猪肉蒸食，但生食太多，令人发呃逆，儿童多食，有呃逆至一日夜不止者，唯用其壳煎水饮之即止，小儿有虫积，每月上旬清晨，空腹啖数枚，以壳煎汤咽下，亦防其发呃逆也。

《中华本草》第5册，第十五卷，615～618页。果实为传统中药，味甘，性温；杀虫，消积，健胃。叶、根民间药用，功效相近。

【原植物识别特征】

落叶攀援状灌木，高2～8m。幼时全株被锈色短柔毛。单叶对生，长椭圆状披针形，长5～13cm，宽2～6cm，叶柄下部有关节。穗状花序顶生；萼筒细管状，先端5裂；花瓣5，长1.5～2cm，由白变红；雄蕊10，2轮；雌蕊1，子房下位。果实橄榄状，黑褐色或深棕色，有5棱。花期5—9月，果期6—10月。

榄仁树

来源 使君子科诃子属 *Terminalia* 植物榄仁树 *Terminalia catappa* L. 的树皮。

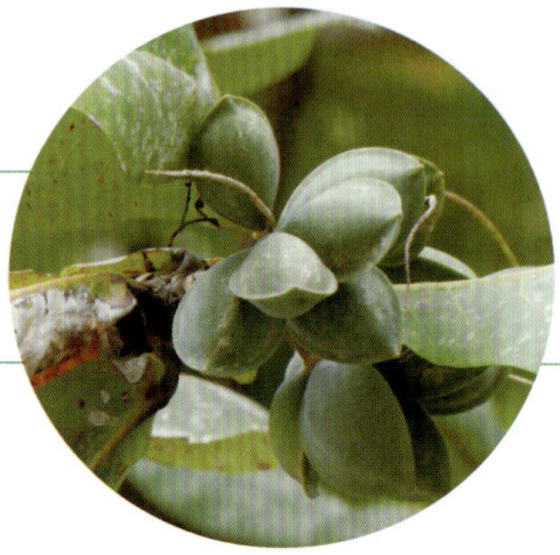

【植物学文献概要】

见《中国植物志》第五十三卷，第一分册，10~11页。以榄仁树（《台湾植物名录》）为正名收载，别名山枇杷树（海南）。产广东（徐闻至海南岛）、台湾、云南（东南部）。常生于气候湿热的海边沙滩上，多栽培作行道树。木材可为舟船、家具等用材。树皮含单宁，能生产黑色染料。种子油可食，也供药用。

《广东植物志》第三卷，198页。产海南保亭、东方、乐东、崖县及昌江。为次生阔叶林常见的上层树种之一，在旱生的疏林也多。广西有栽培。可作为水土保持和防风林树种。

《广西植物志》第二卷，41页。防城、合浦等地有栽培。

《海南植物志》第二卷，42页。产乐东、崖县、陵水、万宁、文昌和海口。多生于气候湿热的海边沙滩上。在海南多为栽培。

【本草学文献概要】

《中华本草》第5册，第十五卷，620页。以榄仁树皮（广西药用植物园《药用植物名录》）为正名收载。树皮入药，味苦，性凉；解毒止痢，化痰止咳。其叶和种子亦入药，另列条目。

【原植物识别特征】

大乔木，高15m或更高，树皮褐黑色，纵裂而剥落状；枝平展，具密而明显的叶痕。叶大，互生，常密集于枝顶，叶片倒卵形，长12~22cm，宽8~15cm，全缘，主脉粗壮，侧脉10~12对，网脉稠密；叶柄短而粗壮，长10~15mm，被毛。穗状花序腋生，长15~20cm，雄花生于上部，两性花生于下部；花小多数，绿色或白色；萼筒杯状，长8mm，萼齿5，三角形，与萼筒几等长；花瓣缺；雄蕊10；花盘由5个腺体组成，被白色粗毛；子房下位，花柱单一。果椭圆形，具2棱，棱上具翅状的狭边，长3~4.5cm，宽2.5~3.1cm，果皮木质，坚硬，成熟时青黑色；种子1粒，矩圆形，含油质。花期3—6月，果期7—9月。

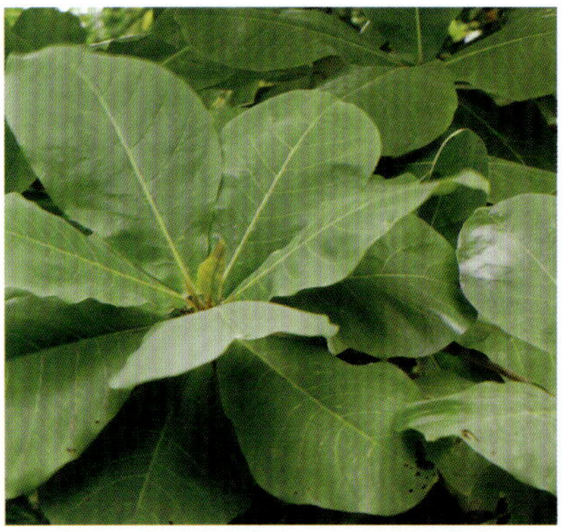

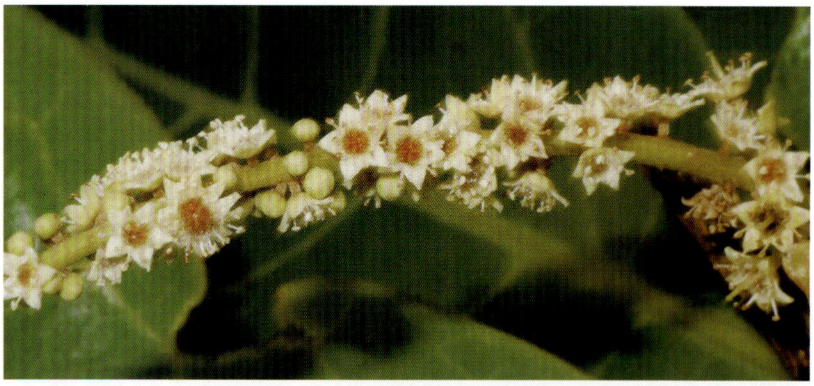

诃子

来源 使君子科诃子属 *Terminalia* 植物诃子 *Terminalia chebula* Retz. 的果实。

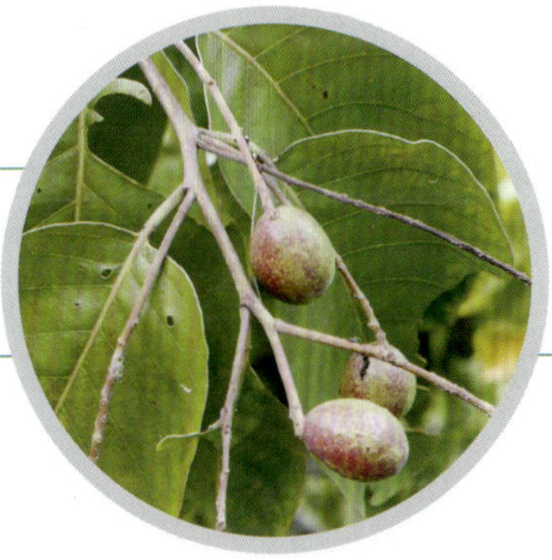

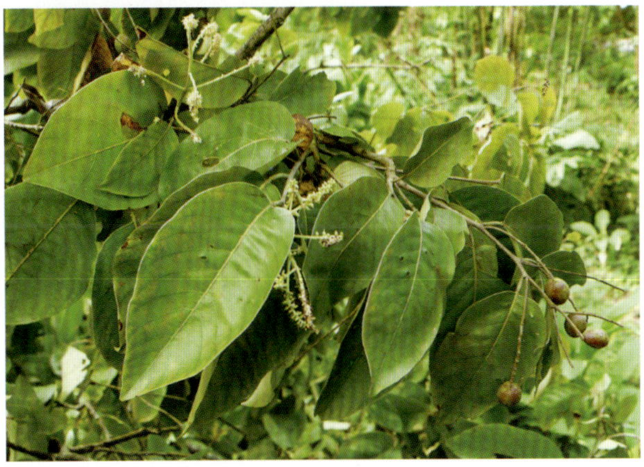

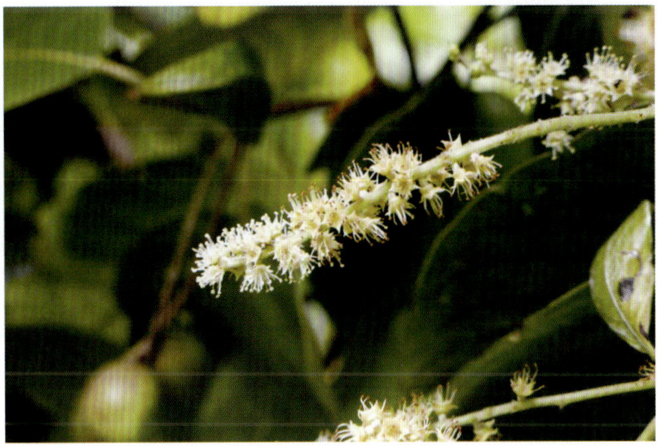

【植物学文献概要】

见《中国植物志》第五十三卷，第一分册，13页。以诃子（《新修本草》）为正名收载，别名诃黎勒（《本草纲目》）。产云南西部和西南部。生于海拔800～1 840m的疏林中，常成片分布。广东、广西（南宁）有栽培。果皮和树皮富含单宁，为一有价值的鞣料植物，系制革工业重要原料之一。果实供药用，能敛肺涩肠，为治疗慢性痢疾的有效良药。幼果干燥后通称“藏青果”，治慢性咽喉炎，咽喉干燥等。木材供建筑、车辆、农具、家具等用。

《广东植物志》第三卷，199页。广州及广东中部与西部县市常有栽培。

《广西植物志》第二卷，41页。南宁、邕宁及广州、信宜有栽培。

《广州植物志》225页。本植物输入我国栽培，据称远自唐代，即唐本草所称诃黎勒。今广州光孝寺尚有一株，信为千年之物。《广州植物志》所列标本即采自该树。又广州萝岗洞亦有栽植，收其果以供药用。

【本草学文献概要】

《中华本草》第5册，第十五卷，621～625页。以诃子（《本草图经》）为正名收载，别名诃黎勒（《金匮要略》）、诃黎（《千金要方》）。果实入药，味苦、酸、涩，性平；涩肠，敛肺，下气，利咽。

【原植物识别特征】

乔木，高可达30m，皮孔细长；幼枝黄褐色，被绒毛。单叶互生或近对生，叶片卵形或椭圆形至长椭圆形，长7～14cm，宽4.5～8.5cm，基部偏斜，全缘或微波状，两面密被细瘤点，叶柄长1.8～2.3cm，近顶端有2～4腺体。穗状花序腋生或顶生，花多数，两性，长约8mm；花萼杯状，5裂，内面被黄棕色的柔毛；雄蕊10，子房下位，胚珠2。核果坚硬，卵形或椭圆形，长2.4～4.5cm，直径1.9～2.3cm，青色，熟时变黑褐色，通常有5条钝棱。花期5月，果期7—9月。

岗松

来源 桃金娘科岗松属 *Baeckea* 植物岗松 *Baeckea frutescens* L. 的枝叶。

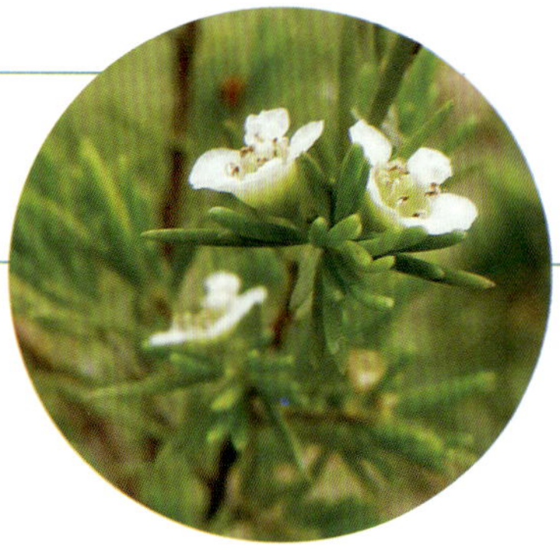

【植物学文献概要】

见《中国植物志》第五十三卷，第一分册，57页。以岗松（《海南植物志》）为正名收载。产福建、广东、广西及江西等省区。分布于东南亚各地。喜生于低丘及荒山草坡与灌丛中，是酸性土的指示植物。原为小乔木，因经常被砍伐或火烧，多呈小灌木状。在我国海南岛东南部直至加里曼丹岛的沼泽地中常形成优势群落。叶含小茴香醇等，供药用。

《广东植物志》第三卷，162页。产广东及海南各地，喜生于低丘及荒山上，是酸性土的指示植物。

《广西植物名录》137页。产柳州、融水、金秀。

《海南植物志》第二卷，第2页。海南各地极常见。

《广州植物志》207页。我国南部极常见的野生植物，广州近郊旷野随处可见。叶极小，线形，状如松针而短，故有岗松之名。乡民取其枝叶捆扎成束，当作扫帚。干叶为治热病的一种香茶，闻马来半岛市场有出售。

【本草学文献概要】

《中华本草》第5册，第十五卷，625～626页。以岗松（《药学通报》）为正名收载，别名扫把枝、松毛枝、蛇虫草、鸡儿松（《广西中药志》）、观音扫、长松、沙松（《广西药用植物名录》）。枝叶入药，味苦、辛，性凉；化瘀止痛，清热解毒，利尿通淋，杀虫止痒。

【原植物识别特征】

灌木，有时为小乔木；嫩枝纤细，多分枝。叶小，无柄，或有短柄，叶片狭线形或线形，长5～10mm，宽约1mm，先端尖，上面有沟，下面突起，有透明油腺点，干后褐色，中脉1条，无侧脉。花小，白色，单生于叶腋；萼管钟状，长约1.5mm，萼齿5，细小三角形；花瓣5，长约1.5mm；雄蕊10，成对与萼齿对生；子房下位，3室。蒴果小，长约2mm；种子扁平，有角。花期夏秋。

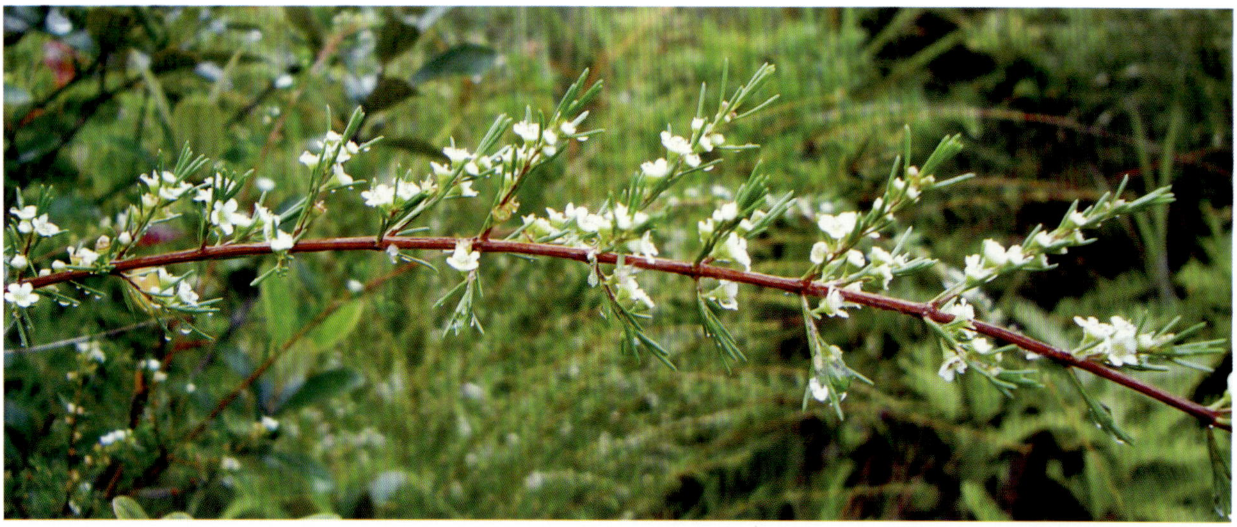

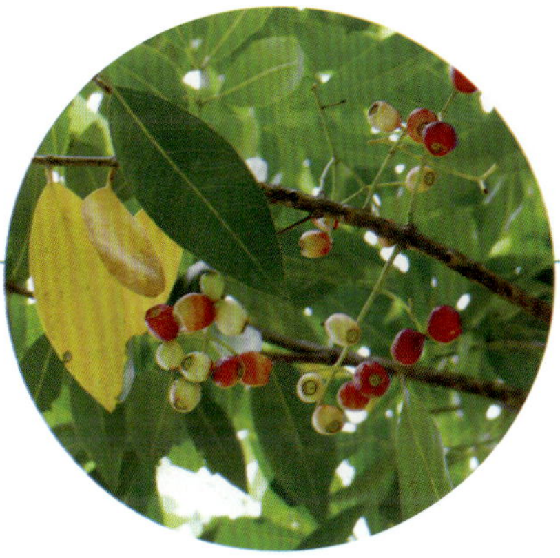

水翁

来源 桃金娘科水翁属 *Cleistocalyx* 植物水翁 *Cleistocalyx operculatus* (Roxb.) Merr. et Perry 的树皮。

【植物学文献概要】

见《中国植物志》第五十三卷，第一分册，118～119页。水翁（《广州植物志》），水榕（广东）。产广东、广西、云南等省区。花及叶供药用，含酚类及黄酮甙。

《广东植物志》第三卷，196页。产广东中部以南及海南各地，喜生于水边。花叶供药用。

《广西植物名录》139页。产桂东南。

《海南植物志》第二卷，22页。海南各地，喜生于水边。果可食。

《广州植物志》206页。本植物喜生于水旁，为固堤植物之一，广州近郊村落旁不时可见。

【本草学文献概要】

《岭南采药录》92～93页。味微酸，性平，洗疥癞杀虫，能行气，洗水染布，再以泥涂之，即乌色，患囊痈，取其二层皮煎水洗之，十余次即愈，如痈已穿，加甘草节五钱同煎，其子红黑者可食，其花清热。

《中华本草》第5册，第十五卷，627～629页。以“水翁皮”（《生草药性备要》）为正名收载，别名水翁树皮（《本草求原》）。树皮入药，味苦、辛，性凉；清热解毒，燥湿，杀虫。其根、叶、花均入药，另列条目。

【原植物识别特征】

乔木，高15m。叶对生，长圆形至椭圆形，长11～17cm，宽4.5～7cm，两面多透明腺点，侧脉9～13对；叶柄长1～2cm。圆锥花序生于无叶的老枝上，长6～12cm；萼管半球形，长3mm，帽状体长2～3mm，先端有短喙；雄蕊长5～8mm；子房下位。浆果宽卵圆形，直径10～14mm，熟时紫黑色。花期5—6月。

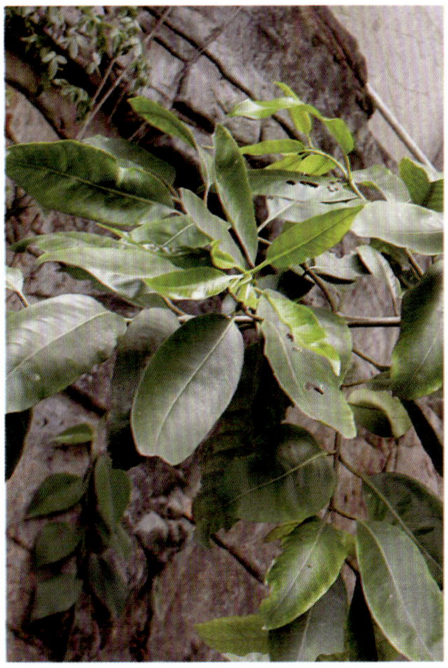

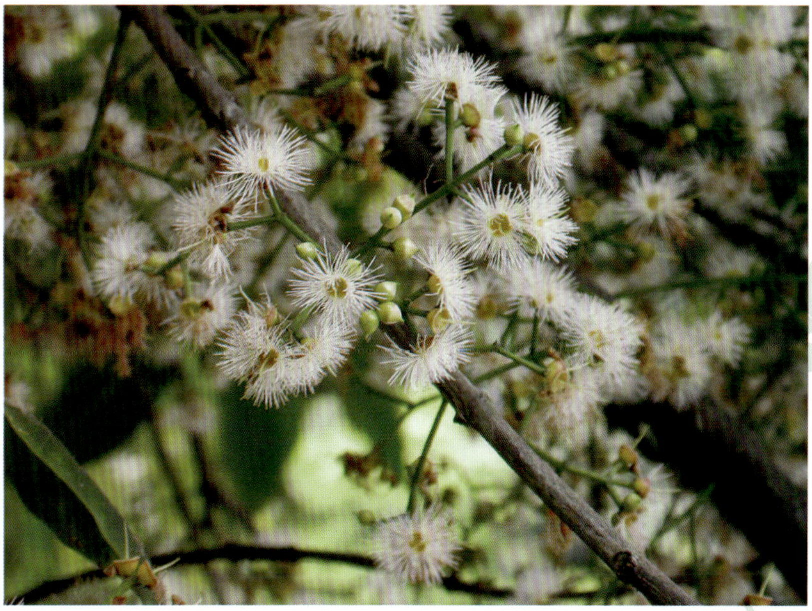

柠檬桉

来源　桃金娘科桉属 *Eucalyptus* 植物柠檬桉 *Eucalyptus citriodora* Hook. f. 的叶。

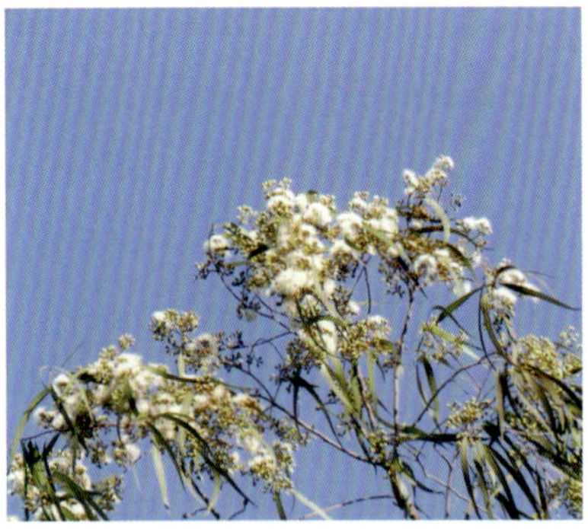

【植物学文献概要】

见《中国植物志》第五十三卷，第一分册，37～38页。原产地在澳大利亚东部及东北部无霜冻的海岸地带，最高海拔分布为600m，年降水量为600～1 000mm，喜肥沃壤土。目前广东、广西及福建南部有栽培，尤以广东最常见。多作行道树。木材用于造船；叶可蒸提桉油，供香料用。

《广东植物志》第三卷，164页。广东各地及海南海口市有栽培。枝叶含油量为0.8%，大部分为柠檬醛，少量为酯和醇类。

《广西植物名录》137页。产南宁、柳州、桂林、梧州、钦州、玉林、百色、河池。

《海南植物志》第二卷，第3～4页。海口有少量栽培。

《广州植物志》213页。为一很好的观赏树，且耐寒冷。幼苗或萌蘖枝上的叶被棕红色腺毛，叶柄盾状着生于叶基4～5mm以上，若不察则老叶易被视为另一种植物。香油纯白色，浓香扑鼻，为制作香砚的香料。

【本草学文献概要】

《中华本草》第5册，第十五卷，630～631页。以柠檬桉叶（《广西中药志》）为正名收载，别名油桉树（《中国树木分类学》）、香桉（《全国中草药汇编》）。叶入药，味辛、苦，性微温。散风除湿，健胃止痛，解毒止痒。

【原植物识别特征】

大乔木，树干通直；树皮光滑，大片状脱落。幼叶披针形，有腺毛，基部圆形，叶柄盾状着生；成熟叶狭披针形，宽约1cm，长10～15cm，稍弯曲，两面有黑腺点，揉之有浓厚的柠檬气味；过渡性叶阔披针形，宽3～4cm，长15～18cm；叶柄长1.5～3cm。圆锥花序腋生；萼片与花瓣合生成一个帽状体，雄蕊多数，长6～7mm，排成2列。子房下位，与萼管合生。蒴果壶形，长1～1.2cm，宽8～10mm。花期4—9月。

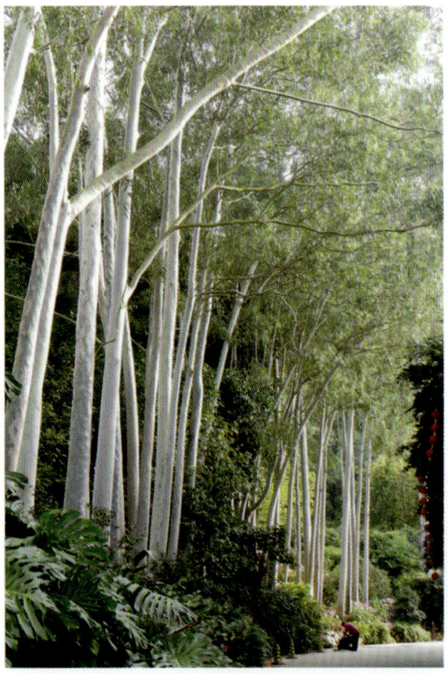

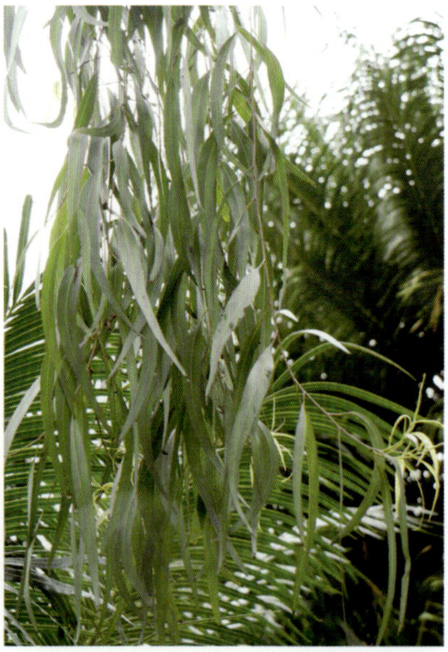

红果仔

来源 桃金娘科番樱桃属 *Eugenia* 植物红果仔 *Eugenia uniflora* L. 的叶或果实。

【植物学文献概要】

见《中国植物志》第五十三卷，第一分册，58～59页。以红果仔（广东）为正名收载。原产巴西。在我国南部有少量栽培。果肉多汁，稍带酸味，可食，并可制质良的软糖；又可栽植于盆中，结果实时红果累累，极为美观。

《广州植物志》207页。以毕当茄（广东农业第二卷）为正名收载，别名红果仔（通称）。本植物广州只有中山大学校园内有栽培，数量极少。果肉多汁，稍带酸味，可食，又可栽植于盆中，结果时红果满树，极为美观。

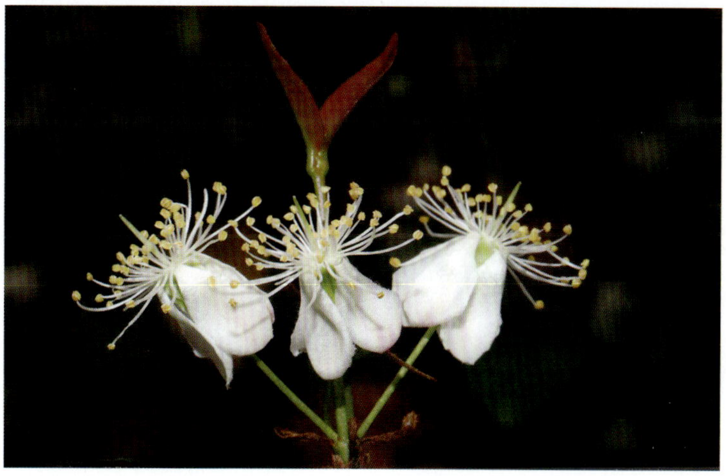

【本草学文献概要】

《中华本草》第5册，第十五卷，639页。以扁樱桃（《台湾药用植物志》）为正名收载，别名棱果蒲桃（《台湾药用植物志》）。叶和果实入药，味苦、微辛，性平；和胃，敛疮。

【原植物识别特征】

灌木或小乔木，高达5m。单叶对生，卵形至卵状披针形，长3.2～4.2cm，宽2.3～3cm，上面绿色发亮，下面颜色较浅，两面无毛，有多数透明腺点，侧脉每边约5条，以近45°开角斜出，离边缘约2mm 处汇成边脉；叶柄极短。花两性，白色，稍芳香，单生或数朵聚生于叶腋；萼片4，长椭圆形；花瓣4，雄蕊多数，子房下位。浆果球形，直径1～2cm，有8条棱，熟时深红色，种子1～2粒。花期春季。

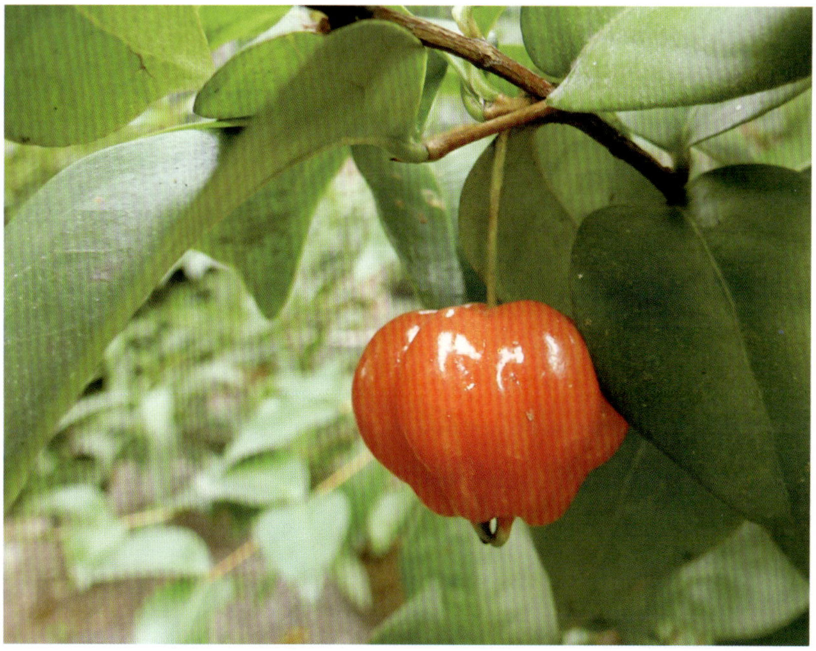

白千层

来源　桃金娘科白千层属 *Melaleuca* 植物白千层 *Melaleuca leucadendron* L. 的叶。

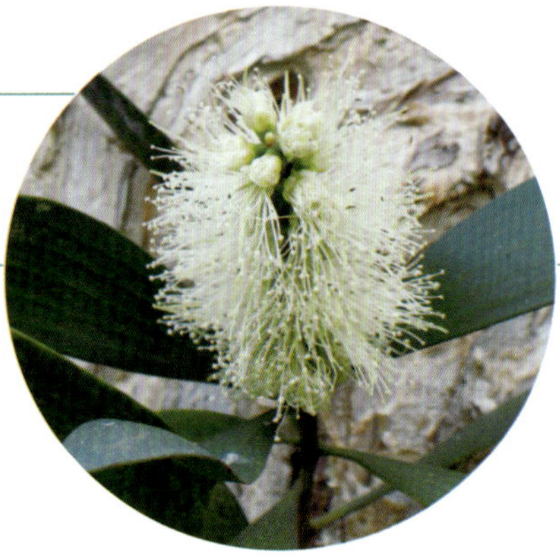

【植物学文献概要】

见《中国植物志》第五十三卷，第一分册，54～55页。以白千层（《广州植物志》）为正名收载。原产澳大利亚。我国广东、台湾、福建、广西等地均有栽种。常植道旁作行道树，树皮易引起火灾，不宜于造林；树皮及叶供药用，有镇静神经之效；枝叶含芳香油，供药用及防腐剂。

《广东植物志》第三卷，172页。产广东中部、南部和海南各地。

《广西植物名录》138页。产南宁、桂林、梧州。

《海南植物志》第二卷，第5页。海南各地普遍栽培。海南现栽植作为经济防护林的主要树种。

《广州植物志》209页。果半球形，花期：冬春间。为一美丽的观赏植物和行道树，广州时有栽培。外皮厚而海绵质，可层层剥落，每层非薄如纸，其色白，故有白千层之名。叶和枝含挥发油，提出可供药用和防腐剂。

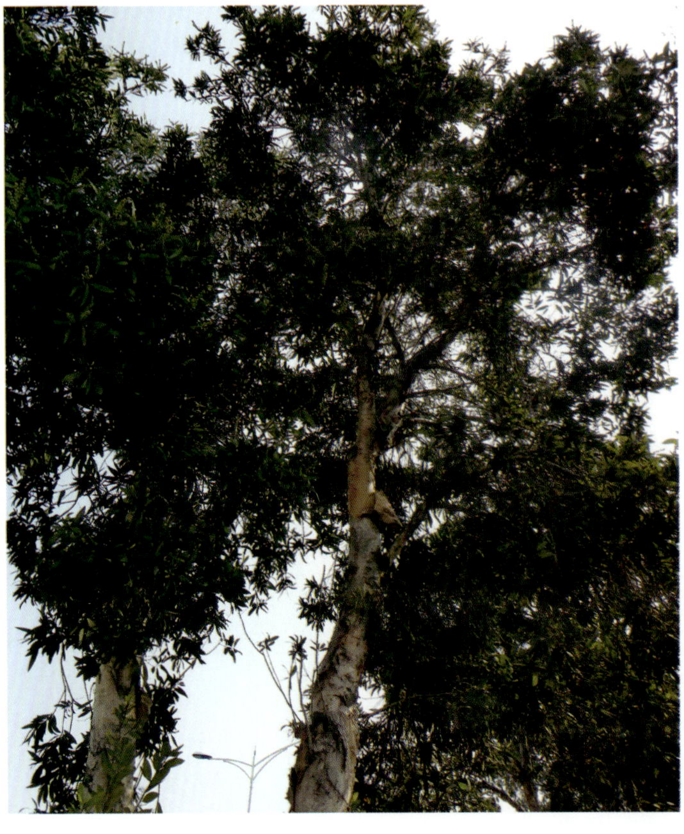

【本草学文献概要】

《中华本草》第5册，第十五卷，639～640页。以白千层叶（《中国药用植物图鉴》）为正名收载，别名白树（《广西药用植物名录》）、王树（《中国药用植物图鉴》）。叶入药，味辛，性凉；祛风解表，利湿止痒。其挥发油和树皮亦入药，另列条目。

【原植物识别特征】

乔木，高18m；树皮灰白色，厚而松软，呈薄层状剥落；嫩枝灰白色。叶互生，叶片革质，披针形或狭长圆形，长4～10cm，宽1～2cm，基出脉3～5条，具油腺点，香气浓郁；叶柄极短。花白色，密集于枝顶成穗状花序，长达15cm；萼管长3mm，与子房合生；花瓣5，卵形，长2～3mm；雄蕊多数，花丝基部稍连合成常5束，与花瓣对生；子房下位。蒴果半球形，顶端开裂为3果瓣。花期每年多次。

番石榴

来源 桃金娘科番石榴属 *Psidium* 植物番石榴 *Psidium guajava* L. 的叶。

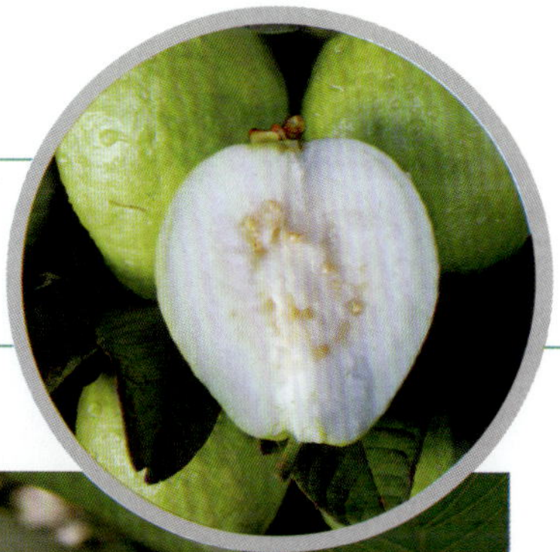

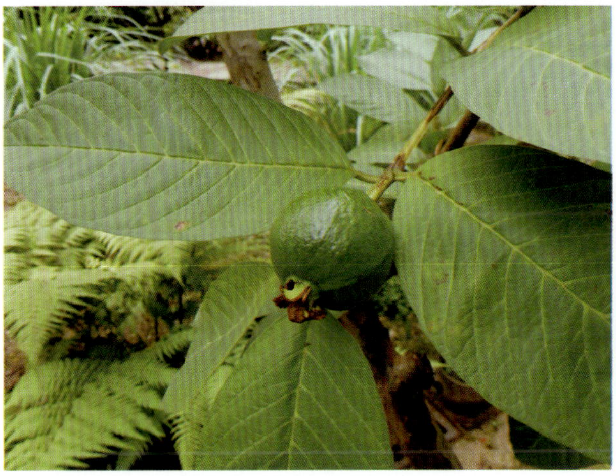

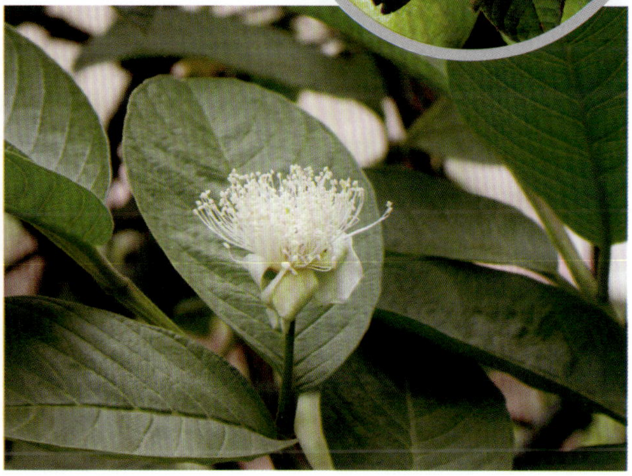

【植物学文献概要】

见《中国植物志》第五十三卷，第一分册，122～124页。以番石榴（《广州植物志》）为正名收载。原产南美洲。我国华南各地栽培，常见有逸为野生种，北达四川西南部的安宁河谷，生于荒地或低丘陵上；果供食用；叶含挥发油及鞣质等，供药用，有止痢、止血、健胃等功效；叶经煮沸去掉鞣质，晒干作茶叶用，味甘，有清热作用。

《广东植物志》第三卷，179～180页。产广东及海南各地。常见野生于荒地或低丘陵上。

《广西植物名录》138页。产桂南。

《海南植物志》第二卷，11页。海南各地。生于旷野或村庄附近。

《广州植物志》200页。番石榴（《南越笔记》）别名鸡矢果（《植物名实图考》）、拔子（梅县）。本种果实有圆球形的，洋梨形的，肉色亦有不同，而后者远较前者可口。

【本草学文献概要】

《中华本草》第5册，第十五卷，642～643页。以番石榴叶（《南宁市药物志》）为正名收载，别名鸡矢茶（《广西中药志》）、番桃叶、麻里杆（《云南中草药选》）。叶入药，味苦、涩，性平；燥湿健脾，清热解毒。其果实、种子、树皮及根均入药，另列条目。

【原植物识别特征】

乔木，高达13m；树皮平滑，灰色，片状剥落；小枝有棱。叶片革质，长圆形至椭圆形，长6～12cm，宽3.5～6cm，上面稍粗糙，下面有毛，侧脉12～15对，网脉明显；叶柄长约5mm。花单生或2～3朵排成聚伞花序；萼管钟形，长5mm，萼片不规则4～5裂；花瓣长1～1.4cm，白色；雄蕊多数；子房下位，与萼合生，花柱与雄蕊同长。浆果球形、卵圆形或梨形，长3～8cm，顶端有宿存萼片，果肉白色及黄色；种子多数。

桃金娘

来源 桃金娘科桃金娘属 *Rhodomyrtus* 植物桃金娘 *Rhodomyrtus tomentosa* (Ait.) Hassk. 的果实。

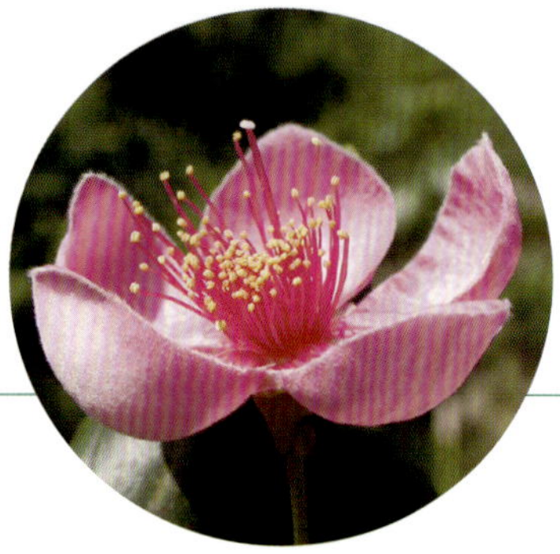

【植物学文献概要】

见《中国植物志》第五十三卷，第一分册，121～122页。桃金娘属 *Rhodomyrtus* 约18种分布于亚洲热带及大洋洲。该属我国仅1种，即桃金娘见于华南各地。生于丘陵坡地，为酸性土壤指示植物。

《广东植物志》第三卷，173～174页。全省均有分布，北部较少。

《广西植物名录》138页。除桂北山区及石灰岩山地外，全区均产。

《海南植物志》第二卷，第7页。海南各地。生于丘陵坡地。

《广州植物志》201页。别名山稔、岗稔（广州）、当梨（梅县）、稔子（广东）。我国南部极常见的野生植物，喜生于丘陵和旷野间，为一酸性土壤指示植物。果熟时美味可食，又可酿酒或制果酱；材赤褐色，甚坚硬密致，可为手杖、细工等用材；根含黄红色鞣质，海南岛有掘取之染网用。

【本草学文献概要】

《岭南采药录》104页。别名海漆。产于儋州，花如芍药而小，鲜红可爱，朴樕丛生，结子如马乳，烂紫可食，味甘美，中有细核，味苦涩，儿童食之，或大便难通，叶色白如石苇状，夏秋下痢，食其叶可愈，治小便白浊，治泄泻，取嫩叶酒蒸，焙燥为末，酒糊丸吞之。

《中华本草》第5册，第十五卷，643～646页。以桃金娘（《生草药性备要》）为正名收载，别名山稔子（《生草药性备要》）、山菍（《本草求原》）、稔果（《广西药用植物名录》）、稔子（广西）等。果实入药，味甘，性平；养血止血，涩肠固精。其根、叶、花亦入药，另列条目。

编者注：为现今岭南常用草药之一。

【原植物识别特征】

灌木，高1～2m。嫩枝密生灰色柔毛。叶革质，对生，椭圆形或倒卵形，长3～8cm，宽1～4cm；离基三出脉直达先端汇结，上面光滑，背面有灰色茸毛。花具长梗，常单生，紫红色，直径2～4cm；萼5裂，宿存；花瓣5，倒卵形，长1.3～2cm；雄蕊多数，红色；子房下位，3室。浆果卵状壶形，长1.5～2cm，熟时紫黑色。花期5—7月，果期7—9月。

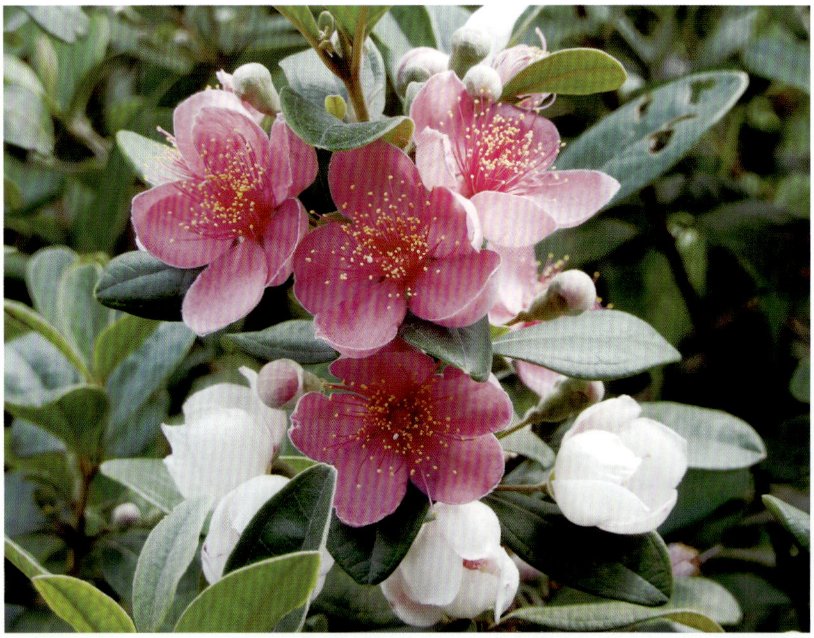

蒲桃

来源 桃金娘科蒲桃属 *Syzygium* 植物蒲桃 *Syzygium jambos* (L.) Alston 的叶。

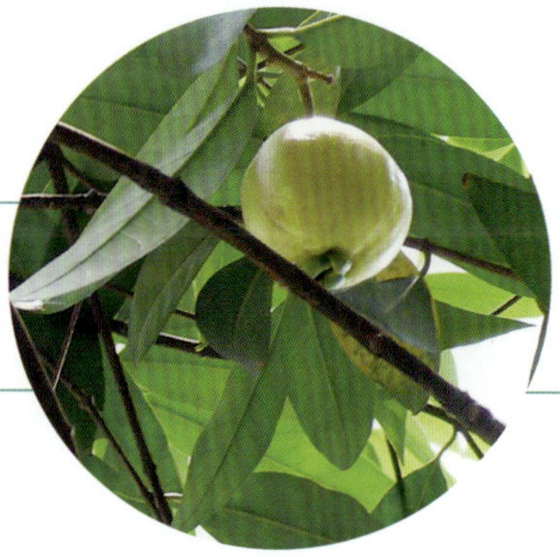

【植物学文献概要】

见《中国植物志》第五十三卷，第一分册，68页。以蒲桃（《广州植物志》）为正名收载。产台湾、福建、广东、广西、贵州、云南等省区。喜生河边及河谷湿地。我国华南地区常见野生，也有栽培供食用。

《广东植物志》第三卷，185～186页。产广东中部以南及海南各地。喜生于河边及河谷湿地。亦有栽培供食用。

《广西植物名录》139页。产百色、河池、金秀、桂南。

《海南植物志》第二卷，14～15页。海南各地。生于山溪旁。

《广州植物志》203页。蒲桃（《广东新语》）为广州近郊栽培果蔬之一，果中空，内藏种子一颗，摇动之格格有声。味香而水分少，嗜之者不多，故栽培不广。又本种喜生于近水之地，可为固提防风植物。

【本草学文献概要】

《中华本草》第5册，第十五卷，657页。以蒲桃叶（《台湾药用植物志》）为正名收载。叶入药，味苦，性寒；清热解毒。其根皮、果皮、种子均入药，另列条目。

【原植物识别特征】

乔木，高达10m，主干极短，广分枝。叶对生，具短柄，披针形或长圆形，长12～25cm，宽3～4.5cm，具多数透明腺点，侧脉12～16对，以45°开角斜向上，靠近边缘2mm处相结合成边脉。聚伞花序顶生，花白色，直径3～4cm；萼管倒圆锥形，长8～10mm，萼齿4，半圆形，长6mm；花瓣阔卵形；雄蕊多数，子房下位，花柱与雄蕊等长。果实球形，直径3～5cm，淡绿色或淡黄色。花期3—4月，果期5—6月。

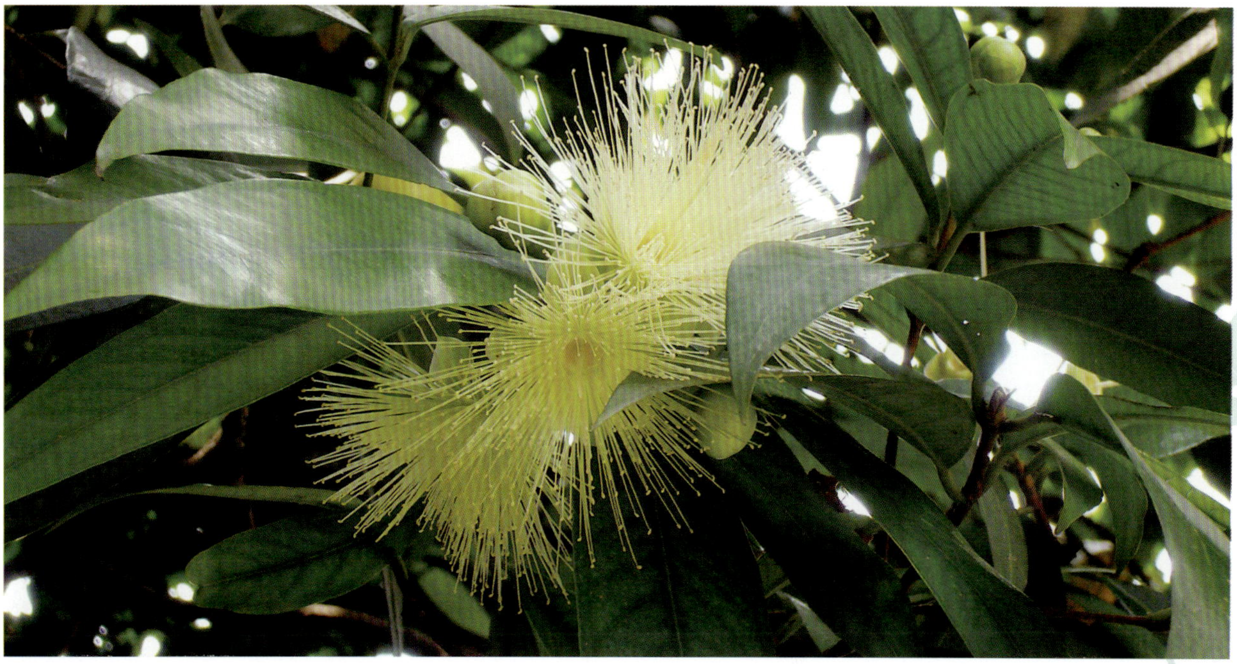

洋蒲桃（莲雾）

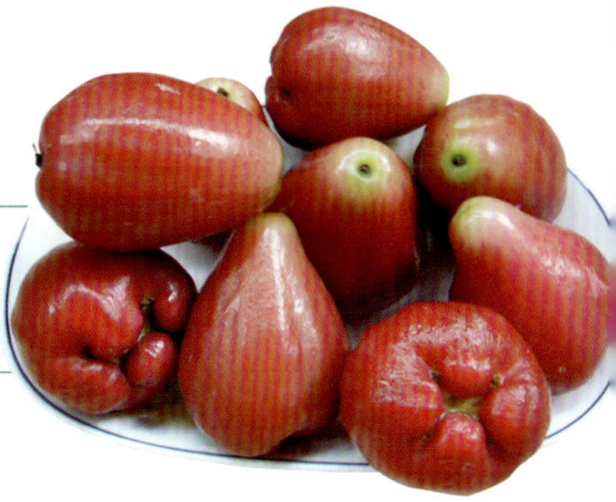

来源　桃金娘科蒲桃属 *Syzygium* 植物洋蒲桃 *Syzygium samarangense* (BL.) Merr. et Perry 的叶或树皮。

【植物学文献概要】

见《中国植物志》第五十三卷，第一分册，69页。以洋蒲桃（《海南植物志》）为正名收载。原产马来西亚及印度。我国广东、台湾及广西有栽培，供食用。

《广东植物志》第三卷，185页。广东中部、南部和海南海口有栽培。

《广西植物名录》140页。产桂南。

《海南植物志》第二卷，14页。海口有栽培。果有香味，可食。

《广州植物志》203页。洋蒲桃（《广东农业》第二卷）别名金山蒲桃（广州）。本种在广州近郊虽有栽培，但不甚普遍。果淡粉红色，光亮如蜡，鲜艳夺目，有香味，惟渣滓甚多，不甚可口。

【本草学文献概要】

《中华本草》第5册，第十五卷，658页。以莲雾（《台湾药用植物志》）为正名收载，别名金山蒲桃（《中国高等植物图鉴》）。叶或树皮入药，味苦，性寒；泻火解毒，燥湿止痒。根亦入药，另列条目。

【原植物识别特征】

乔木，高达12m；嫩枝压扁。叶对生，近无柄；叶片椭圆形至长圆形，长10～22cm，宽5～8cm，下面有多数细小腺点，侧脉14～19对，离边缘5mm处互相结合成一环套。聚伞花序顶生或腋生，长5～6cm；花白色，直径7～8cm；萼齿4，半圆形；雄蕊极多，长约1.5cm；子房下位。果实梨形或圆锥形，肉质，洋红色，发亮，长4～5cm，顶部凹陷，有宿存的肉质萼片。花期3—4月，果实5—6月。

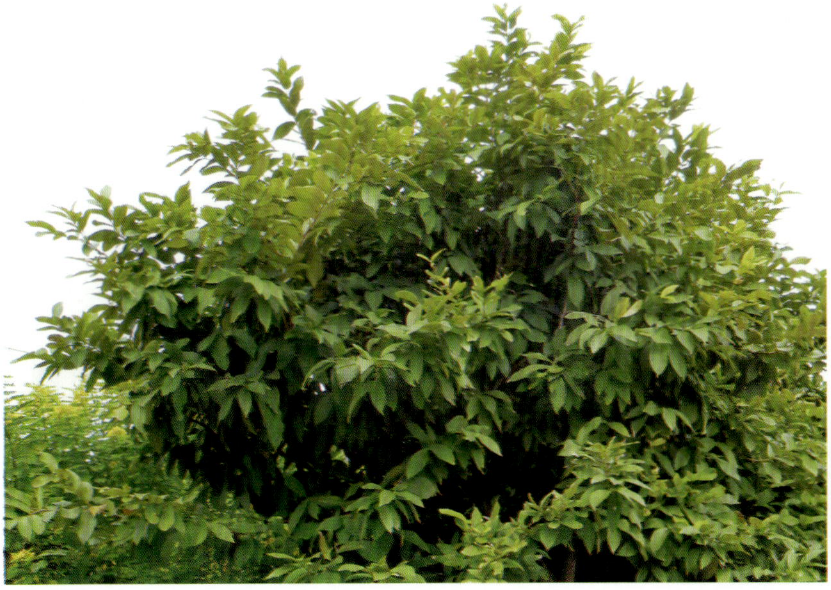

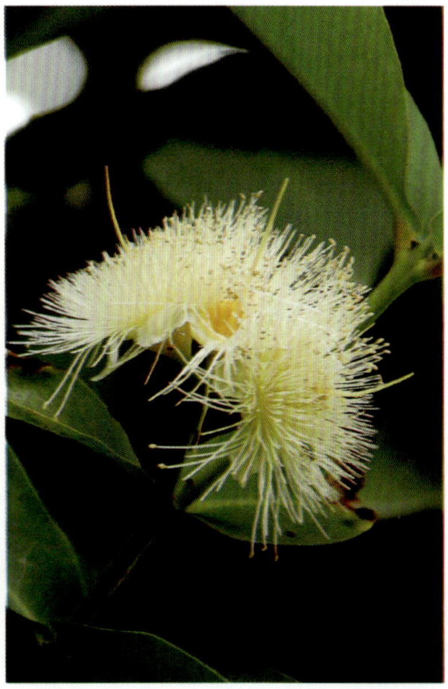

石榴

来源 石榴科石榴属 *Punica* 植物石榴 *Punica granatum* L. 的果皮。

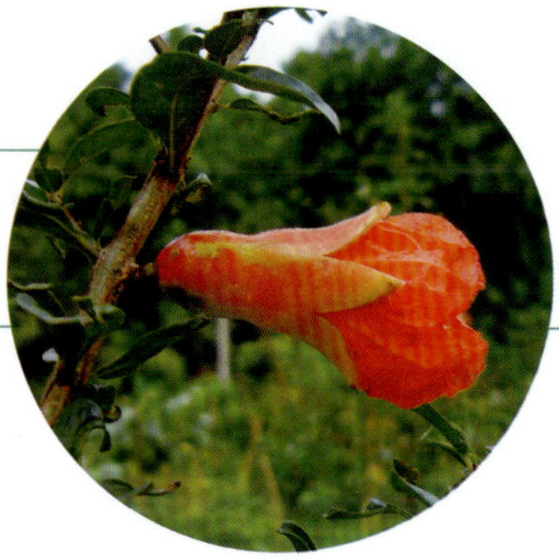

【植物学文献概要】

见《中国植物志》第五十二卷，第二分册，120～121页。原产巴尔干半岛至伊朗及其邻近地区，全世界温带和热带都有种植，我国南、北方均有栽培。根皮与果皮入药。

《广东植物志》第二卷，103页。以安石榴为正名收载，别名石榴（通称）、丹若、若榴木。广东偏北地区零星栽种，南部多作庭院观赏树。可食用部分为肉质多汁的种皮。果皮入药。

《广西植物名录》107页。产全区各地。

《海南植物志》第一卷，427～428页。崖县有少量栽培。

《广州植物志》161～162页。以安石榴（《名医别录》）为正名收载，别名石榴（《群芳谱》）。南方多以观赏为主。

【本草学文献概要】

《岭南采药录》151页。有红白二种，味涩，性平，治瘤子疮，止泻痢，洗疥癞疝痛。

《中华本草》第5册，第十五卷，659～666页。以石榴皮为正名收载，果皮入药，味酸、涩，性温，有小毒；涩肠，止血，驱虫。另列酸石榴、甜石榴、石榴叶、石榴根、石榴花等条目。

【原植物识别特征】

落叶灌木或乔木，高2～5m，枝端通常呈刺状。单叶对生或簇生，叶片倒卵形至长椭圆形，长2.5～6cm，宽1～1.8cm，全缘。花直径约3cm；萼筒钟状，肉质而厚，红色，裂片6；花瓣6，红色，与萼片互生；雄蕊多数；雌蕊1，子房下位或半下位。浆果近球形，果皮肥厚革质，熟时黄色或带红色。种子多数。花期5—6月，果期7—8月。

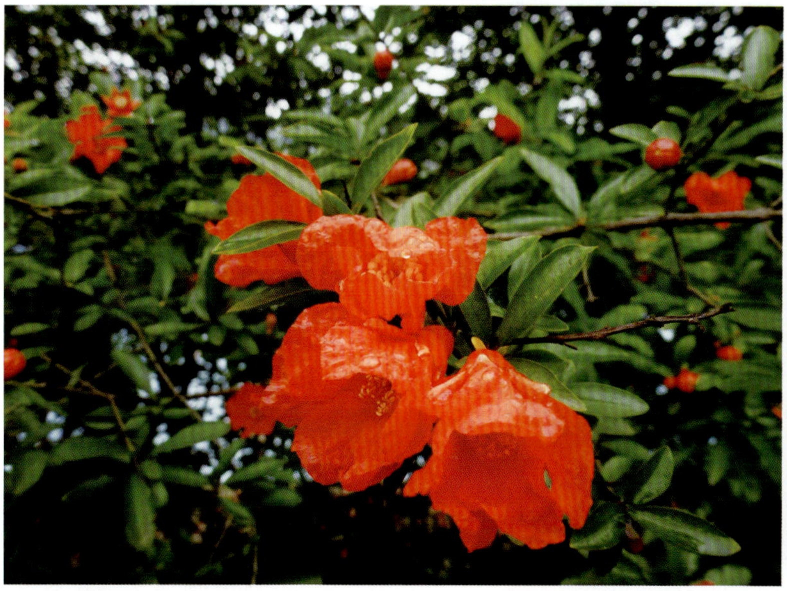

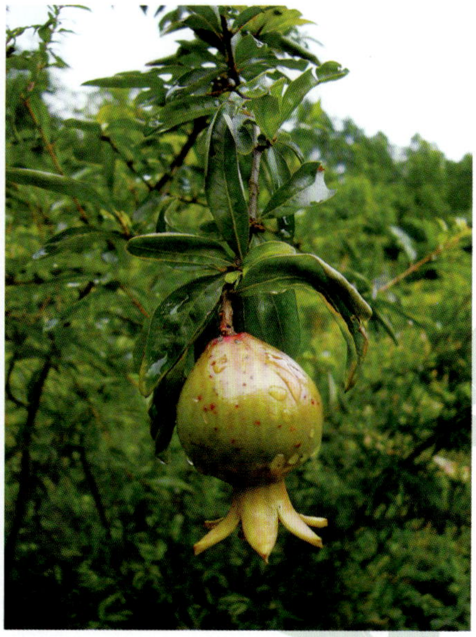

线萼金花树

来源　野牡丹科柏拉木属 *Blastus* 植物线萼金花树 *Blastus apricus* (Hand.-Mazz.) H. L. Li 的枝叶。

【植物学文献概要】

见《中国植物志》第五十三卷，第一分册，185页。以线萼金花为正名收载，别名叶下红（湖南）。产湖南、广东、江西、福建。生于海拔300～800m的山谷，山坡疏、密林下湿润的地方或水旁。模式标本采自广东连平。湖南郴州地区用全株治水肿及月经不调。

《广东植物志》第八卷，16～17页。各地均产。生于低海拔地区的山谷、山坡疏或密林下湿润的地方或水旁。

《广西植物名录》140页。产博白、德保、靖西、田林。

【本草学文献概要】

《中华本草》第5册，第十五卷，667～668页。以叶下红（《新华本草纲要》）为正名收载，别名黄金梢（《中国高等植物图鉴》）、细黄金梢、白骨丹（《广西药用植物名录》）。枝、叶入药，味微苦，性平；利水，通经，解毒。

【原植物识别特征】

灌木，高1～2m，多分枝，幼枝密被微柔毛及黄色小腺点。叶对生，披针形至卵状披针形或卵形，长4～14cm，宽1.5～5cm，全缘或具细波状齿，基出脉5；叶柄及叶背具黄色小腺点。花两性，4数，聚伞花序组成圆锥花序，顶生；花萼漏斗形，长约5mm，密被小腺点；花瓣紫红色，长约2.5mm；雄蕊4，花药线形，长约8mm，基部呈羊角状叉开；子房半下位。蒴果椭圆形，4纵裂，直径约4mm，被小腺点，顶端常冠宿存萼片。花期6—7月，果期10—11月。

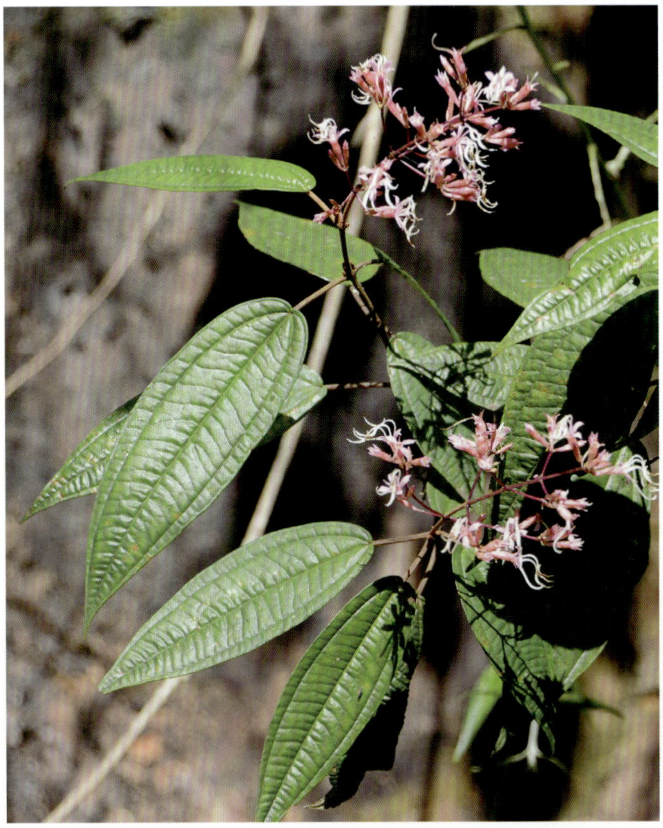

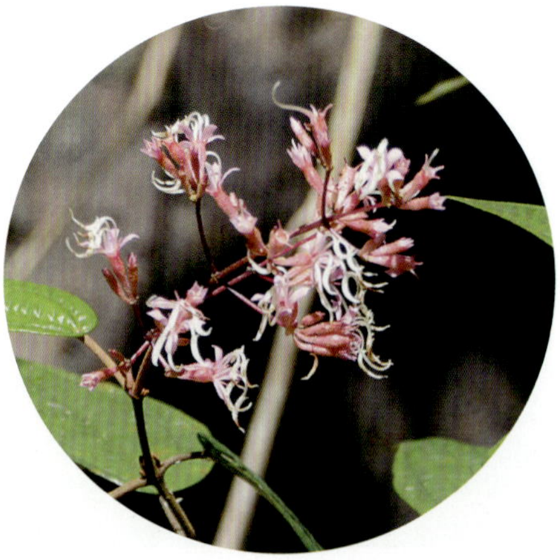

柏拉木

来源 野牡丹科柏拉木属 *Blastus* 植物柏拉木 *Blastus cochinchinensis* Lour. 的根、叶。

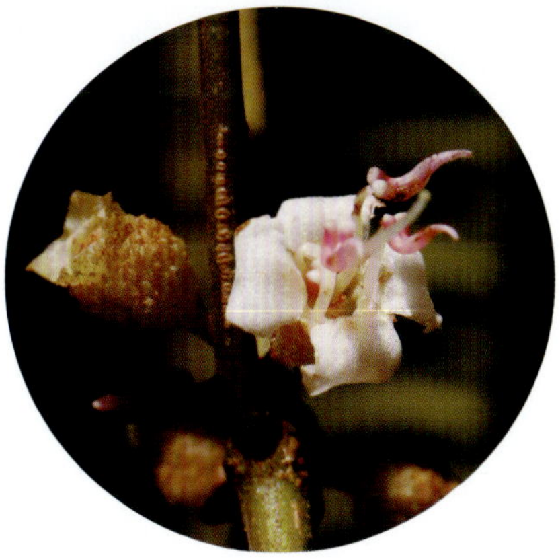

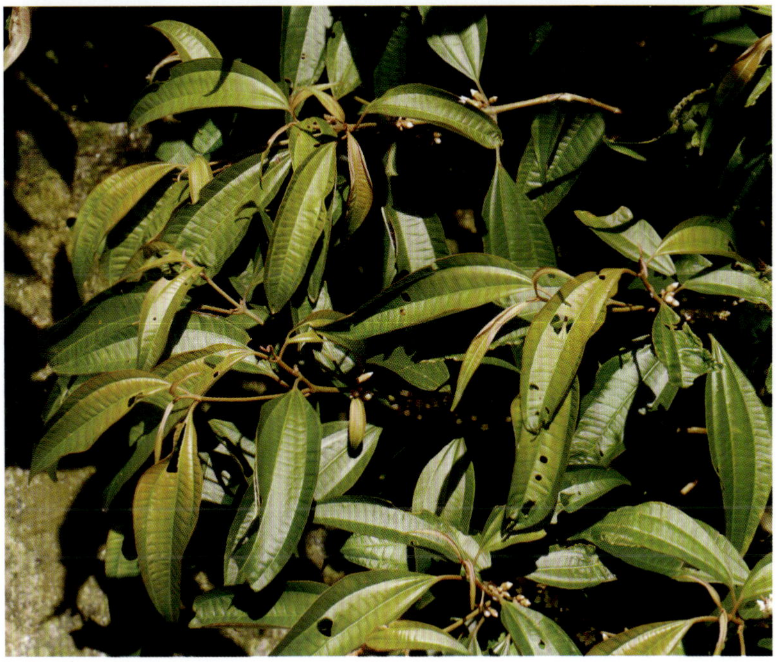

【植物学文献概要】

见《中国植物志》第五十三卷，第一分册，182～183页。以柏拉木（《中国树木分类学》）为正名收载，别名黄金梢（广东）、山甜娘（海南岛）、崩疮药（广西）。产云南、广西、广东、福建、台湾。生于海拔200～1 300m的阔叶林内。全株有拔毒生肌的功效，用于治疮疖；根可止血，治产后流血不止；根、茎含鞣料。

《广东植物志》第八卷，第18～19页。产广东乐昌、连南、连州、乳源、连山、封开、曲江、龙门、和平、博罗、广宁、怀集、信宜，以及海南定安、琼中、保亭、陵水、三亚、乐东、东方、白沙。入药，有消肿、解毒、止血之效。

《广西植物志》第二卷，11页。产阳朔、蒙山、河池一带以南地区。

《海南植物志》第二卷，30页。生于中海拔林中湿地上或溪边，常见。

【本草学文献概要】

《中华本草》第5册，第十五卷，669页。以崩疮药（《广西药用植物名录》）为正名收载，别名山崩砂、黄京木（《广西本草选编》）、山暗赤（《广西药用植物名录》）、黄金稍（广东）、山甜娘（海南）。根和叶入药，味苦、涩，性凉；收敛止血，清热解毒。

【原植物识别特征】

灌木，高0.6～3m；多分枝，植物体密被黄褐色小腺点。叶对生，披针形、狭椭圆形至椭圆状披针形，长6～12cm，宽2～4cm，全缘或具极不明显的小浅波状齿，3～5基出脉，叶柄长1～2cm。伞状聚伞花序腋生，花两性，4数；萼钟状漏斗形，长约4mm；花瓣白色至粉红色，卵形，长约4mm；雄蕊4，花药粉红色，呈屈膝状，药隔微膨大，下延直达花药基部；子房坛状，下位。蒴果椭圆形，4裂。花期6—8月，果期10—12月。

野牡丹

来源 野牡丹科野牡丹属 *Melastoma* 植物野牡丹 *Melastoma candidum* D. Don 的全株。

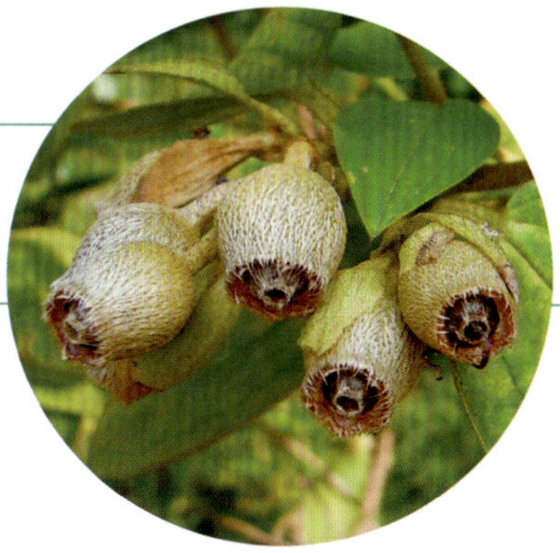

【植物学文献概要】

见《中国植物志》第五十三卷，第一分册，157～159页。以野牡丹（《中山传信录》）为正名收载，别名山石榴（台湾）、大金香炉、猪古稔（广东）、豹牙兰（云南）。产云南、广西、广东、福建、台湾。生于海拔约120m以下的山坡松林下或开阔的灌草丛中，是酸性土常见的植物。模式标本采自广东南部沿海岛屿。根、叶可消积滞、收敛止血，治消化不良、肠炎腹泻、痢疾便血等症；叶捣烂外敷或用干粉，作外伤止血药。

《广东植物志》第八卷，第13～14页。产广东及海南各地。生于低海拔地区的山坡林下或开阔的灌丛中。根、叶入药，有清热、利湿、消积、消肿、散瘀、收敛、止血之效。

《广西植物志》第二卷，第5页。产武鸣以南地区。

《海南植物志》第二卷，27～28页。文昌、万宁、陵水、崖县、保亭、琼海等地。旷野间最常见。

《广州植物志》222页。广州旷野间极常见，可为酸性土壤指示植物。

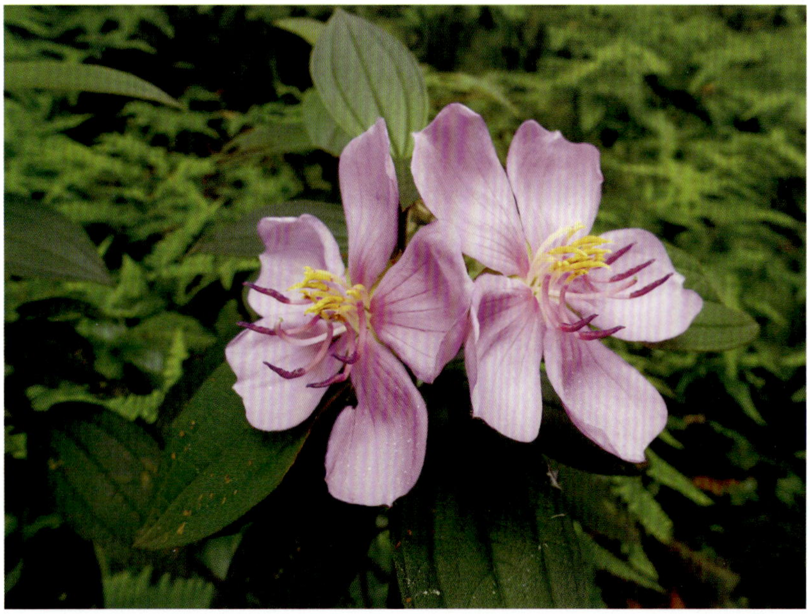

【本草学文献概要】

《中华本草》第5册。第十五卷，676～677页。以野牡丹（《福建民间草药》）为正名收载，别名野石榴、金石榴、金鸡腿（《闽东本草》）、活血丹、高脚山落苏（《中国药用植物图鉴》）。全株入药，味酸、涩，性凉。消积利湿，活血止血，清热解毒。

【原植物识别特征】

灌木，高0.5～1.5m，分枝多；植物体密被淡褐色鳞片状糙伏毛。叶对生，卵形或广卵形，长4～10cm，宽2～6cm，全缘，基出脉5～7条，两面被毛；叶柄长5～15mm。伞房花序生于分枝顶端；花两性，5数；萼长约2.2cm；花瓣玫瑰红色或粉红色，倒卵形，长3～4cm；雄蕊10，二型，长者药隔基部伸长，弯曲；子房半下位。蒴果坛状球形，直径8—12mm。花期5—7月，果期10—12月。

地菍

来源 野牡丹科野牡丹属 *Melastoma* 植物地菍 *Melastoma dodecandrum* L. 的地上部分。

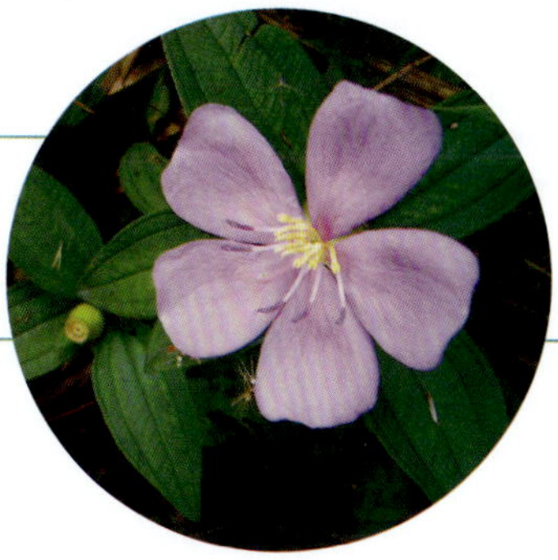

【植物学文献概要】

见《中国植物志》第五十三卷，第一分册，154页。以地菍（《广州植物志》）为正名收载，别名铺地锦（《岭南采药录》）、山地菍（《生草药性备要》）、地脚菍（广东）、地樱子、地枇杷（广西）等。产贵州、湖南、广东、广西、江西、浙江、福建。生于海拔1 250m以下的山坡矮草丛中，为酸性土壤常见的植物。果可食，亦可酿酒；全株供药用，涩肠止痢，舒筋活血，补血安胎，清热燥湿；捣碎外敷可治疮、痈、疽、疖；根可解木薯中毒。

《广东植物志》第八卷，12页。产广东各地。生于低海拔山坡矮草丛中。果入药，清热解毒，祛风燥湿。

《广西植物志》第二卷，3～5页。广西各地均有。

《广州植物志》221页。为广州近郊草坡上极常见的植物，茎枝蔓生地上，有固土防沙的效用，又可为酸性土的指示植物。

【本草学文献概要】

《岭南采药录》15页。叶对生，六七月开花如桃李，子熟，色红黑可食，铺地而生，味甘酸，性温平，洗疳痞热毒疥癞烂脚，理蛇伤，俱用其叶煎水。

《中华本草》第5册，第十五卷，678～680页。以地菍为正名收载，别名山地菍（《生草药性备要》）、地茄（《植物名实图考》）、铺地锦（《岭南采药录》）等。地上部分入药，味甘、涩，性凉；清热解毒，活血止血。根和果实亦入药，另列条目。

编者注：为现今岭南常用草药之一。

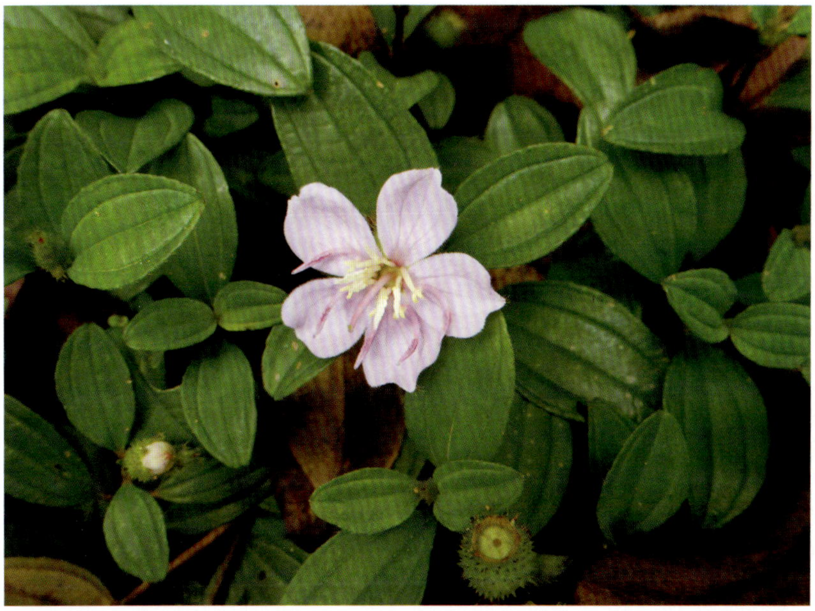

【原植物识别特征】

植株矮小。茎匍匐上升，逐节生根，长10～30cm，分枝多，披散。单叶对生，叶片卵形或椭圆形，长1～4cm，宽0.8～2cm，全缘或有细锯齿，3～5基出脉，侧脉互相平行。聚伞花序，花两性，5数；花瓣淡紫红色至紫红色；雄蕊10，5长5短，长者药隔基部延伸，弯曲；子房半下位。蒴果坛状球形，肉质，不开裂，直径约7mm。花期5—7月，果期7—9月。

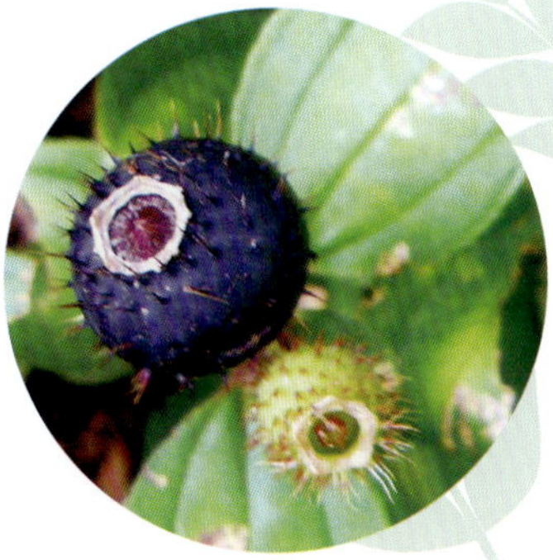

毛菍

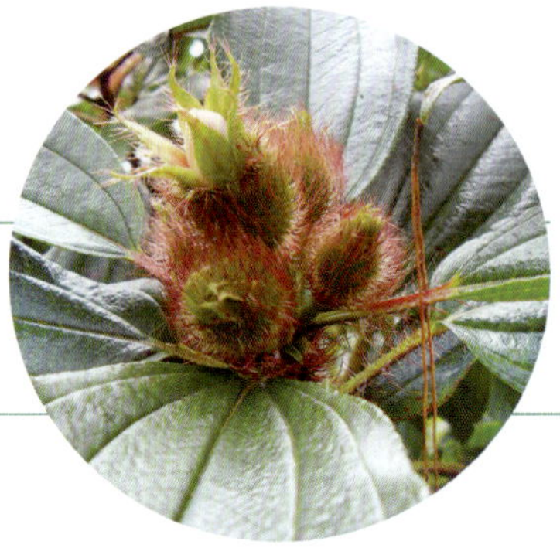

来源 野牡丹科野牡丹属 *Melastoma* 植物毛菍 *Melastoma sanguineum* Sims. 叶或全株。

【植物学文献概要】

见《中国植物志》第五十三卷，第一分册，161～162页。以毛菍（广州）为正名收载，别名甜娘、开口枣、雉头叶（广东），鸡头木、射牙郎（广东海南岛），黄狸胆、猛虎下山、大红英、红狗杆木（广西）。产广西、广东。生于海拔400m以下的低海拔地区，常见于坡脚、沟边，湿润的草丛或矮灌丛中。果可食；根、叶可供药用。

《广东植物志》第八卷，12页。产广东各地及海南澄迈、白沙、东方、三亚、保亭、万宁。生于海拔450m以下地区的山坡、山麓、沟边、湿润的草丛或灌丛中。根、叶入药，消炎、收敛、止血、治痢；叶外敷，消炎、止血。果含丰富维生素与糖类，可食用。

《广西植物志》第二卷，5～6页。产武鸣、苍梧一线以南。

《海南植物志》第二卷，27页。澄迈、白沙、东方、崖县、保亭、万宁等地。本种在海南荒野间极常见。

《广州植物志》222页。为一野生灌木，多生于荒野间，开花时因花大，故极能引人注目，广州近郊时见之。

【本草学文献概要】

《岭南采药录》64页。味涩，性平，理跌打，扑伤，煮酒服，渣敷患处，能散瘀血。

《中华本草》第5册，第十五卷，682～683页。以毛稔（广州部队后勤部卫生部《常用中草药手册》）为正名收录， 别名豺狗利、红爆牙郎、鸡头木等。叶或全株入药，味苦、涩，性凉；解毒止痛，生肌止血。根亦入药，另列条目。

【原植物识别特征】

大灌木，高1.5～3m；植物体被长粗毛。叶卵状披针形至披针形，长8～15cm，宽2.5～5cm，全缘，基出脉5，两面被毛；叶柄长1.5～2.5（～4）cm。伞房花序，顶生，有花1～3朵；花大，两性；花萼管长1～2cm，裂片5，长约1.2cm；花瓣5，粉红色或紫红色，长3～5cm；雄蕊5长5短，长者药隔基部伸延；子房半下位。果杯状球形，为密被红色长硬毛的宿存萼所包被，直径1.5～2cm。花果期几乎全年。

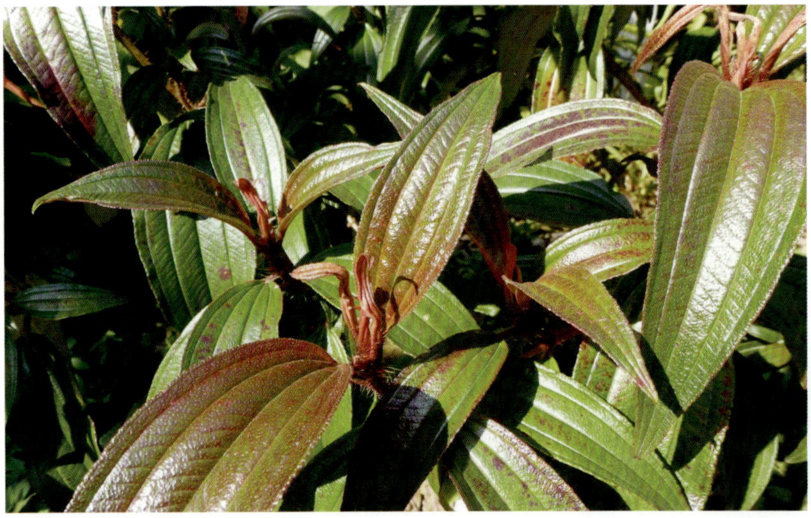

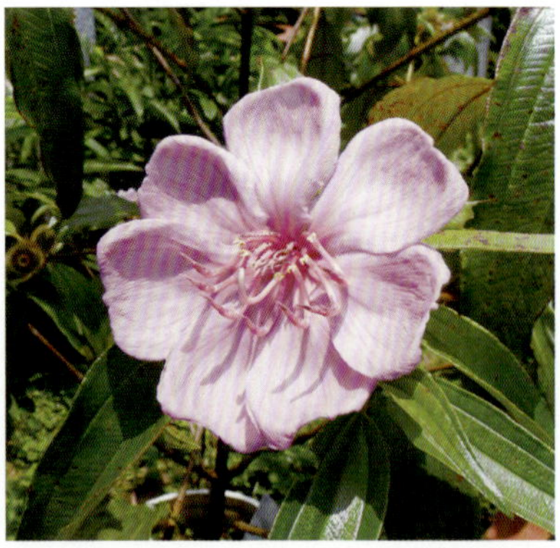

金锦香（天香炉）

来源 野牡丹科金锦香属 *Osbeckia* 植物金锦香 *Osbeckia chinensis* L. 的全草。

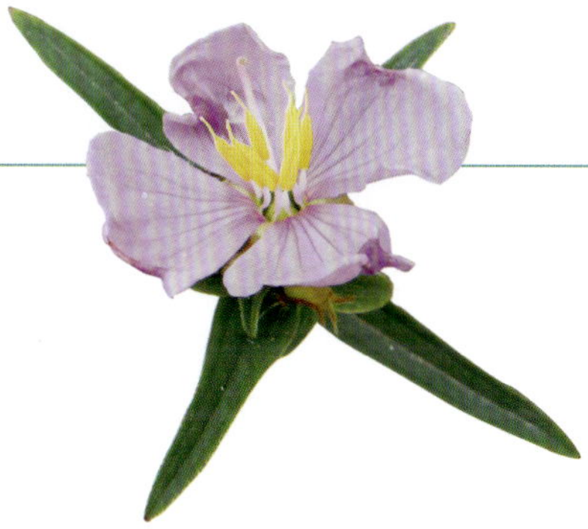

【植物学文献概要】

见《中国植物志》第五十三卷，第一分册，140 ~ 142页。以金锦香为正名收载，别名金香炉（广西）、马松子（海南岛）、天香炉（广西，海南岛）等。产广西以东、长江流域以南各省。生于海拔1 100m以下的荒山草坡、路旁、田地边或疏林下向阳处常见的植物。模式标本采自广东广州市。全草入药，清热解毒、收敛止血，治蛇咬伤。鲜草捣碎外敷，治痢疮肿毒及外伤止血。

《广东植物志》第八卷，10 ~ 11页。广东及海南各地常见。生于海拔1 100 m 以下地区的荒山草坡、路旁或疏林下。

《广西植物志》第二卷，第2页。广西各地均有。

《海南植物志》第二卷，24 ~ 25页。儋县、澄迈、定安、琼中、保亭、崖县等地。为海南西北部、西南部和中南部荒山草坡上常见的植物。

《广州植物志》220页。本植物喜生于荒野间，广州近郊极常见。

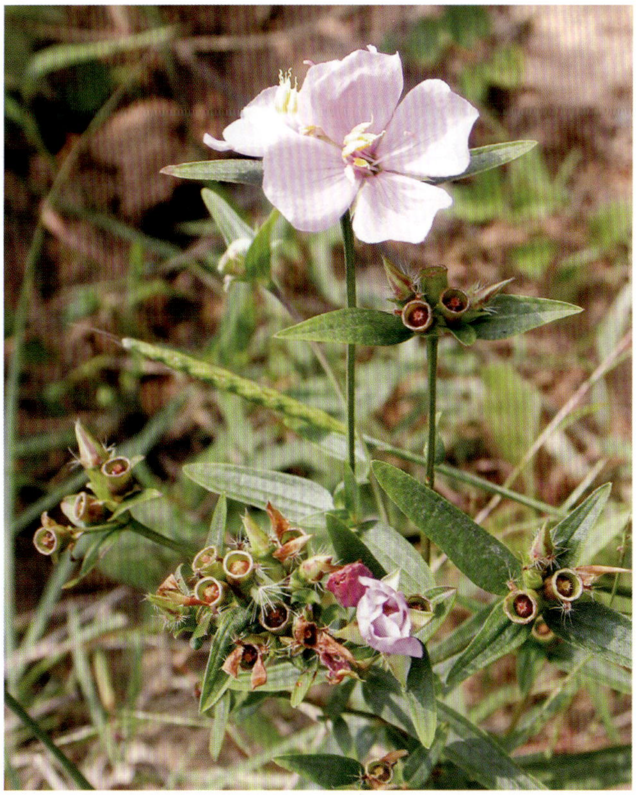

【本草学文献概要】

《岭南采药录》29 ~ 30页。味微辛，性温，治痢疾神效，牙痛煎水含，通经络，捣汁以酒冲服。

《中华本草》第5册，第十五卷，683 ~ 685页。以天香炉（《生草药性备要》）为正名收载，别名大香炉（《生草药性备要》）、天晶香（《岭南采药录》）、仰天盅（《陆川本草》）。全草或根入药，味辛、淡，性平；化痰利湿，祛瘀止血，解毒消肿。

【原植物识别特征】

草本或亚灌木，高20 ~ 60cm；茎四棱，被毛。叶对生，线形或线状披针形，长2 ~ 4cm，宽3 ~ 8mm，全缘，两面被毛，3 ~ 5基出脉。头状花序顶生，有花2 ~ 8朵，花两性；萼管长约6mm，裂片4，具缘毛；花瓣4，淡紫红色或粉红色，倒卵形，长约1cm，具缘毛；雄蕊8，常偏向于一侧；子房半下位。蒴果卵状球形，4 纵裂。花期7—9月，果期9—11月。

蜂斗草（喉痧药）

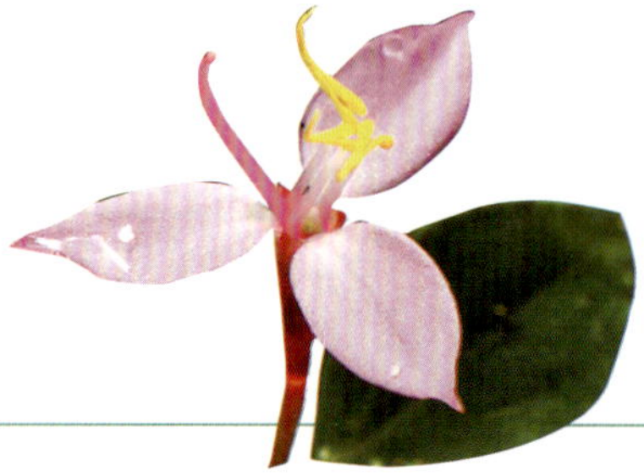

来源 野牡丹科蜂斗草属 *Sonerila* 植物蜂斗草 *Sonerila cantonensis* Stapf 的全株。

【植物学文献概要】

见《中国植物志》第五十三卷，第一分册，261～262页。以蜂斗草为正名收载，别名四大天、桑勒草（广西）、尖尾痧、喉痧药（广东）。产云南、广西、广东、福建。生于海拔1 000～1 500m的山谷、山坡密林下阴湿的地方，或有时见于荒地上。全株药用，通经活血，治跌打、云翳。

《广东植物志》第八卷，35～36页。别名桑叶草（《海南植物志》）。产广东乳源、新始、英德、新丰、从化、龙门、和平、大埔、惠东、陆丰、博罗、肇庆、高要、阳春、怀集、封开、德庆、罗定、信宜、化州、高州及海南山区。入药，有通经、活血作用。

《广西植物志》第二卷，28页。产金秀、象州、平南、博白、容县、上思、十万大山、凤山、天峨、凌云、乐业、隆林、靖西。

《海南植物志》第二卷，36页。定安、琼中、保亭、崖县、乐东、东方、白沙等地。中南部湿谷中稍常见。

【本草学文献概要】

《中华本草》第5册，第十五卷，696页。以喉痧药（《新华本草纲要》）为正名收载，别名小金香炉、天青地红（《广西药用植物》）、尖尾痧（广东）、四大天王等。全株入药，味苦，性平；解毒，化瘀，止血。

【原植物识别特征】

草本或亚灌木，高10～50cm；茎钝四棱形。叶对生，卵形或椭圆状卵形，长3～5.5cm，宽1.3～2.2cm，边缘具细锯齿，齿尖具刺毛，叶背有时紫红色，仅脉上被粗毛，叶脉隆起，侧脉通常两对，其中1对基出；叶柄长5～18mm，密被长粗毛及柔毛。蝎尾状聚伞花序或二歧聚伞花序，顶生；花小，两性，3数；萼钟状管形，具6脉；花瓣粉红色或浅玫瑰红色，长约7mm；雄蕊3，常偏向一侧；子房下位。蒴果倒圆锥形，直径4～5mm，3纵裂。花期7—10月，果期12月至翌年2月。

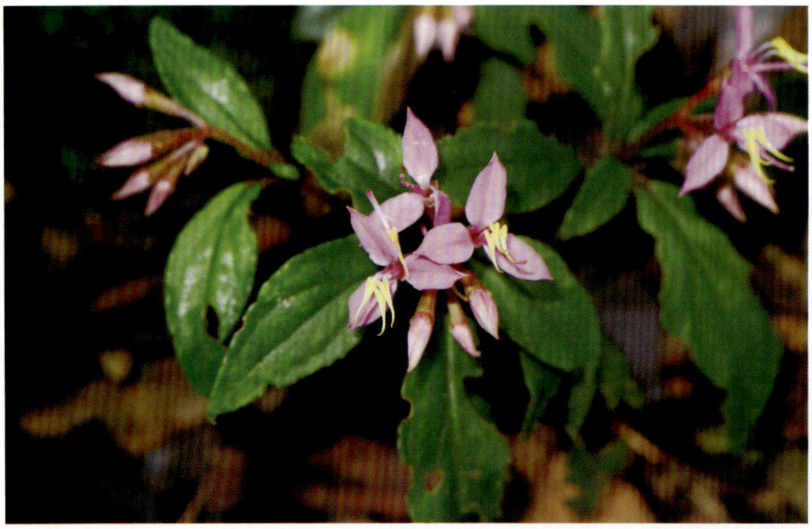

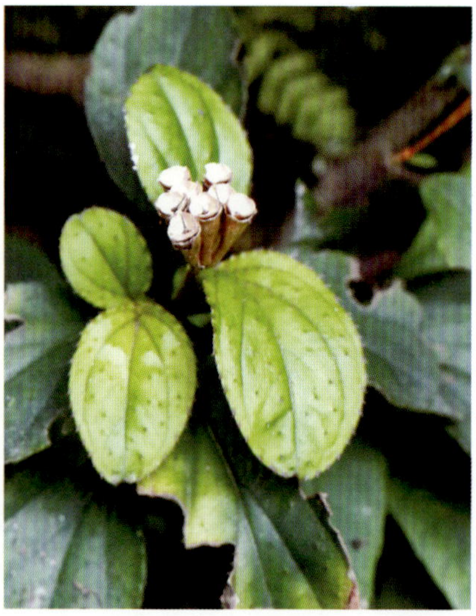

水龙（过塘蛇）

来源 柳叶菜科丁香蓼属 *Ludwigia* 植物水龙 *Ludwigia adscendens* (L.) Hara 的全草。

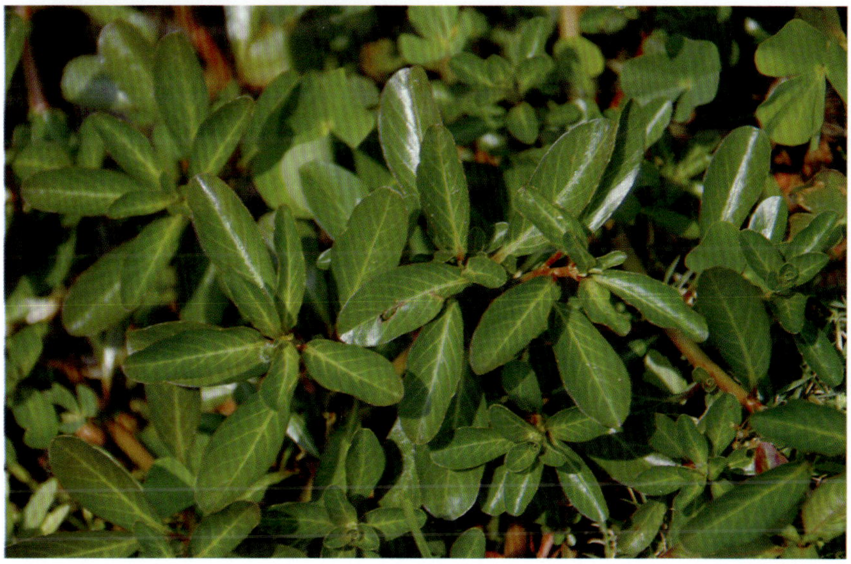

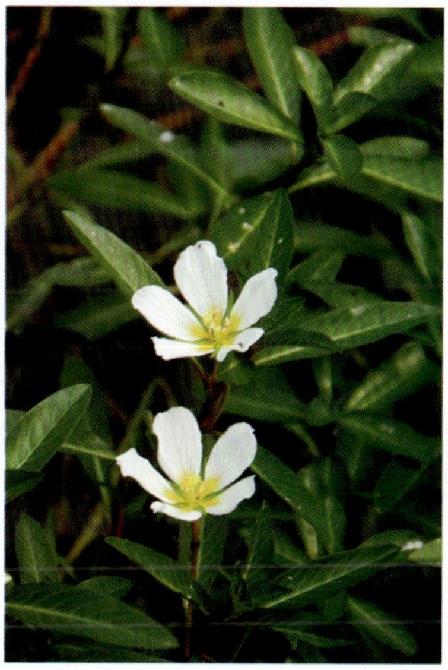

【植物学文献概要】

见《中国植物志》第五十三卷，第二分册，35 ~ 36页。以水龙（《海南植物志》）为正名收载，别名过塘蛇（海南、广州）、猪肥草（海南澄迈）等。产福建、江西、湖南南部、广东、香港、海南、广西、云南南部。生于水田、浅水塘，海拔100 ~ 600m。全草入药，清热解毒，利尿消肿。可治蛇咬伤，也可作猪饲料。

《广东植物志》第八卷，第6页。产广东及海南各地。生于海拔900m以下的池塘、水沟、稻田等浅水中。

《广西植物名录》107页。产全区各地。

《海南植物志》第一卷，430页。海南各地常见。生于浅水池中或沟渠中。

《广州植物志》164页。别名过塘蛇（《生草药性备要》），所用拉丁学名为 *Jussiaea repens* L.。为一水生植物，常生于浅水池中或沟渠中。

【本草学文献概要】

《岭南采药录》125页。别名水芥菜、水蕹菜。味淡，性寒，理酒痰，敷背痈，治蛇伤及癫狗咬伤，利小便，捣汁饮之。

《中华本草》第5册，第十五卷，712 ~ 713页，以过塘蛇（《生草药性备要》）为正名收载，别名过江龙（《天宝本草》）、水芥菜（《岭南采药录》）、假蕹菜（《广西中草药》）等。全草入药，味苦、微甘，性寒；清热，利水，解毒。《常用中草药手册》（广州部队后勤部卫生部）、《广西中草药》等有药用记载。

【原植物识别特征】

多年生浮水或上升草本。浮水茎节常具白色海绵状贮气根状浮器，须根多数，直立茎高达60cm，浮水茎可长达3m。叶互生，倒卵形、椭圆形至倒卵状披针形，长3 ~ 6.5cm，宽1.2 ~ 2.5cm，侧脉6 ~ 12对。花两性，单生于叶腋；萼片5，长6 ~ 12mm；花瓣5，白色至淡黄色；雄蕊10；子房下位。蒴果圆柱形，长2 ~ 3cm。种子多数。花果期5—11月。

毛草龙

来源 柳叶菜科丁香蓼属 *Ludwigia* 植物毛草龙 *Ludwigia octovalvis* (Jacq.) Raven 的全草。

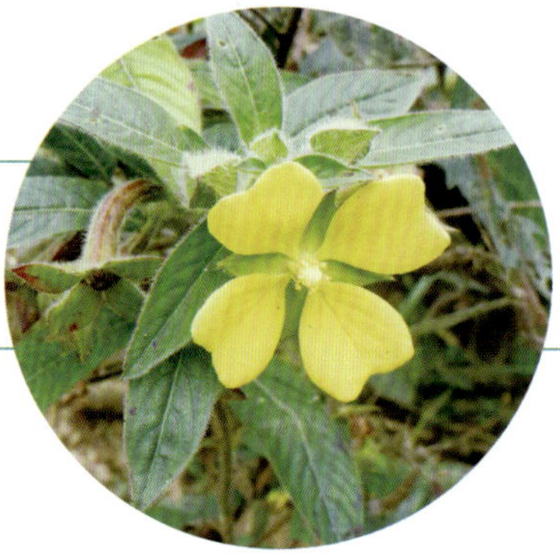

【植物学文献概要】

见《中国植物志》第五十三卷，第二分册，29～32页。以毛草龙（《海南植物志》）为正名收载，别名草里金钗（《本草纲目拾遗》）、草龙（《云南植物志》）、水丁香（《台湾植物志》）、针筒刺（海南）、水龙、水秧草（云南）、扫锅草（广西）。产江西、浙江、福建、台湾、广东、香港、海南、广西、云南。生于田边、湖塘边、沟谷旁及开旷湿润处，海拔0～300m。

《广东植物志》第八卷，6～7页。产广东及海南各地。生于海拔300～600m的池塘、水田和沟边湿地。

《广西植物名录》107页。产全区各地。

《海南植物志》第一卷，430页。海南各地常见。喜生于空旷潮湿之地。

《广州植物志》163页。为一野草，喜生于空旷、卑湿之地。所用拉丁学名为 *Jussiaea suffruticosa* L.。

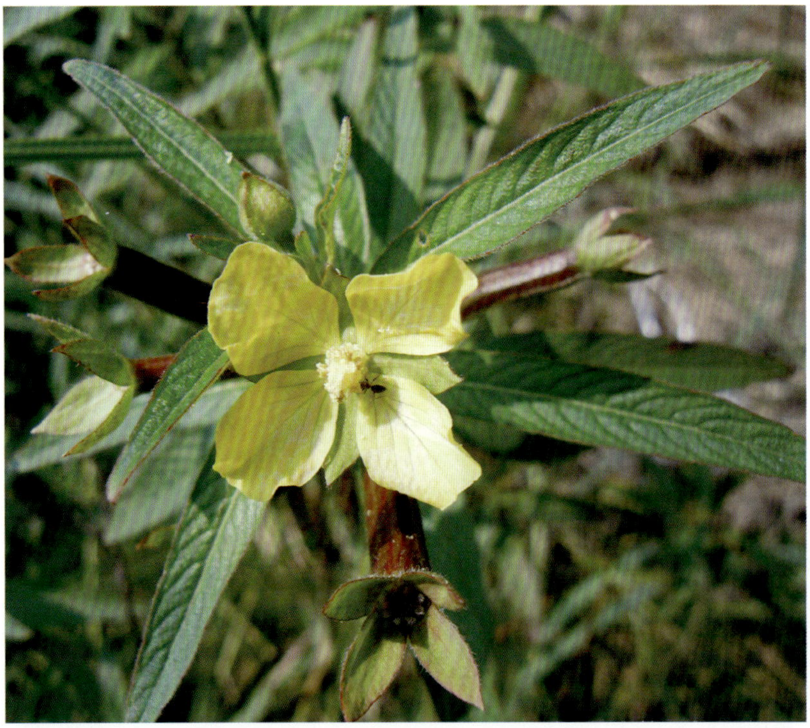

【本草学文献概要】

《中华本草》第5册，第十五卷，714页。以毛草龙（《广西中药志》）为正名收载，别名草里金钗（汪连仕《采药书》）、水灯香、水香蕉（《台湾药用植物志》）、针筒草（《广西药用植物名录》）、水秧草（《玉溪中草药》）、扫锅草（广西）。全草入药，味苦、微辛，性寒；清热利湿，解毒消肿。

【原植物识别特征】

多年生粗壮直立草本，有时基部木质化，高50～200cm，多分枝，常被黄褐色粗毛。叶互生，披针形至线状披针形，长4～12cm，宽0.5～2.5cm，侧脉每侧9～17条，在近边缘处环结，两面被黄褐色粗毛。花两性，4数；萼片长6～9mm；花瓣黄色，长7～14mm；雄蕊8，2轮；花盘隆起，子房下位。蒴果圆柱状，具8条棱，绿色至紫红色，长2.5～3.5cm，粗3～5mm，熟时迅速开裂；种子每室多列。花期6—8月，果期8—11月。

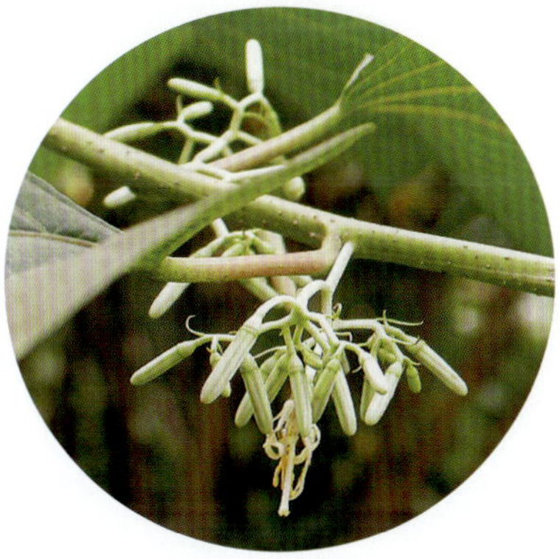

八角枫

来源 八角枫科八角枫属 *Alangium* 植物八角枫*Alangium chinense* (Lour.) Harms 的根及根皮。

【植物学文献概要】

见《中国植物志》第五十二卷，第二分册，164～168页。以八角枫（《植物名实图考》）为正名收载，别名华瓜木（《中国植物图谱》）。产河南、陕西、甘肃、江苏、浙江、安徽、福建、台湾、江西、湖北、湖南、四川、贵州、云南、广东、广西和西藏南部。生于海拔1 800m以下的山地或疏林中。模式标本采自广州郊区。本种药用，根名白龙须，茎名白龙条，治风湿、跌打损伤、外伤止血等。树皮纤维可编绳索。木材可作家具及大花板。

《广东植物志》第三卷，288页。产广东各地。生于疏林中，常见。模式标本产地在广州。

《广西植物名录》282页。产全区各地。

《海南植物志》第三卷，119页。崖县、昌江、儋县、澄迈等地。

《广州植物志》453～454页。广州近郊常见。其叶形变化殊大。

【本草学文献概要】

《中华本草》第5册，第十五卷，724～727页。以八角枫根（《简易草药》）为正名收载，别名白龙须（《简易草药》）、白金条（《分类草药性》）。根、须根和根皮入药，味辛、苦，性微温，有小毒；祛风除湿，舒筋活络，散瘀止痛。

【原植物识别特征】

落叶乔木或灌木，高3～5m，小枝略呈“之”字形。单叶互生，近圆形或椭圆形、卵形，基部两侧常不对称，长13～19cm，宽9～15cm，不分裂或3～7裂；基出脉3～5，叶柄长2.5～3.5cm。聚伞花序腋生，花两性，白色至淡黄色；萼长2～3mm；花瓣6～8，长1～1.5cm，宽约1mm，开花后反卷；雄蕊和花瓣同数而近等长；花盘近球形；子房下位。核果卵圆形，直径5～8mm，熟时黑色。花期5—10月，果期7—11月。

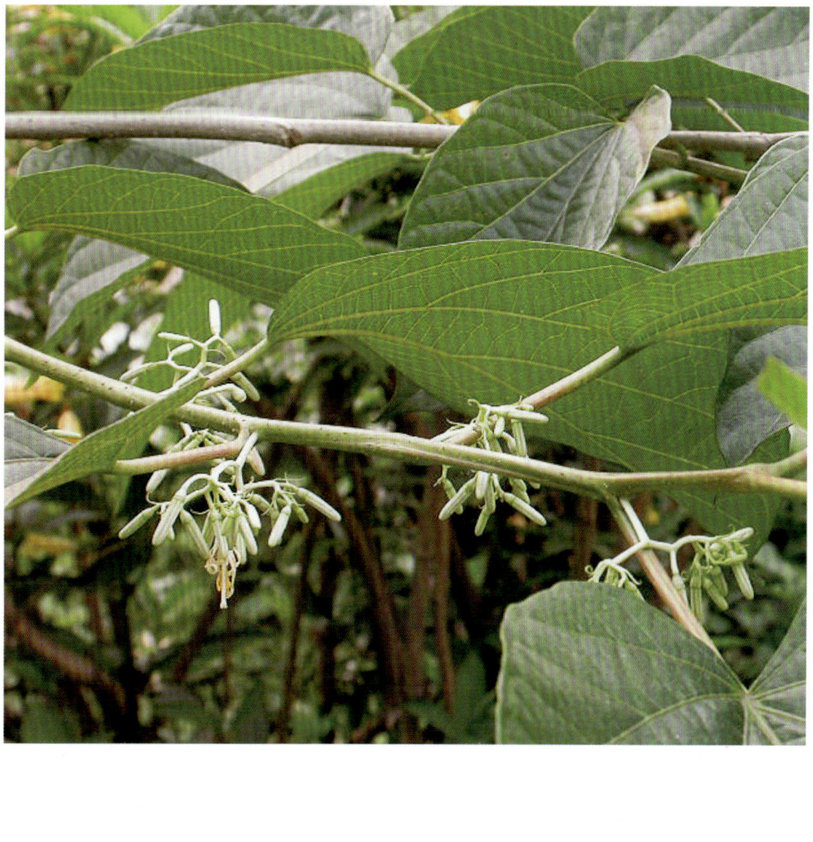

喜树

来源 蓝果树科喜树属 *Camptotheca* 植物喜树 *Camptotheca acuminata* Decne. 的果实或根及根皮。

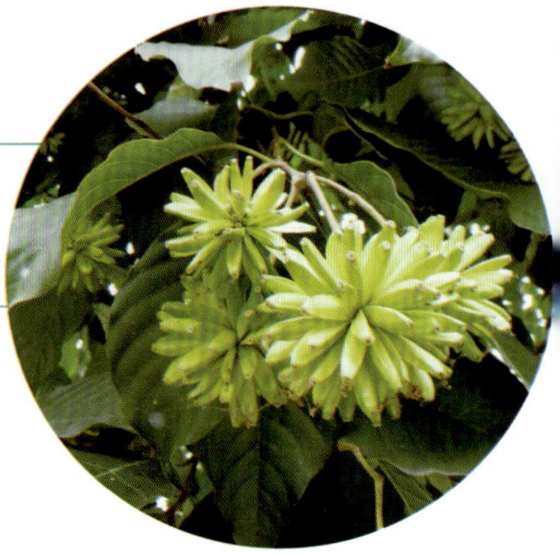

【植物学文献概要】

见《中国植物志》第五十二卷，第二分册，145～147页。以喜树（《中国植物图谱》）为正名收载，别名旱莲木（《植物名实图考》）、千丈树（《峨眉植物图志》）。产江苏南部、浙江、福建、江西、湖北、湖南、四川、贵州、广东、广西、云南等省区。常生于海拔1 000m以下的林边或溪边。本种的树干挺直，生长迅速，可种为庭园树或行道树，树根可作药用。

《广东植物志》第四卷，285～286页。产连山、连南、连州、怀集、乳源、乐昌、曲江、紫金、和平等地；肇庆、广州、海南等地有栽培。生于山地林中。

《广西植物名录》283页。产金秀、桂西南、桂北、桂东北。

【本草学文献概要】

《中华本草》第5 册，第十五卷，730～733页。以喜树（《浙江常用民间草药》）为正名收载，别名旱莲木（《浙江药用植物志》）、千丈树（《四川省中药资源普查名录》）、水桐树、天梓树、叶芭蕉（《中药大辞典》）。果实或根及根皮入药，味苦、辛，性寒，有毒；清热解毒，散结消癥。

【原植物识别特征】

落叶乔木，高达20余米。单叶互生，矩圆状卵形或矩圆状椭圆形，长12～28cm，宽6～12cm，全缘，侧脉11～15对，叶柄长1.5～3cm。头状花序近球形，直径1.5～2cm，常由2～9个头状花序组成圆锥花序，通常上部为雌花序，下部为雄花序。花杂性同株；花萼杯状，5浅裂；花瓣5，早落；花盘显著；雄蕊10，外轮5，长于花瓣，内轮5，较短；子房在两性花中发育良好，下位。翅果矩圆形，长2～2.5cm，着生成近球形的头状果序。花期5—7月，果期9月。

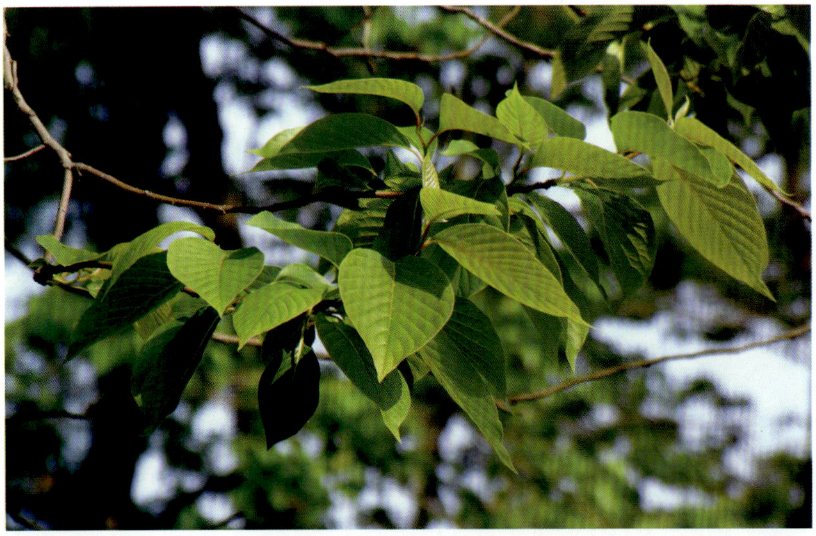

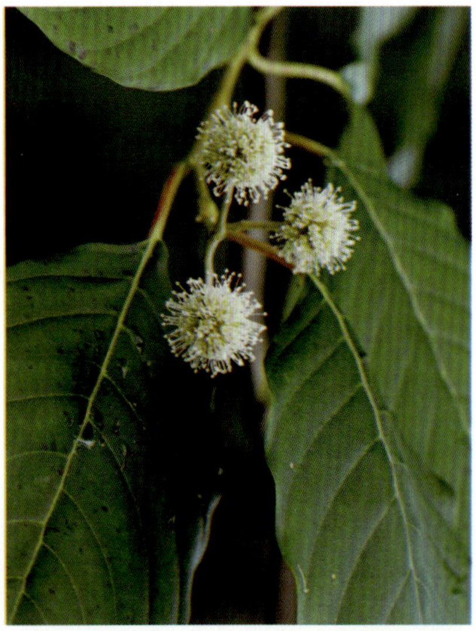

灯台树

来源 山茱萸科灯台树属 *Bothrocaryum* 植物灯台树 *Bothrocaryum controversum* (Hemsl.) Pojark. 的树皮、根皮或叶。

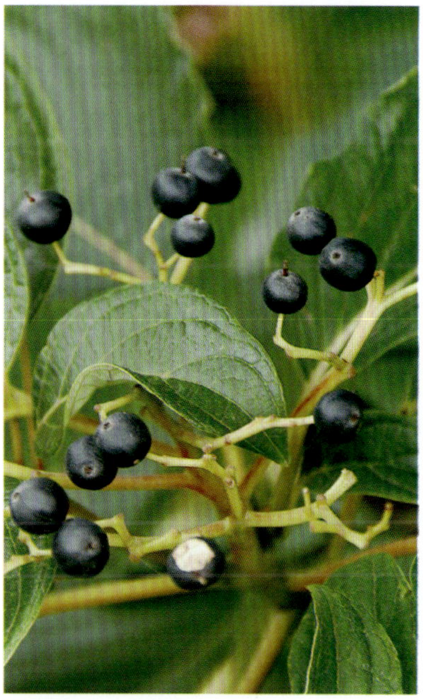

【植物学文献概要】

见《中国植物志》第五十六卷，38～40页。以灯台树（四川）为正名收载，别名六角树（四川）、瑞木（《经济植物手册》）。产辽宁、河北、陕西、甘肃、山东、安徽、台湾、河南、广东、广西及长江以南各省区。生于海拔250～2 600m的常绿阔叶林或针阔叶混交林中。果实可以榨油，为木本油料植物。树冠形状美观，夏季花序明显，可以作为行道树种。

《广东植物志》第八卷，103～104页。产乳源、乐昌等地。生于海拔2 500m以上的常绿阔叶林或针叶阔叶混交林中。可作庭院风景树。果可榨油。

【本草学文献概要】

《中华本草》第5 册，第十五卷，737～738页。以灯台树喜树（《浙江药用植物志》）为正名收载，别名六角树、乌牙树、伞柄树、瑞木（《经济植物手册》）、猫猫头（《新华本草纲要》）等。树皮、根皮或叶入药，味微苦，性凉；清热平肝，消肿止痛。

【原植物识别特征】

落叶乔木，高6～15m；当年生枝紫红绿色，二年生枝淡绿色，有半月形的叶痕和圆形皮孔。单叶互生，阔卵形、阔椭圆状卵形或披针状椭圆形，长6～13cm，宽3.5～9cm，全缘，叶柄长2～6.5cm。伞房状聚伞花序；花小，白色，直径约8mm，花萼裂片4，花瓣4；雄蕊4，着生于花盘外侧，与花瓣互生；子房下位。核果球形，直径6～7mm，成熟时紫红色至蓝黑色；核骨质，球形。花期5—6月，果期7—8月。

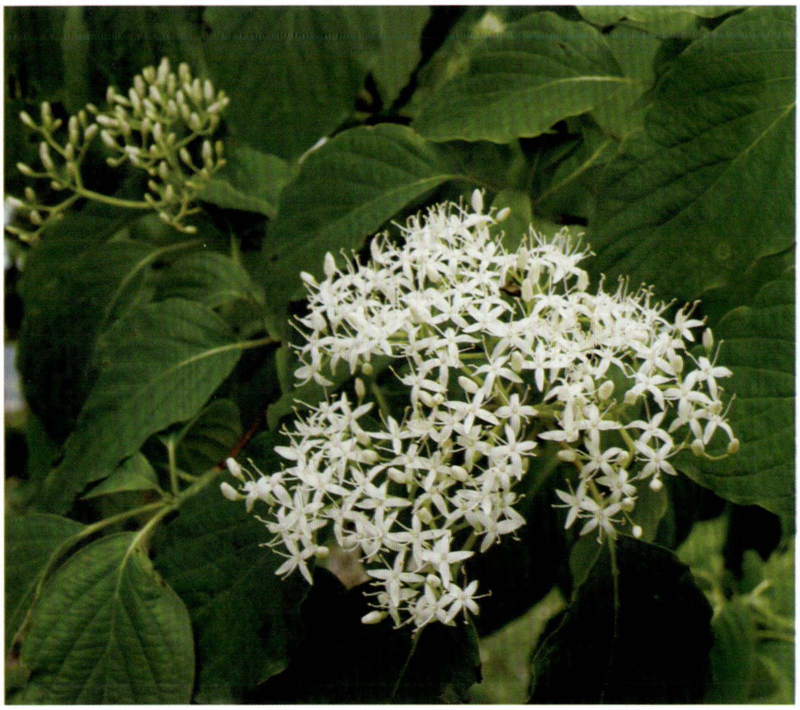

白簕

来源 五加科五加属 *Acanthopanax* 植物白簕 *Acanthopanax trifoliatus* (L.) Merr. 的全株。

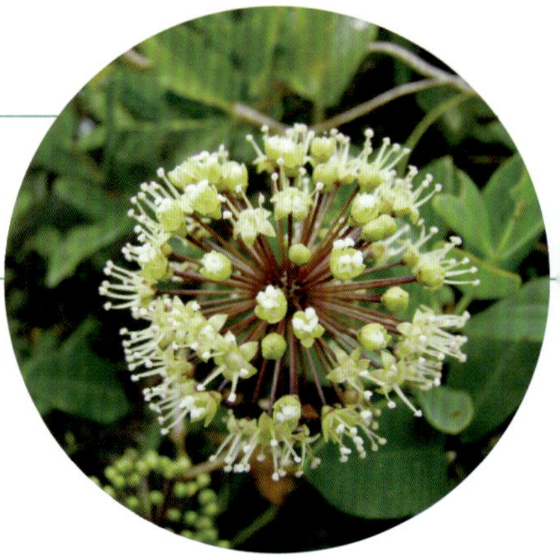

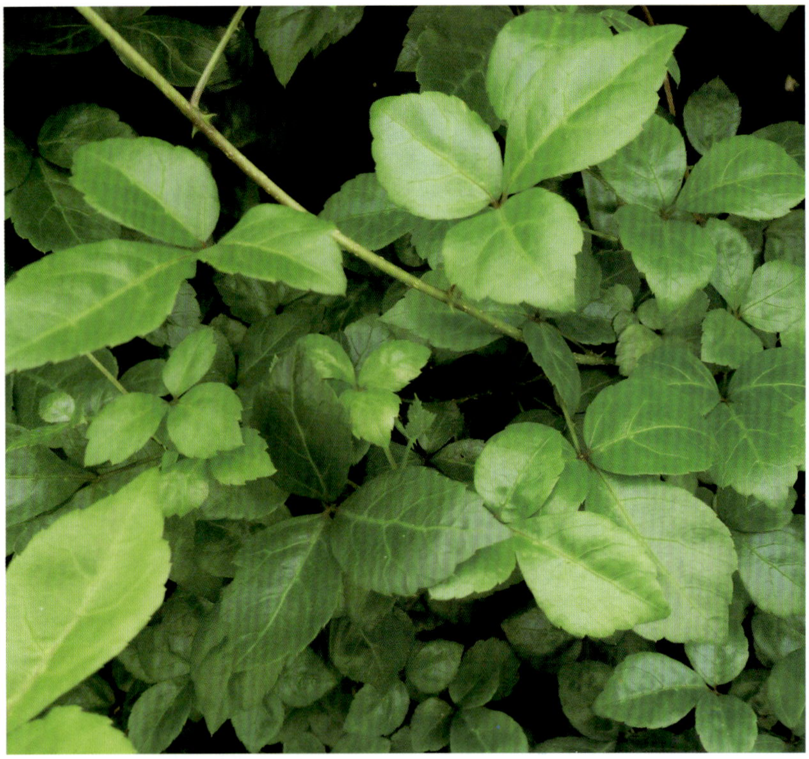

【植物学文献概要】

见《中国植物志》第五十四卷，112～113页。广布于我国中部和南部。模式标本采自广州附近。为岭南民间常用草药，祛风除湿，活血止痛。

《广东植物志》第一卷，284～285页。以白簕花为正名收载，别名三加皮、三叶五加、白簕、鹅掌簕。广东全省各地均产。生于疏林、灌丛、林缘及路旁。全株入药，活血行气，散瘀止痛。

《广西植物名录》285页。产隆安、横县、融水、桂林、阳朔、临桂、兴安、苍梧、蒙山、岑溪、北海、上思、钦州、灵山、贵港、平南、玉林、博白、北流、平果、德保、靖西、凌云、田林、隆林、贺州、钟山、南丹、都安、金秀、宁明、龙州、大新、天等。

《海南植物志》第三卷，126页。琼山。生于村边灌丛中。

《广州植物志》457～458页。别名鹅掌簕（粤）。三加皮（湘、浙）。本种常见于广州近郊的灌木林中。模式标本采自广州附近。

【本草学文献概要】

《岭南采药录》147页。别名风党笏、苦笏葱。茎高三尺许，形圆而色白，叶作长圆形，笏倒生，叶面淡青，背白，味苦辛，性微寒，其梗洗疥癞，其根和蟛蜞菊捣烂，可敷疮，煎水洗烂脚亦效。

《中华本草》第5册，第十五卷，775～778页。以三加皮（《广西药用植物名录》）为正名收载，别名白笏根《生草药性备要》、风党笏、苦粉笏《岭南采药录》、鸡脚菜等。根及根皮、枝叶、花均入药。味苦，性凉；清热解毒，祛风利湿，行气舒筋。

【原植物识别特征】

藤状灌木，高1～7m。小枝具向下倒钩的皮刺，掌状复叶互生，小叶3，椭圆状卵形、长圆形至倒卵形，长4～10cm，宽3～6.5cm。伞形花序组成顶生的总状花序或复伞形花序；花小，两性，5数，子房下位，2室。果实近球形，直径约5mm，熟时黑色。花期7—11月，果期9—12月。

黄毛楤木（鸟不企）

来源　五加科楤木属 *Aralia* 植物黄毛楤木*Aralia decaisneana* Hance 的根。

【植物学文献概要】

见《中国植物志》第五十四卷，157～158页。以黄毛楤木（《中国高等植物图鉴》）为正名收载，别名鸟不企（《广州植物志》）。分布广，向西自云南南部（思茅、西畴），向东经贵州（独山）、广西（百色、南宁）、广东及东南沿海岛屿、江西（龙南、寻乌）、安徽（黄山）而至福建和台湾。生于阳坡或疏林中，海拔数十米至1 000m。本种根皮为民间草药，有祛风除湿，散瘀消肿之效。

《广东植物志》第一卷，293页。别名鸟不企、鹰不泊、老鸦怕。产广东省各县山区。生于低山山谷或阳坡疏林中。

《广西植物名录》283页。产资源。

《海南植物志》第三卷，129 页。昌江、东方、乐东、崖县、保亭、陵水、琼中、白沙。多生于低海拔至中海拔的山谷疏林中。根入药。

《广州植物志》445页。广州不常见的野生植物，只见于白云山。

【本草学文献概要】

《中华本草》第5 册，第十五卷，785～786页。以鸟不企（《广东中草药》）为正名收载，别名鸟不服、鹰不拍、老鸦拍、楤木、大叶鸟不企、红心茨江亩（《广东中草药》）、鹰不泊（《新会草药》）、美冬竹、雷公木、芝练木（广西）。根入药，味苦、辛，性平；祛风除湿，活血通经，解毒消肿。

【原植物识别特征】

灌木，高1～5m；新枝密生黄棕色绒毛，有刺；刺短而直，基部稍膨大，植物体密生黄棕色绒毛。叶二回羽状复叶，长达1.2m，互生；叶柄粗壮，长20～40cm；托叶和叶柄基部合生；羽片有小叶7～13，小叶片卵形至长圆状卵形，长7～14cm，宽4～10cm，边缘有细尖锯齿。伞形花序组成大圆锥花序；花小，两性，5数，淡绿白色；雄蕊5，子房下位，花柱5，基部合生，上部离生。果实球形，黑色，有5棱，直径约4mm。花期10月至翌年1月，果期12月至翌年2月。

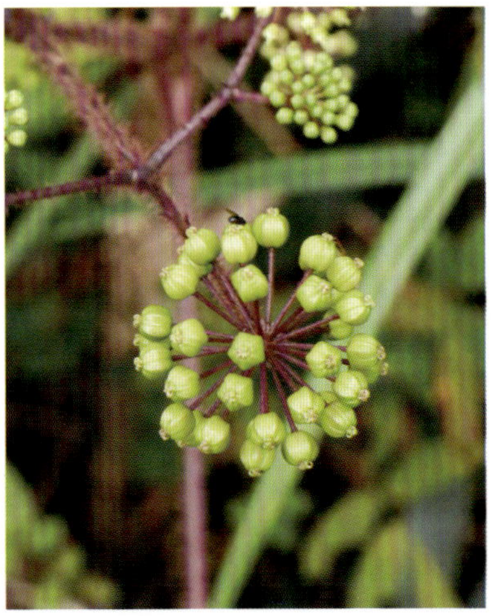

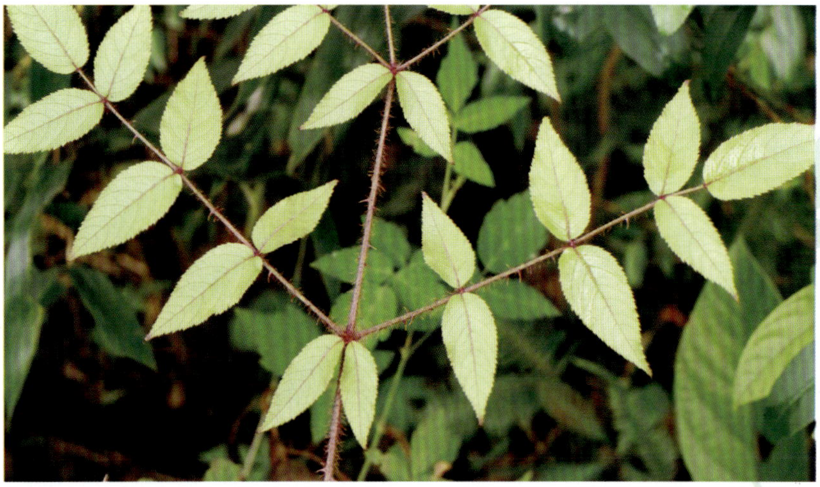

常春藤

来源 五加科常春藤属 *Hedera* 植物常春藤 *Hedera nepalensis* K. Koch var. *sinensis* (Tobl.) Rehd. 的茎叶。

【植物学文献概要】

《中国植物志》第五十四卷，74～75页。以常春藤（《种子植物名称》）为正名收载，别名三角枫（四川北碚土名）、三角藤、狗姆蛇（广东土名）等。分布地区广，北自甘肃东南部、陕西南部、河南、山东，南至广东（海南岛除外）、江西、福建，西自西藏波密，东至江苏、浙江的广大区域内均有生长。常攀援于林缘树木、林下路旁、岩石和房屋墙壁上，庭园中也常栽培。垂直分布海拔自数十米起至3 500m。全株供药用，有舒筋散风之效。枝叶供观赏用。

《广东植物志》第一卷，281～282页。除海南岛外，本省各地都有。生于山坡，喜稍阴之处。

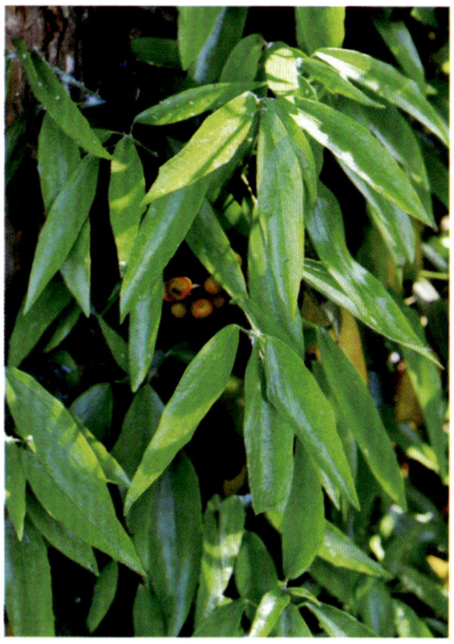

【本草学文献概要】

《中华本草》第5 册，第十五卷，796～798页。以常春藤（《本草拾遗》）为正名收载，别名龙鳞薜荔（《日华子本草》）、三角风、三角尖（《本草纲目》）、上树蜈蚣（《分类草药性》）等。茎叶入药，味辛、苦，性平；祛风利湿，活血解毒。

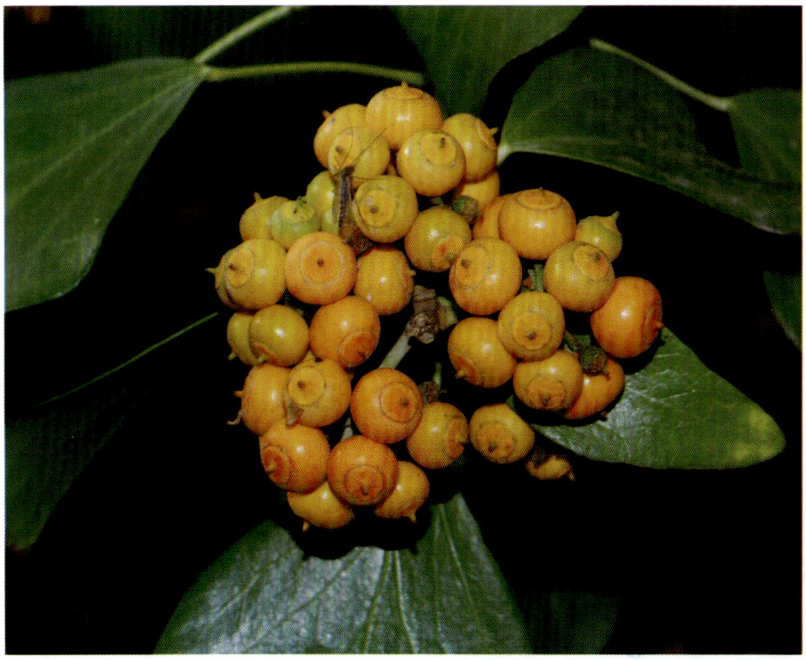

【原植物识别特征】

常绿攀援灌木；茎长3～20m，有气生根；一年生枝疏生锈色鳞片。单叶互生，在不育枝上通常为三角状卵形或三角状长圆形，长5～12cm，宽3～10cm，全缘或3浅裂，花枝上的叶片通常为椭圆状卵形至椭圆状披针形，长5～16cm，宽1.5～10.5cm，上面深绿色，有光泽，下面淡绿色或淡黄绿色，叶柄长2～9cm。伞形花序，花小，两性；淡绿白色，芳香；萼片5，密生棕色鳞片，长2mm；花瓣5，外面有鳞片；雄蕊5，子房下位，5室；花盘黄色。果实球形，红色或黄色，直径7～13mm。花期9—11月，果期翌年3—5月。

三七

来源　五加科人参属 *Panax* 植物三七 *Panax pseudoginseng* Wall. var. *notoginseng* (Burkill) Hoo et Tseng 的块根。

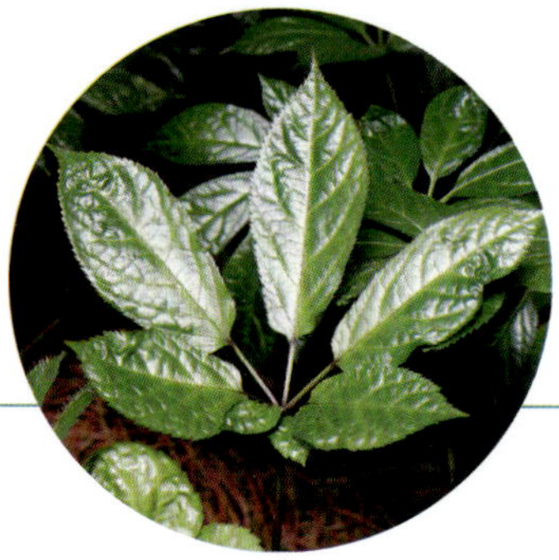

【植物学文献概要】

见《中国植物志》第五十四卷，183~184页。栽培于云南、广西，近年来广东（乐昌、南雄、信宜）、福建（长泰、南靖、连城）、江西（庐山）及浙江等地也有试种。种植于海拔400~1 800m的森林下或人工荫棚内。其纺锤根为著名跌打损伤药。

《广东植物志》第一卷，295页。别名田七、参三七、金不换。根状茎与块根为治疗血症与跌打损伤的要药，也是云南白药主要原料。广东乐昌、南雄、信宜等地栽培。

《广西植物名录》286页。以田七为正名收载，产桂西、桂西北。

【本草学文献概要】

《岭南采药录》52页。多年生草本，高至三尺许，叶大，羽状分裂，互生，花筒状，花冠带黄色，头状花序，以广西田州所产者为正地道，今通名田七，凡人身为毒虫所刺之部，将其叶之汁液涂之，则有消毒之效，其根，味辛，性温，消瘀散血，定痛，敷毒疮，又治痰火吐血衄血，血痢血崩，目赤，去瘀生新，因损伤而出血，傅之即止，因跌扑而青肿，傅之经夜即消。

《中华本草》第5册，第十五卷，839~851页。以三七（《本草纲目》）为正名收载，别名山漆、金不换（《本草纲目》）、参三七（《本草便读》）、田七（《岭南采药录》）等。根入药，味甘，微苦，性温；止血散瘀，消肿定痛。

【原植物识别特征】

多年生草本，高30~60cm。茎直立。掌状复叶，3~4片轮生茎顶，小叶通常5~7，长椭圆形至倒卵状长椭圆形，长5~15cm，宽2~5cm，基部一对较小，叶缘有细锯齿。伞形花序单个顶生，花小，5数，淡黄绿色，子房下位。核果浆果状，近肾形，熟时红色。花期6—8月，果期8—10月。

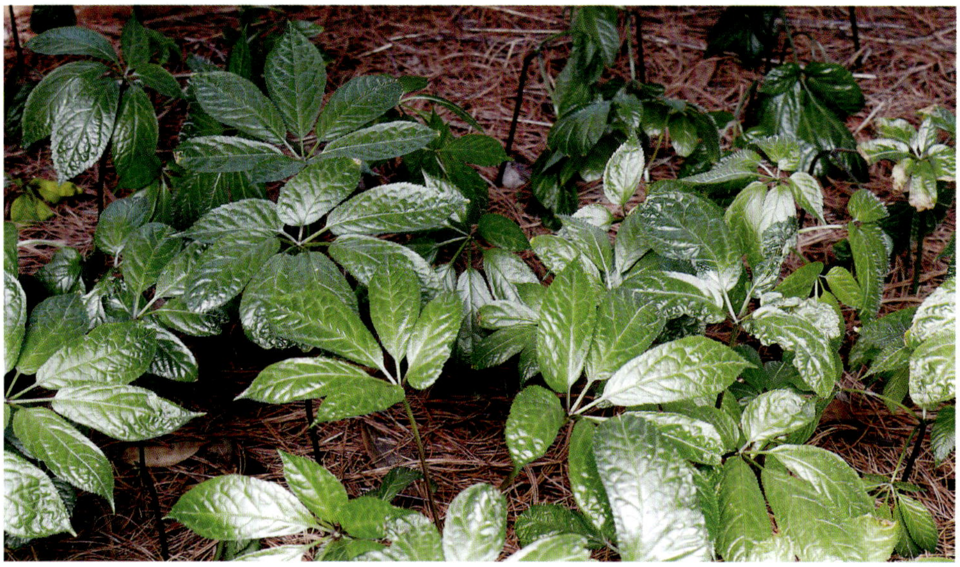

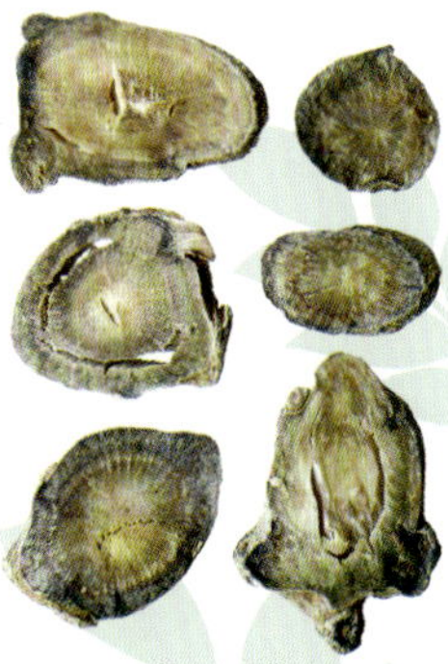

鹅掌柴（鸭脚木）

来源 五加科鹅掌柴属 *Schefflera* 植物鹅掌柴 *Schefflera octophylla* (Lour.) Harms. 的叶。

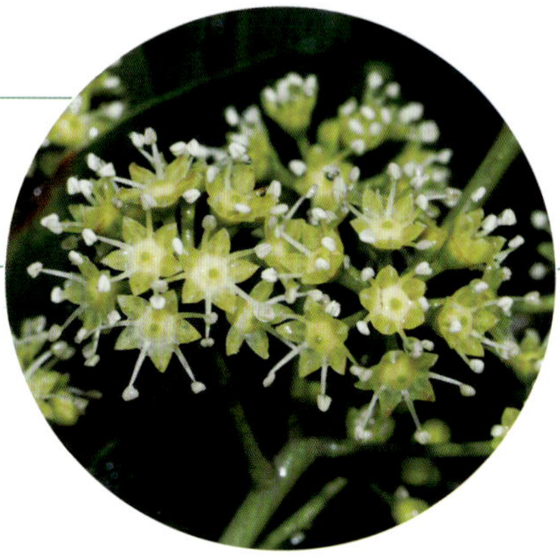

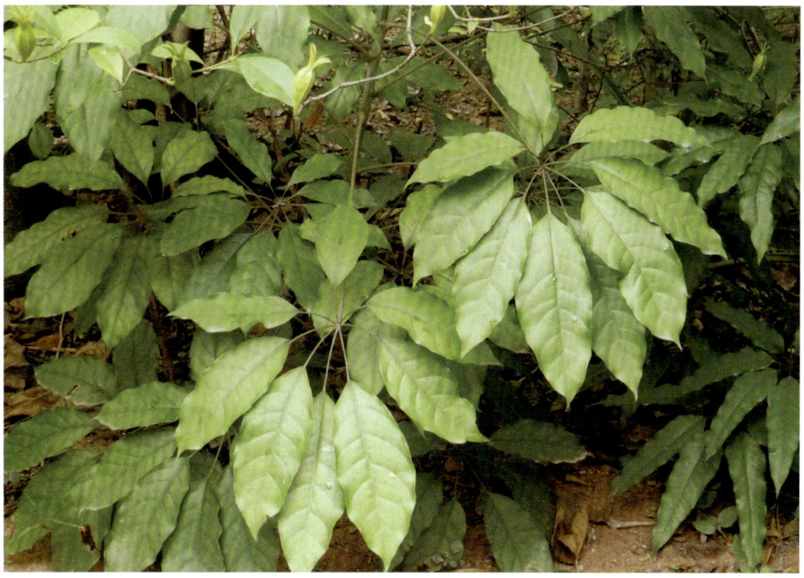

【植物学文献概要】

见《中国植物志》第五十四卷，50~51页。分布于西藏、云南、广东、广西、福建、台湾等省区。为热带亚热带地区常绿阔叶林植物。叶及根皮当地民间做药用。

《广东植物志》第一卷，277页。以鹅掌柴为正名收载，别名鸭母树、鸭脚木、江斧。广东各地均产。为低山地区阔叶林和阔混交林中常见树种之一。材质轻软，纹理细致，易于加工为一般家具，为南方造林速生树种，根、叶药用。

《广西植物名录》287页。产南宁、邕宁、桂林、恭城、容县、平果、德保、靖西、凌云、隆林、龙州。

《海南植物志》第三卷，122~123页。海南各地。常见于低海拔至中海拔的次生林中。为华南地区常见树种。根、皮、叶入药。

《广州植物志》458页。别名鸭脚木（广东、广西）。本种在华南分布极广，为森林中常见植物之一，广州近郊常可看到。

【本草学文献概要】

《岭南采药录》162页。味涩，性平，治酒病，洗烂脚，敷跌打，十蒸九晒，以之浸酒，祛风。

《中华本草》第5册，第十五卷，865~866页。以鸭脚木叶（《岭南采药录》）为正名收载。叶入药，味辛、苦，性凉；祛风化湿，解毒，活血。根及树皮亦入药，另列条目。

【原植物识别特征】

乔木或灌木，高2~15m，胸径可达30cm以上。小枝、叶、花序、花萼幼时密被星状毛。掌状复叶互生，小叶6~9，叶柄长15~30cm；小叶长椭圆形、椭圆形或卵状椭圆形，全缘或先端有数个疏锯齿，侧脉7~10对。伞形花序集成圆锥花序；花小，两性；花萼、花瓣及雄蕊均为5~6，子房下位。果球形，熟时黑色。花期11—12月，果期12月至翌年2—3月。

鹅掌藤（七叶莲）

来源　五加科鹅掌柴属 *Schefflera* 植物鹅掌藤 *Schefflera arboricola* Hay. 的根或茎叶。

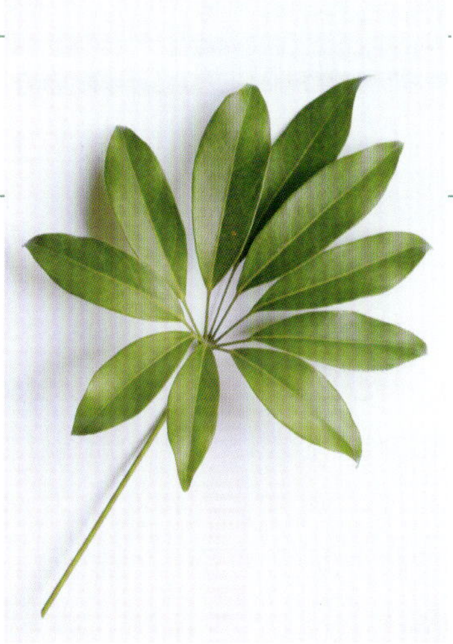

【植物学文献概要】

见《中国植物志》第五十四卷，39～40页。以鹅掌藤（《中国树木分类学》）为正名收载，别名七加皮（海南土名）。产台湾、广西（防城）及广东（海南岛保亭、崖县、澄迈）。生于谷地密林下或溪边较湿润处，常附生于树上，海拔在海南岛为400～900m。模式标本采自台湾。本种为民间常用草药，一般外用，止痛效果良好。

《广东植物志》第一卷，276页。别名七加皮、七叶莲。产惠阳地区及海南岛。生于山谷密林下或溪边湿润处，常附生于树干上。

《广西植物名录》286页。产南宁、马山、龙州。

《海南植物志》第三卷，123页。万宁、保亭、崖县、乐东、东方、澄迈。

【本草学文献概要】

《中华本草》第5册，第十五卷，859～860页。以七叶莲（广州部队后勤部卫生部《常用中草药手册》）为正名收载，别名小叶鸭脚木、汉桃叶（《广西中草药》）、手树、七叶藤、七加皮（《广西实用中草药新选》）。根和茎叶入药，味辛、微苦，性温；祛风止痛，活血消肿。

【原植物识别特征】

藤状灌木，高2～3m。掌状复叶，互生，小叶7～9，叶柄纤细，长12～18cm，托叶和叶柄基部合生成鞘状，宿存或与叶柄一起脱落；小叶片倒卵状长圆形或长圆形，长6～10cm，宽1.5～3.5cm，上面深绿色，有光泽，全缘。伞形花序组成圆锥花序，顶生；花小两性，白色，长约3mm；花瓣5～6，雄蕊和花瓣同数而等长；子房下位。果实卵形，有5棱，直径约4mm；花盘五角形，长为果实的1/3～1/4。花期7月，果期8月。

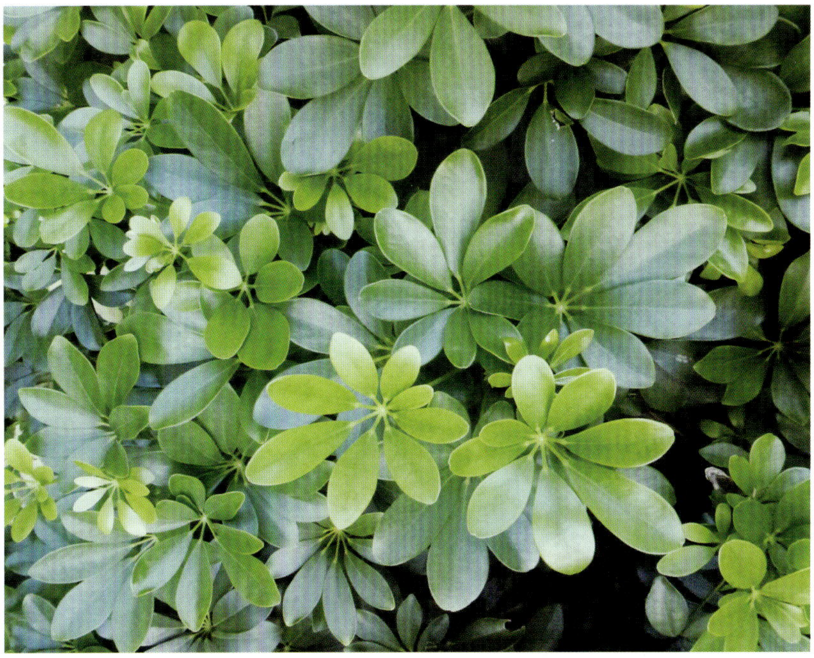

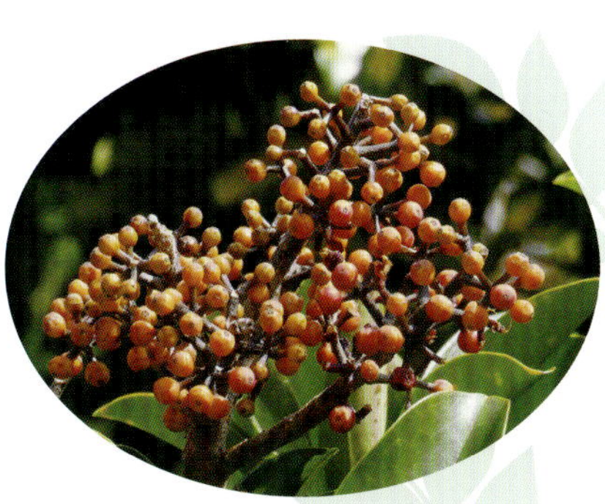

通脱木（通草）

来源　五加科通脱木属 *Tetrapanax* 植物通脱木 *Tetrapanax papyrifer* (Hook.) K. Koch 的茎髓。

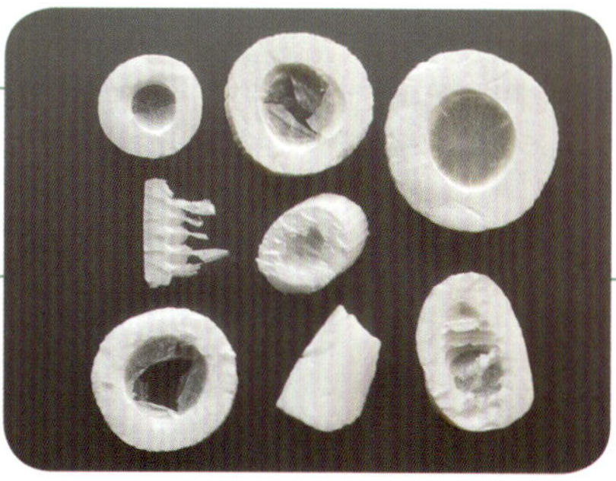

【植物学文献概要】

见《中国植物志》第五十四卷，13～14页。以通脱木（《南方草木状》）为正名收载，别名通草（《植物名实图考》）、木通树、天麻子（云南土名）。分布广，北自陕西（太白山），南至广西、广东，西起云南西北部（丽江）和四川西南部（雷波、峨边），经贵州、湖南、湖北、江西而至福建和台湾。通常生于向阳肥厚的土壤上，有时栽培于庭园中，海拔自数十米至2 800m。

通脱木的茎髓大，质地轻软，颜色洁白，称为“通草”，切成的薄片称为“通草纸”，供精制纸花和小工艺品原料。中药用通草作利尿剂，并有清凉散热功效。

《广东植物志》第一卷，273～274页。产广东北部。喜生在阳光充足、土壤肥沃、湿润的山坡或山谷中。

《广西植物名录》287页。产融安、凌云、乐业、田林、隆林。

《广州植物志》455页。分布于我国东南部，广州间有栽培。

【本草学文献概要】

《中华本草》第5册，第十五卷，868～870页。以通草（《本草拾遗》）为正名收载，别名通脱木（《本草拾遗》）、花草（《中国树木分类学》）。茎髓入药，味甘、淡，性微寒；清热利水，通乳。

【原植物识别特征】

常绿灌木或小乔木，高1～3.5m，基部直径6～9cm；树皮深棕色，有明显的叶痕和大形皮孔。叶大，集生茎顶；叶片长50～75cm，宽50～70cm，掌状5～11裂，上面深绿色，无毛，下面密生白色厚绒毛，全缘或疏生粗齿；叶柄粗壮，长30～50cm；托叶和叶柄基部合生。伞形花序组成圆锥花序，花小两性，淡黄白色；花瓣4，稀5；雄蕊和花瓣同数，子房下位。果实直径约4mm，球形，紫黑色。花期10—12月，果期翌年1—2月。

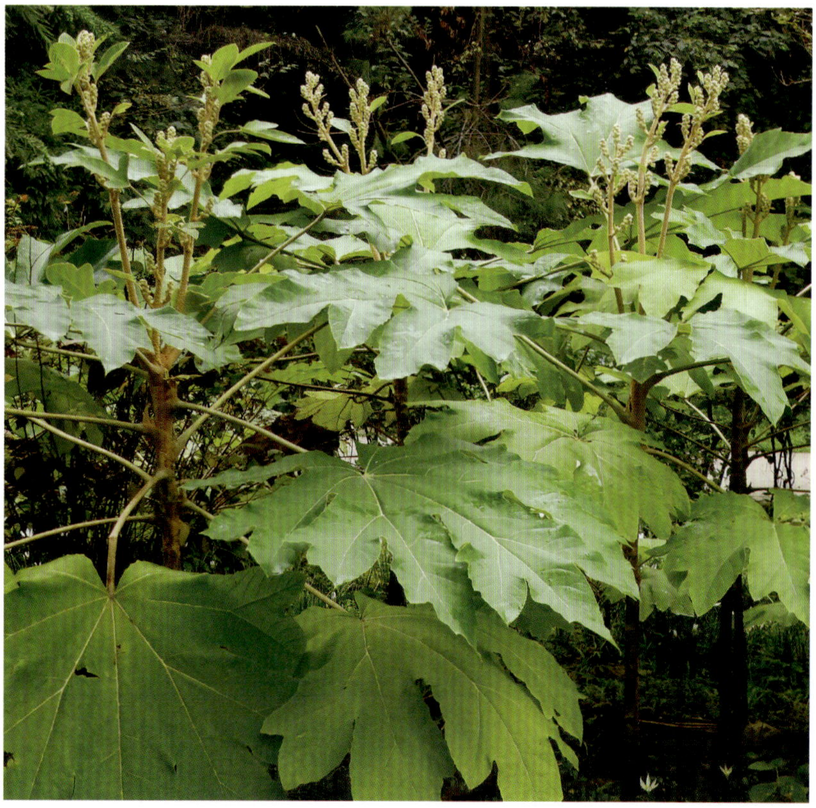

旱芹

来源 伞形科芹属 *Apium* 植物旱芹 *Apium graveolens* L. 的地上部分。

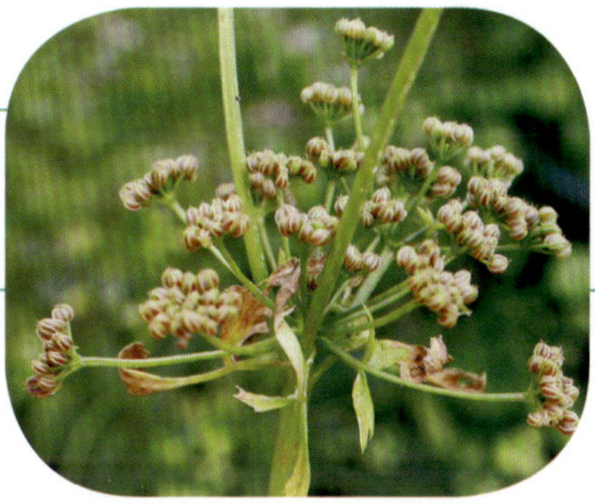

【植物学文献概要】

见《中国植物志》第五十五卷，第二分册，6～7页。我国南北各地均有栽培。作蔬菜，果实可提取精油。

《广东植物志》第二卷，341页。以芹菜（《名医别录》）为正名收载，别名洋芹、旱芹、水英。广东普遍栽培。作蔬菜用。全草及果入药，清热止咳，健胃，利尿和降压。

《广西植物名录》288页。产全区各地。

《海南植物志》第三卷，138～139页。海南各地均有栽培。

《广州植物志》463页。芹菜属 *Apium* 约20种，广州栽培的有1种。本植物在我国全为栽培种，现广植于南北各地作为蔬菜，广州附近亦常栽培。

【本草学文献概要】

《岭南采药录》114页。别名本地当归。味辛，性温，补血，祛风祛湿，生疥癞人忌食之。

《中华本草》第5册，第十五卷，906～908页。旱芹始载于《履巉岩本草》。【释名】项下称：本品为芹之一种，生于平地，与水芹对言之，而名旱芹。香气显著，有如药味，因名香芹、药芹。带根全草入药，味辛、苦，性微温；清热解毒，祛风，平肝，利水。

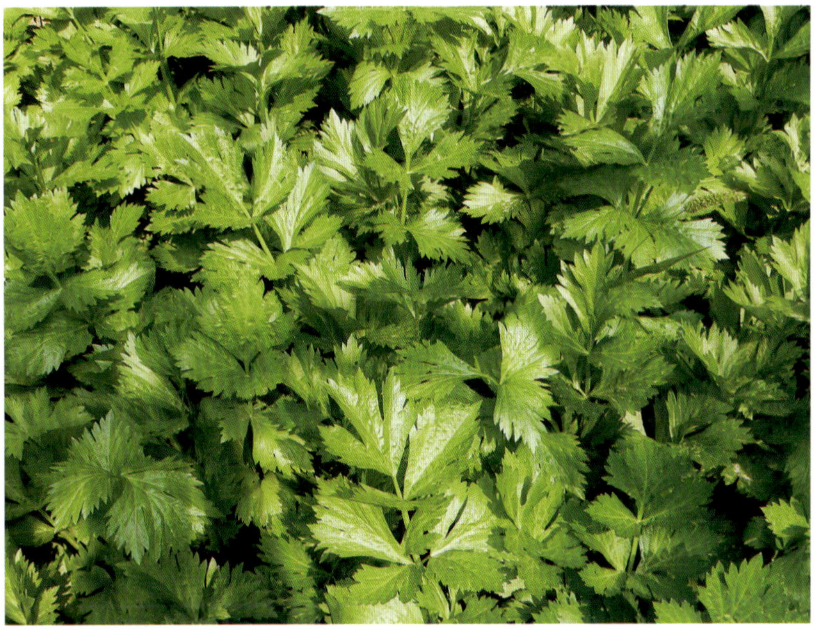

【原植物识别特征】

二年或多年生草本，高15～150cm。有强烈香气。茎直立，有棱角和直槽。叶片轮廓为长圆形至倒卵形，长7～18cm，宽3.5～8cm，通常3裂达中部或3全裂，裂片近菱形，边缘有圆锯齿或锯齿。复伞形花序，花小，两性，5数；萼齿5；花瓣白色或黄绿色，长约1mm；雄蕊5与花瓣互生；子房下位。双悬果长约1.5mm，果棱尖锐。花期4—7月。

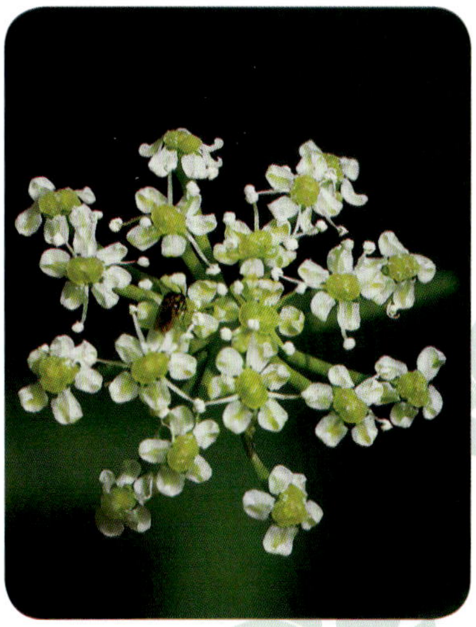

积雪草

来源 伞形科积雪草属 *Centella* 植物积雪草 *Centella asiatica* (L.) Urban. 的全草。

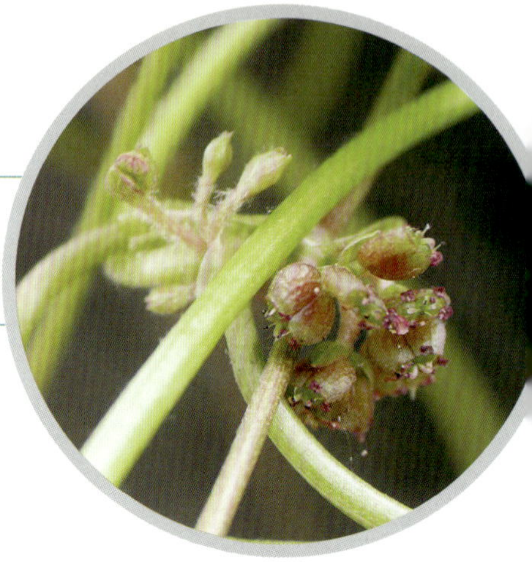

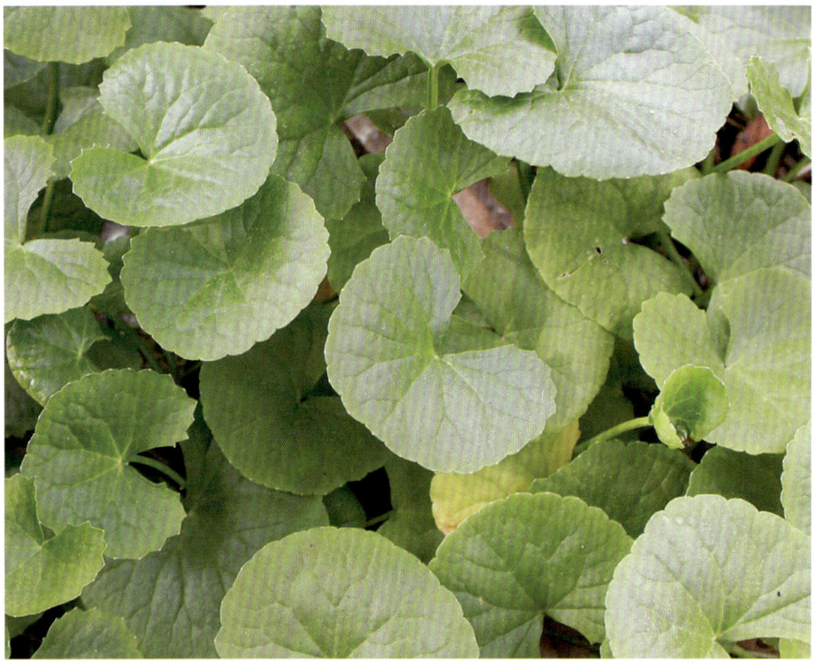

【植物学文献概要】

见《中国植物志》第五十五卷，第一分册，31～33页。该属仅积雪草*Centella asiatica* 1种，产陕西、江苏、安徽、浙江、江西、湖南、湖北、广东、广西、福建、台湾、四川、云南等省区。

《广东植物志》第二卷，329～330页。别名崩大碗（广州）、钱凿口（梅县）、马蹄草。广东各地均产，多生于阴湿草地或水沟边。全草药用，祛风寒，清热，利水，消肿。

《广西植物名录》288页。产全区各地。

《海南植物志》第三卷，123页。海南各地。喜生于低湿的阴地上。

《广州植物志》460～461页。别名崩大碗（广州）、老公根、葵蓬菜（《生草药性备要》）。广州极常见的野生草本，喜生于低湿的阴地上。茎叶煎水，清热利尿。广州长堤一带的凉茶店有出售，生草药铺亦有出售。

【本草学文献概要】

《岭南采药录》96页。别名葵蓬菜、崩口碗。味辛甘，性温，治白浊，散湿热毒，治小肠气发，用沸水泡过，姜醋拌食，煎水洗疳疮。

《中华本草》第5册，第十五卷，921～924页。以积雪草为正名收载，别名崩口碗（《生草药性备要》）、崩大碗（《广州植物志》）、破铜钱草等。全草入药，味苦、辛，性寒；清热利湿，活血止痛，解毒消肿。

【原植物识别特征】

多年生匍匐草本。茎纤细，节上生根。叶数片丛生，圆形或肾形，直径2～6cm，边缘有钝齿，基部凹心形，掌状脉，叶柄长5～10cm。伞形花序近头状，单生或数个生于叶腋，每花序有花3朵，苞片2，膜质；花小两性，5数，花瓣紫红色；子房下位。双悬果具5棱。花果期4—10月。

蛇床

来源　伞形科蛇床属 *Cnidium* 植物蛇床 *Cnidium monnieri* (L.) Cuss. 的果实。

【植物学文献概要】

见《中国植物志》第五十五卷，第二分册，221～223页。以蛇床（《神农本草经》）为正名收载。产华东、中南、西南、西北、华北、东北。生于田边、路旁、草地及河边湿地。果实蛇床子入药，有燥湿、杀虫止痒、壮阳之效，治皮肤湿疹、阴道滴虫、肾虚阳痿等症。

《广东植物志》第二卷，346～347页。别名假芹菜（文昌）。产阳江、高要、文昌等地，生于旷野、路旁阴湿处。果实含挥发油，补肾壮阳，祛风燥湿。外用杀虫止痒，治疥癣。

《广西植物名录》288页。产隆安、马山、上林、融水、桂林、临桂、龙胜、梧州、田阳、那坡、河池、东兰、忻城、金秀、龙州。

《海南植物志》第三卷，138页。文昌。生于路旁，少见。

【本草学文献概要】

《岭南采药录》48页。越年生，草本，初生卧地，渐次梢头直立，高至尺余，叶二回羽状分裂，互生，夏秋间簇生小白花，复伞花序，花冠五瓣，瓣片之尖端稍卷曲，蛇喜卧于下，食其子，故有蛇床蛇粟等名，少入服剂，敷疮止痒，洗蝕癞。

《中华本草》第5册，第十五卷，928～933页。以蛇床子（《神农本草经》）为正名收载，别名蛇米（《神农本草经》）、蛇珠（《吴普本草》）、蛇床仁（《药性论》）、蛇床实（《千金要方》）、双肾子（《分类草药性》）等。果实入药，味辛、苦，性温；温肾壮阳，燥湿杀虫，祛风止痒。

【原植物识别特征】

一年生草本，高30～80cm。茎中空，疏生细柔毛。基生叶有柄；茎上部叶具短柄，二至三回羽状分裂，最终裂片线形至线状披针形，顶端尖锐，基部鞘状。复伞形花序，总苞片8～10，伞辐8～25，小伞花序具花15～20；花小，5数，白色，子房下位。双悬果椭圆状，果棱5，成翅状。花期4—7月，果期6—8月。

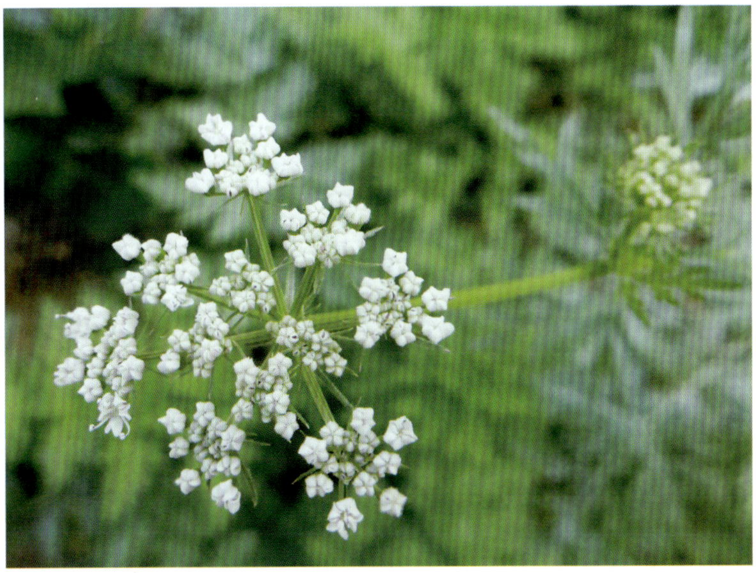

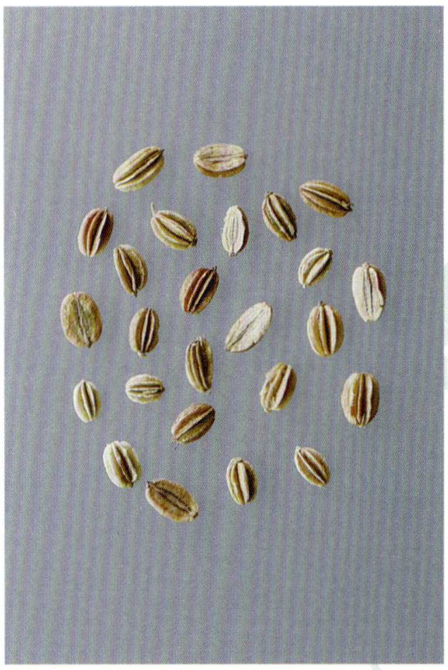

芫荽

来源　伞形科芫荽属 *Coriandrum* 植物芫荽 *Coriandrum sativum* L. 的带根全草。

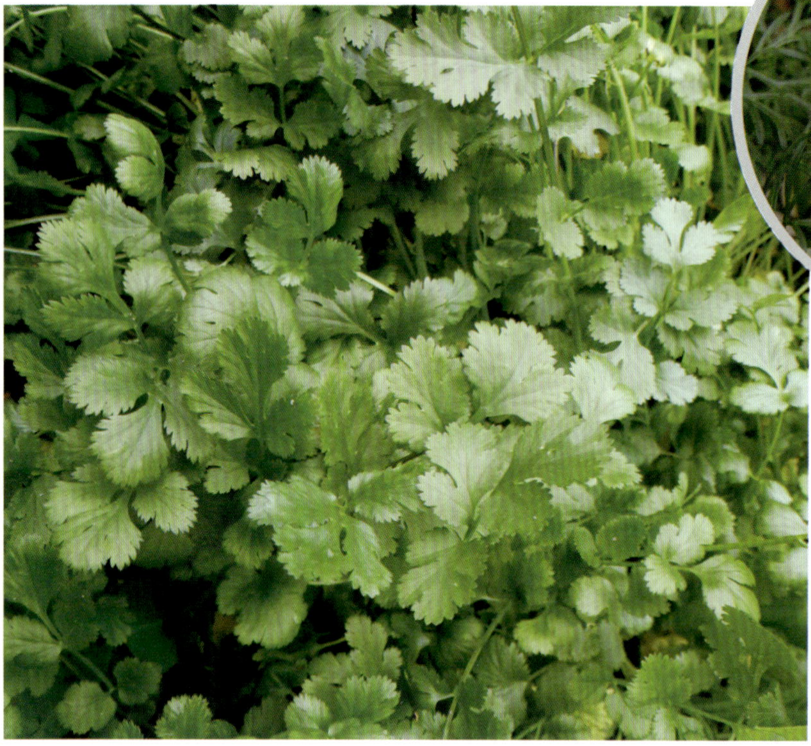

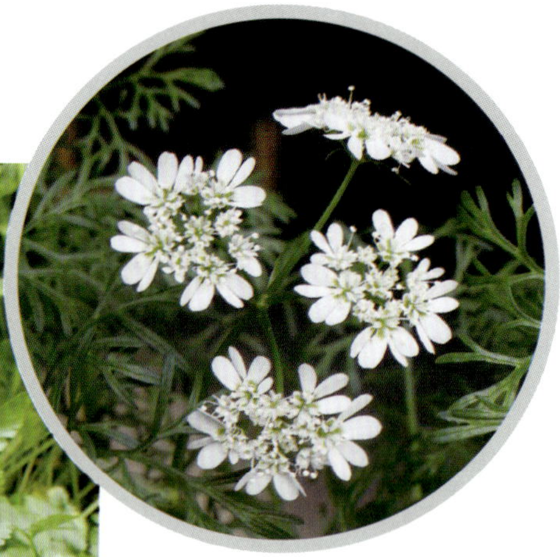

【本草学文献概要】

《中华本草》第5册，第十五卷，935～937页。以胡荽（《食疗本草》）为正名收载，别名香荽（《韵略》）、胡菜（《外台》）。带根全草入药，味辛，性温；发表透疹，消食开胃，止痛解毒。

【原植物识别特征】

一年或二年生草本，有强烈的气味，高20～100cm。根生叶有柄，柄长2～8cm；叶片一或二回羽状全裂；上部茎生叶三回以至多回羽状分裂，末回裂片狭线形，长5～10mm，宽0.5～1mm，全缘。伞形花序顶生或与叶对生，花序梗长2～8cm；伞辐3～7，花小，5数，白色或带淡紫色；萼齿通常大小不等；花瓣倒卵形，雄蕊5，子房下位。双悬果球形，背面主棱及相邻的次棱明显。花果期4—11月。

【植物学文献概要】

见《中国植物志》第五十五卷，第一分册，89～91页。以芫荽（《本草纲目》）为正名收载，别名香荽（《本草拾遗》）、胡荽（《食疗本草》）。原产欧洲地中海地区，我国西汉时（公元前一世纪）张骞从西域带回，现我国东北、河北、山东、安徽、江苏、浙江、江西、湖南、广东、广西、陕西、四川、贵州、云南、西藏等省区均有栽培。茎叶作蔬菜和调香料，并有健胃消食作用；果实可提芳香油，种子含油约20%；果入药，有祛风、透疹、健胃、祛痰之效。

《广东植物志》第二卷，337页。别名香荽（澄迈）、胡荽（《嘉祐本草》）、香荽（《本草拾遗》）。广东各地有栽培。

《广西植物名录》288页。产全区各地。

《海南植物志》第三卷，136～137页。海南各地栽培。

《广州植物志》462页。

鸭儿芹

来源　伞形科鸭儿芹属 *Cryptotaenia* 植物鸭儿芹 *Cryptotaenia japonica* Hassk. 的茎叶。

【植物学文献概要】

见《中国植物志》第五十五卷，第二分册，19～22页。以鸭儿芹（《植物学大辞典》）为正名收载。产河北、安徽、江苏、浙江、福建、江西、广东、广西、湖北、湖南、山西、陕西、甘肃、四川、贵州、云南。通常生于海拔200～2 400m的山地、山沟及林下较阴湿的地区。全草入药，治虚弱，尿闭及肿毒等，民间有用全草捣烂外敷治蛇咬伤。种子含油约22%，可用于制肥皂和油漆（中国高等植物图鉴）。

《广东植物志》第二卷，334页。别名鸭脚板、三叶芹。产广东内陆。常见于低山林下、沟边、天边或沟谷草丛中。

《广西植物名录》288页。产武鸣、马山、上林、鹿寨、融水、临桂、龙胜、百色、那坡、田林、西林、隆林、河池、东兰、金秀、龙州。

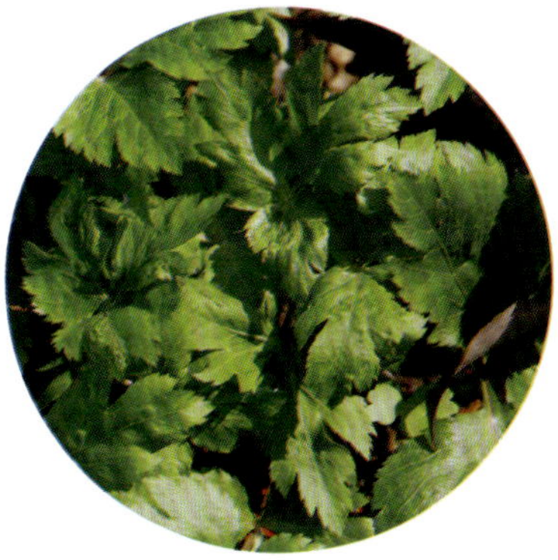

【本草学文献概要】

《中华本草》第5册，第十五卷，938～939页。以鸭儿芹（《国药提要》）为正名收载，别名鸭脚菜（《广西药用植物名录》）、野蜀葵（《国药提要》）、鸭脚板草（《四川中药志》）。茎叶入药，味辛、苦，性平；祛风止咳，利湿解毒，化瘀止痛。

【原植物识别特征】

多年生草本，高20～100cm。茎直立，表面有时略带淡紫色。基生叶或上部叶有柄，叶柄长5～20cm，叶鞘边缘膜质；叶片轮廓三角形至广卵形，长2～14cm，宽3～17cm，通常为3小叶；小叶片边缘有不规则的尖锐重锯齿，表面绿色，背面淡绿色，两面叶脉隆起，最上部的茎生叶近无柄。复伞形花序呈圆锥状，伞辐2～3；花小，5数；花瓣白色，倒卵形，雄蕊5，子房下位。双悬果线状长圆形，长4～6mm，每棱槽内有油管1～3，合生面油管4。花期4—5月，果期6—10月。

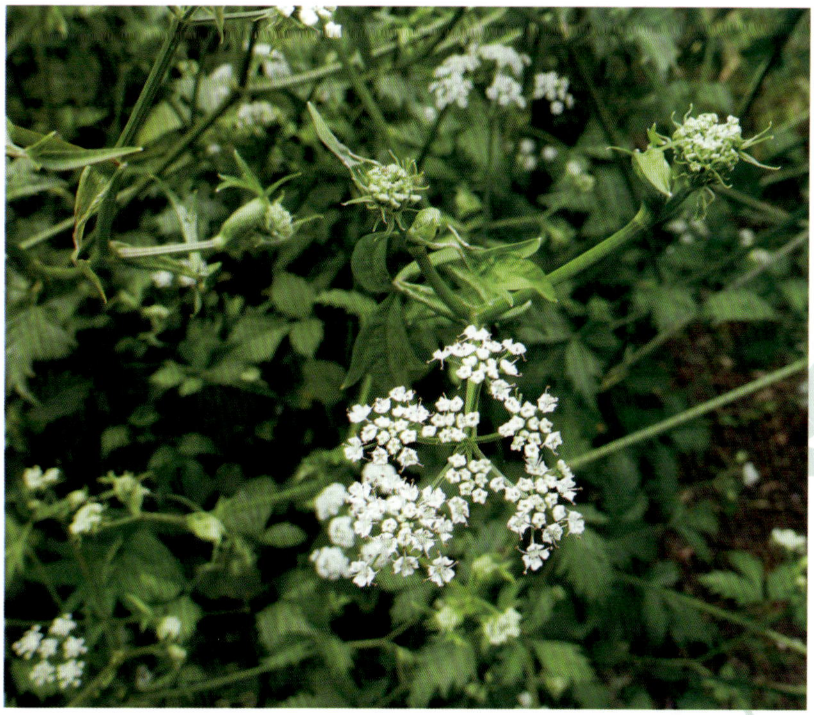

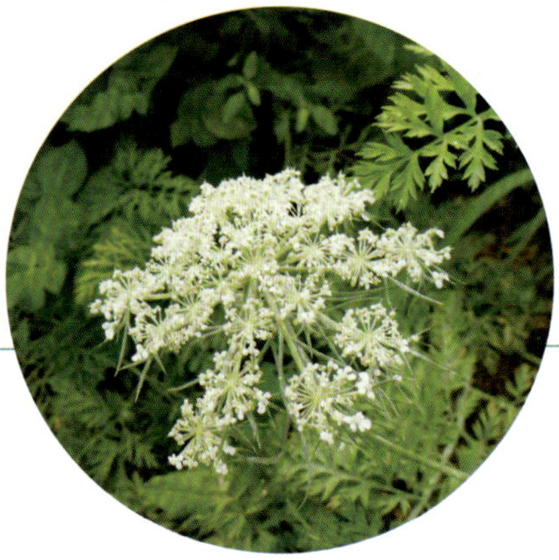

胡萝卜

来源 伞形科胡萝卜属 *Daucus* 植物胡萝卜*Daucus carota* L. var. *sativa* Hoffm. 的根。

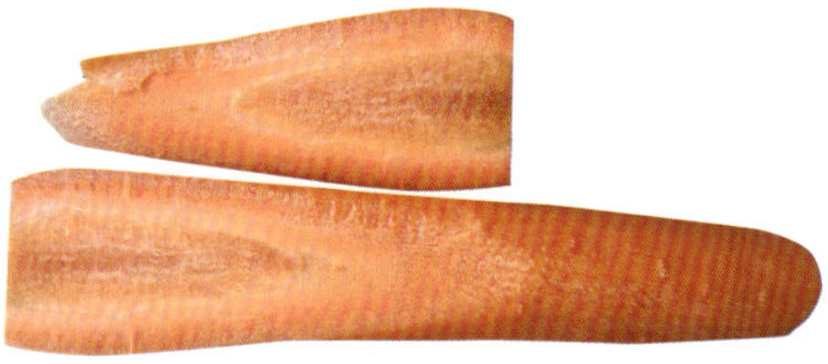

【植物学文献概要】

见《中国植物志》第五十五卷，第三分册，222～225页。以胡萝卜（《本草纲目》）为正名收载。全国各地广泛栽培。根作蔬菜食用。并含多量维生素A、维生素B、维生素C及胡萝卜素。用种子繁殖。

《广东植物志》第二卷，332页。别名金笋（广州）、红萝卜。广东省各地均有栽培。根可供食用，种子入药可治久痢不愈。

《海南植物志》第三卷，135页。海南各地有栽培。

《广州植物志》461页。

【本草学文献概要】

《中华本草》第5 册，第十五卷，942～944页。以胡萝卜（《绍兴本草》）为正名收载，别名黄萝卜（《本草求原》）、金笋（《广州植物志》）、红萝卜（《岭南草药志》）、伞形棱菜（《广西药用植物名录》）。根入药，味甘、辛，性平；健脾和中，滋肝明目，化痰止咳，清热解毒。

【原植物识别特征】

二年生草本，高15～120cm。茎单生，全体有白色粗硬毛。基生叶长圆形，二至三回羽状全裂，末回裂片线形或披针形，长2～15mm，宽0.5～4mm；叶柄长3～12cm；茎生叶近无柄，有叶鞘，末回裂片小或细长。复伞形花序，花序梗长10～55cm，伞辐多数，结果时外缘的伞辐向内弯曲；花小两性，5数，白色，有时带淡红色，子房下位。双悬果圆卵形，长3～4mm，宽2mm，棱上有白色刺毛。花期5—7月。

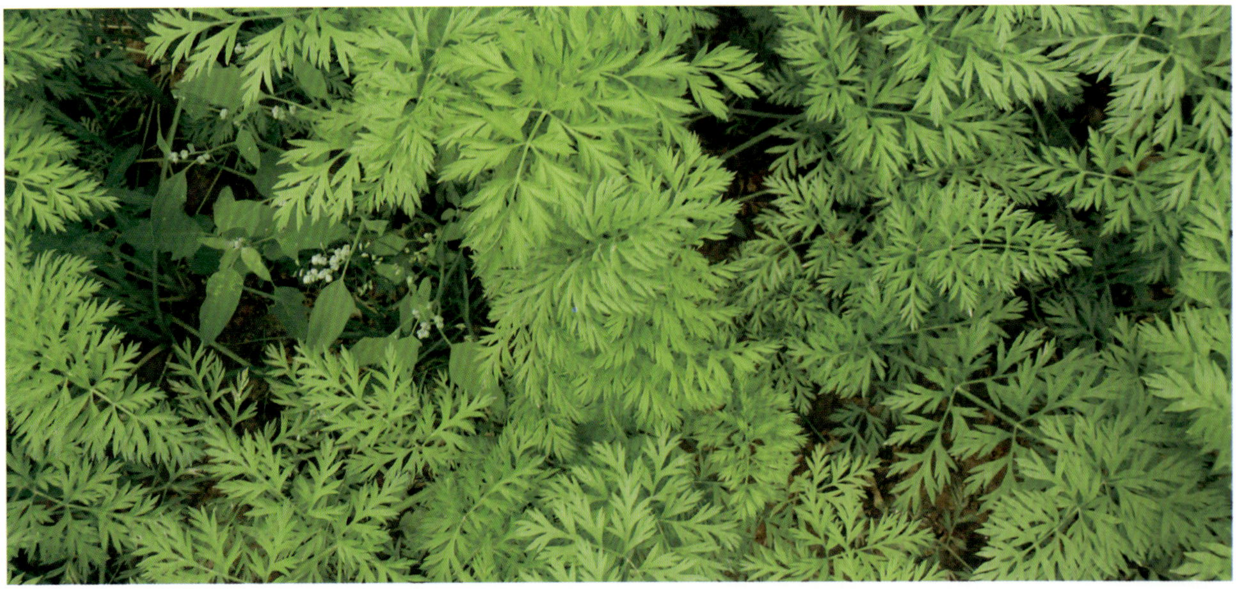

刺芹

来源 伞形科刺芹属 *Eryngium* 植物刺芹 *Eryngium foetidum* L. 的带根全草。

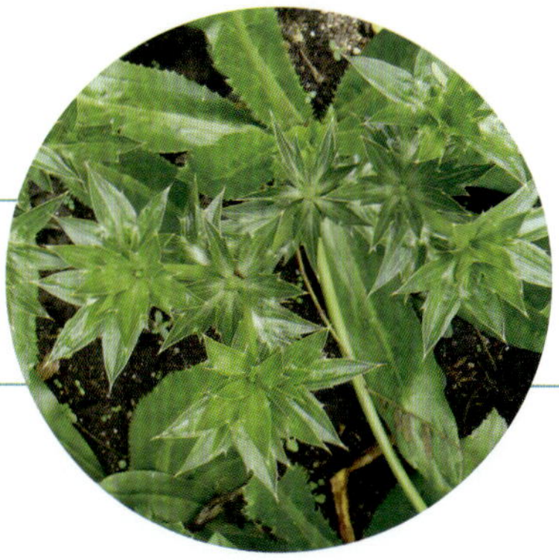

【植物学文献概要】

见《中国植物志》第五十五卷，第一分册，64页。以刺芹为正名收载，别名野香草（广东）、假香荽（广西）等。产于广东、广西、贵州、云南等省区。通常生长在海拔100～1 540m的丘陵、山地林下、路旁、沟边等湿润处。南美东部、中美、安的列斯群岛以至亚洲、非洲的热带地区也有分布。本植物在南美及其他热带地方，用于利尿、治水肿病与蛇咬伤有良效，又可作食用香料，气味同芫荽。

《广东植物志》第二卷，326～327页。别名洋芫荽、假芫荽、节节花（信宜）、牙锯草（保亭）、野香草。全省均有，通常生于低海拔的林下、路旁、沟边等阴湿处。嫩叶可作调味料；全草药用，有疏风解热、行气消滞之功效。

《广西植物名录》288页。产南宁、武鸣、隆安、横县、灵山、桂平、玉林、容县、博白、北流、都安、扶绥、龙州。

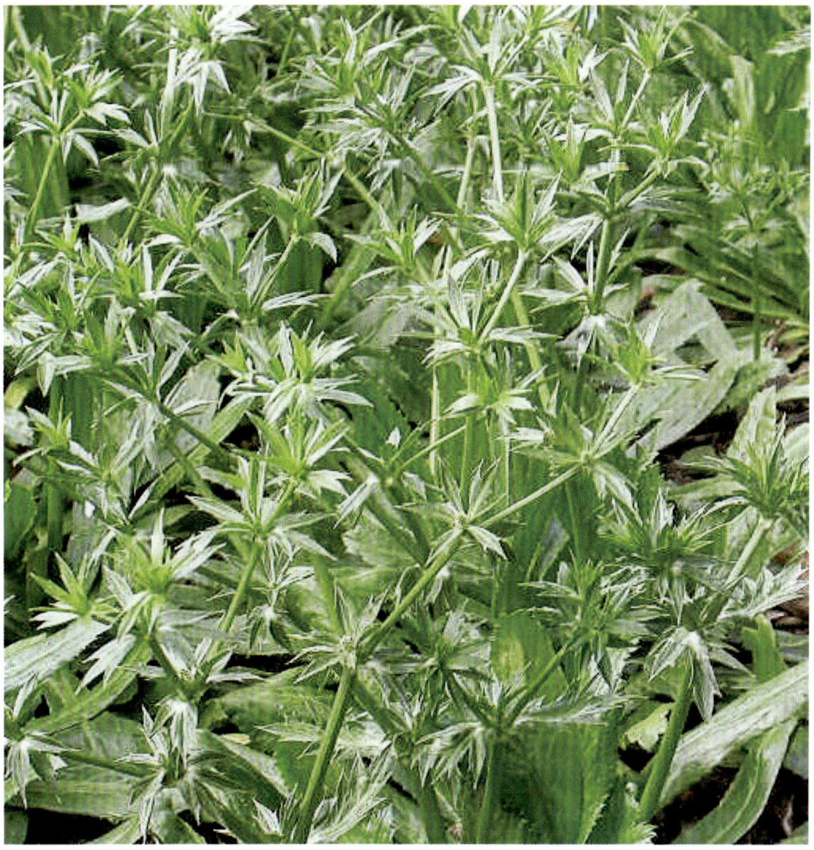

【本草学文献概要】

《中华本草》第5册，第十五卷，944～945页。以野芫荽（广州部队后勤部卫生部《常用中草药手册》）为正名收载，别名番香茜（《广西药用植物名录》）、日本芫荽（《台湾药用植物志》）、刺芫荽（广西）、侧香荽（广西）、野香草（广东）等。带根全草入药，味辛、苦，性平；发表止咳，透疹解毒，理气止痛，利尿消肿。

【原植物识别特征】

二年或多年生草本，高11～40cm，主根纺锤形。茎粗壮，有槽纹，上部呈三至五歧聚伞式的分枝。基生叶披针形或倒披针形不分裂，长5～25cm，宽1.2～4cm，基部渐窄有膜质叶鞘，边缘有骨质尖锐锯齿；茎生叶着生在每一叉状分枝的基部，对生，无柄，边缘有深锯齿。头状花序呈圆柱形，长0.5～1.2cm；花小两性，5数，白色、淡黄色或草绿色；子房下位。双悬果卵圆形或球形，长1.1～1.3mm，表面有瘤状凸起，果棱不明显。花果期4—12月。

茴香（小茴香）

来源 伞形科茴香属 *Foeniculum* 植物茴香 *Foeniculum vulgare* Mill. 的果实。

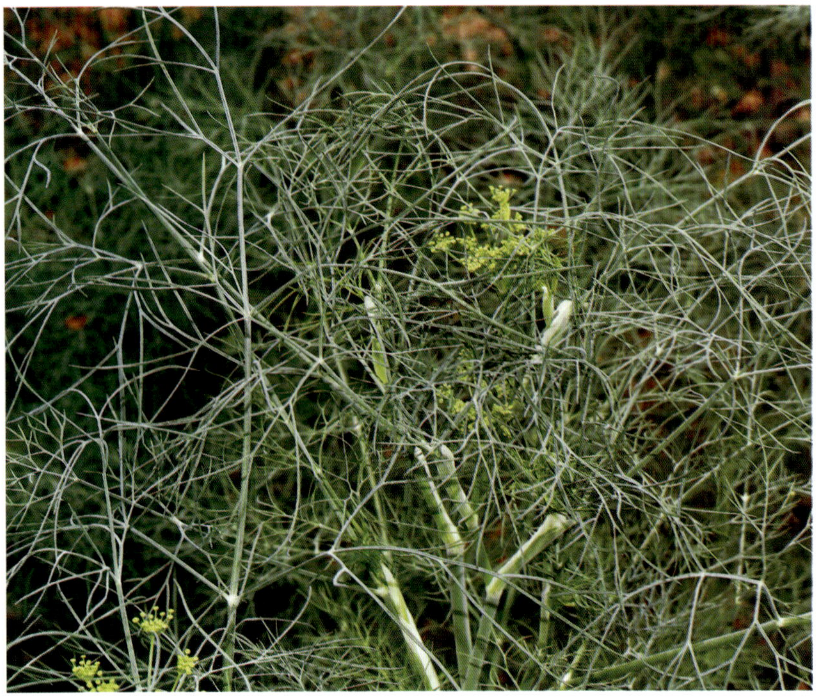

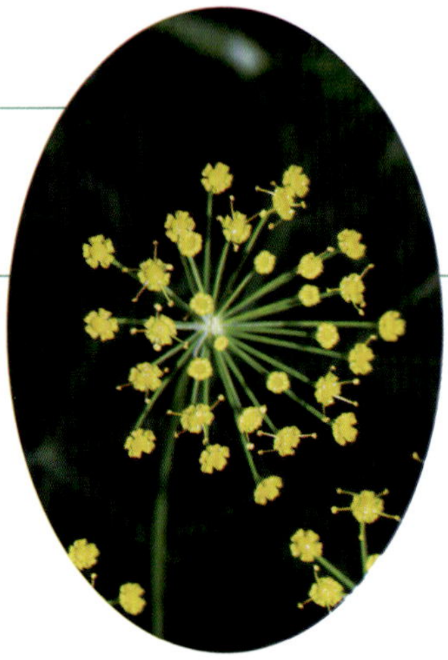

【原植物识别特征】

多年生草本，有特殊香气。茎直立，高0.5～2m，有浅纵沟纹，叶卵圆形至广三角形，长达30cm，宽达40cm，三至四回羽状分裂，末回裂片线形至丝状，叶柄一部或全部成鞘状。复伞形花序顶生或侧生；花5数，黄色，子房下位。双悬果卵状长圆形，分果有5条纵棱，每棱槽中有油管1，合生面有2。花期6—7月，果期10月。

【植物学文献概要】

见《中国植物志》第五十五卷，第二分册，213页。以茴香（《本草纲目》）为正名收载。原产地中海地区。我国各省区都有栽培。嫩叶可作蔬菜食用或作调味品用。果实入药，有祛风祛痰，散寒，健胃和止痛之效。

《广东植物志》第二卷，340页。别名香丝菜、青芫荽。阳山、徐闻、五华及海南岛均有栽培。果俗称茴香子，含芳香油，可供药用；嫩茎叶可供蔬食。

《广西植物名录》288页。产全区各地。

《海南植物志》第三卷，135页。海口、白沙、保亭、陵水等地有栽培，间有逸为野生的。

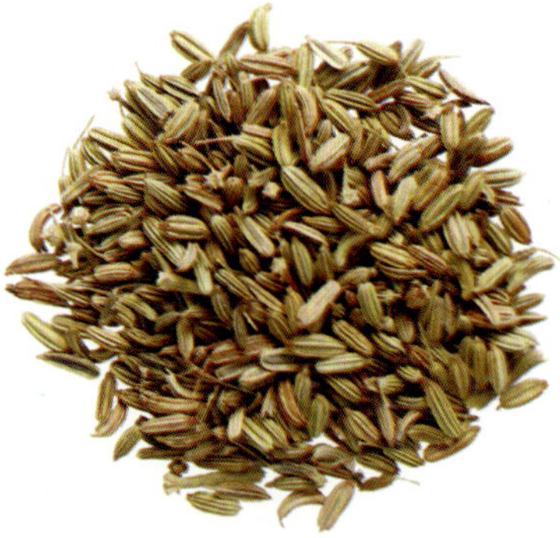

【本草学文献概要】

《中华本草》第5 册，第十五卷，950～954页。以小茴香（《本草蒙筌》）为正名收载，别名茴香子（《开宝本草》）、土茴香（《本草图经》）、野茴香（《履巉岩本草》）、小香（《四川中药志》）。果实入药，味辛，性温；温肾暖肝，行气止痛，和胃。茎叶及根均入药，另列条目。

天胡荽

来源　伞形科天胡荽属 *Hydrocotyle* 植物天胡荽 *Hydrocotyle sibthorpioides* Lam. 的全草。

【植物学文献概要】

见《中国植物志》第五十五卷，第一分册，17～18页。产陕西、江苏、安徽、浙江、江西、湖南、湖北、广东、广西、福建、台湾、四川、云南等省区。全草入药。

《广东植物志》第二卷，328页。以天胡荽为正名收载，别名野圆荽（《本草纲目》）、细叶钱凿口（梅县）、圆地炮（大埔）、龙灯碗（徐闻）。全省各地均产。常生于中海拔的溪边湿地、林下。全草入药。清热利湿，消肿止痛，利水散结，止咳祛痰。

《广西植物名录》289页。以满天星为正名收载。产全区各地。

《广州植物志》460页。别名石胡荽（《四声本草》）、鹅不食草（《食性本草》）、野园荽（《本草纲目》）。为广州极常见的野草，喜生于湿润草地或水渠石缝中。

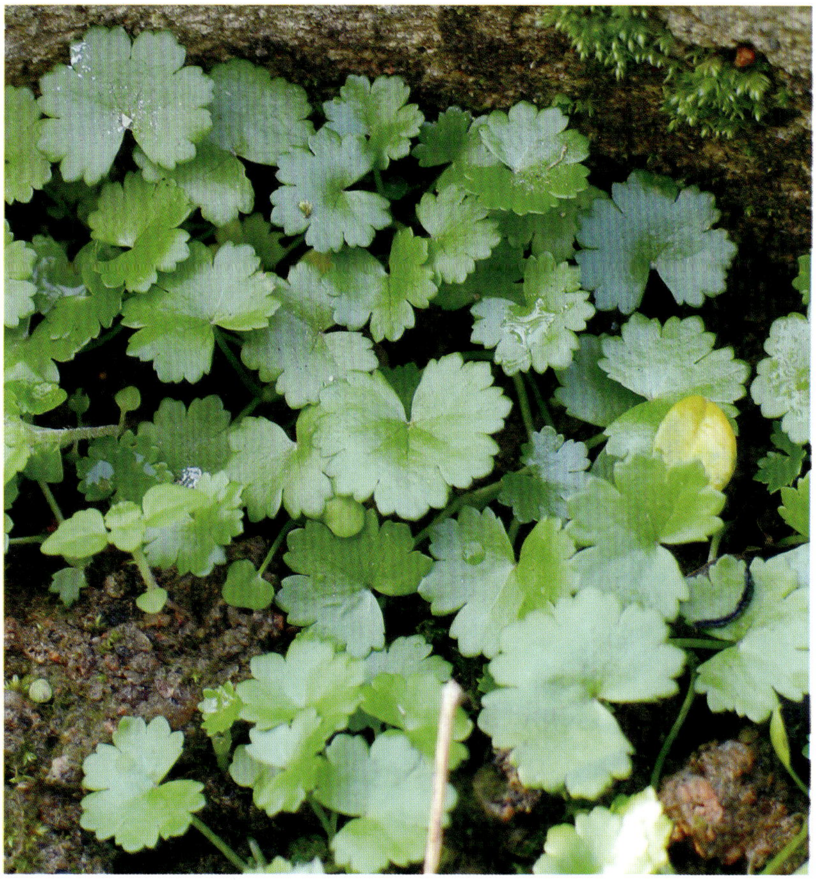

【本草学文献概要】

《岭南采药录》95页。生于盆上者，治小肠气痛，捣烂冲热酒饮之，立正。

《中华本草》第5册，第十五卷，968～970页。以天胡荽为正名收载，别名滴滴金（《生草药性备要》）、破铜钱（《植物名实图考》）、盆上芫荽等。全草入药，味辛、微苦，性凉；清热利湿，消肿解毒。

【原植物识别特征】

多年生草本。茎细长，匍匐成片，平铺于地面，节上生根。叶互生，圆形或肾圆形，直径0.5～2cm，不裂或5～7浅裂，裂片阔倒卵形，边缘有钝齿，基部心形；叶柄纤细，长1～6cm。伞形花序与叶对生，单生于节上；花小，两性，5数；萼齿不显著；花瓣卵形，绿白色；雄蕊5，与花瓣互生；子房下位。双悬果略呈心形。花果期4—9月。

鹿蹄草

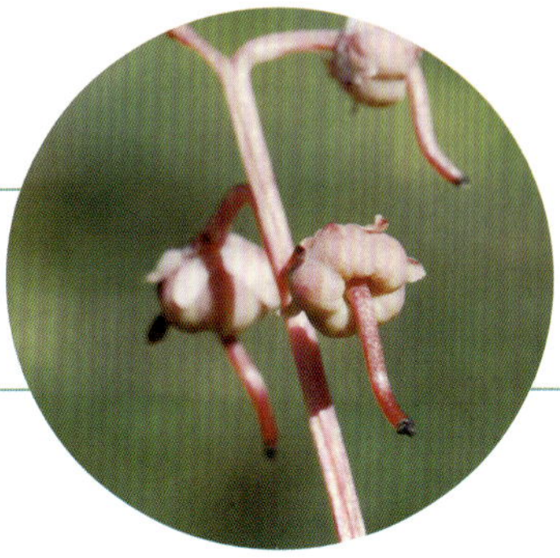

来源　鹿蹄草科鹿蹄草属 *Pyrola* 植物普通鹿蹄草 *Pyrola decorata* H. Andr. 的全草。

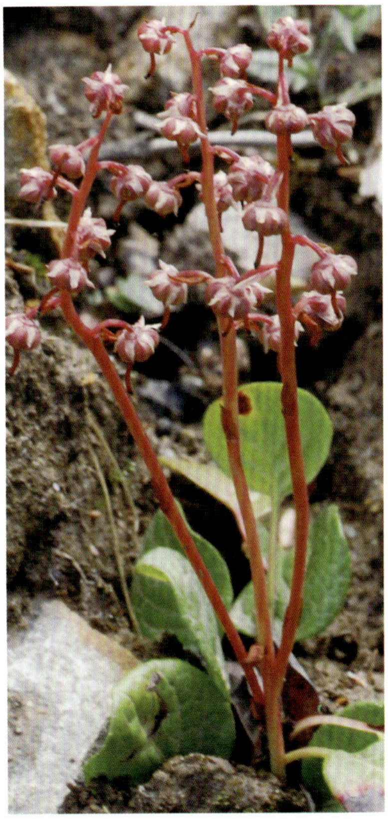

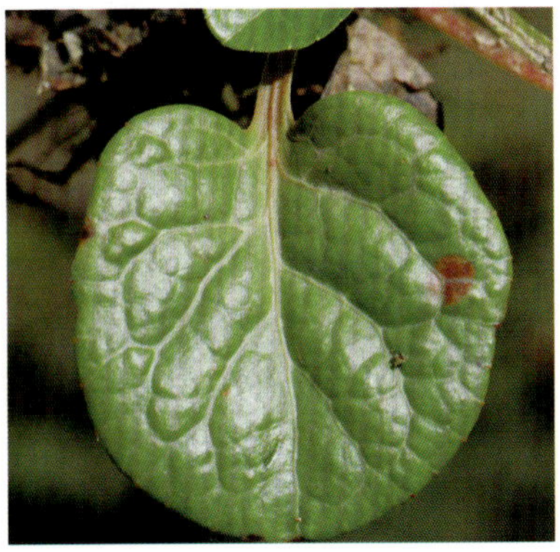

【植物学文献概要】

见《中国植物志》第五十六卷，170～172页。以普通鹿蹄草（《中国高等植物图鉴》）为正名收载，别名鹿唧草、鹿含草（云南）等。产河南、陕西、甘肃、浙江、安徽、江西、广东、广西、湖南、湖北、福建、四川、云南、贵州等省区。该种在我国分布广，形态特征变化较大。为民间草药，止咳，止痛。

《广东植物志》第三卷，291～292页。鹿蹄草科仅记载长叶鹿蹄草*Pyrola elegantula* H.Andres 1种。产广东阳山、乳源和海南定安。生于山地密林中，并记录浙江民间用来治妇女产后病。

《广西植物名录》297页。产龙胜。

【本草学文献概要】

《岭南采药录》161页。别名铁线草。味淡酸，性温，滋阴，壮筋骨，治酒毒，敷跌打损伤，浸酒，散痰，去瘀生新，舒筋活络，其子名延寿果，甘温，理血中邪湿，温补元气，去风痹历节痛，小儿食之，定惊悸。

《中华本草》第6册，第十六卷，6～9页。以鹿衔草（《滇南本草》）为正名收载，别名鹿蹄草、小秦王丹（《本草纲目》）、破血丹（《植物名实图考》）、鹿含草等。全草入药。味甘、苦，性平；补肾强骨，祛风除湿，止咳，止血。

【原植物识别特征】

常绿草本状小半灌木，高15～35cm；根茎细长。叶3～6，近基生，长圆形或倒卵状长圆形或匙形，长5～7cm，宽2.5～3.5cm，边缘有疏齿。花葶细，常带紫色。总状花序有4～10花，花倾斜，半下垂，两性。花萼5，全裂；花瓣5，淡绿色、黄绿色或近白色；雄蕊10；子房上位，柱头5裂。蒴果扁球形，直径7～10mm。花期6—7月，果期7—8月。

岭南杜鹃

来源　杜鹃花科杜鹃属 *Rhododendron* 植物岭南杜鹃 *Rhododendron mariae* Hance 的花、叶、嫩枝或根。

【植物学文献概要】

见《中国植物志》第五十七卷，第二分册，408～409页。以岭南杜鹃为正名收载，别名紫花杜鹃(广东)。产安徽、江西、福建、湖南、广东、广西、贵州。生于海拔500～1 250m的山丘灌丛中。模式标本采自广东清远（飞来寺）。

《广东植物志》第一卷，317～318页。本省大部分山区均有。生于海拔400～600m的石灰岩山谷、溪边丛林中。

《广西植物名录》294页。产武鸣、上林、融水、临桂、兴安、龙胜、恭城、防城、平南、陆川、百色、靖西、乐业、田林、西林、贺州、昭平、东兰、罗城、金秀、大新。

【本草学文献概要】

《中华本草》第6册，第十六卷，28～29页。以紫杜鹃（《广东省攻克老年慢性气管炎资料选编》）为正名收载，别名土牡丹花（《广西药用植物名录》）、紫花杜鹃（《广东植物志》）、假吊钟（《华南杜鹃花志》）。花、叶、嫩枝或根入药，味微苦、辛，性微温；祛痰止咳，消肿止痛。

【原植物识别特征】

落叶灌木，高1～3m，幼枝、叶背及叶柄均被红棕色糙伏毛。叶革质，集生枝端，椭圆状披针形至椭圆状倒卵形，长3～7.8cm，宽1.3～4cm，上面深绿色，下面淡白色；叶柄长4～10mm。伞形花序顶生，具花7～16朵；花梗长5～12mm，花萼极小，花冠狭漏斗状，长1.5～2.2cm，紫堇色，裂片5；雄蕊5，不等长，伸出于花冠外；子房上位。蒴果长卵球形，长9～14mm，直径3mm，密被红棕色糙伏毛。花期3—6月，果期7—11月。

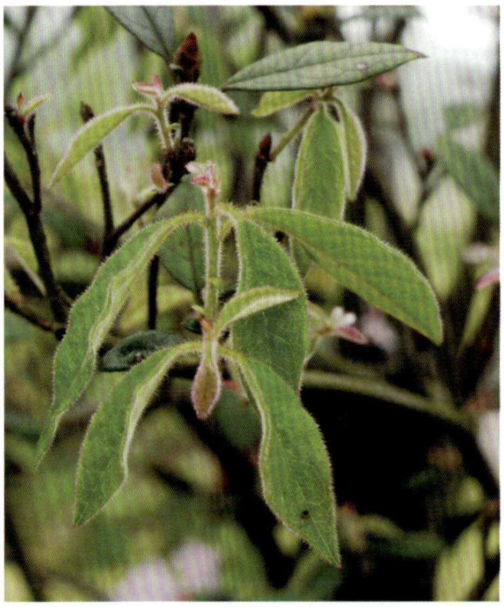

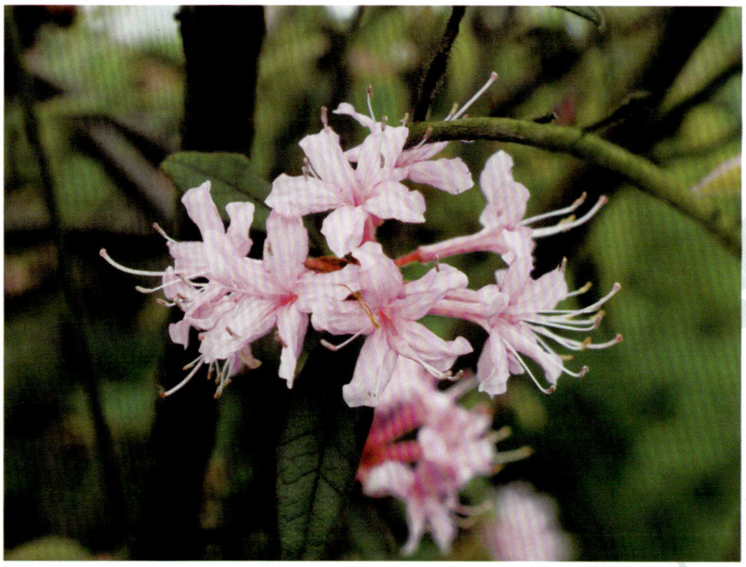

杜鹃花

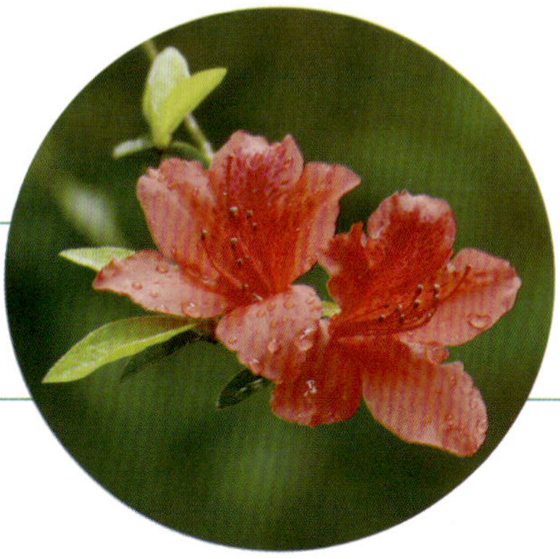

来源 杜鹃花科杜鹃属 *Rhododendron* 植物杜鹃花 *Rhododendron simsii* Planch. 的花。

【植物学文献概要】

见《中国植物志》第五十七卷，第二分册，386～388页。以杜鹃（《广群芳谱》）为正名收载，别名唐杜鹃（《台湾植物志》）。产江苏、安徽、浙江、江西、福建、台湾、湖北、湖南、广东、广西、四川、贵州和云南。生于海拔500～1 200m的山地疏灌丛或松林下。为我国中南及西南典型的酸性土指示植物。全株供药用。又因花冠鲜红色，为著名的花卉植物，具有较高的观赏价值，目前在国内外各公园中均有栽培。

《广东植物志》第一卷，324～325页。以映山红为正名收载。本省大部分山区常见。生于海拔400m以上向阳的疏林中或溪边，亦常见栽培。盛产于长江流域以南各省区，西至云南。

《广西植物名录》296页。产全区各地。

《广州植物志》465页。为一美丽、常见的栽培观赏植物。广州近郊白云山有野生的。

【本草学文献概要】

《中华本草》第6册，第十六卷，42～43页。花入药，味甘、酸，性平；和血，调经，止咳，祛风湿，解疮毒。根、叶和果实亦入药，另列条目。

【原植物识别特征】

落叶灌木，高2～5m。叶革质，常集生枝端，卵形、椭圆状卵形或倒卵形或倒卵形至倒披针形，长1.5～5cm，宽0.5～3cm，边缘具细齿，上面深绿色，下面淡白色，密被褐色糙伏毛，叶柄长2～6mm。花2～6朵簇生枝顶；花萼5深裂，裂片长5mm，边缘具睫毛；花冠阔漏斗形，玫瑰色、鲜红色或暗红色，长3.5～4cm，宽1.5～2cm，裂片5，上部裂片具深红色斑点；雄蕊10，长约与花冠相等；子房上位。蒴果卵球形，长达1cm，密被糙伏毛。花期4—5月，果期6—8月。

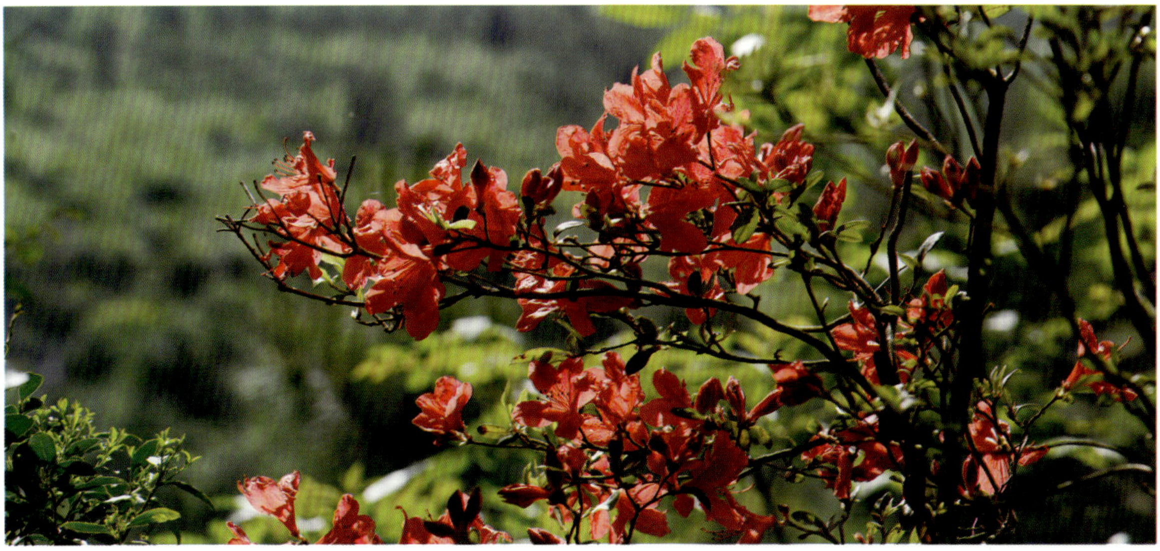

朱砂根

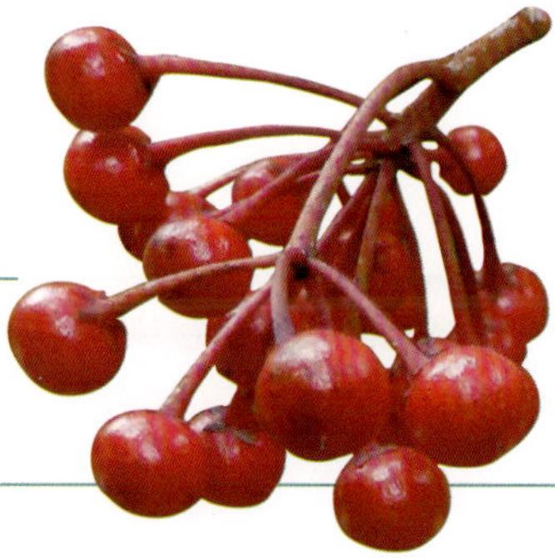

来源 紫金牛科紫金牛属 *Ardisia* 植物朱砂根 *Ardisia crenata* Sims. 的根或叶。

【植物学文献概要】

见《中国植物志》第五十八卷，68～71页。产我国西藏东南部至台湾，湖北至海南。为民间常用草药之一。根、叶入药，祛风除湿，活血止痛。

《广东植物志》第一卷，356～357页。别名凉伞遮金珠、石青子、大罗伞（广州、封开、宝安）、郎伞树（乐昌）、百两金（广州）、小郎伞（台山、龙门、从化）、高脚郎伞（惠东）。广东大部分地区均产。习见于疏、密林下。根、叶可祛风除湿，散瘀止痛，通经活络；果可食，亦可榨油，油可供制肥皂。根横切面有血红色小点，故名“朱砂根”。

《广西植物名录》301页。产全区各地。

《海南植物志》第三卷，171～172页。万宁。仅见记录。民间著名的跌打药之一，亦治咽喉肿痛。

《广州植物志》471～472页。为我国南部山林中常见的野生植物，喜生于阴地。唯广州近郊不常见，园圃中有栽培，以供观赏。入药，根可治跌打。

【本草学文献概要】

《岭南采药录》128页。别名散血丹、浪伞根、老鼠尾、金鸡爪。味甘，性平，疗痰火，治跌打，去瘀生新，宽筋续骨，治牛马病最良，小儿干痞，煎服。

《中华本草》第6册，第十六卷，57～59页。以朱砂根（《本草纲目》）为正名收录，别名紫金牛（《本草图经》）、凤凰肠、老鼠尾（《生草药性备要》）、高脚罗伞（《陆川本草》）、散血丹（《岭南采药录》）等。《常用中草药手册》（广州部队后勤部卫生部）、《广西中药志》等有药用记载。

【原植物识别特征】

灌木，高1～2m。叶互生，椭圆形、椭圆状披针形至倒披针形，长7～15cm，宽2～4cm，边缘具皱波状或波状齿，具明显的边缘腺点；侧脉12～18对，构成不规则的边缘脉。伞形或聚伞花序，着生于侧枝顶端；花两性，5数，各部均具腺点；萼片长约2mm，花瓣粉红色，长约5mm；子房上位。果球形，直径6～8mm，鲜红色，具腺点。花果期5—12月。

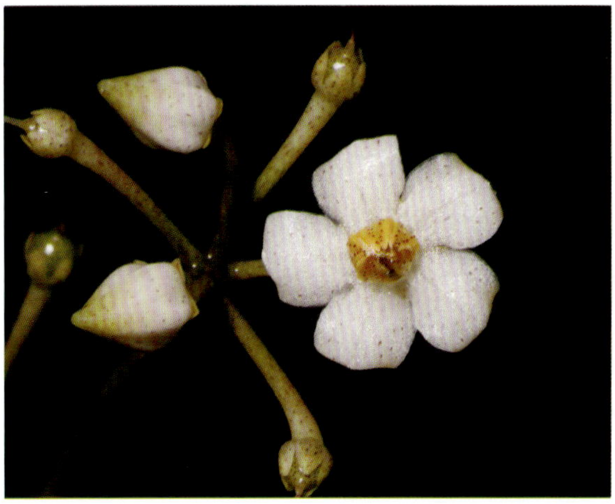

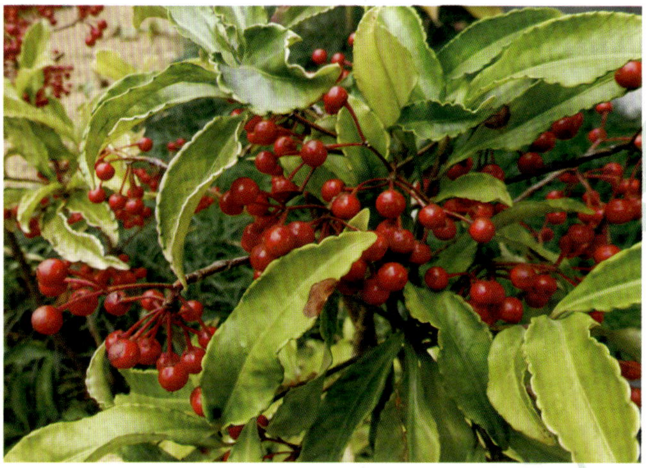

走马胎

来源 紫金牛科紫金牛属 *Ardisia* 植物走马胎 *Ardisia gigantifolia* Stapf. 的根茎及叶。

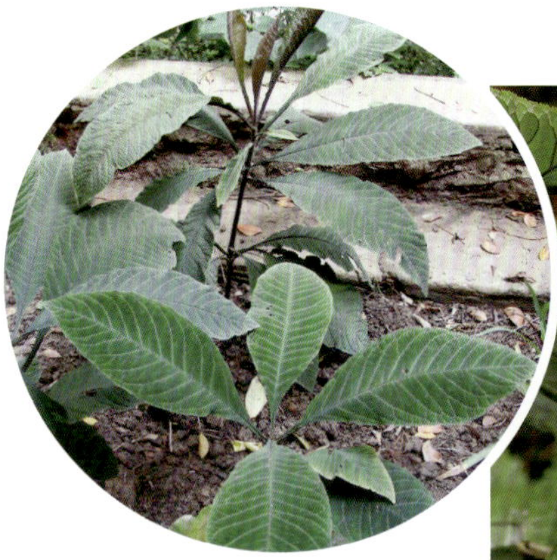

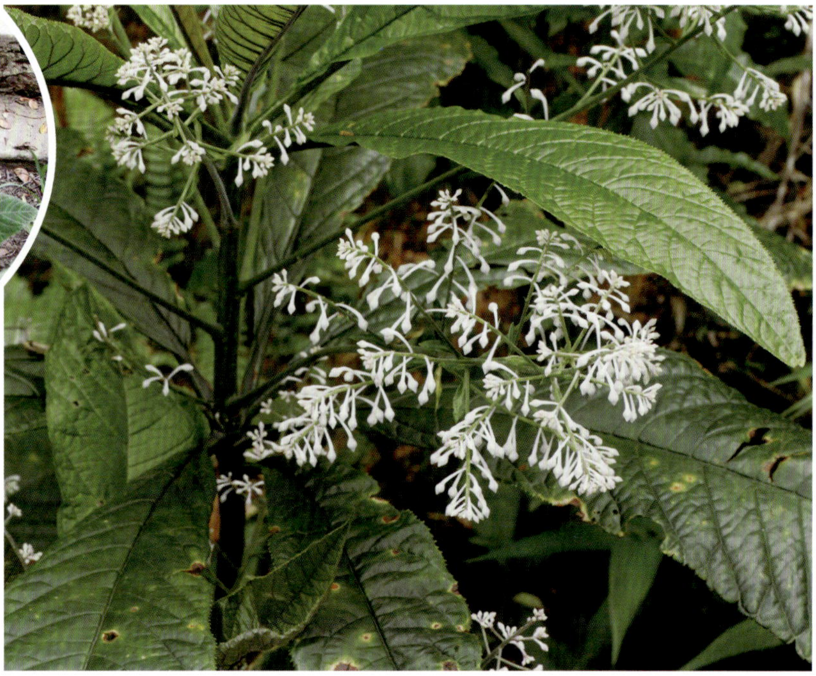

【植物学文献概要】

见《中国植物志》第五十八卷，93页。产云南、广东、广西、江西、福建等省区。根茎或全株为民间常用跌打药。

《广东植物志》第一卷，367～368页。走马胎之名出自《生草药性备要》，别名马胎（阳江）、山猪药（保亭）。广东大部分地区均产。习见于山间疏、密林下阴湿地。根茎及全株供药用，祛风补血，活血散瘀，消肿止痛。亦作兽药。为民间常用跌打药之一，有“两脚行不开，不离走马胎”之说。

《广西植物名录》301页。产马山、融水、阳朔、永福、蒙山、防城、上思、平南、凌云、乐业、隆林、象州、金秀、扶绥。

《海南植物志》第三卷，174页。保亭、乐东。根和地下茎作药用。

【本草学文献概要】

《岭南采药录》111页。产龙门县，形如柴根，干者内白，嗅之清香，研之腻细如粉，研粉傅痈疽，长肌化毒收口如神，一说，味辛，性温，壮筋骨，祛风祛湿，除酒病，治走马风。

《中华本草》第6册，第十六卷，62～63页。以走马胎（《生草药性备要》）为正名收载，别名大发药（《陆川本草》）、走马风（《广西中药志》）、山猪药等。根茎及叶入药，味苦、微辛，性温；祛风湿，活血止痛，化毒生肌。

【原植物识别特征】

灌木或亚灌木，高约1m。具根茎。叶通常簇生于茎顶，叶片椭圆形至倒卵状披针形，基部楔形，下延至叶柄成狭翅，长25～48cm，宽9～17cm，边缘有细齿，齿具小尖头，两面具腺点，叶柄长2～4cm。花小，两性，5数，长4～5mm，各部具腺点；花萼仅基部连合；花瓣白色或粉红色，卵形；雄蕊5，为花瓣长的2/3；子房上位。浆果核果状，近球形，直径约6mm，红色，多少具腺点。花期4—6月，果期11—12月。

紫金牛

来源　紫金牛科紫金牛属 *Ardisia* 植物紫金牛 *Ardisia japonica* (Thunb) Blume 的全株。

【植物学文献概要】

见《中国植物志》第五十八卷，90页。以紫金牛为正名收载，别名小青、矮茶、短脚三郎（《植物名实图考》）、不出林（广西）、凉伞盖珍珠（广东）、矮脚樟茶等。产陕西及长江以南各省区，海南未见。为民间常用草药，也是常见花卉。

《广东植物志》第一卷，366页。产广东乳源、乐昌、阳山、南雄。习见于山间林下阴湿地。全株及根供药用。

《广西植物名录》301页。产邕宁、融水、桂林、阳朔、临桂、兴安、永福、恭城、苍梧、藤县、岑溪、上思、灵山、浦北、平南、博白、昭平、凤山、金秀。

【本草学文献概要】

《岭南采药录》176页。别名平地木、矮脚樟。木类，治吐血，疗疝气。

《中华本草》第6册，第十六卷，64～67页。以平地木（《本草纲目》）为正名收载，别名叶下红（《李氏草秘》）、叶底红、矮脚草、地茶（《植物名实图考长编》）、铺地凉伞等。全株入药，味辛、微苦，性平；化痰止咳，利湿，活血。

【原植物识别特征】

小灌木或亚灌木，近蔓生，具匍匐生根的根茎；直立茎长30～40cm，不分枝。单叶对生或近轮生，椭圆形至椭圆状倒卵形，长4～7cm，宽1.5～4cm，边缘有细锯齿，多少具腺点。亚伞形花序腋生；花两性，粉红色或白色，5数，有时6数；花各部具腺点；子房上位。浆果核果状，球形，直径5～6mm，鲜红色转黑色，多少具腺点。花期5—6月，果期11—12月。

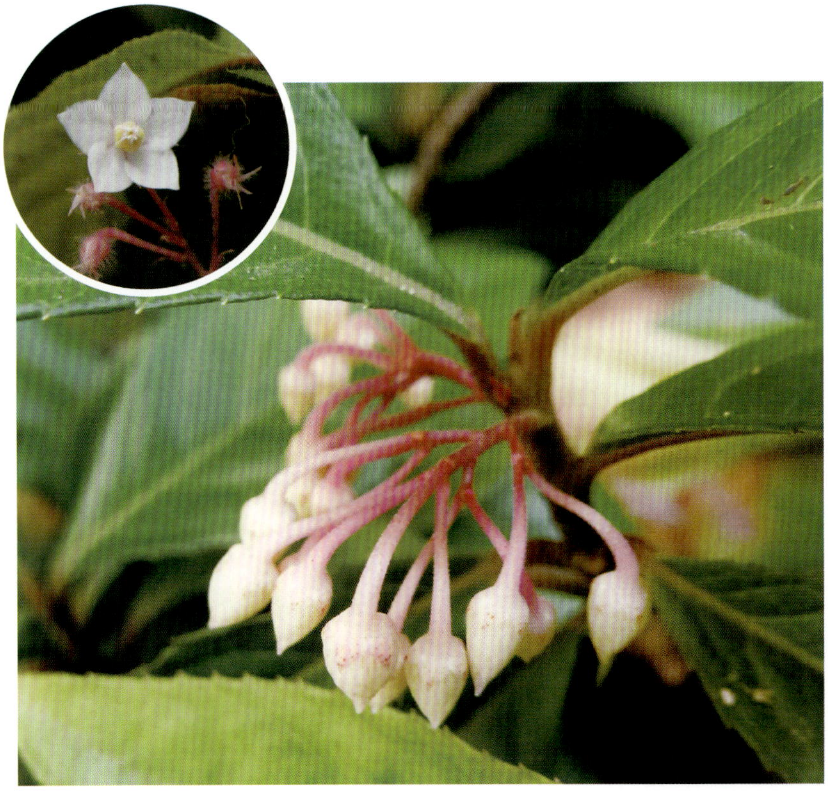

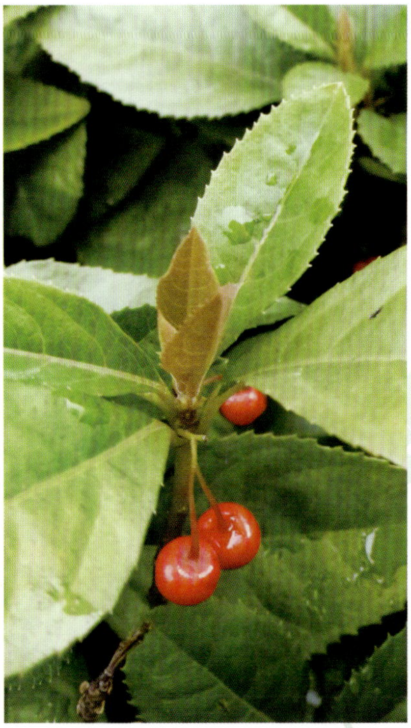

虎舌红

来源 紫金牛科紫金牛属 *Ardisia* 植物虎舌红 *Ardisia mamillata* Hance 的全株。

【植物学文献概要】

见《中国植物志》第五十八卷，84～86页。以虎舌红（广东）为正名收载，别名红毛毡（广西）、老虎脷（广东、广西）、红毡（广东）、毛地红（广西）。产四川、贵州、云南、湖南、广西、广东、福建。生于海拔500～1 200m的山谷密林下，荫湿的地方。模式标本采于广东罗浮山。为民间常用的中草药，全草有清热利湿、活血止血、去腐生肌等功效；叶外敷可拔刺拔针、去疮毒等。本种有的个体全株为紫红色，有的则为绿色，故有红毛毡与白毛毡之称，但药效一样，制成的干标本亦无明显的区别。

《广东植物志》第一卷，363～364页。除广东东部少数地区外，其余地方几乎都有。习见于山谷密林下阴湿的地方。

《广西植物名录》302页。产武鸣、马山、上林、融水、三江、阳朔、临桂、兴安、龙胜、平乐、荔浦、苍梧、藤县、平南、容县、百色、田阳、德保、那坡、田林、昭平、天峨、凤山、都安、金秀、龙州。

《海南植物志》第三卷，173页。琼中（五指山）、东方。全草入药。

【本草学文献概要】

《中华本草》第6册，第十六卷，68～69页。以红毛走马胎（《民间常用草药汇编》）为正名收载，别名毛虎舌（《广西药用植物名录》）、红毡毯（广州部队后勤部卫生部《常用中草药手册》）、毛凉伞（《广西中草药》）。全株入药，味苦、辛，性凉；祛风利湿，清热解毒，活血止血。

【原植物识别特征】

矮小灌木，具匍匐的木质根茎，直立茎高不超过15cm，幼时密被锈色卷曲长柔毛。叶互生或簇生于茎顶端，倒卵形至长圆状倒披针形，长7～14cm，宽3～4cm，边缘具不明显的疏圆齿，边缘腺点藏于毛被中，被锈色或紫红色糙伏毛。伞形花序，花枝有花约10朵；两性，5数，各部均具腺点，长5～7mm；萼片与花瓣等长或略短；花瓣粉红色；雄蕊5，与花瓣近等长；子房上位。果球形，直径约6mm，鲜红色，多少具腺点。花期6—7月，果期11月至翌年1月。

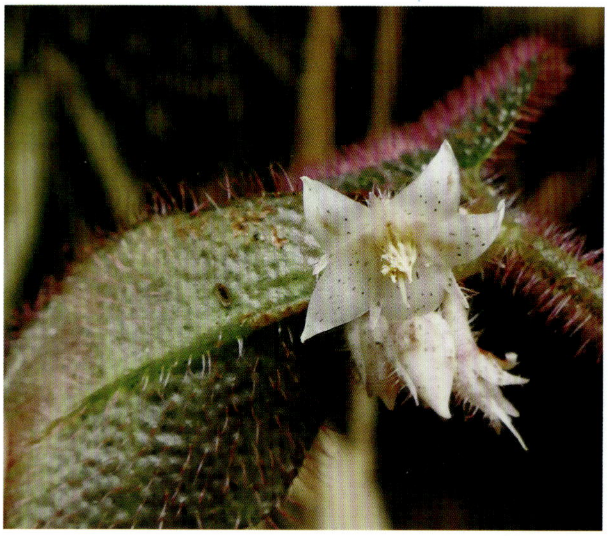

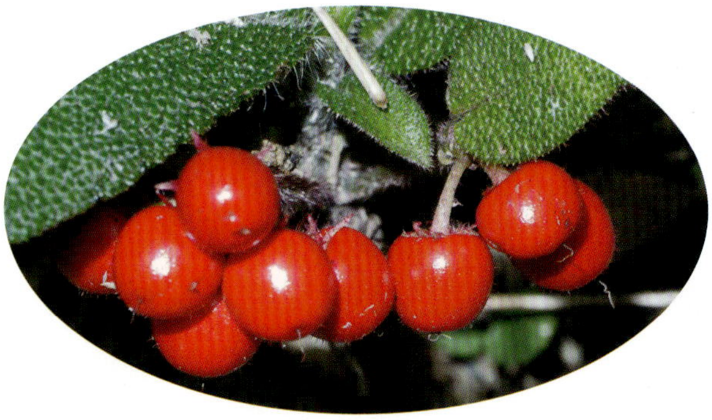

罗伞树

来源　紫金牛科紫金牛属 *Ardisia* 植物罗伞树 *Ardisia quinquegona* Bl. 的茎叶或根。

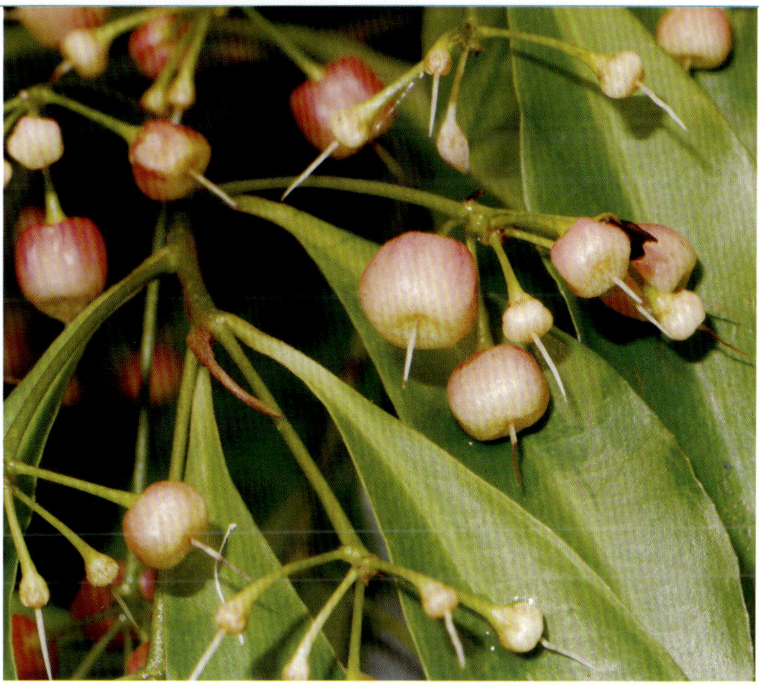

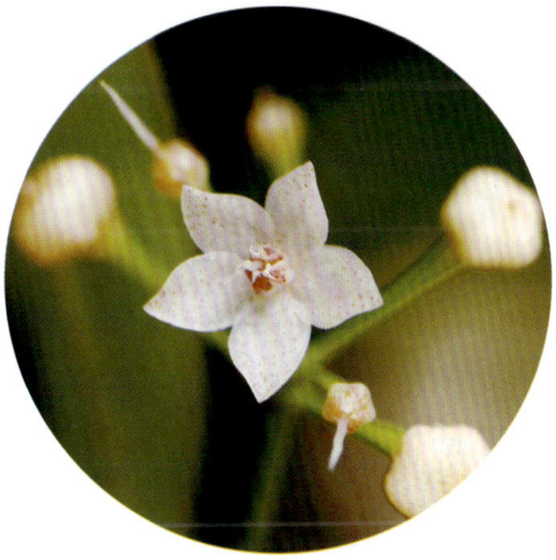

【原植物识别特征】

灌木或灌木状小乔木，高约2m。叶互生，长圆状披针形、椭圆状披针形至倒披针形，顶端渐尖，基部楔形，长8～16cm，宽2～4cm，全缘，背面多少被鳞片，中脉明显，侧脉极多，不明显，连成近边缘的边缘脉，无腺点。聚伞花序，花枝长达8cm，多少被鳞片；花两性，5数，花长约3mm，各部均具腺点；花萼仅基部连合；花瓣白色，广椭圆状卵形；雄蕊5，与花瓣近等长；子房上位。果扁球形，具钝5棱，直径5～7mm，无腺点。花期5—6月，果期12月或翌年2—4月。

【植物学文献概要】

见《中国植物志》第五十八卷，54～56页。以罗伞树（海南岛）为正名收载，别名火泡树、鸡眼树，火炭树（广东）等。产云南、广西、广东、福建、台湾。生于海拔200～1 000m的山坡疏、密林中，或林中溪边阴湿处。全株入药，有消肿、清热解毒的作用，用于治跌打损伤；亦作兽用药。也是常用的好薪炭柴。

《广东植物志》第一卷，352页。全省各地均产。习见于海拔200～1 000m的山坡疏、密林中，或林中溪边阴湿处。

《广西植物名录》301页。产融水、桂林、临桂、龙胜、贺州、南丹。

《海南植物志》第三卷，170页。海南各地均产。为林下优势植物。根入药，有活血通络、祛风消肿之效。

《广州植物志》471页。

【本草学文献概要】

《中华本草》第6册，第十六卷，72页。以罗伞树（《广西药用植物名录》）为正名收载，别名铁罗伞（《福建药物志》）、高脚凉伞（《广西药用植物名录》）。茎叶或根入药，味苦、辛，性凉；清热解毒，散瘀止痛。

雪下红

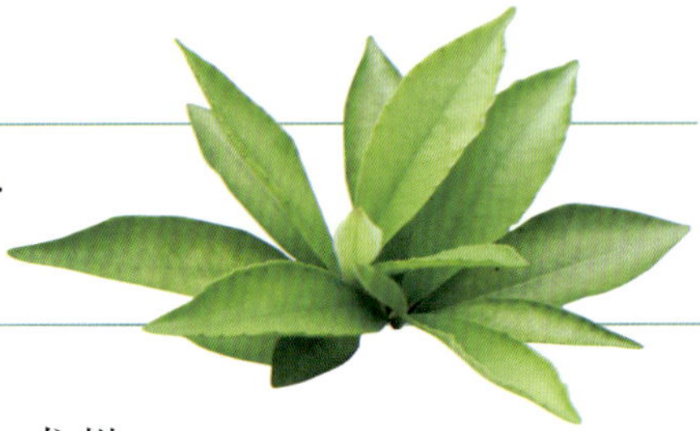

来源　紫金牛科紫金牛属 *Ardisia* 植物雪下红 *Ardisia villosa* Roxb. 的茎叶或全草。

【植物学文献概要】

见《中国植物志》第五十八卷，82～84页。以雪下红（《花镜》）为正名收载，别名珊瑚树（《花镜》）、卷毛紫金牛（《中国高等植物图鉴》）等。产云南、广西、广东。生于海拔500～1 540m的疏、密林下石缝间，坡边或路旁阳处，亦见于荫蔽的潮湿地方。全株供药用，有消肿、活血散瘀作用，用于风湿骨痛、跌打损伤、吐血、红白痢、疮疥等。

《广东植物志》第一卷，361～362页。产高要、茂名、信宜、阳春、阳江、化州等地。习见于疏、密林下，石缝间、坡边或路旁阳处。

《广西植物名录》303页。产武鸣、马山、上林、合浦、防城、上思、钦州、灵山、容县、陆川、博白、那坡、宁明、龙州。

《海南植物志》第三卷，172页。琼中、白沙、乐东、保亭。可供药用。

《广州植物志》472页。别名矮脚三郎（《植物名实图考》）。为广州近郊不常见的野生植物。入药治跌打损伤、风痛，孕妇忌服。

【本草学文献概要】

《中华本草》第6册，第十六卷，72～73页。以矮脚罗伞（《陆川本草》）为正名收载，别名猴接骨（《福建中草药》）、铁羊伞（《广西药用植物名录》）。茎叶或全草入药，味苦、辛，性平；祛风湿，活血止痛。

【原植物识别特征】

直立灌木，高50～100cm，具匍匐根茎。叶互生，椭圆状披针形至卵形，长7～15cm，宽2.5～5cm，近全缘或由边缘腺点缢缩成波状细锯齿或圆齿，具腺点，以背面尤显，侧脉约15对，多少连成边缘脉。聚伞或伞形花序，被锈色长柔毛；花两性，5数，长5～8mm，各部均具腺点；萼片与花瓣等长；花瓣淡紫色或粉红色，稀白色，卵形至广披针形；雄蕊5，较花瓣略长或等长，子房上位。果球形，直径5～7mm，深红色或带黑色，被毛。花期5—7月，果期2—5月。

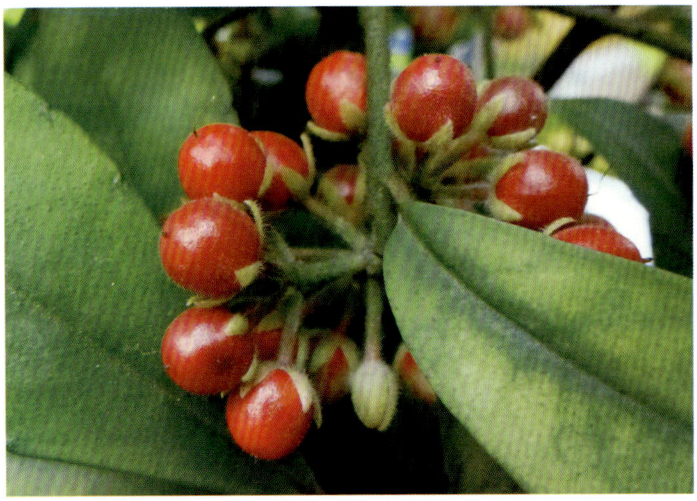

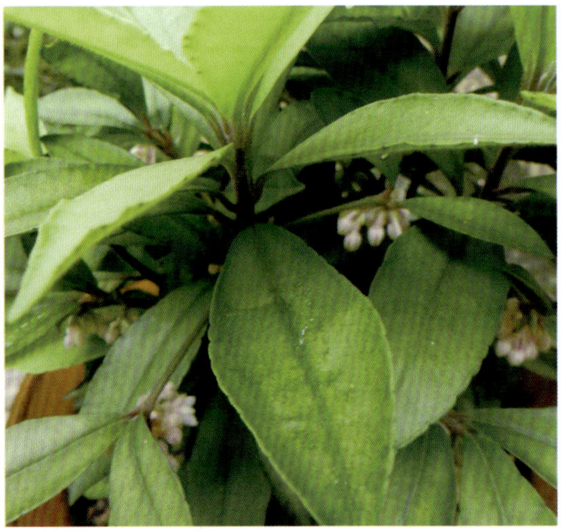

酸藤子

来源　紫金牛科酸藤子属 *Embelia* 植物酸藤子 *Embelia laeta* (L.) Mez 的果实。

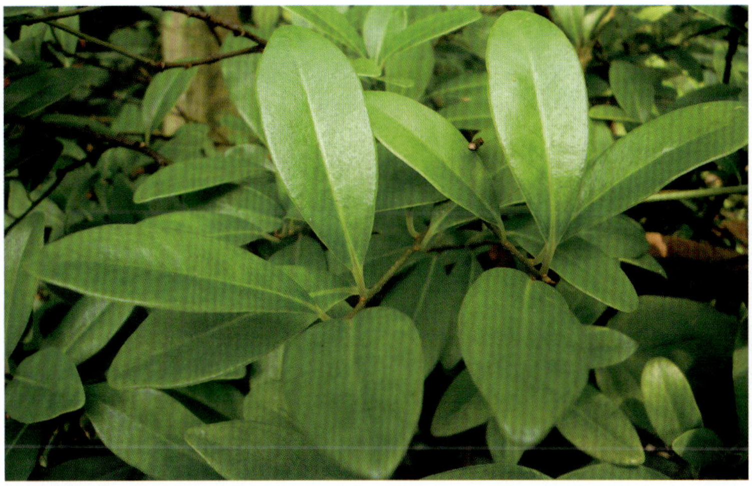

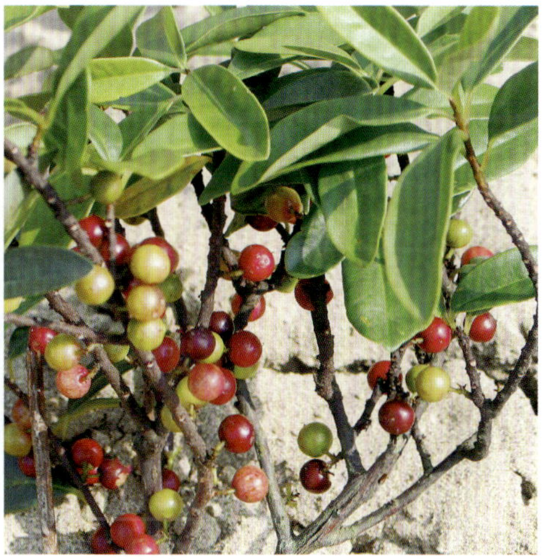

【植物学文献概要】

见《中国植物志》第五十八卷，120～122页。以酸藤子（《广州植物志》）为正名收载，别名信筒子（福建）、甜酸叶（海南岛）、咸酸果（广西）。产云南、广西、广东、江西、福建、台湾。生于海拔100～1 500m的山坡疏、密林下，或疏林缘或开阔的草坡、灌木丛中。根、叶可散瘀止痛，收敛止泻；叶煎水亦作外科洗药；嫩尖和叶可生食，味酸；果亦可食，有强壮补血的功效。兽用根、叶治牛伤食腹胀，热病口渴。

《广东植物志》第一卷，374～375页。产本省中部以南大部分地区。生于海拔100～1 500m的山坡疏、密林下，或林缘、草坡灌木丛中。

《广西植物名录》303页。产桂南。

《海南植物志》第三卷，177～178页。海南各地极常见。根、叶、果入药。

《广州植物志》473页。广州近郊山野间常见的野生植物。

【本草学文献概要】

《中华本草》第6册，第十六卷，75页。以酸藤果（《南宁市药物志》）为正名收载，别名酸藤子（《南宁市药物志》）、酸藤头（广州部队后勤部卫生部《常用中草药手册》）。果实入药，味甘、酸，性平；补血，收敛止血。枝叶或根亦入药，另列条目。

【原植物识别特征】

攀援灌木或藤本，长1～3m。叶互生，倒卵形或长圆状倒卵形，长3～4cm，宽1～1.5cm，全缘，两面无毛，无腺点，背面常被薄白粉，叶柄长5～8mm。总状花序，有花3～8朵；花单性，4数，长约2mm，各部均具腺点；花萼基部连合达1/2或1/3；花瓣白色或带黄色，分离，具缘毛；雄蕊在雌花中退化，在雄花中略超出花瓣；子房上位。果球形，直径约5mm。花期12月至翌年3月，果期4—6月。

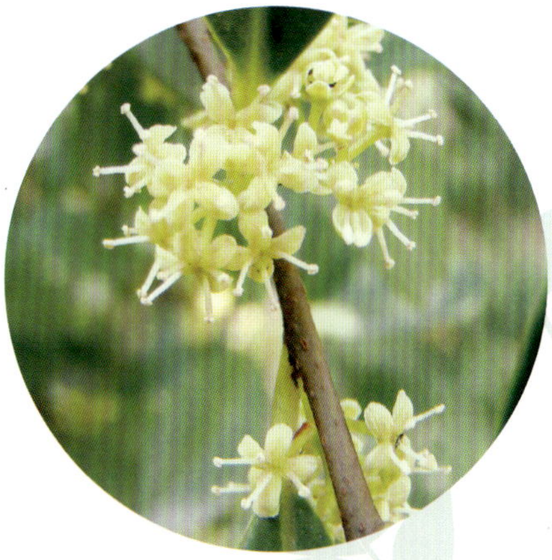

杜茎山

来源 紫金牛科杜茎山属 *Maesa* 植物杜茎山 *Maesa japonica* (Thunb.) Moritzi. 的根或茎叶。

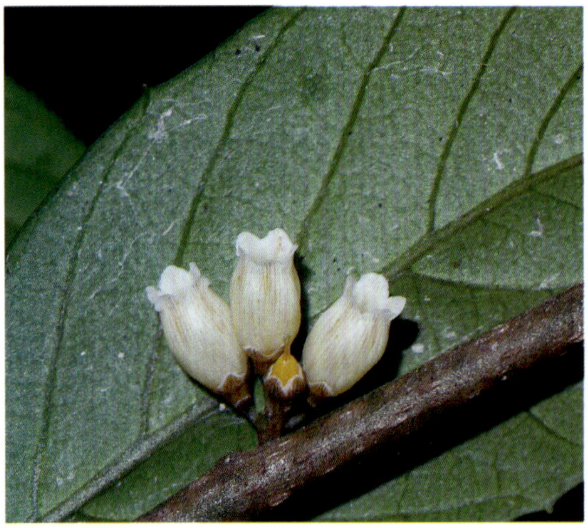

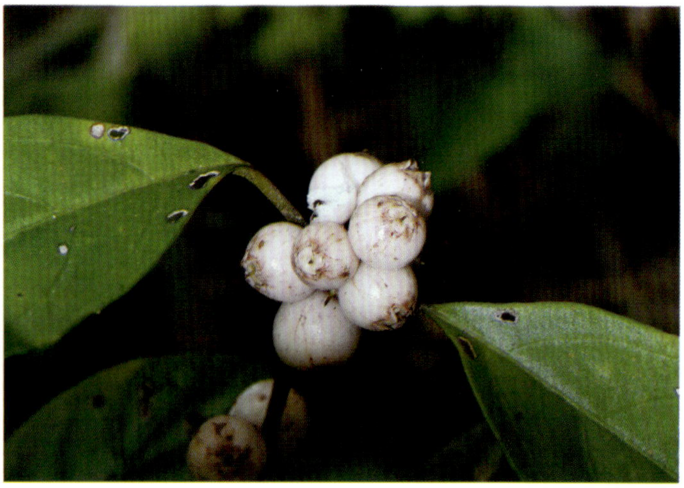

【植物学文献概要】

见《中国植物志》第五十八卷，27～28页。以杜茎山（《图经本草》）为正名收载，别名白茅茶（广东）、白花茶（海南岛）、野胡椒（广西）、山桂花（台湾）。产我国西南至台湾以南各省区。生于海拔300～2 000m的山坡或石灰山杂木林下阳处，或路旁灌木丛中。果可食，微甜；全株供药用，有祛风寒、消肿之功，用于治腰痛、头痛、心燥烦渴、眼目晕眩等症；根与白糖煎服治皮肤风毒，亦治妇女崩带；茎、叶外敷治跌打损伤，止血。本种的叶形变化幅度较大，长短宽窄相差很远。

《广东植物志》第一卷，345页。几乎全省各地均产。见于海拔300～1 000m的杂木林下。

《广西植物名录》304页。产全区大部分地区。

《海南植物志》第三卷，165页。白沙、定安等地。嫩叶在广东作茶叶的代用品。叶入药，生肌，解毒，祛风。

《广州植物志》470页。为一野生植物，喜生于旷野间，广州近郊不常见。

【本草学文献概要】

《中华本草》第6册，第十六卷，80～81页。以杜茎山（《本草图经》）为正名收载，别名上恒山（《本草纲目》）、踏天桥、水麻叶(《湖南药物志》)、胡椒树（《广西药用植物名录》）、金砂根、白花茶等。根或茎叶入药，味苦，性寒；祛风邪，解疫毒，消肿胀。

【原植物识别特征】

直立灌木，高1～3m。叶互生，椭圆形、披针状椭圆形至长圆状倒卵形，一般长约10cm，宽约3cm，几全缘或中部以上具疏锯齿，叶柄长5～13mm。总状或圆锥花序，花5数，各部具明显的脉状腺条纹；萼长约2mm，有细缘毛；花冠白色，长钟形，管长3.5～4mm，裂片长为管的1/3或更短，边缘略具细齿；雄蕊5，着生于花冠管中部略上，内藏；花丝与花药等长；子房半下位。果球形，直径4～5mm，肉质，具脉状腺条纹，萼宿存。花期1—3月，果期10月或翌年5月。

鲫鱼胆

来源 紫金牛科杜茎山属 *Maesa* 植物鲫鱼胆 *Maesa perlarius* (Lour.) Merr. 的全株。

【植物学文献概要】

见《中国植物志》第五十八卷，25～26页。以鲫鱼胆（广东、广西）为正名收载，别名空心花（广西）、冷饭果（云南）。产四川（南部）、贵州至台湾以南沿海各省区。生于海拔150～1 350m的山坡、路边的疏林或灌丛中湿润的地方。全株供药用，有消肿去腐、生肌接骨的功效，用于跌打刀伤，亦用于疔疮、肺病。

《广东植物志》第一卷，343～344页。广东大部分地区均产。

《广西植物名录》304页。产柳江、玉林、博白、宁明。

《海南植物志》第三卷，165页。琼中、万宁、陵水、保亭、崖县、乐东。生于村边开阔的灌木丛中及疏林中，常见。全株入药。

《广州植物志》470～471页。广州近郊不很常见的野生植物，生于旷野间。

【本草学文献概要】

《中华本草》第6册，第十六卷，82页。以空心花（《常用中草药彩色图谱》）为正名收载，别名黄茶、观音茶（《广西药用植物名录》）、冷饭果（《新华本草纲要》）等。全株入药，味苦，性平；接骨消肿，去腐生肌。

【原植物识别特征】

小灌木，高1～3m。叶互生，广椭圆状卵形至椭圆形，长7～11cm，宽3～5cm，边缘从中下部以上具粗锯齿，下部常全缘，幼时两面被密长硬毛，叶柄长7～10mm。总状或圆锥花序，腋生；花单性，5数，各部具脉状腺条纹，长约2mm；萼片广卵形，花冠白色，钟形，长约为花萼的1倍；雄蕊5，着生于花冠管上部，内藏；子房半下位，柱头4裂。果球形，直径约3mm，具脉状腺条纹；萼片宿存。花期3—4月，果期12月至翌年5月。

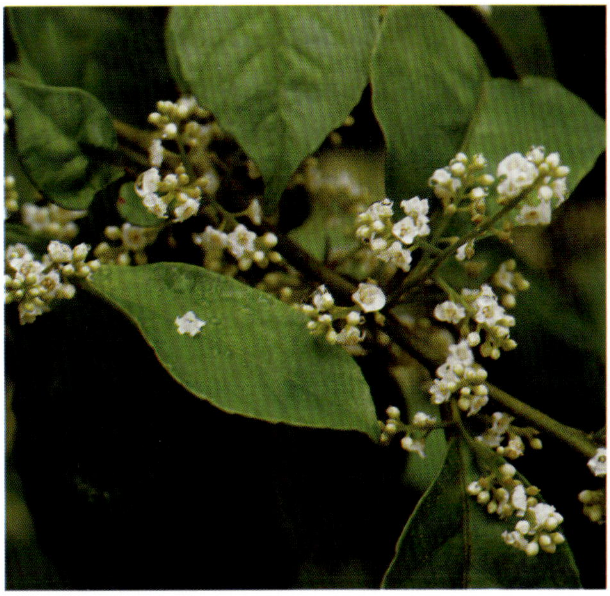

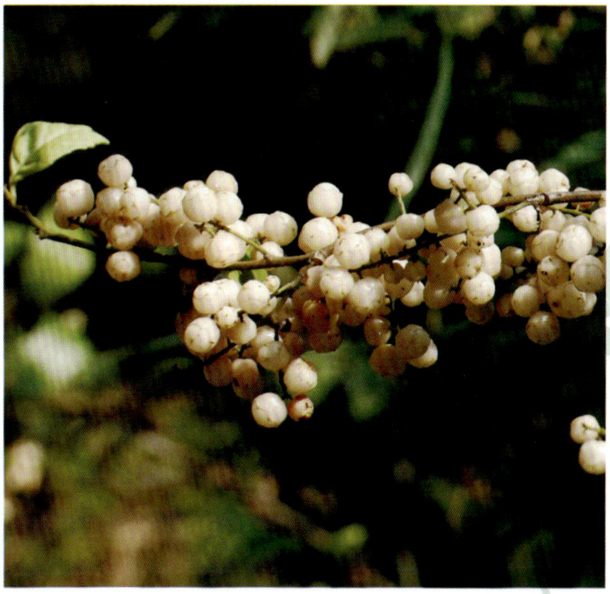

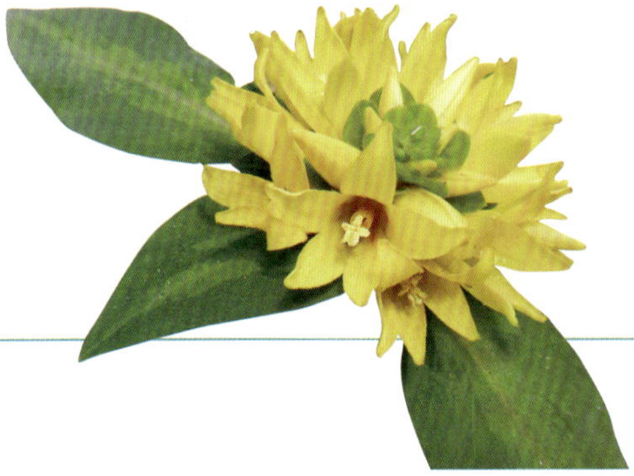

广西过路黄

来源 报春花科珍珠菜属 *Lysimachia* 植物广西过路黄 *Lysimachia alfredii* Hance. 的全草。

【植物学文献概要】

见《中国植物志》第五十九卷，第一分册，96～97页。以广西过路黄（《拉汉种子植物名称》）为正名收载，别名四叶一枝花（广西）。产贵州、广西、广东、湖南和江西南部、福建西南部。生于山谷溪边、沟旁湿地、林下和灌丛中，海拔220～900m。模式标本采自福建。

《广东植物志》第一卷，548～549页。产广东北部和东北部，生于山谷、溪边及林下。

《广西植物名录》363页。产临桂、兴安、龙胜、贺州、金秀。

【本草学文献概要】

《中华本草》第6册，第十六卷，89页。以广西过路黄(《湖南药物志》)为正名收载，别名斗笠花、立麻花、斑筒花、虎头黄、五莲花、时花草（《福建药物志》）、四叶一枝花（广西）。全草入药，味苦、辛，性凉；清热利湿，排湿通淋。

【原植物识别特征】

多年生草本。茎簇生，直立或基部倾卧，高10～30cm，植物体被柔毛。叶对生，下部的较小，常成圆形，上部的较大，聚成轮生状，叶片卵形至卵状披针形，长3.5～11cm，宽1～5.5cm，边缘具缘毛，密布黑色腺条和腺点；叶柄长1～2.5cm。总状花序顶生，缩短成近头状；花两性，5数，各部均有黑色腺条；萼长6～8mm，分裂近达基部；花冠黄色，长10～15mm，基部合生；雄蕊5，花丝下部合生成筒，子房上位。蒴果近球形，褐色，直径4～5mm。花期4—5月，果期6—8月。

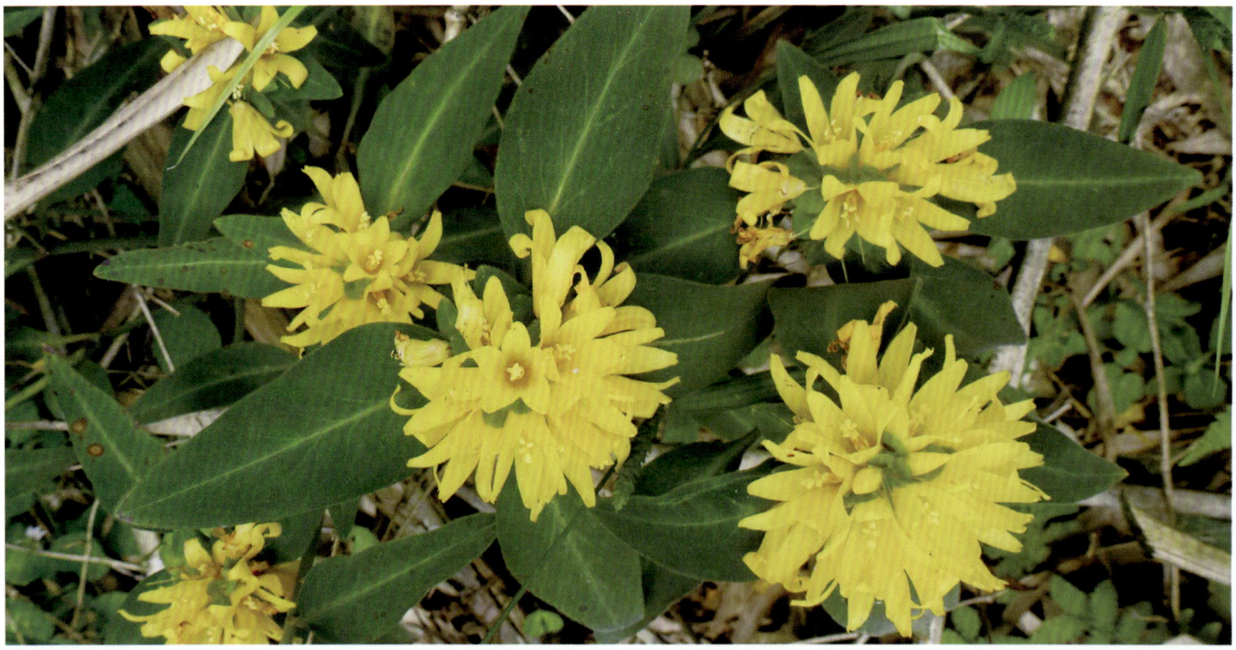

过路黄

来源 报春花科珍珠菜属 *Lysimachia* 植物过路黄 *Lysimachia christinae* Hance 的全草。

【植物学文献概要】

见《中国植物志》第五十九卷，第一分册，94～95页。以过路黄（《植物名实图考》）为正名收载，别名金钱草（四川）、真金草（云南）、走游草（贵州）、铺地莲（湖南）。产云南、四川、贵州、浙江、江西、广东、广西、湖南等省区。模式标本采自浙江宁波。本种为民间常用草药，功能为清热解毒，利尿排石。

《广东植物志》第一卷，545～546页。产广东乳源、连县等地。生于路旁、沟边、疏林下阴湿处。

《广西植物名录》363页。以四川金钱草为正名收载。产桂林、临桂、全州、龙胜、贺州、河池、天峨、东兰、罗城、金秀。

【本草学文献概要】

《岭南采药录》37页。四季梗叶长青，临冬不衰，其花每节两朵，毒蛇咬伤，捣汁饮之，以渣敷患处，立愈。

《中华本草》第6册，第十六卷，93～96页。以金钱草（《四川中药志》）为正名收载，别名神仙对坐草（《百草镜》）、蜈蚣草（《纲目拾遗》）、铜钱草（《草木便方》）、仙人对坐草（《岭南采药录》）、四川大金钱草（《中药通报》）等。全草入药，味甘、微苦，性凉；利水通淋，清热解毒，散瘀消肿。

【原植物识别特征】

柔弱草本，平卧延伸，茎长20～60cm，幼嫩部分密被褐色腺体。单叶对生，卵圆形、近圆形以至肾圆形，长2～6cm，宽1～4cm，透光可见密布的透明腺条，干时腺条变黑色。花单生，两性，5数，多少具褐色腺体；花萼长5～7mm；花冠黄色，长7～15mm，基部合生；雄蕊与花冠裂片同数而对生；子房上位。蒴果球形，直径4～5mm，有稀疏黑色腺条。花期5—7月，果期7—10月。

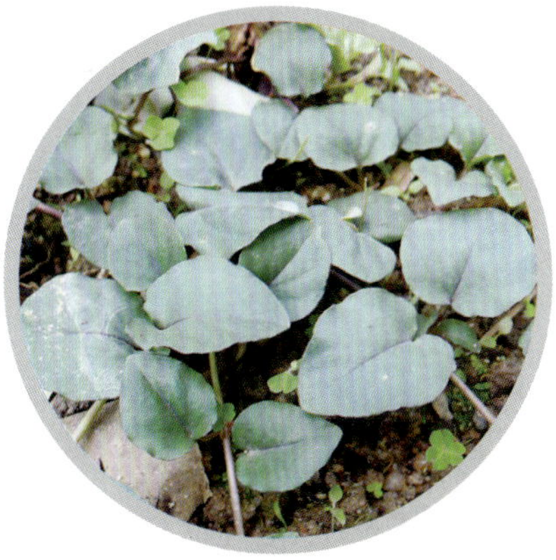

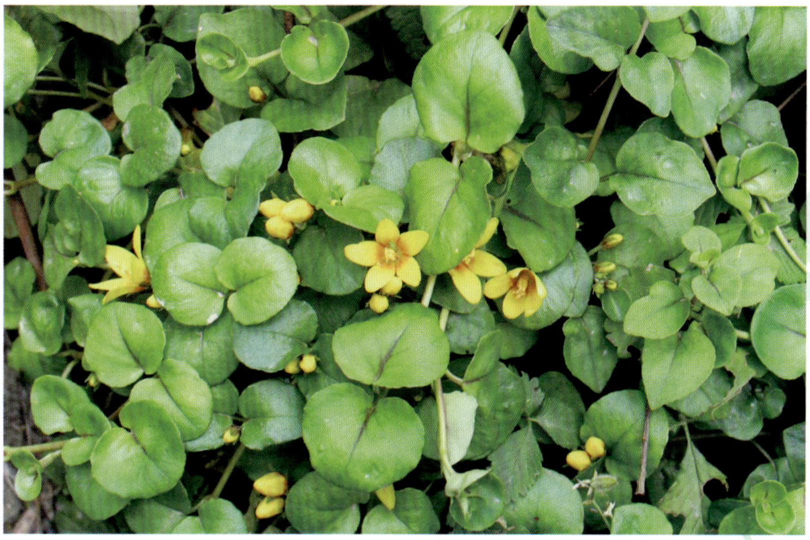

紫花丹（红花丹）

来源 白花丹科白花丹属 *Plumbago* 植物紫花丹 *Plumbago indica* L. 的全草。

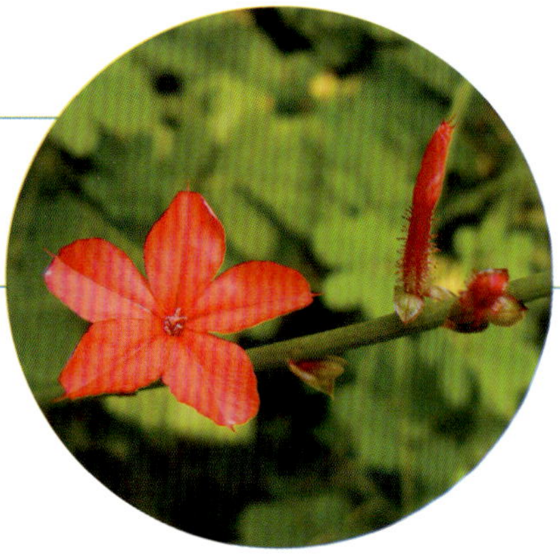

【植物学文献概要】

见《中国植物志》第六十卷，第一分册，5～6页。以紫花丹（广东）为正名收载，别名紫花藤（广东）、谢三娘（广东澄迈）、紫雪花（《广州植物志》）。产云南（河口）和广东、海南，南方各省区也有栽培。生于向阳湿润而土质松软的地方，广泛分布于亚洲热带地区，现已广为栽培。本种的花美丽而花期长（在有些地方全年开花），是很好的观赏植物。根供药用。

《广东植物志》第三卷，316页。以紫雪花为正名收载，别名红花丹。产广东广州、博罗及海南保亭、万宁、澄迈等地。栽培或逸为野生。

《广西植物名录》365页。产贵港、陆川、北流。

《海南植物志》第三卷，439页。保亭、万宁、澄迈等地。生于村旁或灌木林下，不常见。毒性与白花丹相似，入药治风湿。

《广州植物志》561页。为一庭院观赏植物，广州少见栽培。

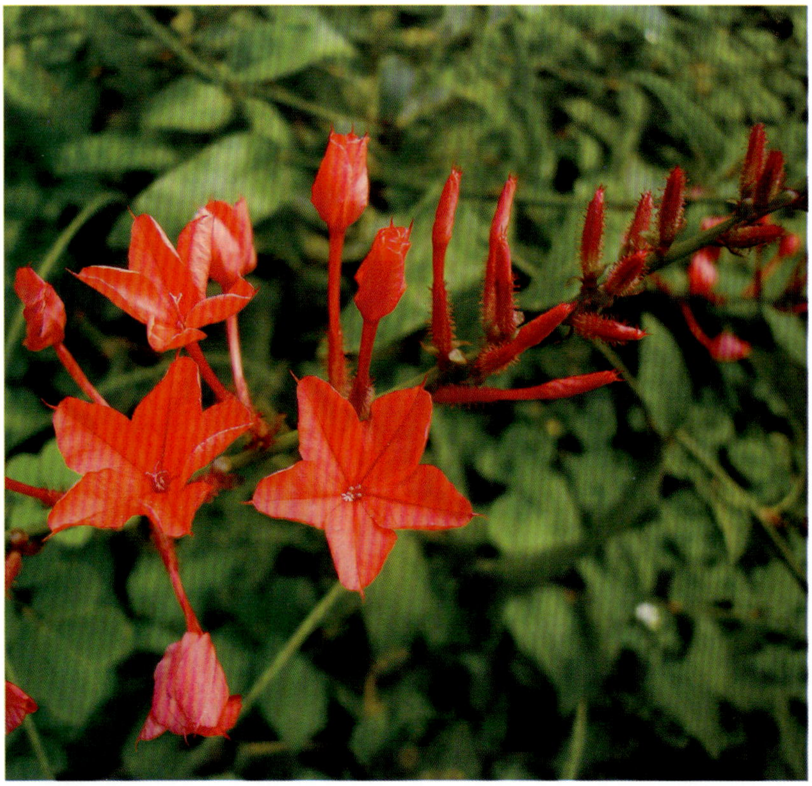

【本草学文献概要】

《中华本草》第6册，第十六卷，132页。以紫雪花（《广西药用植物名录》）为正名收载，别名红谢三娘（《广西药用植物名录》）、红花丹（《云南药用植物名录》）、紫花蕨（广东）、红地三娘（广西）等。全草入药，味辛、苦，性温，小毒；破血通经，消肿止痛，祛风杀虫。

【原植物识别特征】

常绿多年生草本，高0.5～2m，植物体有细小的钙质颗粒。茎枝柔软，基部略木质，上端多少蔓状。叶互生，狭卵形、狭椭圆状卵形或近狭椭圆形，长7～9.5cm，宽3～4cm，向上渐小。穗状花序，约含35～90花；花两性，萼管长约1cm，被腺毛；花冠红色或紫红色，花冠筒长2～2.5cm，中部直径约0.7mm，冠檐径约2cm；雄蕊5，花药蓝色；子房上位。果实未见。花期11月至翌年4月。

白花丹

来源 白花丹科白花丹属 *Plumbago* 植物白花丹 *Plumbago zeylanica* L. 的全草或根。

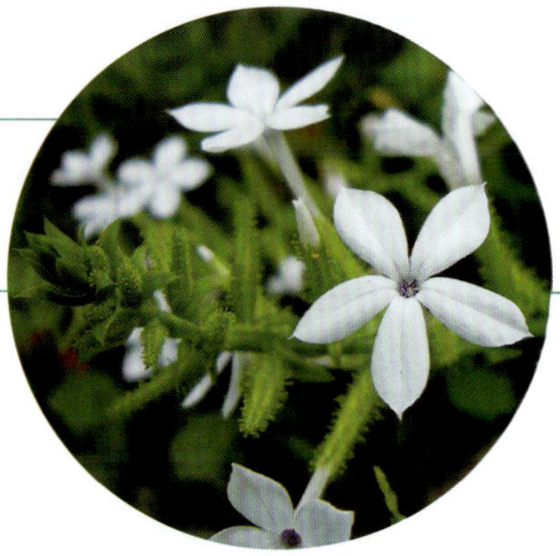

【植物学文献概要】

见《中国植物志》第六十卷，第一分册，4～5页。以白花丹（通称）为正名收载，别名白花藤（《唐本草》）、乌面马（台湾）、白花谢三娘、天山娘、一见不消（海南）、照药、耳丁藤、猛老虎（广西）等。产台湾、福建、广东、广西、贵州（南部）、云南和四川（重庆、西昌）。生于污秽阴湿处或半遮阴的地方。此植物在《唐本草》中已记载。1 300多年来一直为民间常用药，用以治疗风湿跌打、筋骨疼痛、癣疥恶疮和蛇咬伤，并用以灭孑孓、蝇蛆。

《广东植物志》第三卷，315～316页。以白雪花为正名收载，别名白花丹。产广东东部至南部沿海地区及海南，生于村边杂草丛中、山地灌丛、杂木林中或栽培于庭院。根供药用，舒筋活血，祛风消肿。叶含蓝雪苷，有毒，不可内服，外敷治疮疖。

《广西植物名录》365页。产恭城、岑溪、贵港、桂平、陆川、博白、那坡、凌云。

《海南植物志》第三卷，438页。海南各地。叶和根有毒，含白花丹素，为民间草药。

《广州植物志》561页。本植物在我国南部山野间常见，唯广州只见栽培。

【本草学文献概要】

《岭南采药录》147页。别名假茉莉、山坡苓。茎叶俱似茉莉，味涩苦，性寒，无毒，不入服剂，散疮消肿，祛风，治蛇咬，治痢，以其根和猪肉煎汤食之，去眼膜，能止迎风下泪，搽癣洗癞，去热毒。

《中华本草》第6册，第十六卷，132～134页。以白花丹（《生草药性备要》）为正名收载，别名假茉莉、山坡苓《生草药性备要》、天槟榔《南宁药物志》、一见消（广州部队后勤部卫生部《常用中草药手册》）、白花九股牛等。全草或根入药。味苦、辛、涩，性温，有毒；祛风除湿，行气活血，解毒消肿。

【原植物识别特征】

常绿半灌木，高1～3m。叶互生或常3枚簇生于枝条上，大小不等，卵形至卵状椭圆形，长3～10cm，宽2～5.5cm，叶柄基部扩大，抱茎。穗状花序顶生和腋生，长8～17cm，常有分枝，花序轴有腺体；花两性，萼管长约1cm，具5棱，被腺毛；花冠白色或稍带蓝色，高脚碟状，管长17～20mm；雄蕊5，与花冠裂片对生；子房上位。蒴果长圆形，长5～7mm。花期10月至翌年3月。

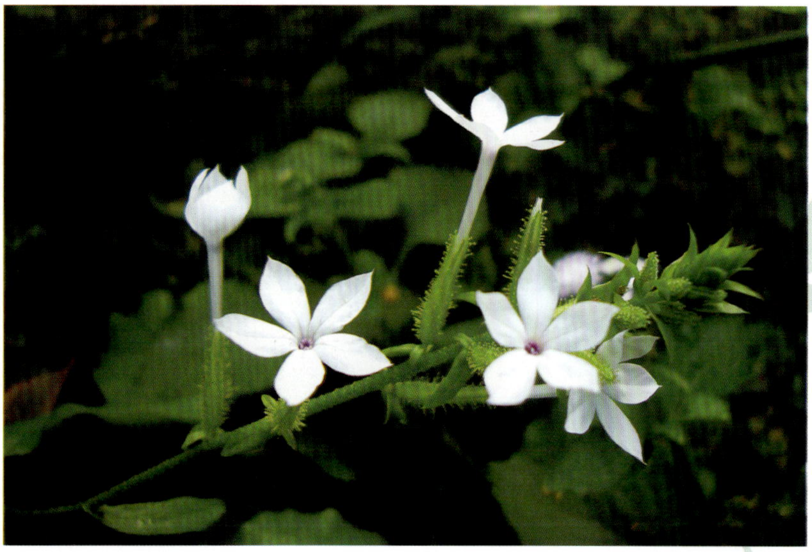

人心果

来源 山榄科铁线子属 *Manilkara* 植物人心果 *Manilkara zapota* (L.) van Royen 的果实。

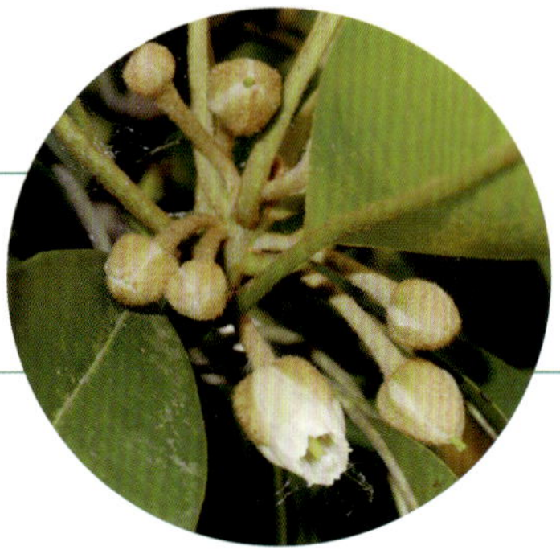

【植物学文献概要】

见《中国高等植物图鉴》第三卷，298页。《中国植物志》第六十卷，第一分册，50～52页。以人心果（广东）为正名收载。原产美洲热带地区，我国广东、广西、云南（西双版纳）有栽培。果可食，味甜可口；树干之乳汁为口香糖原料；种仁含油率20%；树皮含生物碱，可治热症。

《广东植物志》第二卷，351～352页。本省中部和南部常见栽培。果肉质，味甜可口，是美洲热带著名果品之一。其树干流出的乳汁称糖胶树胶，是一种制口香糖的树胶。这种植物虽然在广东南部每年都开花结果，但果实比较小，产量也不高，因此未见大面积栽培。

《广西植物名录》300页。南宁、合浦有栽培。

《海南植物志》第三卷，160页。文昌、琼海、万宁有栽培。

《广州植物志》469～470页。今香港、澳门、中山和广州均有栽培。

【本草学文献概要】

《药用植物识别手册》184页。以人心果为正名收载，别名吴风柿、人参果。果实入药；强心补肾，生津止渴，补脾健胃。

【原植物识别特征】

乔木，高15～20m（栽培者常较矮，且常呈灌木状），小枝茶褐色，具明显的叶痕。叶互生，密聚于枝顶，长圆形或卵状椭圆形，长6～19cm，宽2.5～4cm，全缘或微波状；叶柄长1.5～3cm。花1～2朵生于枝顶叶腋，花梗长2～2.5cm，密被黄褐色或锈色绒毛；花萼6，排成2轮，外面密被黄褐色绒毛；花冠白色，长约6～8mm，花冠裂片6，每个背部两侧具2枚等大的花瓣状附属物；能育雄蕊6，着生于冠管的喉部，退化雄蕊6，与花冠裂片互生；子房上位，密被黄褐色绒毛。浆果纺锤形、卵形或球形，长4cm以上，褐色，果肉黄褐色。花果期4—9月。

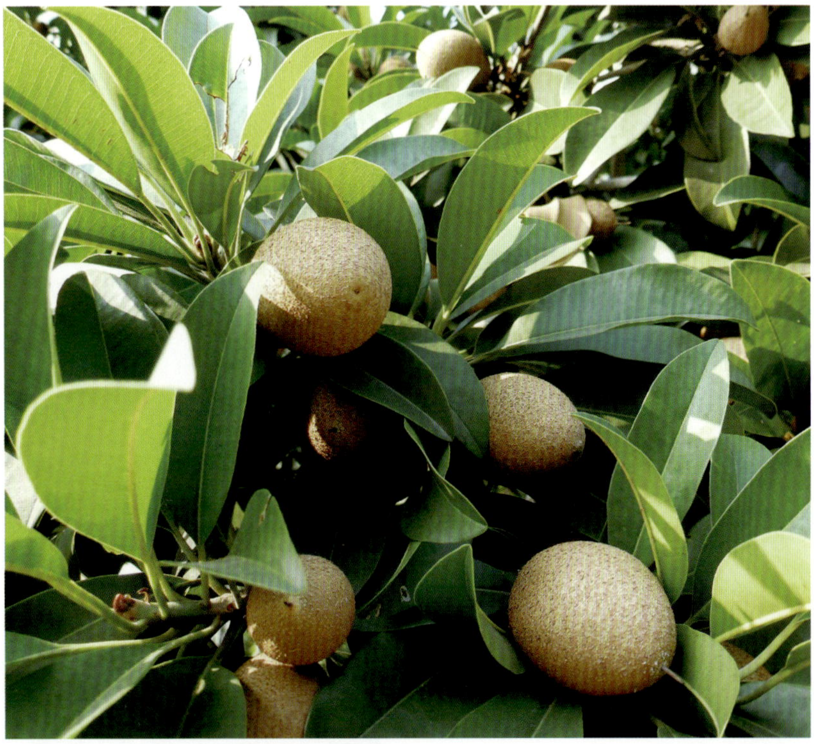

蛋黄果

来源　山榄科蛋黄果属 *Lucuma* 植物蛋黄果 *Lucuma nervosa* A. DC. 的果实。

【植物学文献概要】

见《中国植物志》第六十卷，第一分册，68～69页。以蛋黄果为正名收载。广东、广西、云南西双版纳有少量栽培。

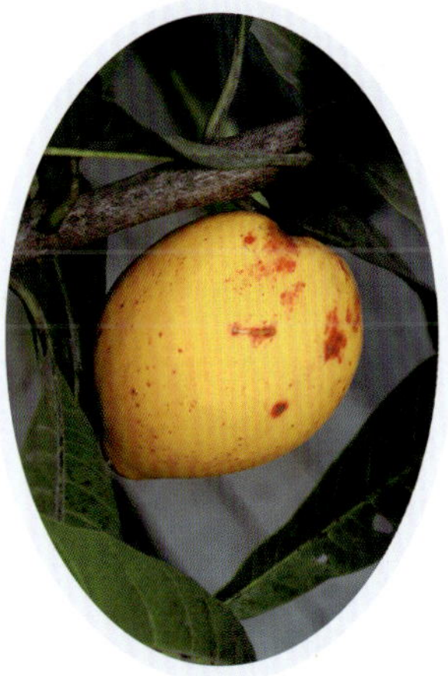

【本草学文献概要】

《药用植物识别手册》184页。以蛋黄果为正名收载，别名蛋果、狮头果、桃榄。果实入药，健脾，止泻。用于食欲减退，腹泻，乳汁不足。

【原植物识别特征】

小乔木，高约6m，含乳汁，小枝圆柱形，灰褐色，嫩枝被褐色短绒毛。叶互生，狭椭圆形，长10～15cm，宽2.5～3.5cm，侧脉13～16对，斜上升至叶缘弧曲上升，两面均明显；叶柄长1～2cm。花生于叶腋，花梗长1.2～1.7cm；花萼裂片通常5，稀6～7，卵形或阔卵形，长约7mm；花冠长约1cm，二者外面均被黄白色细绒毛，花冠裂片4～6，长约5mm；能育雄蕊通常5；子房上位，被黄褐色绒毛，5室，柱头头状。浆果倒卵形，长约8cm，绿色转蛋黄色，外果皮极薄，中果皮肉质，肥厚，蛋黄色，可食，味如鸡蛋黄，故名蛋黄果；种子2-4枚，椭圆形，压扁，长4～5cm，黄褐色，具光泽，疤痕侧生，长圆形，几与种子等长。花期春季，果期秋季。

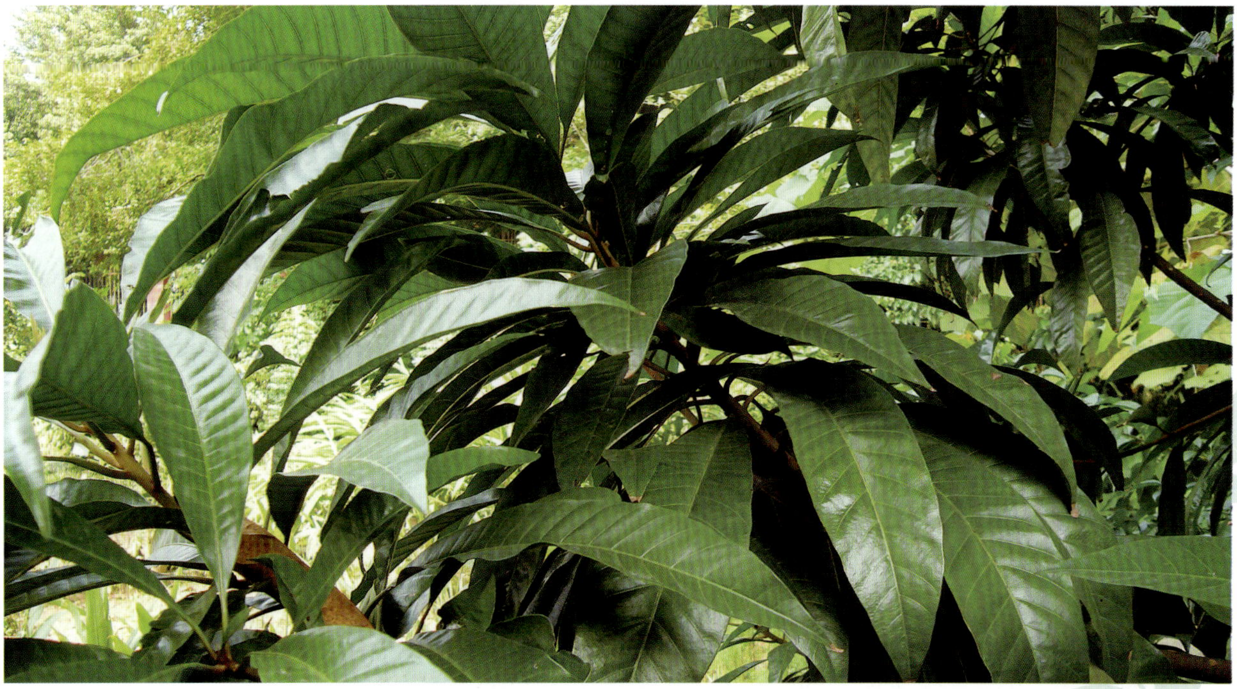

神秘果

来源 山榄科神秘果属 *Synsepalum* 植物神秘果 *Synsepalum dulcificum* (Schumach et Thonn.) Daniell ex S. Bell. 的果实。

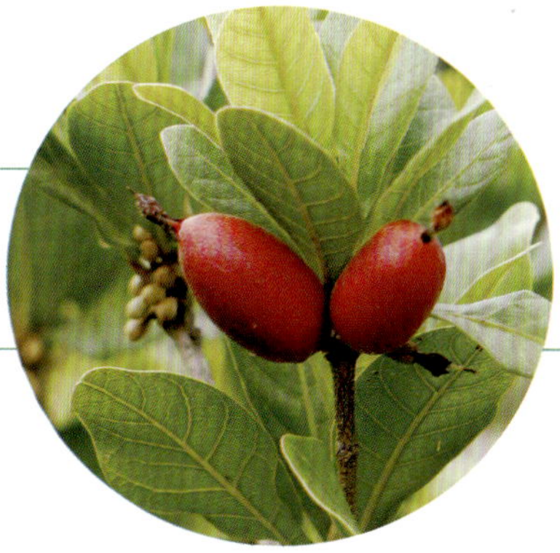

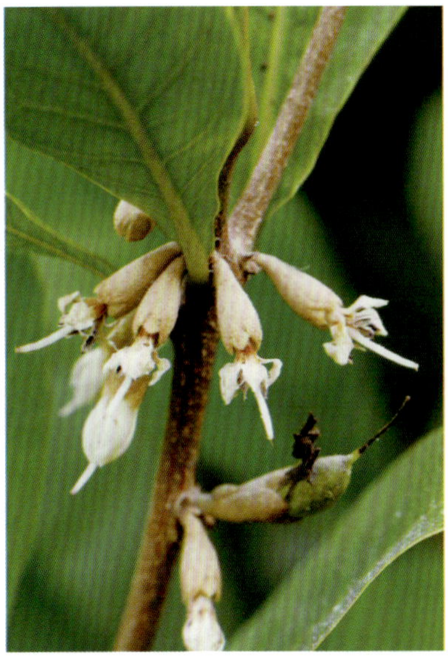

【植物学文献概要】

《广东植物志》第二卷，356～357页。原产西非。广州、湛江和海南岛等地有少量栽培。肉质果皮酸甜可食。因果肉含有一种变味蛋白，能影响味蕾，故食此果较短时间内，无论食酸（如柠檬）或苦（如奎宁）的食物，均会产生甜的感觉。在西非人们称这种果实为“奇异的浆果”，在我国则称为“神秘果”。

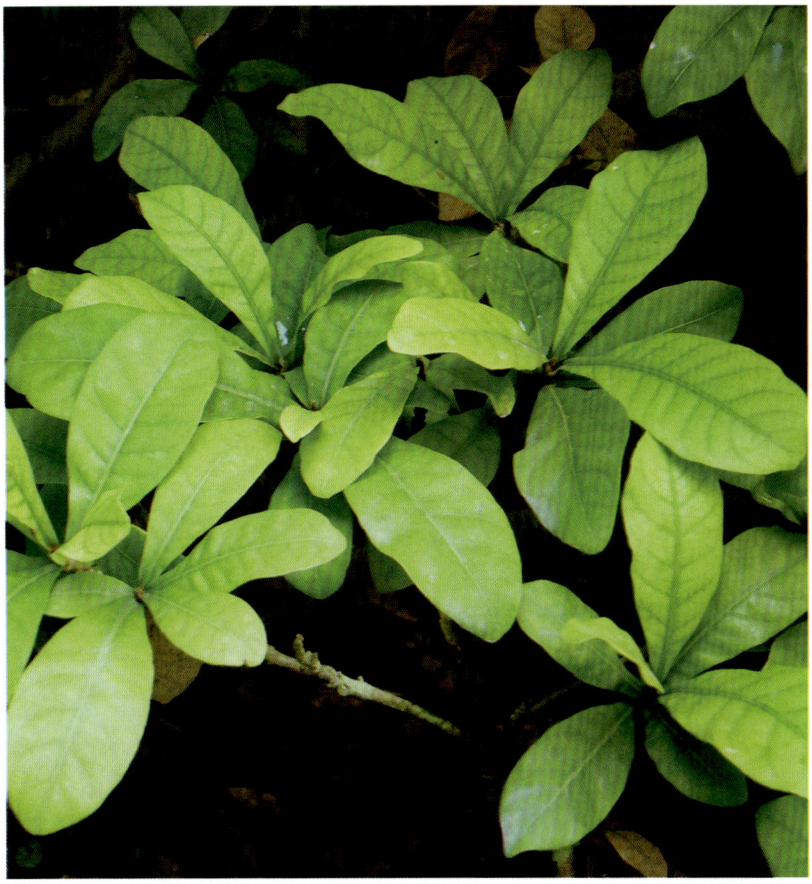

【本草学文献概要】

《药用植物识别手册》184页。以神秘果为正名收载，别名梦幻果、奇迹果。果实入药，解毒消肿，用于咽喉肿痛、痔疮等。

【原植物识别特征】

灌木或小乔木。叶常簇生于小枝上部或分枝处，近革质，倒卵形或倒披针形，长4～8cm，宽1.5～2.5cm，顶端圆，有时钝，基部渐狭，全缘或微波状；侧脉7～9对，叶柄很短。花数朵簇生于叶腋，花梗短；萼管有棱，长3～4mm，萼齿5，近三角形，被柔毛；花冠白色，冠筒狭，裂片5；雄蕊5与花冠裂片对生，不育雄蕊5；子房上位。浆果长圆形，长1.5～2cm，红色，种子1粒，疤痕侧生，线形，几乎与种子等长。花果期夏季。

柿

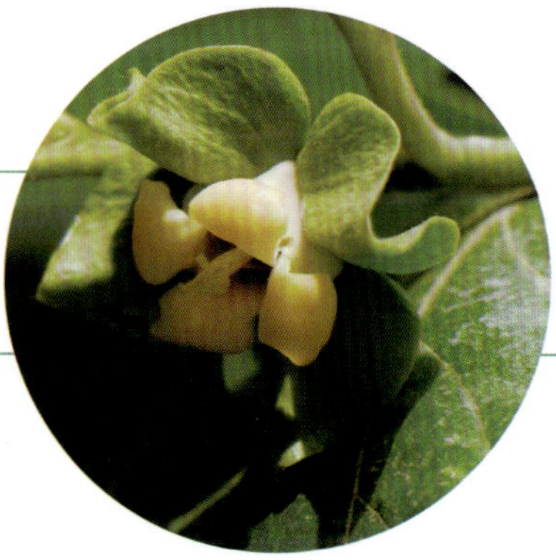

来源 柿科柿属 *Diospyros* 植物柿 *Diospyros kaki* Thunb. 的宿存花萼。

【植物学文献概要】

见《中国植物志》第六十卷，第一分册，141～145页。以柿（《东观汉记》）为正名收载。原产我国长江流域，现在辽宁西部、长城一线经甘肃南部，折入四川、云南，在此线以南，东至台湾省，各省区多有栽培。柿树是我国栽培悠久的果树，有许多优良品种。果实常经脱涩后作水果，亦可加工成柿饼。柿子可提取柿漆用于涂渔网、雨具，填补船缝和作建筑材料的防腐剂等。在医药上，柿饼润脾补胃；柿霜润肺生津，祛痰镇咳；柿蒂下气止呃。其木材可作纺织木梭、线轴，又可作家具、小用具、提琴的指板和弦轴等。是优良的风景树。

《广东植物志》第三卷，302～303页。广东及海南各地有分布或栽培。

《广西植物名录》299 页。全区大部分地区均产。

《海南植物志》第三卷，150页。万宁、琼山等地有栽培。

《广州植物志》467～469页。广东各处有之。

【本草学文献概要】

《中华本草》第6册，第十六卷，136～141页。以柿蒂（《本草拾遗》）为正名收载，别名柿钱（《洁古家珍》）、柿丁（《中药志》）、柿萼（《药材学》）等。宿存花萼入药，味苦、涩，性平；降逆下气。其根、叶、果实及加工品等亦入药，另列条目。

【原植物识别特征】

落叶大乔木，高达14m，树皮深灰色至灰黑色，沟纹较密，长方块状开裂。枝开展，有深棕色皮孔，嫩枝有柔毛。单叶互生，卵状椭圆形至倒卵形或近圆形，长5～18cm，宽2.8～9cm，全缘，老叶上面有光泽，深绿色，侧脉每边5～7条，叶柄长8～20mm。花杂性，雌雄异株；雄花成聚伞花序，雌花单生叶腋；花萼钟状，深4裂；花冠钟状，4裂，黄白色；雄花中雄蕊16，两性花中8～16，雌花中退化雄蕊8，子房上位，8室，每室胚珠1。果形多样，直径3.5～8.5cm，熟时果肉柔软多汁，呈橙红色或大红色等；种子数颗，椭圆状，长约2cm，宽约1cm，侧扁。宿存萼在花后增大增厚。花期5—6月，果期9—10月。

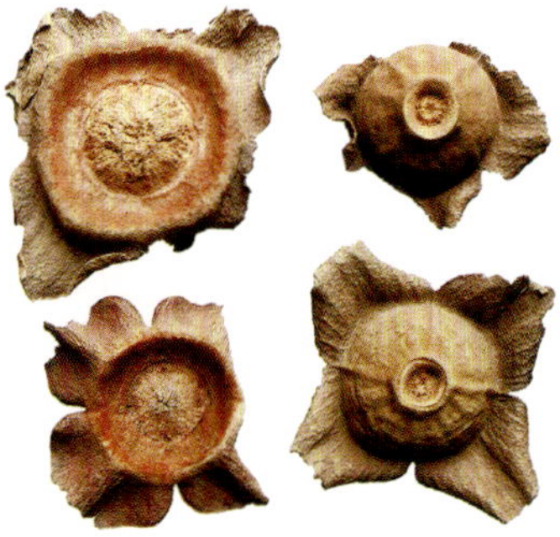

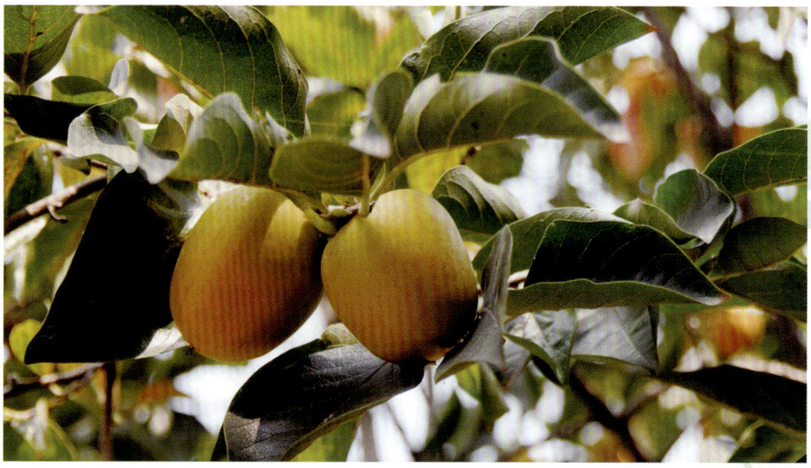

扭肚藤

来源 木犀科素馨属 *Jasminum* 植物扭肚藤 *Jasminum elongatum* Roxb. 的枝叶。

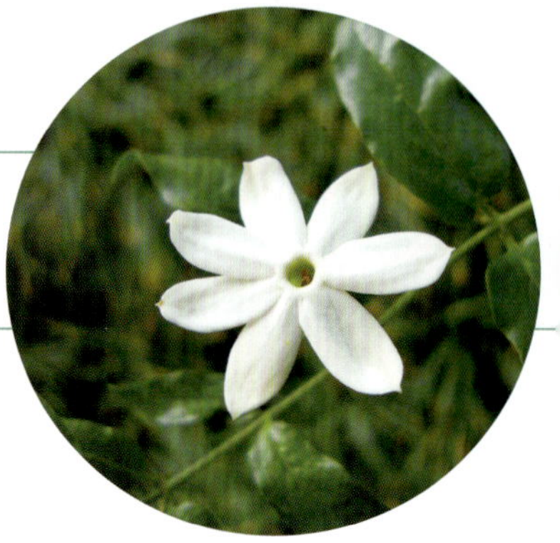

【植物学文献概要】

见《中国植物志》第六十一卷，211～213页。以扭肚藤（《岭南采药录》）为正名收载，别名谢三娘（海南）、白金银花（广西）。产广东、海南、广西、云南。生海拔850m以下的灌木丛、混交林及沙地。叶在民间治疗外伤出血等。

《广东植物志》第五卷，434～435页。产广东阳山、英德、清远、广州、肇庆、怀集、封开、德庆、鹤山、高州、阳江、茂名、徐闻、台山、珠海、博罗、东莞及海南儋州、昌江、东方、乐东、三亚、陵水、保亭、琼中、白沙、万宁、定安、琼海、海口等地，生于低海拔至中海拔山地疏林及灌丛中。

《广西植物名录》309页。产全区各地。

《海南植物志》第三卷，208～209页。

《广州植物志》480页。别名白花茶、假素馨、青藤仔花（《岭南采药录》）。为广州近郊常见的野生植物，常攀援于灌木丛中，花白色，有香气。供庭园观赏用，亦供药用。

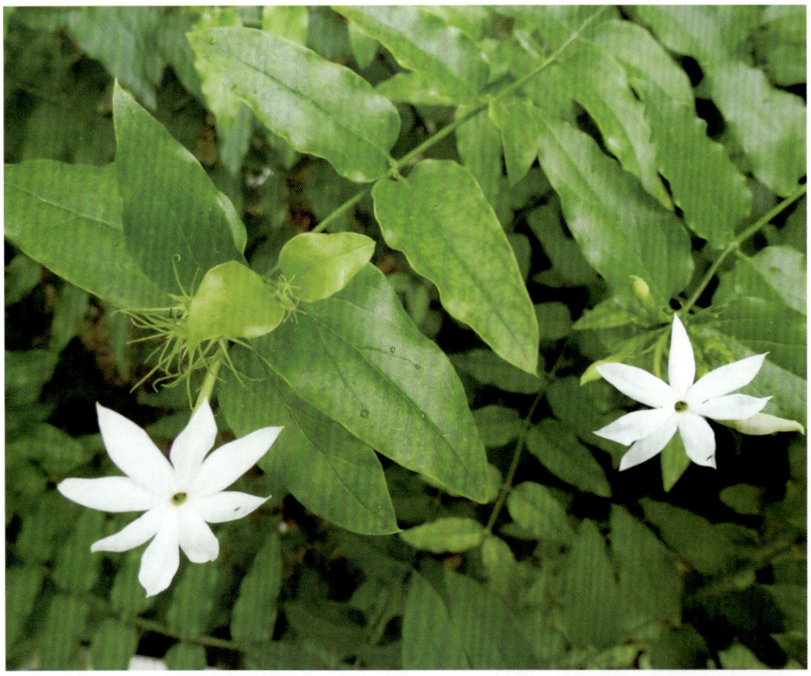

【本草学文献概要】

《岭南采药录》95页。别名青藤仔花。以之煎汤洗疮疥良。

《中华本草》第6册，第十六卷，168～169页。以扭肚藤（《本草纲目拾遗》）为正名收载。【品种考证】项下记载：《本草纲目拾遗》曰：假素馨，出广中，青藤仔花也。枝叶入药，味微苦，性凉；清热，利湿，解毒。

编者注：为现今岭南常用草药之一。

【原植物识别特征】

攀援状灌木，高1～7m。小枝密被黄褐色柔毛。单叶对生，具叶柄，叶片卵形至卵状披针形，长2.5～7cm，宽1.5～3.5cm，侧脉5～7对。聚伞花序，花梗、苞片均被毛，花萼杯状，裂片6～8；花冠白色，高脚碟形，长2～3mm，裂片6～9；芳香。浆果卵状长圆形或卵圆形，长约1 cm，成熟时黑色。花期4—12月，果期8月至翌年3月。

素馨花

来源 木犀科素馨属 *Jasminum* 植物素馨花 *Jasminum grandiflorum* L. 的花蕾。

【植物学文献概要】

见《中国植物志》第六十一卷，195页。以素馨花（桂海虞衡志）为正名收载。产云南、四川、西藏及喜马拉雅地区。生石灰岩山地，海拔约1 800m。世界各地广泛栽培。本种花芳香而美丽，常栽培供观赏。

《广东植物志》第五卷，431页。广东中部以南地区常有栽培。其中，广州、顺德、南海、高明、鹤山等地作药用。

《广州植物志》482页。以素方花为正名收录，别名耶悉茗（《南方草木状》）。为一庭院观赏植物，广州公园有栽培。

【本草学文献概要】

《岭南采药录》142～143页。别名那悉茗。产南海番禺等处，茎高三四尺，柔弱如蔓，羽状复叶，小叶卵形，五片至九片，秋初枝梢分细梗而开花，花白色，合瓣花冠五裂，雄蕊二枚，雌蕊一枚，聚散花序，能发芳香，性畏寒气，宜养于温室中，解心气郁痛，止下痢腹痛。

《中华本草》第6册，第十六卷，171～172页。以素馨花（《本草纲目》）为正名收载，别名耶悉茗花（《南方草木状》）、玉芙蓉（《花镜》）、素馨针（《广东中药》）等。花蕾入药，味微苦，性平；疏肝解郁，行气止痛。

【原植物识别特征】

攀援灌木，高1～4m。叶对生，羽状深裂或具5～9小叶，叶长3～8cm，宽3～6cm；叶轴常具窄翼，叶柄长0.5～4cm；小叶片卵形或长卵形，顶生小叶片常为窄菱形。聚伞花序顶生或腋生；花两性，芳香；花萼裂片锥状线形，长5～10mm；花冠白色，高脚碟状，花冠管长1.3～2.5cm，裂片5；雄蕊2，子房上位。花期8—10月。

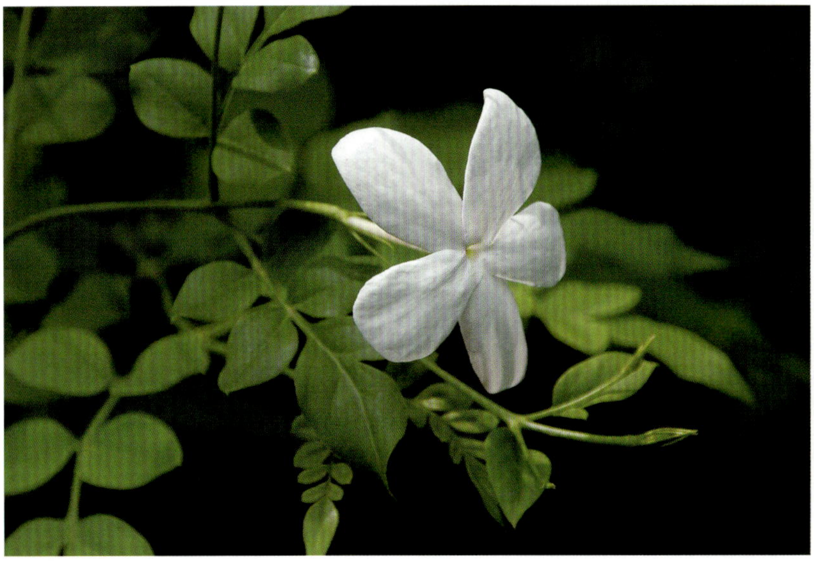

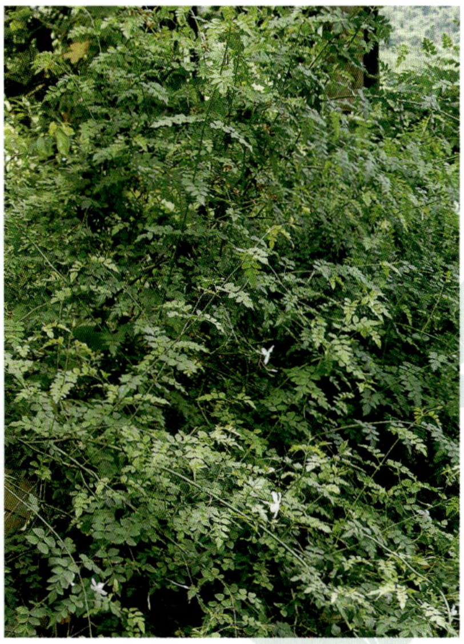

厚叶素馨（樟叶茉莉）

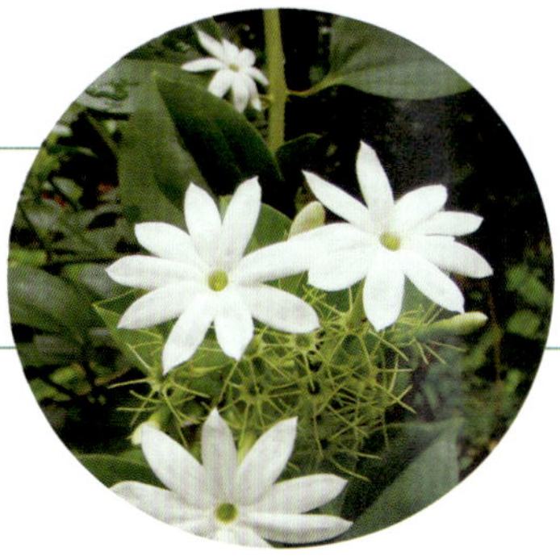

来源　木犀科素馨属 *Jasminum* 植物厚叶素馨 *Jasminum pentaneurum* Hand.-Mazz. 的全株。

【植物学文献概要】

见《中国植物志》第六十一卷，206～207页。以厚叶素馨（《植物分类学报》）为正名收载。产广东、海南、广西。生于海拔900m以下的山谷、灌丛或混交林中。模式标本采自广东肇庆鼎湖山。植株药用可治口腔炎。

《广东植物志》第五卷，433～434页。产广东龙门、乳源、英德、清远、从化、博罗、肇庆、新兴、云浮、罗定、怀集、封开、信宜、茂名、阳春及海南东方、三亚、保亭、陵水、琼海等地。生于海拔900m以下的山坡、山谷混交林下或灌丛中。

《广西植物名录》310页。产南宁、柳州、桂林、梧州、钦州、玉林、百色、河池。

《海南植物志》第三卷，208页。琼海、陵水、保亭、乐东。生于疏林或灌木丛中。

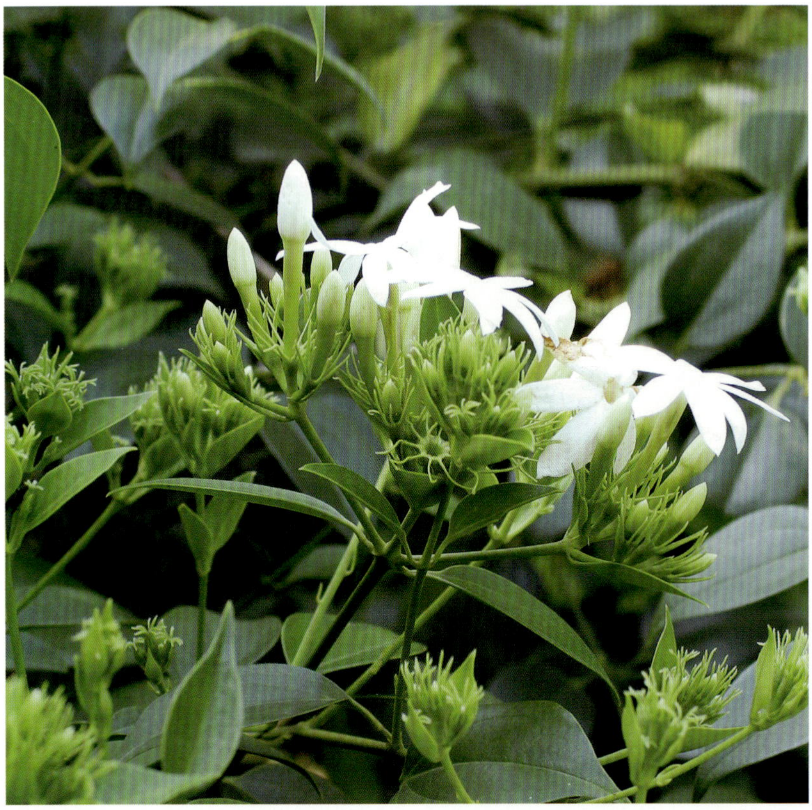

【本草学文献概要】

《中华本草》第6册，第十六卷，177页。以厚叶素馨（《新华本草纲要》）为正名收载，别名樟叶茉莉（《新华本草纲要》）、青竹藤、胆草（《广西药用植物名录》）等。全株入药，味淡，性平；祛瘀解毒。主治跌打损伤，喉痛，口疮，疮疖，蛇伤等。

【原植物识别特征】

攀援灌木，高1～9m。单叶对生，宽卵形、卵形或椭圆形，有时几近圆形，长4～10cm，宽1.5～6.5cm，叶缘反卷，两面无毛，常具褐色腺点，叶柄长0.5～1.8cm，扭转，下部具关节。聚伞花序密集成头状，花两性，芳香；花萼裂片6～7，线形；花冠白色，管长2～3cm，直径1.5～2mm，裂片6～9；雄蕊2，子房上位。果球形、椭圆形或肾形，直径6～10mm，黑色。花期8月至翌年2月，果期2—5月。

茉莉

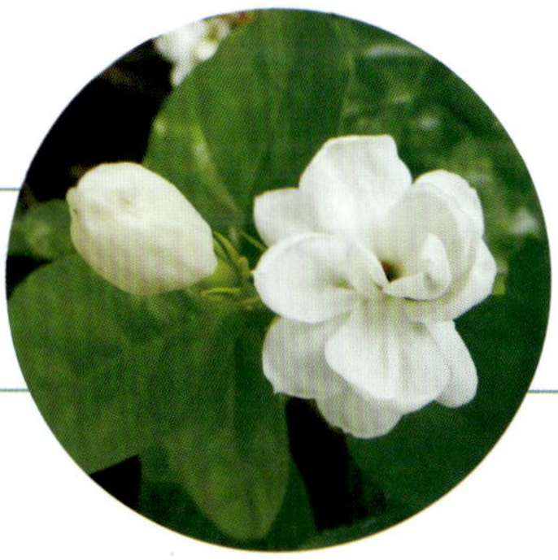

来源 木犀科素馨属 *Jasminum* 植物茉莉 *Jasminum sambac* (L.) Ait. 的花蕾。

【植物学文献概要】

见《中国植物志》第六十一卷，218页。原产印度，我国南方和世界各地广为栽培。花极香，除观赏外，可熏制茶叶，提取精油。花、叶入药。

《广东植物志》第五卷，435～436页。以茉莉花为正名收载，别名茉莉。广东和海南各地均有栽培，广州、顺德、南海、中山等地较多。海南三亚、澄迈有逸为野生者，多生于干燥的沙地上。花清香，常作庭院或盆栽观赏植物；入药，疏肝解郁，行气止痛。

《广西植物名录》310页。产全区各地。

《海南植物志》第三卷，208页。澄迈、儋县、崖县、万宁。野生或栽培。

《广州植物志》479～480页。别名茉莉花（《广群芳谱》）。为一观赏植物，广州园圃间极常栽培。

【本草学文献概要】

《岭南采药录》175页。叶团而尖，初夏开小白花，皆夜时开，花重瓣无蕊，性畏寒，其花辛热无毒，润燥长发，泽头面，香肌肤，治白痢，其根性热有毒，麻醉脑筋，以酒磨一寸服之，则昏迷一日乃醒，二寸二日，三寸三日，凡骨节脱臼须接者，骨节损碎须钳出者，服此施治，便不知痛，故伤科多用之。

《中华本草》第6册，第十六卷，178～180页。以茉莉花（《本草纲目》）为正名收载，花入药，味辛，微甘，性温；理气止痛，辟秽解郁。根、叶等亦入药，另列条目。

【原植物识别特征】

直立或攀援状灌木，高达3m。单叶对生，圆形、椭圆形至倒卵形，长3～10cm，宽2.5～7cm；叶柄长3～5mm，被短柔毛，中部具关节。聚伞花序顶生，通常有花3朵；花两性，极芳香，常重瓣；花萼管杯状，裂片8～9；花冠白色，管长6～12mm，裂片长11～15mm；雄蕊2，子房上位。浆果球形，直径约10mm，熟时紫黑色。花期4—8月，果期7—9月。

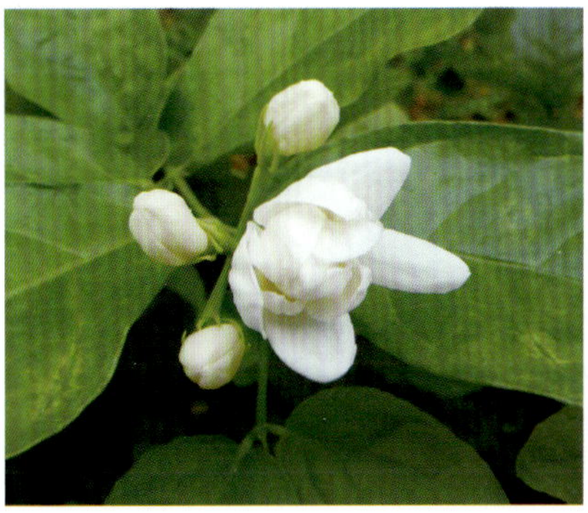

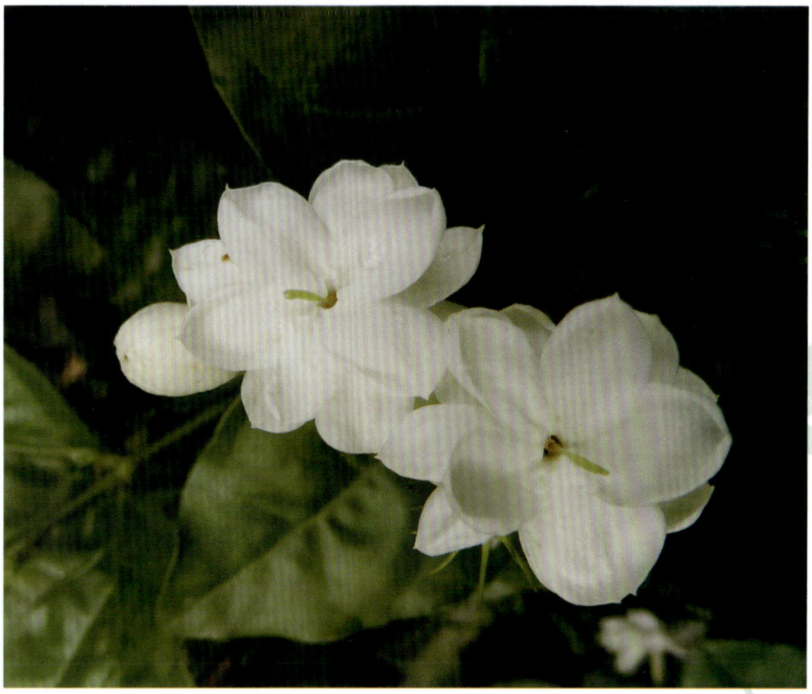

女贞

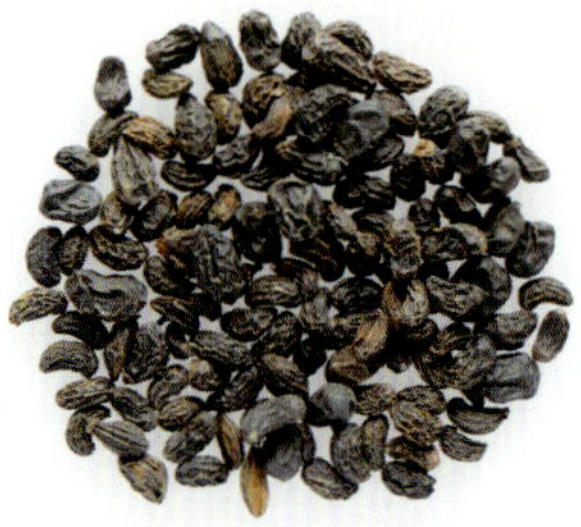

来源 木犀科女贞属 *Ligustrum* 植物女贞 *Ligustrum lucidum* Ait. 的果实。

【植物学文献概要】

见《中国植物志》第六十一卷，153～155页。以女贞（《神农本草经》）为正名收载，别名青蜡树（江苏）、大叶蜡树（江西）、白蜡树（广西）、蜡树（湖南）。产长江以南至华南、西南各省区，向西北分布至陕西、甘肃。生于海拔2 900m以下疏、密林中。种子油可制肥皂；花可提取芳香油；果含淀粉，可供酿酒或制酱油；枝、叶上放养白蜡虫，能生产白蜡，蜡可供工业及医药用；果入药称女贞子，为强壮剂；叶药用，具有解热镇痛的功效；植株并可作丁香、桂花的砧木或行道树。

《广东植物志》第五卷，426页。产广东南雄、翁源、曲江、乐昌、乳源、连州、连山、连南、仁化、英德、龙门、大埔、高要、广州（白云山）、郁南、信宜等地。生于海拔1 700m以下的混交林中、林缘、谷地。

《广西植物名录》310页。产上林、融水、桂林、临桂、全州、兴安、永福、龙胜、资源、恭城、蒙山、那坡、凌云、乐业、田林、隆林、贺州、富川、南丹、东兰、罗城、环江、金秀。

《广州植物志》483页。为一观赏植物，广州少见栽培。果实供药用。

【本草学文献概要】

《中华本草》第6册，第十六卷，183～188页。以女贞子为正名收载，别名女贞实（《神农本草经》）、冬青子（《济急仙方》）、爆格蚤（《分类草药性》）、鼠梓子（《广西中药志》）等。果实入药，味甘、苦，性凉；补益肝肾，清虚热，明目。叶、根和皮亦入药，另列条目。

【原植物识别特征】

常绿灌木或乔木，树皮光滑不裂。叶对生，卵圆形至长卵状披针形，长6～17cm，宽3～8cm，全缘，叶背密布细小透明腺点，叶柄长1～3cm。圆锥花序顶生，花芳香，密集，几无梗；花萼及花冠钟状，均4裂，花冠白色；雄蕊2，着生于花冠管喉部；子房上位，2室，每室1胚珠。浆果状核果，熟时蓝黑色。花期5—7月，果期7月至翌年5月。

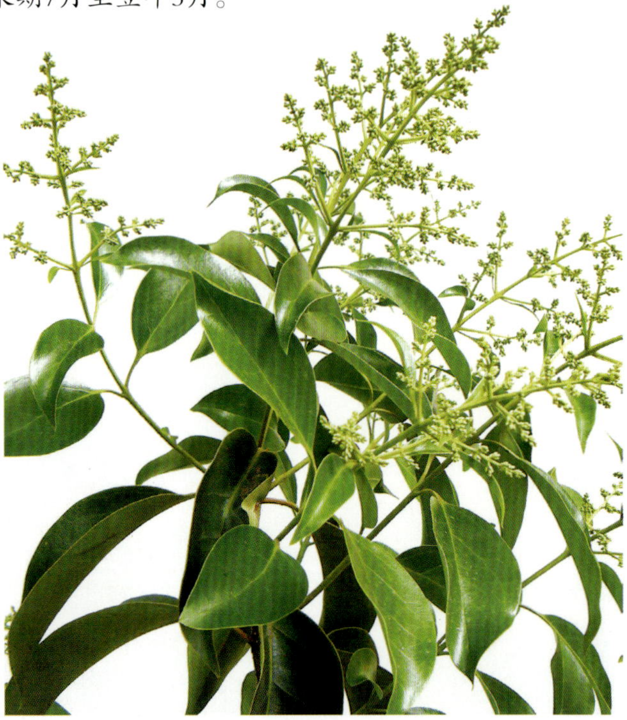

小蜡（山指甲）

来源　木犀科女贞属 *Ligustrum* 植物小蜡 *Ligustrum sinense* Lour. 的树皮和枝叶。

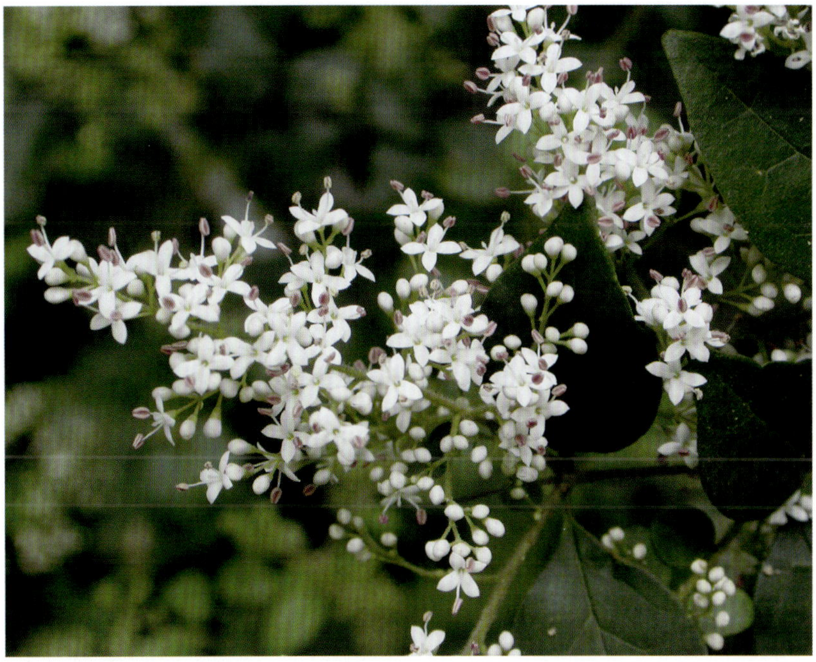

【植物学文献概要】

见《中国植物志》第六十一卷，158 ~ 159页。以小蜡（《植物名实图考》）为正名收载，别名黄心柳（云南）、水黄杨（湖北）、千张树（四川）。产江苏、浙江、安徽、江西、福建、台湾、湖北、湖南、广东、广西、贵州、四川、云南。生于山坡、山谷、溪边、河旁、路边的密林、疏林或混交林中，海拔200 ~ 2 600m。模式标本采自香港。果实可酿酒，种子榨油供制肥皂，树皮和叶入药，各地普遍栽培作绿篱。

《广东植物志》第五卷，427页。别名山指甲、亮叶小蜡树。产广东大部分地区及海南陵水。生于海拔200 ~ 1 600m的山坡、山谷、溪边、河旁、路边密林、疏林或混交林中。

《广西植物名录》311页。产南宁、横县、融水、三江、桂林、临桂、全州、兴安、龙胜、资源、平乐、恭城、梧州、苍梧、蒙山、浦北、贵港、平南、容县、博白、平果、德保、靖西、那坡、田林、隆林、贺州、罗城、环江、巴马、金秀、龙州。

《海南植物志》第三卷，213页。以亮叶小蜡树为正名记载。陵水。生于中海拔山地林缘。

《广州植物志》482 ~ 483页。为一围篱植物，广州庭院间极常栽培。

【本草学文献概要】

《中华本草》第6册，第十六卷，191 ~ 192页。以小蜡树（《植物名实图考》）为正名收载，别名水冬青、鱼蜡树（《植物名实图考》）、山指甲、水黄杨等。树皮或枝叶入药，味苦，性凉；清热利湿，解毒消肿。

【原植物识别特征】

落叶灌木或小乔木，高2 ~ 4m。单叶对生，卵形、椭圆状卵形、长圆状椭圆形至披针形，长2 ~ 7cm，宽1 ~ 3cm，侧脉4 ~ 8对，叶柄长2 ~ 8mm。圆锥花序顶生或腋生，塔形，长4 ~ 11cm；花小，两性，花萼长1 ~ 1.5mm，花冠白色，长3.5 ~ 5.5mm，雄蕊2，子房上位。果近球形，直径5 ~ 8mm。花期3—6月，果期9—12月。

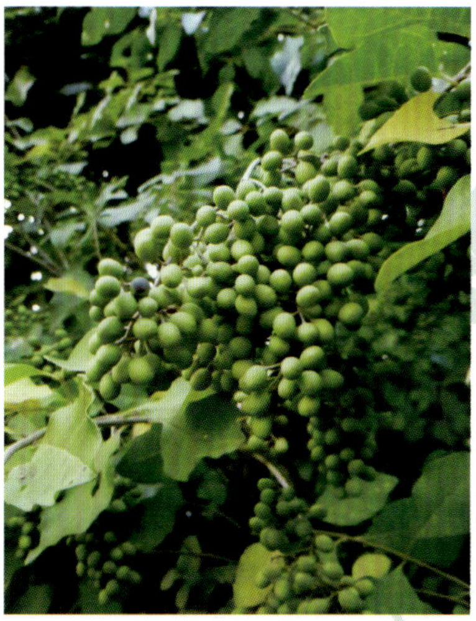

木犀（桂花枝）

来源 木犀科木犀属 *Osmanthus* 植物木犀 *Osmanthus fragrans* (Thunb.) Lour. 的嫩枝。

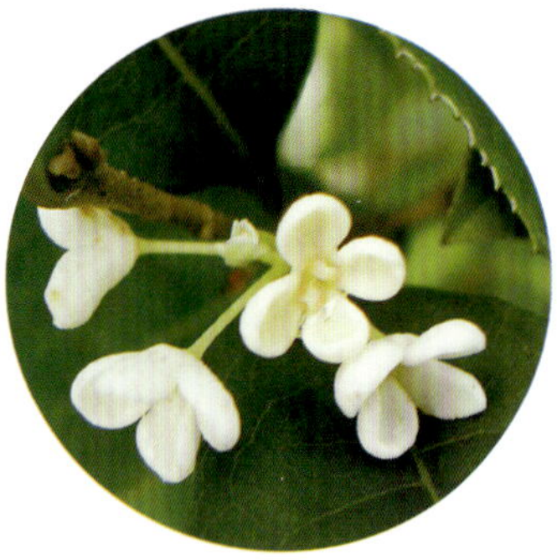

【植物学文献概要】

见《中国植物志》第六十一卷，107～108页。通称桂花。原产我国西南部，现各地广泛栽培。花观赏，为名贵香料，并作食品香料。

《广东植物志》第五卷，418页。别名桂花。产广东乐昌、乳源、曲江、翁源、连州、阳山、英德、仁化、连南、封开、博罗、惠阳、新丰等地。生于海拔800m以下的山谷密林中。广州各庭院、肇庆鼎湖山树木园及海南五公祠等地有栽培。品种有丹桂（花橙黄色）和银桂（花白色）之分，花极香。

《广西植物名录》311页。以桂花为正名收载。产桂林、阳朔、灵川、全州、永福、龙胜、平乐、恭城、平南、富川、天峨。

《广州植物志》483～484页。以木犀为正名收录，别名桂花。幼苗或幼树上的叶常有小锯齿，等到植株开花结果时变为全缘或近全缘。

【本草学文献概要】

《岭南采药录》135页。别名土桂枝。味辛，性温；祛风，发表除热。

《中华本草》第6册，第十六卷，197页。以桂花枝（《生草药性备要》）为正名收载，别名土桂枝（《生草药性备要》）。枝叶入药，味辛，微甘，性温；发表散寒，祛风止痒。其根、花及果实均入药，另列条目。

【原植物识别特征】

常绿乔木或灌木，高3～5m。叶对生，椭圆形、长椭圆形或椭圆状披针形，长7～14cm，宽2.5～4.5cm，叶面光滑，革质，全缘或上半部有锯齿。聚伞花序生于叶腋，花两性，4数，花萼长约1mm，花冠乳白色、黄色或橙红色，极芳香；雄蕊2，着生于花冠筒中部；子房上位。核果，熟时紫黑色。

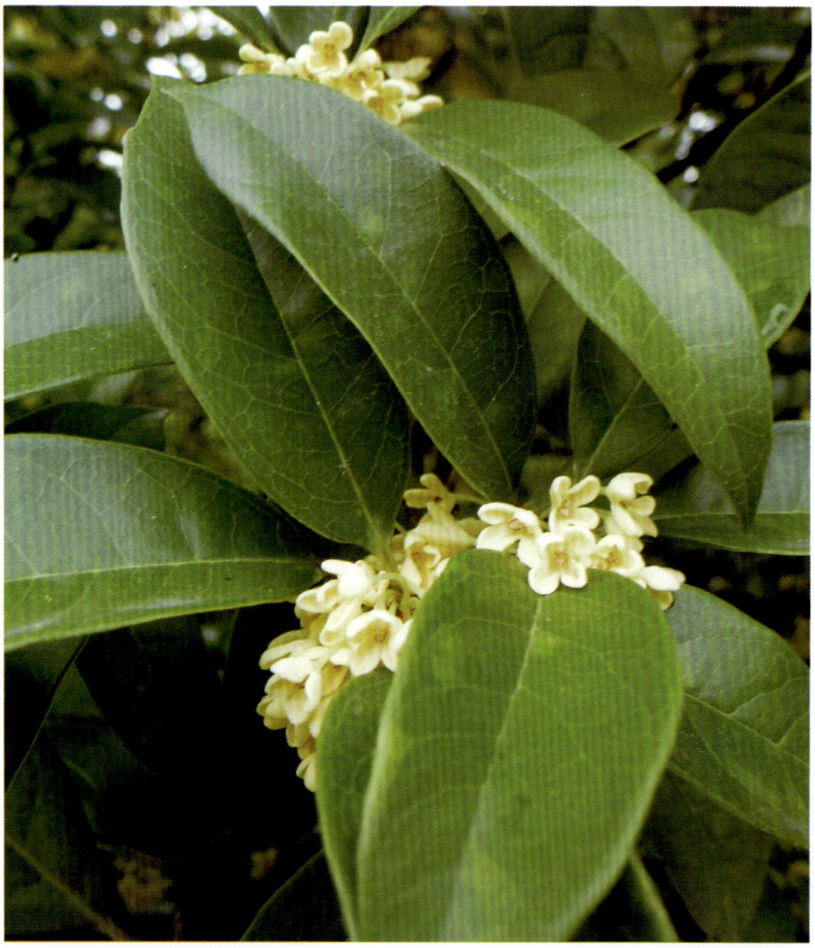

醉鱼草

来源 马钱科醉鱼草属 *Buddleja* 植物醉鱼草 *Buddleja lindleyana* Fortune 的茎叶。

【植物学文献概要】

见《中国植物志》第六十一卷，308～309页。以醉鱼草（《本草纲目》）为正名收载，别名防痛树（《广西中兽医药用植物》）、楼梅草（《南方主要有毒植物》）、鱼泡草（《福建中草药》）、毒鱼草（《广西本草选编》）等。产江苏、安徽、浙江、江西、福建、湖北、湖南、广东、广西、四川、贵州和云南等省区。生于海拔200～2 700m的山地路旁、河边灌木丛中或林缘。模式标本采自浙江舟山。全株有小毒，捣碎投入河中能使活鱼麻醉，便于捕捉，故有“醉鱼草”之称。花和叶含醉鱼草苷等多种黄酮类化合物。花、叶及根供药用，全株可用作农药。花芳香而美丽，为公园常见优良观赏植物。

《广东植物志》第三卷，309页。产广东北部及中部各地。生于山地灌丛或林中。全草入药，有祛风除湿，散瘀的功效，亦可作园林绿化植物。

《广西植物名录》307页。产全区各地。

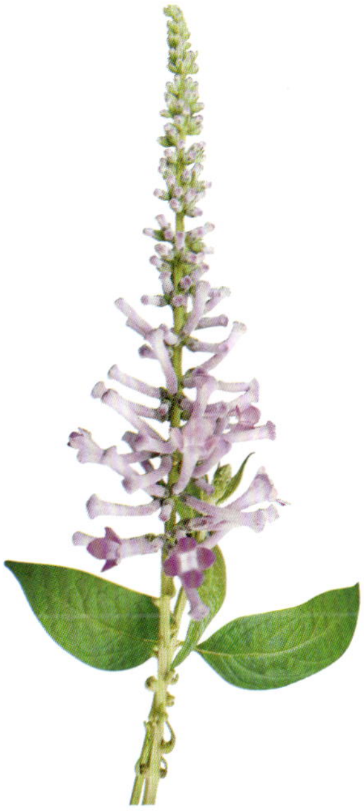

【本草学文献概要】

《中华本草》第6册，第十七卷，209～210页。以醉鱼草（《本草纲目》）为正名收载，别名鸡公尾（《广西中兽医药用植物》）等。茎叶入药，味辛、苦，性温，有毒；祛风解毒，驱虫，化骨鲠。花和根亦入药，另列条目。

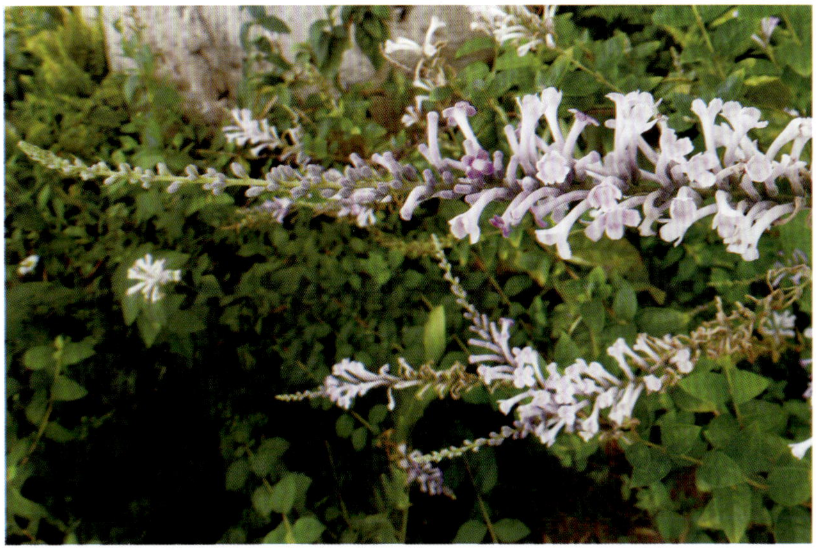

【原植物识别特征】

灌木，高1～3m；小枝具四棱，棱上略有窄翅；幼枝、叶背、叶柄、花序、苞片及小苞片均密被星状短绒毛和腺毛。叶对生，萌芽枝上的互生或近轮生；叶片卵形、椭圆形至长圆状披针形，长3～11cm，宽1～5cm，叶柄长2～15mm。穗状聚伞花序顶生，长4～40cm，花4数，芳香；花萼钟状，长约4mm；花冠紫色，长13～20mm；雄蕊4，着生于花冠管下部；子房上位，2室。果序穗状；蒴果长圆状或椭圆状，长5～6mm，直径1.5～2mm。花期4—10月，果期8月至翌年4月。

钩吻

来源 马钱科钩吻属 *Gelsemium* 植物钩吻 *Gelsemium elegans* (Gaerdn. et Champ.) Benth. 的全株。

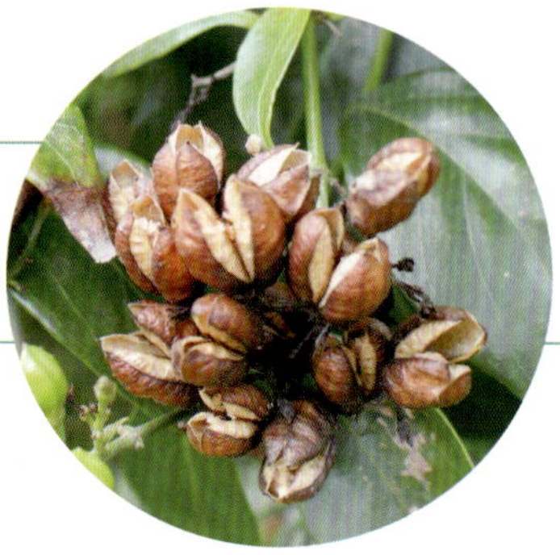

【植物学文献概要】

见《中国植物志》第六十一卷，251～253页。以钩吻（《神农本草经》）为正名收载，别名胡蔓藤（《南方草木状》）、断肠草（《梦溪笔谈》）、烂肠草（《本草纲目》）、朝阳草（《生草药性备要》）、大茶叶（广西）、狗向藤（广东大埔）等。产江西、福建、台湾、湖南、广东、广西、海南、云南、贵州等省区。全株有大毒，含多种生物碱，供药用。该属我国仅钩吻1种。模式标本采自香港。

《广东植物志》第三卷，310～311页。以葫蔓藤为正名收载，别名断肠草、大茶药、钩吻。产广东及海南各地。生于灌丛中。兽医用来驱虫、健胃。人不可内服，外用治疔疮、癣疥、跌打损伤、慢性腰腿痛等。

《广西植物名录》308页。产全区各地。

《海南植物志》第三卷，199页。以胡蔓藤为正名收载，别名大茶药（广东）、大炮叶等。定安、保亭、陵水。生于低海拔灌木林中，不常见。

【本草学文献概要】

《岭南采药录》59～60页。落叶灌木，茎蔓延细长，攀援于墙垣木石之上，叶有三小叶，卵形全边，叶柄赤色，互生，至秋，叶呈红色，初夏，叶腋著花，花小色黄，花瓣五片，雄蕊与花瓣同数，果实表面有毛茸。味苦，性寒，有大毒。

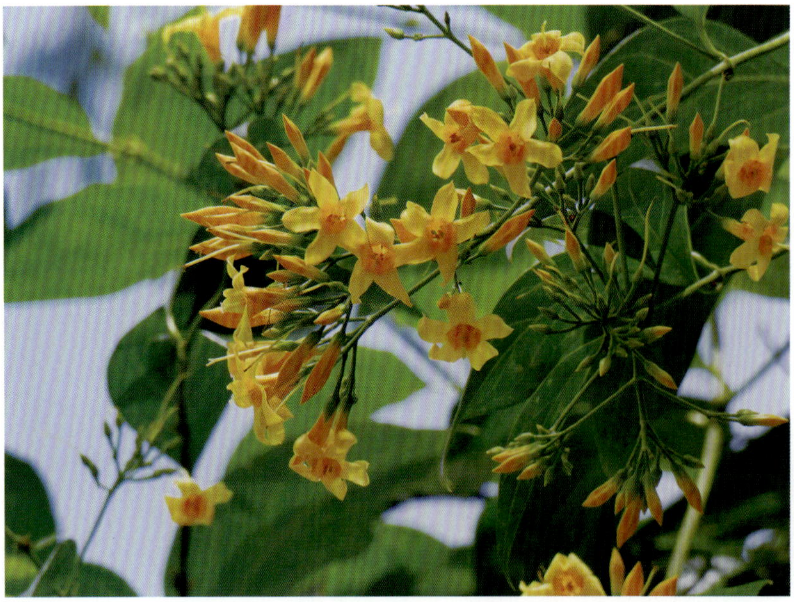

《中华本草》第6册，第十七卷，213～217页。以钩吻（《神农本草经》）为正名收载，别名胡蔓草（《南方草木状》）、黄野葛（《千金要方》）、虎狼草（《岭南采药录》）、朝阳草（《生草药性备要》）、断肠草（《梦溪笔谈》）等。全株入药，味苦、辛，性温，有大毒；祛风攻毒，散结消肿，止痛。

【原植物识别特征】

木质藤本，长3～12m。叶对生，卵形、卵状长圆形或卵状披针形，长5～12cm，宽2～6cm；叶柄长6～12mm。聚伞花序，花两性，密集；花萼5深裂，宿存；花冠黄色，漏斗状，长12～19mm，内面有淡红色斑点，5裂；雄蕊5，着生于花冠筒中部；子房上位，2室。蒴果卵形或椭圆形，直径6～10mm，熟时黑色，种子多数，边缘具有不规则的膜质翅。花期5—11月，果期7月至翌年3月。

华南龙胆

来源　龙胆科龙胆属 *Gentiana* 植物华南龙胆 *Gentiana loureirii* (G. Don) Griseb. 的带根全草。

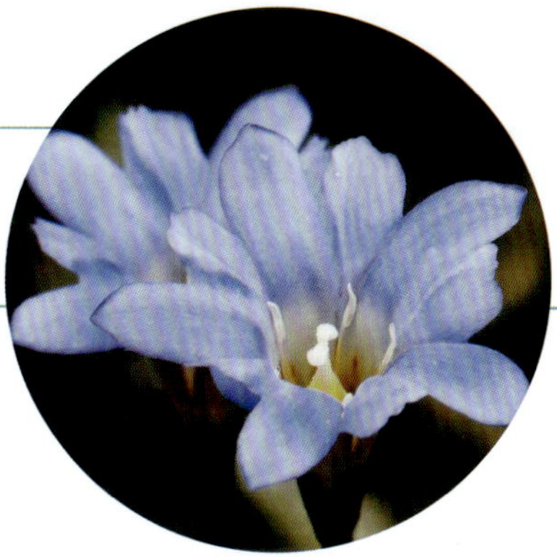

【植物学文献概要】

见《中国植物志》第六十二卷，254～255页。以华南龙胆（《广州植物志》）为正名收载，别名地丁。产江西、湖南、浙江、福建、广西、广东沿海、台湾。生于山坡路旁、荒山坡及林下，海拔300～2 300m处。模式标本采自广东。

《广东植物志》第四卷，320～321页。广东各地均产。生于海拔200～1 500m的山坡、路旁或林下。

《广西植物名录》361页。产南宁、宾阳、融水、桂林、兴安、龙胜、罗城、金秀。

《广州植物志》557～558页。为我国南部山野间常见的野草，广州近郊不很常见。

【本草学文献概要】

《中华本草》第6册，第十七卷，230～231页。以龙胆地丁（《全国中草药汇编》）为正名收载，别名地丁（《广西药用植物名录》）、广地丁（广州部队后勤部卫生部《常用中草药手册》）、一见莲(《福建药物志》)、土地丁（《香港中草药》）。带根全草入药，味苦，性寒；清热利湿，解毒消痈。

【原植物识别特征】

多年生草本，高3～8cm。茎少数丛生，紫红色，直立，密被乳突。基生叶莲座状，狭椭圆形，长15～30mm，宽3.5～5mm；茎生叶对生，椭圆形或椭圆披针形，长5～7mm，宽1～2.5mm，叶缘具短睫毛。花小，两性，单生于小枝顶端；花梗紫红色，花萼钟形，长5～6mm，裂片5；花冠紫色，漏斗形，长12～14mm，裂片卵形，褶卵状椭圆形，边缘有不整齐不明显的细齿；雄蕊5，着生于冠筒中下部；子房上位，柱头2裂。蒴果倒卵形。花果期2—9月。

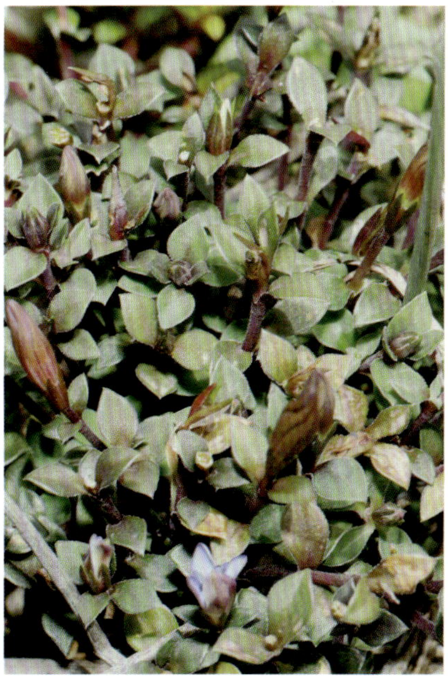

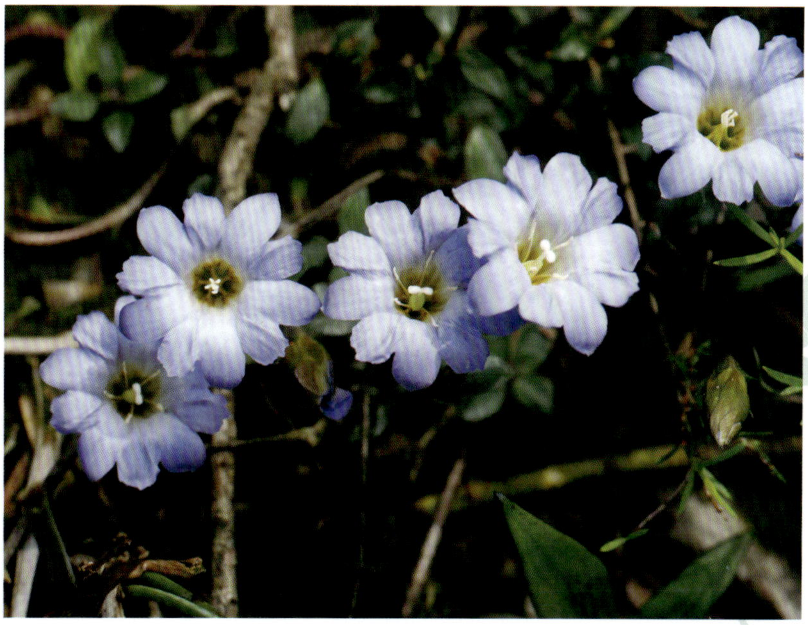

糖胶树

来源 夹竹桃科鸡骨常山属 *Alstonia* 植物糖胶树 *Alstonia scholaris* (L.) R. Br. 的树皮及枝、叶。

【植物学文献概要】

见《中国植物志》第六十三卷，90~91页。以糖胶树（广西）为正名收载，别名灯架树（广东）、肥猪叶（广西）、面条树（云南、广西、广东）、象皮木等。广西南部、西部和云南南部野生。生于海拔650m以下的低丘陵山地疏林中、路旁或水沟边。喜湿润肥沃土壤，在水边生长良好，为次生阔叶林主要树种。本种根、树皮、叶均含多种生物硷，供药用。树形美观，我国广东和台湾常作行道树或公园栽培观赏。乳汁丰富，可提制口香糖原料，故有称“糖胶树”。

《广东植物志》第一卷，448~449页。广东中部、南部至海南岛有栽培。广西南部、西部有野生。全株为抗疟、发汗、健胃药。

《广西植物名录》312页。产南宁、邕宁、武鸣、合浦、防城、上思、东兴、贵港、陆川、博白、北流、那坡、金秀、宁明、龙州、天等。

《海南植物志》第三卷，233~234页。海口有栽培。

【本草学文献概要】

《中华本草》第6册，第十七卷，271~273页。以象皮木（《陆川本草》）为正名收载，别名金瓜南木皮（《广西药用植物名录》）、面条树（《广西本草选编》）。树皮及枝、叶入药，味苦，性凉。清热解毒，祛痰止咳，止血消肿。

【原植物识别特征】

乔木，高达20m，枝轮生，含乳汁。叶3~8片轮生，倒卵状长圆形、倒披针形或匙形，长7~28cm，宽2~11cm，侧脉每边25~50条，近水平横出至叶缘联结；叶柄长1~2.5cm。花白色，多朵组成稠密的聚伞花序；花萼裂片5，花冠高脚碟状，筒长6~10mm，中部以上膨大；雄蕊5，着生于花冠筒膨大处；雌蕊由2枚离生心皮组成。蓇葖果2，线形，长20~57cm，直径2~5mm；种子长圆形，红棕色，两端被长缘毛。花期6—11月，果期10月至翌年4月。

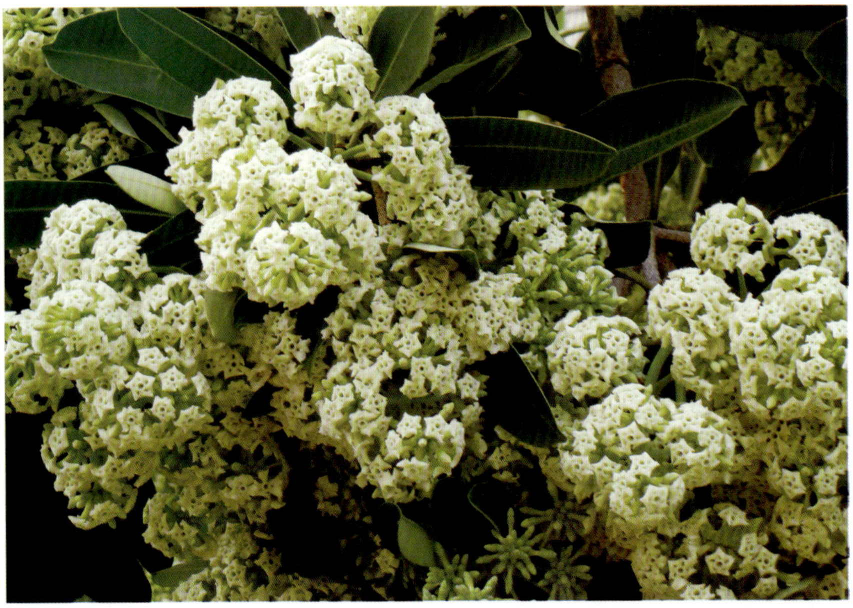

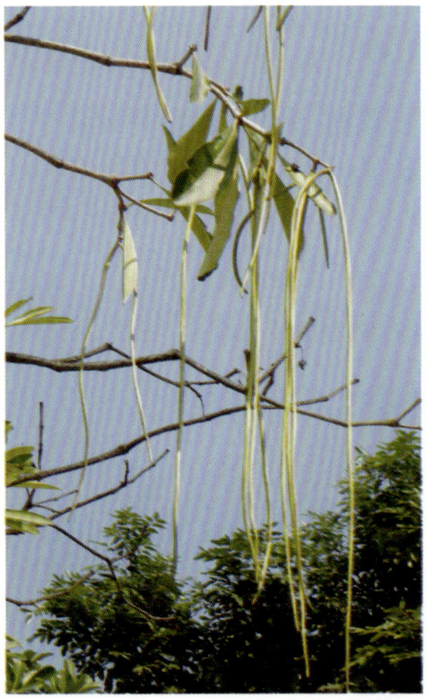

长春花

来源 夹竹桃科长春花属 *Catharanthus* 植物长春花 *Catharanthus roseus* (L.) G. Don. 的全草。

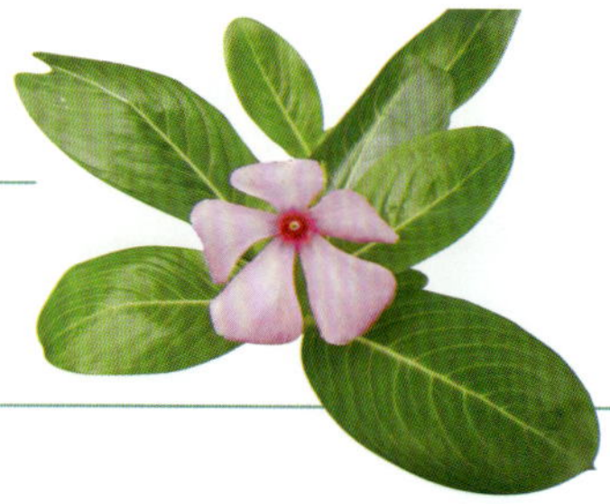

【植物学文献概要】

见《中国植物志》第六十三卷，83～86页。以长春花（《植物名实图考》）为正名收载，别名雁来红（广东）、日日草、日日新、三万花（广西、广东）。我国栽培于西南、中南及华东等省区。原产非洲东部，现栽培于各热带和亚热带地区。植株含长春花硷，可药用，有降低血压之效；在国外有用来治白血病、淋巴肿瘤、肺癌、绒毛膜上皮癌、血癌和子宫癌等。

《广东植物志》第一卷，447页。全省各地栽培。全草药用。

《广西植物名录》313页。产全区各地。

《海南植物志》第三卷，222页。万宁、陵水、崖县、东方、海口栽培。

《广州植物志》492页。

【本草学文献概要】

《中华本草》第6册，第十七卷，281～285页。以长春花（《植物名实图考》）为正名收载，别名雁来红、日日新（广州部队后勤部卫生部《常用中草药手册》）、三万花（《全国中草药彩色图谱》）等。全草入药，味苦，性寒，有毒；解毒抗癌，清热平肝。

【原植物识别特征】

半灌木，高达60cm，含水液；茎近方形，有条纹。叶对生，倒卵状长圆形，长3～4cm，宽1.5～2.5cm，基部渐狭而成叶柄；侧脉约8对。聚伞花序腋生或顶生，有花2～3朵；花两性，萼5深裂，萼片长约3mm；花冠红色，高脚碟状，花冠筒长约2.6cm，花冠裂片长和宽约1.5cm×1.5cm；雄蕊5，着生于花冠筒的上半部；花盘由2片舌状腺体组成，雌蕊由2枚离生心皮组成。蓇葖双生，长约2.5cm，直径3mm；种子黑色。花果期几乎全年。

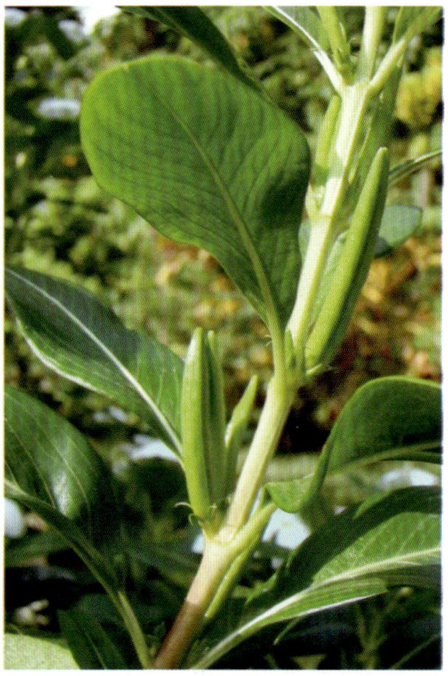

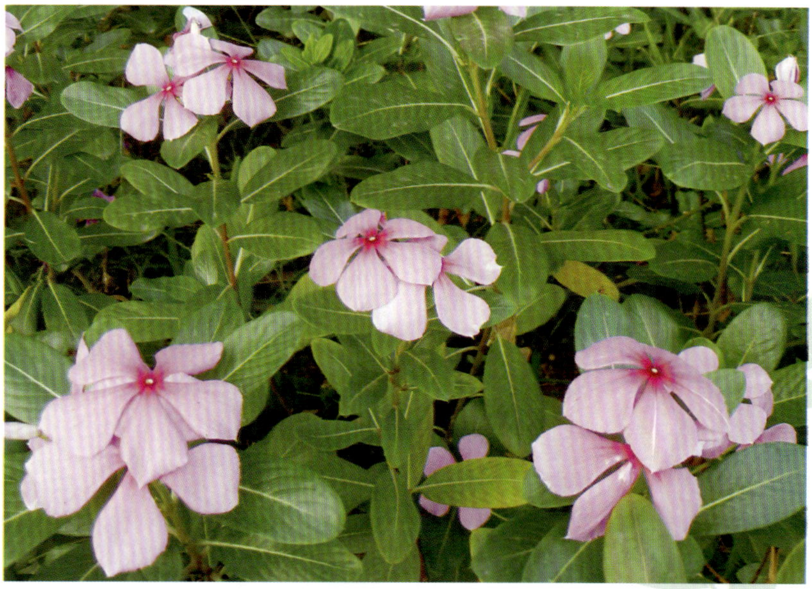

狗牙花

来源 夹竹桃科狗牙花属 *Ervatamia* 植物狗牙花 *Ervatamia divaricata* (L.) Burk. 的根和叶。

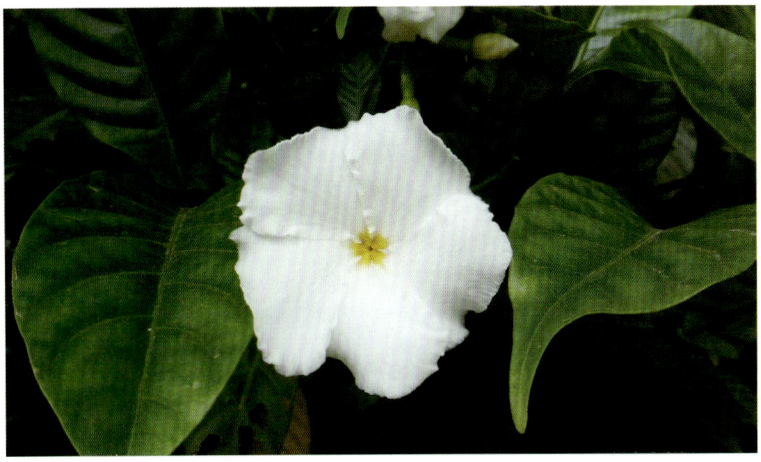

【植物学文献概要】

见《中国植物志》第六十三卷，100～101页。云南南部野生，广东、广西、台湾等省区栽培。

《广东植物志》第一卷，450页。以单瓣狗牙花为正名收载，学名采用*Ervatamia divaricata* (L.) Burk. var. *flore-pleno* Tsiang.。广东中部以南有栽培。

《广西植物名录》315页。产南宁、桂林、梧州、合浦、浦北、凌云、龙州。

《海南植物志》第三卷，225页。儋县有栽培。

《广州植物志》493～494页。狗牙花属 *Ervatamia* 约30种，分布于全球的热带地区；广州栽培1变种，即单瓣狗牙花，为广州园圃间极常见的栽培植物，花冠裂片的边缘有皱纹，状如犬牙，故有狗牙花之称。

【本草学文献概要】

《岭南采药录》102页。治小儿邪病，如发冷不愈。

《中华本草》第6册，第十七卷，288页。以狗牙花为正名收载，别名白狗牙、豆腐花、狮子花等。根、叶入药，味酸，性凉；清热解毒，消肿。《广西药用植物名录》等有记载。

【原植物识别特征】

灌木，高达3m。乳汁丰富。叶对生，椭圆形或椭圆状长圆形，长5.5～11.5cm，宽1.5～3.5cm，侧脉12对，叶柄长0.5～1cm。聚伞花序腋生，花6～10朵；花萼基部内面有腺体，萼片边缘有缘毛，长3mm；花冠白色，花冠筒长达2cm；雄蕊5，着生于花冠筒中部之下；子房上位，心皮2。蓇葖果长2.5～7cm，叉开或外弯。花期6—11月，果期秋季。

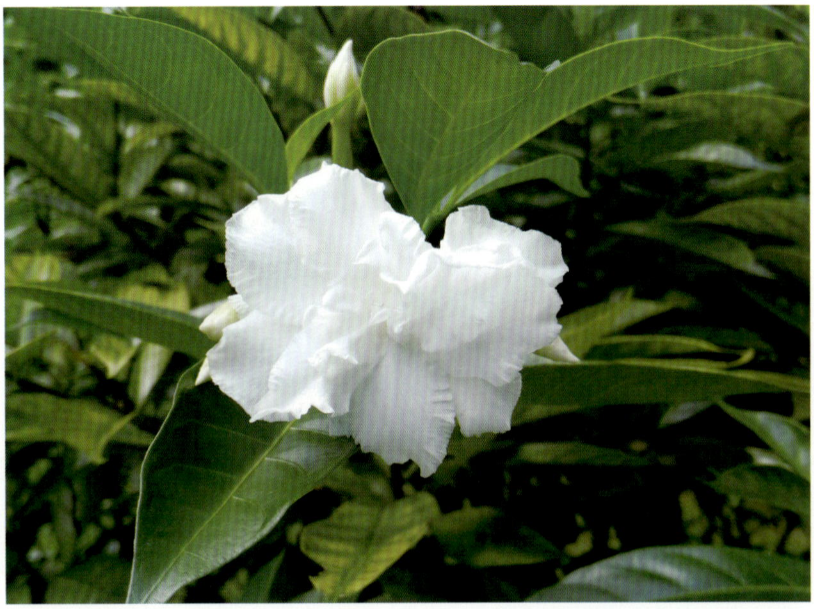

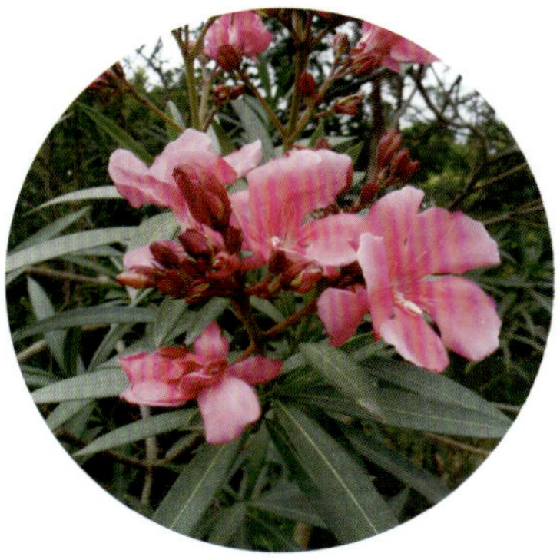

夹竹桃

来源 夹竹桃科夹竹桃属 *Nerium* 植物夹竹桃 *Nerium indicum* Mill. 的枝皮和叶。

【植物学文献概要】

见《中国植物志》第六十三卷，147~149页。以夹竹桃（李卫《竹谱》）为正名收载，别名红花夹竹桃（广东广州）、柳叶桃树等。全国各省区有栽培，尤以南方为多。花大、艳丽、花期长，常作观赏。用插条、压条繁殖，极易成活。茎皮纤维为优良混纺原料。种子可榨油供制润滑油。叶、树皮、根、花、种子均含有多种配醣体，毒性极强，人、畜误食能致死。叶、茎皮可提制强心剂，但有毒，用时需慎重。

《广东植物志》第一卷，460页。别名红花夹竹桃。全省各地栽培。叶、茎皮可提取强心剂，毒性强烈。茎皮纤维为优良混纺原料。观赏植物。

《广西植物名录》314页。产全区各地。

《海南植物志》第三卷，248页。海口、万宁及崖县有栽培。

《广州植物志》490页。为庭园间极常栽培的观赏植物，几乎终年有花。

【本草学文献概要】

《岭南采药录》178页。木本，花类桃而叶似竹，味苦，性寒，能堕胎。

《中华本草》第6册，第十七卷，295~298页。以夹竹桃（《植物名实图考》）为正名收载，别名桃叶桃（《花镜》）、水甘草（《现代实用中药》）、红花夹竹桃、柳竹桃等。叶及枝皮入药，味苦，性寒，有大毒；强心利尿，祛痰定喘。

【原植物识别特征】

直立大灌木，常绿，高达5m，枝条灰绿色，含水液。叶3~4片轮生，茎下部叶对生，窄披针形，长11~15cm，宽2~2.5cm；侧脉密生而平行；聚伞花序顶生，花两性，花萼5深裂；花冠深红色，5或重瓣，副花冠位于冠筒喉部，顶端撕裂状；雄蕊5，生于花冠筒中部，花药箭形；子房上位，心皮2，离生。蓇葖果2，并连或平行，长10~23cm；种子顶端有黄褐色绢质种毛。花期几乎全年。

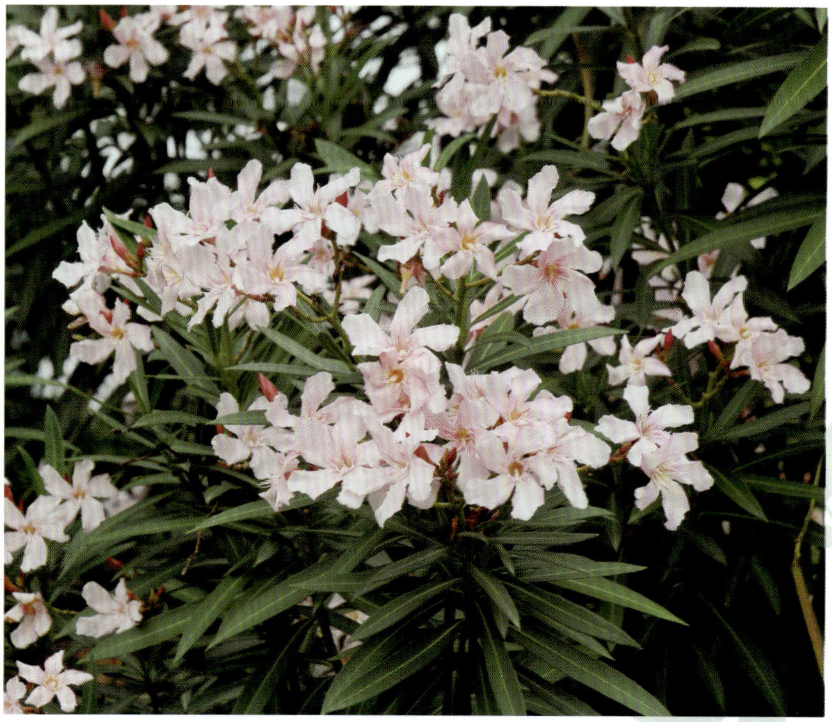

鸡蛋花

来源 夹竹桃科鸡蛋花属 *Plumeria* 植物鸡蛋花 *Plumeria rubra* L. 'Acutifolia' (Poir.) Bailey. 的花。

【植物学文献概要】

见《中国植物志》第六十三卷，78~81页。以鸡蛋花（华南）为正名收载，别名缅栀子（《植物名实图考》）、大季花、鸭脚木（广西）。原产墨西哥，现广植于亚洲热带及亚热带地区。我国广东、广西、云南、福建等省区有栽培，在云南南部山中有逸为野生的。花白色黄心，芳香，叶大深绿色，树冠美观，常栽作观赏。广东、广西民间常采其花晒干泡茶饮，有治湿热下痢和解毒、润肺。

《广东植物志》第一卷，446页。别名缅栀子。我国南部各省区均有栽培。花、树皮药用；鲜花含芳香油，可作化妆品及高级香皂的香精原料。

《广西植物名录》314页。产全区各地。

《海南植物志》第三卷，223~224页。栽培于儋县。

《广州植物志》486页。以鸡蛋花（广东、广西）为正名收载，别名缅栀子（《植物名实图考》）。广州园圃间常见栽培。花极香，采而晒干，可代茶为饮料，名曰鸡蛋花茶。今肇庆之七星岩胜地，常以此待客；亦供药用，治湿热下痢、里急后重，又能润肺解毒。其原种红鸡蛋花*Plumeria rubra* L. 鲜红色，中山大学校园和花圃里面有栽培。

【本草学文献概要】

《岭南采药录》36页。木本，治湿热下痢，里急后重，又能润肺解毒。

《中华本草》第6册，第十七卷，300~301页。以鸡蛋花（《岭南采药录》）为正名收载，别名缅栀子（《植物名实图考》）、擂捶花（《广东中药》）、大季花（《广西药用植物名录》）。花朵或茎皮入药，味甘、微苦，性凉；清热，利湿，解暑。

编者注：药用的鸡蛋花是鸡蛋花（花红色）的栽培变种，为现今岭南常用草药之一。

【原植物识别特征】

落叶小乔木，枝条粗壮，稍带肉质，易折，含乳汁。叶互生，革质，长圆状倒披针形，长15~40cm，常集生于分枝上部。聚伞花序顶生，有多数花，花冠高脚碟状，长4~5cm，裂片为左旋覆瓦状排列，白色，中心黄色。春末至秋季为开花期。蓇葖果双生，叉开，长圆形，长10~20cm，种子冬季成熟。

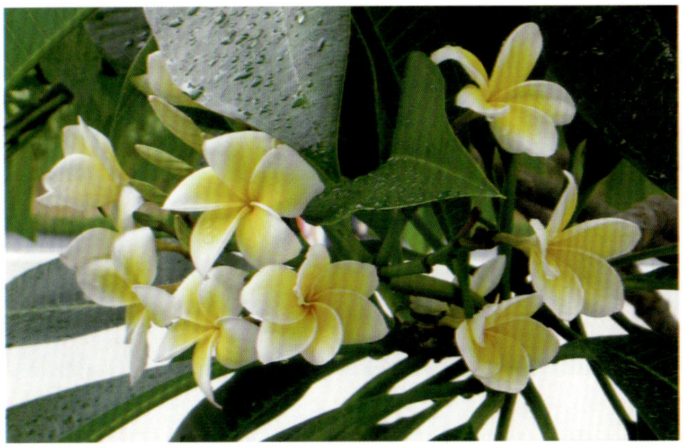

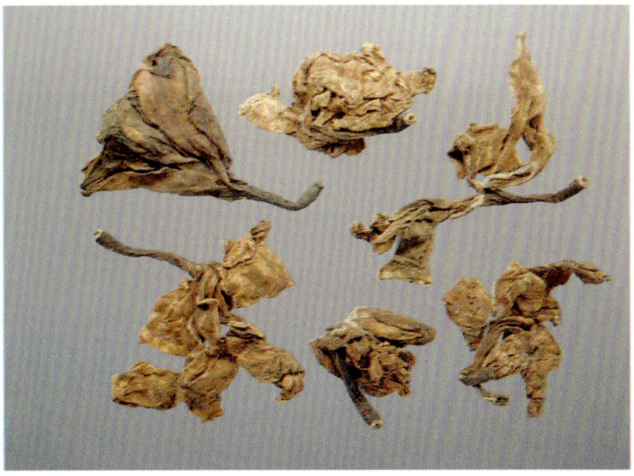

萝芙木

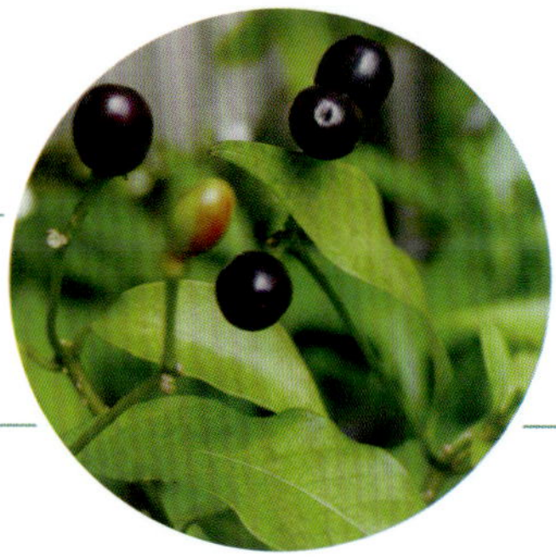

来源 夹竹桃科萝芙木属 *Rauvolfia* 植物萝芙木 *Rauvolfia verticillata* (Lour.) Baill. 的根。

【植物学文献概要】

见《中国植物志》第六十三卷，54～58页。以萝芙木（《植物学名词审查本》）为正名收载，别名萝芙藤（《中国树木分类学》）、白花丹（广东）、辣椒树（广西）、山马蹄（台湾）。分布于我国西南、华南及台湾等省区。一般生于林边、丘陵地带的林中或溪边较潮湿的灌木丛中。模式标本采自广东西江。根、叶供药用，民间有用来治高血压、失眠、眩晕、跌打损伤等。植株含阿马里新、利血平、萝芙甲素及山马蹄碱等生物碱，为西药降压灵的原料。

《广东植物志》第一卷，440页。产广东韶关地区南部、佛山、惠阳、肇庆、湛江、梅州等地区及海南岛各地。生于丘陵或溪边较潮湿的灌木丛中或村边。

《广西植物名录》315页。产全区各地。

《海南植物志》第三卷，230～231页。保亭、陵水、琼海、定安、海口、澄迈、儋县、白沙、东方。民间药用。

【本草学文献概要】

《中华本草》第6册，第十七卷，304～307页。以萝芙木（《中国药用植物志》）为正名收载，别名毒狗药（《广西药用植物图志》）、火烙木（《南宁市药物志》）、万药归宗（《广西中药志》）、地郎伞（《广西药用植物名录》）、染布子（广东）。根入药，味苦、味辛，性凉；清热，降压，宁神。茎、叶亦入药，另列条目。

【原植物识别特征】

灌木，高达3m，多分枝。叶3～4枚轮生，稀对生；椭圆形，长圆形或披针形，长2.6～16cm，宽0.3～3cm；叶柄长0.5～1cm。伞形聚伞花序，花小，两性，白色；花萼5裂，裂片三角形；花冠高脚碟状，花冠筒中部膨大，长10～18mm；雄蕊5，着生于冠筒中部；花盘环状，子房由2个离生心皮所组成，一半埋藏于花盘内。核果卵圆形或椭圆形，直径0.5cm，由绿色变暗红色，然后变成紫黑色。花期2—10月，果期4月至翌年春季。

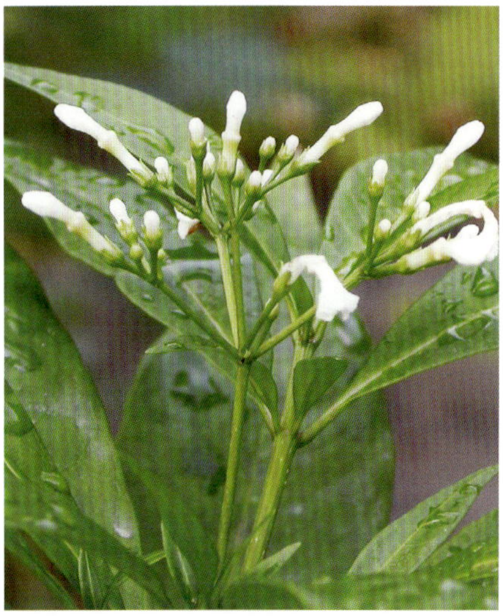

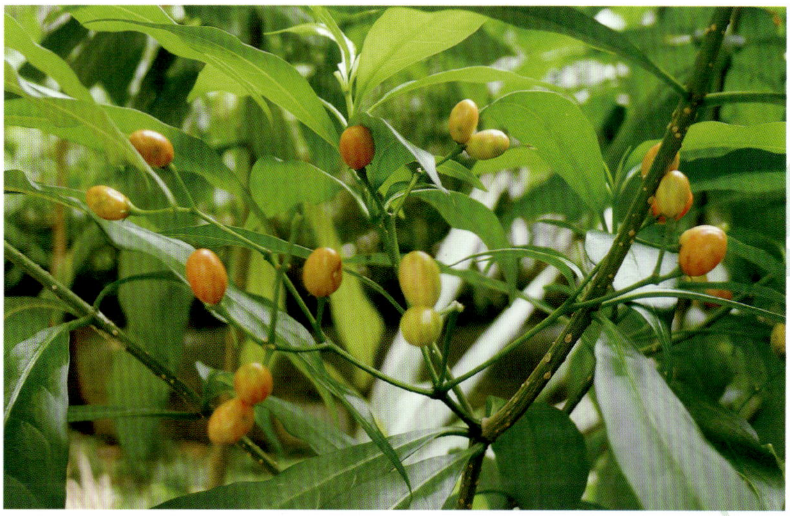

羊角拗

来源　夹竹桃科羊角拗属 *Strophanthus* 羊角拗 *Strophanthus divaricatus* (Lour.) Hook. et Arn. 的全株。

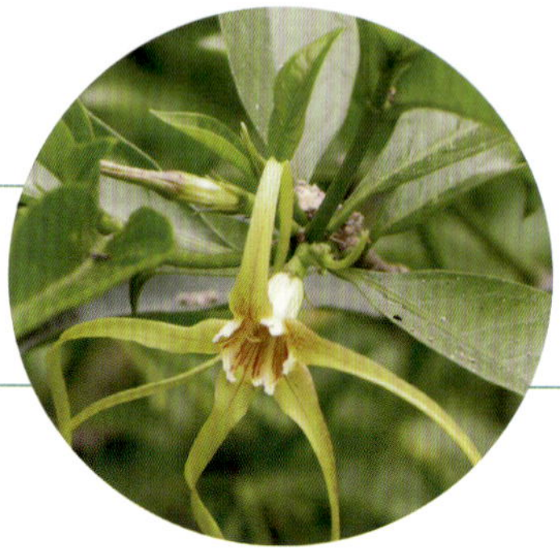

【植物学文献概要】

见《中国植物志》第六十三卷，152～154页。以羊角拗为正名收载，别名羊角扭（广东、广西、贵州）、羊角树、羊角果、羊角藤等。产贵州、云南、广西、广东和福建等省区。野生于丘陵山地、路旁疏林中或山坡灌木丛中。模式标本采自广东。全株植物含毒，尤以种子，含有毒毛旋花子配基，其毒性能刺激心脏，误食致死。

《广东植物志》第一卷，462页。全省各地普遍野生。种子含羊角拗苷，为一强心剂；全株有毒。民间用枝叶作杀虫药，种毛作填充物，茎皮纤维可制绳索。

《广西植物名录》315页。产武鸣、马山、横县、柳州、三江、平乐、梧州、苍梧、藤县、合浦、防城、上思、东兴、平南、容县、陆川、博白、贺州、昭平、富川、河池。

《海南植物志》第三卷，249页。琼山、屯昌、万宁、崖县和乐东。

《广州植物志》491页。为广州近郊山野间极常见的野生植物。其种毛极柔软，可为枕褥的填充物。

【本草学文献概要】

《岭南采药录》49页。别名羊角捩。其子似羊角，不入服剂，能杀人，洗疥癞，其花治刀伤极效，为末傅之，不半日即合口。

《中华本草》第6册，第十七卷，309～311页。以羊角拗（《中国药用植物志》）为正名收载，别名羊角纽（《本草求原》）、羊角藤、倒钓笔、羊角捩（《岭南采药录》）、羊角扭、羊角藕（《中国药用植物志》）、断肠草、羊角藤、大羊角扭蔃（《广西药用植物名录》）等。根或茎叶入药，味苦，性寒，有大毒；祛风通络，解毒杀虫。其花及种子亦入药，另列条目。

【原植物识别特征】

灌木，高可达2m，密被灰白色圆形的皮孔。叶对生，椭圆状长圆形或椭圆形，长3～10cm，宽1.5～5cm，全缘，叶柄短。聚伞花序顶生，花两性，5数；花萼绿色或黄绿色，内面基部有腺体；花冠漏斗状，长1.2～1.5cm，花冠裂片顶端延长成一长尾，达10cm，裂片内面具由10枚舌状鳞片组成的副花冠；雄蕊5，内藏；离生心皮2，子房半下位。蓇葖果椭圆状长圆形，直径2～3.5cm；种子有白色绢质毛。花期3—7月，果期6月至翌年2月。

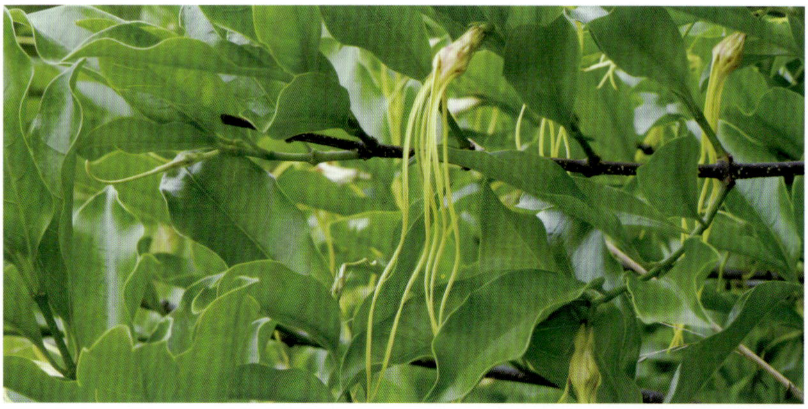

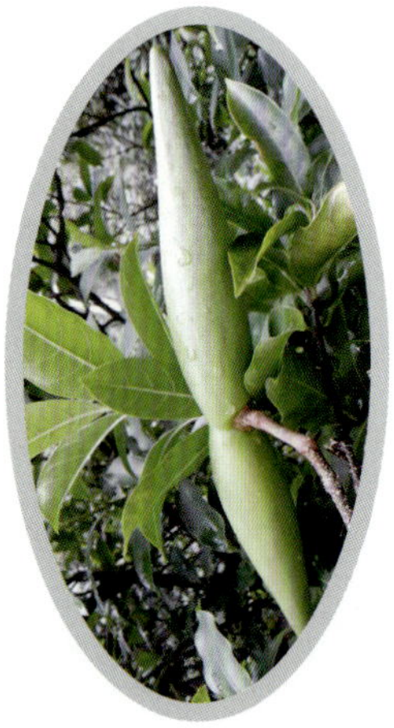

黄花夹竹桃

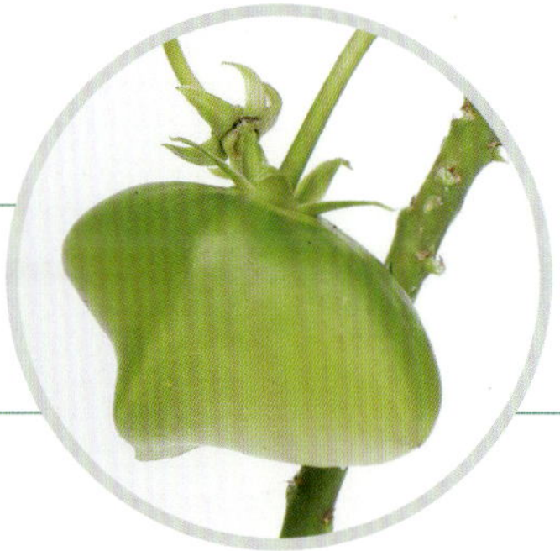

来源　夹竹桃科黄花夹竹桃属 *Thevetia* 黄花夹竹桃 *Thevetia peruviana* (Pers.) K. Schum. 的果仁。

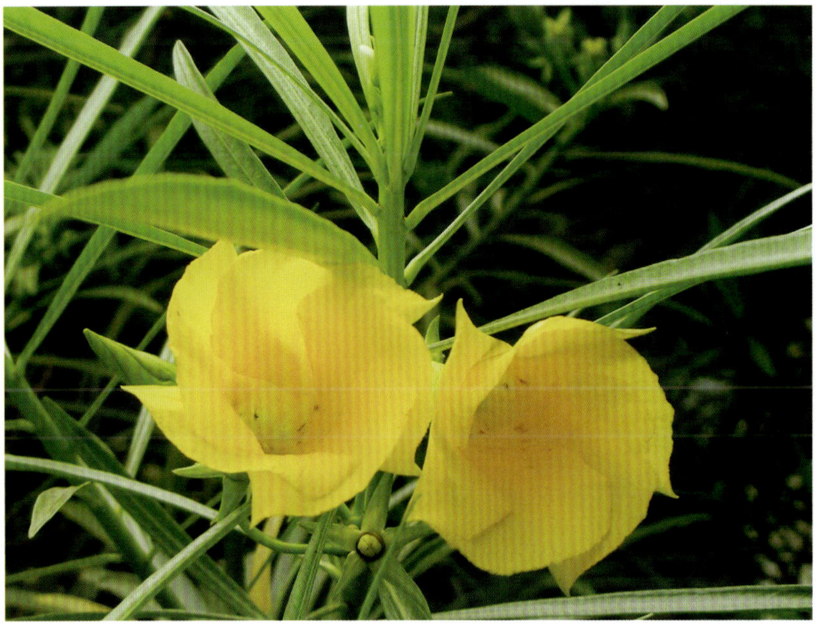

【植物学文献概要】

见《中国植物志》第六十三卷，36～38页。以黄花夹竹桃（《植物学名词审查本》）为正名收载，别名黄花状元竹（广东潮汕）、酒杯花（广东广州）、柳木子（广西）。我国台湾、福建、广东、广西和云南等省区均有栽培。有时野生。生长于干热地区，路旁、池边、山坡疏林下；土壤较湿润而肥沃的地方生长较好；耐旱力强，亦稍耐轻霜。原产美洲热带地区，现世界热带和亚热带地区均有栽培。为一美丽的绿化植物。树液和种子有毒，误食可致命。种子可榨油，供制肥皂、点灯、杀虫和鞣料用油，油粕可作肥料。

《广东植物志》第一卷，433页。全省各地栽培。乳汁和种子有毒，误食可致命。

《广西植物名录》315页。产南宁、柳州、桂林、梧州、合浦。

《海南植物志》第三卷，232～233页。崖县、保亭、万宁、琼中和澄迈有栽培。

《广州植物志》487～488页。

【本草学文献概要】

《中华本草》第6册，第十七卷，312～315页。以黄花夹竹桃（《广西药用植物图志》）为正名收载，别名吊钟花（《南方主要有毒植物》）、番仔桃（《福建中草药》）、美国黄蝉(广东)、酒杯花（海南）。果仁入药，味辛、苦，性温，大毒；强心，利尿消肿。

【原植物识别特征】

乔木，高达5m，小枝下垂，全株具丰富乳汁。叶互生，近革质，线形或线状披针形，长10 15cm，宽5～12mm，全缘。花大，黄色，有香味，顶生聚伞花序；花萼绿色，5裂，裂片长5～9mm；花冠漏斗状，花冠筒喉部具5个被毛的鳞片；雄蕊5，着生于花冠筒喉部；子房上位，2深裂，胚珠每室2。核果扁三角状球形，直径2.5～4cm，内果皮木质，生时绿色而亮，熟时黑色。花期5—12月，果期8月至翌年春季。

络石

来源　夹竹桃科络石属 *Trachelospermum* 植物络石 *Trachelospermum jasminoides* (Lindl.) Lem. 的藤茎。

【植物学文献概要】

见《中国植物志》第六十三卷，216～219页。以络石（《神农本草经》）为正名收载，别名耐冬（《广群芳谱》）、白花藤（《植物名实图考》）、络石藤等。产陕西、山东、安徽、江苏、浙江、福建、台湾、江西、湖南、湖北、云南、贵州、广东、广西等省区。根及全株药用，祛风活络，散瘀止痛。

《广东植物志》第一卷，472～473页。别名感冒藤、钻骨风（惠阳）。广东全省各地均产，生于山野、沟谷、路旁杂木林中，常攀援于树上或墙壁、岩石上。全株供药用。

《广西植物名录》315页。产全区各地。

《海南植物志》第三卷，243～244页。琼山。

《广州植物志》491～492页。本植物在我国南部山野间极常见，且有植为庭园观赏植物的，唯广州近郊不常见。入药为强壮剂，治腰痛、健足膝；又为通经及镇痛药，消散疮、去喉头肿痛；又治腰部骨节痛及关节疼痛。

【本草学文献概要】

《岭南采药录》150页。味苦，性寒，以之渍酒，主治虚劳风热。

《中华本草》第6册，第十七卷，316～319页。以络石藤为正名收载，别名白花藤（《植物名实图考》）、过墙风（广东）、苦连藤（广西）等。带叶藤茎入药，味苦、辛，性微寒；通络止痛，凉血清热，解毒消肿。

【原植物识别特征】

常绿木质藤本，长达10m。单叶对生，近革质，椭圆形至卵状椭圆形，长2～10cm，宽1～4.5cm，侧脉每边6～12条。花序聚伞状，顶生和腋生；花萼5深裂，基部有10枚鳞片状腺体；花冠白色，筒中部膨大，雄蕊着生处及喉部被短柔毛；雄蕊5，着生在花冠筒中部；花盘环状；子房上位。蓇葖双生，线状披针形，长10～20cm；种子被白色绢质种毛。花期3—7月，果期7—12月。

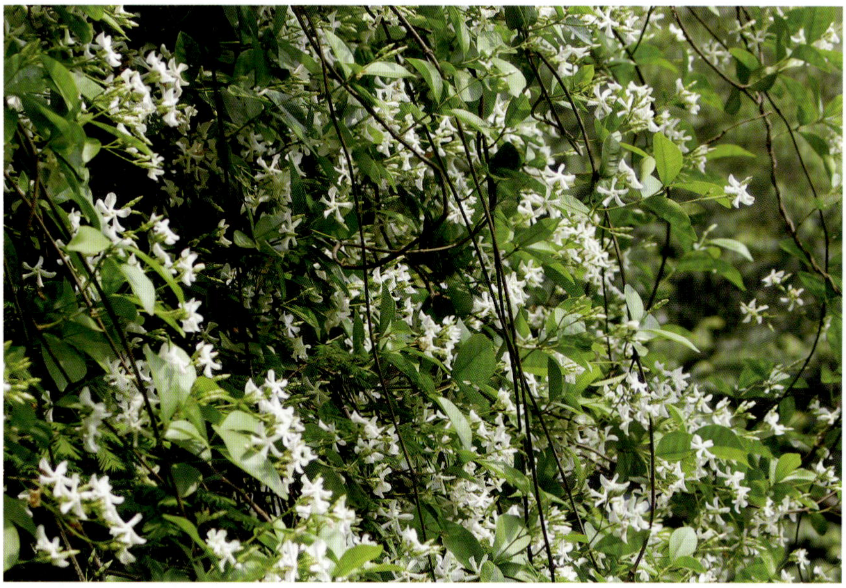

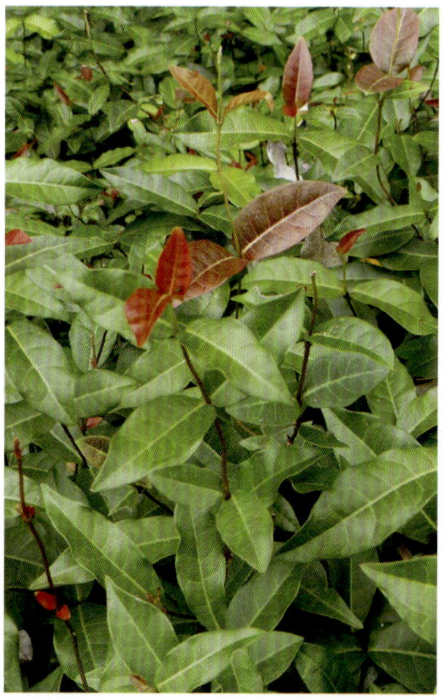

倒吊笔

来源 夹竹桃科倒吊笔属 *Wrightia* 植物倒吊笔 *Wrightia pubescens* R. Br. 的根、茎、叶。

【植物学文献概要】

见《中国植物志》第六十三卷，123～125页。以倒吊笔（华南）为正名收载。产广东、广西、贵州和云南等省区。散生于低海拔热带雨林中和干燥稀树林中。木材纹理通直，结构细致，适于作轻巧的上等家具、铅笔杆、雕刻图章、乐器用材。树皮纤维可制人造棉及造纸。树形美观，庭园中有作栽培观赏。根和茎皮可药用。

《广东植物志》第一卷，454页。别名九浓木（兴宁）、猪松木（茂名）、屐木（廉江）、刀柄、苦常（海南）、猪菜母（白沙）等。产广东各地。生于低海拔热带雨林中和亚热带疏林中。根、茎皮药用。

《广西植物名录》316页。产邕宁、苍梧、藤县、防城、上思、东兴、钦州、浦北、平南、陆川、博白、北流、百色、金秀、龙州。

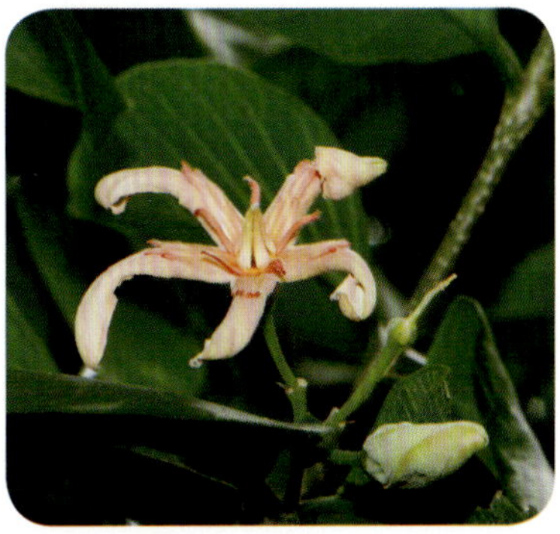

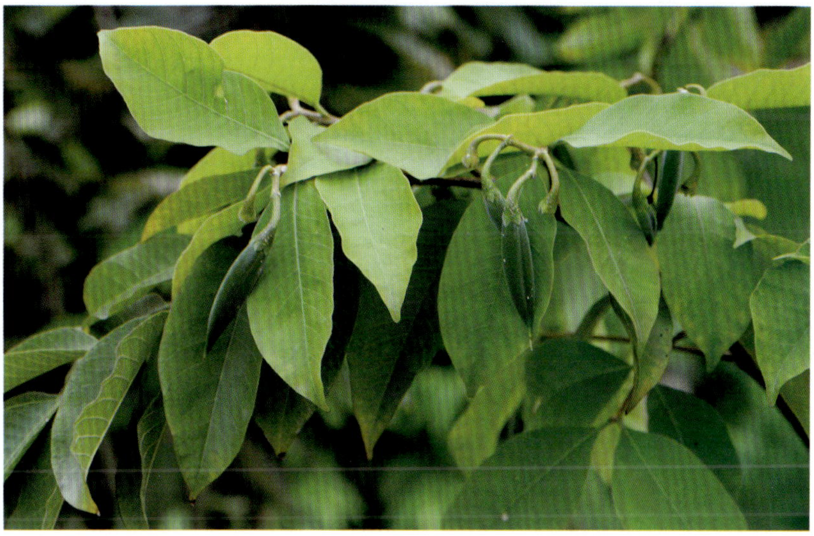

《海南植物志》第三卷，249～250页。海南各地。

《广州植物志》490页。别名神仙蜡烛（广州）。为一庭园观赏植物，海南山野间较常见，广州间有栽培。其材在徐闻一带用作薪材。

【本草学文献概要】

《岭南采药录》103页。形似羊角桃，子不可食，其根治跌打，酒煎服，其花治刀伤。

《中华本草》第6册，第十七卷，321～322页。以倒吊蜡烛（《生草药性备要》）为正名收载，别名猪松木、神仙蜡烛（广东）、苦杨（海南）等。根、茎、叶入药，味甘、淡，性平；祛风通络，化痰散结，利湿。

【原植物识别特征】

乔木，高8～20m。含乳汁，密生皮孔。叶对生，长圆状披针形、卵圆形或卵状长圆形，长5～10cm，宽3～6cm，叶柄长0.4～1cm。聚伞花序；萼片内面基部有腺体；花冠漏斗状，白色、浅黄色或粉红色，筒长5mm，裂片长约1.5cm；副花冠分裂为10鳞片，呈流苏状；雄蕊5，花药箭头状；子房上位。蓇葖果2，线状披针形，长15～30cm，直径1～2cm。种子顶端具淡黄色绢质种毛。花期4—8月，果期8月至翌年2月。

海杧果

来源 夹竹桃科海杧果属 *Cerbera* 植物海杧果 *Cerbera manghas* L. 的果实。

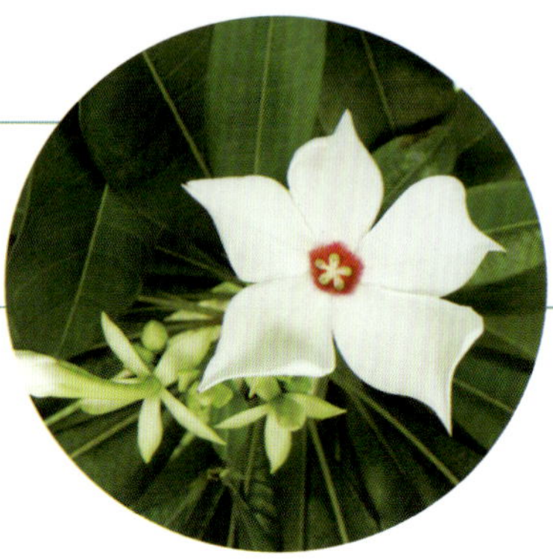

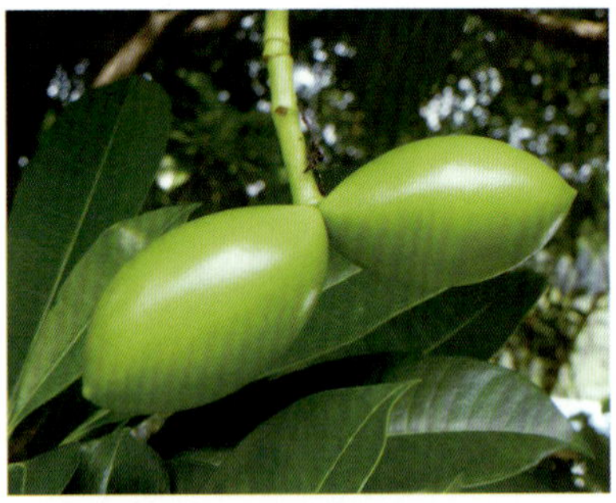

【植物学文献概要】

见《中国植物志》第六十三卷，33～35页。产海南、广东南部、广西南部及台湾。果皮含海杧果碱、毒性苦味素等，毒性强烈，用量不当可致死。花美丽，可作观赏植物。

《广东植物志》第一卷，432页。别名黄金茄、牛金茄、牛心荔、黄金调（琼海、文昌），产广东中部以南及海南。树皮、叶、乳汁可提制药物；果实有剧毒，误食可致命。

《广西植物名录》313页。产合浦、东兴、钦州、浦北。

《海南植物志》第三卷，228～229页。崖县、陵水、万宁、琼海、琼山和儋县。长生于海边潮湿的地方。

《广州植物志》486～487页。本植物喜生于滨海的沙滩上，海南和香港很常见，广州只在中山大学校园有栽培。

【本草学文献概要】

《岭南采药录》46页。产琼州，一核者入口立死。入外科膏药用，麻药亦用之，只可外敷，不宜内服。

《中华本草》未见记载。

【原植物识别特征】

乔木，高4～8m，含丰富乳汁。叶螺旋状互生，倒卵状长圆形或倒卵状披针形，长6～37cm，宽2.3～7.8cm，侧脉在叶缘前网结；叶柄长2.5～5cm。花两性，单生，直径约5cm，芳香；花萼裂片5，不等大；花白色，喉部红色，具5枚被毛的鳞片，冠筒长2.5～4cm，花冠裂片长1.5～2.5cm，水平张开；雄蕊5，着生在花冠筒喉部；心皮2，离生，子房上位。核果双生或单个，近球形，直径4～5.6cm，熟时橙黄色。花期3—10月，果期7月至翌年4月。

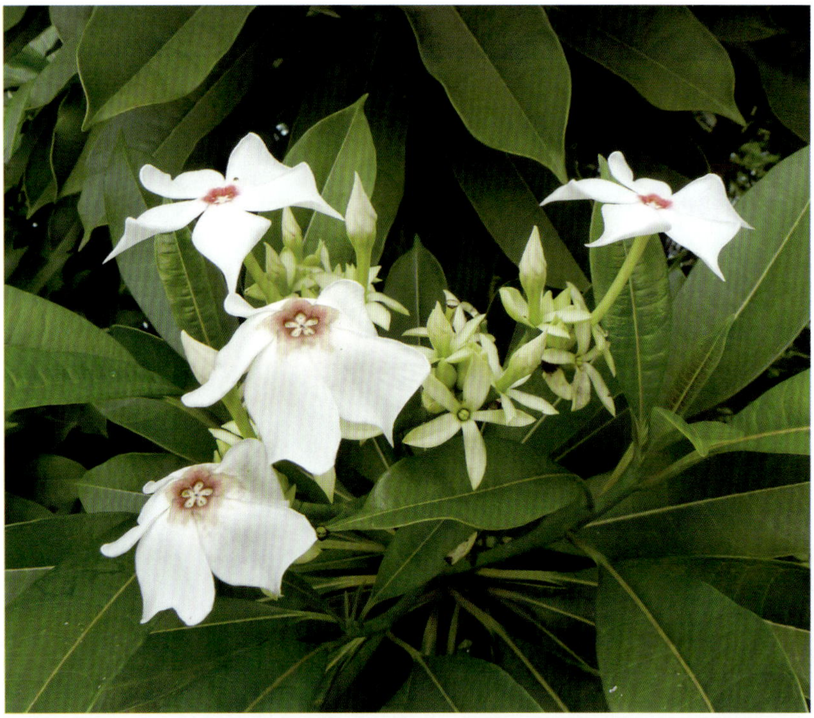

马利筋

来源 萝藦科马利筋属 *Asclepias* 植物马利筋 *Asclepias curassavica* L. 的全草。

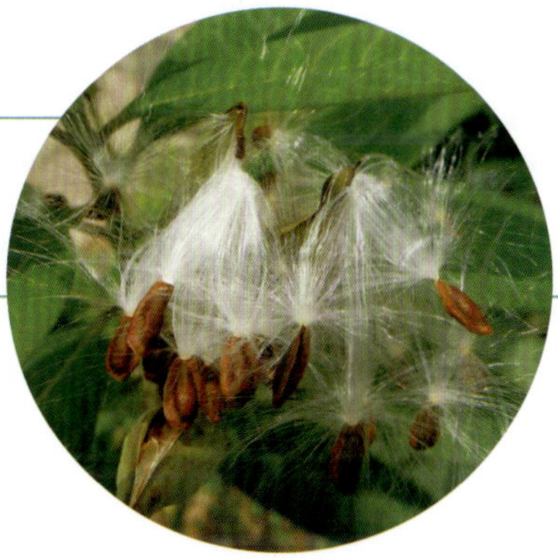

【植物学文献概要】

见《中国植物志》第六十三卷，388～390页。以马利筋（《松村植物名汇》）为正名收载，别名莲生桂子花（《植物名实图考》）、唐绵（广东）、水羊角（广西）等。广东、广西、云南、贵州、四川、湖南、江西、福建、台湾等省区均有栽培，也有逸为野生和驯化。原产拉丁美洲的西印度群岛，现广植于世界各热带及亚热带地区。全株有毒，尤以乳汁毒性较强，含强心甙，称白微甙，可作药用。

《广东植物志》第一卷，511～512页。广东各地有栽培。全株有毒，尤以乳汁毒性较大，但可药用。

《广西植物名录》316页。产南宁、横县、柳州、桂林、阳朔、梧州、苍梧、合浦、博白、百色、凌云、隆林、凤山、罗城、都安、宁明、龙州、天等。

《海南植物志》第三卷，260页。海南各地。生于旷野或村庄附近。

《广州植物志》496～497页。

【本草学文献概要】

《中华本草》第6册，第十七卷，323～324页。以莲生桂子花(《植物名实图考》)为正名收载，别名金凤花（《广州植物志》）、野鹤嘴（《广西中药志》）、水羊角（《广西药用植物名录》）等。全草入药，味苦，性寒，有毒；清热解毒，活血止血，消肿止痛。

【原植物识别特征】

多年生直立草本，灌木状，高达80cm，全株含白色乳汁。叶对生，披针形至椭圆状披针形，长6～14cm，宽1～4cm，侧脉每边约8条；叶柄长0.5～1cm。聚伞花序顶生或腋生，着花10～20朵；花萼裂片5，披针形；花冠紫红色，裂片长5mm，反折；副花冠生于合蕊冠上，5裂，黄色，匙形，有柄，内有舌状片；花粉块长圆形，下垂。蓇葖果披针形，长6～10cm，直径1～1.5cm；种子长约6mm，顶端具白色绢质种毛。花期几乎全年，果期8—12月。

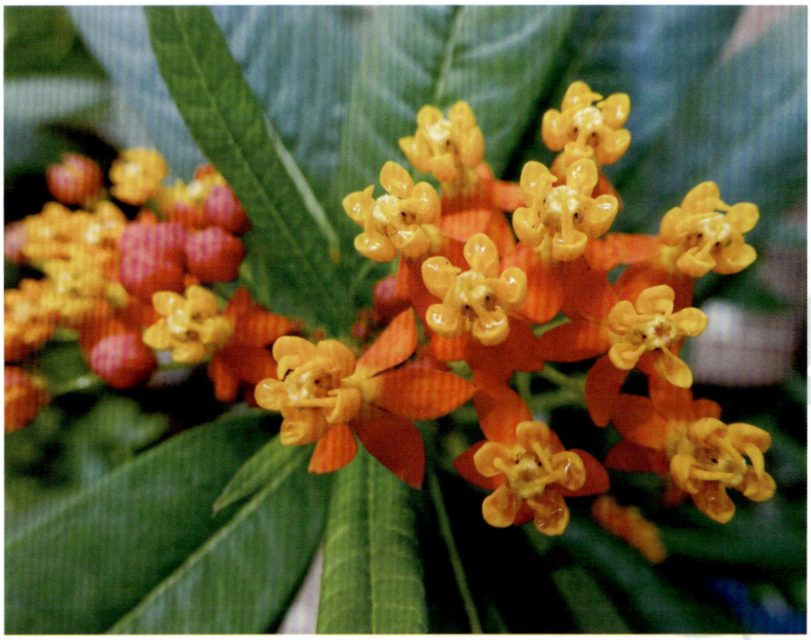

娃儿藤

来源 萝藦科娃儿藤属 *Tylophora* 植物娃儿藤 *Tylophora ovata* (Lindl.) Hook. et steud. 的根或全株。

【植物学文献概要】

见《中国植物志》第六十三卷，533～536页。通称卵叶娃儿藤。产云南、广东、广西、湖南和台湾。模式标本采自广东。根及全株药用，祛风，散瘀，止痛。

《广东植物志》第一卷，535～536页。以娃儿藤为正名收载，别名白龙须、三十六荡、落土香等。产广东全省各地。生于海拔900m以下的山地灌木丛或杂木林中。全株入药，治跌打损伤、毒蛇咬伤等。

《广西植物名录》323页。产南宁、武鸣、隆安、马山、上林、柳州、鹿寨、融安、三江、藤县、岑溪、上思、平南、桂平、玉林、容县、陆川、博白、北流、田阳、德保、靖西、那坡、贺州、昭平、罗城、环江、来宾、忻城、金秀、扶绥、宁明、龙州、大新、天等。

《海南植物志》第三卷，280页。临高。生于森林中，少见。

【本草学文献概要】

《岭南采药录》149页。生近水旁有石处，味辛，性平，专门止咳，治诸风瘫痪，研末酒下。

《中华本草》第6册，第十七卷，392～393页。以三十六荡（《南宁市药物志》）为正名收载，别名老君须、鸡骨香、双飞蝴蝶（《南宁市药物志》）、土细辛、老虎须等。根或全株入药。味辛，性温，有小毒；祛风除湿，化痰止咳，散瘀止痛，解蛇毒。

【原植物识别特征】

攀援灌木，须根丛生，全株被锈色柔毛，有香气。单叶对生，卵形，长2.5～6cm，宽2～5.5cm，顶端有小尖头，基部心形。花序通常不规则二歧，有花多朵；花小，两性，直径约5mm；花萼5裂；花冠淡黄色或黄绿色；副花冠由5枚肉质膨胀的裂片组成，贴生在合蕊冠上；花丝合生成筒状的合蕊冠；花粉块状；子房上位，由2枚离生心皮组成。蓇葖果圆柱状披针形，长4～7cm；种子被白色绢质种毛。花期4—8月，果期8—12月。

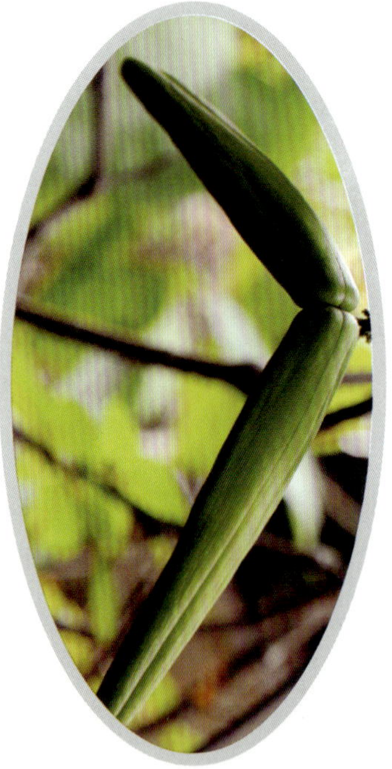

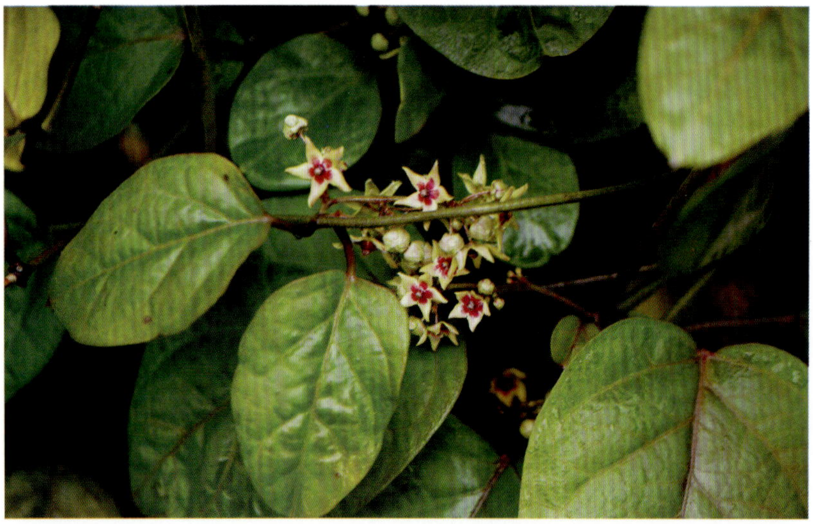

匙羹藤

来源　萝藦科匙羹藤属 *Gymnema* 植物匙羹藤 *Gymnema sylvestre* (Retz.) Schult. 的根或嫩枝叶。

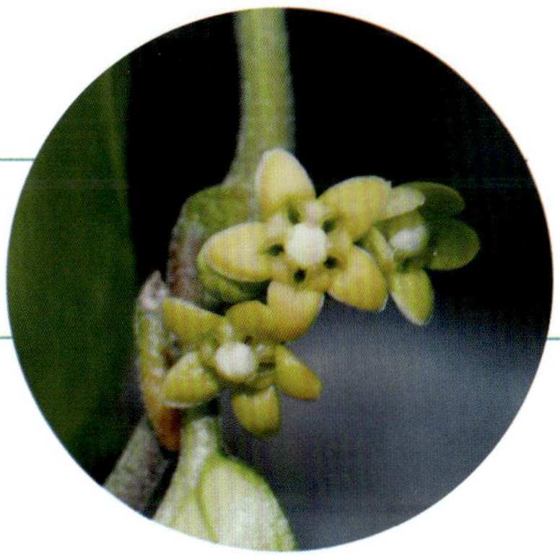

【植物学文献概要】

见《中国植物志》第六十三卷，418～420页。以匙羹藤（广东、广西）为正名收载，别名羊角藤（广东）、小羊角扭（广西）、乌鸦藤（福建）等。产于云南、广西、广东、福建、浙江和台湾等省区。生于山坡林中或灌木丛中。全株可药用，民间用来治风湿痹痛、脉管炎、毒蛇咬伤；外用治痔疮、消肿、枪弹创伤，也可杀虱。植株有小毒，孕妇慎用。

《广东植物志》第一卷，500页。别名浮靴藤（陆丰）、猪笼菜（宝安）、猪屎藤（澄迈）。全省各地均产。全株入药，有小毒。

《广西植物名录》319页。产南宁、邕宁、武鸣、横县、柳州、桂林、梧州、藤县、合浦、防城、上思、钦州、浦北、贵港、桂平、容县、博白、北流、平果、贺州、东兰、崇左、宁明、龙州。

《海南植物志》第三卷，265～266页。海南各地。生于低海拔至中海拔的林中或灌木丛中。

《广州植物志》497页。为广州近郊山野间极常见的野生植物。

【本草学文献概要】

《中华本草》第6册，第十七卷，362～363页。以武靴藤（《实用中草药》）为正名收载，别名小羊角木(《广西药用植物名录》)、羊角藤（《广西本草选编》）、武也藤（《福建药物志》）、细叶羊角扭（广西）等。根或嫩枝叶入药，味微苦，性凉，有毒；祛风止痛，解毒消肿。

【原植物识别特征】

木质藤本，长达4m，含乳汁。叶对生，倒卵形或卵状长圆形，长3～8cm，宽1.5～4cm，侧脉每边4～5条，叶柄长3～10mm，顶端具丛生腺体。聚伞花序腋生，花小，5数，绿白色，长和宽约2mm；花萼内面基部有5个腺体；花冠钟状；副花冠着生于花冠裂片弯缺下，厚而成硬条带；雄蕊5，着生于花冠筒的基部，花粉块长圆形；子房上位，由2枚离生心皮组成。蓇葖果卵状披针形，长5～9cm，种子顶端有白色绢质种毛；种毛长3.5cm。花期5—9月，果期10月至翌年1月。

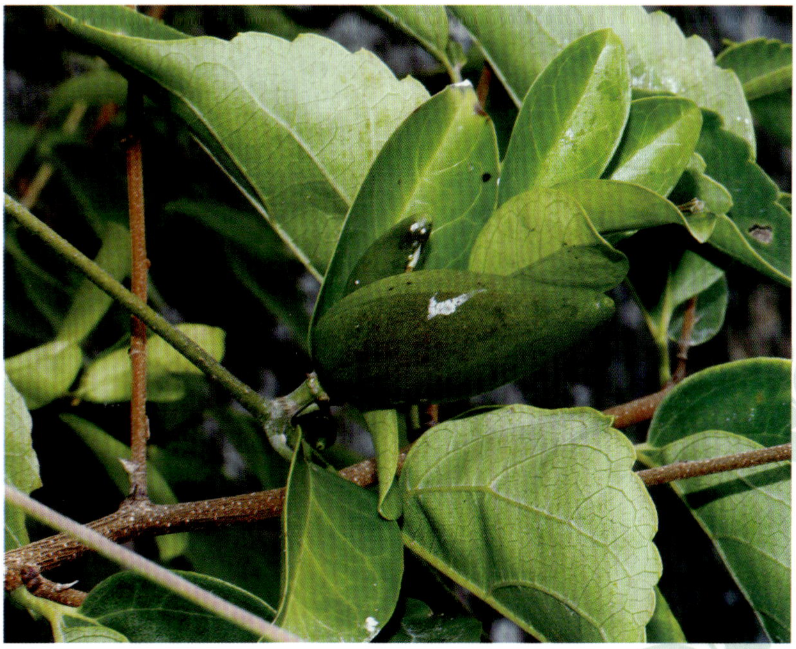

球兰

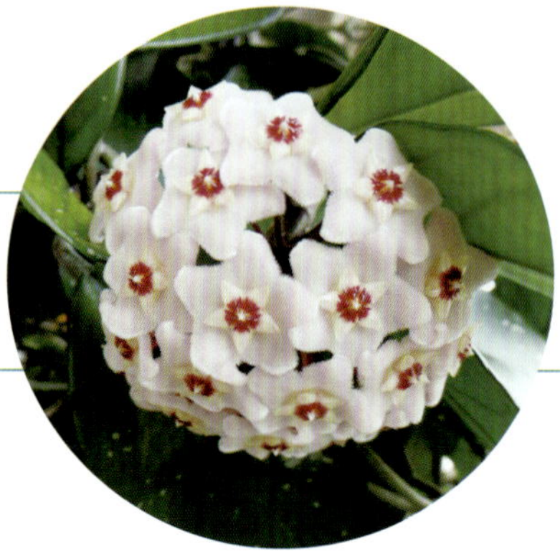

来源 萝藦科球兰属 *Hoya* 植物球兰 *Hoya carnosa* (L. f.) R. Br. 的藤茎或叶。

【植物学文献概要】

见《中国植物志》第六十三卷，481页。以球兰（广东）为正名收载，别名草鞋板（广东）、铁脚板（广西）、肺炎草（福建）等。产于云南、广西、广东、福建和台湾等省区。生于平原或山地附生于树上或石上；国内外都有栽培于庭园中。模式标本采自广东广州。为著名观赏植物。全株供药用，民间用作治关节肿痛、眼目赤肿、肺炎和睾丸炎等。其变种花叶球兰*Hoya carnosa* var. *marmorata*，叶缘有黄白色条纹，广州有栽培。

《广东植物志》第一卷，488页。别名蜡兰（广州）、马溜解（增城、罗定、电白、阳江、阳春）、清溜（高要、高鹤）、大瓜仁（海口、定安、屯昌）、狗舌藤（澄迈、琼海）。全省各地均产。生于平原、林中或栽培。

《广西植物名录》319页。产百色、德保、那坡、乐业、金秀、宁明、龙州。

《海南植物志》第三卷，273页。琼海、万宁、崖县、乐东、东方。叶入药。

【本草学文献概要】

《中华本草》第6册，第十七卷，365～366页。以球兰（《福建民间草药》）为正名收载，别名大石仙桃（《南宁市药物志》）、绣球龙（《福建药物志》）、达豆藤（《广西药用植物名录》）等。藤茎或叶入药，味苦，性寒，小毒；清热化痰，解毒消肿，通经下乳。

【原植物识别特征】

攀援灌木，附生于树上或石上；茎节上有生气根。叶对生，肉0质，卵圆形至卵圆状长圆形，长3.5～12cm，宽3～4.5cm，侧脉不明显，约有4对。聚伞花序腋生，着花约30朵；花白色，直径2cm；花冠辐状，花冠筒短，内面多乳头状突起；副花冠星状，外角急尖，中脊隆起，边缘反折而成1孔隙，内角急尖，直立；花粉块每室1个。蓇葖果线形，光滑，长7.5～10cm；种子顶端具白色绢质种毛。花期4—6月，果期7—8月。

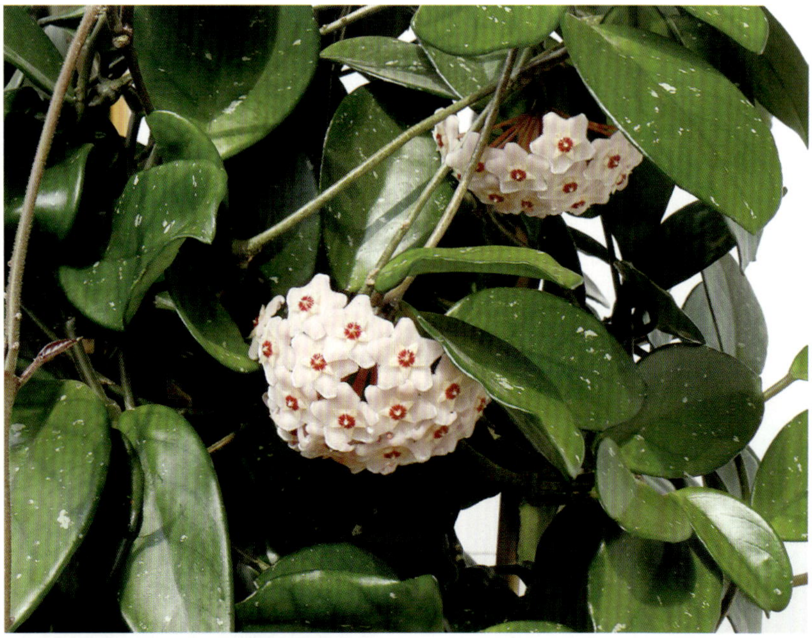

夜来香（夜香花）

来源　萝藦科夜来香属 *Telosma* 植物夜来香 *Telosma cordata* (Burm. f.) Merr. 的花、叶。

【植物学文献概要】

见《中国植物志》第六十三卷，438页。以夜来香（《植物名实图考》）为正名收载，别名夜香花、夜兰香（广州）。原产于我国华南地区。生长于山坡灌木丛中，现南方各省区均有栽培。花芳香，尤以夜间更盛，常栽培供观赏。我国华南地区有取其花与肉类煎炒作馔。花可蒸香油。花、叶可药用，有清肝、明目、去翳之效。

《广东植物志》第一卷，514～515页。产广州、肇庆、佛山、惠阳、湛江、海南等地有栽培或间有野生。观赏植物。花可食，也可蒸香油。花叶可药用。

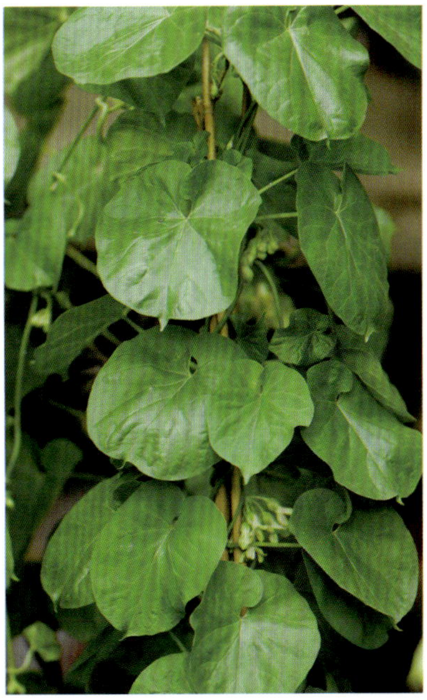

《广西植物名录》322页。产南宁、柳州、桂林、梧州、合浦、博白。

《海南植物志》第三卷，268～269页。栽培于保亭等处。

【本草学文献概要】

《中华本草》第6册，第十七卷，387～388页。以夜香花（《海南岛常用中草药手册》）为正名收载，别名夜来香（《植物名实图考》）、夜兰香（《海南岛常用中草药手册》）、千里香（《广西本草选编》）。花、叶入药，味甘，性凉；清肝明目，去翳，拔毒生肌。

【原植物识别特征】

柔弱藤状灌木，含乳汁。叶对生，卵状长圆形至宽卵形，长6.5～9.5cm，宽4～8cm，基部心形，基出脉3～5，叶柄长1.5～5cm，顶端具3～5个小腺体。聚伞花序腋生，着花多达30朵；花芳香，夜间更盛；花萼5深裂，每个裂片基部具1个小腺体；花冠黄绿色，高脚碟状，花冠筒喉部被长柔毛，裂片长约6mm，向右覆盖；副花冠5片，着生于合蕊冠上；雄蕊5，着生于花冠基部；子房上位，心皮离生。蓇葖果披针形，长7～10cm；种子多数，顶端具白色绢质种毛。花期5—8月，极少结果。

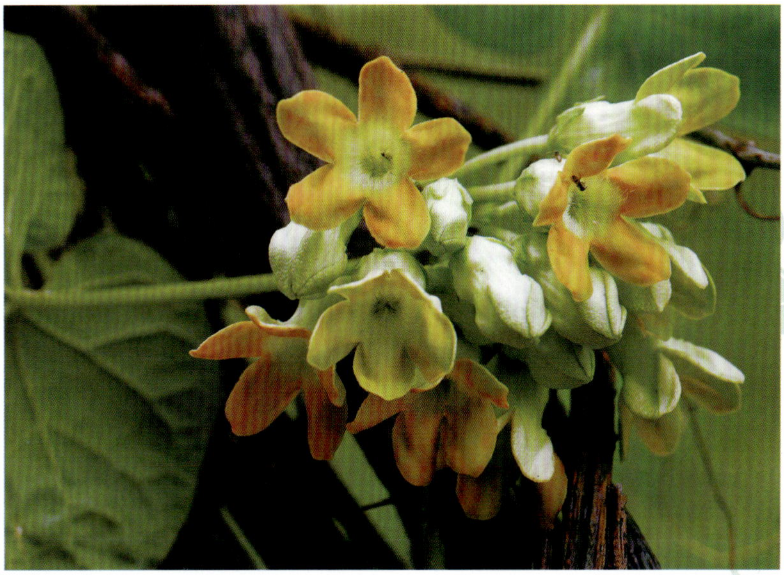

水团花

来源 茜草科水团花属 *Adina* 植物水团花 *Adina pilulifera* (Lam.) Franch. ex Drake. 的枝叶或花、果。

【植物学文献概要】

见《中国植物志》第七十一卷，第一分册，274～275页。以水团花（《海南植物志》）为正名收载，别名水杨梅、假马烟树（海南）。产于我国长江以南各省区。生于海拔200～350m山谷疏林下或旷野路旁、溪边水畔。全株可治家畜瘢痧热症。木材供雕刻用。根系发达，是很好的固堤植物。

《广东植物志》第六卷，162～163页。广东及海南各地均产。生于海拔20～1 000m的山地、丘陵的林中、林缘、灌丛，常生于溪沟水旁。木材黄白色，纹理致密，可作农具及雕刻用。根、花、果、叶入药，有清热解毒，散瘀止痛之效。

《广西植物名录》323页。产全区各地。

《海南植物志》第三卷，288～289页。澄迈、临高、儋县、白沙、昌江、东方、乐东、保亭、陵水、琼海。为海南极常见的灌木或小乔木。

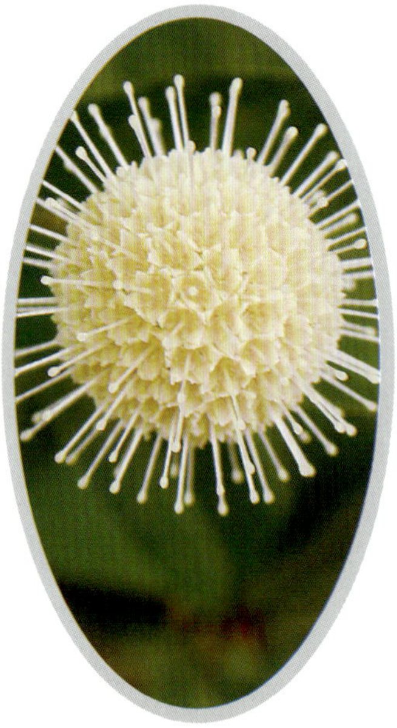

【本草学文献概要】

《中华本草》第6册，第十八卷，397～398页。以水团花（《本草纲目拾遗》）为正名收载，别名青龙珠（《广西中兽医药用植物》）、假杨梅（广州部队后勤部卫生部《常用中草药手册》）等。枝叶或花、果入药，味苦、涩，性凉；清热祛湿，散瘀止痛，止血敛疮。根亦入药，另列条目。

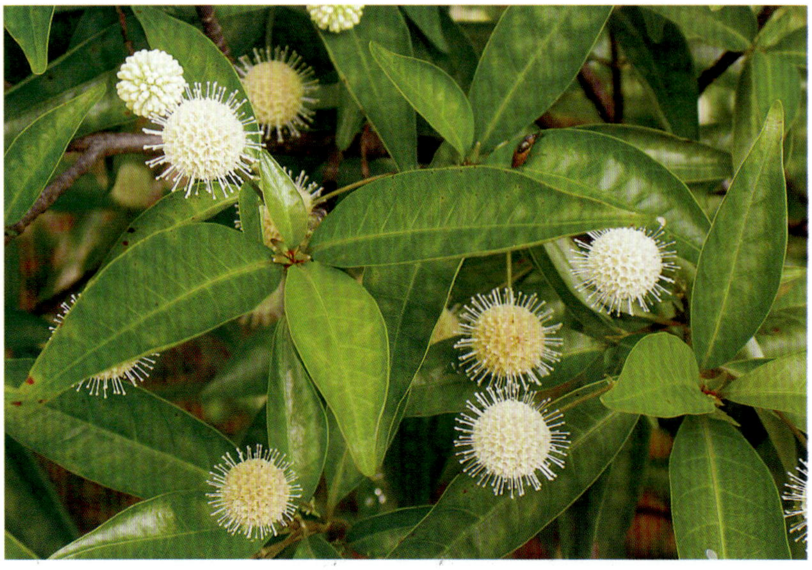

【原植物识别特征】

常绿灌木至小乔木，高达5m。单叶对生，椭圆形至椭圆状披针形，长4～12cm，宽1.5～3cm，侧脉6～12对，叶柄长2～6mm。头状花序腋生，花两性，5数；萼管基部有毛，花冠白色，窄漏斗状，花冠裂片卵状长圆形；雄蕊5，花丝短，着生花冠喉部；子房下位，2室，每室有胚珠多数。果序直径8～10mm；小蒴果楔形，长2～5mm；种子长圆形，两端有狭翅。花期6—7月。

丰花草

来源 茜草科丰花草属 *Borreria* 植物丰花草 *Borreria stricta* (L. f.) G. Mey. 的全草。

【植物学文献概要】

见《中国植物志》第七十一卷，第二分册，208页。以丰花草（《海南植物志》）为正名收载，别名长叶鸭舌癀（台湾）、波利亚草（《中国种子植物科属辞典》）。产安徽、浙江、江西、台湾、广东、香港、海南、广西、四川、贵州、云南。生于低海拔的草地和草坡。

《广东植物志》第六卷，243页。产海南万宁、陵水、三亚、东方。为草地上常见的野草。

《广西植物名录》324页。产藤县、贺州、宁明、龙州。

《海南植物志》第三卷，361～362页。万宁、崖县、陵水、东方。

《广州植物志》517页。喜生于旷地上，广州近郊不很常见。

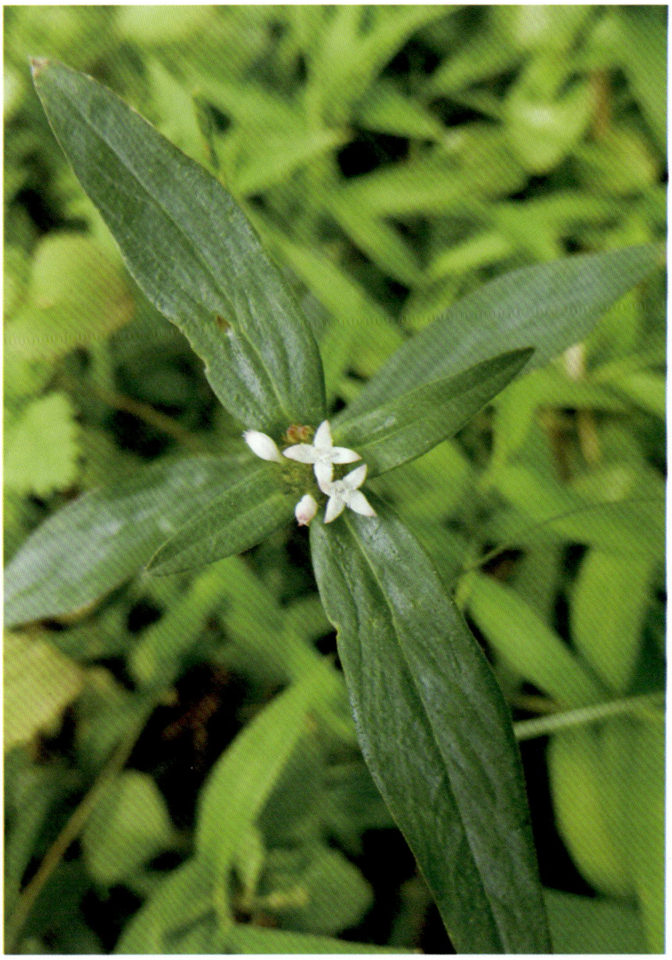

【本草学文献概要】

《中华本草》第6册，第十八卷，402页。以丰花草（《新华本草纲要》）为正名收载，别名假蛇舌草、玻利亚草（广东）。全草入药，味苦，性凉；活血祛瘀，消肿解毒。

【原植物识别特征】

直立纤细草本，高15～60cm；茎单生，四棱柱形，粗糙。叶近无柄，对生，线状长圆形，长2.5～5cm，宽2.5～6mm，两面粗糙；托叶近无毛，顶部有数条浅红色长于花序的刺毛。花多朵集成球状，生于托叶鞘内，无梗；花小，两性；萼管长约1mm，萼檐4裂；花冠近漏斗形，长约2.5mm，白色，顶部4裂，裂片线状披针形；雄蕊4，子房下位。蒴果长圆形或近倒卵形，长2mm。花果期10—12月。

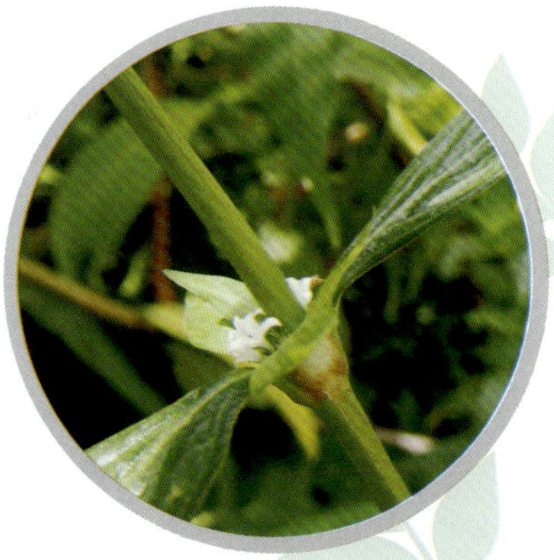

咖啡

来源　茜草科咖啡属 *Coffea* 植物小粒咖啡 *Coffea arabica* L.，中粒咖啡 *Coffea canephora* Pierre ex Froehn. 及大粒咖啡 *Coffea liberica* Bull ex Hiern 的种子。

【植物学文献概要】

见《中国植物志》第七十一卷，第二分册，20～25页。小粒咖啡 *Coffea arabica* 原产埃塞俄比亚或阿拉伯半岛。本种为咖啡属中最广泛栽植种。福建、台湾、广东、海南、广西、四川、贵州和云南均有栽培。中粒咖啡 *Coffea canephora* 和大粒咖啡 *Coffea liberica* 原产非洲，广东、海南、云南等地有引种。

《广东植物志》第六卷，198～199页。

《广西植物名录》325页。产灵山、宁明、合浦、龙州。

《海南植物志》第三卷，349～351页。

《广州植物志》513页。本植物不耐寒，我国仅海南岛和云南南部栽培，广州虽亦见栽培，但为数极少。

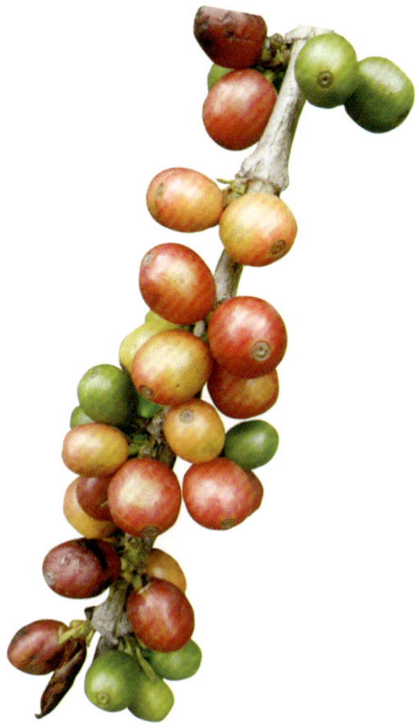

【本草学文献概要】

《中华本草》第6册，第十八卷，410～412页。以咖啡（《广西中药志》）为正名收载，别名荷兰咖啡（《中国树木分类学》）、咖啡豆（《广西中药志》）、小粒咖啡、小粒种咖啡（《海南植物志》）。种子入药，味微苦、涩，性平；醒神，利尿，健胃。

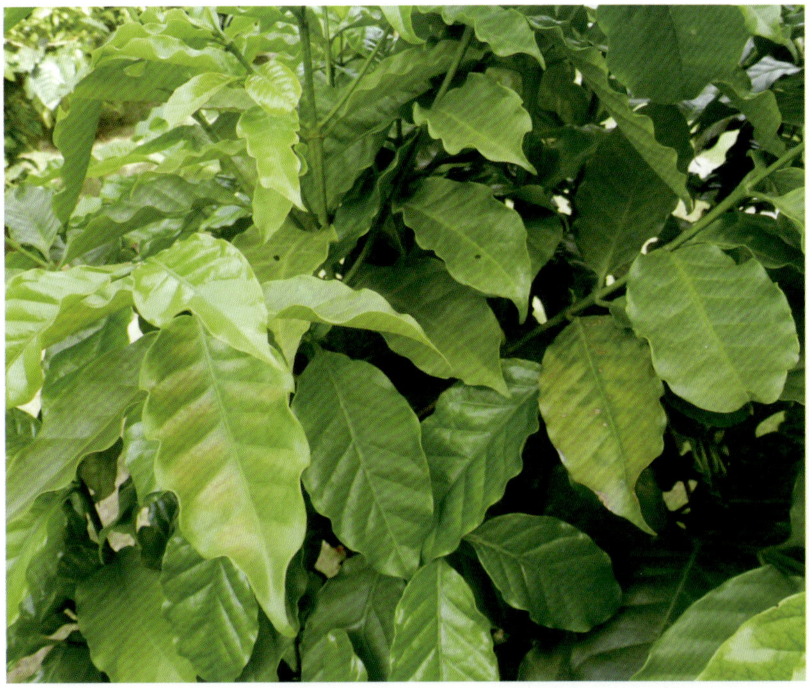

【原植物识别特征】

小粒咖啡：小乔木或大灌木，高5～8m，基部通常多分枝；节膨大。叶对生，卵状披针形或披针形，长6～14cm，宽3.5～5cm，全缘或呈浅波形，侧脉每边7～13条，叶柄长8～15mm；托叶阔三角形，长3～6mm。聚伞花序数个簇生于叶腋内，花两性，芳香；萼管长2.5～3mm，萼檐截平或具5小齿；花冠白色，长度因品种而异，顶部常5裂；雄蕊着生于花冠喉部，子房下位。浆果阔椭圆形，熟时红色，直径10～12mm，外果皮硬膜质，中果皮肉质，有甜味；种子背面凸起，腹面平坦，长8～10mm，直径5～7mm。花期3—4月。

栀子（黄栀叶）

来源 茜草科栀子属 *Gardenia* 植物栀子 *Gardenia jasminoides* Ellis 的叶。

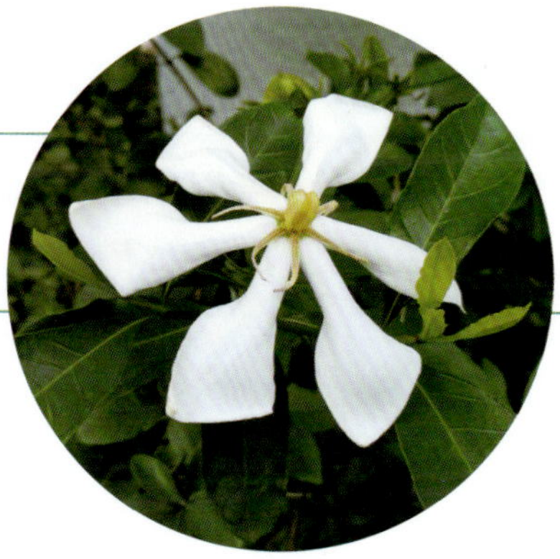

【植物学文献概要】

见《中国植物志》第七十一卷，第一分册，332～335页。产山东、安徽、江西、江苏、浙江、湖北、湖南、广东、广西、海南、台湾、福建、四川、云南、贵州等省区。别名山栀子、黄栀子、山黄栀、水横枝等。果实为传统中药栀子。亦可作天然着色剂。

《广东植物志》第六卷，175页。以栀子为正名收载，别名水横枝、黄果子（广东）。产广东各地及海南文昌、屯昌、万宁、保亭、琼中、澄迈。生于海拔10～1 500m 处的旷野、丘陵、山谷、山坡、溪边的灌丛或林中。

《广西植物名录》326页。产全区各地。

《海南植物志》第三卷，325～326页。保亭、琼中、澄迈、文昌。

《广州植物志》508～509页。子实可作黄色染料，如豆腐之黄色外皮即由本品染成，故有“黄栀”之称，亦供药用。

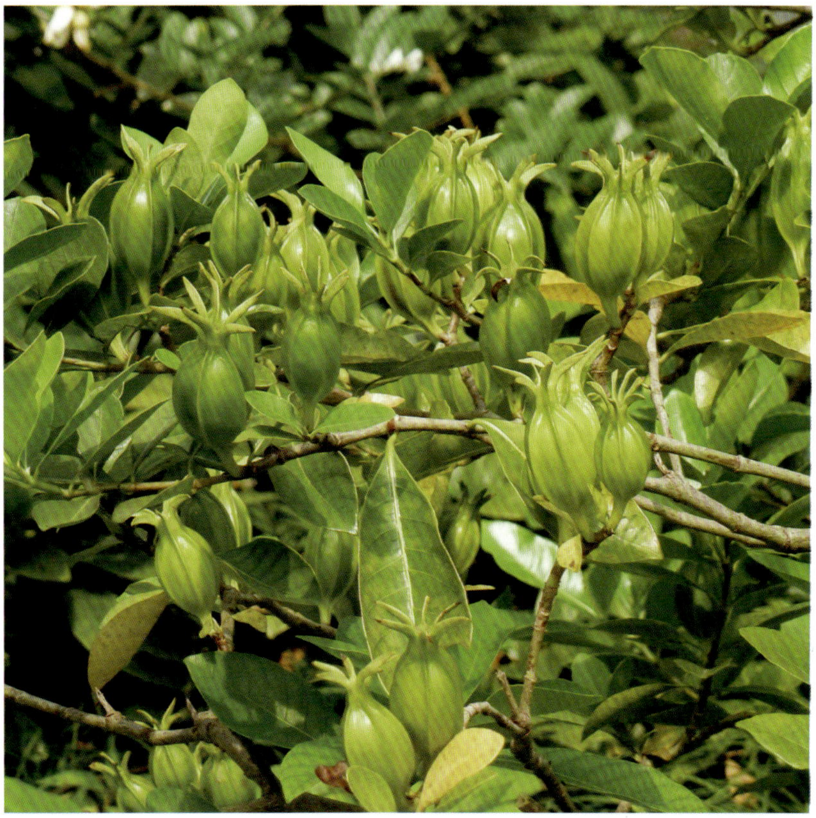

【本草学文献概要】

《岭南采药录》26页。味涩，性平，消肿，理跌打伤，其子即栀子，味苦，性寒，入心经，清热散毒。

《中华本草》第6册，第十八卷，421～428页。分别列为栀子、栀子花、栀子叶和栀子根四项。栀子叶以叶入药，味苦、涩，性寒；活血消肿，清热解毒。

【原植物识别特征】

常绿灌木，高50～200 cm。单叶对生或3叶轮生，叶片长椭圆形或倒卵状披针形，长6～12cm，宽2～4cm，全缘；托叶2片，通常连合成筒状包围小枝。花单生于枝端或叶腋，白色，芳香；花萼绿色，圆筒状；花冠高脚碟状，5～6裂；雄蕊与花冠裂片同数，着生花冠喉部；子房下位，1室。果倒卵形或长椭圆形，具5～8条翅状纵棱，种子多数。花期5—7月，果期8—11月。

耳草（较剪草）

来源 茜草科耳草属 *Hedyotis* 植物耳草 *Hedyotis auricularia* L. 的全草。

【植物学文献概要】

见《中国植物志》第七十一卷，第一分册，37～38页。产我国南部及西南部各省区。据《中华人民共和国药典》记载，全草含生物碱、黄酮甙和氨基酸。入药有清热、解毒、散瘀消肿之效。

《广东植物志》第六卷，119页。产广东乐昌、封开、龙门、阳春、深圳、梅县、怀集、郁南、罗定及海南保亭、琼中、白沙。生于林缘及灌丛中，有时亦见于草地上，颇常见。全草入药，有清热、解毒、散瘀消肿之效。

《广西植物名录》327页。产南宁、邕宁、横县、兴安、龙胜、梧州、苍梧、钦州、贵港、玉林、容县、平果、钟山、富川、宁明、龙州。

《海南植物志》第三卷，299页。保亭、琼中、白沙。

《广州植物志》470～471页。广州近郊不很常见的野生植物，生于旷野间。

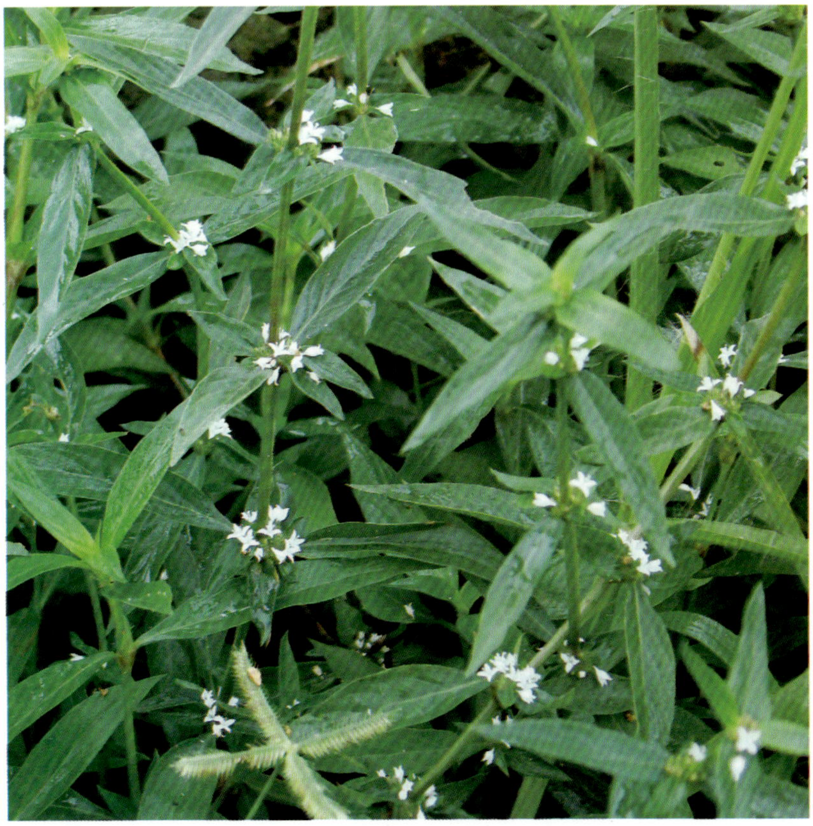

【本草学文献概要】

《岭南采药录》133页。别名鲫鱼胆草。叶对生，味苦，性平，专门行气，敷疮止痛，理蛇伤，生津液，止喉痛。

《中华本草》第6册，第十八卷，430～431页。以耳草（《福建民间草药》）为正名收录，别名较剪草（《生草药性备要》）、鲫鱼胆草（《岭南采药录》）、苦胆草（《广东中药》）、散血草（《广西药用植物名录》）等。全草入药，味苦，性凉；清热解毒，凉血消肿。

【原植物识别特征】

多年生粗壮草本，高30～100cm。小枝被粗毛，幼时近四棱形。单叶对生，近革质；叶片披针形或椭圆形，长3～8cm，宽1～2.5cm，侧脉每边4～6条；托叶膜质，成一短鞘。聚伞花序集成头状，腋生；花小，两性，4数；花冠白色，长约8mm；雄蕊生于花冠喉部；子房半下位，柱头2裂。蒴果球形，直径约1.5mm，花萼宿存。花期3—8月。

白花蛇舌草

来源　茜草科耳草属 *Hedyotis* 植物白花蛇舌草 *Hedyotis diffusa* Willd. 的全草。

【植物学文献概要】

见《中国植物志》第七十一卷，第一分册，75～76页。以白花蛇舌草（《潮州志》）为正名收载。产广东、香港、广西、海南、安徽、云南等省区。多见于水田、田埂和湿润的旷地。据《广西中药志》记载全草入药，内服治肿瘤、蛇咬伤、小儿疳积；外用主治泡疮、刀伤、跌打等症。

《广东植物志》第六卷，134页。产海南儋州、昌江、东方、保亭、三亚和万宁。

编者注：据调查广东大部分地区均产，且常与伞房花耳草 *Hedyotis coymbosa* 即水线草混生。

《广西植物名录》327页。产南宁、横县、柳州、融水、兴安、苍梧、上思、贵港、玉林。

《海南植物志》第三卷，307页。万宁、崖县、保亭、东方、昌江、儋县。喜生于水田田埂和潮湿的旷地上，较常见。

《广州植物志》502页。喜生于畦畔等芜地上。茎叶榨汁饮服，治一切肠病。

【本草学文献概要】

《中华本草》第6册，第十八卷，433～436页。以白花蛇舌草（《广西中药志》）为正名收载，别名矮脚白花蛇利草（《广西中药志》）、羊须草（《广东中药》）、竹叶草（广东）等。全草入药，味苦、甘，性寒；清热解毒，利湿。

【原植物识别特征】

一年生纤细草本，高20～50cm；茎从基部开始分枝。叶对生，线形，长1～3cm，宽1～3mm，侧脉不明显；托叶长1～2mm，基部合生，顶部芒尖。花4数，单生或双生于叶腋；花梗略粗壮，长2～5mm；萼管球形，长1.5mm，萼裂片具缘毛；花冠白色，管形，长3.5～4mm；雄蕊4，生于冠管喉部；子房下位，柱头2裂。蒴果扁球形，直径2～2.5mm；种子每室约10粒，具棱，干后深褐色。花期春季。

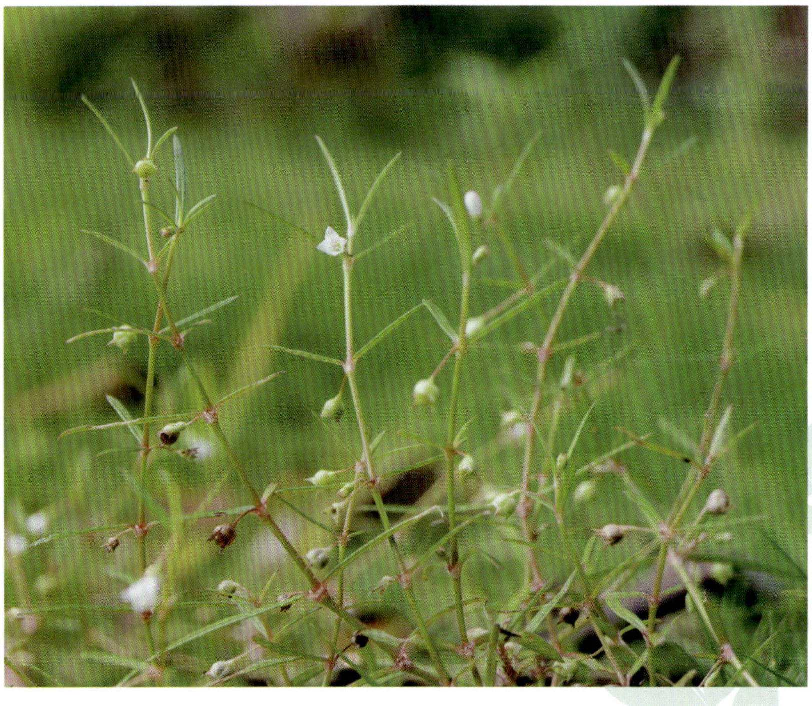

伞房花耳草（水线草）

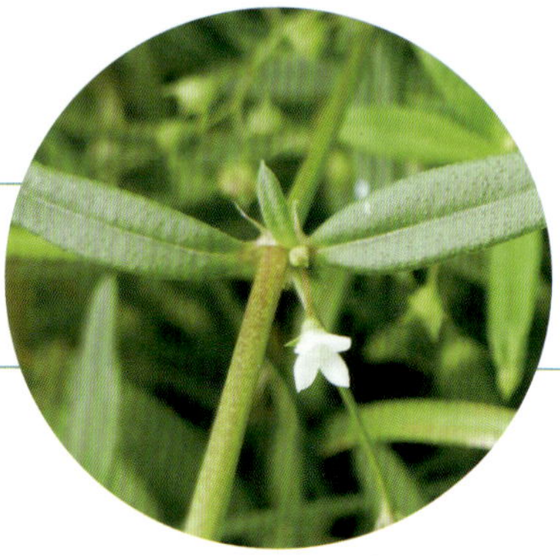

来源 茜草科耳草属 *Hedyotis* 植物伞房花耳草 *Hedyotis corymbosa* (L.) Lam. 的全草。

【植物学文献概要】

见《中国植物志》第七十一卷，第一分册，72～73页。以伞房花耳草（《广州植物志》）为正名收载，别名水线草。产广东、广西、海南、福建、浙江、贵州和四川等地。多见于水田和田埂或湿润的草地上。据《广东药用植物手册》记载全草入药，有清热解毒、利尿消肿、活血止痛的功效，外用治疮疖、痈肿和毒蛇咬伤。

《广东植物志》第六卷，133页。产海南万宁、儋州、乐东。多生于水田田埂及潮湿草地上，少见。

编者注：据调查广东大部分地区均产，且常与白花蛇舌草 *Hedyotis diffusa* 混生。

《广西植物名录》327页。产南宁、桂林、兴安、梧州、苍梧、合浦、钟山、金秀。

《海南植物志》第三卷，307～308页。用途与白花蛇舌草同。

《广州植物志》502页。本植物为园圃中的蔓草之一。据称印度有用为治疗热症的一种良药。

【本草学文献概要】

《药用植物识别图册》198页。以伞房花耳草为正名收载，别名水线草、水胡椒。全草入药，味苦、甘，性寒；清热解毒，利湿，散瘀，抗肿瘤。

《中华本草》未单独收录，仅在白花蛇舌草的附录部分提到：在不同地区作白花蛇舌草使用。

【原植物识别特征】

一年生纤细草本，高10～40cm；茎和枝方柱形，分枝多，直立或蔓生。叶对生，近无柄，线形，长1～2cm，宽1～3mm；托叶膜质，鞘状，长1～1.5mm，顶端有数条短刺。花序腋生，伞房花序式排列，有花2～4朵，具纤细如丝、长5～10mm的总花梗；花小，4数；萼管球形，萼裂片具缘毛；花冠白色或粉红色，管形，长2.2～2.5mm；雄蕊4，生于冠管内；子房下位，柱头2裂。蒴果球形，直径1.2～1.8mm；种子每室10粒以上，种皮干后深褐色。花果期几乎全年。

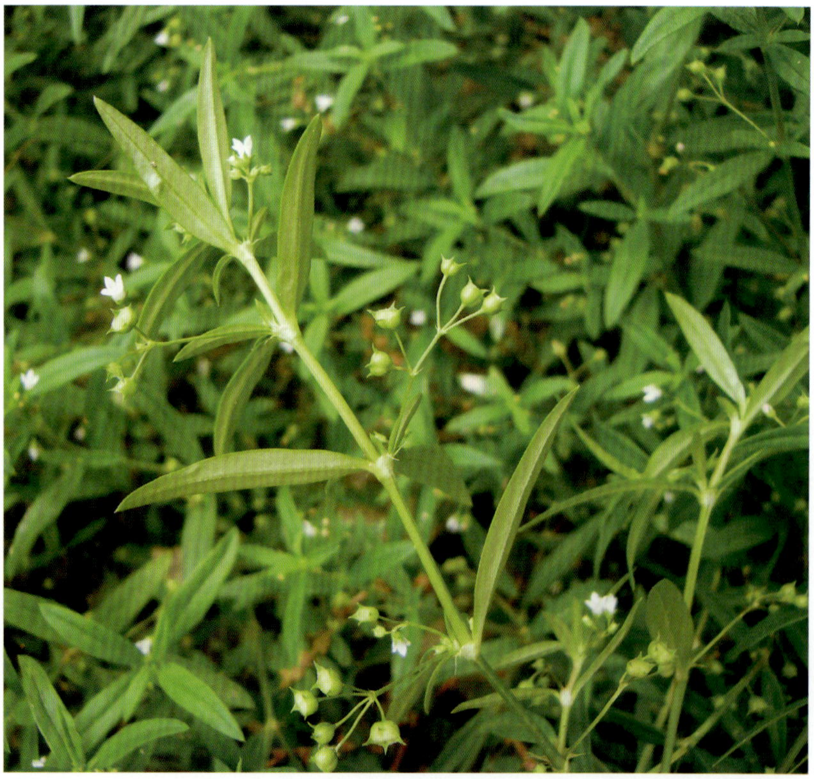

牛白藤

来源 茜草科耳草属 *Hedyotis* 植物牛白藤 *Hedyotis hedyotidea* (DC.) Merr. 的茎叶。

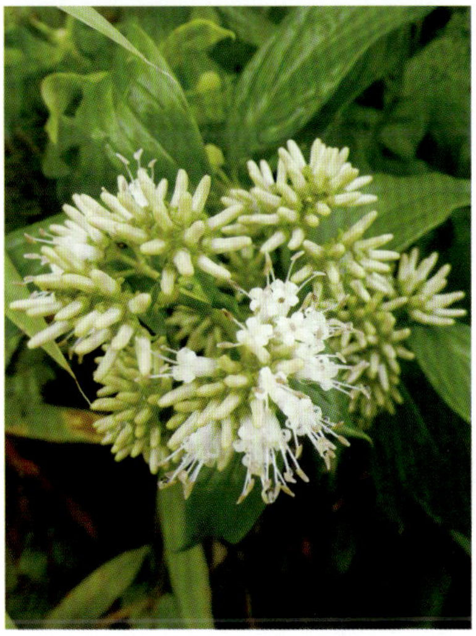

【植物学文献概要】

见《中国植物志》第七十一卷，第一分册，67～69页。以牛白藤（广西）为正名收载。产广东、广西、云南、贵州、福建和台湾等省区。生于低海拔至中海拔沟谷灌丛或丘陵坡地。据《广东药用植物手册》记载，本种治疗风湿、感冒咳嗽和皮肤湿疹等疾病有一定疗效。

《广东植物志》第六卷，131～132页。产广东清远、惠来、从化、雷州、广州近郊。生于低海拔至中海拔的沟谷灌丛或丘陵坡地。

《广西植物名录》327页。产全区各地。

《广州植物志》504页。广州近郊常见的野生藤本，花白色，圆头状花序，颇美丽，适于庭院观赏用。

【本草学文献概要】

《中华本草》第6册，第十八卷，436～437页。以牛白藤（《广西中草药》）为正名收载，别名癍痧藤（《广西药用植物名录》）、甜茶（广州部队后勤部卫生部《常用中草药手册》）、凉茶藤（《广西本草选编》）等。茎叶入药，味甘、淡，性凉；清热解毒。根亦入药，另列条目。

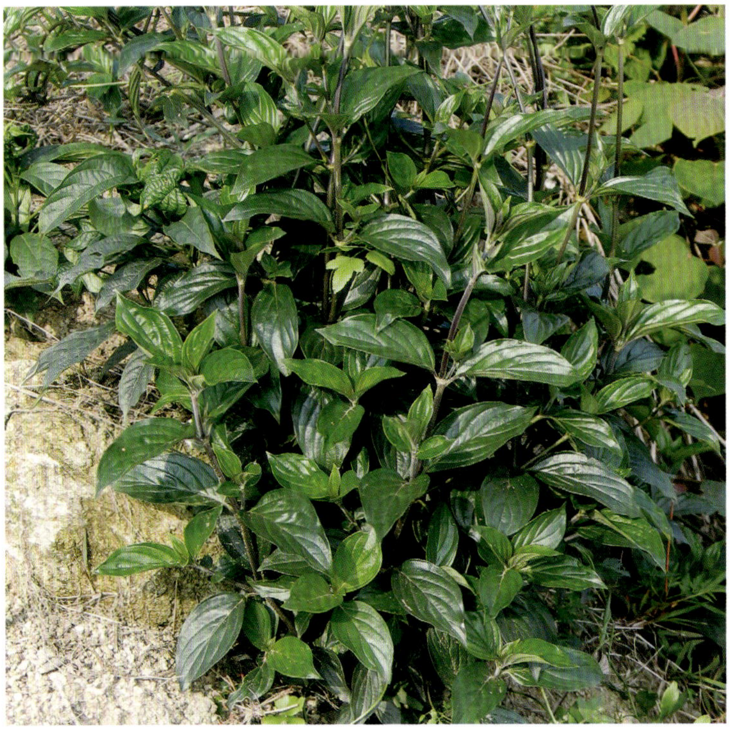

【原植物识别特征】

藤状灌木，长3～5m，触之有粗糙感；嫩枝方柱形，被粉末状柔毛，老时圆柱形。叶对生，长卵形或卵形，长4～10cm，宽2.5～4cm，上面粗糙，下面被柔毛；叶柄长3～10mm，托叶长4～6mm，有4～6条刺状毛。头状花序腋生和顶生，花4数；萼管长约1.5mm，萼檐裂片长约2.5mm，短尖；花冠白色，管形，长10～15mm；雄蕊二型，内藏或伸出，花丝基部具须毛；子房下位，柱头2裂。蒴果近球形，直径2mm。花期4—7月。

剑叶耳草

来源 茜草科耳草属 *Hedyotis* 植物剑叶耳草 *Hedyotis caudatifolia* Merr. et Metcalf. 的全草。

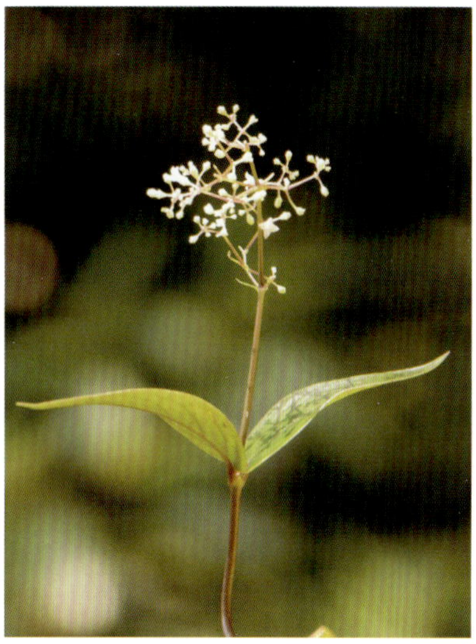

【植物学文献概要】

见《中国植物志》第七十一卷，第一分册，47～48页。以剑叶耳草（《中国高等植物图鉴》）为正名收载。产广东、广西、福建、江西、浙江（南部）、湖南等省区。常见于丛林下比较干旱的砂质土壤上或见于悬崖石壁上，有时亦见于黏质土壤的草地上。模式标本采自广东鼎湖山。

《广东植物志》第六卷，124页。产广东乐昌、高要、新会。常见于比较干旱的草地上。

《广西植物名录》327页。产阳朔、临桂、兴安、灌阳、资源、恭城、藤县、上思、东兴、钦州、平南、玉林、容县、博白、贺州、昭平、金秀。

【本草学文献概要】

《中华本草》第6册，第十八卷，438页。以剑叶耳草（《全国中草药汇编》）为正名收载，别名山溪黄草（《福建药物志》）、黑骨风（广西）等。全草入药，味甘，性平；止咳化痰，健脾消积。

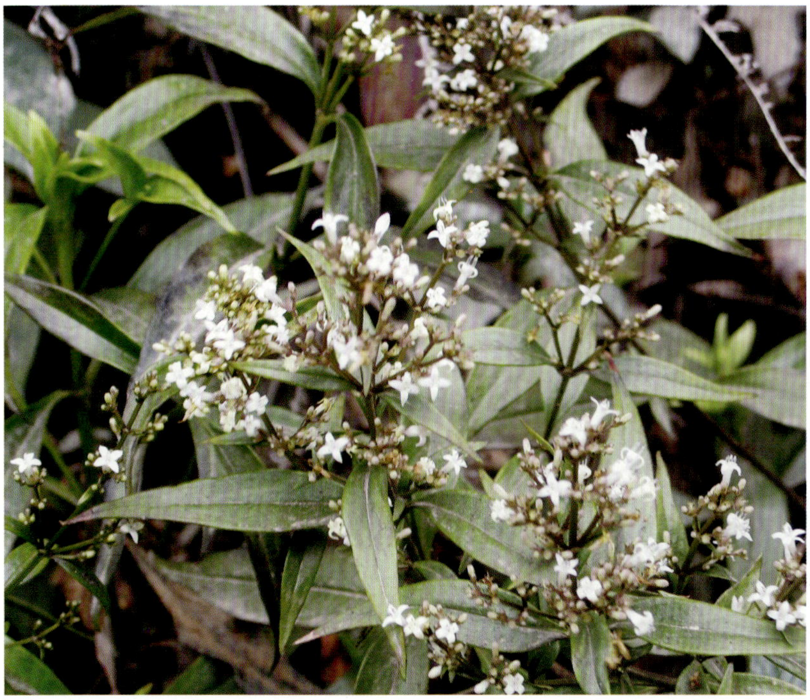

【原植物识别特征】

直立灌木，高30～90cm。叶对生，披针形，上面绿色，下面灰白色，长6～13cm，宽1.5～3cm，叶柄长10～15mm；侧脉每边4条，纤细，不明显；托叶阔卵形，长2～3mm，全缘或具腺齿。聚伞花序排成圆锥花序式；花4数，具短梗；萼管陀螺形，长约3mm；花冠白色或粉红色，长6～10mm，喉部略扩大，裂片披针形；雄蕊4；子房下位，柱头2。蒴果长圆形或椭圆形，连宿存萼檐裂片长4mm，直径约2mm，光滑无毛，成熟时开裂为2果爿，内有种子数粒。花期5—6月。

龙船花（卖木子）

来源　茜草科龙船花属 *Ixora* 植物龙船花 *Ixora chinensis* Lam. 的地上部分或花。

【植物学文献概要】

见《中国植物志》第七十一卷，第二分册，37～39页。以龙船花（《岭南采药录》）为正名收载，别名卖子木（《新修本草》）、山丹（《学圃杂疏》）等。产福建、广东、香港、广西。生于海拔200～800m的山地灌丛中和疏林下，有时村落附近的山坡和旷野路旁亦有生长。模式标本采自我国。龙船花在我国南部颇普遍，现广植于热带城市作庭园观赏。

《广东植物志》第六卷，203页。产广东珠海、博罗罗浮山、广州、阳春、肇庆鼎湖山、中山、新会、茂名、高州、深圳、增城、阳江、英德及海南万宁、海口。生于山地灌丛、旷地。

《广西植物名录》328页。产南宁、邕宁、柳州、苍梧、岑溪、合浦、防城、东兴、博白、凌云。

《广州植物志》511页。广州近郊和香港一带山野间极为常见。本种原产亚洲热带，现广植于若干热带城市中。其花色红而美丽，几乎全年开放，故在广州虽属野生，但亦常栽培于庭园中。在生草药中用作消疮，拔脓，祛风，止痛药。

【本草学文献概要】

《岭南采药录》142页。别名买木子。常绿灌木，产于暖地，性畏寒气，茎高五六尺，径寸许，春生嫩枝条，叶尖长，约一二寸，似柹叶，呈青绿色，枝梢淡紫色，五六月开碎花百十枚，围攒作大朵，深红色，随花结实，在花瓣中，黑而光洁，味甘、微咸，性平，治内伤、补骨髓、止痛、安胎。

《中华本草》第6册，第十八卷，442～443页。以龙船花（《生草药性备要》）为正名收载，别名卖木子（《新修本草》）、五月花（《生草药性备要》）、番海棠（《岭南采药录》）。花入药，味甘、淡，性凉；清热凉血，散瘀止痛。其茎叶及根均入药，另列条目。

【原植物识别特征】

常绿灌木，高0.5～2m。全株无毛；小枝深棕色。叶对生，椭圆形、长圆状倒卵形或长圆状披针形，长6～13cm，宽3～3.5cm，全缘；叶柄短，长约5mm；托叶生于两叶柄间，抱茎。聚伞花序顶生，密集聚成伞房状；花两性，直径1.2～1.6cm；花萼宿存，深红色；花冠高脚碟状，红色或黄白色，花冠裂片4，花冠管细长，长3～3.5cm；雄蕊4；子房下位。浆果近球形，熟时近黑色。花期全年。

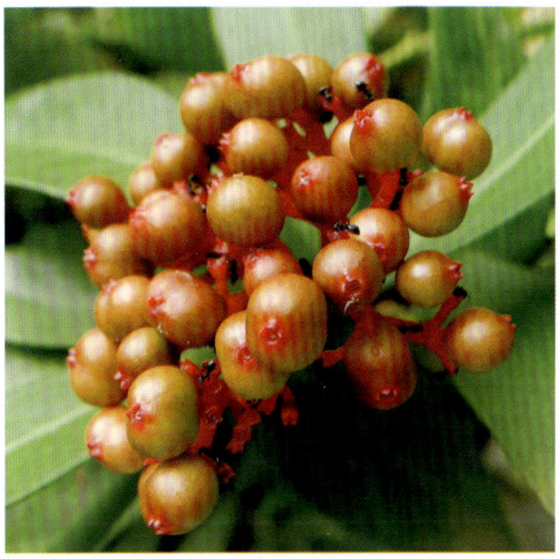

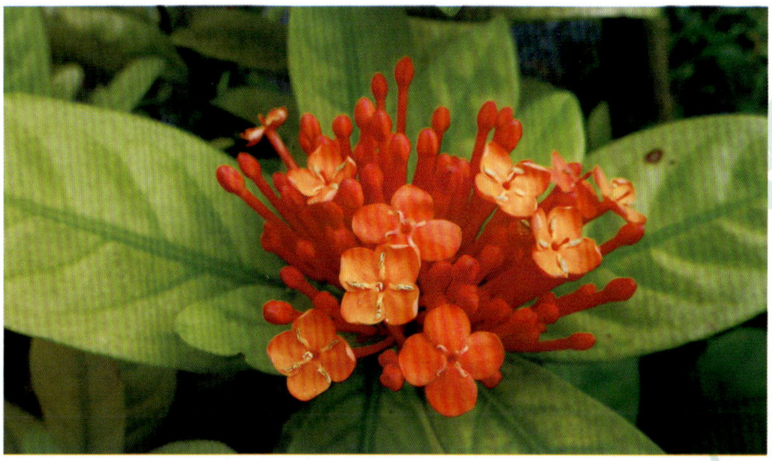

巴戟天

来源 茜草科巴戟天属 *Morinda* 植物巴戟天 *Morinda officinalis* How. 的根。

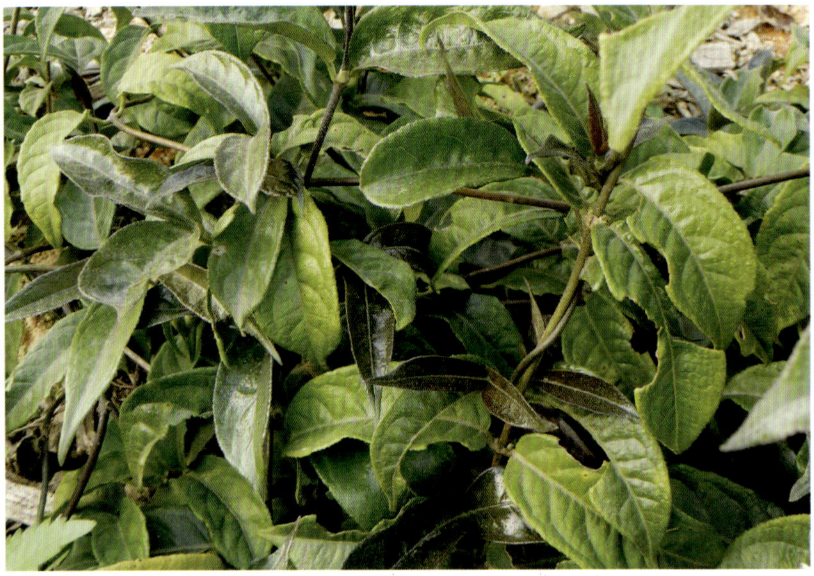

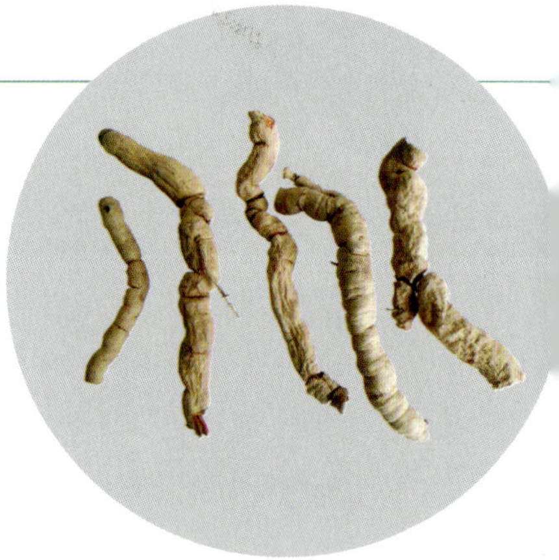

【植物学文献概要】

见《中国植物志》第七十一卷，第二分册，199～201页。以巴戟天（《植物分类学报》）为正名收载，别名大巴戟（《中国通邮地方物产志》）、巴戟、巴吉、鸡肠风（广东）。产福建、广东、海南、广西等省区的热带和亚热带地区。生于山地疏、密林下和灌丛中，常攀于灌木或树干上，亦有引作家种。模式标本采自广东罗浮山。本种是现代中药巴戟天的原植物，其肉质根的根肉晒干即成药材巴戟天。

《广东植物志》第六卷，240～241页。变种毛巴戟天var. *hirsuta*，与原变种的区别为嫩枝和叶两面均密被透明长柔毛。产海南东方，生于山地林下。栽培品种密梗巴戟天‘Uniflora’，与原变种不同处为花序密集排于枝顶，花序梗超过15，极短，长约2mm，多数花序具1花，少数具2～3花；花柱外伸；花萼裂片较大，常变白色。五华，高要和化州有栽培。

《广西植物名录》331页。产融水、临桂、兴安、龙胜、上思、德保、贺州、象州、宁明。

《海南植物志》第三卷，330～331页。崖县。

【本草学文献概要】

《中华本草》第6册，第十八卷，448～451页。以巴戟天（《神农本草经》）为正名收载，别名巴戟（《本草图经》）、吉天、巴戟肉（《药材学》）、鸡肠风、猫肠筋、兔儿肠（《中药志》）。根入药，味辛、甘，性微温；补肾助阳，强筋健骨，祛风除湿。

【原植物识别特征】

藤状灌木。根肉质肥厚，圆柱形，幼枝被短粗毛。叶对生，托叶鞘状；叶片长椭圆形，长3～13cm，宽2.5～5cm，全缘。头状花序，有花2～10朵，排列于枝端；花序梗被污黄色短粗毛；萼裂片不等大；花冠白色，肉质，裂片4或3；雄蕊4；子房下位。核果近球形，熟时红色。花期4—7月，果期6—11月。

鸡眼藤

来源　茜草科巴戟天属 *Morinda* 植物鸡眼藤 *Morinda parvifolia* Bartl. ex DC. 的全株。

【植物学文献概要】

见《中国植物志》第七十一卷，第二分册，194~195页。以鸡眼藤（《种子植物名称》）为正名收载，别名小叶羊角藤（《广州植物志》）、细叶巴戟天（《海南植物志》）、糠藤（海南）。产江西、福建、台湾、广东、香港、海南、广西等省区。生于平原路旁、沟边等灌丛中或平卧于裸地上；丘陵地的灌丛中或疏林下亦常见，但通常不分布至山地林内。分布于菲律宾和越南。据载全株药用，有清热利湿、化痰止咳等药效。

《广东植物志》第六卷，238页。产广东博罗、广州、高州、雷州、徐闻等近海地区及海南各地。生于平原、路旁、沟边、丘陵地的灌丛中或疏林下，或平卧于裸地上。全株入药。

《广西植物名录》331页。产北海、合浦、防城、钦州。

《海南植物志》第三卷，333页。崖县、保亭、昌江、儋县、澄迈、文昌。在丘陵地区极常见。

【本草学文献概要】

《中华本草》第6册，第十八卷，451~452页。以百眼藤（《广西本草选编》）为正名收载，别名猪糠藤（《广西本草选编》）、小叶羊角藤等。全株入药，味甘，性凉；清热止咳，和胃化湿，散瘀止痛。

【原植物识别特征】

攀援、缠绕或平卧藤本；嫩枝密被短粗毛。叶对生，倒卵形、倒卵状长圆形，线状倒披针形或近披针形，长2~5cm，宽0.3~3cm，全缘或具疏缘毛，叶柄长3~8mm，被短粗毛；托叶筒状，常具刚毛状伸出物。头状花序近球形，直径5~8mm，花4~5基数，无梗；花萼下部合生，花冠白色，长6~7mm，管部长约2mm，檐部4~5裂，内面中部以下至喉部密被髯毛；雄蕊与花冠裂片同数；子房下部与花萼合生。核果近球形，直径6~10mm，熟时橙红色。花期4—6月，果期7—8月。

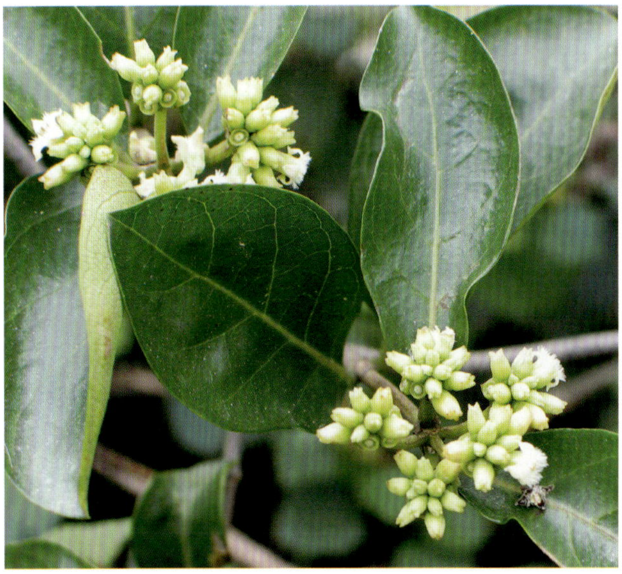

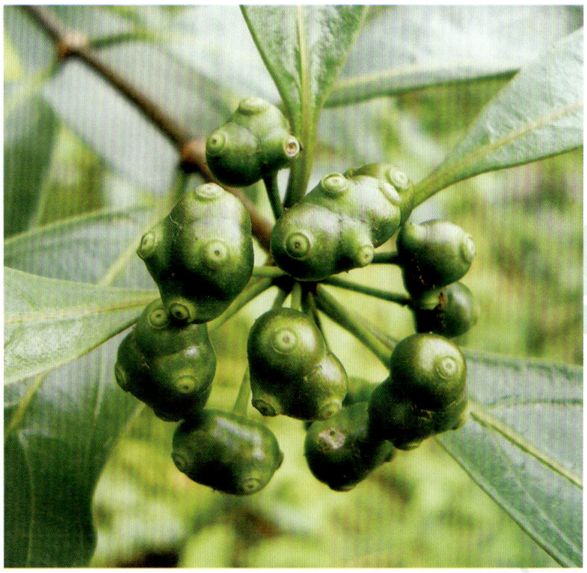

玉叶金花

来源 茜草科玉叶金花属 *Mussaenda* 植物玉叶金花 *Mussaenda pubescens* Ait. f. 的茎叶。

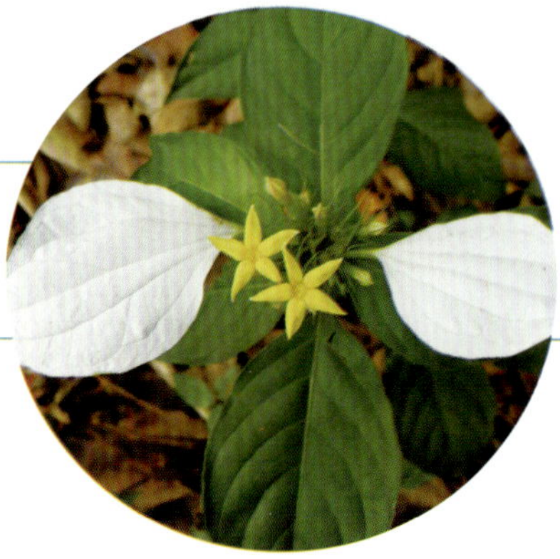

【植物学文献概要】

见《中国植物志》第七十一卷，第一分册，296~297页。以玉叶金花（广东）为正名收载，别名野白纸扇（广州）、良口茶（广东）。产广东、香港、海南、广西、福建、湖南、江西、浙江和台湾。生于灌丛、溪谷、山坡或村旁。模式标本采自我国南部，具体地点不详。茎叶味甘、性凉，有清凉消暑、清热疏风的功效，供药用或晒干代茶叶饮用。

《广东植物志》第六卷，168 页。产广东各地及海南。生于山地、丘陵、旷野的林中或灌丛。

《广西植物名录》332页。产全区各地。

《海南植物志》第三卷，314~315页。崖县、陵水、万宁、琼中、定安、澄迈。在广东内陆很常见，但在海南则少见。

《广州植物志》506页。广布于我国东部、南部和西南部。本植物在每一花序中约有扩大而白色的萼片3~4枚，又因花作黄色，故有玉叶金花之称。其实玉叶并非一寻常的叶片，实为一扩大的萼片。广州近郊山野到处可见，茎叶煎服，有清凉解暑之效，晒干可代茶饮。

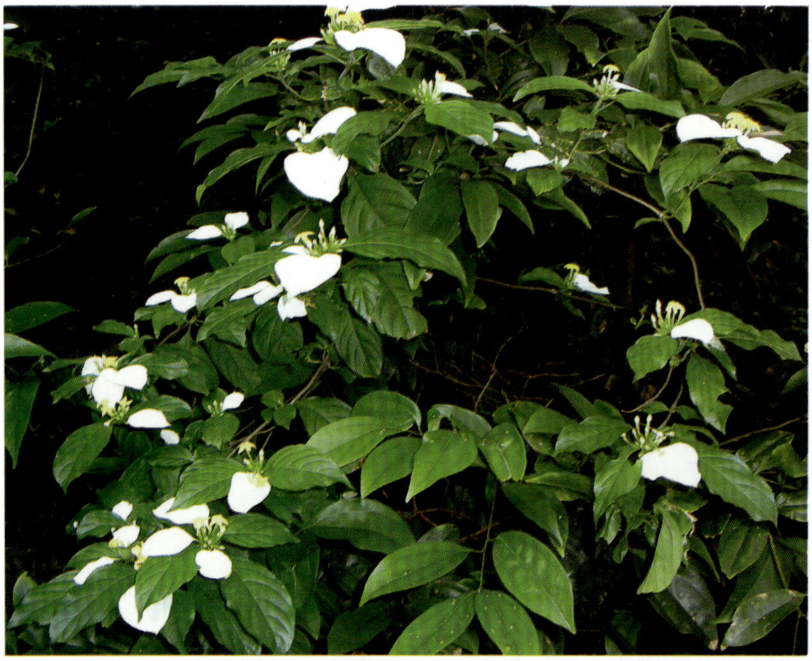

【本草学文献概要】

《中华本草》第6册，第十八卷，454~455页。以山甘草（《闽南民间草药》）为正名收载，别名白蝴蝶（《闽南民间草药》）、白头公（广州部队后勤部卫生部《常用中草药手册》）、粘雀藤(《广西中草药》)。茎叶入药，味甘、微苦，性凉；清热利湿，解毒消肿。根亦入药，另列条目。

【原植物识别特征】

攀援灌木。叶对生或轮生，卵状长圆形或卵状披针形，长5~8cm，宽2~2.5cm，下面密被短柔毛；叶柄长3~8mm，被柔毛；托叶三角形，深2裂，长4~6。聚伞花序顶生，密花；花两性，萼管陀螺形，长3~4mm，萼裂片中的一枚特化为花瓣状，白色，长2.5~5cm，宽2~3.5cm；花冠黄色，花冠管长约2cm，花冠裂片长约4mm；雄蕊5，着生于花冠筒上，内藏；子房下位。浆果近球形，直径6~7.5mm，干时黑色。花期6—7月。

短小蛇根草（荷包草）

来源　茜草科蛇根草属 *Ophiorrhiza* 植物短小蛇根草 *Ophiorrhiza pumila* Lour. 的全草。

【植物学文献概要】

见《中国植物志》第七十一卷，第一分册，171页。短小蛇根草（《中国高等植物图鉴》）为正名收载。产江西、福建、台湾、广东、广西、香港。模式标本采自香港。

《广东植物志》第六卷，144页。产广东连平、翁源、始兴、龙门、博罗、乐昌、惠东、高要、平远、怀集、和平、深圳、珠海等地。生于海拔150～800 m处的山谷溪边林中、草丛岩石上。

《广西植物名录》333页。产藤县、岑溪、平南、隆林、贺州。

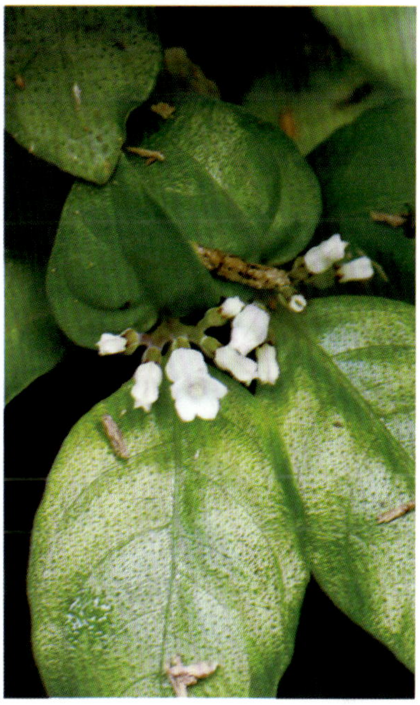

【本草学文献概要】

《岭南采药录》76页。别名金锁匙。微寒，清五藏，点热眼，止吐血，洗痔疮，调妇人经，疗黄白火丹，去湿热。

《中华本草》第6册，第十八卷，459页。以短小蛇根草为正名收载，别名荷包草、金锁匙、山苋菜（广东）、小蛇根草（广西）等。全草入药，味苦，性寒；清热解毒。

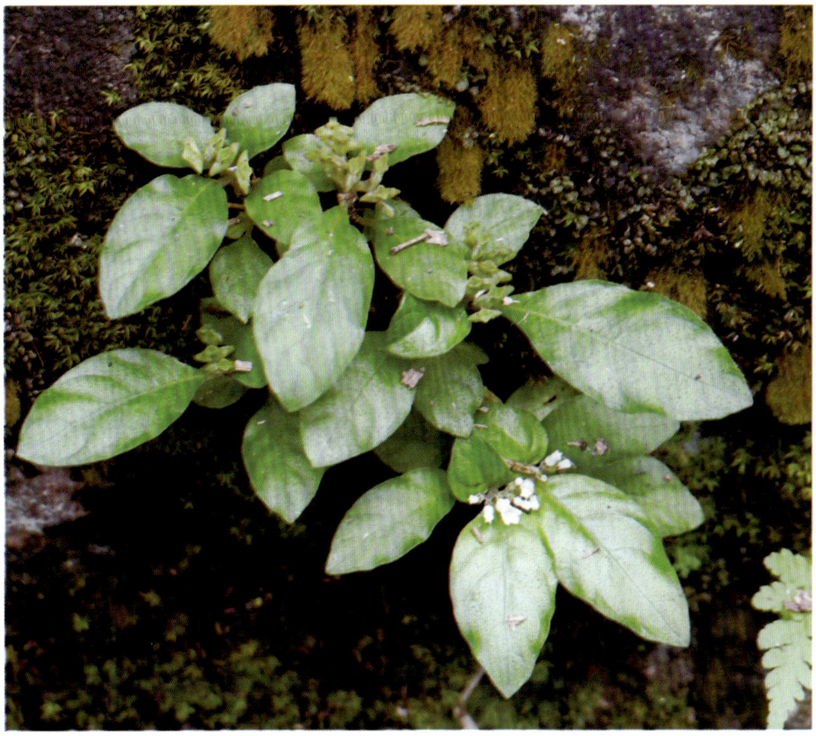

【原植物识别特征】

矮小草本，高10～30cm。叶对生，卵形、披针形、椭圆形或长圆形，长2～5.5cm，宽1～2.5cm，叶柄长通常0.5～1.5cm。聚伞花序顶生，多花；萼管长约1.2mm，萼裂片近三角形，长约0.6mm；花冠白色，近管状，全长约5mm，喉部有一环白色长毛，花冠裂片长1.2～1.5mm；雄蕊5，着生于花冠筒中部；子房下位，柱头2裂。蒴果僧帽状，长2～2.5mm。花期早春。

鸡矢藤

来源 茜草科鸡矢藤属 *Paederia* 植物鸡矢藤 *Paederia scandens* (Lour.) Merr. 的全草或根。

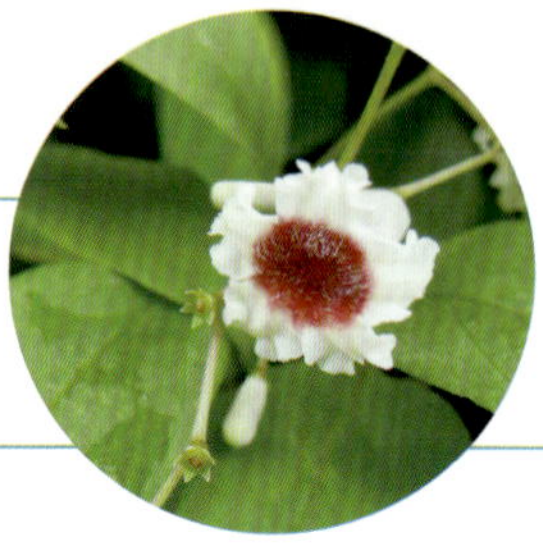

【植物学文献概要】

见《中国植物志》第七十一卷，第二分册，118～119页。产甘肃、陕西、山东、河南、江苏、安徽、浙江、福建、台湾、江西、广东、广西、四川、云南、贵州等省区。

编者注：为岭南民间常用草药之一。

《广东植物志》第六卷，226页。产海南万宁、陵水、保亭、三亚、乐东、东方、昌江、儋州、定安、琼山。常缠绕于灌木林中的灌木上，极常见。药用，治风湿骨痛、跌打损伤、小儿疳积等症。

《广西植物名录》334页。产南宁、上林、柳州、桂林、临桂、灌阳、龙胜、恭城、合浦、防城、东兴、钦州、贵港、容县、博白、平果、那坡、隆林、贺州、天峨、宁明、龙州。

《海南植物志》第三卷，358页。花和叶的汁可治毒虫蜇伤，功效显著。

《广州植物志》513～514页。以鸡矢藤（《植物名实图考》）之名收载，别名鸡屎藤（《岭南采药录》）、牛皮冻（《植物名实图考》）。广州市内房屋旁及荒郊灌木丛中时可见。

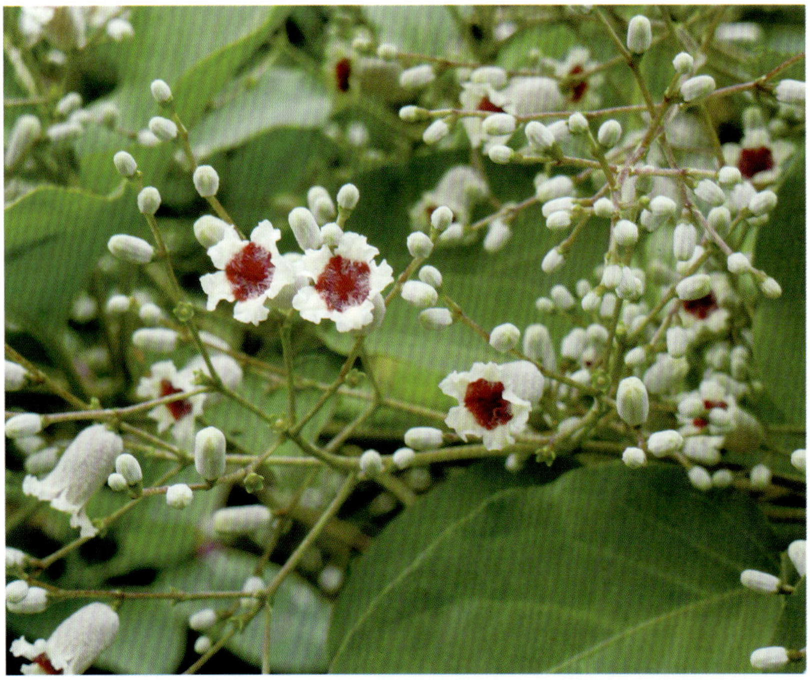

【本草学文献概要】

《岭南采药录》56～57页。别名鸡屎藤、毛葫芦。蔓延墙壁间及野树上，长丈许，叶有毛者佳，味苦，性平，其近根之头，治初内伤，煮猪肉汤饮之，补虚益肾，除火补血，其藤与叶，洗热疮，消热散毒，其叶和米粉擂烂，加糖煮食，能止痢。

《中华本草》第6册，第十八卷，460～463页。以鸡屎藤（《生草药性备要》）为正名收载，别名鸡矢藤（《植物名实图考》）、臭藤（《天宝本草》）、鸡脚藤、鸭屎藤等。全草或根入药，味甘，微苦，性平；祛风除湿，化食消积，解毒消肿，活血止痛。果亦入药，另列条目。

【原植物识别特征】

草质藤本，长3～5m，揉之有强烈的臭味。叶对生，卵形、卵状长圆形至披针形，长5～9cm，宽1～4cm；叶柄长1.5～7cm。聚伞花序腋生和顶生，花两性，花萼5裂，长1～1.2mm；花冠浅紫色，管长7～10mm，顶部5裂；雄蕊5，生于花冠喉部；子房下位。果球形，成熟时近黄色，有光泽，直径5～7mm，顶上冠以宿存的萼裂片和花盘。花期5—7月。

毛鸡矢藤

来源 茜草科鸡矢藤属 *Paederia* 植物毛鸡矢藤 *Paederia scandens* (Lour.) Merr. var. *tomentosa* (BL.) Hand.-Mazz. 的根或全草。

【植物学文献概要】

见《中国植物志》第七十一卷，第二分册，118～119页。产江西、广东、广西、海南及云南等省区。生长环境同鸡屎藤。

《广东植物志》第六卷，226页。以鸡屎藤的变种收载。广东、海南各地均产。生于海拔20～1 500m的山地、丘陵、旷野林中、林缘或灌丛。与原变种的区别主要是藤、叶有毛，花冠白色。

《广西植物名录》334页。产凤山、东兰、环江。

《海南植物志》第三卷，358～359页。陵水、保亭、崖县、白沙、澄迈。在海南较少见。

【本草学文献概要】

《岭南采药录》148页。以老为佳，凡小儿脱肛，切片，用酒润透，蒸晒十次，和羊肠煎汤食之，三五次即愈。

《中华本草》第6册，第十八卷，463页。以毛鸡屎藤（《贵州民间药物》）为正名收载，别名白鸡屎藤（《贵州民间药物》）、小鸡屎藤（《广西药用植物名录》）、臭皮藤（《植物名实图考》）等。根及全草入药，味酸、甘，性平；祛风除湿，清热解毒，理气化积，活血消肿。

【原植物识别特征】

草质藤本，高2～3m，小枝及花序被柔毛。单叶对生，卵形、卵状矩圆形至披针形，长5～9cm，宽1～4cm。圆锥花序腋生及顶生；花两性；萼狭钟状，长约3mm；花冠钟状，花筒长7～10mm，5裂，内面红紫色，被粉状柔毛，外面被海绵状白毛；雄蕊5，着生于冠筒内；子房下位，2室。浆果球形，直径5～7mm，成熟时光亮，近黄色。花期秋季。

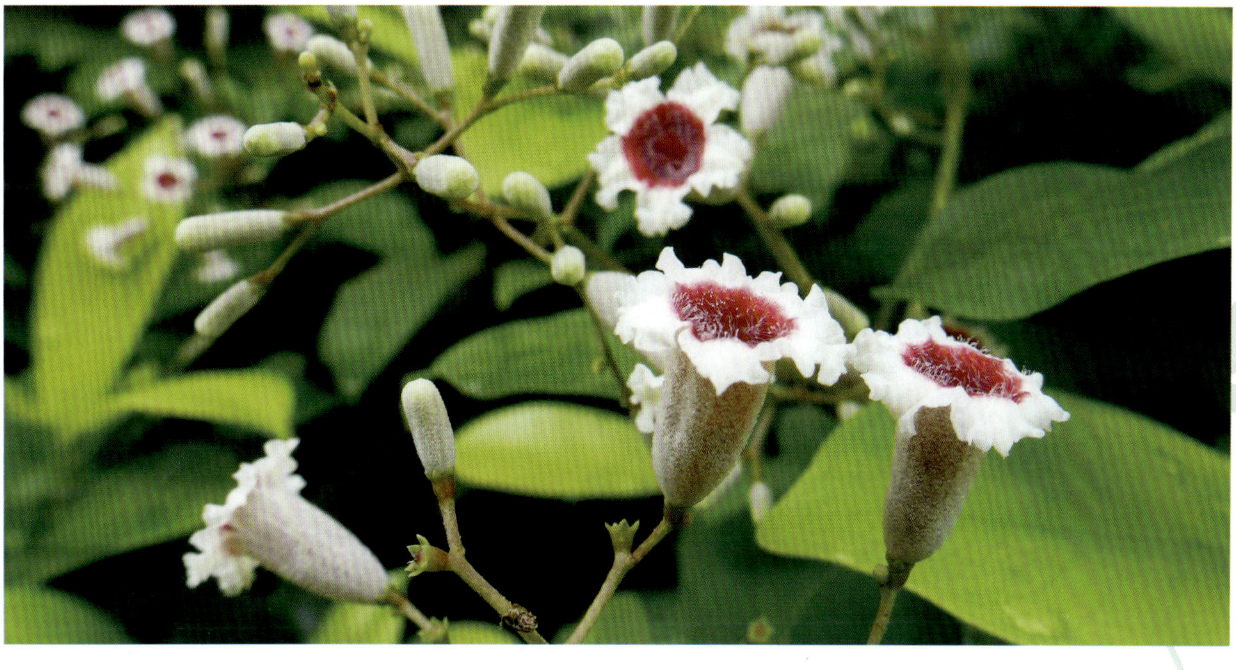

大沙叶

来源 茜草科大沙叶属 *Pavetta* 植物香港大沙叶 *Pavetta hongkongensis* Brem 的茎和叶。

【植物学文献概要】

见《中国植物志》第七十一卷，第二分册，27～28页。以香港大沙叶为正名收载，别名茜木（香港）、满天星（《中国高等植物图鉴》）。产广东、香港、海南、广西、云南等省区。生于海拔200～1 300m的灌木丛中。模式标本采自香港。全株入药。因其叶表面有固氮菌形成的菌瘤，布满叶上呈点状，故民间称“满天星”。

《广东植物志》第六卷，200～201页。别名广东大沙叶（《海南植物志》）、满天星。产广东及海南等地。生于低海拔至中海拔处的灌木丛中。全株入药，清热解毒，活血祛瘀。

《广西植物名录》第二册，592页。

《海南植物志》第三卷，346页。

《广州植物志》512页。以“巴斐他树”之名记载。本种花白色而稠密，适为庭院观赏用，唯广州近郊不常见。

【本草学文献概要】

《岭南采药录》122～123页。其叶映光处有沙点起者为良，味苦辛，性温，治风毒痧胀疥癞，又治牛生痧毒。

《中华本草》第6册，第十八卷，464页。以大沙叶（《生草药性备要》）为正名收录，别名大叶满天星（广州部队后勤部卫生部《常用中草药手册》）、满天星、青风木（《广西药用植物名录》）、香港大沙叶、茜木、巴斐他树（《香港中草药》）等。全株或茎叶入药，味苦、辛，性寒；清热解毒，活血祛瘀。

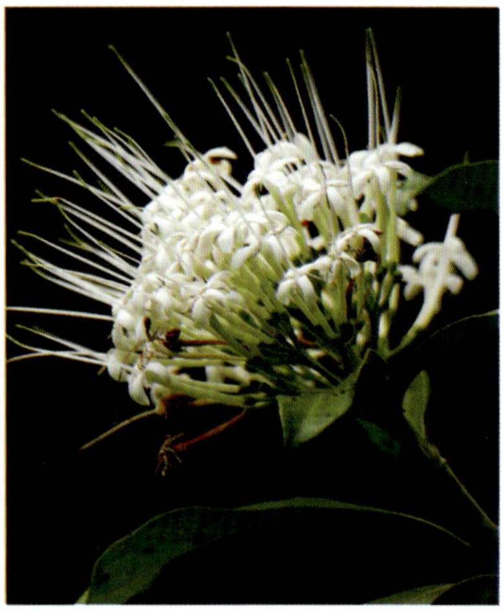

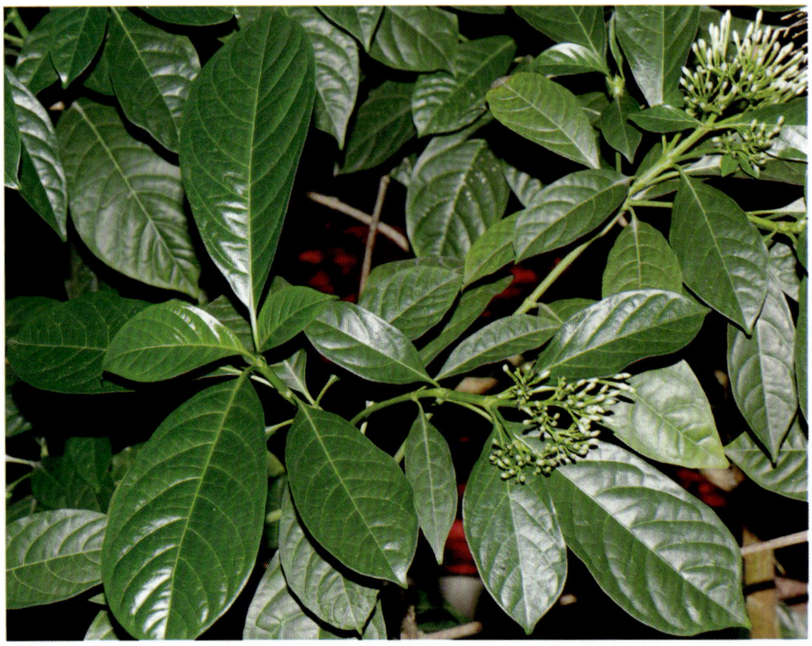

【原植物识别特征】

灌木或小乔木，高1～4m。叶对生，长圆形至椭圆状倒卵形，长8～15cm，宽3～6cm，叶上面散生多数突起的小点。花序生于小枝的顶部；多花，花两性；萼近钟状，有不明显的小齿；花冠白色，高脚碟状，管长约1.5cm，裂片4；雄蕊4，花丝短；子房下位，2室。核果球形，直径约4mm。花期3—4月。

九节

来源 茜草科九节属 *Psychotria* 植物九节 *Psychotria rubra* (Lour.) Poir. 的根、嫩枝及叶。

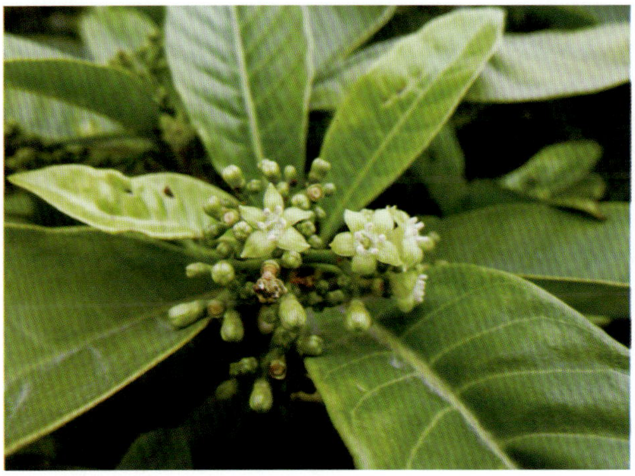

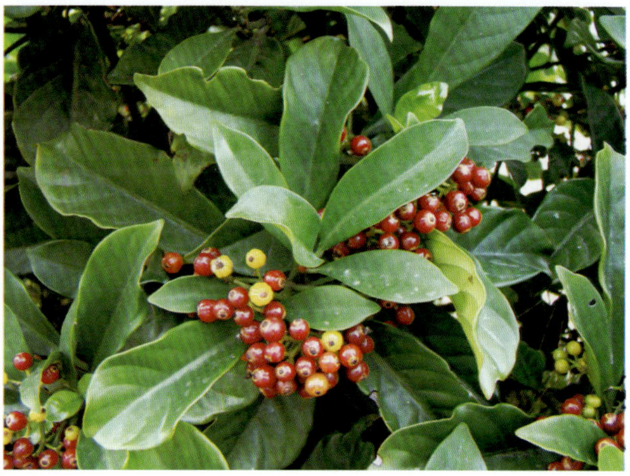

【植物学文献概要】

见《中国植物志》第七十一卷，第二分册，58～59页。以九节（《植物学名词审查本》）为正名收载，别名山打大刀、大丹叶、暗山公（《生草药性备要》）、暗山香、山大颜、吹筒管（《岭南采药录》）、九节木（广东）等。产浙江、福建、台湾、湖南、广东、香港、海南、广西、贵州、云南。生于平地、丘陵、山坡、山谷溪边的灌丛或林中，海拔20～1 500m。嫩枝、叶、根可作药用，清热解毒、消肿拔毒、祛风除湿。

《广东植物志》第六卷，207～208页。产广东及海南各地。生于海拔20～1 500m处的平地、丘陵、山地、山谷、溪边的灌丛中。嫩枝、叶、根可药用，清热解毒，消肿拔毒，祛风除湿；可治跌打损伤、感冒等症。

《广西植物名录》335页。产全区大部分地区。

《海南植物志》第三卷，352页。定安、琼海、琼中、万宁、陵水、保亭、崖县、乐东、东方、白沙、儋县、临高。为丘陵地区和山区林缘颇常见的种类。

《广州植物志》516页。广州近郊山野间极常见的野生植物。市内生草药铺有出售，名曰“山打大刀”，治跌打损伤。

【本草学文献概要】

《岭南采药录》121页。别名山大力、暗山公。味苦，性温，干水，杀虫。

《中华本草》第6册，第十八卷，466～467页。以山大刀为正名收录，别名暗山公、大丹叶（《生草药性备要》）。根、嫩枝及叶入药，清热解毒，祛风除湿，活血止痛。《常用中草药手册》（广州部队后勤部卫生部）、《广西中草药》等有药用记载。

【原植物识别特征】

灌木或小乔木，高0.5～5m。叶对生，长圆形，稀长圆状倒卵形，有时稍歪斜，长5～23.5cm，宽2～9cm，全缘；托叶膜质，短鞘状，脱落。聚伞花序顶生，多花；花两性，萼管杯状，长约2mm；花冠白色，喉部被白色长柔毛，裂片5，近三角形；雄蕊5与花冠裂片互生；子房下位，柱头2裂。核果近球形，直径4～7mm，有纵棱，红色。花果期全年。

鸡爪簕

来源 茜草科植物鸡爪簕属 *Oxyceros* 鸡爪簕 *Oxyceros sinensis* Lour. 的全株。

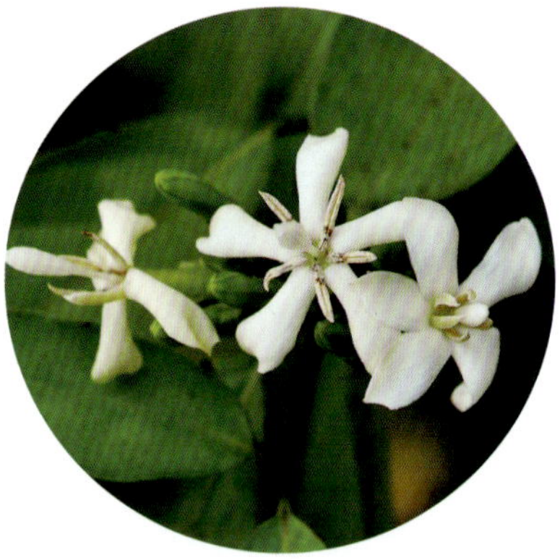

【植物学文献概要】

《中国植物志》第七十一卷，第一分册，345 ~ 346 页。以鸡爪簕（广州）为正名收载，别名鸡槌簕（广州）、猫簕、凉粉木。产福建、台湾、广东、香港、广西、海南、云南。生于海拔20 ~ 1 200m处的旷野、丘陵、山地的林中、林缘或灌丛。模式标本采自广东广州。本植物常栽植作绿篱。

《广东植物志》第六卷，179 ~ 180页。产广东博罗、惠阳、海丰、广州、南海、新会、台山、顺德、高要、云浮、阳春、徐闻、高州及海南陵水、保亭、三亚、乐东、东方、昌江。生于海拔20 ~ 1 200 m 的村边、旷野、丘陵、山地的林中、林缘或灌丛。

《广西植物名录》334页。产南宁、临桂、岑溪、上思、博白、崇左、宁明、龙州、大新。

《海南植物志》第三卷，321页。产陵水、崖县、乐东、昌江。

《广州植物志》508页。本植物常见于村落旁的旷地上，广州近郊不时可见，为一种很好的绿篱植物。

【本草学文献概要】

《岭南采药录》36页。治苏痨伤，连枝带叶，和猪精肉煮汤服，证重服五次便愈，此芀广州小北门外紫薇庙前有之。

《中华本草》第6册，第十八卷，469页。以鸡爪簕（《南宁市药物志》）为正名收录，别名塘角鱼簕、痧麻木、九耳木（《广西药用植物名录》）、鸡槌簕（《广州植物志》）等。全株入药，味甘、涩，性凉；清热解毒，祛风除湿，散瘀消肿。

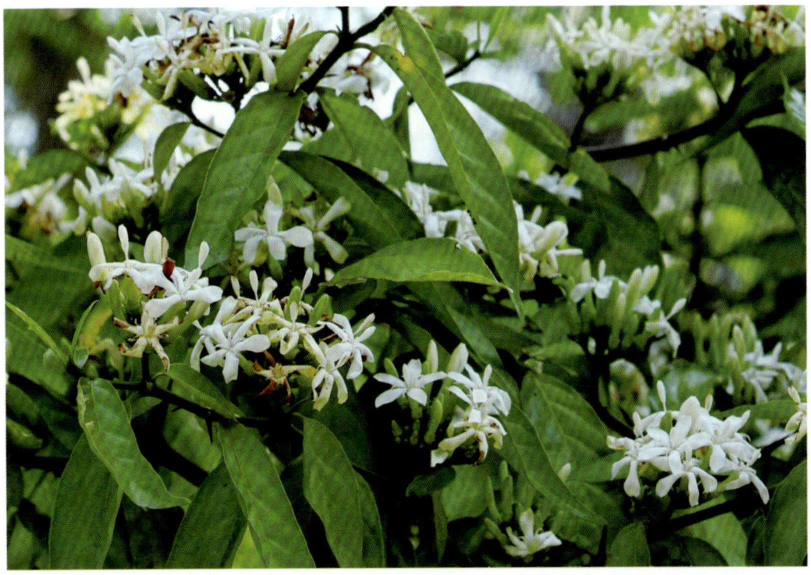

【原植物识别特征】

有刺灌木或小乔木，多分枝，有时攀援状，高1 ~ 7m。叶对生，卵状椭圆形、长圆形或卵形，长2 ~ 21cm，宽1.5 ~ 9.5cm；托叶三角形，顶端有刺。花两性，5数，花萼杯状，长4 ~ 6mm，花冠高脚碟状，长12 ~ 24mm，白色或黄色；雄蕊5，花丝极短，着生于花冠喉部；子房下位。浆果球形，直径8 ~ 12mm，黑色。花期3—12月。

茜草

来源 茜草科茜草属 *Rubia* 植物茜草 *Rubia cordifolia* L. 的根。

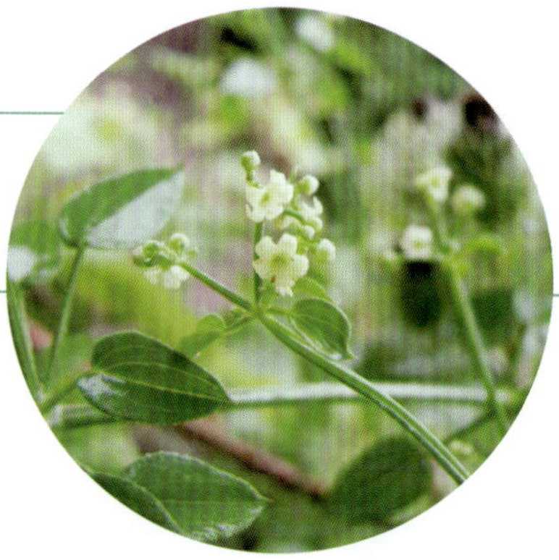

【植物学文献概要】

《中国植物志》第七十一卷，第二分册，315页。以茜草为正名收载。产东北、华北、西北和四川（北部）及西藏（昌都地区）等地。常生于疏林、林缘、灌丛或草地上。

《广东植物志》第六卷，247～248页。茜草属 *Rubia* 广东产3种，不含该种。

编者注：广东多地药圃中常见栽培。

《广西植物名录》336页。产兴安、龙胜、那坡、隆林、东兰、金秀、龙州。

【本草学文献概要】

《岭南采药录》170页。别名地苏木、过山龙、风车草、活血丹。性和平，功专活血，治跌扑痈肿，癥瘕经闭，便血崩中，带下痔瘘，无瘀者禁用。

《中华本草》第6册，第十八卷，470～475页。以茜草为正名收载，别名地苏木、入骨丹、活血丹等。根入药，味苦，性寒；凉血止血，活血化瘀。

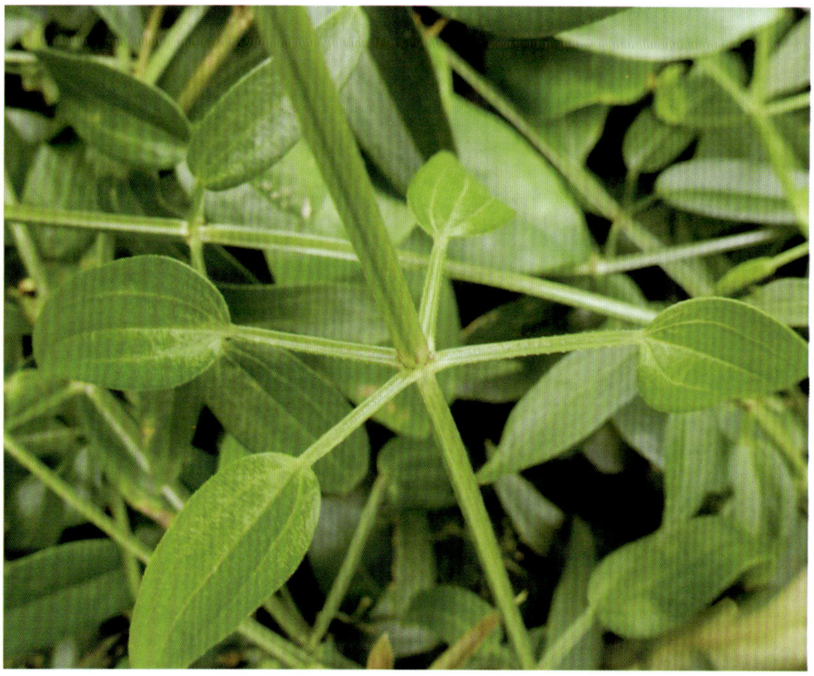

【原植物识别特征】

草质攀援藤木，长1.5～3.5 m。根状茎和根均红色；茎细长，数条从根状茎的节上发出，四棱形，棱上有皮刺，中部以上多分枝。叶通常4片轮生，披针形或长圆状披针形，长0.7～3.5cm，基部心形，边缘有齿状皮刺，脉上有微小皮刺，基出脉3条。聚伞花序，花小，两性，5数；花冠淡黄色，檐部直径3～3.5mm；雄蕊 5；子房下位。浆果球形，直径4～5mm，熟时橘黄色。花期 8—9月，果期 10—11月。

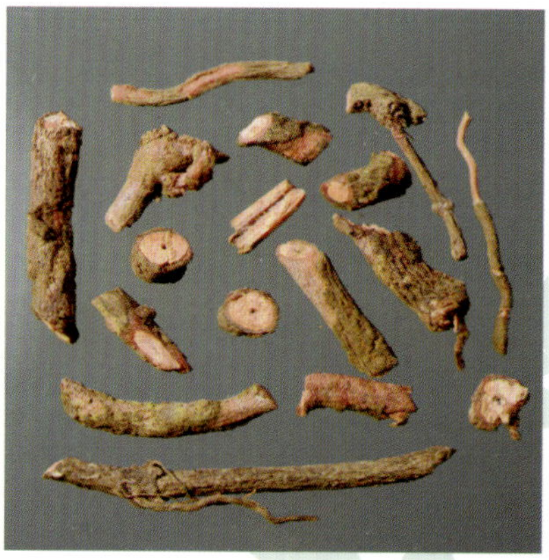

白马骨（六月雪）

来源 茜草科白马骨属 *Serissa* 植物白马骨 *Serissa serissoides* (DC.) Druce 的全株。

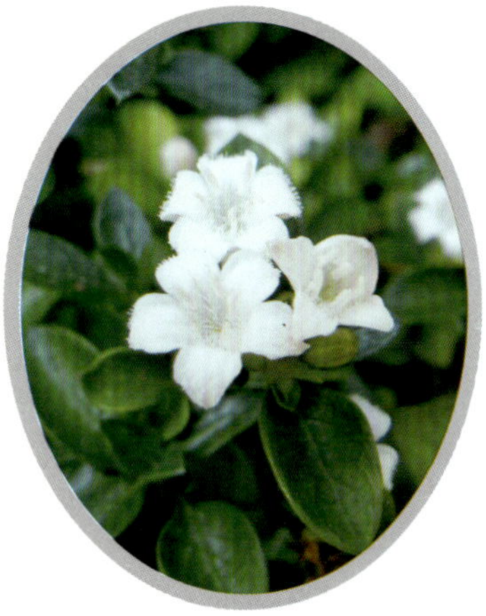

【植物学文献概要】

见《中国植物志》第七十一卷，第二分册，160～162页。以白马骨（《植物名实图考》）为正名收载。产江苏、安徽、浙江、江西、福建、台湾、湖北、广东、香港、广西等省区。生于荒地或草坪。

《广东植物志》第六卷，229页。全省各地园圃常见栽培，海南见于昌江。

《广西植物名录》336页。产桂林、合浦。

《广州植物志》514～515页。为一盆栽观赏植物，园圃亦常栽培之。与本植物很相近的另一种植物名六月雪*S. foetida Comm.* 广州园圃中亦有栽培。所不同的为花单生或数朵丛生，白色或淡红白色，花冠管长约为萼之2倍，而本种的花冠管约与萼片等长。

【本草学文献概要】

《岭南采药录》174页。别名六月冷、曲节草、满天星。小灌木，茎高三四尺，多分小枝桠，相集甚密，叶小椭圆形，常对生，亦有丛生者，春夏开花，花无柄，通常白色，微带淡红，花冠五裂，下部作筒状，雄蕊五枚，子房二室，每室含一胚珠，出产于阳春。味苦，性寒凉，治伤寒中暑，亦能退热，消积滞，止痢疾，并治伤寒时疫，治发背疮，消痈肿，拔毒。

《中华本草》第6册，第十八卷，478～480页。以白马骨（《本草拾遗》）为正名收载，别名满天星（《阳春县志》）、曲节草（《岭南采药录》）、白点秤（《广西中药志》）等。全株入药，味淡，微苦，性凉；祛风除湿，清热解毒。

【原植物识别特征】

小灌木，通常高达1m。枝粗壮，灰色。叶对生，近无柄，常聚生于小枝上；叶片倒卵形或倒披针形，长1.5～4cm，宽0.7～1.3cm，托叶具锥形裂片，长约2mm。花无梗，生于小枝顶端；花两性，萼裂片5，坚挺，长4mm；花冠管白色，长4.5mm，喉部被毛，裂片5；雄蕊5，花药内藏；子房下位，2室，每室胚珠1枚。核果球形。花期4—6月。

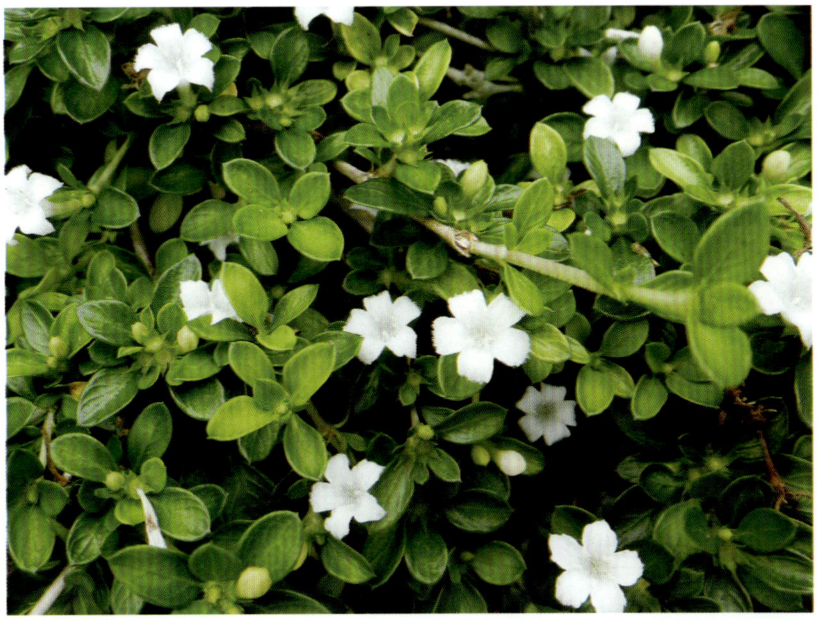

钩藤

来源 茜草科钩藤属 *Uncaria* 植物钩藤 *Uncaria rhynchophylla* (Miq.) Miq. ex Havil. 及其近缘种的带钩茎枝。

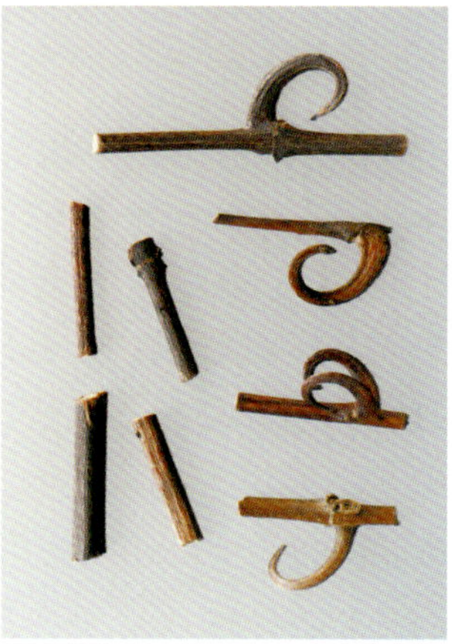

【植物学文献概要】

见《中国植物志》第七十一卷，第一分册，255页。以钩藤（《药学学报》）为正名收载。产广东、广西、云南、贵州、福建、湖南、湖北及江西。常生于山谷溪边的疏林或灌丛中。本种带钩藤茎为著名中药（钩藤），功能清血平肝，息风定惊。用于风热头痛，感冒夹惊，惊痛抽搐等症，所含钩藤碱有降血压作用。

《广东植物志》第六卷，156～157页。产广东南雄、仁化、怀集、连山、龙门、连州、和平、饶平、新丰、阳江、始兴、高要、封开、连南、英德、乳源、博罗、乐昌、德庆、从化、阳山、云浮。生于海拔300～900m处的山地和丘陵的林中或灌丛。

《广西植物名录》336页。产全区各地。

【本草学文献概要】

《岭南采药录》138页。味甘微苦，性寒，除风热，定惊，清新热，平肝风，治小儿惊风，发癍疹，治大人头晕目眩。

《中华本草》第6册，第十八卷，483～489页。以钩藤（《本草原始》）为正名收载，别名钓藤（《名医别录》）、吊藤（《本草经集注》）、倒挂金钩等。带钩茎枝入药，味甘、微苦，性微寒；息风止痉，清热平肝。

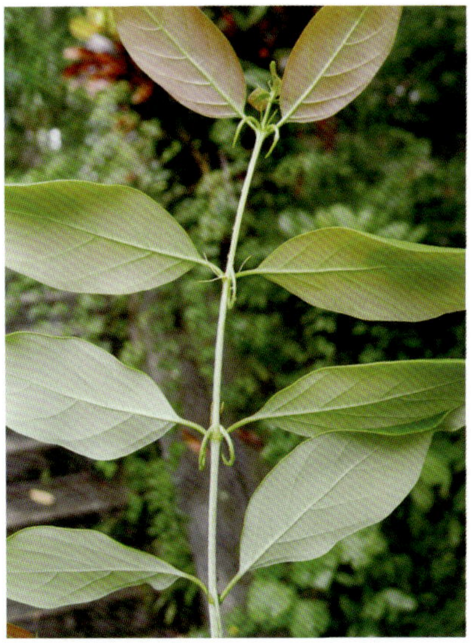

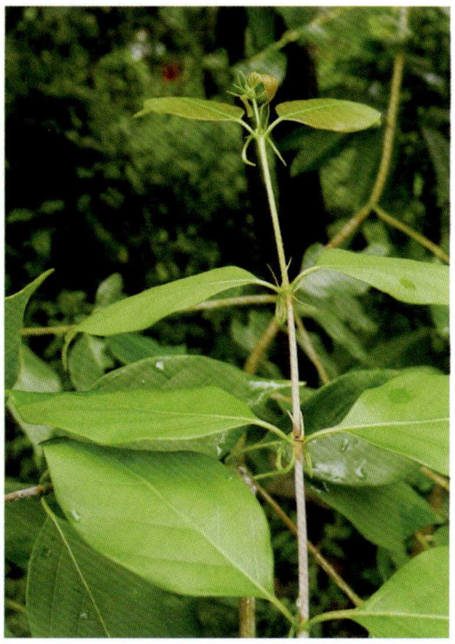

【原植物识别特征】

常绿攀援藤本，长达10m。枝圆柱形或四棱形，变态枝呈钩状，成对或单生于叶腋，钩长1～2cm，向下弯曲。叶对生，椭圆形或卵状披针形，长6～11cm，宽3～6.5cm，全缘；托叶一对，2深裂。头状花序，直径2～2.5cm，花两性，5数，花冠长管状漏斗形，黄色，雄蕊5，子房下位。蒴果。花期5—7月，果期10—11月。

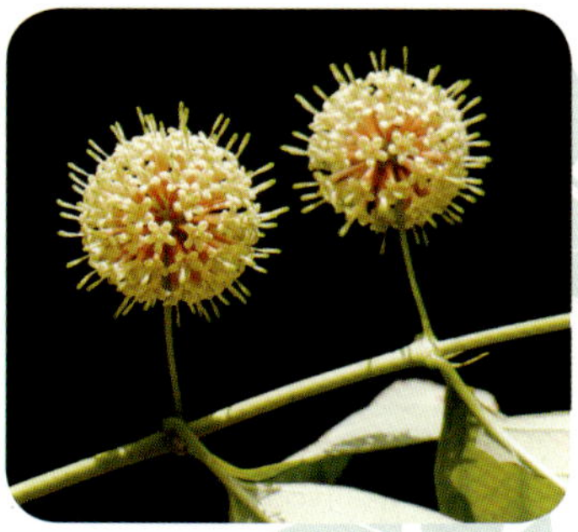

大叶钩藤

来源 茜草科钩藤属 *Uncaria* 植物大叶钩藤 *Uncaria macrophylla* Wall. 的带钩茎枝及叶。

【植物学文献概要】

见《中国植物志》第七十一卷，第一分册，249页。以大叶钩藤（《药学学报》）为正名收载。产云南、广西、广东、海南。生于次生林中，常攀援于林冠之上。本种在云南亦做中药钩藤使用。

编者注：为《中华人民共和国药典》规定的中药钩藤的正品来源之一。

《广东植物志》第六卷，155~156页。产广东博罗、新兴、阳春、信宜、高州及海南万宁、陵水、保亭、三亚、保亭、琼中、白沙、东方等地。生于海拔160~650m处的山谷溪边林中或灌丛，常攀援于其他树上。

《广西植物名录》338页。产上林、上思、博白、百色、靖西、凌云、田林、巴马、大新。

《海南植物志》第三卷，290页。产陵水、崖县、保亭、白沙、东方。为海南低海拔至中海拔次生林中略常见的植物，常攀援于树冠上吸取阳光。

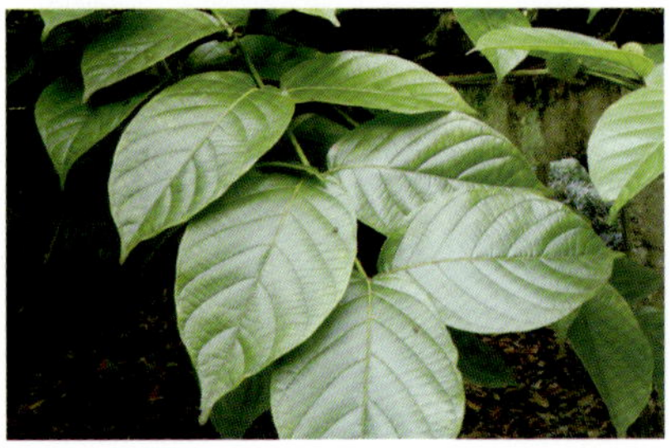

【本草学文献概要】

《中华本草》第6册，第十八卷，483~489页。作为钩藤（《本草原始》）的来源之一收载。带钩茎枝入药，味甘、微苦，性微寒；息风止痉，清热平肝。

【原植物识别特征】

木质攀援藤本，嫩枝方柱形或略有棱角。单叶对生，近革质，卵形或阔椭圆形，长10~16cm，宽6~12cm，下面被黄褐色硬毛，脉上毛更密；侧脉6~9对，脉腋有窝陷；叶柄长3~10mm；托叶卵形，深2裂达全长1/2或2/3，基部内面具黏液毛。头状花序单生于叶腋，不计花冠直径15~20mm；花梗长2~5mm；花两性，5数，花冠淡红色或白色，雄蕊5，子房下位。果序直径8~10cm；蒴果具长柄，纺锤形；种子两端有白色膜质的翅，仅一端的翅2深裂。花期夏季。

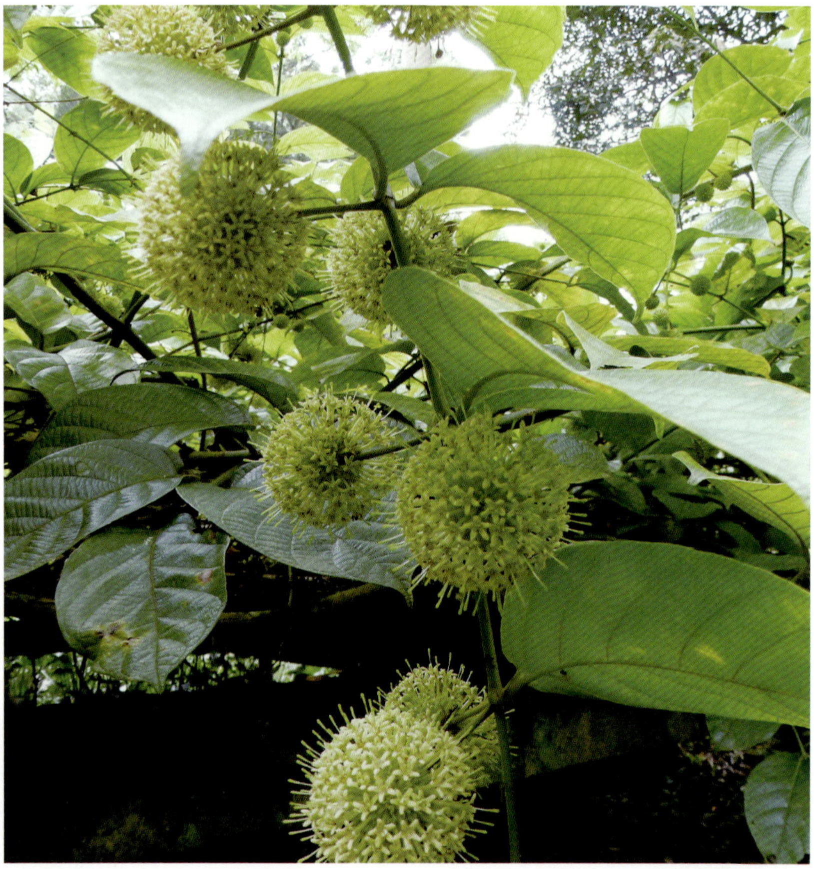

白鹤藤

来源 旋花科银背藤属 *Argyreia* 植物白鹤藤 *Argyreia acuta* Lour. 的茎叶。

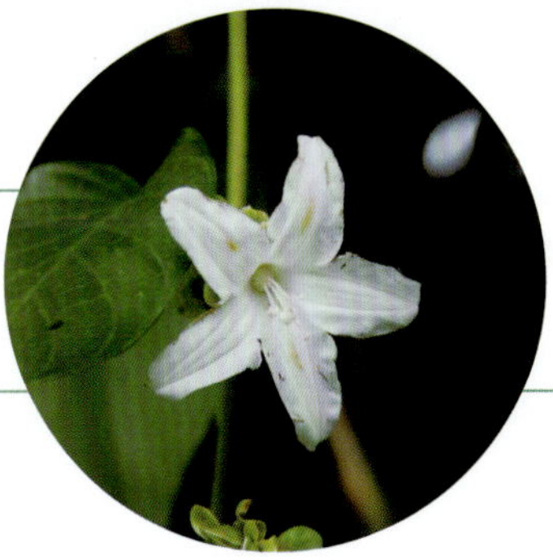

【植物学文献概要】

见《中国植物志》第六十四卷，第一分册，135～137页。以白鹤藤为正名收载，别名白背叶（广东、广西）、绸缎叶（广东）、一匹绸（广西）。广东、广西有分布。生于疏林下，或路边灌丛、河边。模式标本采自广东鼎湖山。全藤药用，有化痰止咳、润肺、止血、拔毒之功。治急慢性支气管炎、肺痨、肝硬化、肾炎水肿、疮疖、乳痈、皮肤湿疹、脚癣感染、水火烫伤、血崩、外伤止血及治猪瘟等（广东、广西）。

《广东植物志》第四卷，342页。产珠江三角洲和粤西各地、海南沿海各县及广西南部。生于平原或低山区的村旁灌丛或水沟、河谷疏林中。全草供药用，化痰止咳；煎水外洗，治皮肤湿疹、脚癣。

《广西植物名录》373页。产桂东、桂东南至桂西南。

《海南植物志》第三卷，494～495页。琼山、文昌、琼海、万宁、陵水、崖县、东方。常见。全藤供药用。

《广州植物志》588页。为一种美丽的野生植物，广州近郊不很常见。亦为生草药之一。

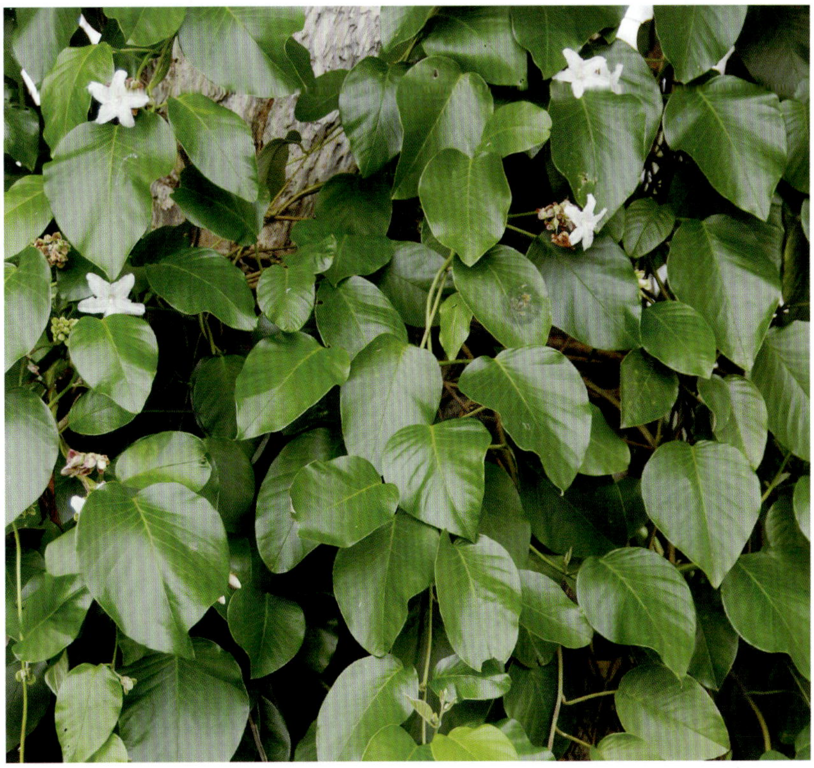

【本草学文献概要】

《中华本草》第6册，第十八卷，491～492页。以一匹绸（《广西民间常用草药手册》）为正名收载，别名白面水鸡（《陆川本草》）、白背丝绸（《本草药手册》）、白底丝绸（《岭南草药志》）、银背藤（《广西药用植物名录》）、白背藤等。味辛、微苦，性凉；祛风除湿，化痰止咳，散瘀止血，解毒消痈。根亦入药，另列条目。

【原植物识别特征】

攀援灌木，小枝被银白色绢毛。叶互生，椭圆形或卵形，长5～11cm，宽3～8cm，叶背和叶柄密被银色绢毛，全缘，侧脉多至8对，叶柄长1.5～6cm。聚伞花序腋生或顶生，花梗、苞片、花萼和花冠均被银色绢毛；萼片卵形，外萼片长9～10mm，，内萼片长6～7mm；花冠漏斗状，长约28mm，白色，冠檐5深裂；雄蕊5，着生于花冠筒基部；子房上位，2室，每室胚珠2。果球形，直径8mm，红色，为增大的萼片包围。花期6—9月。

菟丝子

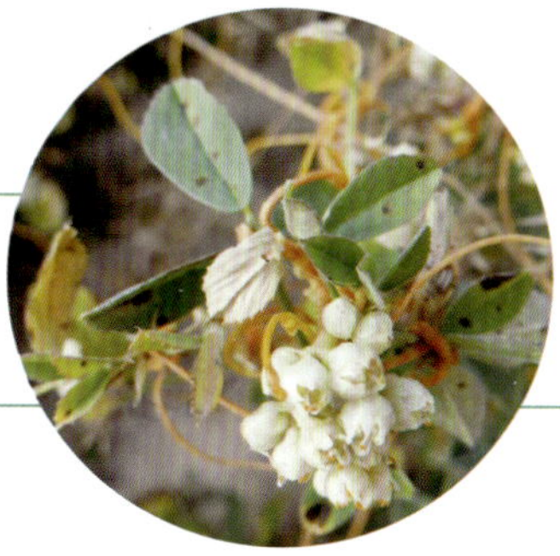

来源 旋花科菟丝子属 *Cuscuta* 植物菟丝子 *Cuscuta chinensis* Lam. 的种子。

【植物学文献概要】

见《中国植物志》第六十四卷，第一分册，145～147页。全国大部分地区有分布。常寄生于豆科、菊科、蒺藜科植物上。种子入药，补肾壮阳。

《广东植物志》第四卷，330～331页。以菟丝子为正名收载，别名黄丝藤。产广东广州、龙门、惠东、普宁、台山等地。生于海拔20～500m 平原或山地路旁、海滨开阔草地、灌丛中。

《广西植物名录》373页。产全区各地。

《广州植物志》581页。以金线藤之名收录。为一种有害寄生植物。

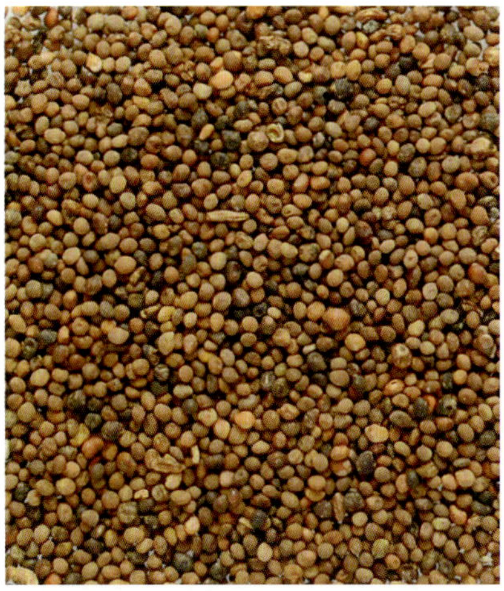

【本草学文献概要】

《岭南采药录》28页。色分五种，藤细如发，其花与子皆入药，浸酒服，补筋骨，通脉络，搜风解毒。

《中华本草》第6册，第十八卷，500～504页。以菟丝子为正名收载，别名吐丝子（《本草求原》）、黄藤子、黄网子。种子入药，味辛、甘，性平；补肾益精，养肝明目，固胎止泄。种子为传统中药菟丝子。

【原植物识别特征】

一年生寄生草本。茎缠绕，黄色，纤细，直径约1mm，无叶。植株以吸器附着寄主生存。花簇生成小伞形或小团伞花序，几无总花梗。花小，两性；花萼杯状，5裂；花冠白色，壶形，长约3mm；雄蕊5，花丝短，着生于花冠裂片弯缺处；子房上位，2室。蒴果近球形，直径约3mm，被宿存花冠包围。花期7—9月，果期8—10月。

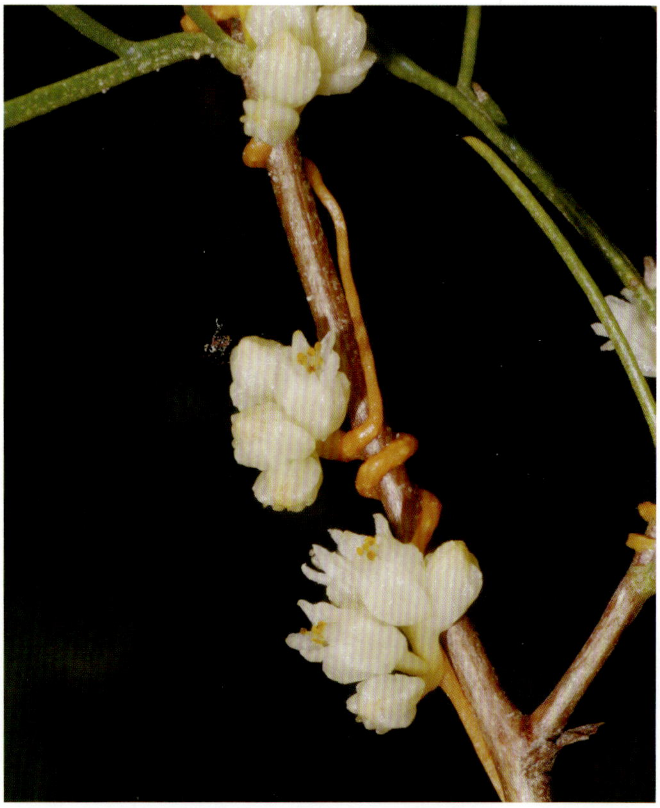

蕹菜

来源　旋花科番薯属 *Ipomoea* 植物蕹菜 *Ipomoea aquatica* Forsk. 的花或全草。

【植物学文献概要】

见《中国植物志》第六十四卷，第一分册，94～95页。以蕹菜（《南方草木状》《嘉祐本草、》《植物名实图考》）为正名收载，别名空心菜（广西、贵州、四川）、通菜蓊、蓊菜（福建）、藤藤菜（江苏、四川）、通菜（广东）。原产我国。现作为蔬菜广泛栽培，亦可药用。

《广东植物志》第四卷，354页。广东和海南各地均产。栽种于菜地、水田或池塘。茎叶为春夏间蔬菜，根可供药用。品种很多，主要有适应于旱地栽培的旱蕹和适应于水田栽种的水蕹两大类。

《广西植物名录》374页。产全区各地。

《海南植物志》第三卷，387～388页。海南各地。

《广州植物志》587页。为一栽培作物，华南极常栽植以供蔬食，亦有逸为野生的。珠江三角洲一带多种于水中，叶大茎粗，名曰水蕹；梅州一带常植于旱地上，故叶小而茎细，又名旱蕹。

【本草学文献概要】

《岭南采药录》141～142页。性宜湿地及池塘，以篾为筏，种蕹其中，随水上下，茎如蔓而中空，节节生根，味甘，性平，解毒。

《中华本草》第6册，第十八卷，509～511页。以蕹菜（《本草拾遗》）为正名收载，别名蕹（《南方草木状》）、空心菜（《广西药用植物名录》）、无心菜、水蕹菜等。花或全草入药，味甘，性寒；清热凉血，解毒。

【原植物识别特征】

一年生蔓性草本，全株光滑无毛。茎中空，匍匐地上或浮水上，节上生根，节间中空。叶互生，椭圆状卵形或长三角形，长3～15cm，宽1～5cm，边缘全缘或波状，叶柄长3～7cm。聚伞花序腋生，一至多花；总花梗长2～6cm，萼片5，卵圆形；花冠漏斗状，白色或紫色；长约5cm，顶端5浅裂；雄蕊5；子房上位。蒴果卵球形；种子卵圆形，被黄褐色短茸毛。

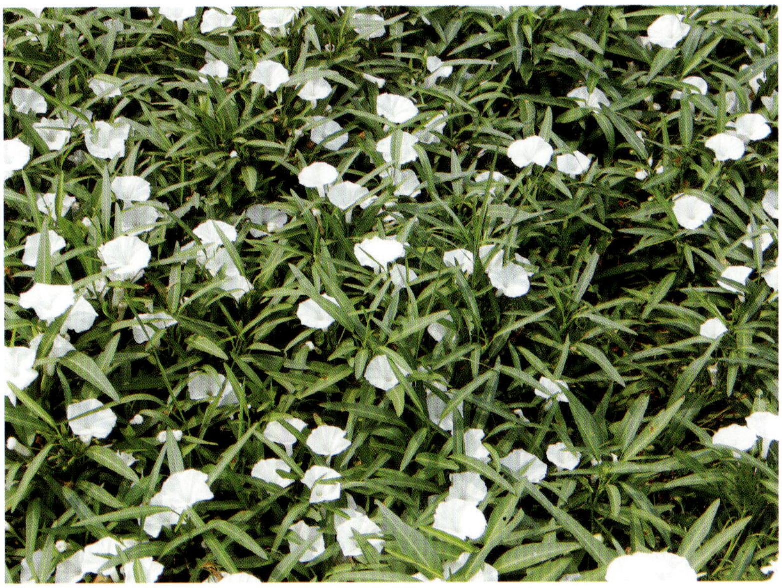

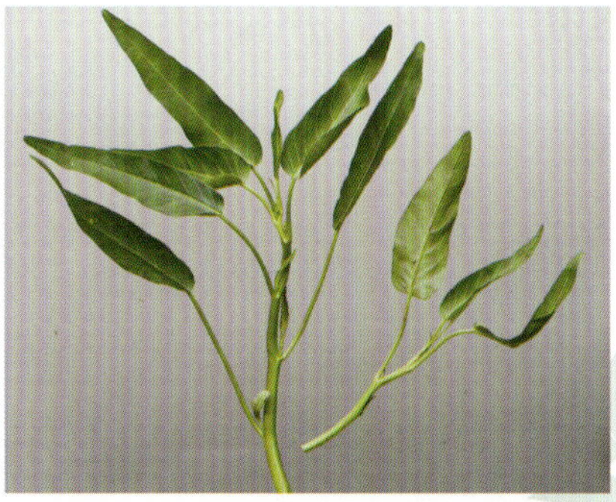

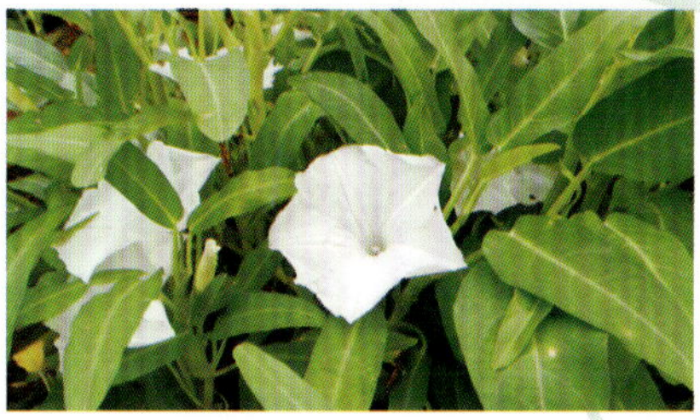

番薯

来源 旋花科番薯属 *Ipomoea* 植物番薯 *Ipomoea batatas* (L.) Lam. 的块根。

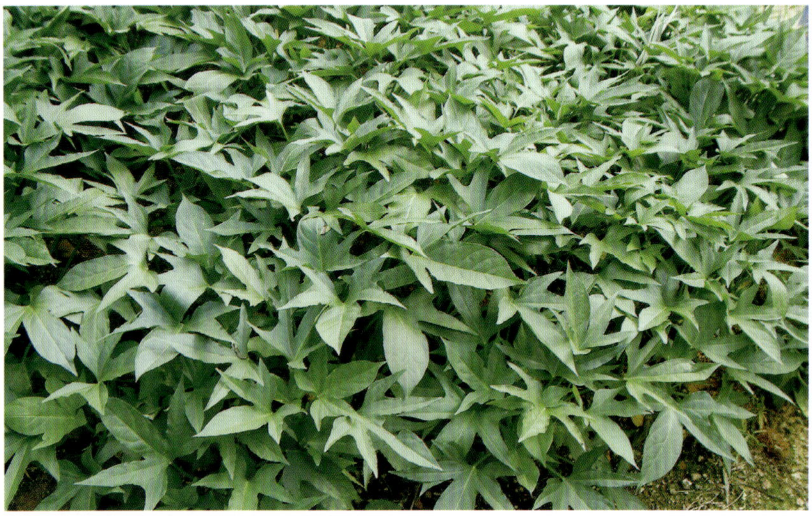

【原植物识别特征】

一年生草本，块根的形状、皮色和肉色因品种或土壤不同而异。茎平卧或上升，偶有缠绕，多分枝，茎节易生不定根。叶互生，叶片形状、颜色常因品种不同而异，通常为宽卵形，长4～13cm，宽3～13cm，全缘或3～5裂，基部心形或近于平截，顶叶的颜色为品种的特征之一。聚伞花序腋生，外萼片长7～10mm，内萼片长8～11mm；花冠粉红色、白色、淡紫色或紫色，钟状或漏斗状，长3～4cm；雄蕊5，内藏；子房上位。蒴果卵形或扁圆形。

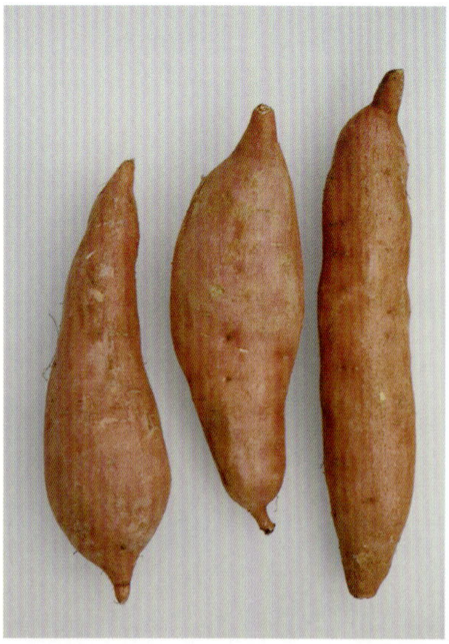

【植物学文献概要】

见《中国植物志》第六十四卷，第一分册，88～90页。番薯（《本草纲目》，福建、广东）原产南美洲及大、小安的列斯群岛，现已广泛栽培在全世界的热带、亚热带地区（主产于北纬40° 以南），但在一些较北的地区如黑龙江也已栽种成功。我国大多数地区都普遍栽培。番薯是一种高产而适应性强的粮食作物，与工农业生产和人民生活关系密切。块根除做主粮外，也是食品加工、淀粉和酒精制造工业的重要原料；根、茎、叶又是优良的饲料。

《广东植物志》第四卷，353页。别名红薯、白薯。广东和海南各地均有栽培。为旱地作物。块根供食用，茎叶作饲料。

《广西植物名录》374页。产全区各地。

《海南植物志》第三卷，486～487页。海南各地。

《广州植物志》587～588页。为华南主要杂粮之一，又可供作酿酒的原料。

【本草学文献概要】

《中华本草》第6册，第十八卷，511～512页。以番薯（《本草纲目拾遗》）为正名收载，别名山芋、甘薯（《群芳谱》）、红苕（《广州植物志》）、白薯（《岭南草药志》）、甜薯（山西、河南）等。块根入药，味甘，性平；补中和血，益气生津，宽肠胃，通便秘。

五爪金龙（五叶藤）

来源 旋花科番薯属 *Ipomoea* 植物五爪金龙 *Ipomoea cairica* (L.) Sweet. 的茎叶或根。

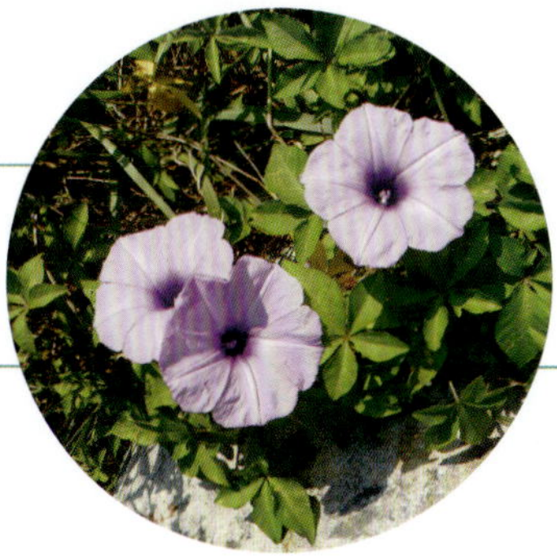

【植物学文献概要】

见《中国植物志》第六十四卷，第一分册，97~98页。以五爪金龙（广西）为正名收载，别名五爪龙、上竹龙、牵牛藤、黑牵牛、假土瓜藤（广西）。产台湾、福建、广东及其沿海岛屿、广西、云南。生于海拔90~610m的平地或山地路边灌丛，生长于向阳处。通常作观赏植物栽培。本种原产热带亚洲和非洲，现已广泛栽培或归化于全热带。块根供药用。广西用叶治痈疮，果治跌打。

《广东植物志》第四卷，353页。别名番仔藤。产广东东部至南部城镇或村庄附近、沿海岛屿及海南海口、儋州。常生于稍湿润的菜园篱笆或水沟旁灌木丛中。叶茂盛，终年开花，可作观赏花卉；根有清热解毒之效，外敷热毒疮。

《广西植物名录》374页。产南宁、邕宁、柳州、临桂、梧州、苍梧、合浦、防城、贵港、桂平、玉林、容县、博白、北流、百色、宁明。

《海南植物志》第三卷，489页。海口附近。栽培或逸为野生。

《广州植物志》586~587页。广州极常见的观赏植物，缠绕于竹篱或棚架上。

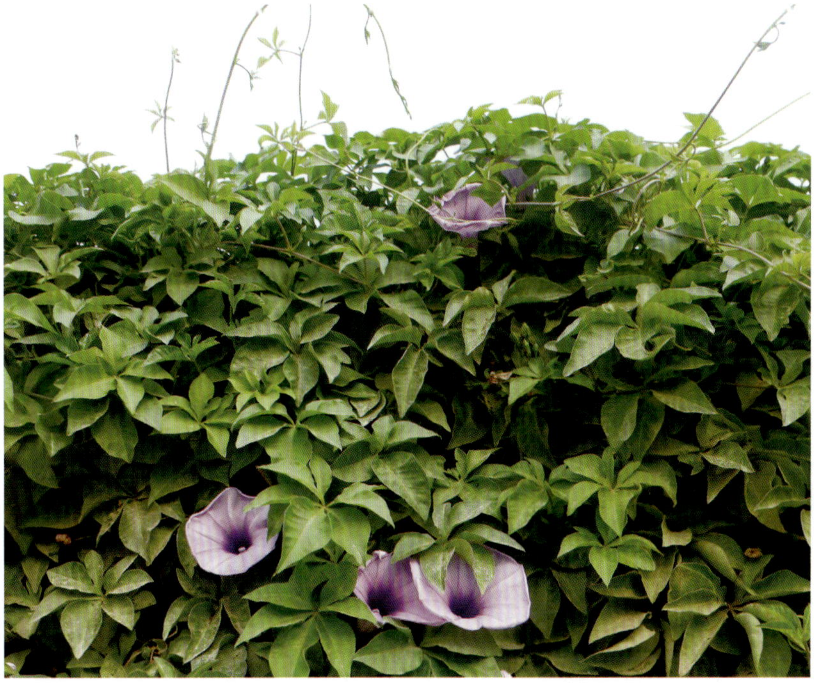

【本草学文献概要】

《中华本草》第6册，第十八卷，512页。以五叶藤(《南宁市药物志》)为正名收载，别名假薯藤（《广西药用植物名录》）、五齿苓（《广西本草选编》）、假土瓜藤（广西）等。茎叶或根入药，味甘，性寒；清热解毒，利水通淋。花亦入药，另列条目。

【原植物识别特征】

多年生缠绕草本。茎细长，有细棱。叶掌状5深裂或全裂，裂片卵状披针形、卵形或椭圆形，中裂片较大，长4~5cm，宽2~2.5cm，两侧裂片稍小，全缘或不规则微波状；叶柄长2~8cm，基部具小的掌状5裂的假托叶（腋生短枝的叶片）。聚伞花序腋生，具1~3花；萼片5，不等长；花冠紫红色、紫色或淡红色，偶有白色，漏斗状，长5~7cm；雄蕊5，不等长，贴生于花冠管基部以上；子房上位。蒴果近球形，径约1cm，2室，4瓣裂。花果期夏秋季。

厚藤（红花马鞍藤）

来源 旋花科番薯属 *Ipomoea* 植物厚藤 *Ipomoea pes-caprae* (L.) Sweet 的全草或根。

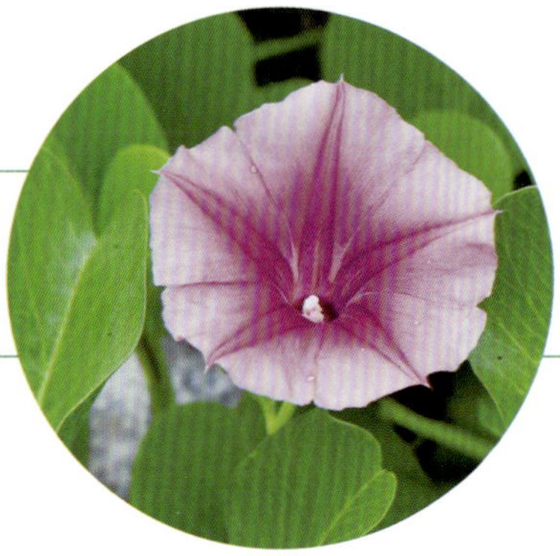

【植物学文献概要】

见《中国植物志》第六十四卷，第一分册，96页。以厚藤（海南）为正名收载，别名马鞍藤（福建、广东、广西）、沙灯心（广东）、鲎藤（福建），海薯、白花藤（海南）。产浙江、福建、台湾、广东（海南各地及邻近岛屿）、广西。海滨常见，多生长在沙滩上及路边向阳处；广布于热带沿海地区。茎、叶可做猪饲料，植株可作海滩固沙或覆盖植物。全草入药，有祛风除湿、拔毒消肿之效，治风湿性腰腿痛，腰肌劳损，疮疖肿痛等。

《广东植物志》第四卷，352页。产广东和海南沿海各地及岛屿。生于海滨沙滩或村旁灌丛中。茎枝平铺于海滩上，有固沙作用；植株除作饲料外，入药。

《广西植物名录》375页。产合浦、防城、钦州。

《海南植物志》第三卷，488页。海南各地海滨及邻近岛屿。

【本草学文献概要】

《中华本草》第6册，第十八卷，513～514页。以马鞍藤（《福建民间草药》）为正名收载，别名白花藤（海南）、海薯藤（广西）、沙灯心（广东）。全草或根入药，味辛、苦，性微寒；祛风除湿，消痈散结。

【原植物识别特征】

多年生草本；茎平卧，有时缠绕。叶互生，卵形、椭圆形、圆形、肾形或长圆形，长3.5～9cm，宽3～10cm，顶端微缺或2裂，背面近基部中脉两侧各有1枚腺体，侧脉8～10对；叶柄长2～10cm。多歧聚伞花序，腋生，有时仅1朵发育；花序梗粗壮，长4～14cm；萼片5，不等长；花冠紫色或深红色，漏斗状，长4～5cm；雄蕊5，内藏；子房上位。蒴果球形，高1.1～1.7cm，2室，果皮革质，4瓣裂。种子三棱状圆形，长7～8mm，密被褐色茸毛。花期几全年。

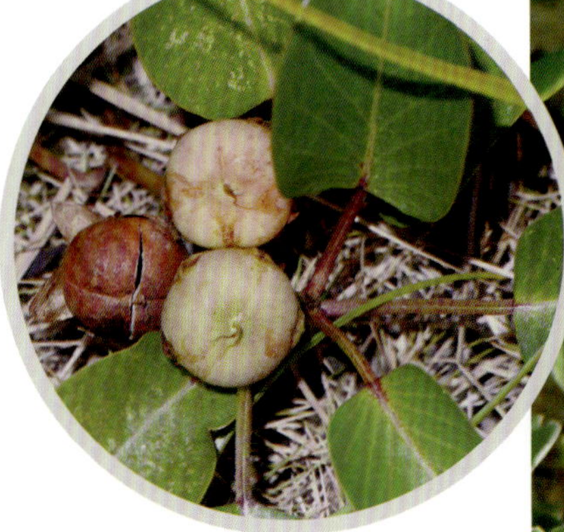

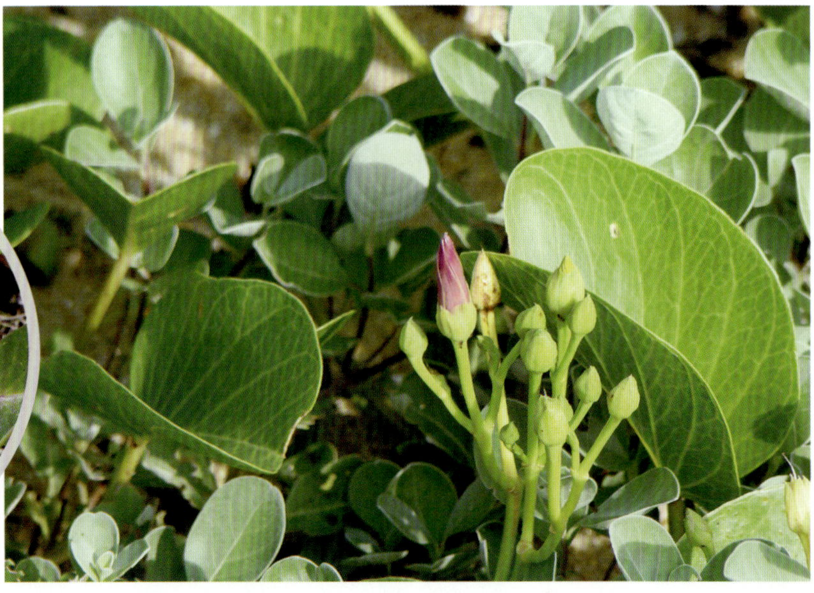

篱栏网（鱼黄草）

来源 旋花科鱼黄草属 *Merremia* 植物篱栏网 *Merremia hederacea* (Burm. f.) Hall. f. 的全草或种子。

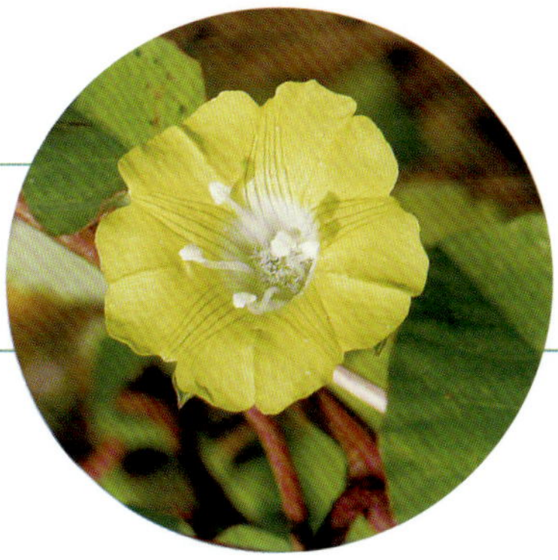

【植物学文献概要】

见《中国植物志》第六十四卷，第一分册，61～62页。以篱栏网（广东、广西）为正名收载，别名蛤仔藤（广西）、小花山猪菜（《海南植物志》）、金花茉栾藤（《广州植物志》）等。产台湾、广东（包括海南）、广西、江西、云南。生于海拔130～760m的灌丛或路旁草丛。全草及种子有消炎的作用。

《广东植物志》第四卷，347～348页。以鱼黄草为正名收载。产广东各地沿海较大的岛屿和海南南部沿海各地。多生于菜园篱笆上或路旁荒草地上，或水沟旁草丛中。全草外用治疥疮。

《广西植物名录》375页。产南宁、上林、桂林、平乐、梧州、百色、田阳、田东、宁明、龙州。

《海南植物志》第三卷，480页。昌江、东方、崖县、万宁。

《广州植物志》584页。广州近郊旷野上常见的野生植物。

【本草学文献概要】

《中华本草》第6册，第十八卷，514～515页。以篱栏子（《岭南采药录》）为正名收载，别名茉栾藤、鱼黄草（《广西药用植物名录》）、广西百仔、篱网藤、犁头网、蛤仔藤（广西）。全草或种子入药，味甘、淡，性凉；清热，利咽，凉血。

【原植物识别特征】

缠绕或匍匐草本。茎细长，有细棱。叶互生，心状卵形，长1.5～7.5cm，宽1～5cm，基部心形或深凹，全缘或具不规则的齿，有时深或浅3裂；叶柄长1～5cm。聚伞花序腋生，有3～5朵；萼片宽倒卵状匙形，外方2片长3.5mm，内方3片长5mm；花冠黄色，钟状，长0.8cm，内面近基部具长柔毛；雄蕊5，与花冠近等长；子房上位。蒴果扁球形或宽圆锥形，4瓣裂，内含种子4粒，三棱状球形，长3.5mm，表面被锈色短柔毛。花期10—12月。

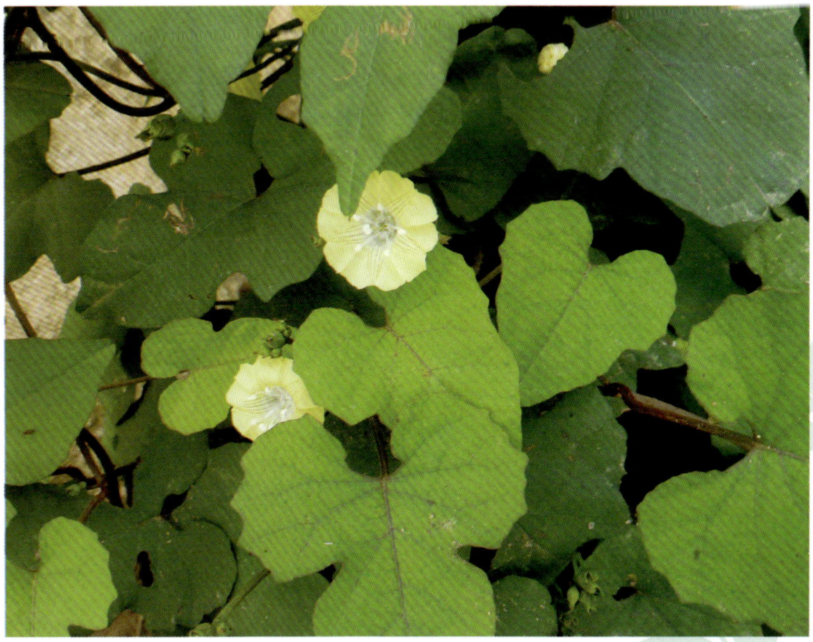

牵牛

来源 旋花科牵牛属 *Pharbitis* 植物牵牛 *Pharbitis nil* (L.) Choisy. 或圆叶牵牛 *Pharbitis purpurea* (L.) Voisgt. 的种子。

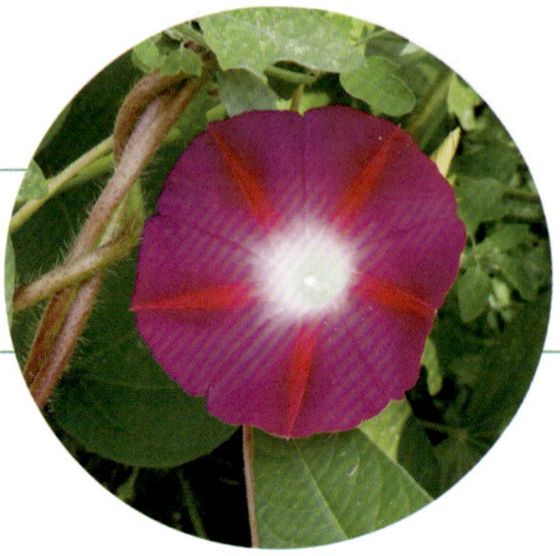

【植物学文献概要】

见《中国植物志》第六十四卷，第一分册，103～104页。以牵牛（《名医别录》）为正名收载，别名大牵牛花（广西）。我国除西北和东北的一些省外，大部分地区都有分布。生于海拔100～1 600m的山坡灌丛、干燥河谷路边、园边宅旁、山地路边，或为栽培。本种原产热带美洲，现已广植于热带和亚热带地区。除栽培供观赏外，种子为常用中药，名丑牛子（云南）、黑丑、白丑、二丑（黑、白种子混合），入药多用黑丑，白丑较少用。有泻水利尿，逐痰，杀虫的功效。

《广东植物志》第四卷，356页。广东及海南各地均产。

《广西植物名录》375页。产全区各地。

《海南植物志》第三卷，486页。儋县、陵水、崖县。生于海滨的灌木丛或路旁，常见。

《广州植物志》585页。为一美丽的观赏植物，广州间有栽培。

【本草学文献概要】

《中华本草》第6册，第十八卷，518～523页。以牵牛子（《雷公炮炙论》）为正名收载，别名草金铃（《雷公炮炙论》）、金铃（《本草图经》）、黑丑、白丑（《本草纲目》）等。种子入药，味苦、辛，性寒，有毒；利水通便，祛痰逐饮，消积杀虫。

【原植物识别特征】

一年生缠绕草本，茎叶被毛。叶互生，宽卵形或近圆形，深或浅的3或5裂，长4～15cm，宽4.5～14cm，叶柄长2～15cm。花腋生，单一或通常2朵着生于花序梗顶；萼片近等长，长2～2.5cm，披针状线形；花冠漏斗状，长5～8cm，蓝紫色或紫红色，花冠管色淡；雄蕊5，不等长；子房上位，柱头头状。蒴果近球形，直径0.8～1.3cm，3瓣裂。种子卵状三棱形，长约6mm，黑褐色或米黄色，被褐色短绒毛。花期7—9月，果期8—10月。

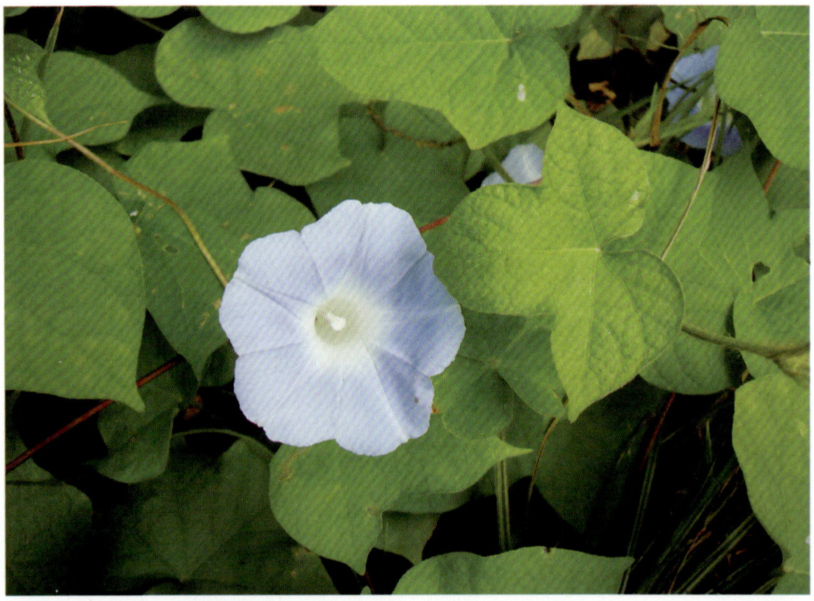

茑萝松

来源　旋花科茑萝属 *Quamoclit* 植物茑萝松 *Quamoclit pennata* (Desr.) Boj. 的全草或根。

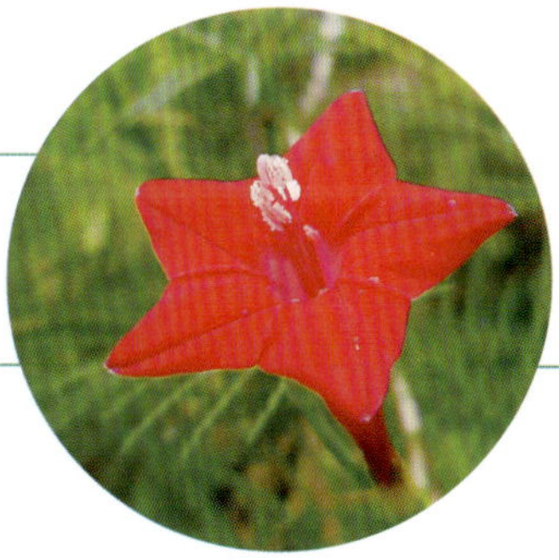

【植物学文献概要】

见《中国植物志》第六十四卷，第一分册，110～112页。以茑萝松（《植物名实图考》）为正名收载，别名金丝线（广西）等。我国广泛栽培（陕西、河北、河南、山东、江苏、安徽、浙江、江西、福建、广东、广西、四川、贵州，云南）。原产热带美洲，现广布于全球温带及热带。为美丽的庭园观赏植物。

《广东植物志》第四卷，359页。广东和海南各地均产。栽培或逸为野生。

《海南植物志》第三卷，492页。崖县、万宁。为栽培花卉或逸为野生。

《广州植物志》582页。为一美丽的庭院观赏植物，广州常见栽培。

【本草学文献概要】

《中华本草》第6册，第十八卷，523～524页。以茑萝松（《植物名实图考》）为正名收载，别名锦屏封（《广州植物志》）、金丝线（《广西药用植物名录》）等。全草或根入药，味苦，性寒；清热解毒，凉血止血。

【原植物识别特征】

一年生柔弱缠绕草本。叶互生，卵形或长圆形，长2～10cm，宽1～6cm，羽状深裂至中脉，具10～18对线形至丝状的平展的细裂片，裂片先端锐尖；叶柄长8～40mm。花序腋生，萼片绿色，稍不等长，长约5mm；花冠高脚碟状，长约2.5cm以上，深红色，管柔弱，上部稍膨大，冠檐开展，直径约1.7～2cm，5浅裂；雄蕊5，花丝基部具毛；子房上位。蒴果卵形，长7～8mm，4室，4瓣裂，种子4，卵状长圆形，黑褐色。花果期春季至秋季。

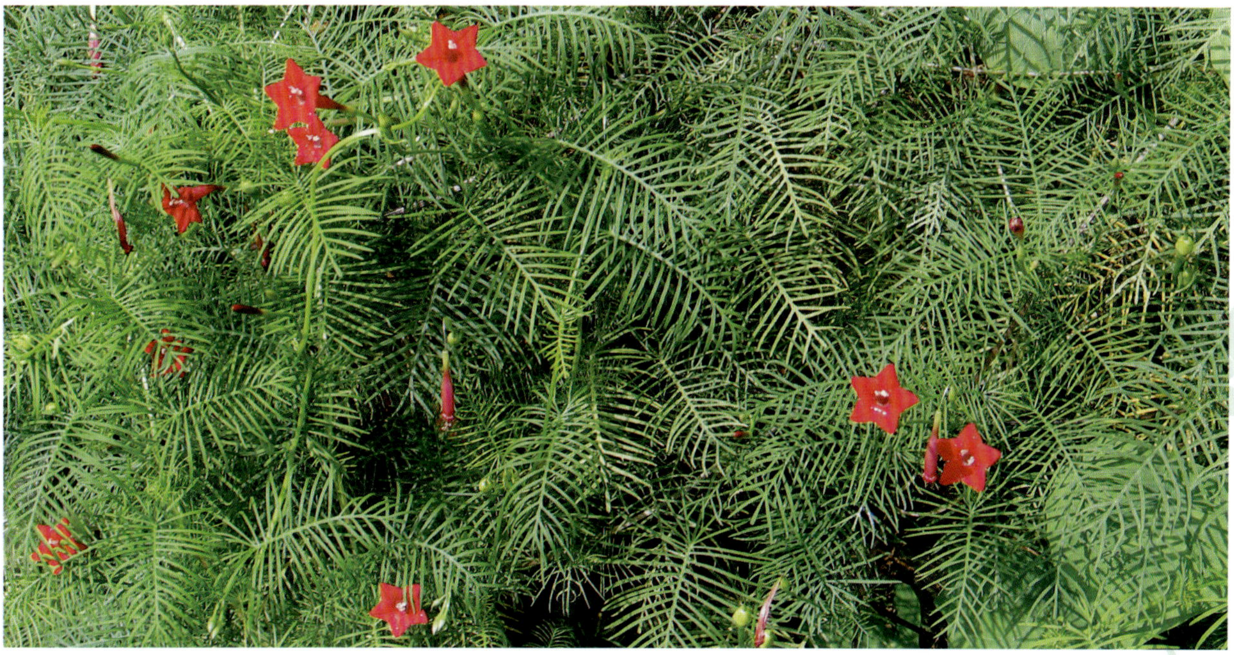

柔弱斑种草

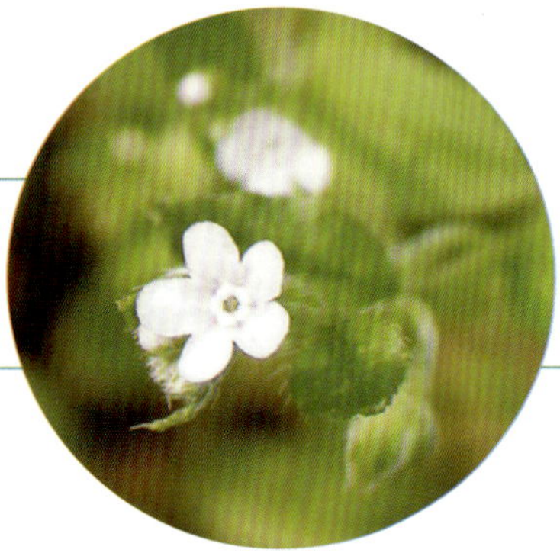

来源 紫草科斑种草属 *Bothriospermum* 植物柔弱斑种草 *Bothriospermum tenellum* (Hornem.) Fisch 的全草。

【植物学文献概要】

见《中国植物志》第六十四卷，第二分册，218~219页。以柔弱斑种草（《广州植物志》）为正名收载。产东北、华东、华南、西南各省区及陕西、河南、台湾。生于海拔300~1 900m的山坡路边、田间草丛、山坡草地及溪边阴湿处。

《广东植物志》第九卷，72~73页。产广州、英德、信宜、乳源、梅州、封开、始兴、徐闻、肇庆、怀集、博罗及海南海口、乐东、东方、三亚。根外用治疔疮；叶外用治蛇伤。

《广西植物名录》369页。产横县、柳州、阳朔、临桂、恭城、合浦、百色、凌云、隆林、凤山、巴马、扶绥。

《广州植物志》569~570页。为旷地上的一种野草，广州近郊常见。

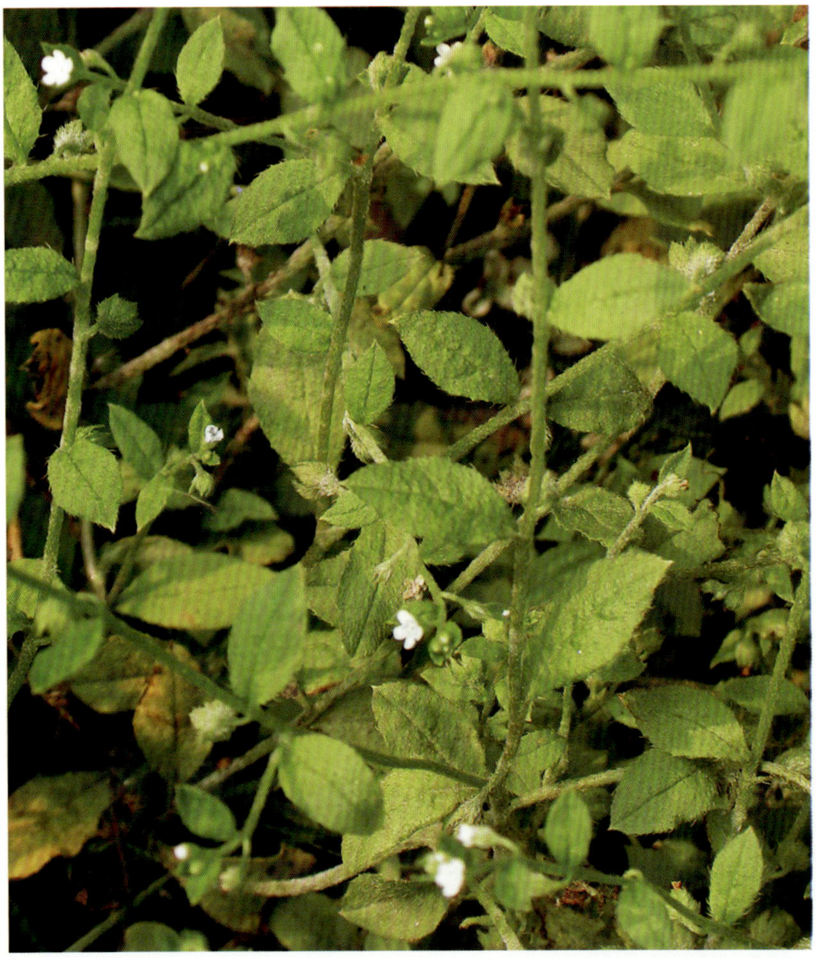

【本草学文献概要】

《中华本草》第6册，第十八卷，532页。以鬼点灯（《民间常用草药汇编》）为正名收载，别名小马耳朵（《民间常用草药汇编》）、细叠子草（《高等植物图鉴》）、雀灵草（《贵州中草药名录》）等。全草入药，味微苦、涩，性平；止咳，止血。

【原植物识别特征】

一年生柔弱草本，高15~30cm。茎丛生，直立或平卧，多分枝，被向上贴伏的糙伏毛。叶互生，椭圆形或狭椭圆形，长1~2.5cm，宽0.5~1cm，上下两面被向上贴伏的糙伏毛或短硬毛。花小，单生于叶腋或近于叶腋；花萼5深裂，果期增大，长约3mm，被毛；花冠蓝色或淡蓝色，稀白色，喉部有5个梯形的附属物；雄蕊5，内藏；子房上位，4裂。小坚果4，肾形，表面密生疣状突起。花期4—6月，果期6—10月。

小花琉璃草

来源 紫草科琉璃草属 *Cynoglossum* 植物小花琉璃草 *Cynoglossum lanceolatum* Forsk. 的全草。

【植物学文献概要】

见《中国植物志》第六十四卷，第二分册，227～229页。以小花琉璃草（《中国高等植物图鉴》）为正名收载。主产西南、华南及华东，河南、陕西及甘肃南部也有。生于海拔300～2 800m的丘陵、山坡草地及路边。全草入药，清热解毒，利水消肿，活血。外用治痈肿疮毒及毒蛇咬伤。

《广东植物志》第九卷，68～69页。产广东连平、始兴、龙门、梅州、翁源。生于丘陵、山坡草地及路边。全草入药，有清热解毒、利尿消肿、活血的功效。

《广西植物名录》369页。产柳州、融水、靖西、凌云、隆林、凤山。

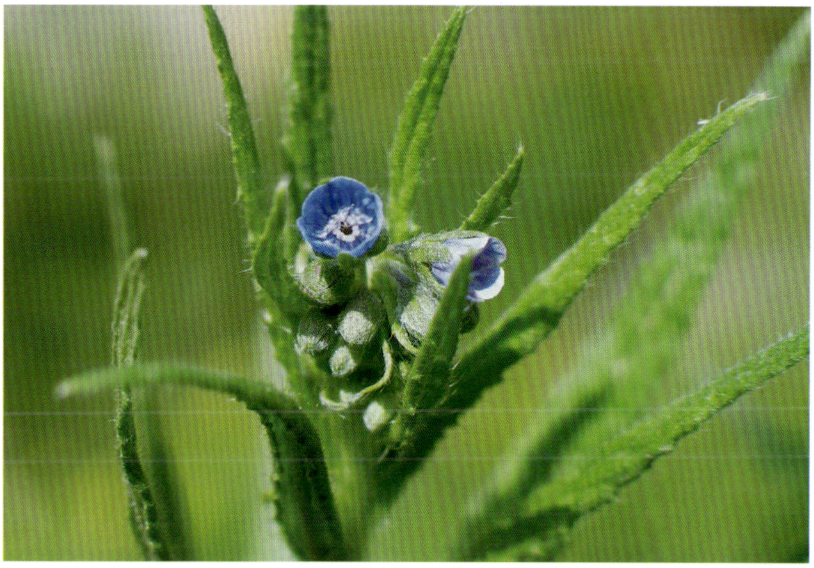

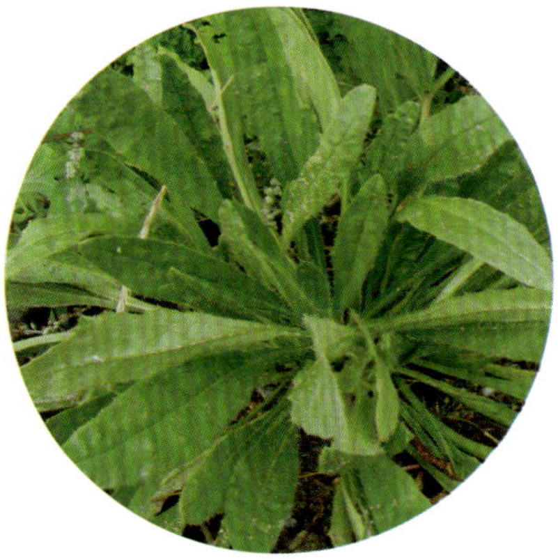

【本草学文献概要】

《岭南采药录》64页。茎如芹梗，治风拔毒，消囊痈横痃。

《中华本草》第6册，第十八卷，535页。以牙痈草（《中药大辞典》）为正名收载，别名破布草、破布粘、半边龙等。全草入药，味苦，性凉；清热解毒，利水消肿。

【原植物识别特征】

多年生草本，高20～90cm。茎直立，密生基部具基盘的硬毛。基生叶及茎下部长圆状披针形，长8～14cm，宽约3cm；茎中部披针形，长4～7cm，宽约1cm，茎上部叶极小。花序顶生及腋生；花萼长1～1.5mm，外面被毛，果期稍增大；花冠淡蓝色，钟状，长1.5～2.5mm，喉部有5 个半月形附属物；雄蕊5，着生于花冠筒上；子房上位。小坚果卵球形，长2～2.5mm，背面突，密生长短不等的锚状刺。花果期4—9月。

大尾摇

来源　紫草科天芥菜属 *Heliotropium* 植物大尾摇 *Heliotropium indicum* L. 的全草或根。

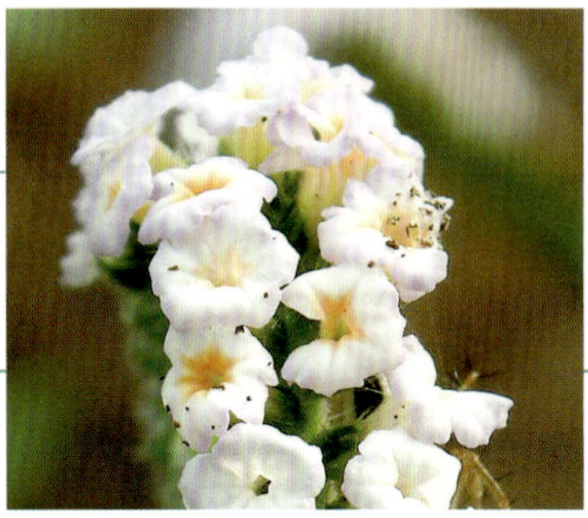

【植物学文献概要】

见《中国植物志》第六十四卷，第二分册，29页。以大尾摇（《广州植物志》）为正名收载。产广东（海南岛及西沙群岛）、福建、台湾及云南西南部。生于海拔5～650m的丘陵、路边、河沿及空旷之荒草地，数量较多，生长普遍。全草入药，有消肿解毒、排脓止疼之效。

《广东植物志》第九卷，65～66页。产广东广州、深圳、云浮、肇庆（鼎湖山）、东莞、阳江、惠阳、博罗、惠州、廉江、茂名、徐闻及海南东风、万宁、乐东、昌江、三亚、陵水及西沙群岛（永兴岛）。全草及根入药。

《广西植物名录》369页。产南宁、横县、梧州、北海、博白。

《海南植物志》第三卷，457页。澄迈、临高、昌江、东方、乐东、崖县、陵水、万宁，在海南西部尤为普遍。生于低海拔的旷地，常见。全草入药。

《广州植物志》568～569页。为一种野草，多生于旷地上，广州不常见。

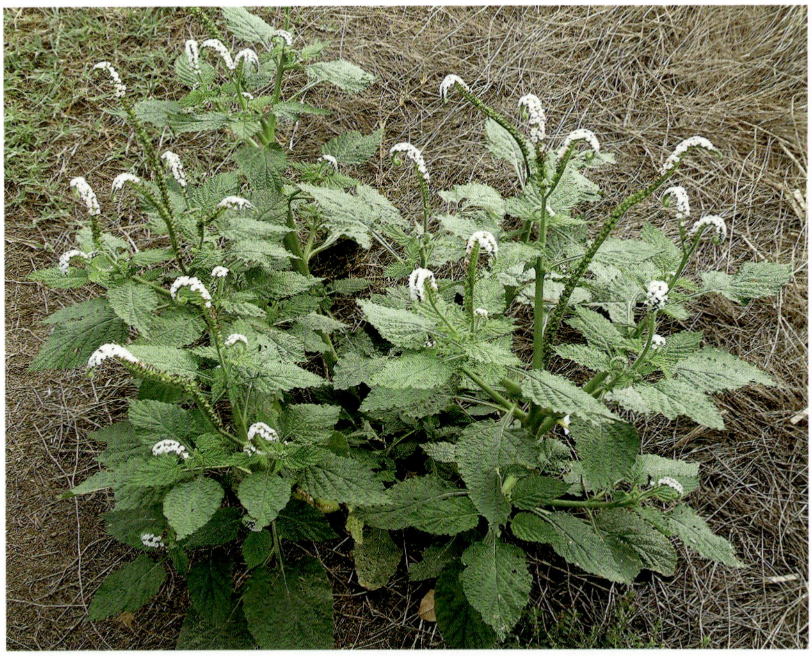

【本草学文献概要】

《中华本草》第6册，第十八卷，539～540页。以大尾摇（《福建民间草药》）为正名收载，别名鱿鱼草、斑草（《福建民间草药》）、猫尾草（《南宁市药物志》）、大狗尾、象鼻花（《广西本草选编》）、四角苏（《福建药物志》）、勾头蛇（《广西药用植物名录》）等。全草或根入药，味苦，性平；清热解毒，利尿。

【原植物识别特征】

一年生草本，高20～50cm。茎直立，多分枝，被糙伏毛。叶互生或近对生，卵形或椭圆形，长3～9cm，宽2～4cm，基部下延至叶柄呈翅状，叶缘波状，上下面均被毛，侧脉5～7对，叶柄长2～5cm。镰状聚伞花序长5～15cm，花无梗，密集，呈2列排列于花序轴的一侧；萼片5，披针形，长1.5～2mm；花冠浅蓝色或蓝紫色，高脚碟状，长3～4mm，裂片5，皱波状；雄蕊5，着生花冠筒基部；子房上位。核果，长3～3.5mm，深2裂。花果期4—10月。

基及树（福建茶）

来源　紫草科基及树属 *Carmona* 植物基及树 *Carmona microphylla* (Lam.) G.Don 的叶。

【植物学文献概要】

见《中国植物志》第六十四卷，第二分册，21页。以基及树（《中国种子植物科属辞典》）为正名收载。产广东西南部、海南岛及台湾。生于低海拔平原、丘陵及空旷灌丛处。适于制作盆景。

《广东植物志》第九卷，61页。别名福建茶。产广东广州、深圳、肇庆、徐闻、阳江及海南东方、万宁、三亚、琼山、澄迈、临高、乐东、琼中、白沙海口、陵水、昌江。生于低海拔平原、丘陵及空旷灌丛中。叶能消肿，解毒，外用治跌打肿痛；全株用于便血、咯血；适于制作盆景和绿篱。

《广西植物名录》369页。以福建茶为正名收载。北海，涠洲岛野生，全区各地栽培。

《海南植物志》第三卷，453～454页。别名猫仔树。琼山、澄迈、临高、东方、乐东、崖县、陵水、万宁、琼中、白沙。生于低海拔至中海拔的丘陵或低山。

【本草学文献概要】

《南方药用植物图鉴》207页。用于治疗疔疮，便血、咯血。

《药用植物识别图鉴》206页。消肿解毒，敛疮。用于疔疮肿毒。

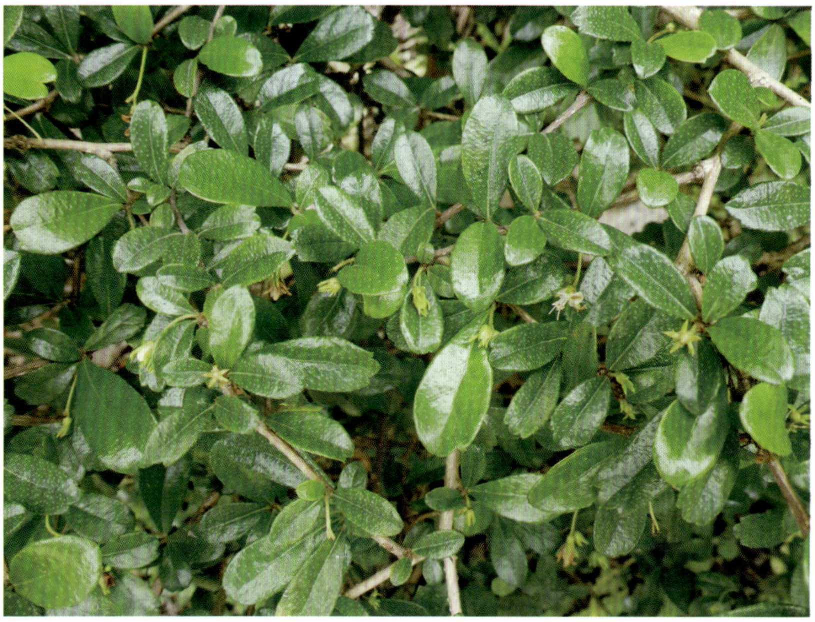

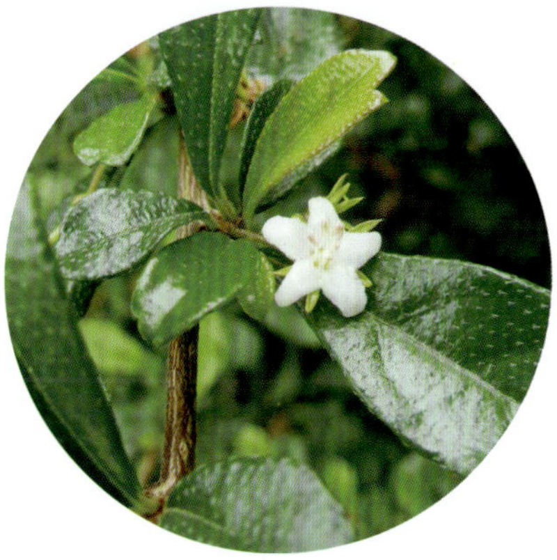

【原植物识别特征】

灌木，高1～3m，树皮褐色，多分枝；腋芽圆球形，被淡褐色绒毛。叶互生或簇生，革质，倒卵形或匙形，长1.5～3.5cm，宽1～2cm，边缘具粗圆齿，基部渐狭为短柄，上面有短硬毛或斑点。聚伞花序，花萼长4～6mm，裂至近基部，内外被毛；花冠钟状，白色，长4～6mm，裂片长圆形，较筒部长；雄蕊5，着生花冠筒近基部，花药伸出；子房上位。核果圆球形，直径3～4mm，内果皮骨质。花期1—4月。

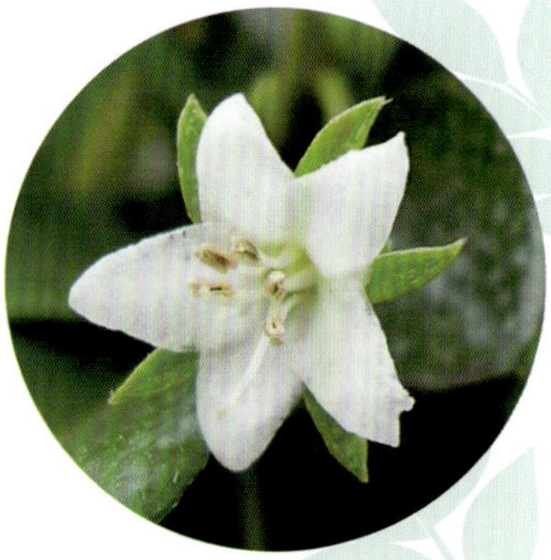

附地菜

来源 紫草科附地菜属 *Trigonotis* 植物附地菜 *Trigonotis peduncularis* (Trev.) Benth. ex Baker et Moore. 的全草。

【植物学文献概要】

见《中国植物志》第六十四卷，第二分册，104～105页。以附地菜（《植物名实图考》）为正名收载，别名地胡椒（贵州）。产西藏、云南、广西北部、江西、福建至新疆、甘肃、内蒙古、东北等省区。生于平原、丘陵草地、林缘、田间及荒地。全草入药，能温中健胃，消肿止痛，止血。嫩叶可供食用。花美观可用以点缀花园。

《广东植物志》第九卷，69～70页。产广东连山、乐昌、仁化、从化、乳源、阳山。生于林缘、荒地。全草入药。

《广西植物名录》370页。产柳州、龙胜。

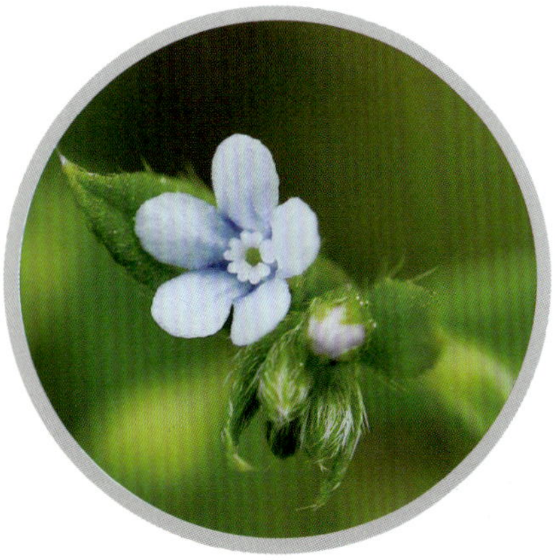

【本草学文献概要】

《中华本草》第6册，第十八卷，546～547页。以附地菜（《植物名实图考》）为正名收载，别名鸡肠草（《名医别录》、伏地菜（《全国中草药汇编》）、伏地草、山苦菜（《福建药物志》等。全草入药，味苦、辛，性平；行气止痛，解毒消肿。

【原植物识别特征】

一年或二年生草本。茎丛生，铺散，高5～30cm，基部多分枝，被短糙伏毛。基生叶呈莲座状，有叶柄，叶片匙形，长2～5cm，两面被糙伏毛，茎上部叶长圆形或椭圆形。花序生茎顶，幼时卷曲，后渐次伸长，长5～20cm，基部具2～3个叶状苞片；花小，两性；萼裂片5，长1～3mm；花冠淡蓝色或粉色，筒部甚短，檐部直径1.5～2.5mm，喉部附属物5，白色或带黄色；雄蕊5，子房上位。小坚果4，斜三棱锥状四面体形，长0.8～1mm。早春开花，花期甚长。

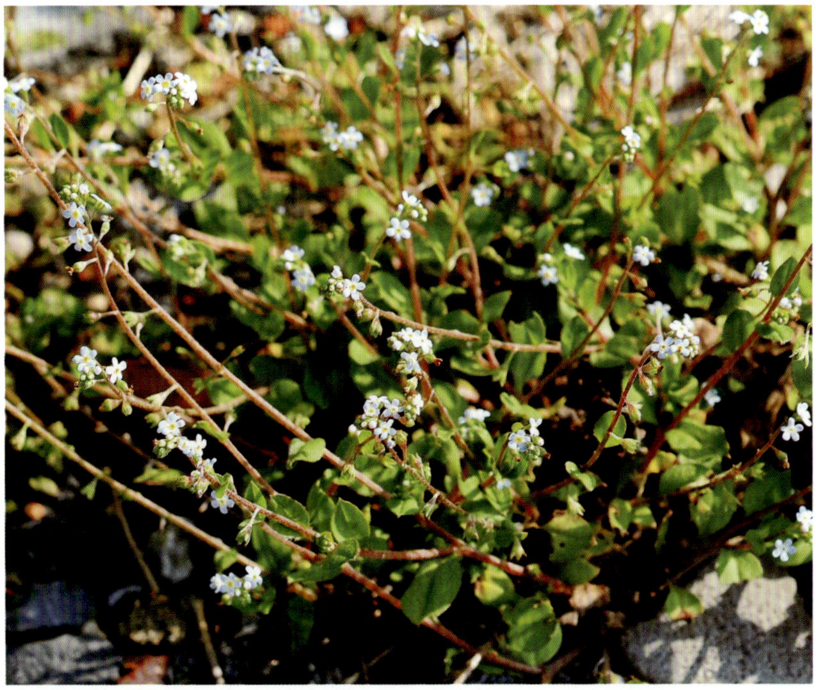

杜虹花

来源 马鞭草科紫珠属 *Callicarpa* 植物杜虹花 *Callicarpa formosana* Rolfe 的叶。

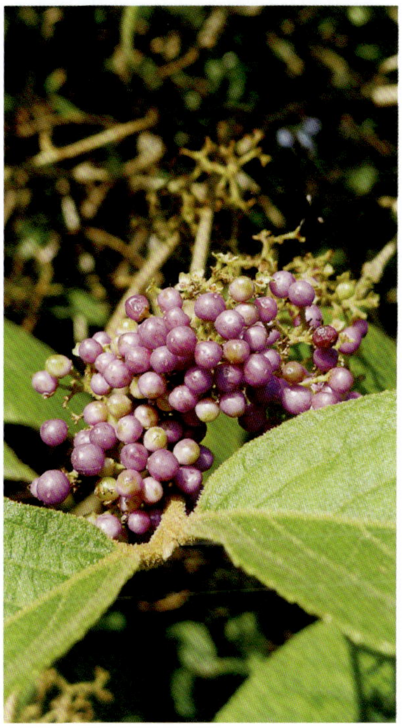

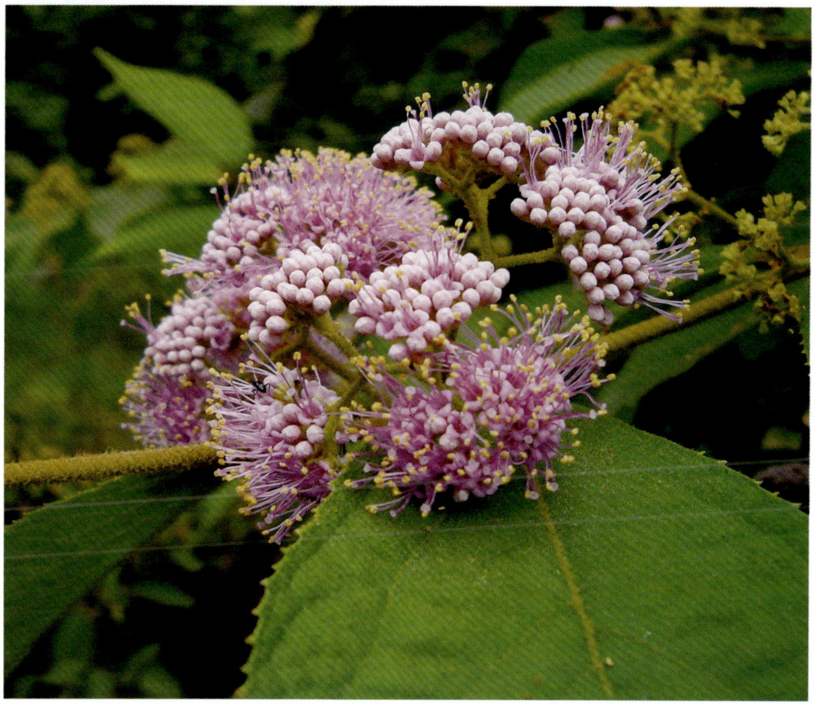

【植物学文献概要】

见《中国植物志》第六十五卷，第一分册，43～44页。以杜虹花（《中国树木分类学》）为正名收载，别名粗糠仔（台湾）、老蟹眼（广东）。产江西（南部）、浙江（东南部）、台湾、福建、广东、广西、云南（东南部）。生于海拔1 590m以下的平地、山坡和溪边的林中或灌丛中。模式标本采自我国台湾省。

《广东植物志》第三卷，353页。产广东及海南各地。常生于林中或灌丛中。

《广西植物名录》403页。产上思、容县、博白、贺州。

《海南植物志》第四卷，11页。琼海、崖县、乐东、白沙、儋县。生于杂木林中或溪边。

【本草学文献概要】

《中华本草》第6册，第十八卷，549～553页。以紫珠（《本草拾遗》）为正名收载，别名紫荆（《本草拾遗》）、紫珠草（《闽南民间草药》）。叶入药，味苦、涩，性凉；收敛止血，清热解毒。

【原植物识别特征】

灌木，高1～3m；小枝、叶柄和花序均密被灰黄色星状毛和分枝毛。叶对生，卵状椭圆形或椭圆形，长6～15cm，宽3～8cm，边缘有细锯齿，表面被短硬毛，背面被灰黄色星状毛和细小黄色腺点，侧脉8～12对，叶柄长1～2.5cm。聚伞花序，花小，两性；花萼杯状，被灰黄色星状毛，萼齿4；花冠紫色或淡紫色，长约2.5mm，裂片4，长约1mm；雄蕊4，着生于花冠筒基部；子房上位。果实近球形，紫色，直径约2mm。花期5—7月，果期8—11月。

长叶紫珠（尖尾风）

来源 马鞭草科紫珠属 *Callicarpa* 植物长叶紫珠 *Callicarpa longifolia* Lamk. 的茎叶。

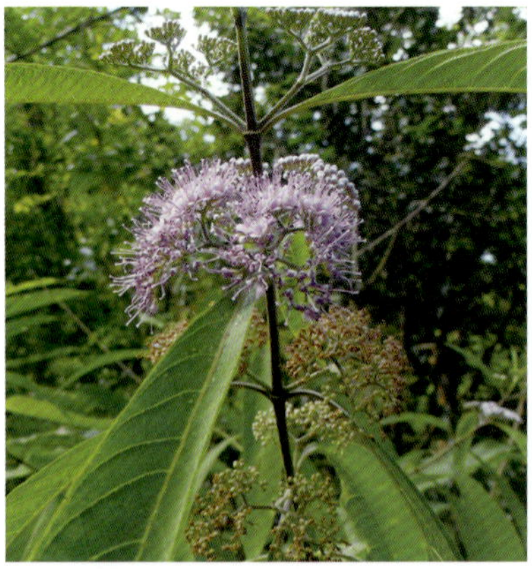

【植物学文献概要】

见《中国植物志》第六十五卷，第一分册，48～51页。以长叶紫珠（《植物分类学报》）为正名收载，别名老哈眼（海南）。产台湾、广东、云南。生于海拔1 400m 以下的山坡疏林中。

《广东植物志》第三卷，354页。产广东南部和海南。常生于疏林中。

《广西植物名录》403页。以尖尾枫为正名收载，产南宁、柳城、三江、桂林、平乐、苍梧、靖西、凌云、乐业、贺州。

《海南植物志》第四卷，12页。儋县、白沙、保亭、乐东。全株供药用，有止血镇痛，散瘀消肿，祛风湿，行气活血之效。

《广州植物志》631页。野生于荒野上，广州近郊不时可见。

【本草学文献概要】

《岭南采药录》62页。别名赶风柴。味辛，性温，祛风湿，敷跌打损伤，治伤寒夹色，切粒炒食，吐出风痰，立愈。

《中华本草》第6册，第十八卷，554～555页。以尖尾风（《生草求原》）为正名收载。别名尖尾峰、起疯晒（《生草药性备要》）、赶风帅（《生草求原》）、赤药子（《植物名实图考》）、赶风柴（《岭南采药录》）等。茎叶入药，味辛、微苦，性温；祛风散寒，散瘀止血，解毒消肿。

【原植物识别特征】

灌木，高2～3m；小枝、花序和叶柄均被黄褐色星状茸毛。叶对生，长椭圆形，长9～20cm，宽3～6cm，边缘有齿，背面有星状毛和黄色腺点；叶柄长1～2cm。聚伞花序；花两性，4数；花萼杯状，长约1mm；花冠紫色，长约2mm；雄蕊4，着生于花冠筒基部；子房上位，由2 心皮组成，4室。果实球形，直径约1.5mm，被毛。花期5—8月，果期8—12月。

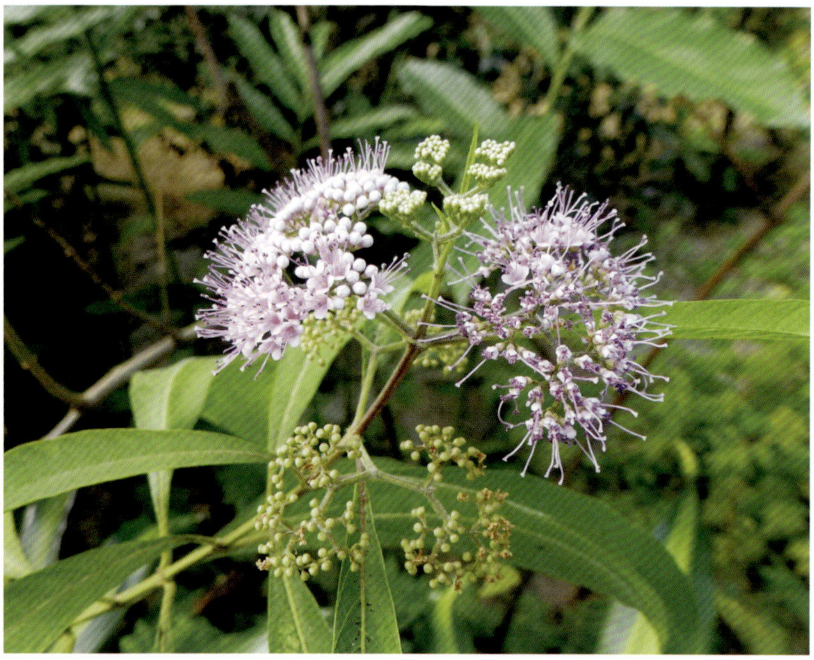

兰香草（山薄荷）

来源 马鞭草科莸属 *Caryopteris* 植物兰香草 *Caryopteris incana* (Thunb.) Miq. 的全草。

【植物学文献概要】

见《中国植物志》第六十五卷，第一分册，198～200页。以兰香草（《上海植物名录》）为正名收载，别名山薄荷（江西、广东）、婆绒花（广东）等。产江苏、安徽、浙江、江西、湖南、湖北、福建、广东、广西。多生长于较干旱的山坡、路旁或林边。全草药用，可疏风解表、祛痰止咳、散瘀止痛。又可外用治毒蛇咬伤、疮肿、湿疹等症。根入药，治崩漏、白带、月经不调。

《广东植物志》第三卷，384页。以兰香草为正名收载，别名山薄荷、婆绒花（广东）。产广东中部、北部和东部，生于干燥山坡、路旁、旷野地方，很常见。全草入药，气辛，味香；疏风散寒，祛瘀消肿。

《广西植物名录》404页。产南宁、邕宁、武鸣、上林、柳州、桂林、上思、贵港、贺州、钟山、龙州、大新。

《广州植物志》634～635页。为山野间一种矮小野生灌木，广州近郊并不常见。

【本草学文献概要】

《岭南采药录》17页。别名千金不换草、千槌草、十一层。茎高二三尺，叶卵形，缘边有钝锯齿，茎叶俱有毛茸，秋日，枝梢叶腋出花梗，分叉开淡紫色花，味辛，性温，祛风湿，壮筋骨，浸酒用之。

《中华本草》第6册，第十八卷，558～560页。以兰香草（《植物名实图考》）为正名收录，别名婆绒花（《植物名实图考》）、石母草（《岭南采药录》）、节节花（《广西药用植物名录》）。全草入药，味辛，性温；疏风解表，祛寒除湿，散瘀止痛。

【原植物识别特征】

小灌木，高25～60cm。单叶对生，披针形、卵形或长圆形，长1.5～9cm，宽0.8～4cm，边缘有粗锯齿，两面有黄色腺点，被短柔毛。聚伞花序，花两性；萼钟形，长约2mm，5深裂；花冠蓝色，二唇形，下唇中裂片较大；二强雄蕊，伸出花冠筒外；子房上位。蒴果球形，分裂为4个果瓣。花果期6—10月。

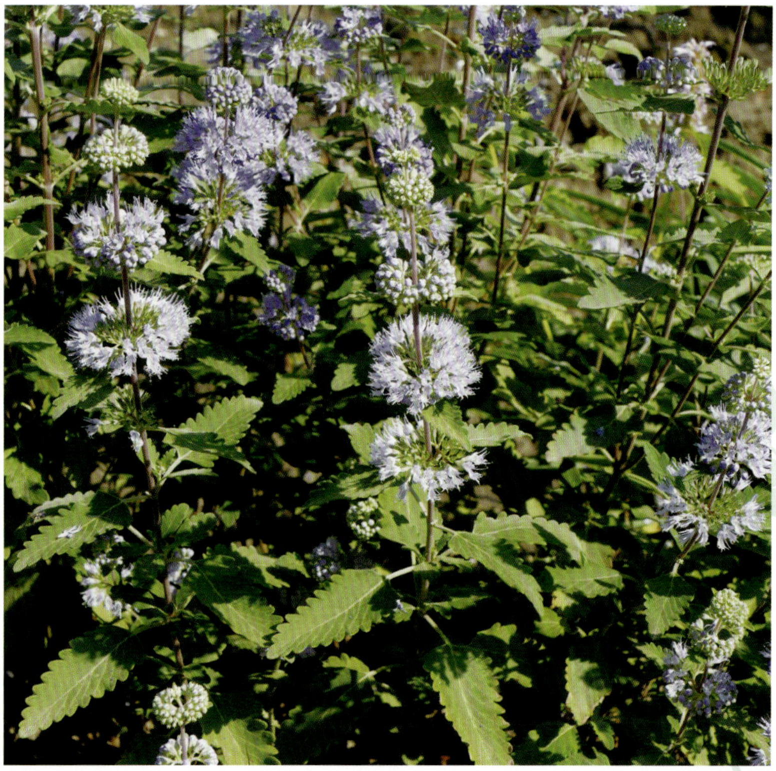

白花灯笼（鬼灯笼）

来源 马鞭草科大青属 *Clerodendrum* 植物白花灯笼 *Clerodendrum fortunatum* L. 的全草。

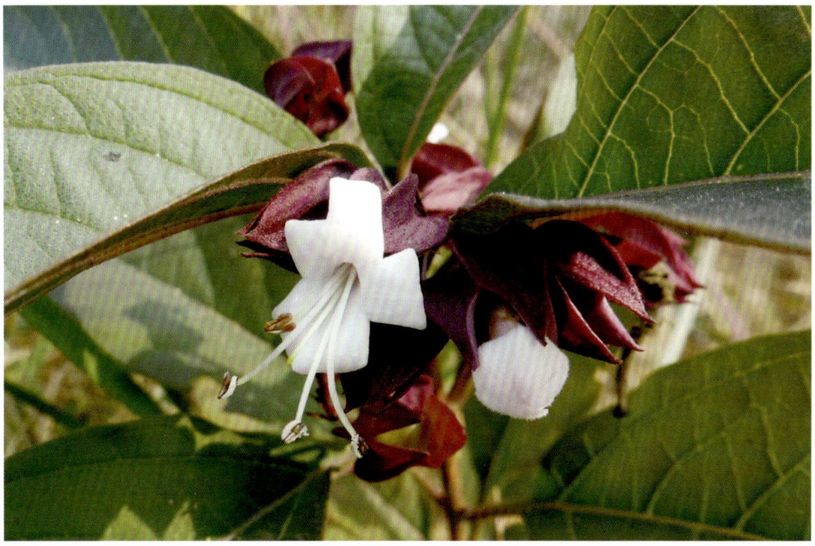

【植物学文献概要】

见《中国植物志》第六十五卷，第一分册，156 ~ 158页。以白花灯笼（广东）为正名收载，别名鬼灯笼（广东）、苦灯笼（广西）。产江西南部、福建、广东、广西；其他各地温室有栽培。生于海拔1 000m以下的丘陵、山坡、路边、村旁和旷野。模式标本采自中国南部。根或全株入药，有清热降火、消炎解毒、止咳镇痛的功效；用鲜叶捣烂或干根研粉调剂外敷可散瘀、消肿、止痛。

《广东植物志》第三卷，377 ~ 378页。产广东各地及海南，生于海拔1 000m以下的村边、路旁、旷野、荒地或灌丛中，极常见。全株入药，清热解毒，散瘀消肿。

《广西植物名录》404页。产全区各地。

《海南植物志》第四卷，23页。琼海、保亭。生于丘陵或山坡。

《广州植物志》633 ~ 634页。为一野生灌木，喜生于丘陵上或旷野间，广州近郊到处可见。入药，治跌打红肿，有解热除毒之效。

【本草学文献概要】

《岭南采药录》113 页。别名苦灯笼。有红白二种，红者旺血，白者消毒，洗烂脚烂疮疼痛，解热除毒，其根同咸酸蕌煎酒饮，即止痛消肿，跌打损伤亦效。

《中华本草》第6册，第十八卷，568 ~ 569页。以鬼灯笼（《生草药性备要》）为正名收载，别名灯笼草、苦灯笼、岗灯笼等。全草入药，味淡、微苦、微甘，性凉；清热止咳，解毒消肿。

【原植物识别特征】

灌木，高可达2.5m。植物体密被黄褐色短柔毛。叶对生，长椭圆形或倒卵状披针形，长5 ~ 17.5cm，宽1.5 ~ 5cm，全缘或波状，背面密生黄色腺点，叶柄长0.5 ~ 3cm。聚伞花序；花两性；花萼红紫色，膨大形似灯笼，长1 ~ 1.3cm，5深裂；花冠淡红色或白色稍带紫色，5裂；雄蕊4，与花柱同伸出花冠外；子房上位，柱头2裂。核果近球形，直径约5mm，熟时深蓝绿色，藏于宿萼内。花果期6—11月。

苦郎树

来源 马鞭草科大青属 *Clerodendrum* 植物苦郎树 *Clerodendrum inerme* (L.) Gaertn. 的枝、叶。

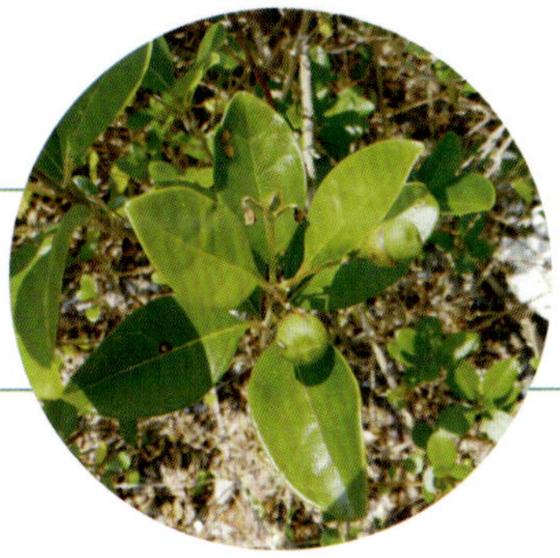

【植物学文献概要】

见《中国植物志》第六十五卷，第一分册，154～155页。以苦郎树（《中国药用植物志》）为正名收载，别名许树（《海南植物志》）、假茉莉（《广州植物志》）、海常山（广西）。产福建、台湾、广东、广西。常生长于海岸沙滩和潮汐能至的地方。印度、东南亚至大洋洲北部也有分布。可为我国南部沿海防沙造林树种。木材可作火柴杆。根入药，有清热解毒、散瘀除湿、舒筋活络的功效。枝叶有毒（《南方有毒植物》）。

《广东植物志》第三卷，377页。产广东沿海各地及海南。常生于海岸沙滩和潮汐能至的地方。根入药，味苦，性寒，有小毒；清热解毒，祛风除湿。

《广西植物名录》404页。产苍梧、钦州、贵港、平南、容县、北流、靖西。

《海南植物志》第四卷，22～23页。琼山、文昌、万宁、陵水、崖县、乐东、昌江。生于潮汐能至的海滨和河岸沙滩。

《广州植物志》632～633页。本植物喜生于潮汐能至的地方。广州常见。根、茎、叶供药用。

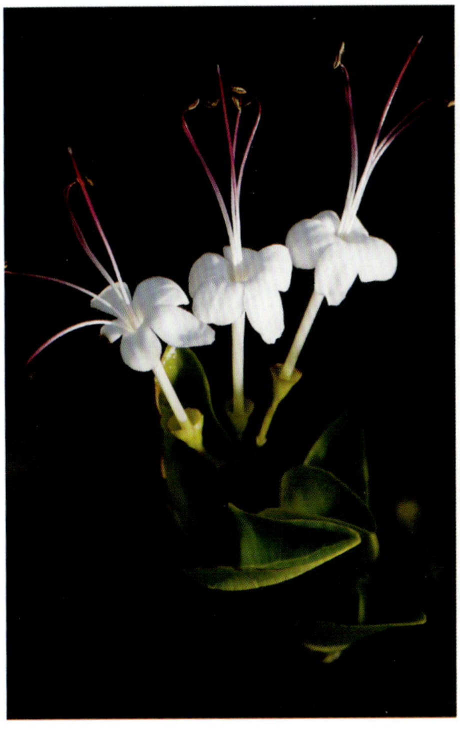

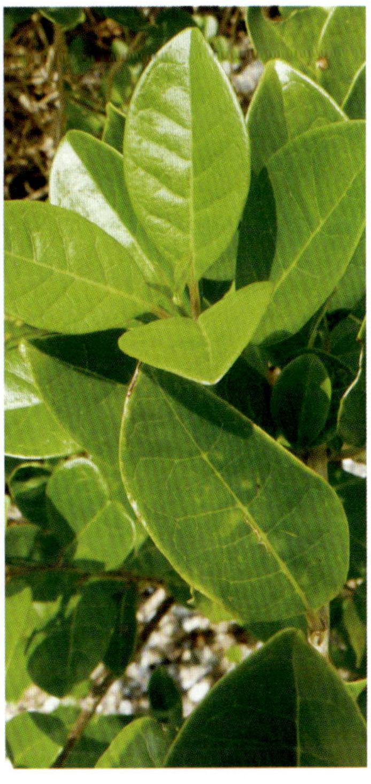

【本草学文献概要】

《中华本草》第6册，第十八卷，569～570页。以水胡满（《生草药性备要》）为正名收载，别名臭苦蔨（《岭南采药录》）、缸瓦冧（《广东中药》）、苦蔨树（《广西本草选编》）、见水生（《广西药用植物名录》）等。枝、叶入药，味苦、微辛，性寒，有毒；祛瘀止血，燥湿杀虫。根亦入药，另列条目。

【原植物识别特征】

攀援状灌木，高可达2m；根、茎、叶有苦味；幼枝四棱形。叶对生，卵形、椭圆形至卵状披针形，长3～7cm，宽1.5～4.5cm，全缘，两面散生黄色细小腺点，侧脉4～7对，叶柄长约1cm。聚伞花序通常由3朵花组成，着生于叶腋；花芳香，两性；花萼钟状，顶端微5裂，萼管长约7mm；花冠白色，顶端5裂，花冠管长2～3cm，内面密生柔毛；雄蕊4，花丝紫红色；子房上位，柱头2裂。核果倒卵形，直径7～10mm。花果期3—12月。

赪桐

来源 马鞭草科大青属 *Clerodendrum* 植物赪桐 *Clerodendrum japonicum* (Thunb.) Sweet 的花。

【植物学文献概要】

见《中国植物志》第六十五卷，第一分册，187～189页。以赪桐（《南方草木状》）为正名收载，别名荷苞花（广东）。产江苏、浙江南部、江西南部、湖南、福建、台湾、广东、广西、四川、贵州、云南。通常生于平原、山谷、溪边或疏林中或栽培于庭园。全株药用，有祛风利湿、消肿散瘀的功效。

《广东植物志》第三卷，381～382页。产广东及海南各地。常生于林下和山溪边阴湿处，亦见于平原旷野或村边，园圃也偶见栽培。全株入药。

《广西植物名录》404页。产南宁、武鸣、隆安、马山、上林、宾阳、横县、鹿寨、三江、临桂、兴安、陆川、北流、百色、平果、贺州、河池、天峨、东兰、罗城、都安、宁明、龙州、大新、凭祥。

《海南植物志》第四卷，23页。文昌、琼海、万宁、保亭、陵水、崖县、白沙、儋县、澄迈。全株药用，清热利湿，拔毒消肿。

《广州植物志》634页。别名贞桐花（《南方草木状》）、状元红（广州）。

【本草学文献概要】

《中华本草》第6册，第十八卷，571页。以荷包花（《民间常用草药汇编》）为正名收载，别名龙船花（《广西中药志》）、红龙船花（《广西民间常用草药》）、珍珠梧桐（《福建药物志》）等。花入药，味甘，性平；安神，止血。叶和根亦入药，另列条目。

【原植物识别特征】

灌木，高1～4m；小枝四棱形。叶对生，圆心形，长8～35cm，宽6～27cm，基部心形，边缘有疏齿，叶背密具锈黄色盾形腺体；叶柄长0.5～15cm。二歧聚伞花序组成大而开展的圆锥花序，其最后侧枝呈总状；花萼红色，长1～1.5cm，深5裂；花冠红色，稀白色，花冠管长1.7～2.2cm，顶端5裂，裂片长1～1.5cm；雄蕊长约达花冠管的3倍；子房上位，4室，柱头2浅裂，与雄蕊均长突出于花冠外。果实椭圆状球形，绿色或蓝黑色，径7～10mm。花果期5—11月。

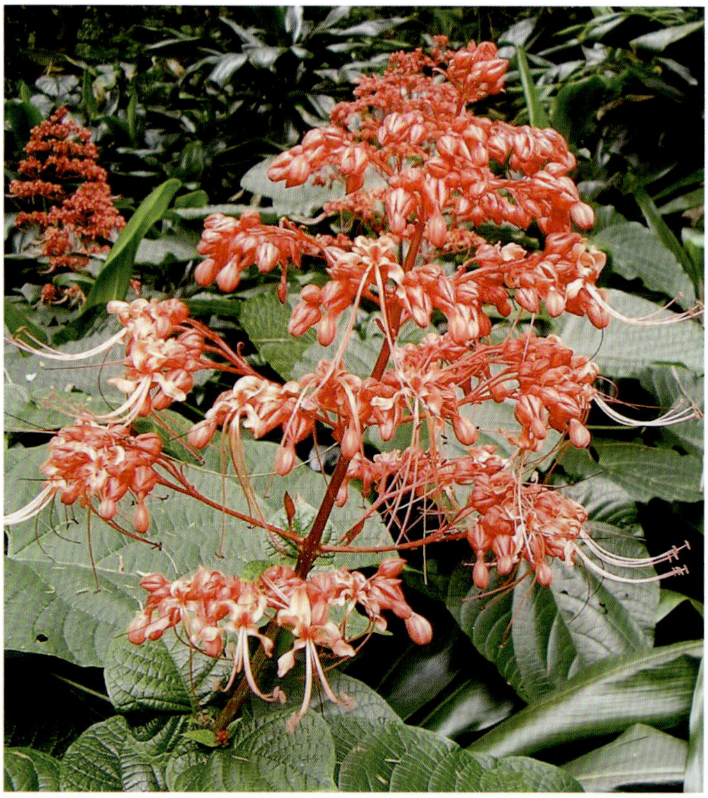

臭茉莉

来源 马鞭草科大青属 *Clerodendrum* 植物重瓣臭茉莉 *Clerodendrum philippinum* Schauer 的根或叶。

【植物学文献概要】

见《中国植物志》第六十五卷，第一分册，172~174页。产福建、台湾、广东、广西、云南等地。多栽培，供观赏。根入药，祛风止痛。

《广东植物志》第三卷，380页。以“重瓣臭茉莉”收录。广东北部和东部偶见，栽培或逸为野生。根入药，可治风湿。本品尚有一变种，名臭茉莉*Clerodendron philippinum* Schauer var. *simplex* Moldenke，广东西部有分布，其异于原种之特点是花单瓣，花萼和花冠均较大，植物被毛较密。

《广西植物名录》404页。产全区各地。

《广州植物志》634页。别名臭矢茉莉（《岭南采药录》）。本种在广州极常见，栽培者居多，但亦有逸为野生的。根入药，洗疥癞风肿，理脚气。

【本草学文献概要】

《岭南采药录》127页。不入服剂，洗疥癞风肿，一说用其头和猪肉煎汤，治妇人假内伤，凡脚痛，以其根炖鸡食，二三次痊愈，理脚气。

《中华本草》第6册，第十八卷，573~574页。以臭茉莉（《生草药性备要》）为正名收载，别名臭矢茉莉（《岭南采药录》）、臭芙蓉等。根及叶入药，味苦、辛，性微温；祛风湿，强筋骨，活血消肿。

【原植物识别特征】

灌木，高50~120cm。幼枝被柔毛。叶对生，宽卵形或近于心形，长9~22cm，宽8~21cm，顶端渐尖，边缘疏生粗齿，两面被毛；基部三出脉，脉腋有数个腺体，叶片揉之有臭味。伞房状聚伞花序顶生；花两性；花萼钟状，长1.5~1.7cm；花冠红色、淡红色或白色，雄蕊常变成花瓣而使花呈重瓣；子房上位。核果近球形，熟时蓝紫色。

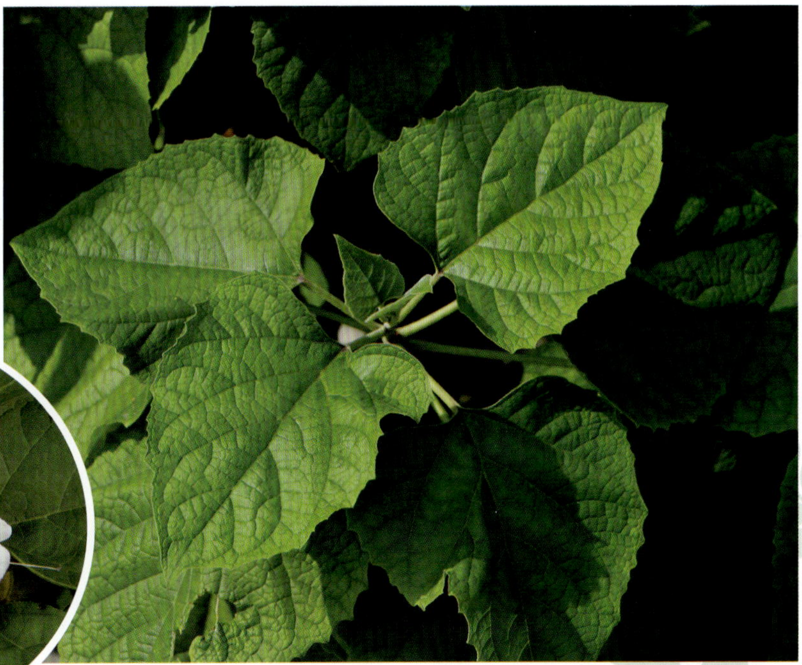

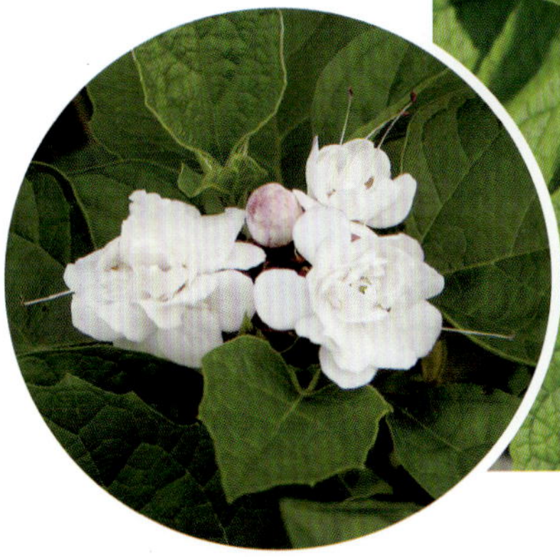

龙吐珠

来源 马鞭草科大青属 *Clerodendrum* 植物龙吐珠 *Clerodendrum thomsonae* Balf. 的全株。

【植物学文献概要】

见《中国植物志》第六十五卷，第一分册，156页。以龙吐珠（《广州植物志》）为正名收载，别名白萼赪桐（《海南植物志》）。原产西非，我国各地温室栽培。本种为美丽的观赏植物，开花时深红色的花冠由白色的萼内伸出，状如吐珠。

编者注：地上部分为岭南常用草药之一，清热解毒，散瘀消肿，治蛇伤。

《广东植物志》第三卷，377页。广东各地均有栽培。全株入药，可治跌打。

《广州植物志》632页。为一美丽的观赏植物，广州常有栽培，开花时深红色的花冠由白色的萼内伸出，状如吐珠，故名。

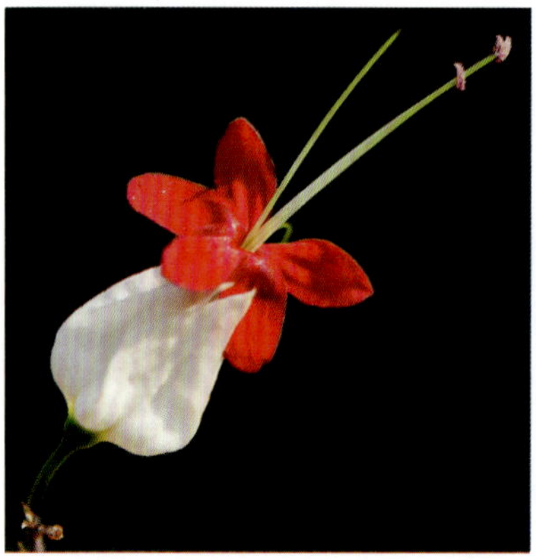

【本草学文献概要】

《岭南采药录》27页。别名狮尾草、金不换。洗蛇毒烂肉，散毒干水。

《中华本草》第6册，第十八卷，576页。以九龙吐珠（《广东中草药》）为正名收录，别名白萼赪桐。叶及全株入药，味淡，性平；解毒。

【原植物识别特征】

攀援状灌木，高2～5m，幼枝四棱形。单叶对生，狭卵形至卵状长圆状，长4～10cm，宽1.5～4cm，全缘，叶柄长1～2cm。聚伞花序腋生，二歧分枝；花两性，辐射对称；花萼白色，5深裂；花冠深红色；雄蕊4，伸出花冠筒外；子房上位，柱头2浅裂。核果近球形，直径约1.5cm，外果皮光亮，棕黑色。花期3—5月。

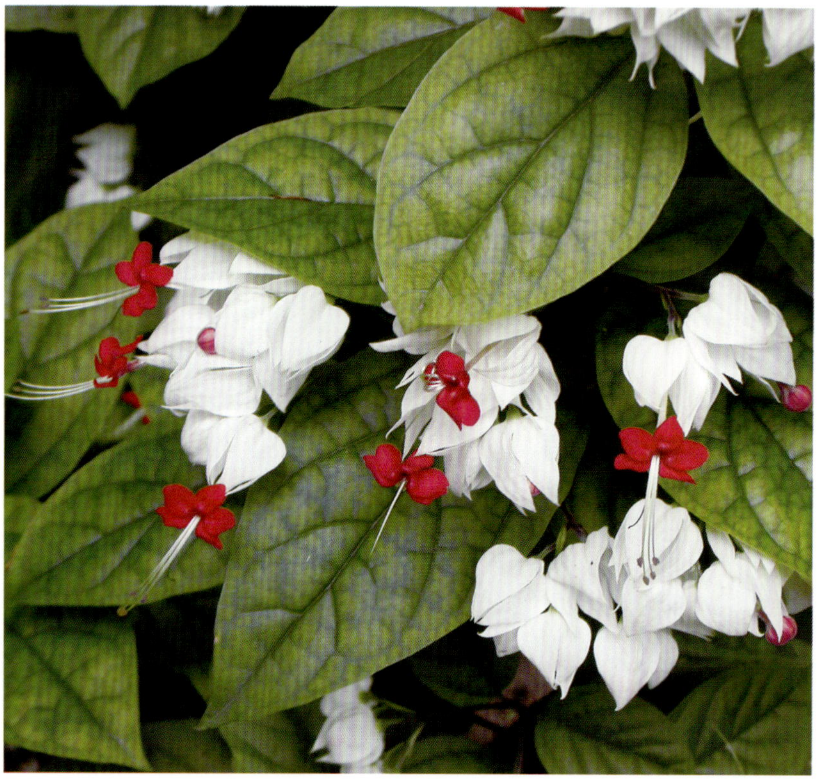

假连翘

来源　马鞭草科假连翘属 *Duranta* 植物假连翘 *Duranta repens* L. 的果实。

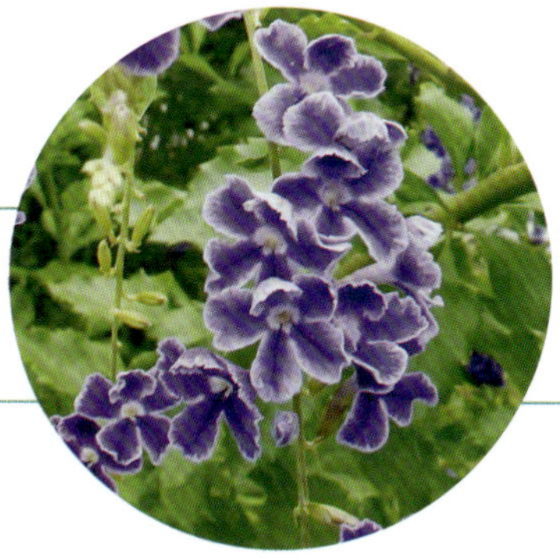

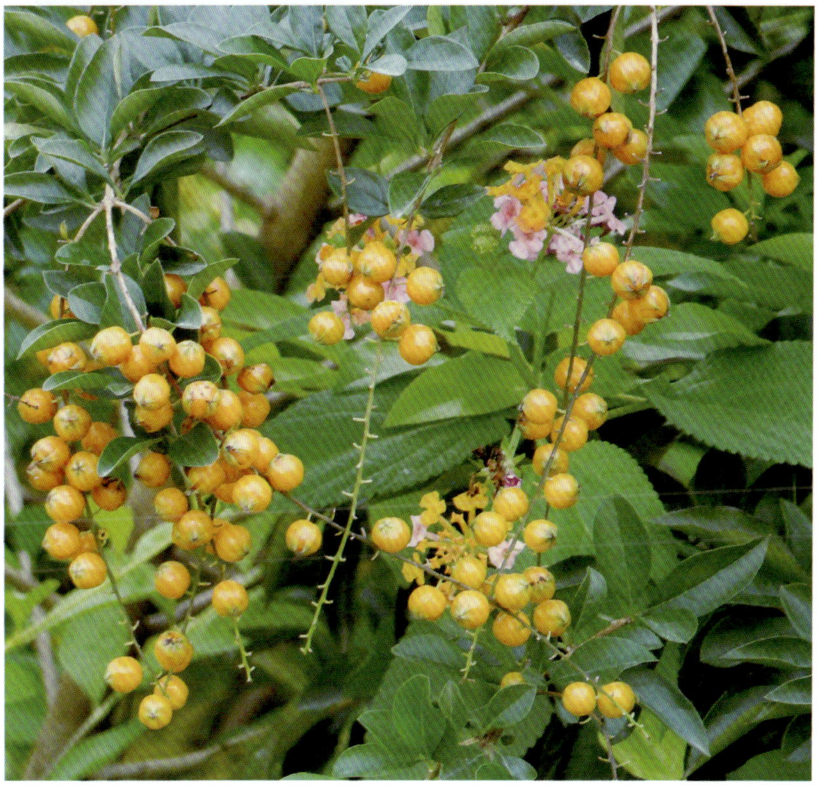

【本草学文献概要】

《中华本草》第6册，第十八卷，580～581页。以假连翘（《福建中草药》）为正名收载，别名番仔刺、篱笆树、洋刺、花墙刺（《福建中草药》）、桐青（《福建药物志》）、白解（《广西药用植物名录》）。果实入药，味甘、微辛，性温，小毒；截疟，活血止痛。叶亦入药，另列条目。

【原植物识别特征】

灌木，高1.5～3m；枝条有皮刺。叶对生，稀轮生，卵状椭圆形或卵状披针形，长2～6.5cm，宽1.5～3.5cm，全缘或中部以上有锯齿；叶柄长约1cm。总状花序顶生或腋生，常排成圆锥状；花萼管状，长约5mm，5裂，有5棱；花冠通常蓝紫色，长约8mm，5裂，裂片平展；雄蕊4，二强；子房上位。核果球形，有光泽，直径约5mm，熟时红黄色，有增大宿存花萼包围。花果期5—10月，在南方可为全年。

【植物学文献概要】

见《中国植物志》第六十五卷，第一分册，22～24页。以假连翘（《广州植物志》）为正名收载，别名莲荞（广东）、番仔刺、洋刺、花墙刺（福建）、篱笆树（《高等植物图鉴》）。原产热带美洲。我国南部常见栽培，常逸为野生。花期长而花美丽，是一种很好的绿篱植物。广西用根、叶止痛、止渴。福建用果治疟疾和跌打胸痛，叶治痈肿初起和脚底挫伤瘀血或脓肿。

《广东植物志》第三卷，347页。广东中部和南部各地以及海南海口栽培很广，常逸为半野生状态。根、叶民间药用。

《广西植物名录》405页。产全区各地。

《海南植物志》第四卷，第5页。海口。花美丽，且花期很长。

《广州植物志》626页。广州极常栽培供观赏用。几乎全年有花。

马缨丹（五色梅）

来源 马鞭草科马缨丹属 *Lantana* 植物马缨丹 *Lantana camara* L. 的全草。

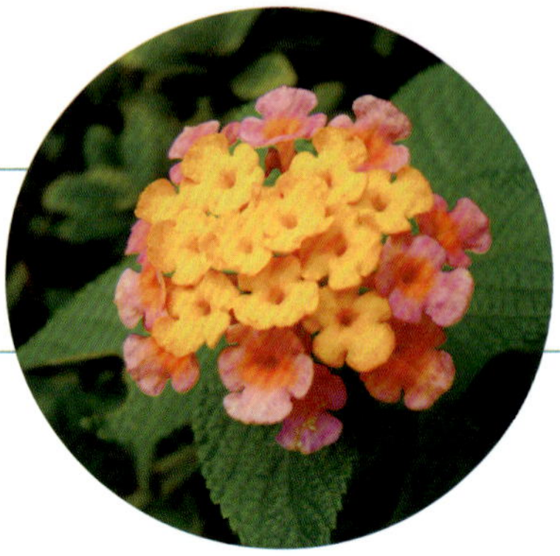

【植物学文献概要】

见《中国植物志》第六十五卷，第一分册，17～18页。原产美洲热带地区，现我国福建、台湾、广东、广西等地有逸为野生者。花美丽，供观赏。地上部分为岭南常用草药之一，清热解毒，祛风止痒。

《广东植物志》第三卷，343页。广东中部、南部及海南常见，偏北部地区较少。栽培于庭院或逸生于村边、路旁或荒野。根、叶、花药用，清热解毒，散结止痛，祛风止痒。

《广西植物名录》405页。产全区各地。

《海南植物志》第四卷，第3页。海口、琼海、陵水、崖县、儋县。

《广州植物志》624～625页。马缨丹之名出自《植物名实图考》，别名五色梅（华北）、臭草、如意草（广州）。本植物虽属外来种，但我国海南、香港和珠江三角洲一带的村落旁见有野生的，无疑由栽培种逸为野生。

【本草学文献概要】

《岭南采药录》126页。别名如意花、昬花。梗方有刺，叶有锯齿，叶面有小毛，花作红黄两色，有奇臭，又名昬花，煎水洗湿毒疥癞，凡毒核证，将叶捣烂，取自然汁，用双蒸酒冲服，能去其毒，又将叶捣烂，加红糖、冰片少许，敷于核上，不时转换，即可清凉止痛。

《中华本草》第6册，第十八卷，582～586页。以五色梅为正名收载，别名臭金凤、如意花（《岭南采药录》）、臭牡丹（《南宁药物志》）等。全草入药，味苦，性凉；清热解毒，祛风止痒。

【原植物识别特征】

直立或蔓性灌木，高1～2m；有时藤状，长达4m。茎枝均呈四方形，有短而倒钩状的刺。单叶对生，揉烂后有强烈的气味；叶片卵形至卵状长圆形，长3～8.5cm，宽1.5～5cm，边缘有钝齿。花两性；花萼管状，长约1.5mm，齿极短；花冠黄色或橙黄色，开花后不久转为深红色，略呈二唇形；雄蕊4，着生于花冠筒中部；子房上位。果是球形，直径约4mm，熟时紫黑色。全年开花。

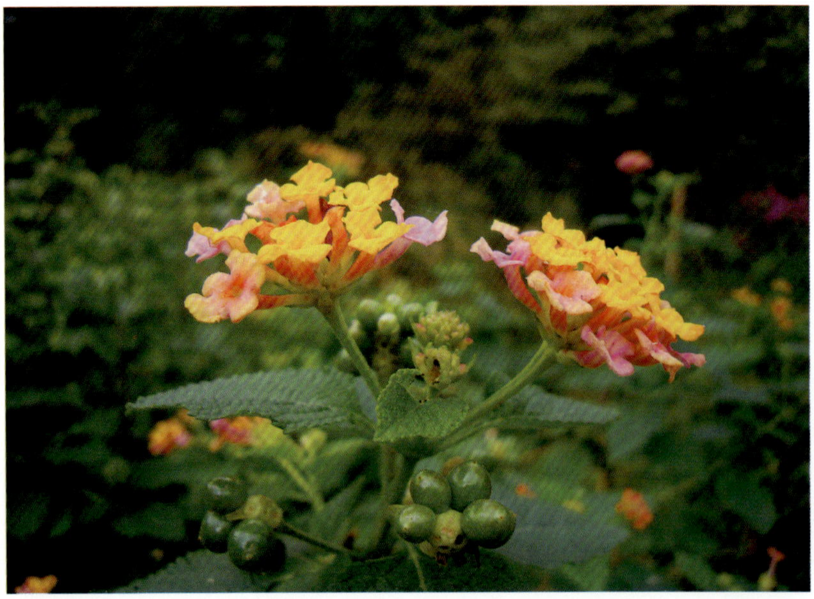

玉龙鞭

来源 马鞭草科假马鞭属 *Stachytarpheta* 玉龙鞭 *Stachytarpheta jamaicensis* (L.) Vahl. 的全草及根。

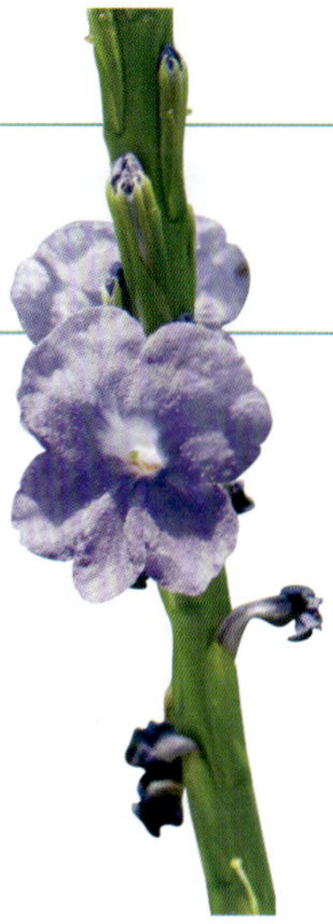

【植物学文献概要】

见《中国植物志》第六十五卷，第一分册，20～21页。以假马鞭（《云南植物志》）为正名收载，别名倒困蛇（广东）、玉龙鞭（广西、广东）、大蓝草（广东）。产福建、广东、广西和云南南部。常生长在海拔300～580m的山谷阴湿处草丛中。原产中南美洲，东南亚广泛有分布。全草药用，有清热解毒、利水通淋之效。

《广东植物志》第三卷，345页。广东南部、东南部及海南沿海地区常见。生于草地、沙滩及山坡等处，喜较阴湿的环境。全草药用，清热解毒、利水通淋。

《广西植物名录》406页。产柳州、扶绥。

《海南植物志》第四卷，4～5页。海口、文昌、万宁、崖县、乐东、东方。生于山坡、草地或沙滩。

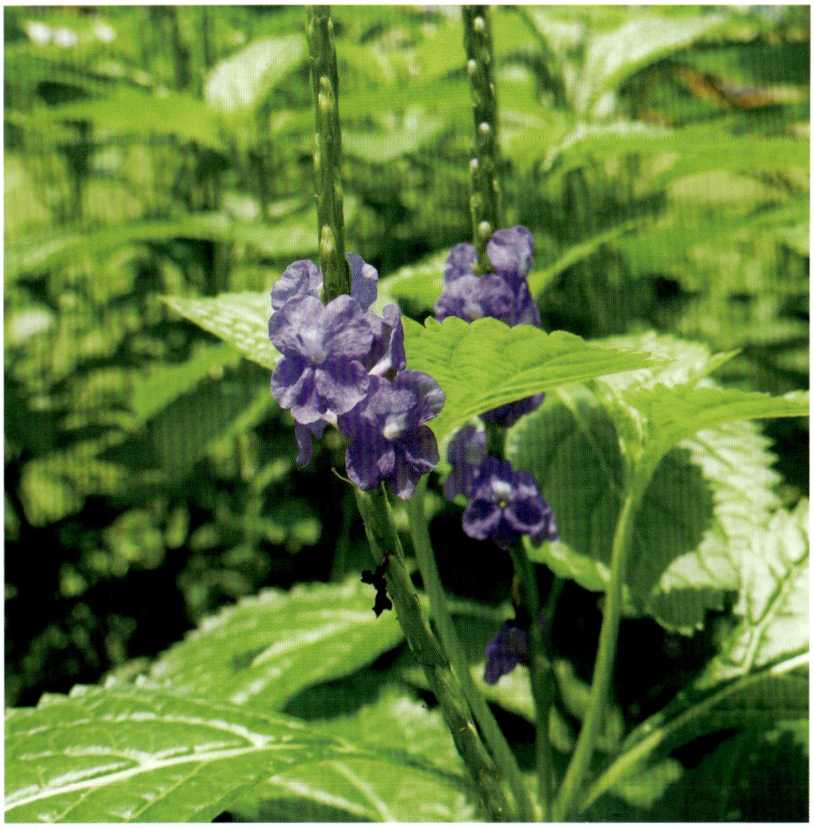

【本草学文献概要】

《中华本草》第6册，第十八卷，591～592页。以玉龙鞭（《广西民间常用草药手册》），别名玉郎鞭（《广西民间常用草药手册》）、大兰草（广州部队后勤部卫生部《常用中草药手册》）。全草及根入药，味甘、微苦，性寒；清热利湿，解毒消肿。

【原植物识别特征】

多年生粗壮草本或亚灌木，高0.6～2m；幼枝近四方形。叶对生，椭圆形至卵状椭圆形，长2.4～8cm，宽2～4cm，边缘有粗锯齿，两面散生短毛，侧脉3～5，叶柄长1～3cm。穗状花序顶生，花单生于苞腋内，一半嵌生于花序轴的凹穴中；花萼管状，长约6mm；花冠深蓝紫色，长0.7～1.2cm，顶端5裂；雄蕊2，花丝短；子房上位，柱头头状。果内藏于宿存花萼内，成熟后2瓣裂，每瓣有1种子。花期8月，果期9—12月。

马鞭草

来源 马鞭草科马鞭草属 *Verbena* 植物马鞭草 *Verbena officinalis* L. 的全草。

【植物学文献概要】

见《中国植物志》第六十五卷，第一分册，15～16页。以马鞭草（《名医别录》）为正名收载，别名铁马鞭（华东、华南）、土马鞭、风须草（广东）等。产山西、陕西、甘肃、江苏、安徽、浙江、福建、江西、湖北、湖南、广东、广西、四川、贵州、云南、新疆、西藏。常生长在低至高海拔的路边、山坡、溪边或林旁。全草供药用，有凉血散瘀、清热解毒、止痒、驱虫、消胀的功效。

《广东植物志》第三卷，342～343页。产广东及海南各地，常生于村边、路旁、荒芜地上或山地林缘。全草供药用，凉血散瘀，通经，清热解毒，止痒。

《广西植物名录》406页。产全区各地。

《海南植物志》第四卷，第2页。海口、澄迈、临高、儋县、白沙、保亭、陵水、崖县。全草供药用。

《广州植物志》623～624页。为广州极常见的野草。

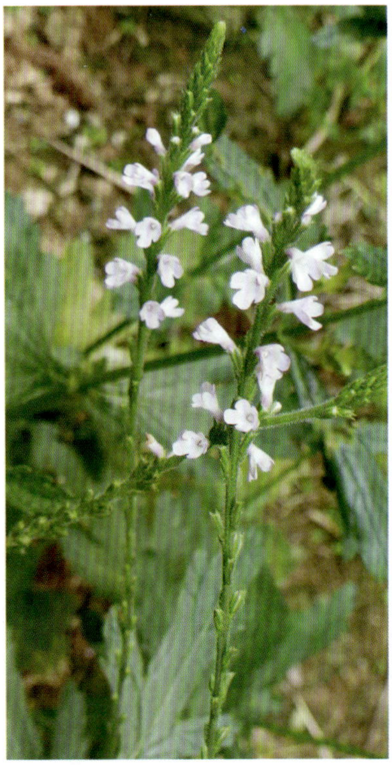

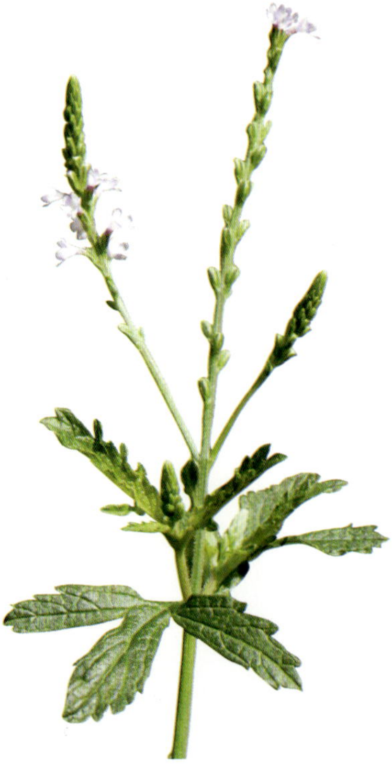

【本草学文献概要】

《岭南采药录》108页。形如倒扣草，而倒扣草花叶从下开上，一串如马鞭，此则冬凋春长，味甘苦，性寒，有小毒，活血通经，洗疳疮，加硫黄捣烂敷之，治生马疮，能去藏毒，洗痔疮毒，退上部火，理跌打。

《中华本草》第6册，第十八卷，592～596页。以马鞭草（《名医别录》）为正名收载，别名马鞭（《新修本草》）、蜻蜓草、蜻蜓饭、铁马鞭（《草木便方》）等。全草入药，味辛、苦，性微寒；清热解毒，活血通经，利水消肿，截疟。

【原植物识别特征】

多年生草本，高30～120cm。茎近方形，节和棱上有硬毛。叶对生，卵圆形至倒卵形或长圆状披针形，长2～8cm，宽1～5cm，基生叶边缘有锯齿，茎生叶多数3深裂，裂片边缘有锯齿，两面均有硬毛。穗状花序，花小，两性，萼长约2mm，有5脉；花冠淡紫至蓝色，长4～8mm，裂片5；雄蕊4，着生于花冠筒中部；子房上位。果长圆形，长约2mm，熟时4瓣裂。花果期6—10月。

黄荆（五指柑）

来源　马鞭草科牡荆属 *Vitex* 植物黄荆 *Vitex negundo* L. 的叶。

【植物学文献概要】

见《中国植物志》第六十五卷，第一分册，141～145页。主产长江以南各省区。枝叶及种子入药。

《广东植物志》第三卷，374～375页。别名五指柑、布惊、五指枫、白布惊树。产广东及海南各地，常生于山坡、路旁、平原和村寨边。根、叶、果药用。

《广西植物名录》407页。产南宁、邕宁、武鸣、柳城、融安、桂林、全州、龙胜、恭城、梧州、平果、靖西、隆林、贺州、都安、龙州。

《海南植物志》第四卷，第19～20页。澄迈、临高、昌江、东方、乐东、崖县、陵水、万宁。全株供药用。

《广州植物志》628页。别名布荆、白背叶、五指柑（《岭南采药录》）、布惊（梅县）。本植物在我国南部遍地皆是。子实、根、叶入药，子实用作祛风、涤痰镇咳药，根能解肌发汗，叶治久痢、霍乱转筋、脚气肿满等症。

【本草学文献概要】

《岭南采药录》100～101页。别名纹枝叶、白背叶、布荆。其子即蔓荆子，味甘苦，性平，无毒，治小儿五疳，煎汤浴身，散热，消疮肿痛，止吐泻，和米炒淬水饮之，又洗疥癞热毒，又治沙虫蛀脚，用水熏脚后，以叶擦之最效。

《中华本草》第6册，第十八卷，598页。以黄荆叶（《纲目拾遗》）为正名收载，别名蚊枝叶（《生草药性备要》）、白背叶（《岭南采药录》）、埔姜叶（《广东中药》）等。叶入药，味辛、苦，性凉；解表散热，化湿和中，杀虫止痒。根、茎、果实均入药，另列条目。

编者注：为现今岭南常用草药之一。

【原植物识别特征】

落叶灌木或小乔木，高2～5m。小枝四棱形，密生灰白色茸毛。掌状复叶对生，通常5小叶，稀3叶，小叶长圆状披针形或披针形，全缘稀有粗锯齿，下面灰白色，被毛；中间小叶长4～13cm，宽0.5～4cm，两侧小叶依次递小。圆锥状花序顶生，花萼钟形，长约2mm，被毛，5裂；花冠蓝紫色或淡紫色，长约7mm，二唇形，上唇2裂，下唇3裂中裂片最大，近圆形；雄蕊4，伸出；子房上位。核果近球形，直径约2mm。花期4—6月，果期7—10月。

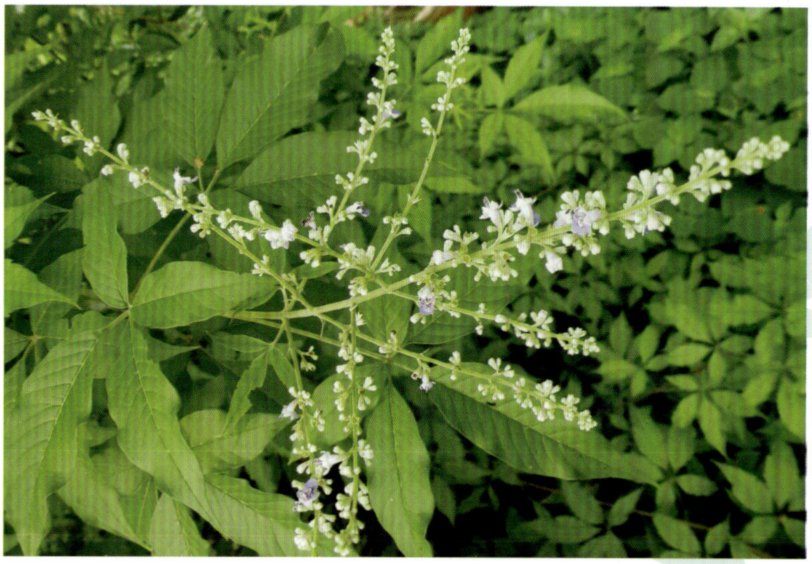

牡荆

来源 马鞭草科牡荆属 *Vitex* 植物牡荆 *Vitex negundo* L. var. *cannabifolia* (Sieb. et Zucc.) Hand.-Mazz. 的叶。

【植物学文献概要】

见《中国植物志》第六十五卷，第一分册，141～145页。以牡荆（《名医别录》）为正名收载，为黄荆*Vitex negunda* L.的一个变种。产华东各省及河北、湖南、湖北、广东、广西、四川、贵州、云南。生于山坡路边灌丛中。

《广东植物志》第三卷，375页。产广东中部和北部。生于山坡、路旁的灌丛中。果入药，有健胃和祛痰的功效。

《广西植物名录》407页。产全区各地。

【本草学文献概要】

《中华本草》第6册，第十八卷，602～603页。叶入药，味辛、苦，性平；解表化湿，祛痰平喘，解毒。果实、茎和根亦入药，另列条目。

【原植物识别特征】

落叶灌木或小乔木，高1～5m，多分枝，有香气。小枝四棱形，绿色；老枝圆形，褐色。掌状复叶对生，小叶5，少有3；小叶片披针形或椭圆状披针形，顶端渐尖，基部楔形，边缘有粗锯齿，表面绿色，背面淡绿色，通常被柔毛。圆锥花序顶生，长10～20cm；花萼钟状，5齿裂；花冠淡紫色，长约7mm，二唇形，上唇2裂，下唇3裂；雄蕊4，伸出；子房上位。果实近球形，黑色。花期6—7月，果期8—11月。

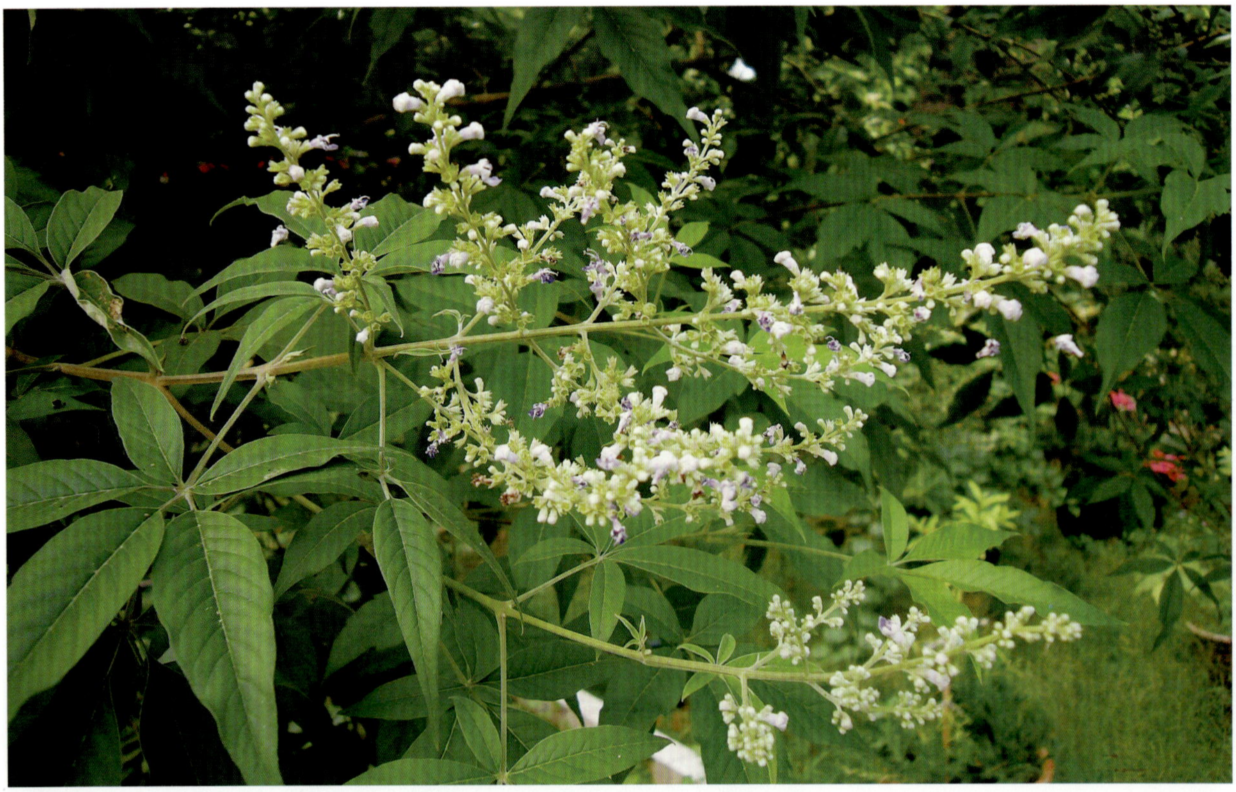

蔓荆

来源 马鞭草科牡荆属 *Vitex* 植物蔓荆 *Vitex trifolia* L. 和单叶蔓荆 *Vitex trifolia* L. var. *simplicifolia* Cham. 的果实。

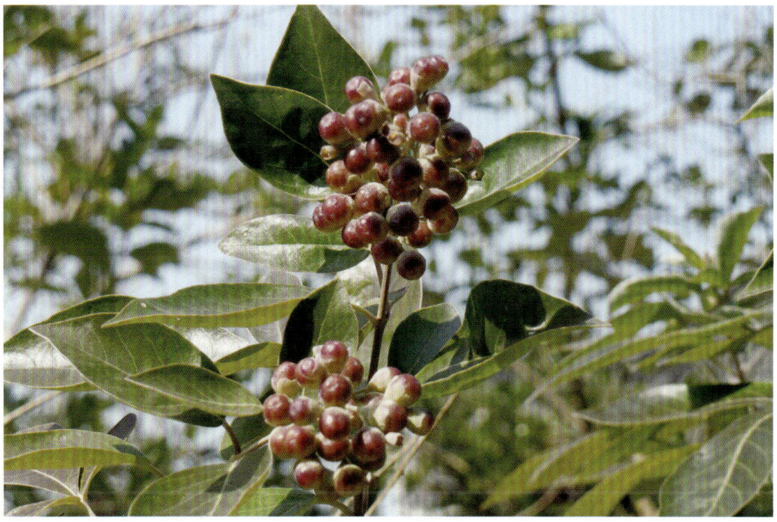

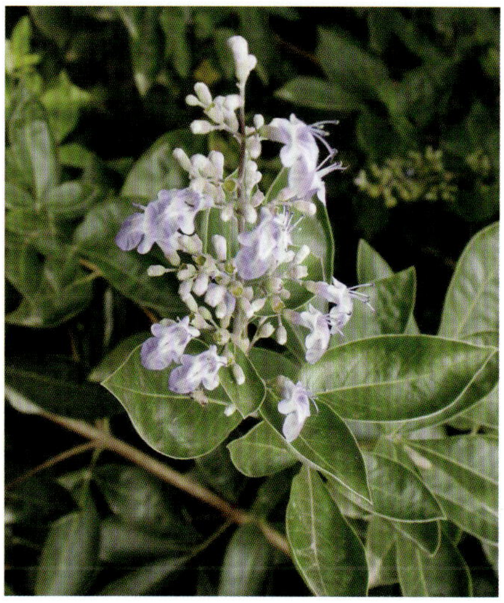

【植物学文献概要】

见《中国植物志》第六十五卷，第一分册，138～141页。以蔓荆（《神农本草经》）为正名收载，别名白叶、水稔子（广东）、三叶蔓荆（《云南植物志》）。产福建、台湾、广东、广西、云南。生于平原、河滩、疏林及村寨附近。果实入药，治感冒、风热、神经性头痛、风湿骨痛；茎叶又可提取芳香油。其变种单叶蔓荆*Vitex trifolia* L. var. *simplicifolia* Cham. 单叶对生，叶片倒卵形或近圆形，全缘，长2.5～5cm，宽1.5～3cm。花和果实的形态特征及药用同原变种。产辽宁、河北、山东、江苏、安徽、浙江、江西、福建、台湾、广东。生于沙滩、海边及湖畔。

《广东植物志》第三卷，374页。产广东沿海各地及海南。生于平原、疏林或海边沙滩。果实为常用中药蔓荆子。茎叶可提取芳香油。

《广西植物名录》407页。产隆安、龙胜、岑溪、容县、北流、宁明、龙州、临桂、北海、灵山。

《海南植物志》第四卷，19页。文昌、琼海、万宁、保亭、陵水、崖县、东方、昌江、白沙。喜生于海边沙滩。果实供药用。

【本草学文献概要】

《中华本草》第6册，第十八卷，604～608页。以蔓荆子（《神农本草经集注》）为正名收载，别名蔓荆实（《神农本草经》）、万荆子（《浙江中草药手册》）、蔓青子（《中药材手册》）。果实入药，味辛、苦，性微寒；疏散风热，清理头目。

【原植物识别特征】

落叶灌木，高1.5～5m，有特殊气味；小枝四棱形，密生细柔毛。三出复叶对生，侧枝有单叶，叶柄长1～3cm；小叶片卵形、倒卵形或倒卵状长圆形，长2.5～9cm，宽1～3cm，全缘，背面密被灰白色绒毛，侧脉约8对。圆锥花序顶生，花萼钟形，顶端5浅裂；花冠淡紫色或蓝紫色，长6～10mm，5裂，二唇形，下唇中间裂片较大；雄蕊4，伸出花冠外；子房上位，密生腺点，柱头2裂。核果近圆形，径约5mm，熟时黑色；果萼宿存，外被灰白色绒毛。花期7月，果期9—11月。

藿香

来源 唇形科藿香属 *Agastache* 植物藿香 *Agastache rugosa* (Fisch. et Mey.) O. Ktze. 的地上部分。

【植物学文献概要】

见《中国植物志》第六十五卷，第二分册，259～260页。以藿香（《嘉祐本草》）为正名收载，别名青茎薄荷（广西）、排香草等。各地广泛分布，常见栽培，供药用。全草入药，有止呕吐，治霍乱腹痛，驱逐肠胃充气，清暑等效；果可作香料；叶及茎均富含挥发性芳香油，有浓郁的香味，为芳香油原料。

《广东植物志》第3卷，407～408页。产广东北部和东部，常于园圃中少量栽培，供调味和药用。

《广西植物名录》407页。产邕宁、融水、灵川、全州、龙胜、恭城、百色、都安。

【本草学文献概要】

《中华本草》第7册，第十九卷，3～5页。以藿香（《本草乘雅半偈》）为正名收载，别名土藿香（《滇南本草》）、青茎薄荷（《广西本草选编》）、苏藿香（《中药志》）等。地上部分入药，味辛，性微温；祛暑解表，化湿和胃。

【原植物识别特征】

多年生草本。高0.5～1.5m。茎四棱形，粗达7～8mm。叶对生，心状卵形至长圆状披针形，长4.5～11cm，宽3～6.5cm，向上渐小，边缘具粗齿，叶背有微柔毛及点状腺体；叶柄长1.5～3.5cm。轮伞花序组成密集的穗状花序，长2.5～12cm。花萼管状倒圆锥形，长约6mm，喉部微斜，萼齿5；花冠淡紫蓝色，长约8mm，冠檐二唇形，上唇直伸，下唇3裂；二强雄蕊，伸出花冠；花盘厚环状。子房上位。小坚果卵状长圆形，长约1.8mm。花期6—9月，果期9—11月。

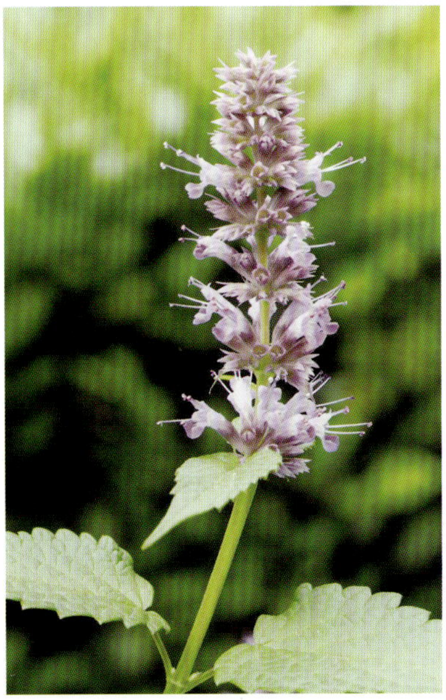

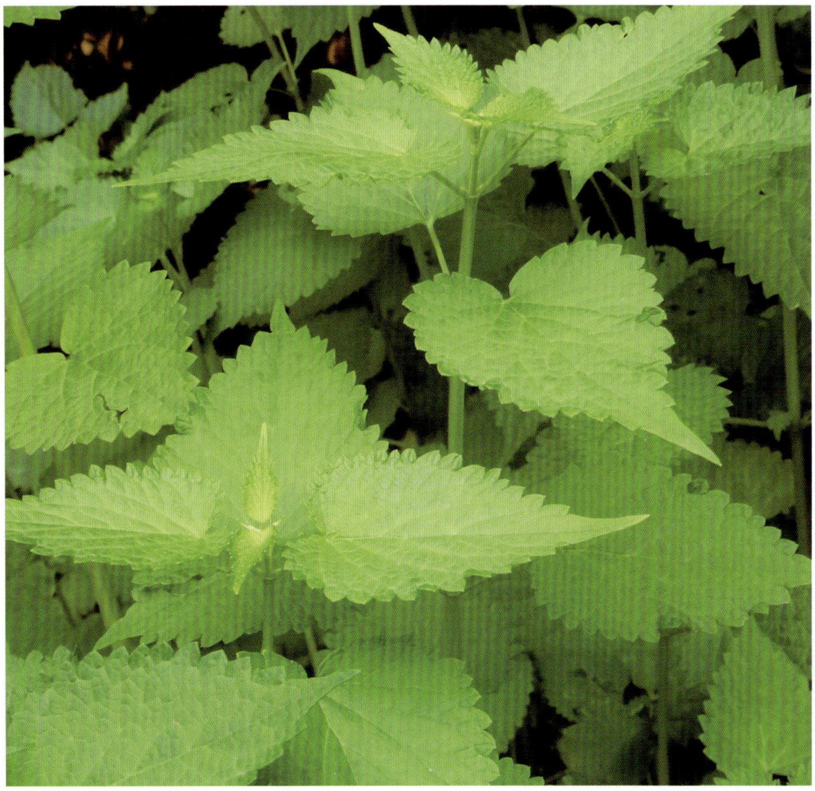

排草香（香根异唇花）

来源　唇形科排草香属 *Anisochilus* 植物排草香 *Anisochilus carnosus* (L. f.) Benth. et Wall. 的根及根茎。

【植物学文献概要】

见《中国植物志》第六十六卷，411～412页。以排草香（《桂海虞衡志》、《本草纲目》、《植物名实图考长编》）为正名收载，别名耙草（广东广州）、排草（广东广州，广西南宁）。我国广州及南宁见栽培。根茎入药，治水肿、浮肿病。又“香芳烈如麝香，亦用以合香，诸草香无及之者”。

《广东植物志》第3卷，461～462页。以香根异唇花为正名收载，别名排草香、排草。广东广州、汕头地区栽培。根入药，味淡，性温；清热解毒，燥湿。有作香料和防腐剂。本植物在广州郊区栽培历史很长。通常认为是岭南的一种特有的药材，实际主要作香料用。据《舟车见闻录》一书记载，明清时代，每年大量运往内地作合香的原料。

【本草学文献概要】

《中华本草》第7册，第十九卷，15页。以排草香(《本草纲目》)为正名收载，别名排草（《岭南采药录》）。根及根茎入药，味辛，性温；化湿辟浊，利水消肿。

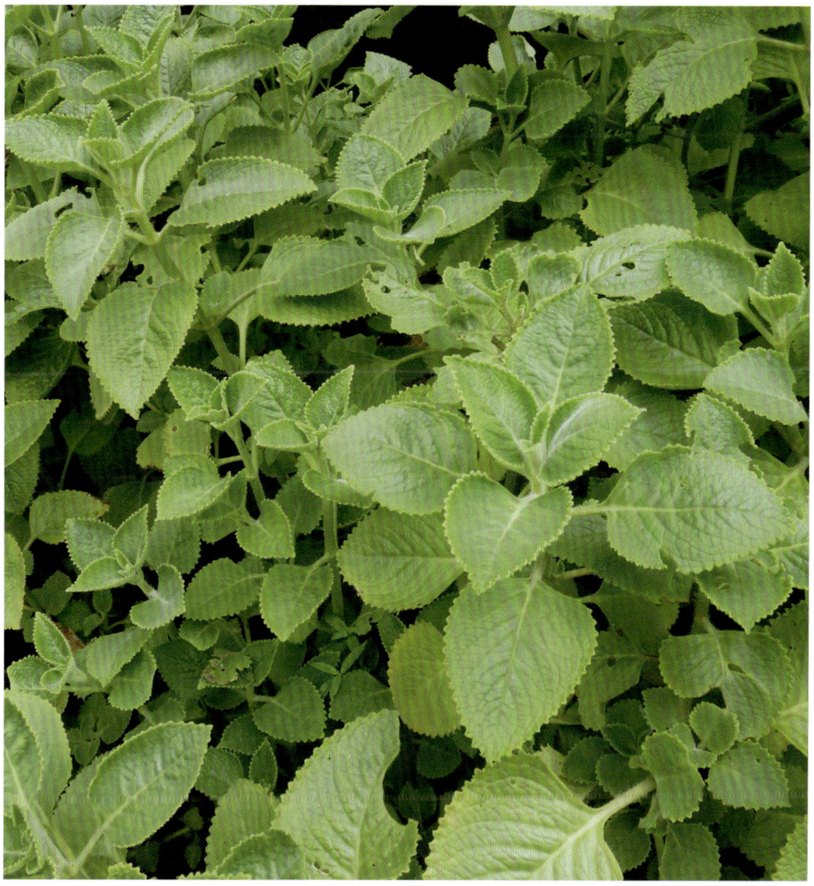

【原植物识别特征】

一年生草本，高30～60cm。茎直立，四棱形，被长柔毛，上部近无毛。叶对生，卵状长圆形或圆形，长宽5～7cm，边缘具细圆齿，肉质，具皱纹，两面被白色绒毛，满布血红色腺点；叶柄长1.3～5cm，密被白色绒毛。穗状花序，花萼二唇形，果时萼筒膨大；花冠淡紫色，长约9mm，为花萼长之2倍，外密被短柔毛，冠筒细长，喉部扩大，冠檐二唇形，上唇短，4裂，下唇延长，全缘，内凹。雄蕊4，二强；子房上位。成熟小坚果未见。花期3月。

肾茶（猫须草）

来源　唇形科肾茶属 *Clerodendranthus* 植物肾茶 *Clerodendranthus spicatus* (Thunb.) C. Y. Wu. 的全草。

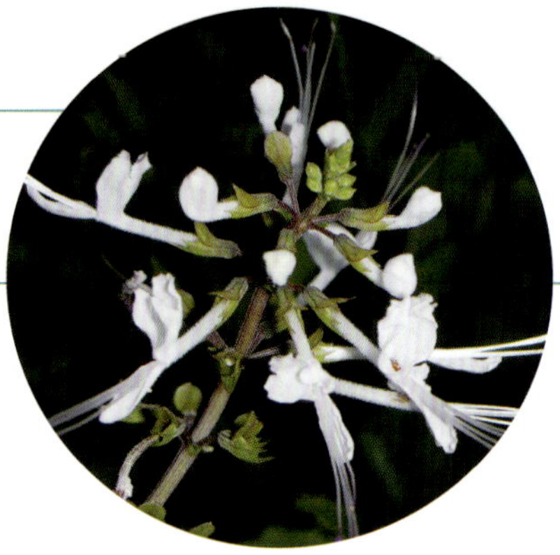

【植物学文献概要】

见《中国植物志》第六十六卷，574～577页。以肾茶为正名收载，别名猫须草（台湾、广东、云南）、猫须公（广东）等。产广东海南，广西南部，云南南部，台湾及福建；常生于林下潮湿处，有时也见于无荫平地上，更多为栽培，海拔上达1 050m。地上部分入药，治急慢性肾炎、膀胱炎、尿路结石及风湿性关节炎，对肾脏病有良效。

《广东植物志》第3卷，477页。广东各地药圃有少量栽培，海南野生于林下湿处。枝叶入药，治急慢性肾炎、膀胱炎、尿路结石等。

《广西植物名录》408页。产全区各地。

《海南植物志》第四卷，56～57页。海南各地。全草药用。

【本草学文献概要】

《中华本草》第7册，第十九卷，17～18页。以猫须草(广州部队后勤部卫生部《常用中草药手册》)为正名收载，别名猫须公（广州部队后勤部卫生部《常用中草药手册》)、肾菜（《福建药物志》）。全草入药，味甘、淡、微苦，性凉；清热利湿，通淋排石。

【原植物识别特征】

多年生草本，茎直立，高0.5～1m，紫褐色，四棱形，具浅槽及细条纹，被毛。叶对生，卵形、菱状卵形或卵状长圆形，长1.2～5.5cm，宽0.8～3.5cm，边缘具齿，两面被毛。轮伞花序通常具6花，进而组成总状花序；花梗长约6mm；花萼长5～6mm，唇形，果期增大达1.1mm，10脉明显；花冠淡紫色或白色，上唇疏生锈色腺点，长9～10mm，反折，下唇直伸，长圆形，长约5mm；雄蕊4，超出花冠2～4cm；子房上位。4小坚果，卵形，深褐色。花果期5—11月。

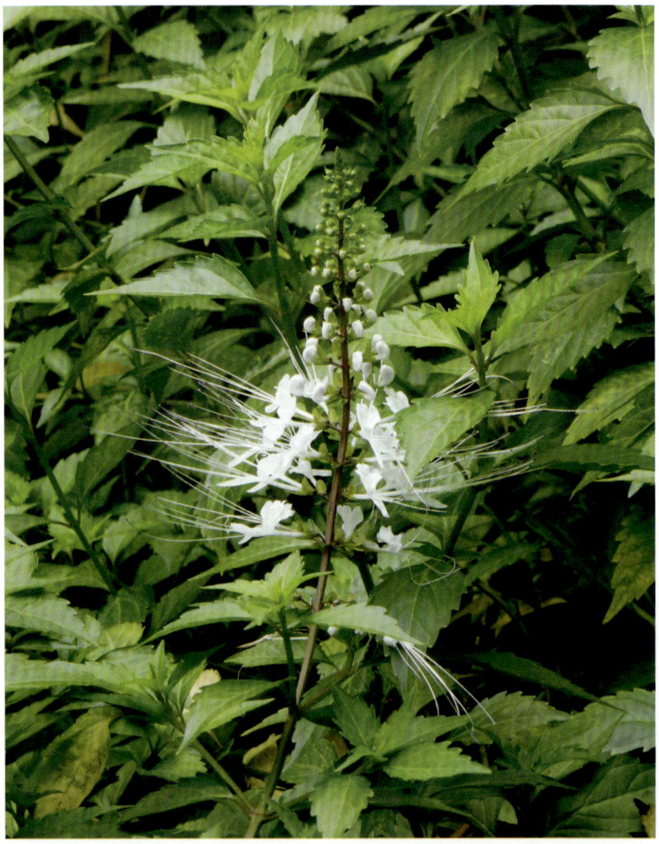

细风轮菜

来源　唇形科风轮菜属 *Clinopodium* 植物细风轮菜 *Clinopodium gracile* (Benth.) Matsum. 的全草。

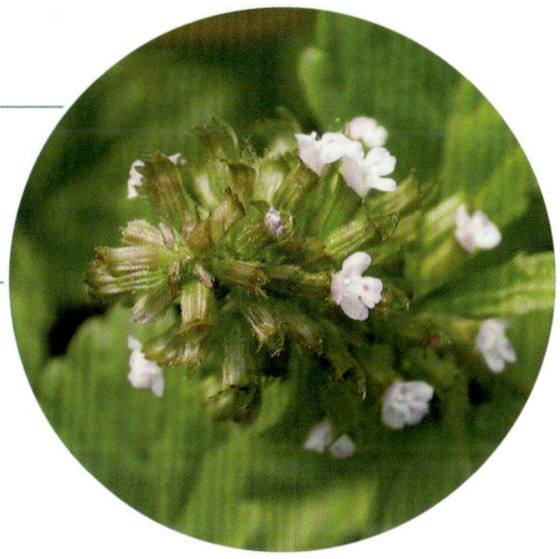

【植物学文献概要】

见《中国植物志》第六十六卷，235～238页。以细风轮菜为正名收载，别名细密草（广东龙头山）、野凉粉草（广东从化）、假韩酸草（广东南海）、臭草（广东增城）、花花王根草（广西隆林）、野仙人草（江西赣州）、瘦风轮（通称）等。产江苏，浙江，福建，台湾，安徽，江西，湖南，广东，广西，贵州，云南，四川，湖北及陕西南部；生于路旁、沟边、空旷草地、林缘、灌丛中，海拔可达2 400m。全草入药，治感冒头痛、中暑腹痛、痢疾、乳腺炎、痈疽肿毒、荨麻疹、过敏性皮炎、跌打损伤等症。

《广东植物志》第3卷，440页。以瘦风轮菜为正名收载。产广东各地。生于村边、路旁、空旷草地等处，为一常见杂草。全草入药，散瘀解毒。

《广西植物名录》408页。产武鸣、融水、桂林、临桂、全州、梧州、凌云、隆林、贺州、罗城、金秀。

【本草学文献概要】

《中华本草》第7册，第十九卷，20～21页。以剪刀草（《饮片新参》）为正名收载，别名山薄荷、野仙人草、小叶仙人草（《江西民间草药验方》）等。全草入药，味苦、辛，性凉；祛风清热，行气活血，解毒消肿。

【原植物识别特征】

一年生纤细草本，高8～30cm。茎多数，自匍匐茎生出，四棱形，被倒向的短柔毛。叶对生，最下部叶圆卵形，长约1cm，其余叶均为卵形，长1.2～3.4cm，宽1～2.4cm，边缘具疏牙齿或锯齿，叶柄长0.3～1.8cm，基部常染紫红色，密被短柔毛。轮伞花序，疏花；花萼管状，果时基部一边膨胀，长约5mm，13脉，5齿；花冠白至紫红色，超过花萼长约1/2倍，冠檐二唇形；雄蕊4，二强；子房上位。小坚果卵球形，褐色，光滑。花期6—8月，果期8—10月。

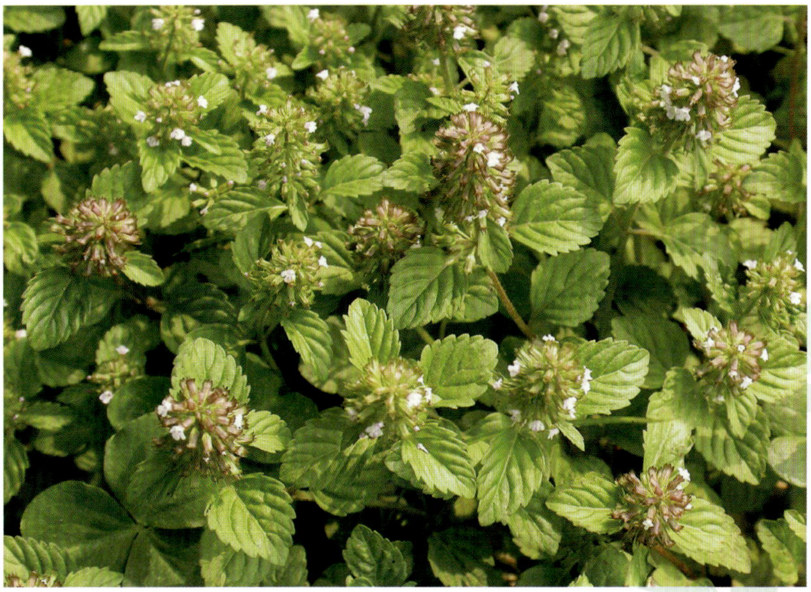

香薷

来源 唇形科香薷属 *Elsholtzia* 植物香薷 *Elsholtzia ciliata* (Thunb.) Hyland. 的全草。

【植物学文献概要】

见《中国植物志》第六十六卷，346～348页。除新疆、青海外，几乎遍布全国。为传统中药，全草入药，清热解暑。

《广东植物志》第三卷，450页。以退色香薷为正名收载。产广东中部和北部，常生于山野坡地、荒野、路旁和疏林下。全草入药，味辛，性温，气香，发汗解暑，利湿行水。

《广西植物名录》409页。产融水。

【本草学文献概要】

《岭南采药录》39页。叶似荆芥，梗细小，治中暑，同扁豆煎水饮之。

《中华本草》第7册，第十九卷，35～36页。以土香薷之名收录，别名香草头、土薄荷、排香草（广西）。全草入药，味辛，性微温。发汗解暑，化湿利尿。认为现行香薷主要品种为江香薷 *Mosla chinensis* Maxim. 'jiangxiangru'（《中华本草》第7册，第十九卷，91页）。

【原植物识别特征】

直立草本，高0.3～0.5m。茎钝四棱形。单叶对生，卵形或椭圆状披针形，长3～9cm，宽1～4cm，边缘具锯齿；叶柄长0.5～3.5cm。轮伞花序组成穗状花序，长2～7cm，偏向于一侧；花两性，花萼钟形，长约1.5mm，萼齿5；花冠淡紫色，约为花萼的3倍长，冠檐二唇形；二强雄蕊，前对较长，外伸，花药紫黑色；子房上位。小坚果4，长圆形。花期7—10月，果期10月至翌年1月。

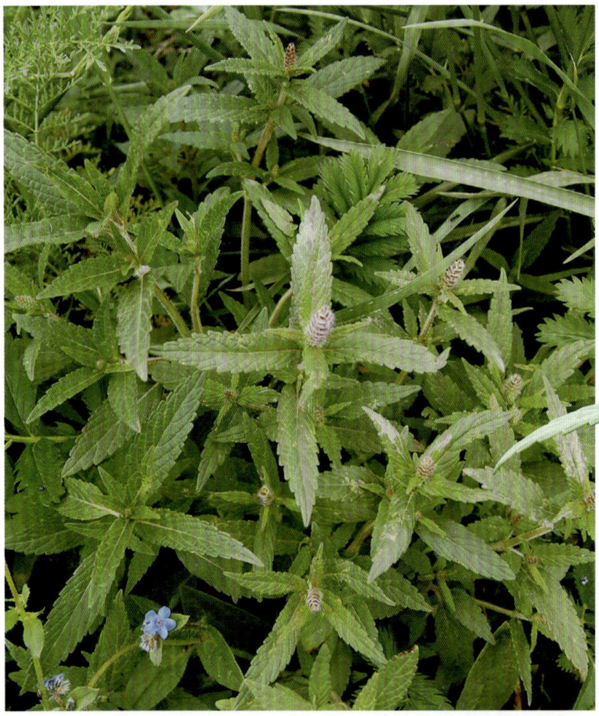

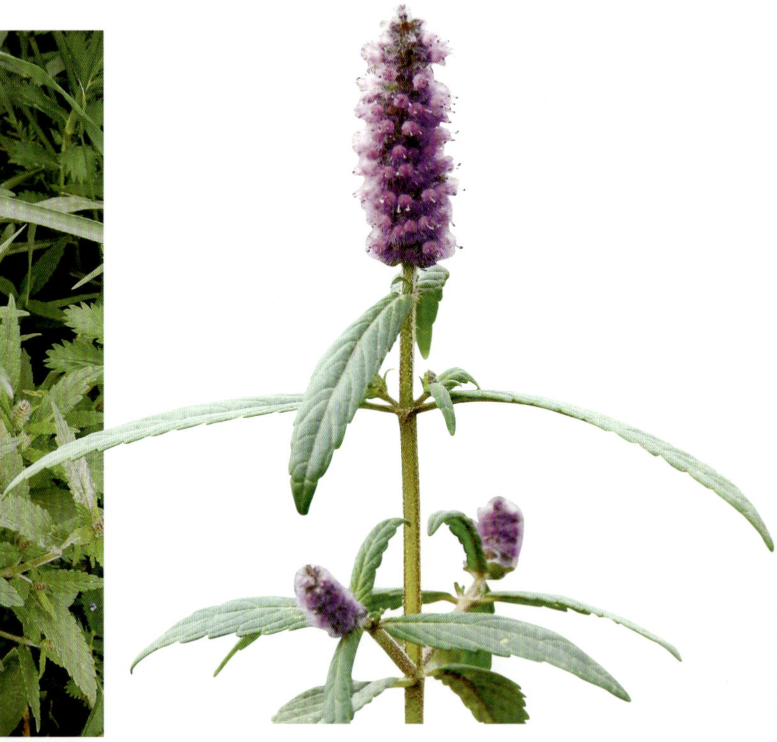

广防风

来源　唇形科广防风属 *Epimeredi* 植物广防风 *Epimeredi indica* (L.) Rothm. 的全草。

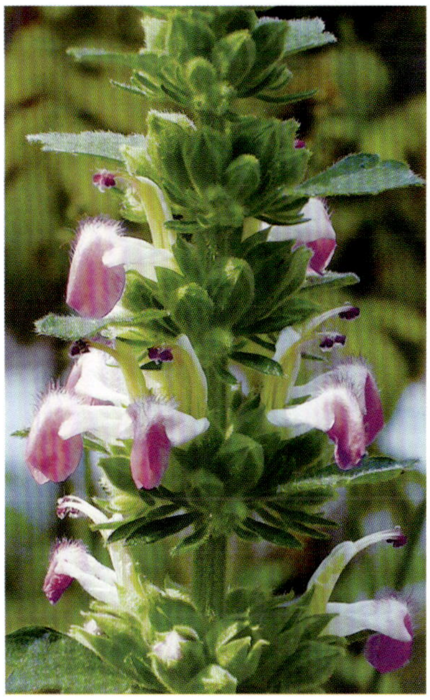

【植物学文献概要】

见《中国植物志》第六十六卷，40～43页。该属我国仅广防风 *Epimeredi indica* 1种，产我国西南至台湾。别名防风草（《广州植物志》）、落马衣、土藿香、豨莶草（福建）、白艾花（广州）等。

《广东植物志》第三卷，429～430页。别名马衣叶、防风草、土防风、落马衣、秽草。产广东各地。生于旷野、村边、路旁、荒地和林缘。全草为民间常用草药，味苦、辛，性微温，气香，功能行气解表、祛风、消滞和止痛，治风湿、感冒、急性肠炎和虫、蛇咬伤。

《广西植物名录》408页。产全区各地。

《海南植物志》第四卷，40～41页。海南各地。为民间草药之一。

《广州植物志》640页。广州极常见的野草，喜生于荒地上。

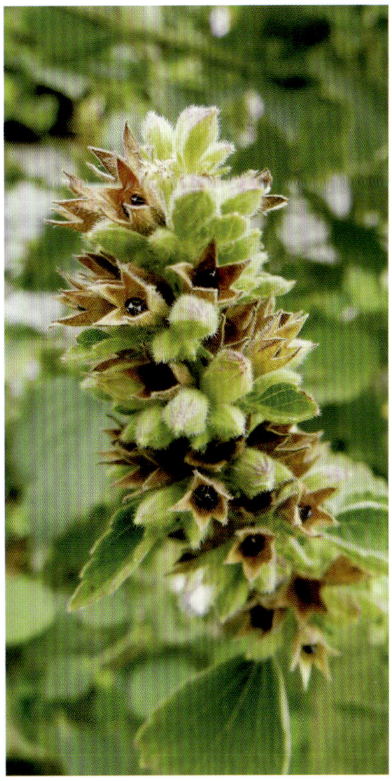

【本草学文献概要】

《岭南采药录》60～61页。别名落马衣。多生沃壤，高三尺许，节叶相对，叶色青，有毛，味辛，性温，祛风湿，壮筋骨，乌须明目，洗痔疮，洗疳，消诸肿，十蒸九晒，和蜜为丸，止百节筋骨疼痛，其头浸酒，补肾虚。

《中华本草》第7册，第十九卷，43～44页。以落马衣（《生草药性备要》）为正名收载，别名豨莶草、土防风（《岭南采药录》）、假紫苏（《生草药性备要》）、防风草、秽草（《南宁市药物志》）等。全草入药，味辛、苦，性平；祛风湿，消疮毒。

【原植物识别特征】

粗壮草本，高1～2m，茎四棱形，被毛。叶对生，宽卵圆形，长4～9cm，宽2.5～6.5cm，边缘有不规则的锯齿，两面被毛，叶柄长1～4.5cm。轮伞花序排成穗状；花萼钟形，长约6mm，齿5，果时增大；花冠淡紫色，长约1.3cm，冠檐二唇形；雄蕊4，伸出，近等长；有花盘，子房上位。小坚果黑色，具光泽，近圆球形，直径约1.5mm。花期8—9月，果期9—11月。

活血丹（透骨消）

来源 唇形科活血丹属 *Glechoma* 植物活血丹 *Glechoma longituba* (Nakai) Kupr. 的全草。

【植物学文献概要】

见《中国植物志》第六十五卷，第二分册，316～318页。除甘肃、青海、西藏、新疆外，全国均产。民间广泛用其全草或茎叶入药，清热解毒，活血止痛。活血丹之名出自《植物名实图考》。广西、贵州、云南等地民间称透骨消。

《广东植物志》第三卷，410～411页。别名连钱草、透骨消、金钱薄荷。产广东各地，常生于疏林下、溪边、村边和路旁。全草入药，活血通络，祛风消肿。

《广西植物名录》409页。产全区各地，也有零星栽培。

《广州植物志》645页。连钱草，别名透骨消（《岭南采药录》）。本植物广州未见野生，但生草药业者常栽培之。

【本草学文献概要】

《岭南采药录》142页。别名金钱艾。味涩，气香，性平，除骨痛，散风湿，又治跌打，捣汁调酒服。

《中华本草》第7册，第十九卷，47～49页。以活血丹为正名收载，别名连钱草（《质问本草》）、金钱艾（《本草求原》）、透骨消（《植物名实图考》）等。全草入药，味苦、辛，性凉；利水通淋，清热解毒，散瘀消肿。

【原植物识别特征】

多年生草本，高10～20cm。茎4棱，基部通常淡紫红色。叶对生；下部者较小，心形或近肾形；上部者较大，心形，长1.8～2.6cm，宽2～3cm，基部心形，边缘具齿。轮伞花序通常二花，稀4～6花；花萼管状，5齿，边缘具缘毛；花冠淡蓝、蓝至紫色，二唇形，下唇具深色斑点；二强雄蕊，内藏；子房上位，4裂。小坚果4，熟时深褐色，长圆状卵形，长约1.5mm。花果期4—6月。

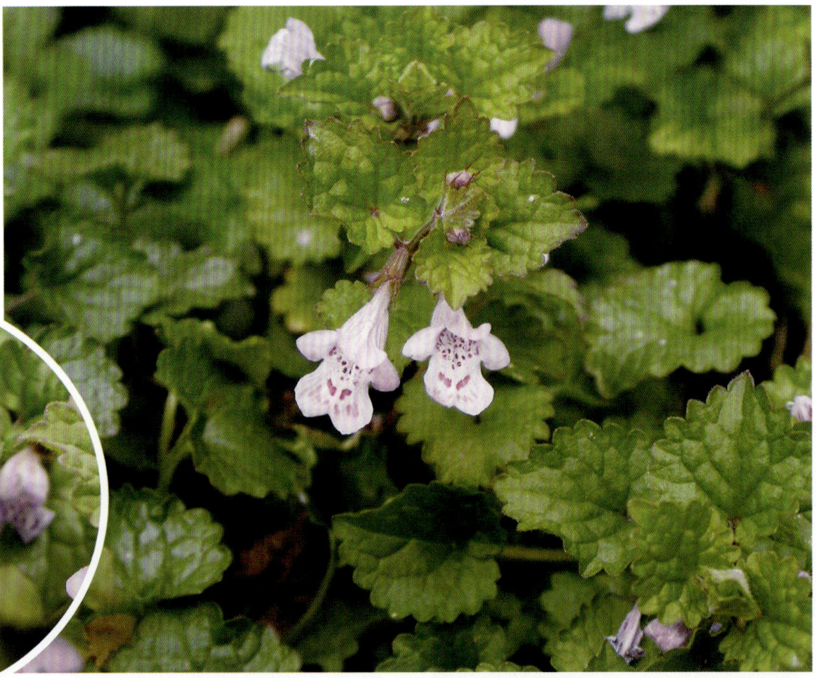

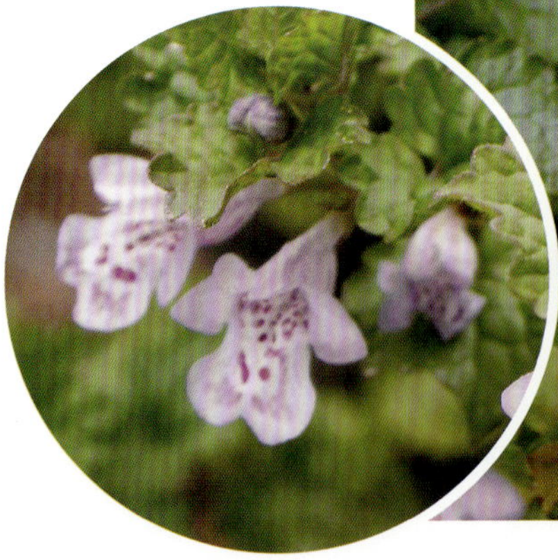

薰衣草

来源 唇形科薰衣草属 *Lavandula* 植物薰衣草 *Lavandula angustifolia* Mill. 的全草。

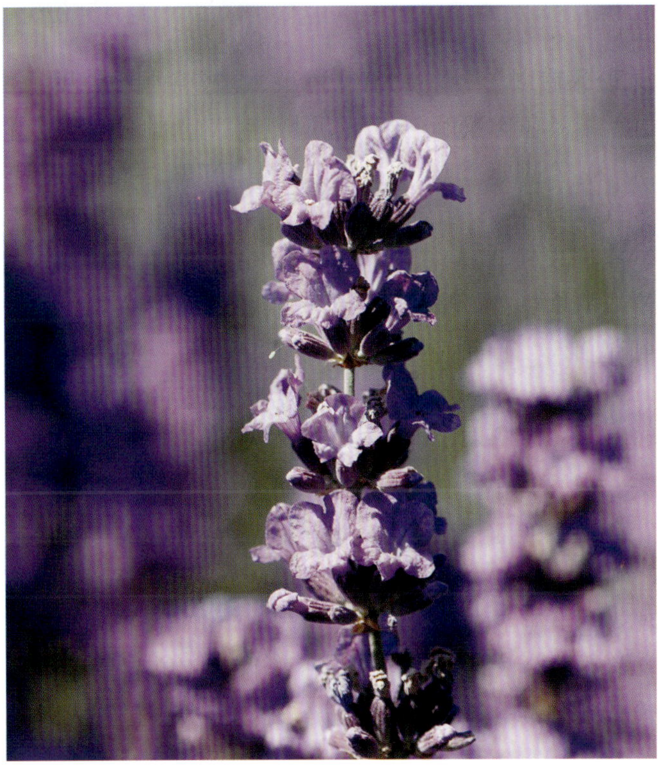

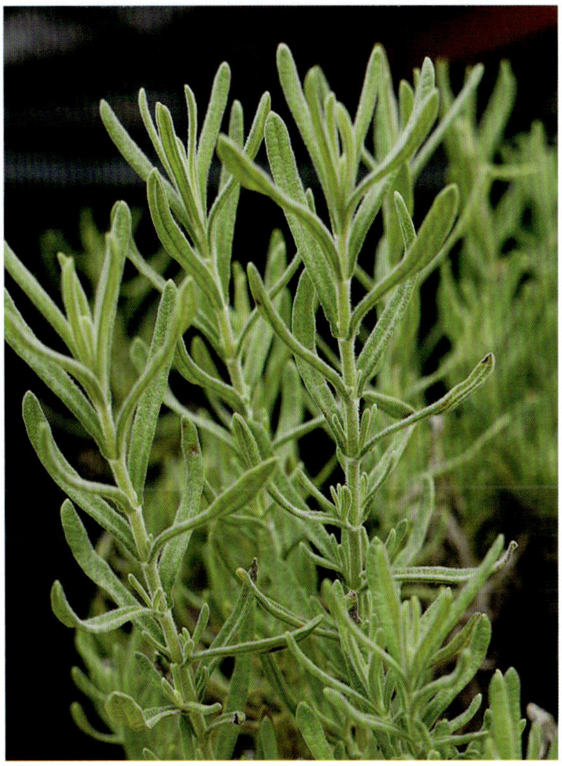

【植物学文献概要】

见《中国植物志》第六十五卷，第二分册，249页。原产地中海地区；我国已有栽培，为一种观赏及芳香油植物。花中含芳香油，油是调制化妆品、皂用香精的重要原料，尤为棕榄型香皂及花露水香精中的主要原料。鲜花含油率0.8%，干花含油率1.5%左右，精油主要成分为乙酸芳樟醇、丁酸芳樟醉及香豈素。

《广东植物志》第三卷，406～407页。别名西洋垃圾草（香港）。广东各地园圃偶有栽培。香港市民用于治风湿性关节炎，闻疗效甚佳。

【本草学文献概要】

《中华本草》第7册，第十九卷，60～61页。以薰衣草（《中国药用植物图鉴》）为正名收载。全草入药，味辛，性凉；清热解毒，散风止痒。

【原植物识别特征】

亚灌木，几全株被灰色星状绒毛。叶对生，线形或披针状线形，花枝上的叶较大，疏离，长3～5cm，宽3～5mm，更新枝上叶小，簇生，长不超过1.7cm，宽约2mm，全缘。穗状花序顶生，由间断的轮伞花序组成；花萼近管形，长4～5mm，13脉，二唇形，上唇1齿较宽而长，下唇具4短齿，齿相等而明显；花冠长约为花萼的2倍，具13脉，中部具毛环，冠檐二唇形，上唇2裂，下唇开展，3裂，裂片较小；雄蕊4，着生在毛环上方，不外伸；子房上位，花盘4浅裂，裂片与子房裂片对生。小坚果4，光滑。花期6月。

益母草

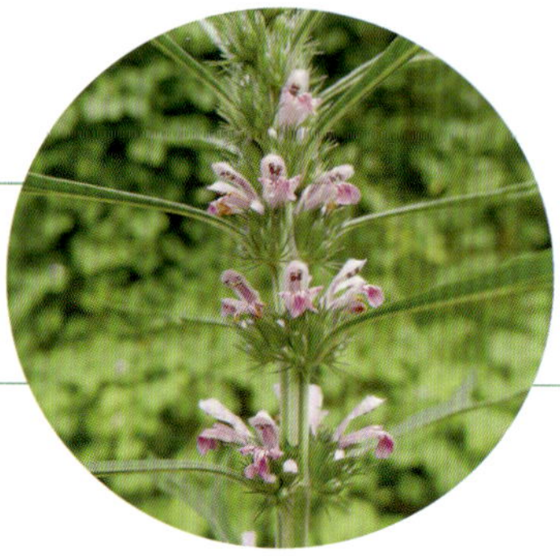

来源 唇形科益母草属 *Leonurus* 植物益母草 *Leonurus artmisia* (Lour.) C.Y.Hu. 的新鲜或干燥地上部分。

【植物学文献概要】

见《中国植物志》第六十五卷，第二分册，508~511页。全国大部分地区有野生或栽培。地上部分即中药妇科之要药益母草，活血调经,利水消肿。果实为传统中药茺蔚子，活血调经，清肝明目。

《广东植物志》第三卷，420~421页。别名益母艾。广东和海南各地均产，生于村边、路旁、旷野等多种生境。全草为常用中药，味辛、苦，性微寒；去瘀生新，活血调经。种子名茺蔚子，活血调经，明目，利水。

《广西植物名录》410页。产全区各地。

《海南植物志》第四卷，37~38页。定安、澄迈、海口、临高、儋县等地。

《广州植物志》643页。多生于村落旁的荒地上，夏月到处可见。供药用。

【本草学文献概要】

《岭南采药录》172~173页。别名益母草、红花艾。自生于路旁，二年生，草本，茎高四五尺，根生叶下，略呈圆形，茎叶则分裂为三片至数片，稍类羽状，与艾叶相似，自夏徂秋，其对生之叶腋间，轮生唇形花，花淡红色，微似风轮菜，味辛，性温平，微寒，祛风邪，去瘀生新，敷跌打。

《中华本草》第7册，第十九卷，61~66页。以益母草（《本草图经》）为正名收载，别名益母艾（《生草药性备要》）、红花艾（《岭南采药录》）、陀螺艾（《广西药用植物图志》）、坤草、红花益母草等。全草入药，味辛、苦，性微寒；活血调经，利水消肿，清热解毒。其果实为传统中药茺蔚子，另列条目。

【原植物识别特征】

一年或二年生直立草本，高约30~120cm。茎四棱，被毛，多分枝。叶对生，茎下部叶卵形，长2.5~6cm，宽1.5~4cm，掌状3裂；茎中部叶菱形，较小，3或更多裂；上部叶渐小，近无柄，线状披针形至线形，3裂至全缘。轮伞花序排成间断的穗状花序；花两性，花萼管状钟形，长6~8mm，萼齿5；花冠二唇形，粉红色至淡紫红色，长约1cm；二强雄蕊；子房上位。小坚果4，淡褐色。花果期6—10月。

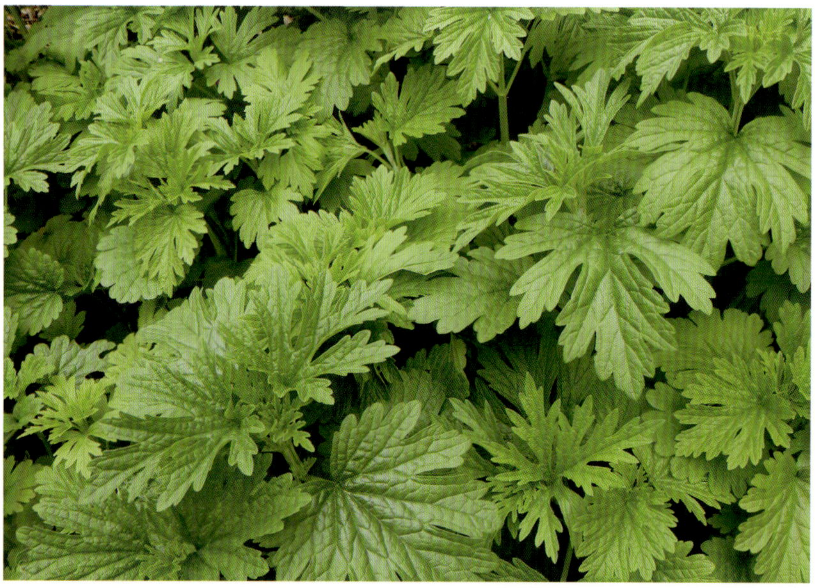

薄荷

来源　唇形科薄荷属 *Mentha* 植物薄荷 *Mentha haplocalyx* Briq. 的地上部分。

【植物学文献概要】

见《中国植物志》第六十六卷，262～264页。以薄荷（《植物名实图考》）为正名收载。产南北各地；生于水旁潮湿地。栽培品种繁多。幼嫩茎尖可作菜食，全草又可入药，治感冒发热喉痛、头痛、目赤痛、皮肤风疹瘙痒、麻疹不透等症。亦常用作食品的矫味剂和作清凉食品饮料，有驱风、兴奋、发汗等功效。

《广东植物志》第三卷，442页。广东各地均产，栽培或野生于湿地上。

《广西植物名录》411页。产全区各地，也有零星栽培。

《广州植物志》639页。为一著名药用植物，栽培和野生均有。

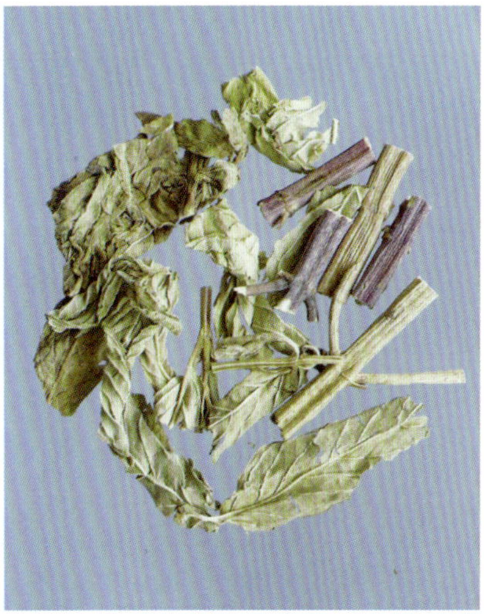

【本草学文献概要】

《中华本草》第7册，第十九卷，79～84页。以薄荷（《雷公炮炙论》）为正名收载。地上部分入药，味辛，性凉；疏散风热，清利头目，利咽透疹，疏肝行气。其精油亦入药，另列条目。

【原植物识别特征】

多年生芳香草本。茎方形，高10～80cm。单叶对生，短圆状披针形至披针形，长3～7cm，宽1～3cm，边缘具细锯齿，两面有疏柔毛及黄色腺点。轮伞花序腋生，萼管状钟形，长2～3mm，外被柔毛及腺点，10脉，5齿；花冠淡紫色或白色，4裂，上裂片顶端2裂；雄蕊4，前对较长，伸出花冠外。小坚果长卵圆形，黄褐色。花期7—9月，果期10—11月。

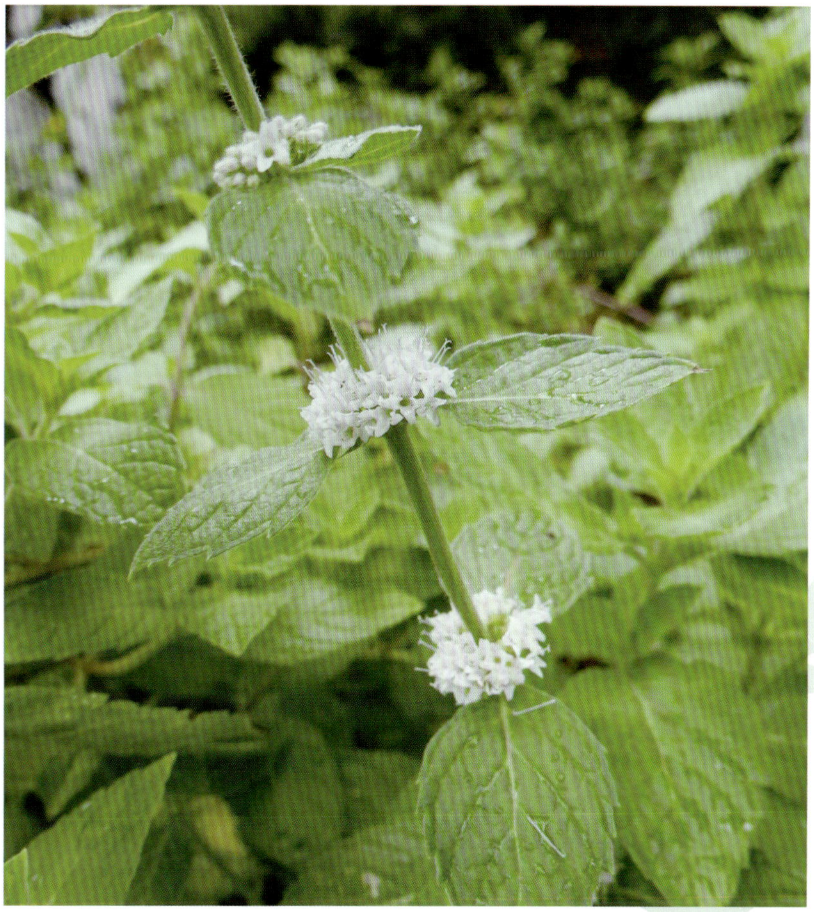

香花菜（皱叶留兰香）

来源 唇形科薄荷属 *Mentha* 植物香花菜 *Mentha crispata* Schrad. ex Willd. 的地上部分。

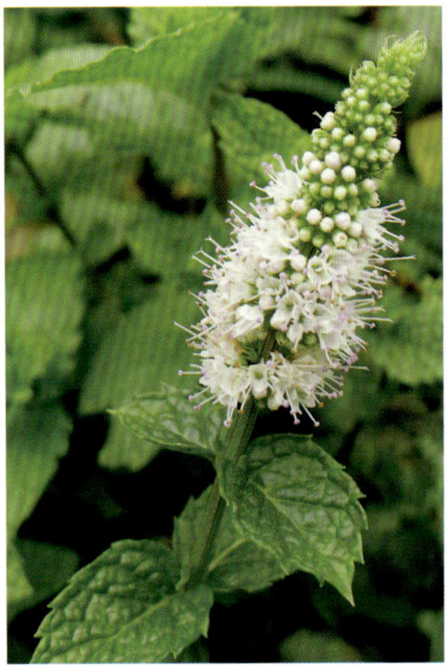

【植物学文献概要】

见《中国植物志》第六十六卷，272页。皱叶留兰香 *Mentha crispata* Schrad. ex Willd. 原产欧洲。在欧洲广为栽培。我国在北京、南京、上海、杭州及昆明等地习见栽培。嫩枝、叶常作香料食用。

《广东植物志》第三卷，441～443页。收录薄荷属 *Mentha* 植物3种，即薄荷 *Mentha haplocalyx* Briq.、留兰香 *Mentha spicata* L. 和香花菜 *Mentha crispata* Schrad. ex Willd.，别名皱叶留兰香，亦称绿薄荷，并认为香花菜在广东各地普遍栽培，用作草药或香味调料。茎、枝紫红色，叶卵形，较小，叶脉深凹，叶面有明显皱纹，与留兰香 *Mentha spicata* L. 不同。

《广西植物名录》411页。产桂西北、桂北、桂西。

【本草学文献概要】

《岭南采药录》39页。味辛，性温，专散风寒湿。

《中华本草》第7册，第十九卷，86～87页。仅记载“留兰香”，全草入药，味辛，性微温；解表，和中，理气。

【原植物识别特征】

多年生草本，高10～35cm，茎四棱，紫色。单叶对生，卵形或卵状披针形至长圆状卵形，长1.5～3cm，宽1～2cm，上面皱波状，脉纹明显凹陷，边缘有锐锯齿。轮伞花序组成顶生的穗状花序；花两性；花萼小，钟形，萼齿5，被缘毛；花冠淡紫色，长约3.5mm，冠檐4裂，裂片近等大；雄蕊4，近等长；子房上位。小坚果4，卵珠状三棱形，长约0.7mm，茶褐色，微有腺点。

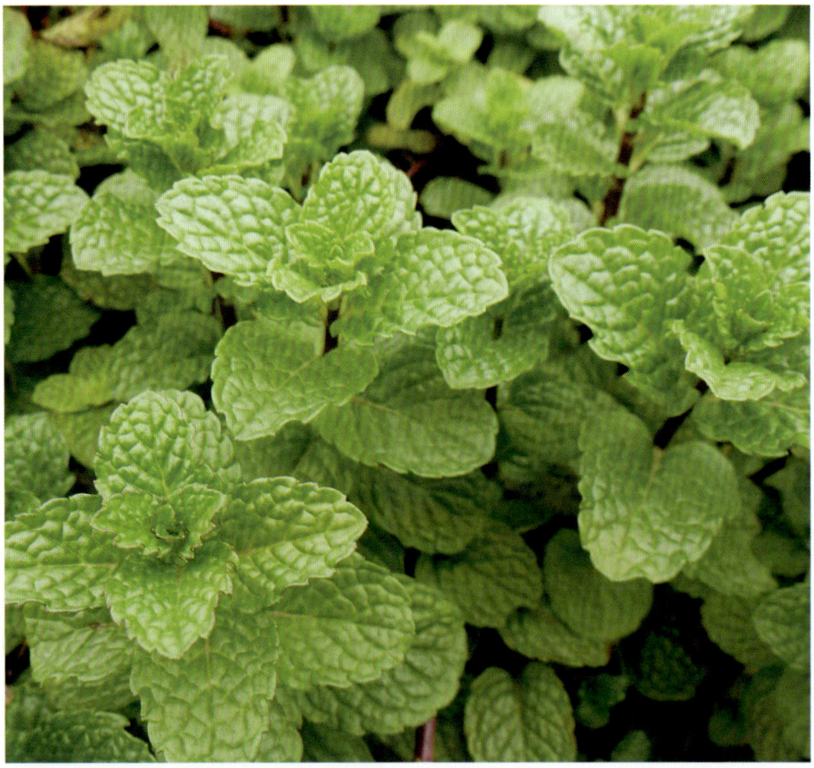

凉粉草（仙人冻）

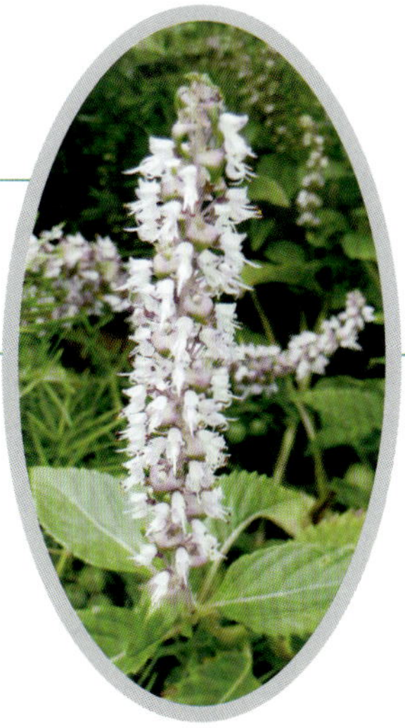

来源 唇形科凉粉草属 *Mesona* 植物凉粉草 *Mesona chinensis* Benth. 的全草。

【植物学文献概要】

见《中国植物志》第六十六卷，547～549页。以凉粉草（《广州植物志》）为正名收载，别名仙草（《植物分类学报》）、仙人草（广东梅县）、仙人冻（《本草拾遗》）、仙人伴（广东）。产台湾、浙江、江西、广东、广西西部。生于水沟边及干沙地草丛中。模式标本采自广东沿海岛屿。植株晒干后煎汁与米浆混合煮熟，冷却后成黑色胶状物，质韧而软，以糖拌之，作为暑天的解渴品，广东、广西常有出售。广州一带称为凉粉，梅县一带称为仙人粄。

《广东植物志》第三卷，470～471页。广东各地均产，东部较多；海南偶见。常生于山地沟溪边的疏林下。

《广西植物名录》411页。产苍梧、岑溪、容县、陆川、博白、贺州。

《海南植物志》第四卷，53页。保亭。生于疏林斜坡湿润地，间有栽培。

《广州植物志》646页。本植物在广州近郊有无出产，极成疑问。唯省境各地皆产之。此草与米浆共制的食品，在珠江三角洲一带称为凉粉，梅县一带称为仙人粄或仙牛粄，夏月极常见。

【本草学文献概要】

《岭南采药录》37页。别名凉粉草。出惠州，茎叶秀丽，香犹藿檀，夏日取汁，坚凝如冰，泽颜疗饥，夏时以汁和米粉凝成膏食之，凉沁心脾。

《中华本草》第7册，第十九卷，87～88页。以凉粉草为正名收载，别名仙人草（《职方典》）、仙人冻（《本草纲目拾遗》）、仙草（《中国药用植物图鉴》）。地上部分入药，味甘、淡，性寒；消暑，清热，凉血，解毒。

【原植物识别特征】

草本，直立或匍匐，高15～100cm。叶对生，狭卵圆形至阔卵圆形，长2～5cm，宽0.8～2.8cm，边缘有锯齿；叶柄长2～15mm。轮伞花序，组成顶生的总状花序；花小，两性，花萼钟形，长2～2.5mm；花冠白色或淡红色，长约3mm，冠筒极短，喉部扩大，冠檐二唇形，上唇4齿，下唇全缘。二强雄蕊，后对花丝基部具齿状附属器；子房上位。小坚果4，长圆形，黑色。花果期7—10月。

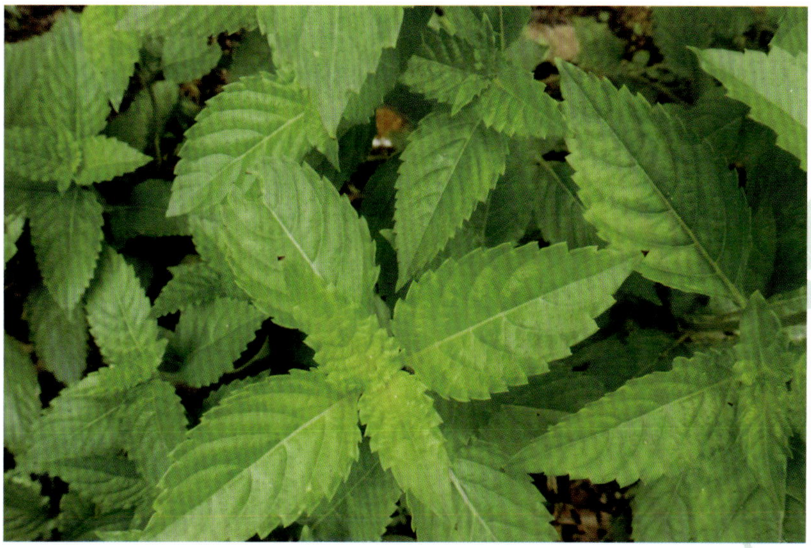

石荠苎

来源 唇形科石荠苎属 *Mosla* 多种植物的全草，其中，以石荠苎 *Mosla scabra* (Thunb.) C.Y. Wu et H. W. Li 最为常见。

【植物学文献概要】

见《中国植物志》第66卷，287～299页。涉及多个种，具体描述见《广东植物志》。

《广东植物志》第3卷，446～448页。唇形科石荠苎属*Mosla*广东产4种，均作民间草药使用，且功效相似，清热利湿，祛风消肿。其中，小花荠苎 *Mosla cavaleriei* Levl. 仅在信宜发现过。而另外3种，即小鱼仙草 *Mosla dianthera* (Buch.–Ham.) Maxim.，别名热痱草，广东各地均产；石荠苎 *Mosla scabra* (Thunb.) C. Y. Wu et H. W. Li 广东各地极常见，生于村边、路旁和荒野；石香薷 *Mosla chinensis* Maxim. 产广东东部、中部和北部，生于干旱山坡草地上。

《广西植物名录》411页。产全区各地。

《海南植物志》第四卷，44～45页。该属海南仅石荠苎 *Mosla scabra* 1种。产白沙、澄迈。

《广州植物志》637页。广州近郊村落旁极常见的野草，喜生于荒地上，夏月始见。

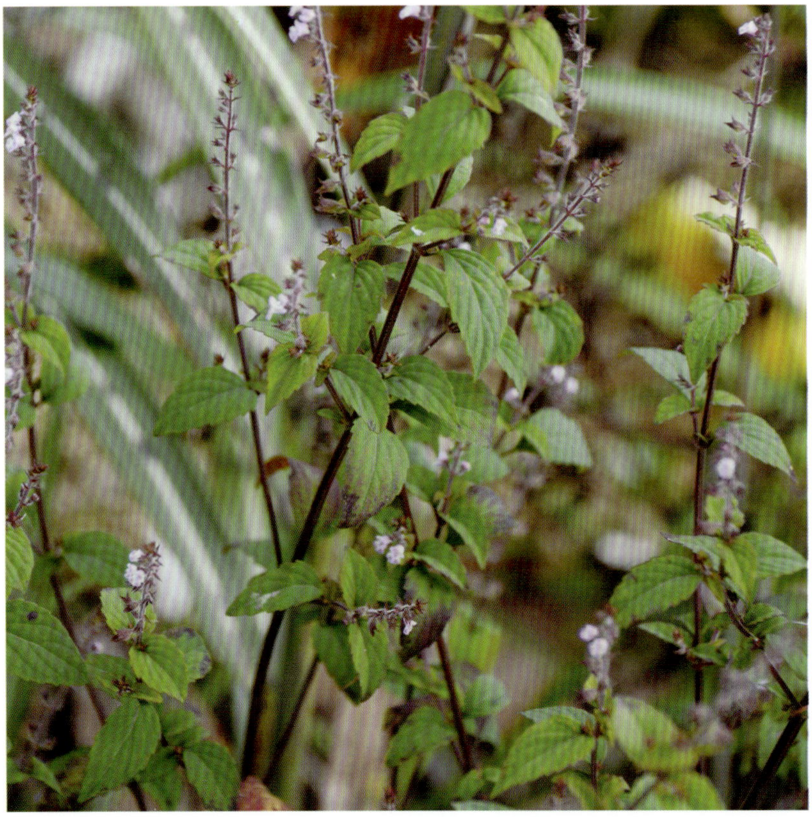

【本草学文献概要】

《岭南采药录》88页。味甘，性平，其叶甘滑寒，治肠痔泻血，利小儿积虫，治五痔应效，开胃进食，解鱼毒，作泻者勿食。

《中华本草》第七册，第十九卷，90～91页。以七星剑（《生草药性备要》）为正名收载。别名小叶不红、星色草、假芥蓝（《生草药性备要》）、独行千里《本草求原》、野香薷《岭南草药志》、酒瓶草（广西）、痱子草（贵州）。又名小花薄荷（《植物分类学报》）、小叶荠苎（《广西植物名录》）、细叶七星剑（广东）。全草入药，味辛，性微温；发汗解暑，利湿解毒。

【原植物识别特征】

一年生草本，高25～100cm。茎4棱，被毛。叶对生，卵形或卵状披针形，长2～5cm，宽1～2.5cm，边缘具细锯齿，两面除毛，下面满布凹陷小腺点；叶柄长1～2cm。总状花序顶生；花两性，萼长约1.2mm，略二唇形，果时增大；花冠紫色或粉红色，长约2.5mm，上唇2裂，下唇略长，3裂；二强雄蕊；子房上位。小坚果球形，直径1.5mm。花期9—11月，果期10—12月。

罗勒（九层塔）

来源　唇形科罗勒属 *Ocimum* 植物罗勒 *Ocimum basilicum* L. 的地上部分。

【植物学文献概要】

见《中国植物志》第六十六卷，561～564页。长江以南各省区有栽培，有逸为野生者。全草入药，祛风，健胃，止痛。

《广东植物志》第三卷，473～474页。别名九层塔、零陵香、千层塔等。产广东中部以南及海南，生于旷野、路旁和村边荒地上，广东北部和东部有少量栽培。茎、叶、花均含芳香油，供食用香精和制化妆品用。鲜叶调味，广东民间称金不换、香草等。

《广西植物名录》412页。全区各地零星栽培。

《海南植物志》第四卷，55页。崖县。栽培或野生。

【本草学文献概要】

《岭南采药录》100页。别名鹤膝藤。治风痰鹤膝，去痰杀虫，敷跌打。

《中华本草》第7册，第十九卷，102～105页。以罗勒（《嘉祐本草》）为正名收载，别名九层塔、香草（《开宝本草》）、零陵香（《本草拾遗》）等。全草入药，味辛、甘，性温；疏风解表，化湿和中，行气活血，解毒消肿。

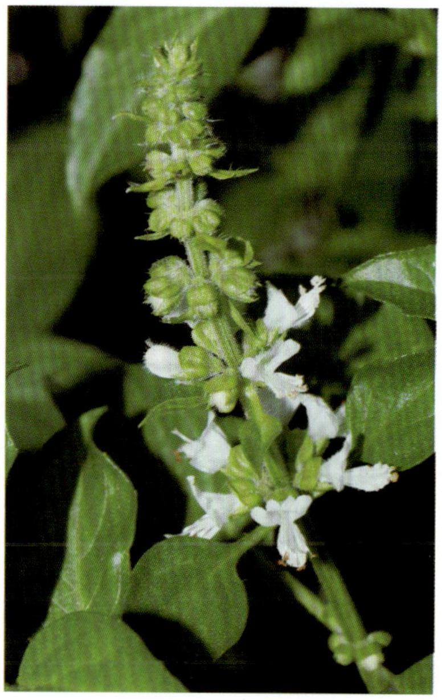

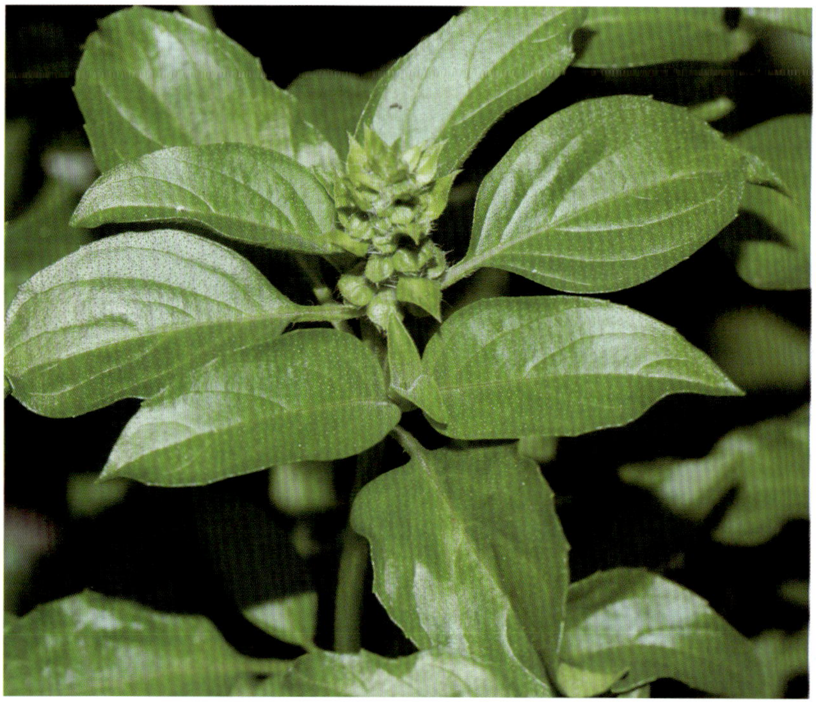

【原植物识别特征】

一年生草本，高20～80cm。茎4棱，多分枝。叶对生，卵圆形至卵圆状长圆形，长2.5～5cm，宽1～2.5cm，边缘具不规则牙齿或近于全缘，下面具腺点。轮伞花序，花萼钟形，长4mm，萼齿5，二唇形，宿存；花冠淡紫色，长约6mm，冠檐二唇形，上唇4裂，裂片近相等，下唇长圆形，全缘；雄蕊4，分离，插生于花冠筒中部；花盘具4齿，子房上位。小坚果4，黑褐色。花果期7—12月。

紫苏

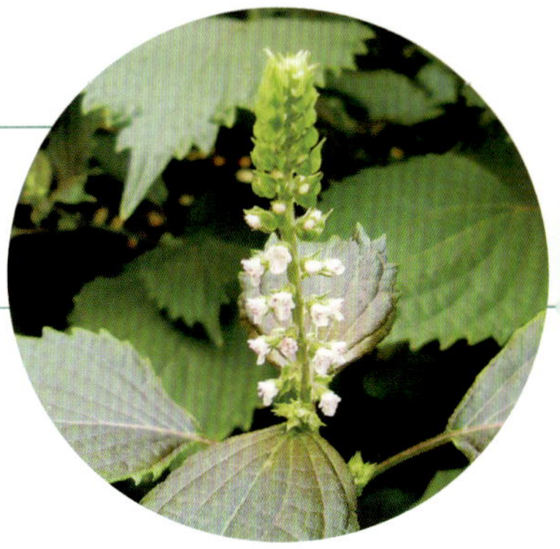

来源 唇形科紫苏属 *Perilla* 植物紫苏 *Perilla frutescens* (L.) Britt. 的茎叶。

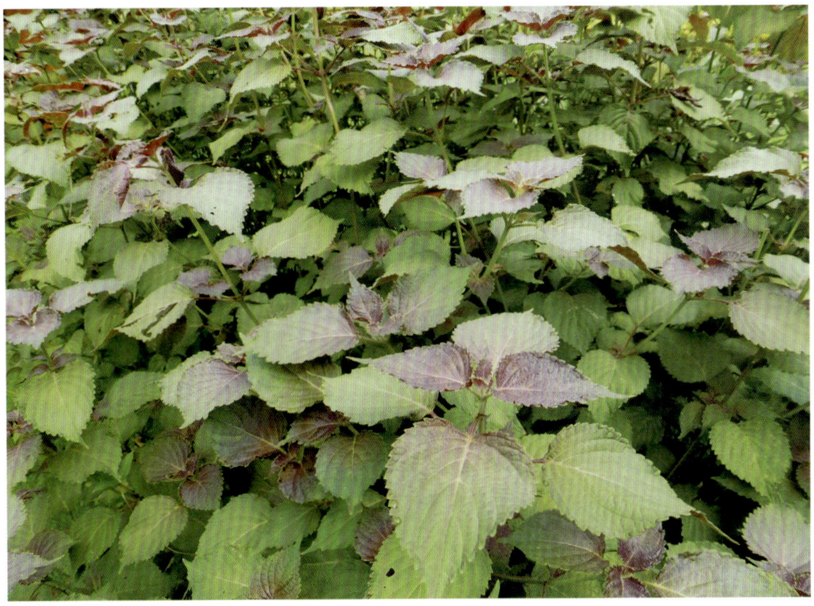

【植物学文献概要】

见《中国植物志》第六十六卷，282 ~ 287页。全国各地广泛栽培，供药用和香料用。本种变异极大，我国古书上称叶全绿的为白苏，叶两面紫色或面绿背紫的为紫苏。近代分类学者E. D. Merrill认为二者同属一种植物，这些变异是因栽培而引起变异的。二者的差别细微，故合并为一种。

《广东植物志》第三卷，444 ~ 445页。以紫苏为正名收载，别名白苏、荏。广东和海南各地有栽培。全株供药用，茎、叶、果实均为传统中药，分别称为苏梗、苏叶和苏子。种子可榨油，供食用或作防腐剂。

《广西植物名录》413页。产桂西、桂北。

《海南植物志》第四卷，43页。海南各地有栽培。供药用或香料用。

《广州植物志》645 ~ 646页。本植物在我国栽培极广，供药用和香料用。

【本草学文献概要】

《岭南采药录》149 ~ 150页。别名假紫苏。气香，性平，能下气，除风温，用其头煎猪肉汤食之，能调经补血，凡撞红未过百日，咳血，用白紫苏捣自然汁，和蜜，烧酒冲服，数日痊愈。

《中华本草》第7册，第十九卷，115 ~ 124页。以紫苏叶为正名收载，别名挂荏《尔雅》、赤苏《肘后备急方》、皱紫苏《中药大辞典》、红苏（河北、江苏、广东、广西），黑苏（江西）、白紫苏（西藏）、香苏（东北、河北）等。味辛，性温；散寒解表，宣肺化痰，行气和中，安胎，解鱼蟹毒。紫苏梗、紫苏子、紫苏苞等均入药，另列条目。

【原植物识别特征】

一年生草本，高30 ~ 100cm，香气特异。茎方形，紫或绿紫色。叶对生，有长柄；叶片皱，卵形至宽卵形，长4 ~ 12cm，宽2.5 ~ 10cm，边缘有粗锯齿，两面紫色，或仅下面紫色，两面疏生柔毛，下面有细腺点。轮伞花序排成总状；花萼钟形；花冠白色至紫红色，二唇形；雄蕊4，二强；子房4裂。小坚果近球形，直径约2mm。花期6—7月，果期7—8月。

广藿香

来源 唇形科刺蕊草属 *Pogostemon* 植物广藿香 *Pogostemon cablin* (Blanco) Bent. 的地上部分。

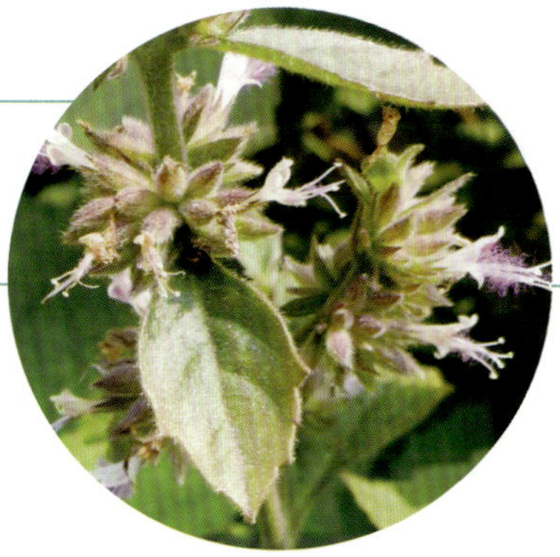

【植物学文献概要】

见《中国植物志》第六十六卷，370～371页。以广藿香（《广州植物志》）为正名收载，别名藿香（广东广州、福建厦门）。台湾、广东海南和广州、广西南宁、福建厦门等地广为栽培，供药用。梗、叶或叶供药用，为芳香健胃、解热、镇吐剂。又为一芳香植物，其芳香油具有浓烈的香味，可作优良的定香剂，同时又是白玫瑰和馥奇型香精的调合原料，又可与香根草油共用作为东方型香精的调合基础。

《广东植物志》第三卷，453～454页。别名藿香。广东广州、肇庆、湛江和海南等地均有栽培。地上部分入药，味辛，性微温。发表和中，行气，化湿，止呕吐。叶含芳香油，既为优良的定香剂，又可调制香精，为重要的化工原料。

《海南植物志》第四卷，45～46页。万宁等地。本种为栽培药用植物。

《广州植物志》638～639页。本植物在菲律宾野生和栽培均有。广州栽培的由南洋华侨传入。

【本草学文献概要】

《中华本草》第7册，第十九卷，130～134页。以广藿香（《中华人民共和国药典》）为正名收载，别名藿香（《名医别录》）、藿香（海南）。味辛，性微温；芳香化湿，和胃止呕，祛暑解表。

【原植物识别特征】

多年生芳香草本或半灌木，高30～100cm，揉之有香气。茎直立，上部多分枝，老枝粗壮，近圆柱形；幼枝方形，密被灰黄色柔毛。单叶对生，圆形至宽卵形，长5～10cm，宽2.5～5cm，边缘有钝锯齿，两面均被毛，脉上尤多。轮伞花序密集成穗状；花萼筒状，5齿；花冠紫色，4裂；雄蕊4；子房上位。小坚果4，近球形。花期4月，我国栽培者稀见开花。

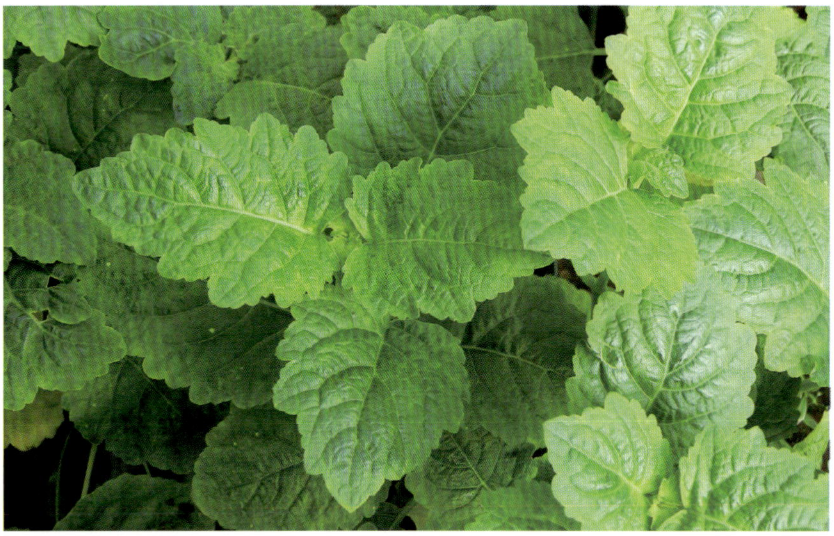

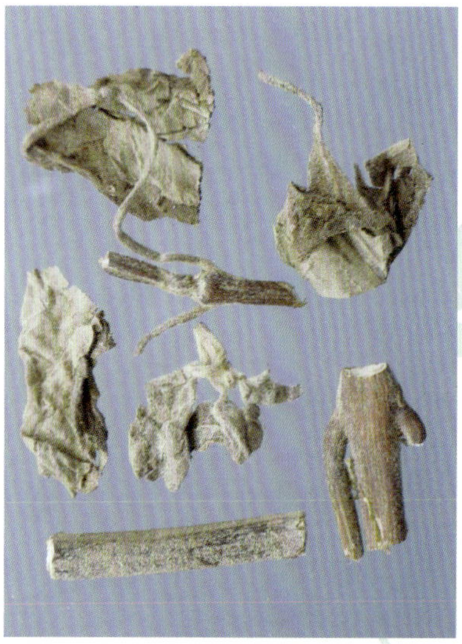

夏枯草

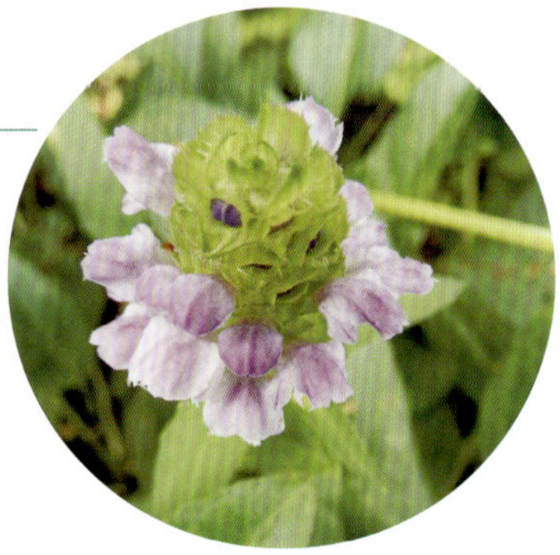

来源 唇形科夏枯草属 *Prunella* 植物夏枯草 *Prunella vulgaris* L. 的果穗。

【植物学文献概要】

见《中国植物志》第六十五卷，第二分册，387～390页。以夏枯草（《神农本草经》）为正名收载，别名麦穗夏枯草、小本蛇药草、金疮小草等。产陕西、甘肃、新疆、河南、广东、广西、福建、江西、浙江、湖南、湖北、四川、云南、贵州等省区。花序或全株入药。

《广东植物志》第三卷，412～413页。广东各地均产，生于山地路边、荒坡、草地和溪边。带花果穗为常用中药（夏枯草），味辛、苦，性寒；清肝火，解郁结。

《广西植物名录》413页。产全区各地。

【本草学文献概要】

《岭南采药录》138 页。味淡，性平，去痰，消肿脓，治瘰疬，清上补下，去眼膜，止痛。

《中华本草》第7册，第十九卷，135～140页。以夏枯草（《神农本草经》）为正名收载。果穗入药，味苦、辛，性寒；清肝明目，散结解毒，止泻敛汗，消肿解毒。

【原植物识别特征】

多年生草本，有匍匐茎。直立茎方形，高约40cm。表面暗红色，有细柔毛。叶对生，卵形或椭圆状披针形，长1.5～6cm，宽1～2.5cm，全缘或疏生锯齿，两面均被毛，基部叶有长柄。轮伞花序密集顶生，呈假穗状；花冠紫红色，唇形，二强雄蕊；子房上位。4小坚果。花期5—6月，果期6—7月。

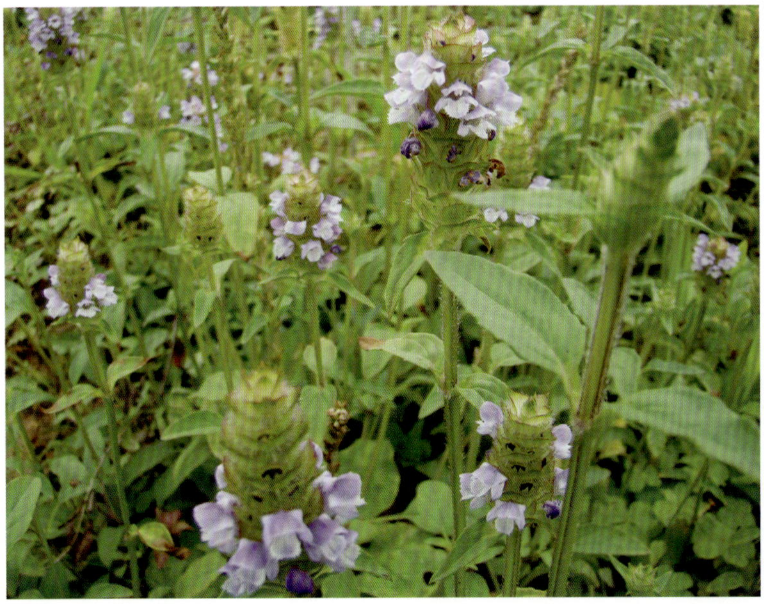

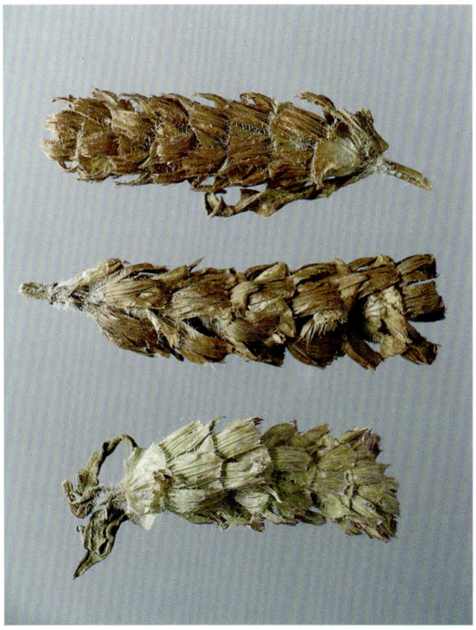

香茶菜

来源 唇形科香茶菜属 *Rabdosia* 植物香茶菜 *Rabdosia amethystoides* (Benth.) Hara. 的地上部分。

【植物学文献概要】

见《中国植物志》第六十六卷，429～430页。以香茶菜（《救荒本草》）为正名收载，别名蛇总管、山薄荷（广西河池）、痱子草（福建龙溪）等。产广东，广西，贵州，福建，台湾，江西，浙江，江苏，安徽及湖北；生于林下或草丛中的湿润处，海拔200～920m。模式标本采自广东。全草入药，治闭经、乳痈、跌打损伤。根入药，治劳伤、筋骨酸痛、疮毒、蕲蛇咬伤等症，为治蛇伤要药。本种在叶形、叶的大小及茎与叶的毛被方面，变异幅度极大，但圆锥花序疏散，聚伞花序分枝极叉开，果萼阔钟形且直立等特征则是共同的。

《广东植物志》第三卷，463页。产广东中部、东部和北部。生于林下和山地路旁草丛中。全草入药，味苦，性凉，气香；清热散瘀，消肿解毒。

【本草学文献概要】

《中华本草》第7册，第十九卷，141～142页。以香茶菜（《救荒本草》）为正名收载，别名山薄荷（《南宁市药物志》）、小叶蛇总管（《广西中药志》）等。地上部分入药，味辛、苦，性凉；清热利湿，活血散瘀，解毒消肿。根亦入药，另列条目。

【原植物识别特征】

多年生直立草本；根茎肥大，不规则。茎高0.3～1.5m，四棱形，具槽，密被柔毛。叶对生，卵状圆形，卵形至披针形，大小不一，长0.8～11cm，宽0.7～3.5cm，基部全缘，其余具圆齿，两面密被小腺点。聚伞花序组成的顶生圆锥花序，花萼钟形，长与宽约2.5mm，萼齿5，近相等；花冠白、蓝白或紫色，冠檐二唇形，上唇长约7mm，先端具4圆裂，下唇阔圆形；二强雄蕊，内藏。花盘环状，子房上位。小坚果卵形，长约2mm，被腺点。花期6—10月，果期9—11月。

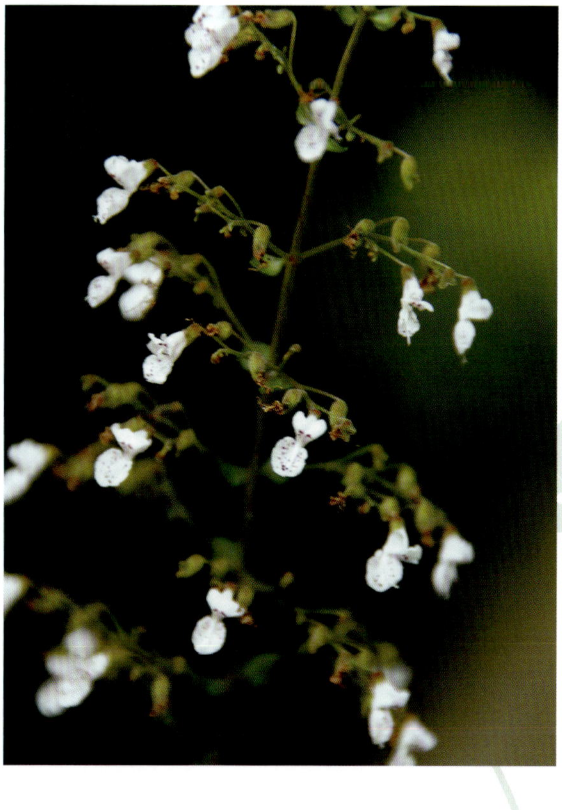

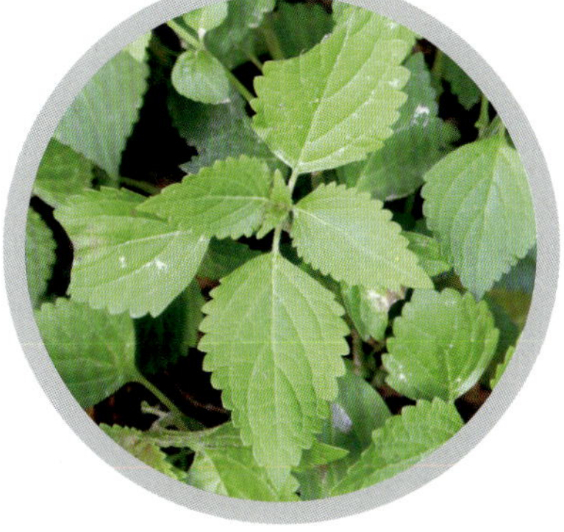

线纹香茶草（溪黄草）

来源　唇形科香茶菜属 *Rabdosia* 植物线纹香茶菜 *Rabdosia lophanthoides* (Buch.-Ham. ex D. Don) Hara 的全草。

【植物学文献概要】

见《中国植物志》第六十六卷，479～482页。以线纹香茶菜为正名收载，别名因陈草（广东怀集）、熊胆草、土黄连（广西）等。产西藏、云南、四川、贵州、广西、广东、福建、江西、湖南、湖北及浙江；生于沼泽地上或林下潮湿处，海拔500～2 700m。全草入药，治急性黄疸型肝炎、急性胆囊炎、咽喉炎、妇科病等，尚可解草乌中毒。

《广东植物志》第三卷，466～467页。产广东中部、北部和东北部，西部较少见。生于沼泽地上或林下湿处。全草入药，治肝炎，解草乌中毒。

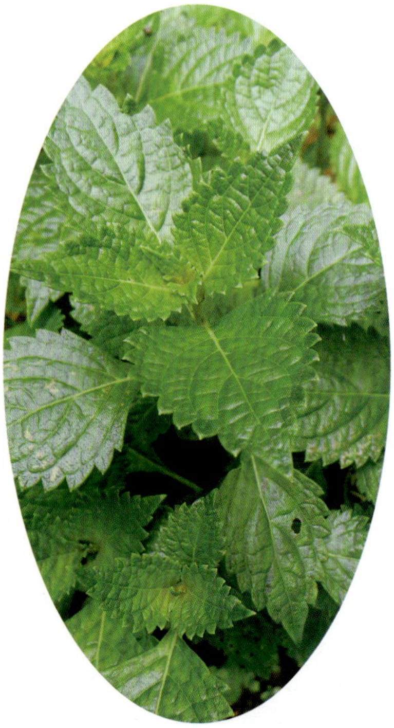

【本草学文献概要】

《中华本草》第7册，第十九卷，154～156页。以溪黄草（《粤北草药》）为正名收载，别名血风草（广州部队后勤部卫生部《常用中草药手册》）、土黄连（《广西中草药》）等。全草入药，味苦，性寒；清热解毒，利湿退黄，散瘀消肿。

【原植物识别特征】

多年生草本，高15～100cm，茎四棱形，被毛。叶对生，卵形、阔卵形或长圆状卵形，长1.5～8.8cm，宽0.5～5.3cm，边缘具圆齿，两面被毛且满布褐色腺点；叶柄长与叶片近相等。聚伞花序组成圆锥花序，花萼钟形，长约2mm，外面被毛，满布红褐色腺点，萼齿5，二唇形；花冠白色或粉红色，具紫色斑点，长6～7mm，冠檐二唇形，上唇具4深圆裂，下唇稍长于上唇。二强雄蕊，子房上位。花果期8—12月。

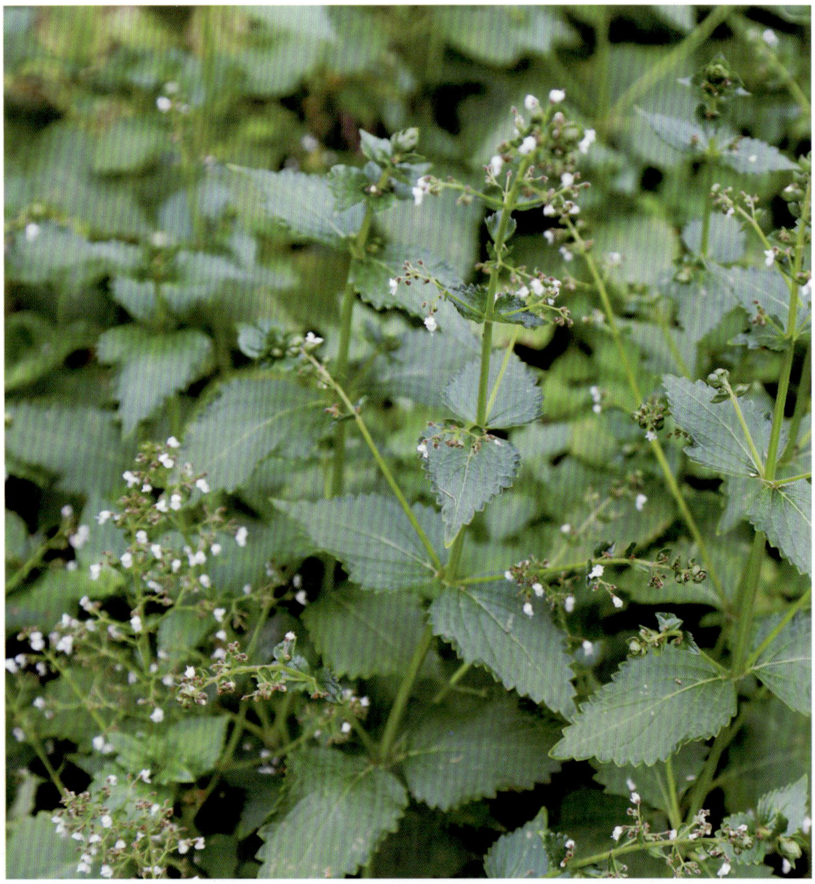

迷迭香

来源　唇形科迷迭香属 *Rosmarinus* 植物迷迭香 *Rosmarinus officinalis* L. 的全草。

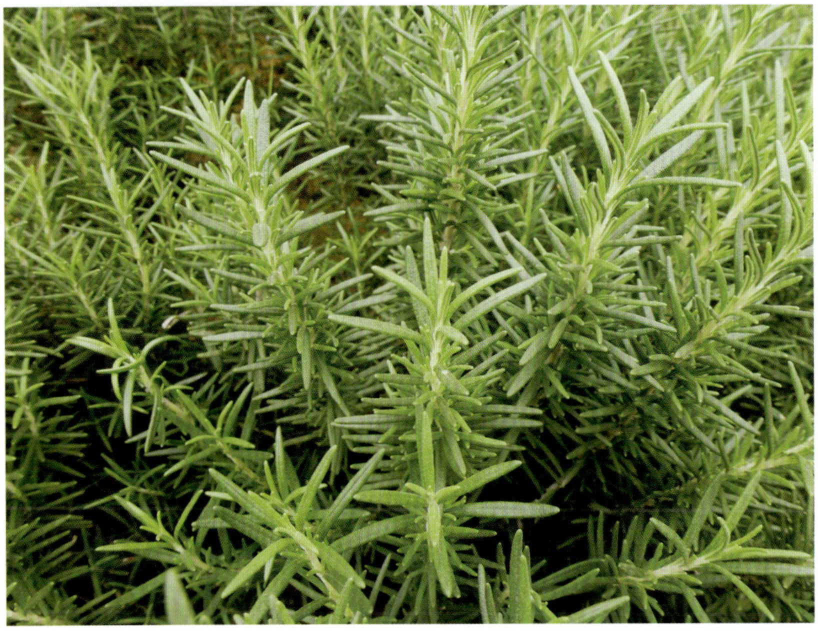

【原植物识别特征】

灌木，高达2m。茎及老枝圆柱形，幼枝四棱形，密被白色星状细毛。叶具极短的柄或无柄，常丛生；叶片线形，长1～2.5cm，宽1～2mm，全缘，革质，下面密被白色星状毛。总状花序，花近无梗；花萼卵状钟形，长约4mm，外面密被毛及腺体，11脉，二唇形，上唇近圆形，3齿，下唇2齿，卵圆状三角形。花冠蓝紫色，长约1cm，冠檐二唇形，上唇2浅裂，下唇3裂；雄蕊2，着生于花冠下唇的下方。子房上位，花盘具相等的裂片，且与子房裂片互生。花期11月。

【植物学文献概要】

见《中国植物志》第六十六卷，198页。原产欧洲及北非地中海沿岸，曹魏时即曾引入我国，今我国园圃中偶有引种栽培。为一芳香油植物，从叶及着花短枝提油，每年可进行3次，含油量为0.19%～1.7%，若单从叶提油，含油量高达2%，油的主要成分为蒎烯，可作皂用或化妆香精之调合原料。此外又可作观赏植物。

【本草学文献概要】

《中华本草》第7册，第十九卷，158～159页。以迷迭香（《本草拾遗》）为正名收载。全草入药，味辛，性温；发汗，健脾，安神，止痛。

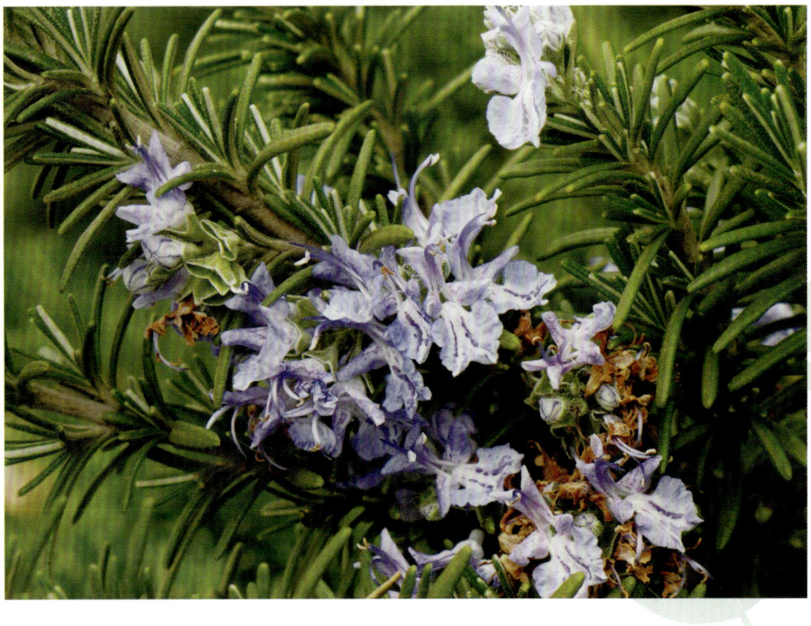

南丹参

来源 唇形科鼠尾草属 *Salvia* 植物南丹参 *Salvia bowleyana* Dunn. 的根。

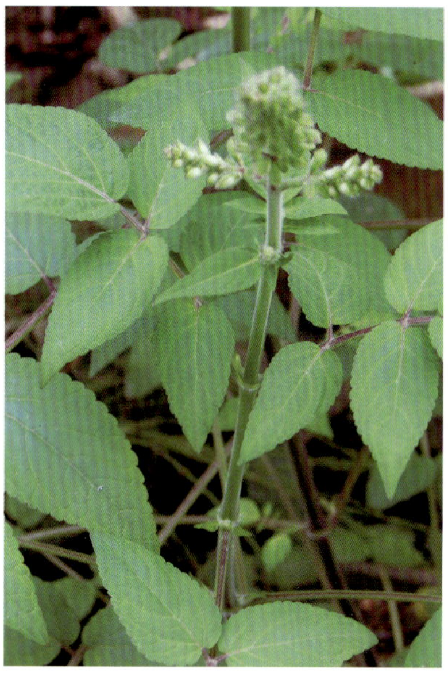

【植物学文献概要】

见《中国植物志》第六十六卷，148～150页。产浙江，湖南，江西，福建，广东，广西；生于山地、山谷、路旁、林下或水边，海拔30～960m。模式标本采自福建永泰。根入药，功效同丹参。

《广东植物志》第三卷，435页。产广东北部和东北部。常生于林下和山谷，有时亦见山地路边。根入药，功效同丹参。

《广西植物名录》414页。产南宁、桂林、阳朔、临桂、灵川、罗城。

【本草学文献概要】

《中华本草》第7册，第十九卷，160～161页。以南丹参（《全国中草药汇编》）为正名收载，别名土丹参（《福建药物志》）、赤参、紫丹参（江西、福建、湖南）、七里麻、紫根、鼠尾草（广东）等。根入药，味苦，性微寒；活血化瘀，调经止痛。

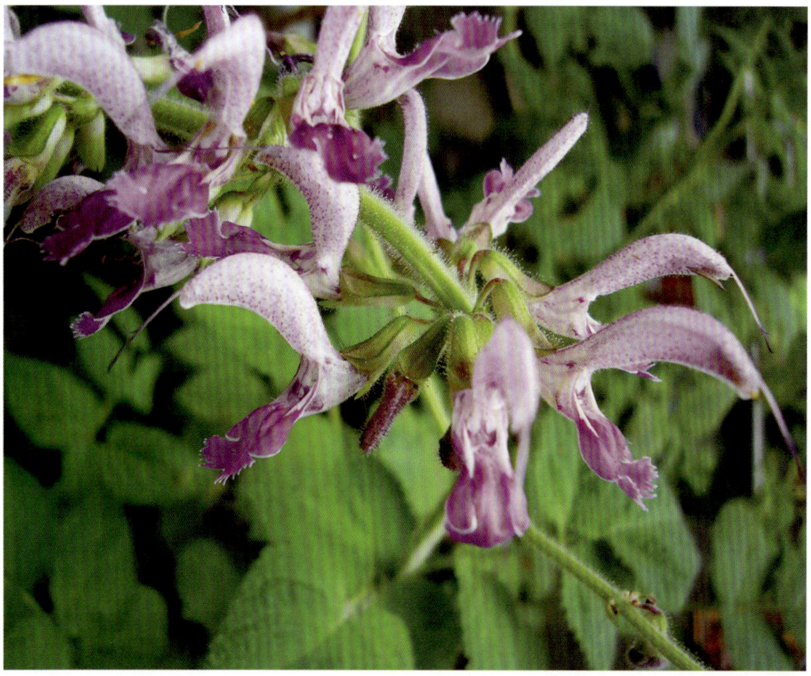

【原植物识别特征】

多年生草本；根肥厚，外表红赤色，切面淡黄色。茎粗大，高约1m，钝四棱形，被长柔毛。羽状复叶对生，长10～20cm，有小叶5～7片；顶生小叶卵圆状披针形，长4～7.5cm，宽2～4.5cm，边缘具齿；侧生小叶较小，基部偏斜。轮伞花序组成总状圆锥花序；花梗长约4mm，各部被毛；花萼筒形，长8～10mm，3/2二唇形，裂至花萼长的1/4；花冠淡紫、紫至蓝紫色，长1.9～2.4cm，近冠筒基部斜生毛环，冠檐二唇形，上唇略作镰刀形，下唇稍短，呈长方形；能育雄蕊2，子房上位。小坚果椭圆形，长约3mm，褐色，顶端有毛。花期3—7月。

朱唇（小红花）

来源 唇形科鼠尾草属 *Salvia* 植物朱唇 *Salvia coccinea* L. 的种子。

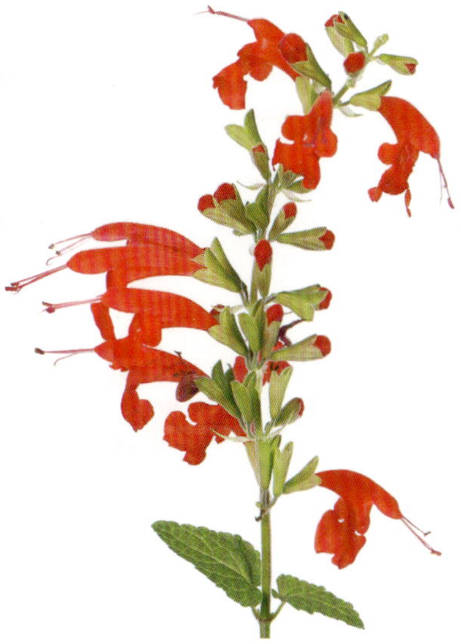

【植物学文献概要】

见《中国植物志》第六十六卷，174～175页。原产美洲，我国南部有栽培，云南有逸为野生者。花美丽，供观赏；全草入药，散瘀消肿。

《广东植物志》第三卷，436页。“朱唇”之名出自《广州植物志》。广东各地常见栽培。花美艳，供观赏；茎叶入药，消肿散结。

《广西植物名录》414页。产邕宁、马山、岑溪、合浦、钦州、德保。

《广州植物志》636页。在鼠尾草属 *Salvia* 中提到，在广州间有栽培。

【本草学文献概要】

《岭南采药录》88页。散毒，去瘀生新，治缠腰蛇，敷疮如神。

《中华本草》第7册，第十九卷，164～165页。以朱唇为正名收载，别名小红花、三叶青等。种子入药，味辛、微苦、涩，性凉；凉血止血，清热利湿。

【原植物识别特征】

一年或多年生草本。茎直立，高达70cm，四棱形，被毛。叶对生，卵圆形或三角状卵圆形，长2～5cm，宽1.5～4cm，边缘有锯齿，叶柄长0.5～2cm。轮伞花序，组成顶生的总状花序；花两性，花萼筒状钟形，长7～9mm；花冠深红或绯红色，长2～2.3cm，冠檐二唇形，下唇较上唇稍长，3裂；能育雄蕊2，伸出；子房上位，花柱伸出。小坚果4，倒卵圆形。花期4—7月。

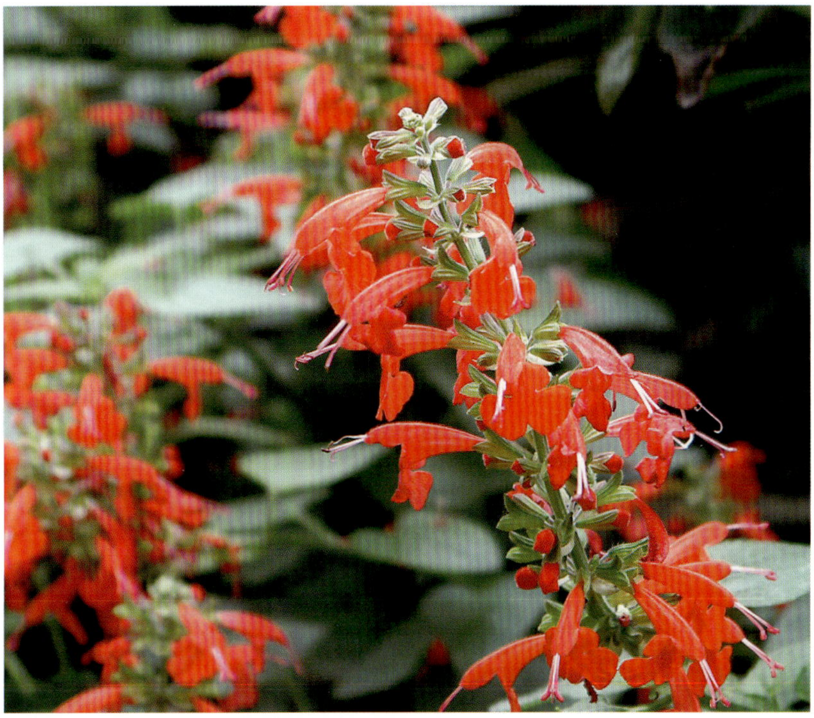

荔枝草

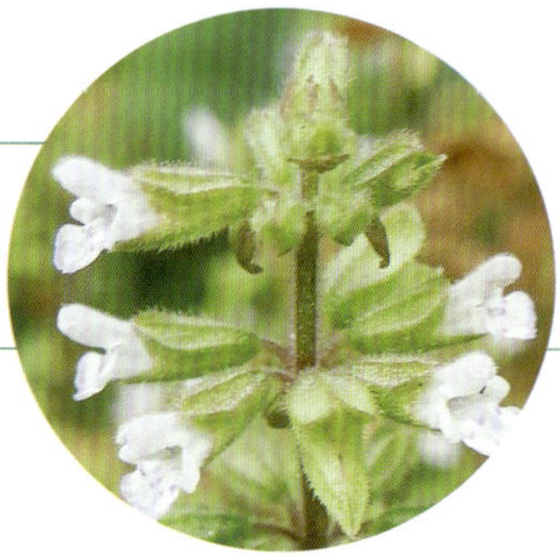

来源 唇形科鼠尾草属 *Salvia* 植物荔枝草 *Salvia plebeia* R. Br. 的全草。

【植物学文献概要】

见《中国植物志》第六十六卷，168~172页。除新疆、西藏、青海、甘肃外，分布几遍全国各地。生于山坡，路旁，沟边，田野潮湿的土壤上，海拔可至2 800m。“荔枝草”之名出自《本草纲目拾遗》。全草入药，民间广泛用于跌打损伤，无名肿毒，流感，咽喉肿痛等症。

《广东植物志》第三卷，437页。以雪见草为正名收载。广东各地均产，海南较少见。民间以全草入药，治痢疾、咽喉肿痛等。

《广西植物名录》414页。产全区各地。

《海南植物志》第四卷，42~43页。澄迈、白沙、文昌。生于荒地上。

《广州植物志》636~637页。以雪见草为正名收载，别名蛤蟆草。为广州极常见的野草，喜生于荒地上，为生草药之一。

【本草学文献概要】

《岭南采药录》135页。别名癞蝦蟆草。冬尽发苗，三月抽茎，高近尺许，开花细紫成穗，五月枯，茎方中空，叶尖长，面青背白，边有锯齿，麻纹累累奇臭者是，有子如荔枝，性凉，凉血解毒，治咽喉十八证，消痈肿，杨梅痔疮，洗之即愈，凡痔，以此草二两，和五倍子七枚，砂锅煎水熏洗，治跌打伤，去瘀血。

《中华本草》第7册，第十九卷，186~188页。以荔枝草为正名收载，别名水羊耳（《生草药性备要》）、野芝麻、雪见草等。全草入药，味苦、辛，性凉；清热解毒，凉血散瘀，利水消肿。《广西本草选编》等有药用记载。

【原植物识别特征】

一年或二年生草本，高15~90cm。叶对生，椭圆状卵圆形或椭圆状披针形，长2~6cm，宽0.8~2.5cm，边缘具齿，叶面有黄褐色腺点，密被疏柔毛。轮伞花序，密集组成总状或总状圆锥花序；花两性，花萼钟形，5裂；花冠淡红、淡紫或蓝紫色，稀白色，长4.5mm，二唇形；能育雄蕊2，着生于下唇基部，略伸出花冠外；子房上位。小坚果倒卵圆形，直径0.4mm。花果期4—7月。

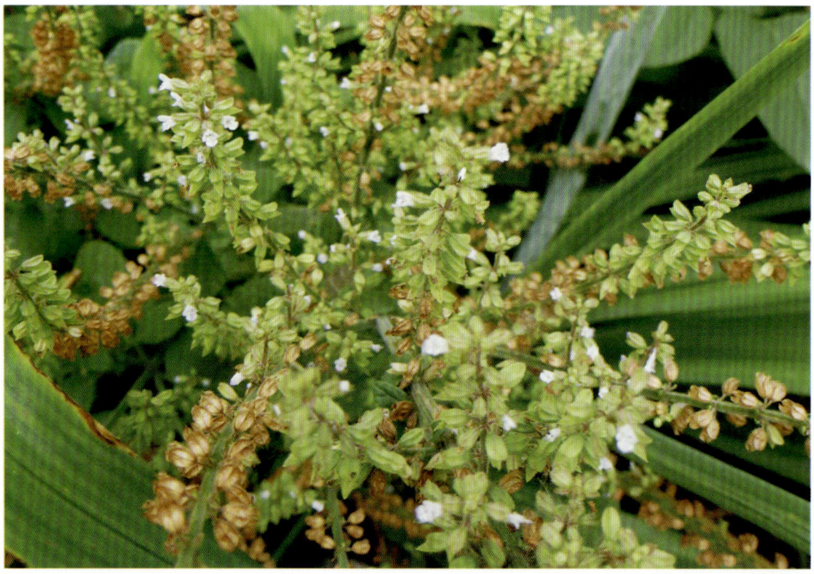

韩信草

来源 唇形科黄芩属 *Scutellaria* 植物韩信草 *Scutellaria indica* L. 的全草。

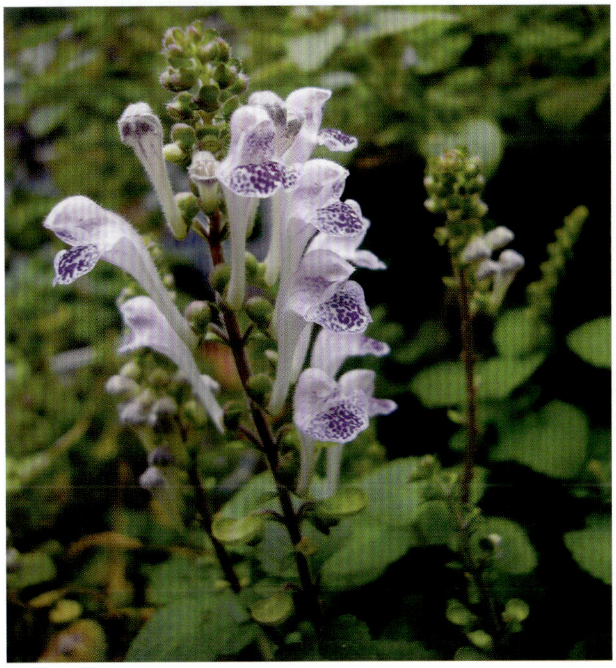

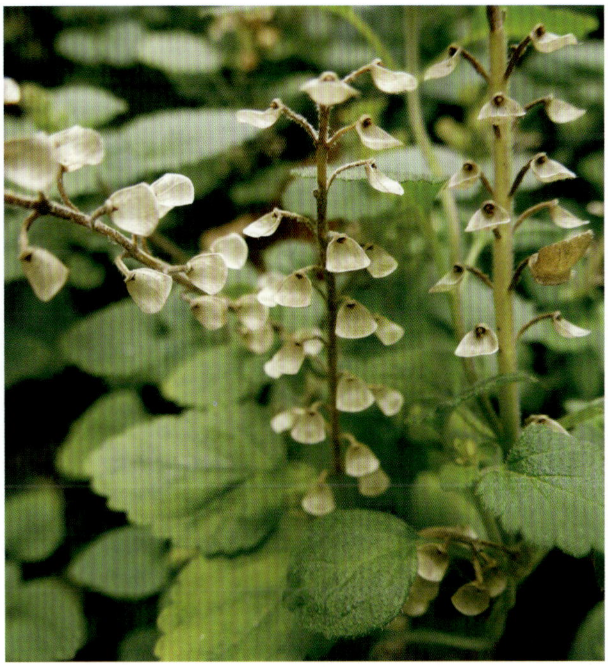

【植物学文献概要】

见《中国植物志》第六十五卷，第二分册，172～177页。产陕西、河南、江苏、安徽、浙江、福建、台湾、江西、广东、广西、湖南、四川、云南、贵州等省区。为岭南民间常用草药之一。该种的适应性和生活能力很强，变异程度也较大。因果实形似挖耳勺，故名“耳挖草”。

《广东植物志》第三卷，404页。别名大力草、耳挖草。产广东、海南各地。生于山地路边、草地或林缘。祛风壮骨，散瘀消肿。

《广西植物名录》414页。产全区各地。

《海南植物志》第四卷，34～35页。白沙、琼中。全草入药。

《广州植物志》644页。别名耳挖草、大力草（广州）。广州常见的野草，生于近郊山野间。

【本草学文献概要】

《岭南采药录》63页。别名大力草、耳挖草。味苦辛，治跌打，祛风，壮筋骨，治蛇伤，散血消肿，浸酒最妙。

《中华本草》第7册，第十九卷，214～216页。以韩信草（《生草药性备要》）为正名收载，别名大力草、耳挖草（《生草药性备要》）、金茶匙（《本草求原》）等。全草入药，味辛、苦，性寒；清热解毒，活血止痛，止血消肿。

【原植物识别特征】

多年生草本，高12～28cm，茎四棱形。叶对生，心状卵圆形至椭圆形，长1.5～2.6cm，宽1.2～2.3cm，边缘密生圆齿，两面被毛。花两性，萼长约2.5mm，果时增大1倍。花冠蓝紫色，长1.4～1.8cm，冠檐二唇形，上唇盔状，下唇具深紫色斑点；二强雄蕊；花盘肥厚，子房上位。成熟小坚果4，卵形，长约1mm。花果期2～6月。

半枝莲

来源 唇形科黄芩属 *Scutellaria* 植物半枝莲 *Scutellaria barbata* D. Don 的全草。

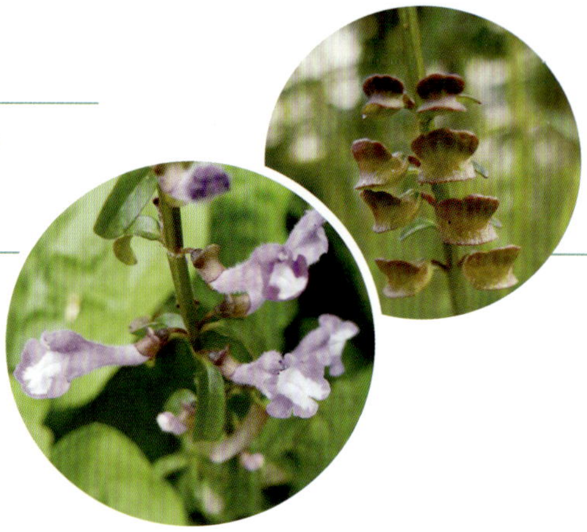

【植物学文献概要】

见《中国植物志》第六十五卷，第二分册，229～232页。以半枝莲（《江苏省植物药材志》）为正名收载，别名狭叶韩信草（《广州植物志》）等。产河北，山东，陕西南部，河南，江苏，浙江，台湾，福建，江西，湖北，湖南，广东，广西，四川，贵州，云南等省区；生于水田边、溪边或湿润草地上，海拔2 000m以下。民间用全草煎水服，治妇女病，热天生痱子可用全草泡水洗。此外亦用于治各种炎症，疮痈肿毒，跌打损伤，蚊虫咬伤，并试治早期癌症。

《广东植物志》第三卷，406页。别名狭叶韩信草。广东各地均产。常生于田埂、草地和溪边。常用草药，全草入药，祛风散瘀，解毒止痛，舒筋活络。

《广西植物名录》414页。产全区各地。

《广州植物志》644页。以狭叶韩信草为正名收载。常生于水边或田边。

【本草学文献概要】

《中华本草》第7册，第十九卷，210～212页。以半枝莲（《江苏省植物药材志》）为正名收载，别名通经草、紫连草、水韩信（《广西药用植物图志》）、耳挖草（《广西中草药》）、狭叶韩信草（《广州植物志》）等。全草入药，味辛、苦，性寒；清热解毒，散瘀止痛，利水消肿。

【原植物识别特征】

一年生草本，高12～35cm，茎四棱形。叶对生，三角状卵圆形或卵圆状披针形，长1.3～3.2cm，宽0.5～1cm，边缘疏生浅牙齿，侧脉2～3对。花单生于叶腋内，两性；萼长约2mm，果时增大1倍多。花冠蓝紫色，长9～13mm，冠檐二唇形，上唇盔状，下唇中裂片梯形；二强雄蕊；花盘盘状，子房上位，4裂，裂片等大。成熟小坚果4，褐色，扁球形，直径约1mm，具小疣状突起。花果期4—7月。

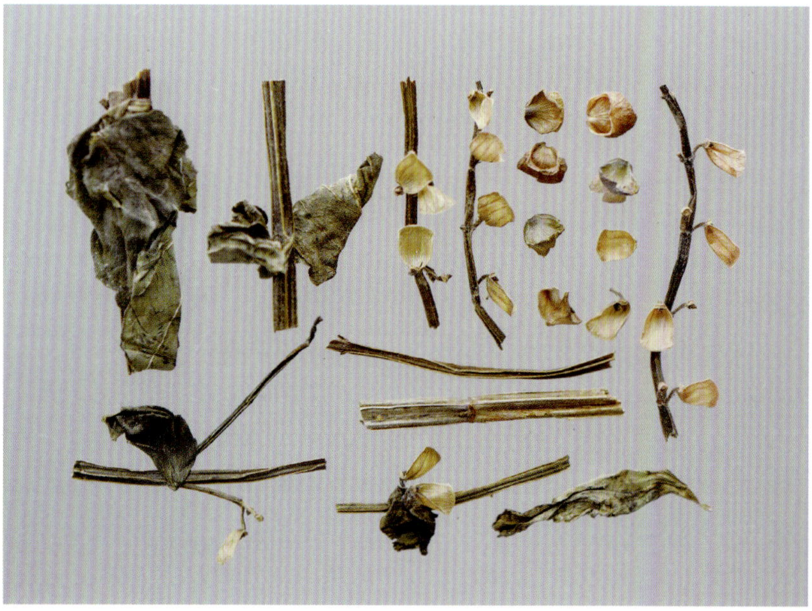

地蚕（草石蚕）

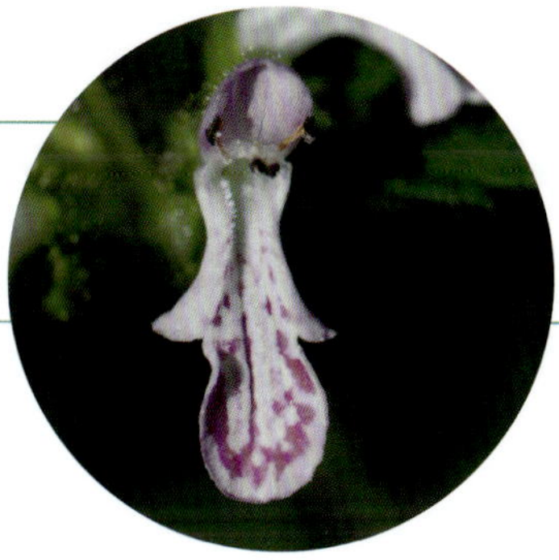

来源　唇形科水苏属 *Stachys* 植物地蚕 *Stachys geobombycis* C. Y. Wu 的根茎。

【植物学文献概要】

见《中国植物志》第六十六卷，21～22页。产浙江、湖南、福建、江西、广东、广西等省区。根茎可供食用，全草入药，理跌打，祛风毒。广西桂平称冬虫夏草。

《广东植物志》第三卷，427页。以地蚕为正名收载，别名草食蚕、土冬虫草。产广东北部和东北部，常生于山地田边、潮湿荒地或草丛中。肉质肥厚的根茎供食用，全草入药，治跌打。

《广西植物名录》415页。产柳州、梧州、桂平。

【本草学文献概要】

《岭南采药录》151～152页。别名草石蚕。草本，茎高二尺余，叶椭圆形，而有锯齿，对生，紫背者佳，夏日梢头及叶腋所出之枝，皆成花穗，攒簇小唇形，花白色而带淡红，味甘，性平，去风痰，和鸡肉煮食，治风瘫骨痛，理跌打，治蛇咬，又能解硫磺毒，治发背痈疽结核等证，洗眼疾，及阴湿疮。

《中华本草》第7册，第十九卷，221～222页。以地蚕（《全国中草药汇编》）为正名收载，别名土虫草（《陆川本草》）、白虫草、肺痨草等。根茎入药，味甘，性平；益肾润肺，补血消疳。

【原植物识别特征】

多年生草本，高40～50cm。根状茎肉质，肥大；茎四棱，被毛。单叶对生，长圆状卵圆形，长4.5～8cm，宽2.5～3cm，边缘有锯齿，两面被毛；叶柄长1～4.5cm。轮伞花序组成间断的穗状花序；花萼倒圆锥形，长约5mm，明显10脉，萼齿5；花冠二唇形，淡紫至紫蓝色，稀淡红色，长约1cm；二强雄蕊；花盘杯状，子房上位。小坚果4。花期4—5月。

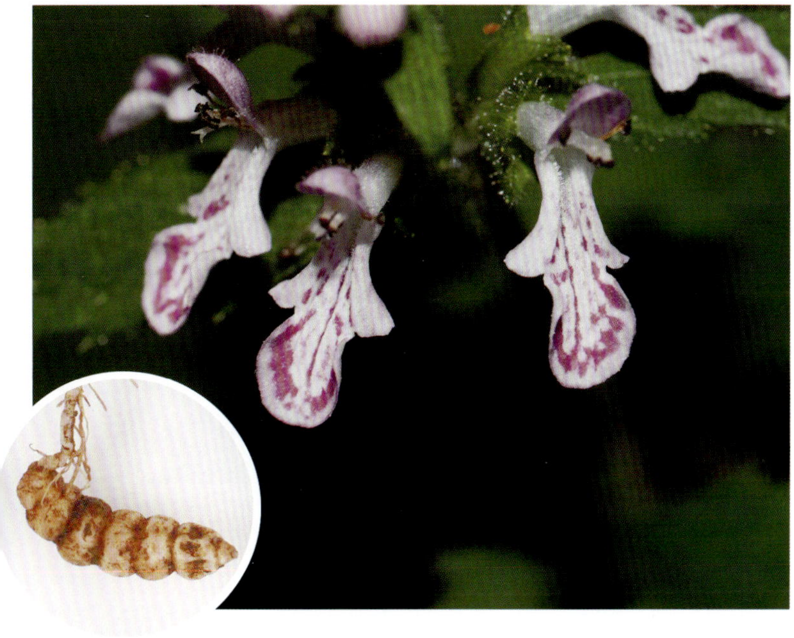

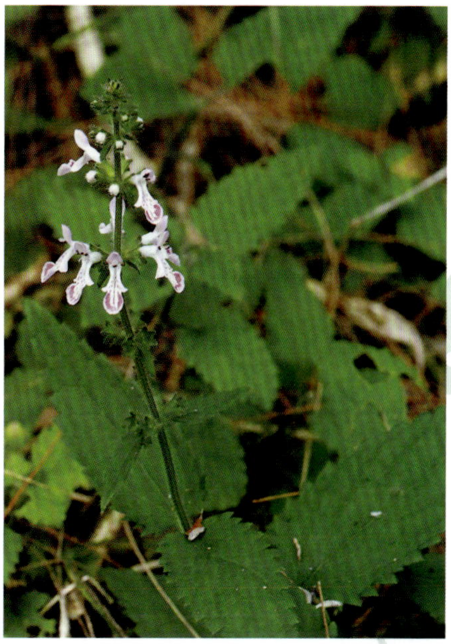

朝天椒

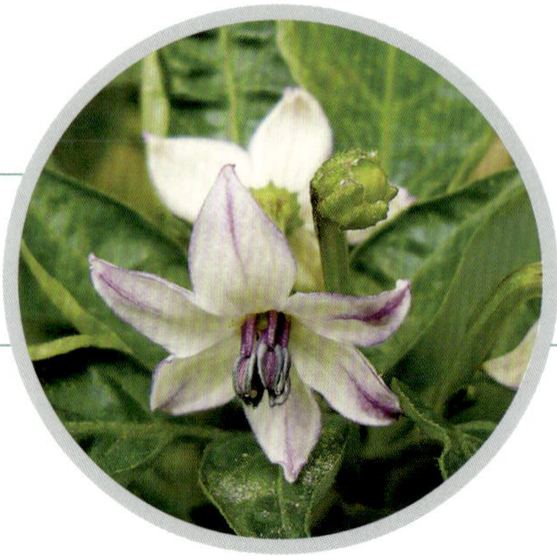

来源 茄科辣椒属 *Capsicum* 植物朝天椒 *Capsicum annuum* L. var. *conoides* (Mill.) Irish 的果实。

【植物学文献整理】

见《中国植物志》第六十七卷，第一分册，62～63页。以朝天椒为正名收载。果实成熟后红色或紫色，味极辣。我国南北均栽培，常作盆景。

《广东植物志》第二卷，368～369页。广东各地有栽培，有时逸为野生。作盆景，供观赏。

《海南植物志》第三卷，469页。海南各地均有栽培，间有野生的。

《广州植物志》576～577页。作为辣椒的3个变种之一记载，功用同辣椒。

【本草学文献整理】

《中华本草》第7册，第十九卷，254页。以指天椒（《岭南采药录》）为正名收载，别名长柄椒（《苏南种子植物手册》）。果实入药，味辛，性温；活血，消肿，解毒。

【原植物识别特征】

一年或多年生草本植物。茎多二歧分枝。叶互生，叶长5～7cm，长3～4cm，卵形或长椭圆形，全缘，顶端短渐尖或急尖，基部狭楔形。花常单生于二分叉间，花梗直立，花稍俯垂，花萼杯状，不显著5齿；花冠白色或带紫色；雄蕊5，花药灰紫色；子房上位。肉质浆果，果梗及果实均直立，果实较小，圆锥状，长2.5～5cm，成熟后红色或紫色，味极辣。

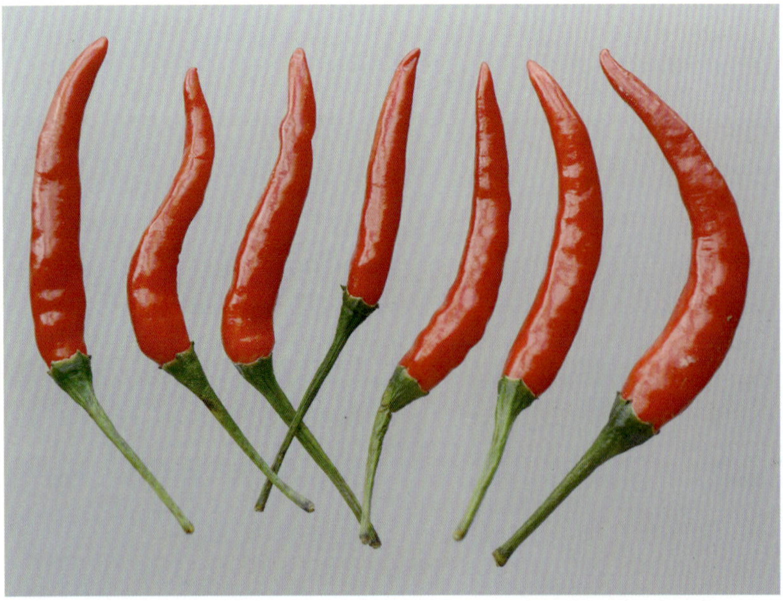

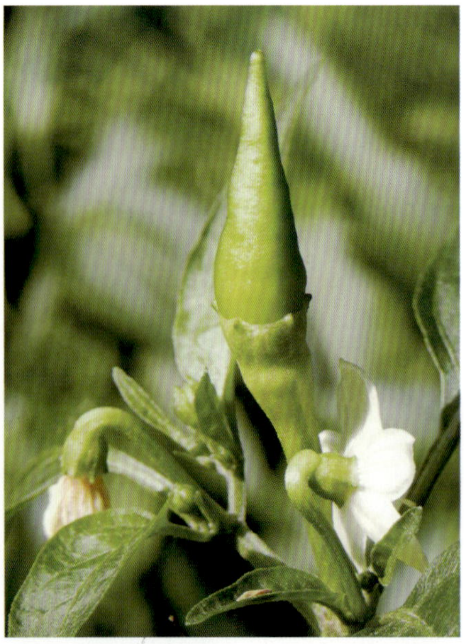

辣椒

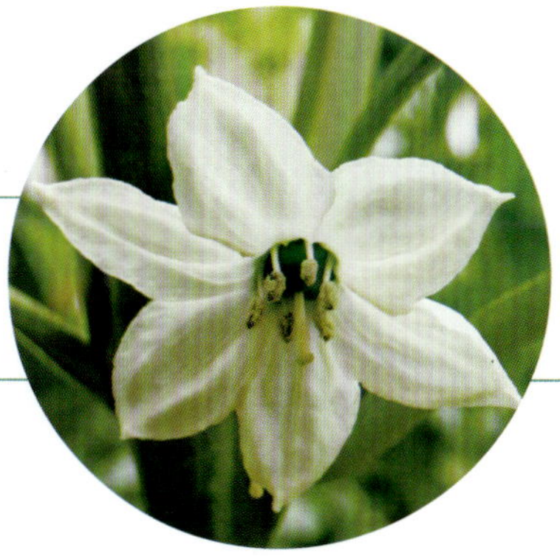

来源 茄科辣椒属 *Capsicum* 植物辣椒 *Capsicum annuum* L. 的根。

【植物学文献概要】

见《中国植物志》第六十七卷，第一分册，61 ~ 63页。原产墨西哥至哥伦比亚，现全世界广泛栽培，是重要的蔬菜和调味品。我国南北各地均有栽培，有多个栽培变种，如菜椒、朝天椒、簇生椒等。

《广东植物志》第二卷，368页。原产墨西哥，现我国及世界各地均普遍栽培，果实作蔬菜及调味品，药用有驱虫和发汗的功效。

《广西植物名录》370页。产全区各地。

《海南植物志》第三卷，469页。海南各地均有栽培，间有野生的。

《广州植物志》576 ~ 577页。别名番椒（《食用本草》）、鸡嘴椒（广州）。入药，驱虫、发汗、促进食欲；外用作皮肤发赤剂、生发水等。

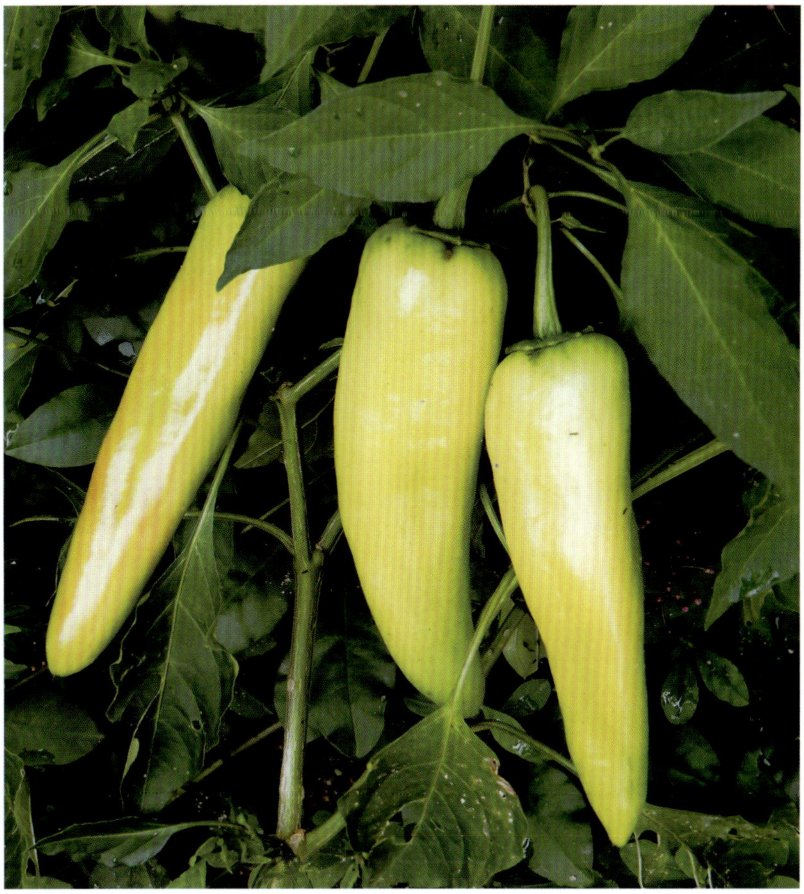

【本草学文献概要】

《岭南采药录》171 ~ 172页。治手足无力，用辣椒头二个，鸡脚十五对，由膝以上截出，花生肉二两，红枣六粒，用水酒各半，隔水炖五六分钟。味香甘可口，并无辣味。

《中华本草》第7册，第十九卷，254页。以辣椒头（《岭南采药录》）为正名收载。根入药，味辛、甘，性热；散寒除湿，活血消肿。茎、叶、果实亦入药，另列条目。

【原植物识别特征】

一年或多年生植物，高40 ~ 80cm，幼枝被短柔毛。单叶互生，叶片长圆状卵形至卵状披针形，长3 ~ 10cm，宽2 ~ 4cm，全缘，叶柄长1 ~ 7cm。花单生于叶腋，两性，花萼杯状，常具5小齿；花冠白色，5裂，裂片卵形；雄蕊5，花药蓝紫色；子房上位。肉质浆果长圆锥状或长纺锤状，长2.5 ~ 8cm，顶端常渐尖，熟时红色或橙色，味辣；种子扁肾形，淡黄色。花果期3—11月。

洋金花

来源 茄科曼陀罗属 *Datura* 植物洋金花 *Datura metel* L. 的花。

【植物学文献整理】

见《中国植物志》第六十七卷，第一分册，147 ~ 148页。以洋金花（《中国高等植物图鉴》）为正名收载，别名白曼陀罗（福建）、白花曼陀罗、风茄花、喇叭花（江西、江苏），闹羊花（南方）、枫茄子、枫茄花（上海）。分布于热带及亚热带地区，温带地区普遍栽培；我国台湾、福建、广东、广西、云南、贵州等省区常为野生，江苏、浙江栽培较多。常生于向阳的山坡草地或住宅旁。叶和花含莨菪碱和东莨菪碱；花为中药的“洋金花”，作麻醉剂。全株有毒，而以种子最毒！

《广东植物志》第二卷，386页。以洋金花为正名收载，别名白花曼陀罗，风茄花，喇叭花（海南岛）。产广东省中部至南部，珠江三角洲一带常有栽培。生于路旁、荒地。

《广西植物名录》370页。产武鸣、上林、岑溪、北流、那坡、昭平、东兰。

《广州植物志》578 ~ 579页。别名闹羊花（广东）。为野生植物，广州近郊村落旁不时可见。有剧毒，能致死。

【本草学文献整理】

《中华本草》第7册，第十九卷，254 ~ 259页。以洋金花（《药物图考》）为正名收载，别名曼陀罗花（《法华经》）、风茄花（《本草求原》）、胡茄花（《本草原始》）。花入药，味辛，性温，有毒；平喘止咳，麻醉止痛，解痉止搐。

【原植物识别特征】

一年生直立草木而呈半灌木状，高0.5 ~ 1.5m。叶互生，卵形或广卵形，长5 ~ 20cm，宽4 ~ 15cm，边缘有不规则的短齿或浅裂、或全缘而波状，叶柄长2 ~ 5cm。花单生，花萼筒状，长4 ~ 9cm，裂片5，果时宿存部分增大成浅盘状；花冠长漏斗状，长14 ~ 20cm，檐部直径6 ~ 10cm，白色、黄色或浅紫色，单瓣；栽培类型有重瓣；雄蕊5；子房上位。蒴果近球状，疏生粗短刺，直径约3cm，不规则4瓣裂。种子淡褐色。花果期3—12月。

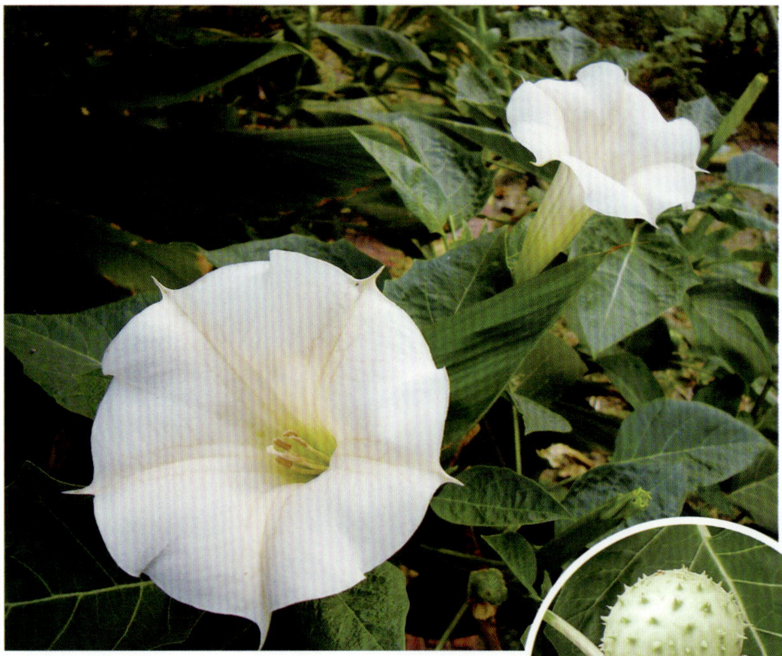

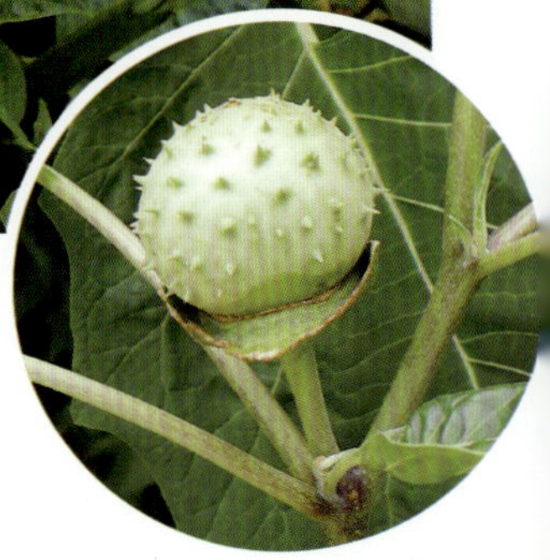

红丝线（十萼茄）

来源　茄科红丝线属 *Lycianthes* 植物红丝线 *Lycianthes biflora* (Lour.) Bitter 的全草。

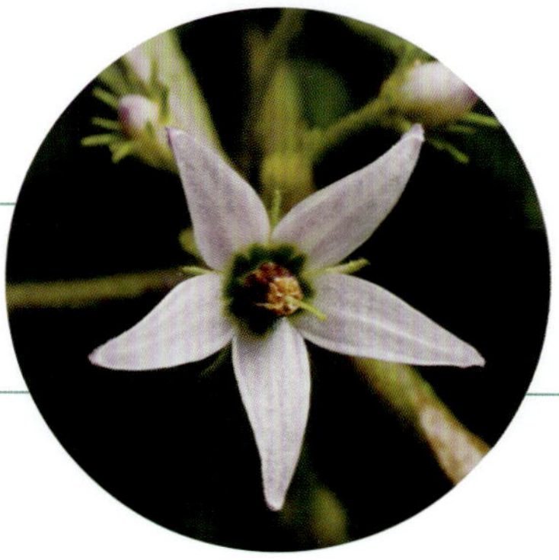

【植物学文献整理】

见《中国植物志》第六十七卷，第一分册，122～124页。以红丝线（《植物名实图考》）为正名收载，别名十萼茄（《广州植物志》）、衫钮子（广西临桂）、野灯笼花（广西大苗山县）、血见愁（《植物名实图考》）、野花毛辣角（贵州独山）。产云南、四川南部、广西、广东、江西、福建、台湾诸省。生长于荒野阴湿地、林下、路旁、水边及山谷中，海拔150～2 000m。

《广东植物志》第二卷，383页。以红丝线（《植物名实图考》）为正名收载，别名十萼茄（《广州植物志》）、扣子草（梅县）、血见愁（《植物名实图考》）。广东全省均产。生于村旁、路旁或林下土壤肥沃潮湿处。

《广西植物名录》370页。产全区各地。

《海南植物志》第三卷，466～467页。以双花红丝线为正名收载，别名十萼茄。儋县、白沙、东方、乐东、琼中、保亭、万宁、陵水、崖县。全株入药。

《广州植物志》573页。为一野生植物，喜生于荒野阴地上，广州常见。

【本草学文献整理】

《中华本草》第7册，第十九卷，266～267页。以毛药（《贵州民间药物》）为正名收载，别名血见愁（《植物名实图考》）、十萼茄、猫耳朵（《广西药用植物名录》）等。全草入药，味苦，性凉；清热解毒，祛痰止咳。

【原植物识别特征】

灌木或亚灌木，高0.5～1.5m，植物体密被淡黄色绒毛。上部叶常假对生，大小不等；大叶片椭圆状卵形，偏斜，基部楔形渐窄至叶柄而成窄翅，长9～15cm，宽3.5～7cm；小叶片宽卵形，长2.5～4cm，宽2～3cm；两种叶均全缘。花通常2～3朵生于叶腋内；萼杯状，长约3mm，萼齿10,钻状线形，长约2mm；花冠淡紫色或白色，直径10～12mm，顶端深5裂；雄蕊5，子房上位。浆果球形，直径6～8mm，成熟时绯红色。花期5—8月，果期7—11月。

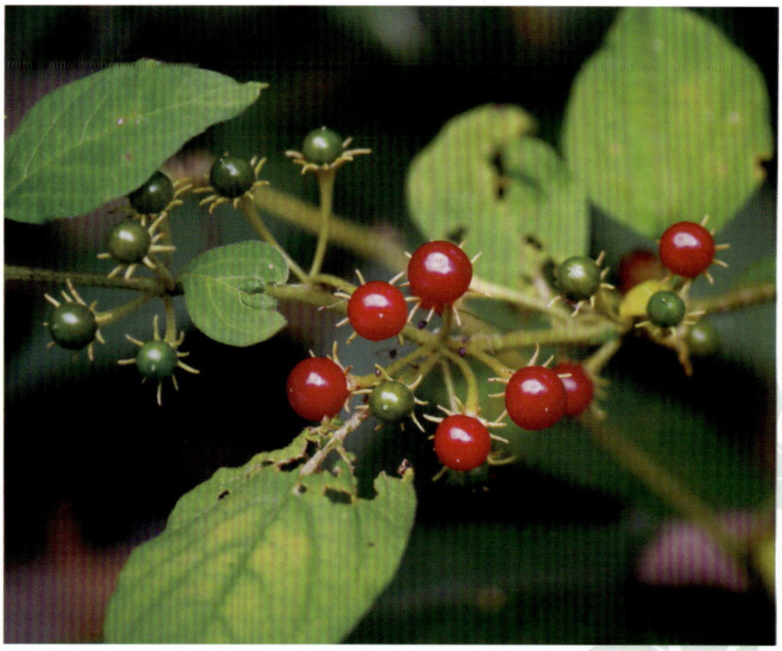

枸杞

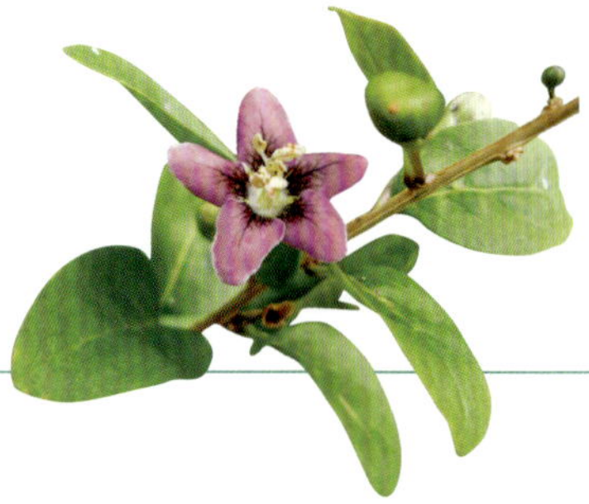

来源 茄科枸杞属 *Lycium* 植物枸杞 *Lycium chinense* Mill. 的新鲜嫩叶。

【植物学文献概要】

见《中国植物志》第六十七卷，第一分册，15～18页。分布几遍全国。根皮为传统中药地骨皮，果作汤料，嫩叶作蔬菜。

《广东植物志》第二卷，364页。广东各地有栽培，亦有野生，生于山坡、村旁和路边灌丛中。

《广西植物名录》371页。产全区各地。

《海南植物志》第三卷，470页。海南各地有栽培。

《广州植物志》576页。别名枸杞菜（广州）。为园艺栽培作物，广州近郊常见栽培，间有逸为野生的。叶供蔬食，通常和肉或鸡蛋煲汤，有清热之效；果实及根皮入药。

【本草学文献概要】

《岭南采药录》116～117页。落叶灌木，成蔓状，其长大者如巨干，高至十尺余，叶长椭圆形，狭长柔软，约寸余，互生或丛生，春月开花，花紫色，合瓣花冠，雄蕊五枚，与花冠裂片之数同，着生于花冠上，果实即杞子，赤色，卵形而尖，叶味甘，性寒，明目，补肾，安胎，宽中，去热，治崩中立正，其根即地骨皮，以叶和米炒，淬水饮之，益肾气。

《中华本草》第7册，第十九卷，277～278页。以枸杞叶（《名医别录》）为正名收载，别名地仙苗（《日华子本草》）、甜菜（《本草图经》）、天精草（《保寿堂经验方》）、枸杞苗（《本草纲目》）、枸杞菜（《生草药性备要》）等。味甘，性平；补肾，养肝，润肺。其根皮为常用传统中药，另列条目。

【原植物识别特征】

落叶灌木或小乔木状。果枝细长，略下垂；刺状枝短而细，生于叶腋，长1～4cm。叶互生或簇生，披针形或卵状长圆形，长2～8cm，宽0.5～3cm，全缘。花单生或数朵簇生；花萼杯状；花冠漏斗状，5裂，粉红色或深紫红色，有暗紫色脉纹；雄蕊5，着生于花冠中部；子房上位，2室。浆果倒卵形，熟时鲜红色。种子多数。花期5—10月，果期6—11月。

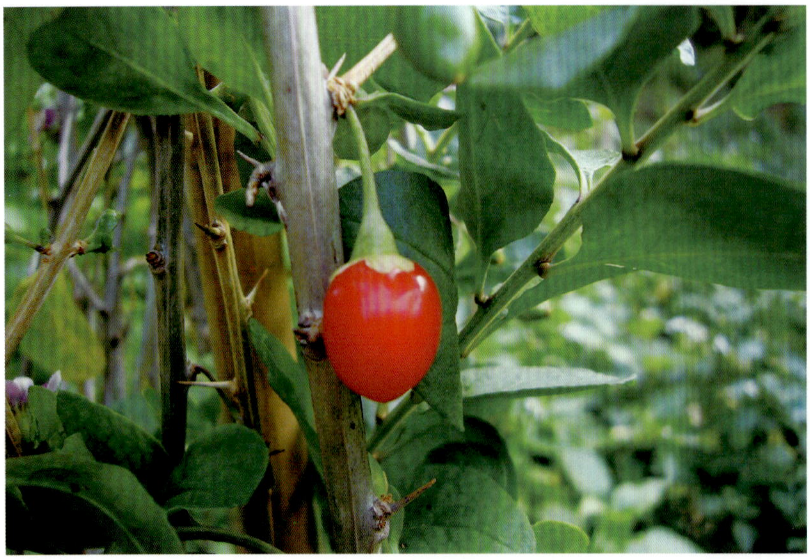

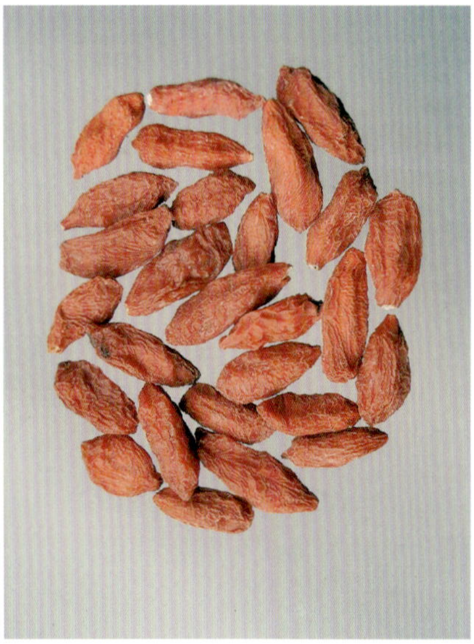

番茄

来源　茄科番茄属 *Lycopersicon* 植物番茄 *Lycopersicon esculentum* Mill. 的新鲜果实。

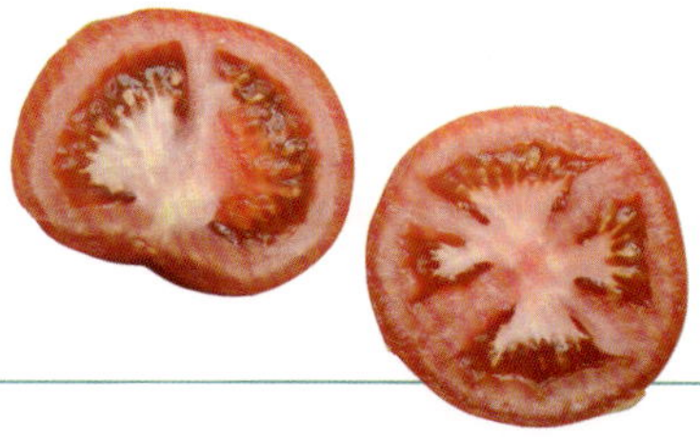

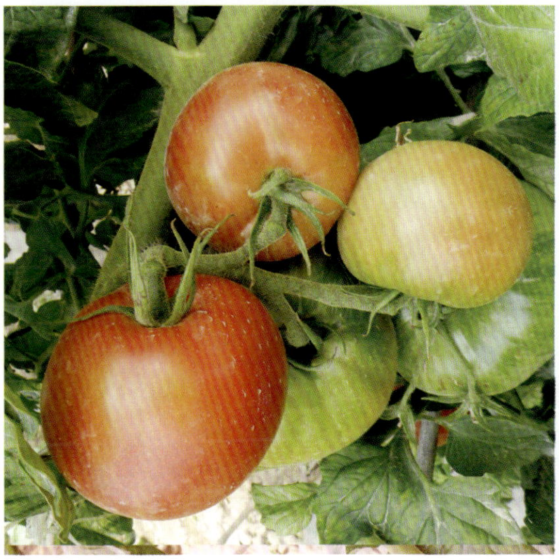

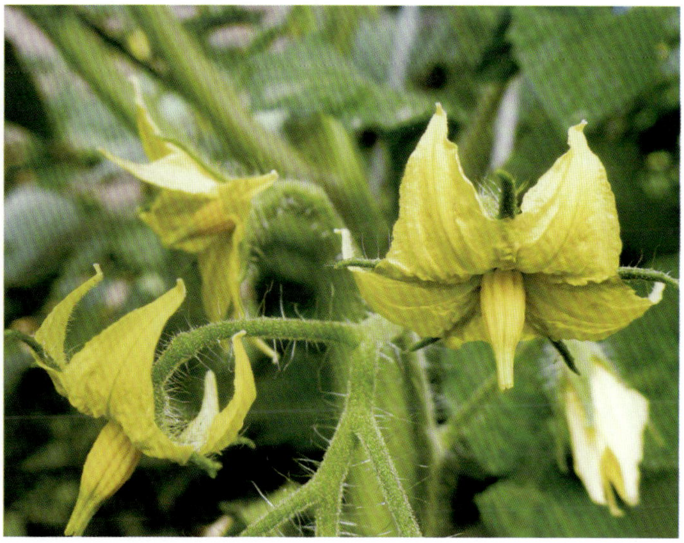

【植物学文献整理】

见《中国植物志》第六十七卷，第一分册，136～137页。以番茄（通称）为正名收载，别名蕃柿、西红柿。原产南美洲；我国南北广泛栽培。果实为盛夏的蔬菜和水果。

《广东植物志》第二卷，385页。产广东省各地。

《广西植物名录》371页。产全区各地。

《海南植物志》第三卷，467～468页。海南各地均有栽培，也有野生的。

《广州植物志》575页。别名西红柿（北方）、番李子（梅县）、蕃柿（《群芳谱》）。为一常见园艺作物，广州近郊极常栽培。

【本草学文献整理】

《中华本草》第7册，第十九卷，278～279页。以番茄（《植物名实图考》）为正名收载，别名小金瓜、喜报三元（《植物名实图考》）、西红柿、番李子（《广州植物志》）、洋柿子、番柿（《中国高等植物图鉴》）等。新鲜果实入药，味酸、甘，性微寒；生津止渴，健胃消食。

【原植物识别特征】

一年或多年生草本，高0.6～2m，全体生粘质腺毛，有强烈气味。茎直立或平卧。叶互生，羽状复叶或羽状深裂，长10～40cm，小叶极不规则，大小不等，常5～9枚，卵形或矩圆形，长5～7cm，边缘有不规则锯齿或裂片。花序总梗长2～5cm，常3～7花；花梗长1～1.5cm；花5数，萼辐状，裂片披针形，果时宿存；花冠辐状，直径约2cm，黄色，雄蕊5，子房上位。浆果扁球状或近球状，肉质而多汁液，桔黄色或鲜红色，光滑；种子黄色。花果期夏秋季。

烟草

来源 茄科烟草属 *Nicotiana* 植物烟草 *Nicotiana tabacum* L. 的叶。

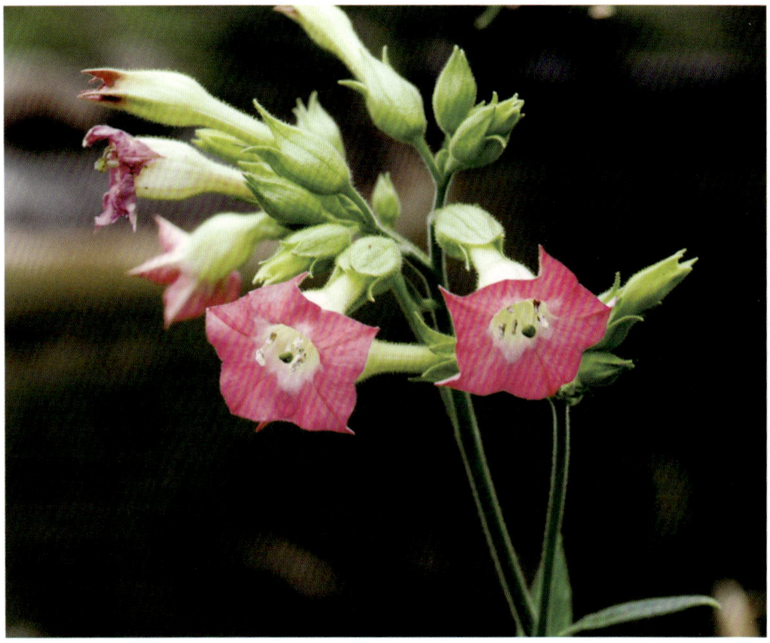

【植物学文献整理】

见《中国植物志》第六十七卷，第一分册，152页。以烟草（《食用本草》）为正名收载，别名烟叶（北方）。原产南美洲。我国南北各省区广为栽培。作烟草工业的原料；全株也可作农药杀虫剂；亦可药用，作麻醉、发汗、镇静和催吐剂。

《广东植物志》第二卷，389页。别名烟叶、烤烟（通常）。广东省各地有栽培，以南雄最为驰名。

《广西植物名录》371页。产全区各地。

《海南植物志》第三卷，471页。别名生烟（琼中）。海南各地均有栽培。

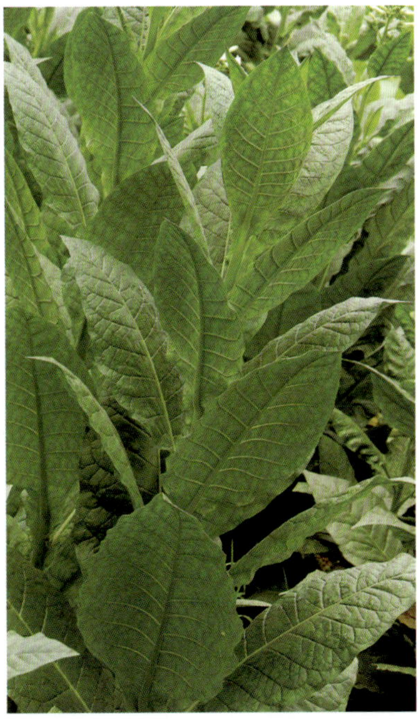

《广州植物志》574页。茎和叶可作为杀虫剂和肥田料，名烟骨。各地均有名品，广东以鹤山和南雄所产最享盛名。

【本草学文献整理】

《中华本草》第7册，第十九卷，281~286页。以烟草（《滇南本草》）为正名收载，别名野烟（《滇南本草》），水烟、鼻烟（《纲目拾遗》）。叶入药，味辛，性温，有毒；行气止痛，燥湿，消肿，解毒杀虫。

【原植物识别特征】

一年或多年生草本，全体被腺毛；根粗壮。茎高0.7~2m，基部稍木质化。叶互生，矩圆状披针形、披针形、矩圆形或卵形，基部渐狭至茎成耳状而半抱茎，长10~30cm，宽8~15cm，柄不明显或成翅状柄。花序顶生，圆锥状，多花；花梗长5~20mm。花萼筒状或筒状钟形，长20~25mm，裂片三角状披针形，长短不等；花冠漏斗状，淡红色，长3.5~5cm，檐部宽1~1.5cm；雄蕊中有1枚显著较其余4枚短，不伸出花冠喉部；子房上位。蒴果卵状或矩圆状，长约等于宿存萼，种子褐色。花果期夏秋季。

苦蘵

来源 茄科酸浆属 *Physalis* 植物苦蘵 *Physalis angulata* L. 的全草。

【植物学文献整理】

见《中国植物志》第六十七卷，第一分册，56～58页。以苦蘵（《本草纲目》）为正名收载，别名灯笼泡（广西）、灯笼草（华东、广东）。分布于我国华东、华中、华南及西南。常生于海拔500～1 500m的山谷林下及村边路旁。

《广东植物志》第二卷，366页。全省各地均产。常生于海拔500～1 500m的山谷、村旁、荒地、路旁等土壤肥沃湿润的地方。

《广西植物名录》371页。产临桂、岑溪、靖西、昭平、凤山、龙州。

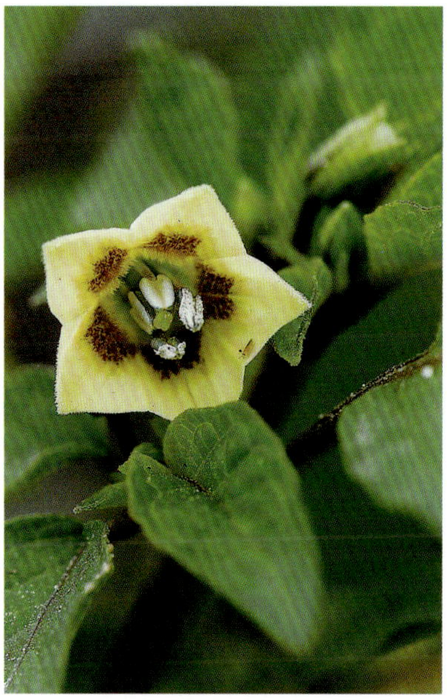

【本草学文献整理】

《中华本草》第7册，第十九卷，290～291页。以苦蘵（《本草拾遗》）为正名收载，别名小苦蘵（《本草拾遗》）、灯笼草、鬼灯笼、天泡草、爆竹草（《江西民间草药》）、响铃草、响泡子（《湖南药物志》）等。全草入药，味苦、酸，性寒；清热，利尿，解毒，消肿。根及果实亦入药，另列条目。

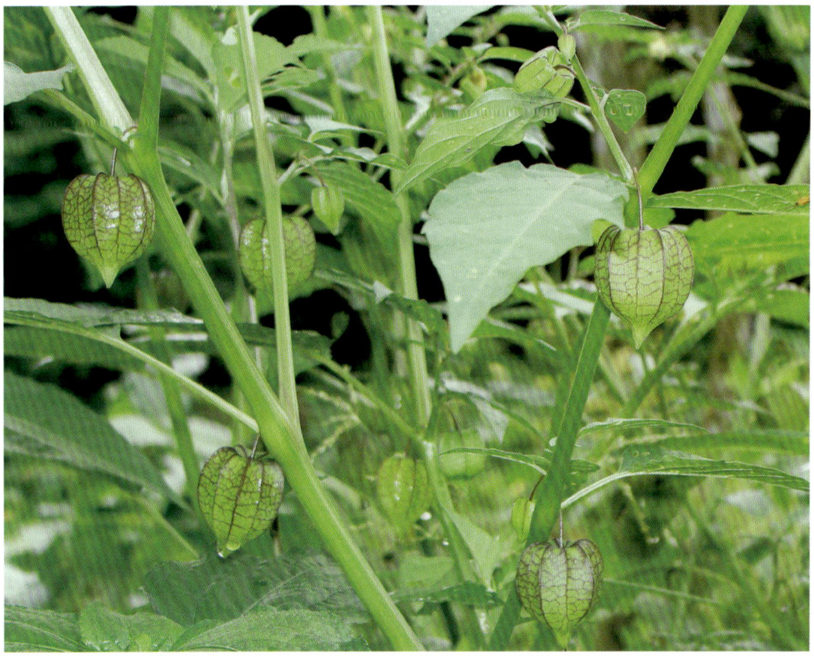

【原植物识别特征】

一年生草本，高30～50cm；茎多分枝，分枝纤细。叶互生，柄长1～5cm，叶片卵形至卵状椭圆形，全缘或有不等大的牙齿，长3～6cm，宽2～4cm。花梗长5～12mm，花单生，萼长4～5mm，5中裂，裂片披针形，生缘毛；花冠淡黄色，喉部常有紫色斑纹，长4～6mm，直径6～8mm；雄蕊5，子房上位。果萼卵球状，直径1.5～2.5cm，薄纸质，浆果直径约1.2cm。种子圆盘状，长约2mm。花果期5—12月。

灯笼果

来源 茄科酸浆属 *Physalis* 植物灯笼果 *Physalis peruviana* L. 的干燥或新鲜果实。

【植物学文献概要】

见《中国植物志》第六十七卷，第一分册，59页。原产南美洲，广东、云南有栽培。果实成熟后味酸甜，可生食或作果酱。该属我国产5种，其中灯笼果 *Physalis peraviana* L. 等4种分布达岭南。

《广东植物志》第二卷，367页。广州有栽培。果实成熟后味酸甜，可生吃或作果酱。

《广州植物志》575～576页。酸浆属仅记载灯笼果 *Physalis peruviana* L.一种，中山大学校园有栽培。果熟时美味可口。

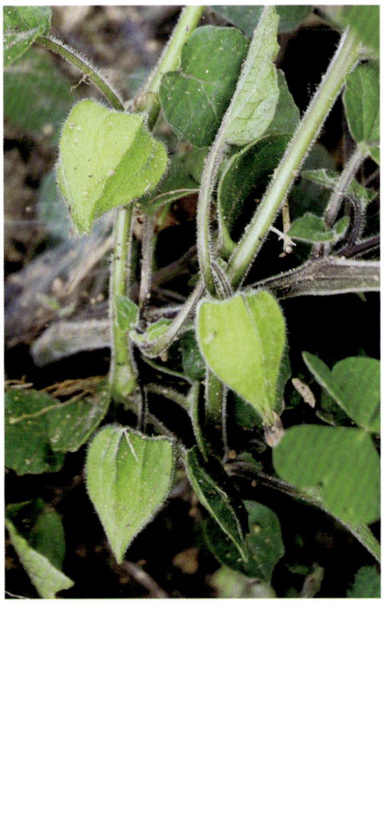

【本草学文献概要】

《岭南采药录》137页。高尺余，花甚细，结子通孔，起五角，中有一仁如钮大，味淡，性微寒，通经行血，和猪肉煎汤食之，下乳汁，消肿散毒，理跌打，洗痱疔痔。

《中华本草》第7册，第十九卷，293～294页。以灯笼草（《陆川本草》）为正名收载，别名灯笼泡、打卜草（《南宁药物志》）、水灯笼草、苦灯笼草（《广东中药》）、地灯笼、炮仔草（《全国中草药汇编》）等。全草入药，味苦，性凉；清热解毒。

【原植物识别特征】

多年生草本，高45～90cm。茎直立，密生短柔毛。叶互生，阔卵形或心脏形，长6～15cm，宽4～10cm，基部对称心脏形，全缘或有少数不明显的牙齿，两面密生柔毛；叶柄长2～5cm。花单生，花萼阔钟状，长7～9mm，裂片5，与筒部近等长；花冠阔钟状，长1.2～1.5cm，直径1.5～2cm，黄色，喉部有紫色斑纹，5浅裂；雄蕊5，子房上位。果萼卵球状，长2.5～4cm，薄纸质；浆果直径1～1.5cm，成熟时黄色。种子黄色，圆盘状，直径约2mm。花果期夏季。

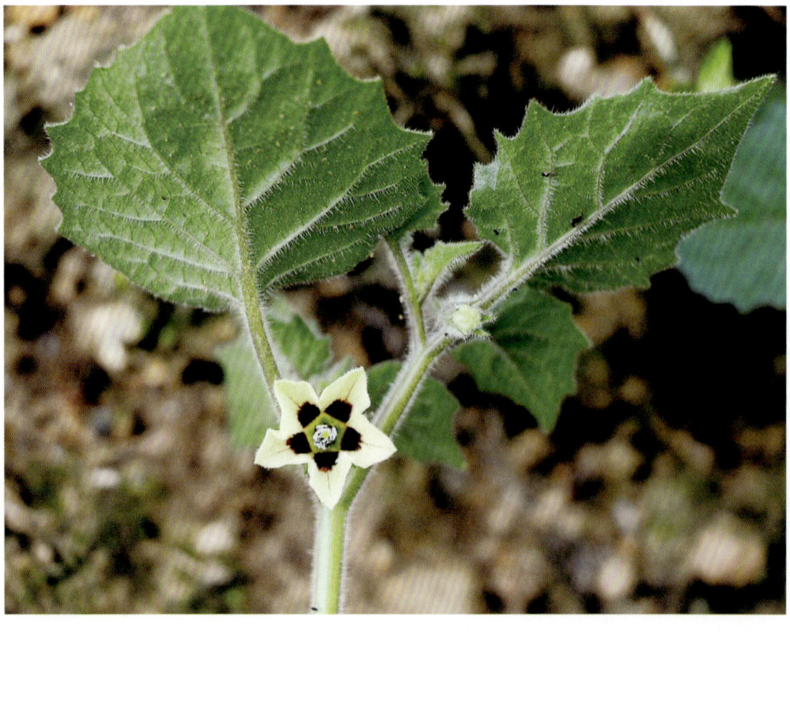

刺天茄

来源 茄科茄属 *Solanum* 植物刺天茄 *Solanum indicum* L. 的全草或果实。

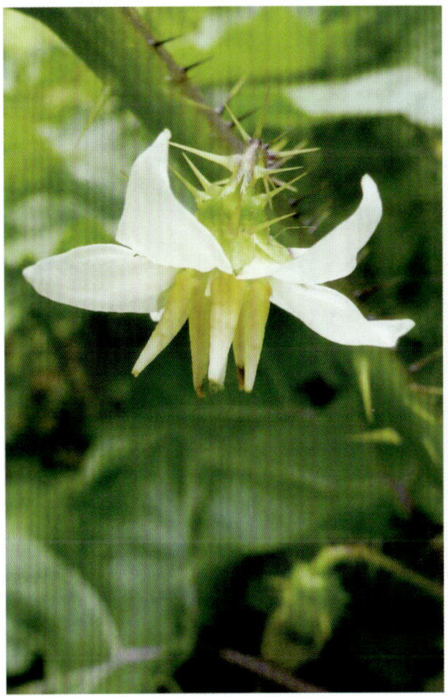

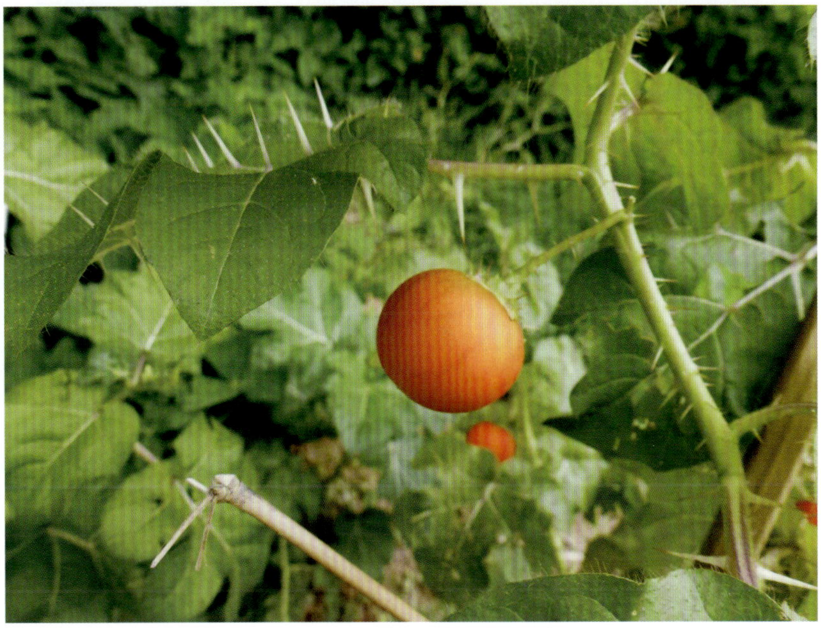

【植物学文献概要】

见《中国植物志》第六十七卷，第一分册，100～101页。以刺天茄（《滇南本草》、《植物名实图考》）为正名收载，别名苦果、苦天茄、钉茄（广西梧州）、生刺矮瓜（广东信宜）、鸡刺子（海南琼山）等。产四川、贵州、云南、广西、广东、福建、台湾，海拔180～1 700m的林下、路边、荒地，在干燥灌丛中有时成片生长。果皮中含龙葵碱。

《广东植物志》第二卷，378～379页。全省均产，南部较常见，生于田边、路旁、疏林下。

《广州植物志》547页。

《广西植物名录》373页。产全区各地。

《海南植物志》第三卷，464页。别名鸡刺子（琼山）、紫花茄。常见于路边及田边荒地。琼山、白沙。根含龙葵碱，有小毒。入药，散瘀消肿，止痛。

【本草学文献概要】

《岭南采药录》23页。产南海大沥，理跌打，捣烂敷之。

《中华本草》第7册，第十九卷，300～301页。以金纽扣（《全国中草药汇编》）为正名收载，别名天茄子（《滇南本草》）、小颠茄（《生草药性备要》）、金扭头（《岭南采药录》）、巴山虎、刺茄等。全草或果实入药，味苦，性凉，有毒；祛风止痛。

【原植物识别特征】

灌木，高0.5～1.5m，多分枝。植物体密被星状毛。小枝有钩刺。叶卵形，长5～7cm，宽2.5～5.2cm，5～7深裂，中脉及侧脉常两面具皮刺。蝎尾状花序腋外生，花蓝紫色稀白色，直径约2cm；萼杯状，先端5裂；花冠辐状，裂片卵形；雄蕊5，着生于花冠喉部；子房上位。果柄有直刺，浆果球形，光亮，熟时橙红色，直径约1cm，宿存萼反卷。全年开花结果。

白英

来源 茄科茄属 *Solanum* 植物白英 *Solanum lyratum* Thunb. 的新鲜或干燥果实。

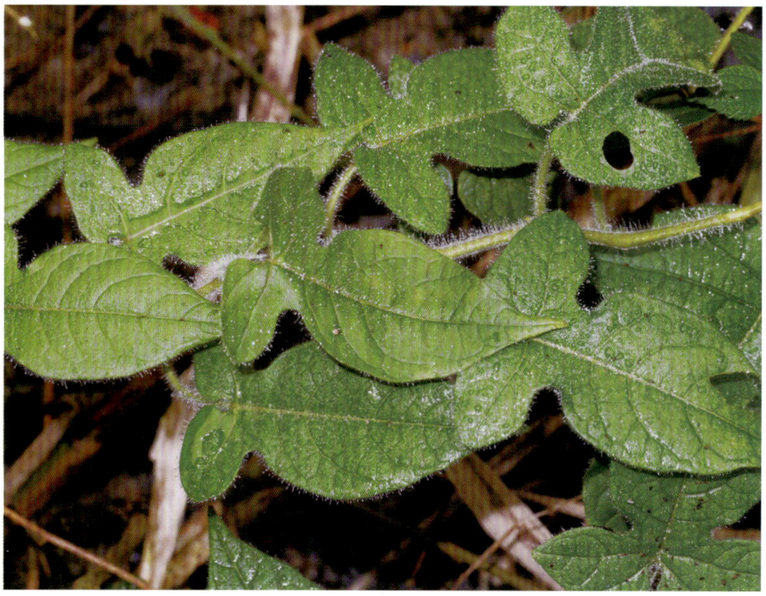

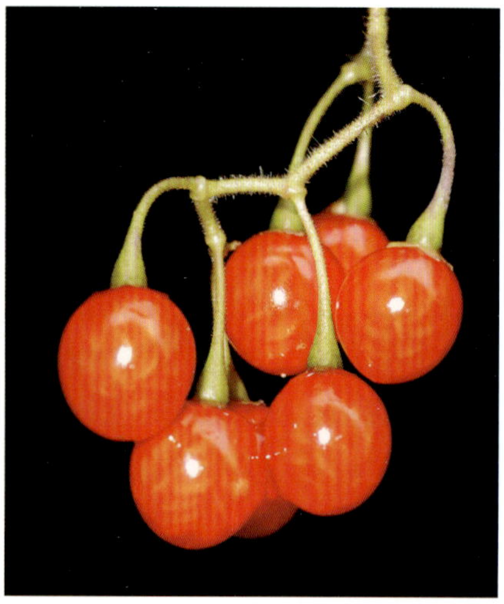

【植物学文献概要】

见《中国植物志》第六十七卷，第一分册，86~87页。以白英（《植物名实图考》）为正名收载，别名生毛鸡屎藤（广东云浮）等。产陕西、山西、甘肃、河南、山东、安徽、浙江、江西、湖南、湖北、福建、台湾、广东、广西、四川、云南等省区。全草入药，可治小儿惊风，果实治风火牙痛。

《广东植物志》第二卷，375页。岭南大部分地区均产，广东北部较常见，生于溪边、路旁及山坡当阳处。

《广西植物名录》372页。产隆安、柳江、灵川、全州、灌阳、恭城、蒙山、岑溪、灵山、贵港、平南、北流、平果、德保、靖西、凌云、田林、贺州、钟山、忻城、宁明、大新。

【本草学文献概要】

《岭南采药录》117页。别名鬼目。果类，味酸甘，小冷，多食发冷痰。

《中华本草》第7册，第十九卷，304页。以鬼目为正名收载。其味酸，性平；明目，止痛。其全草以白毛藤为正名收载，为甘、苦，性寒，有小毒；清热利湿，解毒消肿。其根亦单独入药，名曰白毛藤根，功效同全草。

编者注：据调查现今多用于治疗肿瘤的方药中。

【原植物识别特征】

草质藤本，长0.5~1m。植物体密被长柔毛。叶互生，叶片多数为琴形，长3.5~5.5cm，宽2.5~4.8cm，基部常3~5深裂，裂片全缘，叶柄长1~3cm。聚伞花序；花两性，5数；花冠蓝紫色或白色，直径约1cm；雄蕊5；子房上位。浆果球形，直径约8mm，熟时红黑色。花期春夏，果期秋末。

乳茄

来源 茄科茄属 *Solanum* 植物乳茄 *Solanum mammosum* L. 的果实。

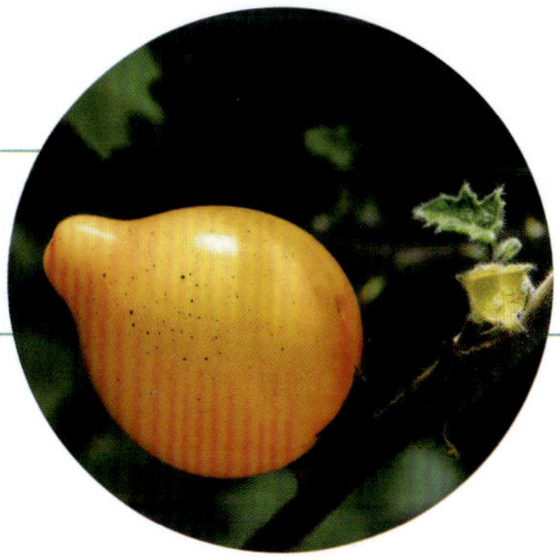

【植物学文献整理】

见《中国植物志》第六十七卷，第一分册，106～108页。以乳茄为正名收载。原产美洲；现广东、广西及云南均引种成功。果实的形状美丽，多栽培以供赏。本植物含有龙葵碱。

《广东植物志》第二卷，380页。别名五角茄、五仔同堂（俗称）。广州和海口等城市有栽培。

《广西植物名录》372页。全区各地有栽培。

《海南植物志》第三卷，465页。海南偶有栽培。果形奇异，供观赏；全株入药。

【本草学文献整理】

《中华本草》第7册，第十九卷，304～305页。以五指茄（《全国中草药汇编》）为正名收载，别名五角丁茄、五子登科（《广西药用植物名录》）。果实入药，味苦，性寒，有毒；清热解毒，消肿。

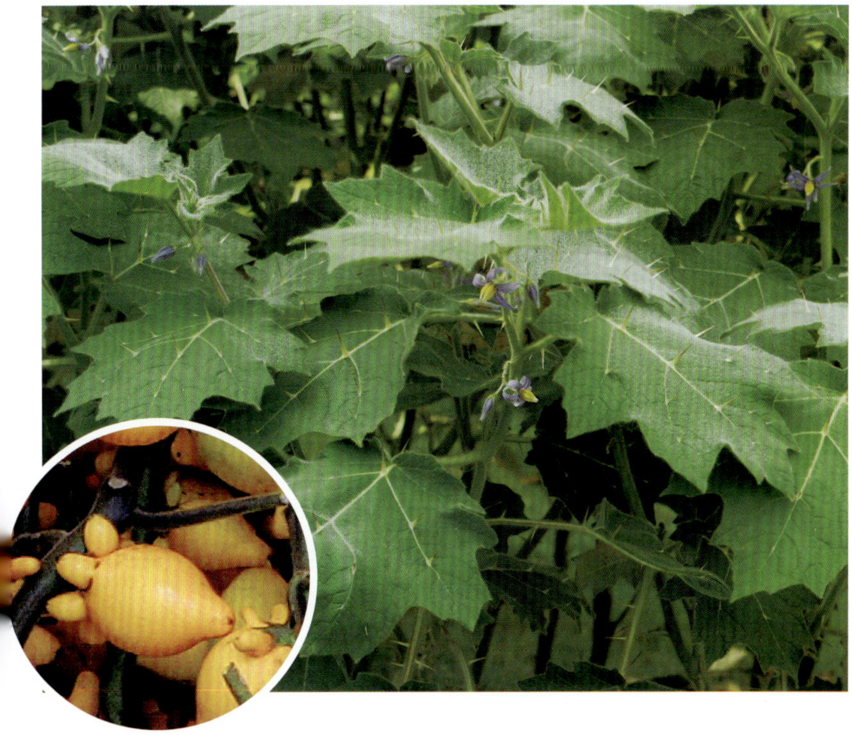

【原植物识别特征】

直立草本。高约1m，茎枝被短柔毛及扁刺，刺蜡黄色，光亮，直或略弯，长4～12mm。叶互生，卵形，长5～10cm，宽几与长相等，常5裂，两面密被柔毛；具皮刺，叶柄长2.5～8cm。蝎尾状花序腋生，通常3～4花，萼近浅杯状，5深裂，裂片长5～6mm；花冠紫槿色，筒部隐于萼内，长约1.5mm，冠檐直径25～32mm，5深裂，裂片边缘膜质具缘毛；雄蕊5，子房上位。浆果倒梨状，长4.5～5.5cm，外面土黄色，内面白色，具5个乳头状凸起。花果期夏秋间。

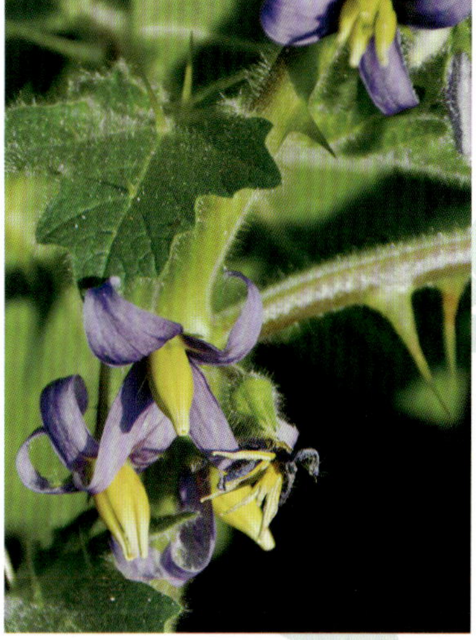

茄

来源 茄科茄属 *Solanum* 植物茄 *Solanum melongena* L. 的根或苗。

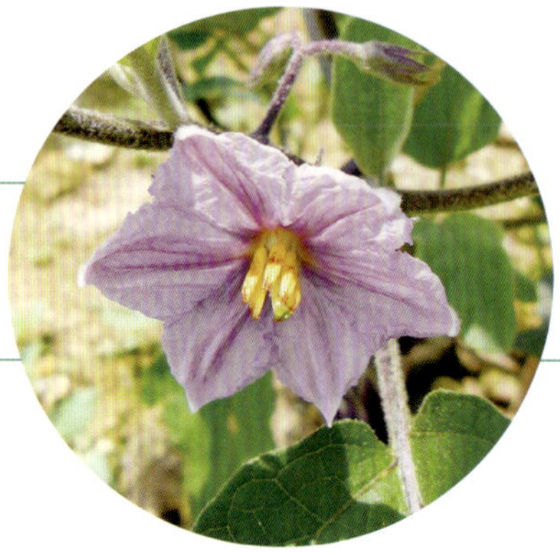

【植物学文献概要】

见《中国植物志》第六十七卷，第一分册，118～119页。果作蔬菜，全国各省区均有栽培。根、茎、叶入药。

《广东植物志》第二卷，382页。别名矮瓜（广州）、吊菜子（梅县）、紫茄、白茄。广东省各地均有栽培。根、茎、叶入药。广东亦称茄瓜。本种经长期栽培，其花、果变异较大。花有5数、6数或7数，以及白花和紫花等不同；果亦有不同形状和颜色，广东种植者以淡青色和紫色最为常见。

《广西植物名录》372页。产全区各地。

《海南植物志》第三卷，466页。海南各地栽培。

《广州植物志》572～573页。别名紫茄、白茄、茄子等，广东又称矮瓜、茄瓜等。果供蔬食，为夏季主要蔬菜之一。根、茎、叶皆入药。

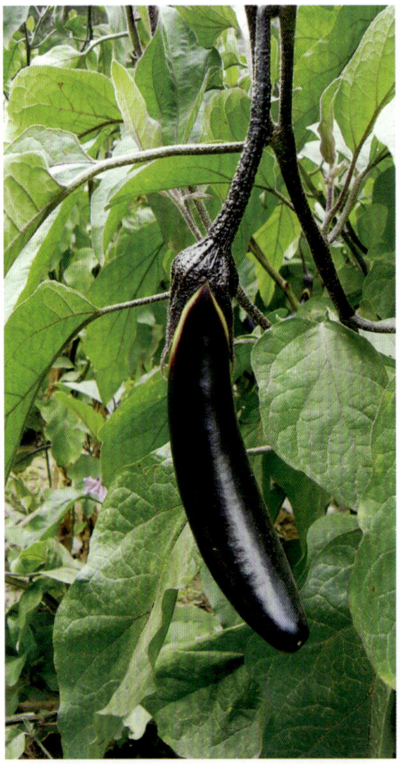

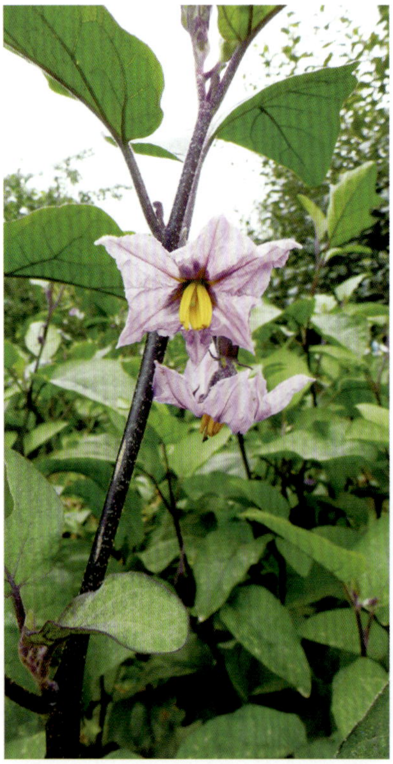

【本草学文献概要】

《岭南采药录》108页。蔬菜类，醋磨涂痈肿，其根，主治瘴气，可作汤浴。味辛，性温，消痰，去肿，治跌打伤，愈后黄肿，以之炖鸡食，甚效。

《中华本草》第6册，第十九卷，307～308页。以茄根为正名收载，别名茄母（《摘玄方》）、茄子根（《全国中草药汇编》）。味甘、辛，性寒。祛风利湿，清热止血。其叶、花、宿存萼等亦入药，另列条目。

【原植物识别特征】

直立草本或亚灌木，被星状毛。单叶互生，卵形至长圆状卵形，长8～18cm，宽5～11cm，边缘浅波状至深波状。花单生，两性，辐射对称；萼4～5裂，外被小皮刺，宿存；花冠辐形，蓝紫色，筒短；雄蕊5，着生于花冠筒喉部，花丝短，花药黄色；子房上位，2室，胚珠多数。肉质浆果，形态与颜色变异大，栽培供食用者多为紫色或黄白色，长条形或近球状。

少花龙葵

来源　茄科茄属 *Solanum* 植物少花龙葵 *Solanum photeinocarpum* Nakamura et S. Odashima 的全草。

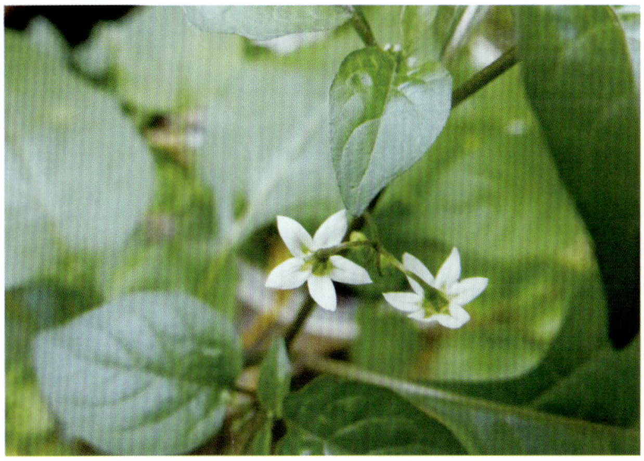

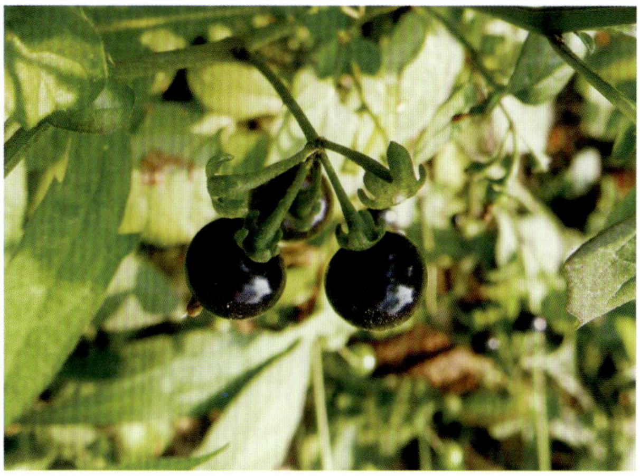

【植物学文献整理】

见《中国植物志》第六十七卷，第一分册，77～78页。以少花龙葵为正名收载，别名白花菜（广州、云南河口）、古钮菜（广州）、扣子草（广东梅县、惠州）、打卜子（海南）、古钮子、衣扣草、痣草。产我国云南南部、江西、湖南、广西、广东、台湾等地的溪边、密林阴湿处或林边荒地。

《广东植物志》第二卷，373页。广东省各地常见，生于路旁、溪旁和村边荒地等阴湿处。

《海南植物志》第三卷，462页。澄迈、白沙、昌江、东方、乐东、崖县、保亭、陵水、万宁。喜生于田边、荒地及村庄附近。全草有小毒，入药有清热解毒、利水消肿之效。

《广西植物名录》372页。产马山、平南、金秀。

《广州植物志》572页。为一极普通的野草，夏月到处可见。果球形，如我国古时的铜钮子，故有古钮菜、扣子草之名。叶可供蔬食，闻有清凉散热之功，可治轻微的喉痛。广州生草药铺或街市上有出售。

【本草学文献整理】

《中华本草》第7册，第十九卷，312页。以古钮菜（《南宁市药物志》）为正名收载，别名衣纽扣（《海南植物志》）、乌点规、点规草、扣子草（广东）。全草入药，味微苦，性寒；清热解毒，利湿消肿。

【原植物识别特征】

纤弱草本，茎高可达1m。叶互生，卵形至卵状长圆形，长4～8cm，宽2～4cm，基部楔形下延至叶柄而成翅，近全缘，波状或有不规则的粗齿，两面均具疏柔毛，叶柄纤细，长1～2cm。花序近伞形，腋外生，着生1～6朵花，花小，直径约7mm；萼绿色，直径约2mm，5裂达中部，具缘毛；花冠白色，筒部隐于萼内，长不及1mm，5裂，裂片长约2.5mm；雄蕊5，花丝极短；子房上位。浆果球状，直径约5mm，幼时绿色，熟后黑色。几全年均开花结果。

牛茄子

来源 茄科茄属 *Solanum* 植物牛茄子 *Solanum surattense* Burm. F. 的全株。

【植物学文献概要】

见《中国植物志》第六十七卷，第一分册，105 ~ 106页。别名颠茄（海南）、番鬼茄（广东连山）、大颠茄（广东宝安、九龙）、癫茄（广东郁南）、颠茄子（广东大埔）等。产江苏、福建、台湾、湖南、广东、广西、海南、四川、云南、贵州等省区。果有毒，不可食。但色彩鲜艳，可供观赏。含龙葵碱，可作药用。

《广东植物志》第二卷，379 ~ 380页。别名颠茄（海南）、番鬼茄（连山）、大颠茄（宝安）。生于村边、荒地或疏林下。全株有毒，根入药。散瘀消肿，止痛拔毒；外敷治跌打损伤、疮疖痈肿。

《广西植物名录》372页。产南宁、马山、上林、宾阳、岑溪、平南、玉林、南丹、金秀。

《海南植物志》第三卷，464 ~ 465页。琼山、文昌、万宁、保亭。

《广州植物志》575页。以癫茄之名记载。为广州近郊常见的一种野生植物，喜生于荒地上。果有毒，不可食。

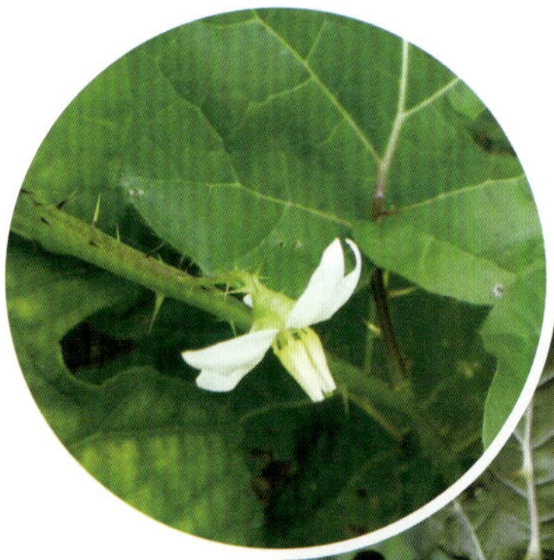

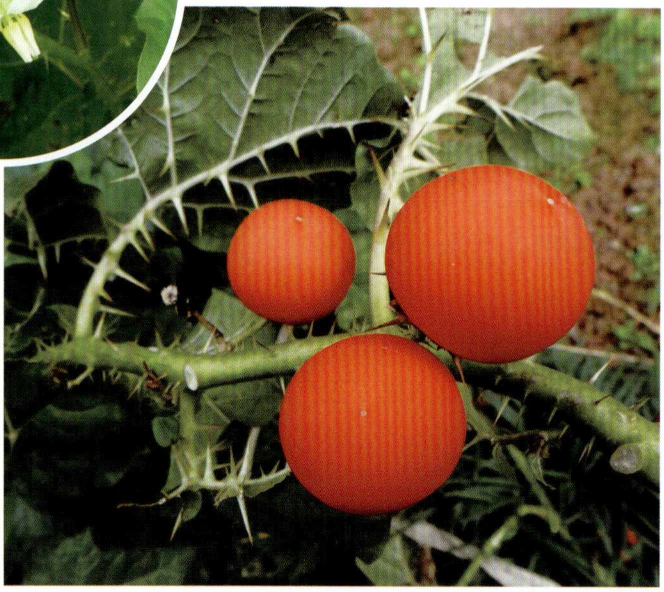

【本草学文献概要】

《岭南采药录》122页。其子如荔枝，周身有竻，味甘，性温，有毒，能杀人，止痛，通关利窍，去头风，每用不过三四分，去心蒂服之，若因多服迷闷，用片糖或甘草解之。

《中华本草》第7册，第十九卷，315 ~ 316页。以野癫茄（广州部队后勤部卫生部《常用中草药手册》）为正名收载，别名小颠茄、癫茄（《广西植物志》）、大丁茄、假茄子、丁茄、刺天茄等。全株入药，味苦、辛，性温，有毒；镇咳平喘，散瘀止痛。

【原植物识别特征】

直立草本至亚灌木，高30 ~ 60cm。植物体除茎、枝外各部均被具节的纤毛，茎及小枝具淡黄色细直刺。单叶互生，阔卵形，长5 ~ 10.5cm，宽4 ~ 12cm，基部心形，5 ~ 7浅裂，边缘浅波状。聚伞花序；花两性，萼杯状，长约5mm，先端5裂；花冠白色，长约1cm；雄蕊5，着生于花冠喉部；子房上位。浆果扁球状，直径约3.5cm，初绿白色，成熟后橙红色，具细直刺。

水茄

来源 茄科茄属 *Solanum* 植物水茄 *Solanum torvum* Swartz 的根及老茎。

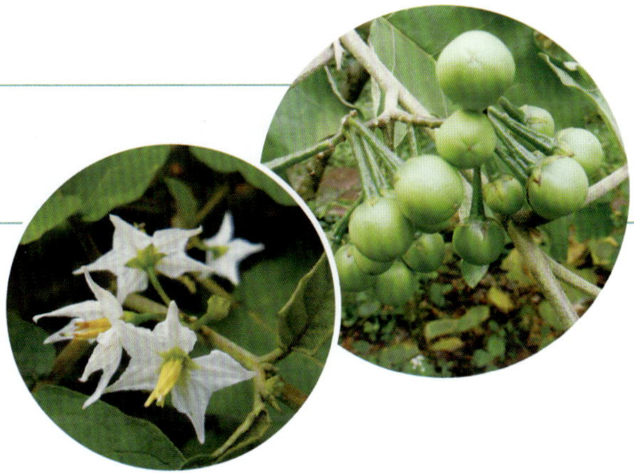

【植物学文献整理】

见《中国植物志》第六十七卷，第一分册，95～96页。以水茄为正名收载，别名山颠茄（广东宝安）、金衫扣（两广）、野茄子、刺茄、西好、青茄、乌凉（云南思茅）、天茄子（贵州兴义）、刺番茄（贵州独山）。产云南（东南部、南部及西南部）、广西、广东、台湾。喜生长于热带地方的路旁，荒地，灌木丛中，沟谷及村庄附近等潮湿地方，海拔200～1 650m。果实可明目，叶可治疮毒，嫩果煮熟可供蔬食。

《广东植物志》第二卷，376～377页。别名山颠茄（宝安）、金衫扣。产广东省北部。生于山谷、溪旁灌丛中或林下。

《广西植物名录》372页。产南宁、梧州、岑溪、玉林、田东、那坡、乐业、隆林、天峨、东兰、都安、宁明、龙州。

《海南植物志》第三卷，463页。文昌、万宁。生于低海拔的路旁荒地及村庄附近。根入药。

《广州植物志》573～574页。广州近郊常见的野生植物，喜生于荒地上。

【本草学文献整理】

《中华本草》第7册，第十九卷，316～317页。以水茄（《全国中草药汇编》）为正名收载，别名一面针、小登茄、扭茄木（广西）、金衫扣（广西、广东）。根及老茎入药，味辛，性平；小毒；活血消肿，止痛。

【原植物识别特征】

灌木，高1～3m，小枝，植物体被星状毛，小枝疏具皮刺。叶互生或对生，卵形至椭圆形，长6～12cm，宽4～9cm，边缘半裂或作波状，裂片5～7，侧脉每边3～5条，叶柄长2～4cm。伞房花序腋外生，二至三歧，毛被厚，花白色；萼杯状，长约4mm，5裂；花冠辐形，白色，直径约1.5cm；雄蕊5，子房上位。浆果黄色，光滑无毛，圆球形，直径1～1.5cm。全年均开花结果。

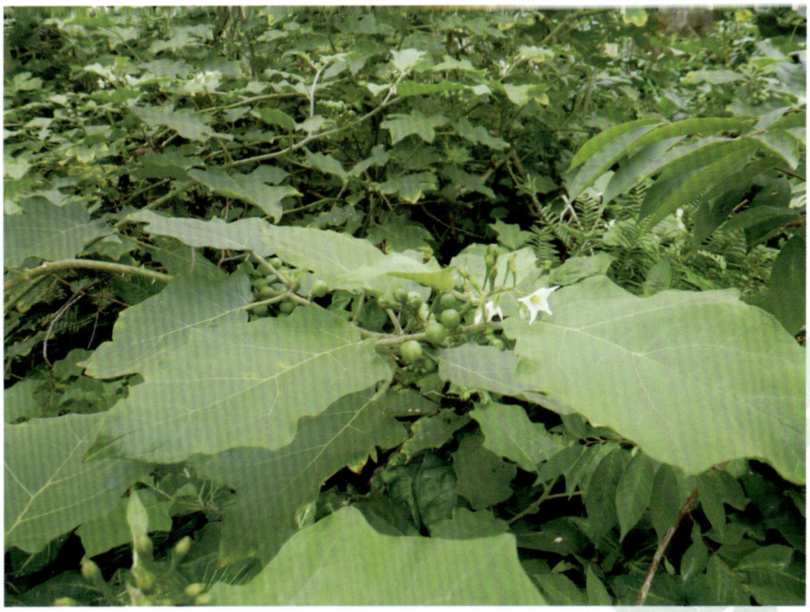

假烟叶树

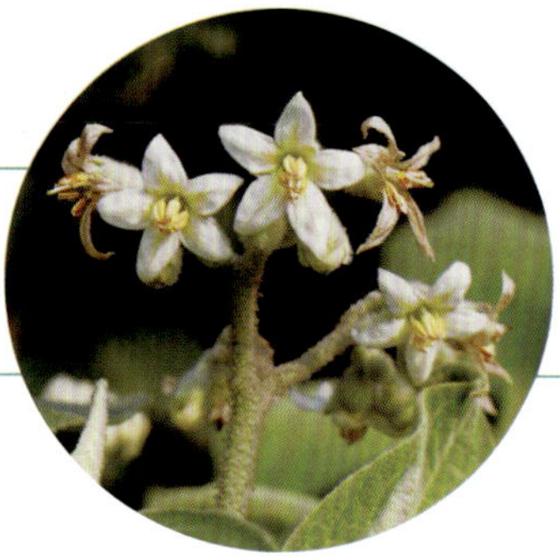

来源 茄科茄属 *Solanum* 植物假烟叶树 *Solanum verbascifolium* L. 的叶或全株。

【植物学文献整理】

见《中国植物志》第六十七卷，第一分册，72～73页。以假烟叶树（广东海南）为正名收载，别名野烟叶（广东徐闻、广西桂林）、土烟叶（广东高州）、臭屎花（广东海南）、袖钮果（广西南宁）、大黄叶（《亨利植物汉名汇》）、大毛叶（云南景洪、玉溪）等。产四川、贵州、云南、广西、广东、福建和台湾，常见于荒山荒地灌丛中，海拔300～2 100m。根皮入药，性温、味苦、有毒。有消炎解毒、祛风散表之功。可以敷疮毒，洗癣疥。

《广东植物志》第二卷，372～373页。

《广西植物名录》372页。产全区各地。

《海南植物志》第三卷，461页。海南各地常见。喜生于荒地上。根含龙葵素，有小毒。入药有解热镇痛之效。

《广州植物志》571页。为一野生植物，喜生于荒地上。广州市内常见。

【本草学文献整理】

《中华本草》第7册，第十九卷，318～319页。以野烟叶（《南宁市药物志》）为正名收载，别名大黄叶（《岭南采药录》）、假烟叶（《广州植物志》）。叶或全株入药，味辛、苦，性微温，有毒；行气血，消肿毒，止痛。

【原植物识别特征】

小乔木，高1.5～10m，植物体密被白色绒毛。叶互生，卵状长圆形，长10～29cm，宽4～12cm，两面被毛，全缘或略作波状，侧脉每边7～9条，叶柄粗壮，长约1.5 ～5.5cm，密被毛。聚伞花序多花，花白色，直径约1.5cm，萼钟形，直径约1cm，5裂；花冠筒隐于萼内，长约2mm，冠檐深5裂，裂片长6～7mm；雄蕊5，花丝长约1mm；子房上位，柱头头状。浆果球状，具宿存萼，直径约1.2cm，黄褐色，初被星状簇绒毛，后渐脱落。几全年开花结果。

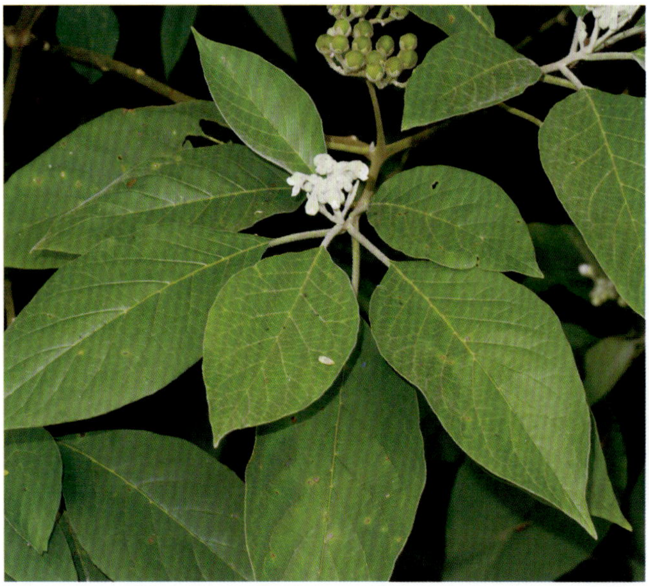

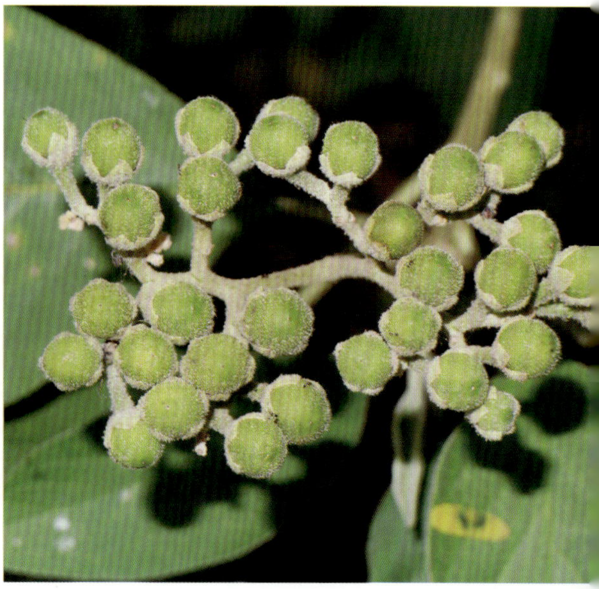

毛麝香

来源 玄参科毛麝香属 *Adenosma* 植物毛麝香 *Adenosma glutinosum* (L.) Druce. 的全草。

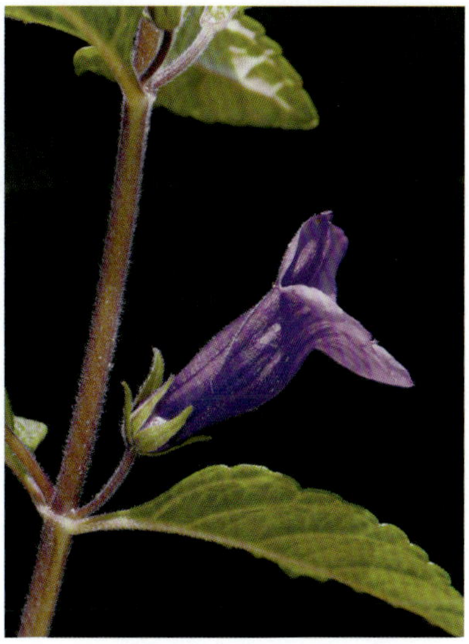

【植物学文献概要】

见《中国植物志》第六十七卷，第二分册，99～100页。以毛麝香为正名收载。产江西南部、福建、广东、广西及云南等省区。生于海拔300～2 000m的荒山坡、疏林下湿润处。全草药用。

《广东植物志》第四卷，368 页。别名凉草（海南）。广东、海南各地均产。生于沟边、田边、荒地、路边或疏林下湿处。全草药用，祛风止痛，消肿散瘀。

《广西植物名录》376页。产全区各地。

《海南植物志》第三卷，500～501页。崖县、琼海、白沙。生于灌丛中。

《广州植物志》593～594页。本植物在广州近郊山野草丛中时可见之，叶揉之发出香气如麝香，且全植物体被毛，故有毛麝香之称。叶入药，有清热解毒之功，且为一种引药，闻可代替麝香，广州药店有出售。

【本草学文献概要】

《岭南采药录》60页。有二种，一种形如火炭母，叶有毛，一种如大风艾，叶大，祛风消毒，枝叶根皮，皆含芳香之气，能引药透入肌肤，颇有麝香之功用，故名。

《中华本草》第7册，第二十卷，325页。以毛麝香（《牛草药性备要》）为正名收载。别名五凉草（《岭南采药录》）、香草、麝香草、毛老虎等。全草入药，味辛，性温；祛风湿，消肿毒，行气血，止痛痒。

编者注：为岭南常用草药之一。

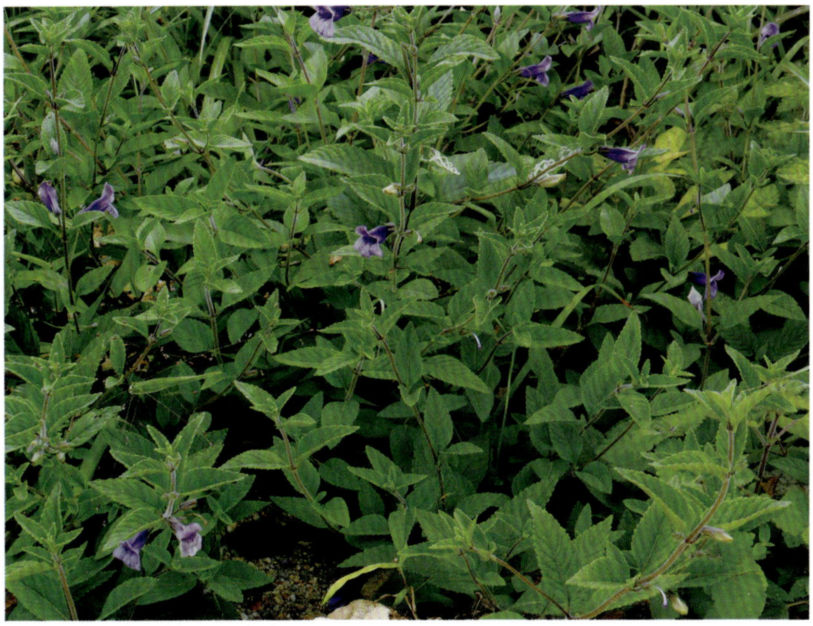

【原植物识别特征】

芳香草本，被毛，高30～100cm。茎上部四方形。叶对生，上部的多少互生；披针状卵形至宽卵形，长2～10cm，宽1～5cm，边缘具锯齿，两面被毛，并有黄色腺点。总状花序，花两性；萼5深裂，长7～13mm，在果时稍增大而宿存；花冠紫红色或蓝紫色，长9～28mm，上唇卵圆形，下唇3裂；二强雄蕊；子房上位。蒴果卵形，长5～9.5mm，宽3～6mm。花果期7—10月。

球花毛麝香（大头陈）

来源 玄参科毛麝香属 *Adenosma* 植物球花毛麝香 *Adenosma indianum* (Lour.) Merr. 的带花全草。

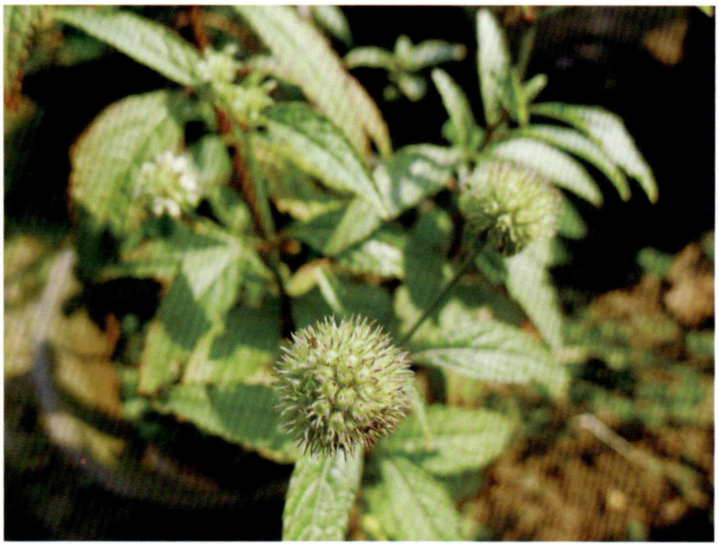

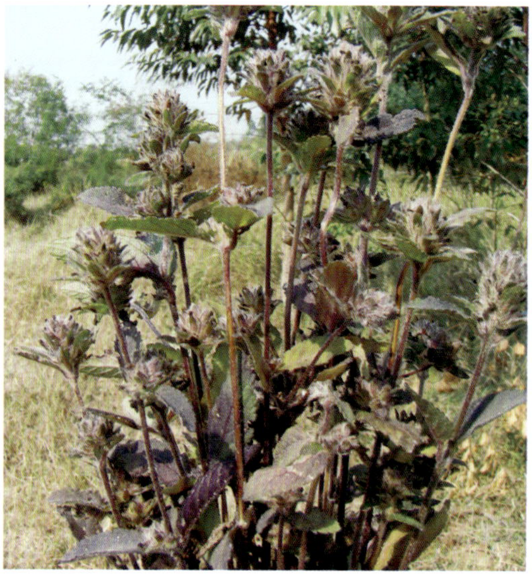

【植物学文献整理】

见《中国植物志》第六十七卷，第二分册，102～104页。以球花毛麝香为正名收载。分布于广东、广西、云南等省区。生于海拔200～600m的瘠地、干燥山坡、溪旁、荒地等处。南亚，东南亚也有。全草药用。

《广东植物志》第四卷，369页。别名大头陈（药材名）。产广东及海南，但不多见。生于山地和田野的路旁、荒地、坡地、沟边、疏林或灌丛中。

《广西植物名录》376页。产南宁、柳州、鹿寨、桂林、临桂、灵川、全州、兴安、恭城、藤县、防城、钦州、贵港、玉林、博白、北流、百色、田东、贺州、昭平、钟山、东兰、金秀。

《海南植物志》第三卷，501页。崖县。全草入药，祛风解表，化湿消滞。

《广州植物志》594页。为草山上的一种野草，广州近郊时可见。

【本草学文献整理】

《中华本草》第7册，第二十卷，325～326页。以大头陈（《岭南采药录》）为正名收载，别名千锤草、乌头风、土夏枯草（《广东中药》）、假薄荷、黑头草、神曲草（广州部队后勤部卫生部《常用中草药手册》）、地松茶（广州部队后勤部卫生部《常用中草药手册》）、山薄荷（广西）。带花全草入药，味辛、微苦，性平；疏风解表，化湿消滞。

【原植物识别特征】

一年生草本，高19～60cm，植物体密被白色长毛。单叶对生，卵形至长椭圆形，长15～45mm，宽5～12mm，边缘具锯齿；上面被毛，下面仅脉上被多毛，密被腺点。花无梗，排列成紧密的穗状花序；长7～20mm，萼长4～5mm；萼齿5；花冠淡蓝紫色至深蓝色，长约6mm，喉部有柔毛；上唇浅二裂；下唇3裂片几相等；二强雄蕊，子房上位，基部有一杯状花盘。蒴果长卵珠形，长约3mm，有2条纵沟。种子多数。花果期9—11月。

金鱼草

来源 玄参科金鱼草属 *Antirrhinum* 植物金鱼草 *Antirrhinum majus* L. 的全草。

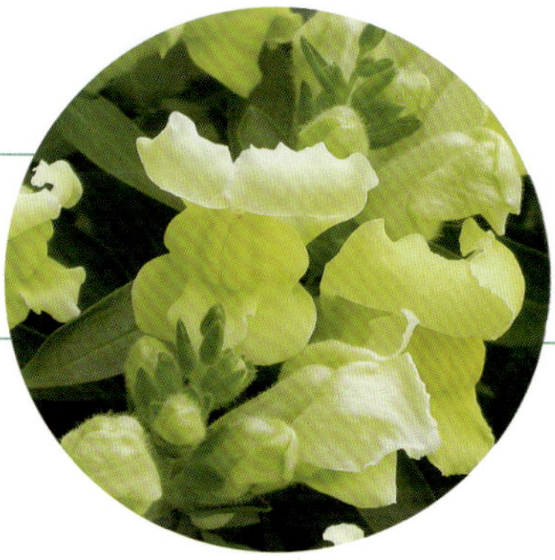

【植物学文献整理】

见《中国高等植物图鉴》第四卷，32页。原产欧洲南部，各地庭院栽培，有时逸为野生。（《中国植物志》未见记载。）《中国种子植物科属词典》34～35页，玄参科金鱼草属 *Antirrhinum*，约42种，分布于北温带，美洲尤多，我国引入栽培金鱼草 *Antirrhinum majus* L. 1种。

《广州植物志》593页。以为金鱼草正名收载，别名洋彩雀（广东）。为一美丽的盆栽花卉，花期甚长，广州常见栽培，做切花或装饰花坛用。

【本草学文献整理】

《中华本草》第7册，第二十卷，327页。以金鱼草（《广西药用植物名录》）为正名收载，别名龙口花（《云南中药资源名录》）、香彩雀、龙头菜、洋彩雀（《新华本草纲要》）。全草入药，味苦，性凉；清热解毒，活血消肿。

【原植物识别特征】

多年生直立草本，茎基部有时木质化，高可达80cm。茎中上部被腺毛。叶下部的对生，上部的常互生，具短柄；叶片披针形至矩圆状披针形，长2～6cm，全缘。总状花序顶生，密被腺毛；花梗长5～7mm；花萼与花梗近等长，5深裂；花冠颜色多种，从红色、紫色至白色，长3～5cm，基部在前面下延成兜状，上唇直立，宽大，2半裂，下唇3浅裂，在中部向上唇隆起，封闭喉部，使花冠呈假面状；二强雄蕊，子房上位。蒴果卵形，长约15mm，被腺毛。

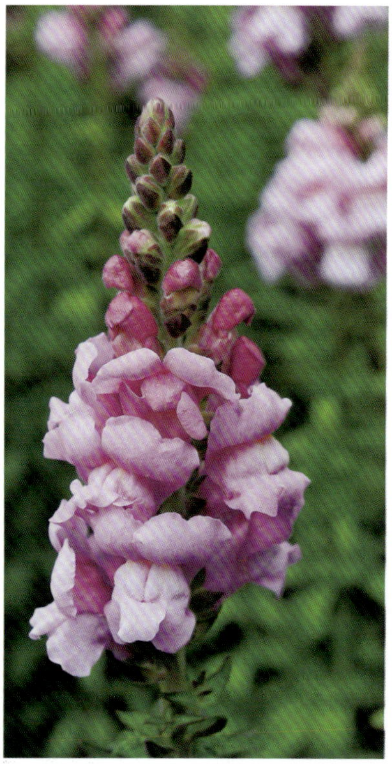

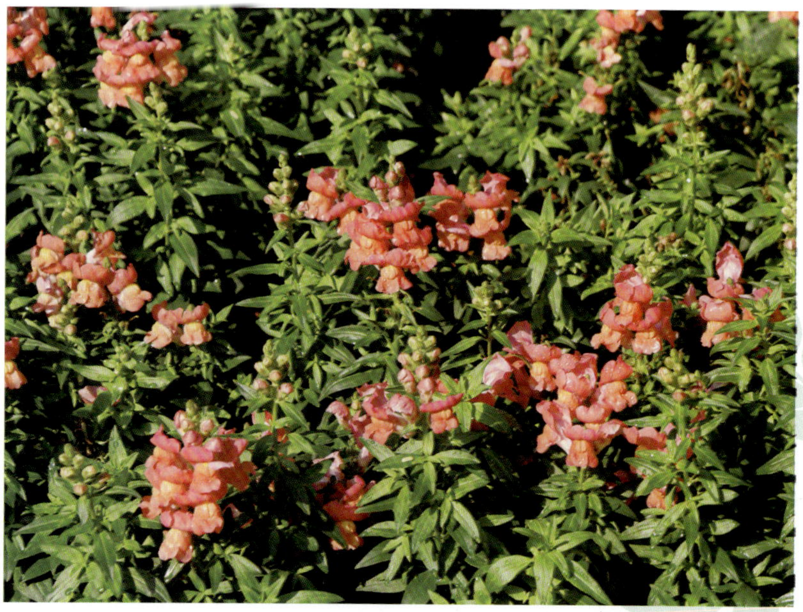

假马齿苋

来源 玄参科假马齿苋属 *Bacopa* 植物假马齿苋 *Bacopa monnieri* (L.) Wettst. 的全草。

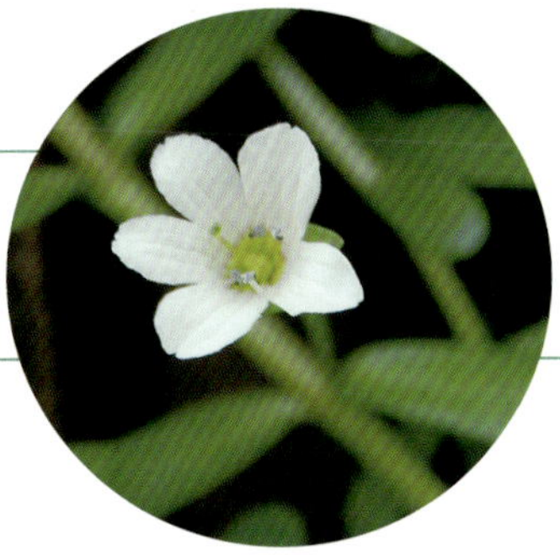

【植物学文献整理】

见《中国植物志》第六十七卷，第二分册，87～90页。以假马齿苋（《广州植物志》）为正名收载，产台湾、福建、广东、云南。全球热带广布。生水边、湿地及沙滩。药用，有消肿之效。

《广东植物志》第四卷，383页。别名水马齿（广州）、白母猪头（汕头）产广东北回归线以南，海南东方、三亚和西沙群岛。生于田边、路边、旱田湿处或水田中。全草入药。

《广西植物名录》376页。产梧州、防城、东兴。

《海南植物志》第三卷，498页。别名白母猪菜（广东汕头）。崖县、东方等地。生于旷野草地和海滨瘠土上。全草入药，清热解毒，消炎退肿。

《广州植物志》594页。广州不甚常见的野草，喜生于湿地上。药用。

【本草学文献整理】

《中华本草》第7册，第二十卷，327～328页。以白花母猪菜（《全国中草药汇编》）为正名收载，别名蛇鳞菜、白线草（《全国中草药汇编》）。全草入药，味微甘、淡，性寒；清热凉血，解毒消肿。

【原植物识别特征】

匍匐草本，节上生根，多少肉质，体态极像马齿苋。叶对生，无柄，矩圆状倒披针形，长8～20mm，宽3～6mm，顶端圆钝，极少有齿。花单生叶腋，花梗长0.5～3.5cm，萼下有一对条形小苞片；萼片前后两枚卵状披针形，其余3枚披针形至条形，长约5mm；花冠蓝色，紫色或白色，长8～10mm，不明显2唇形，上唇2裂；二强雄蕊；子房上位。蒴果长卵状，包在宿存的花萼内，4瓣裂。花期5—10月。

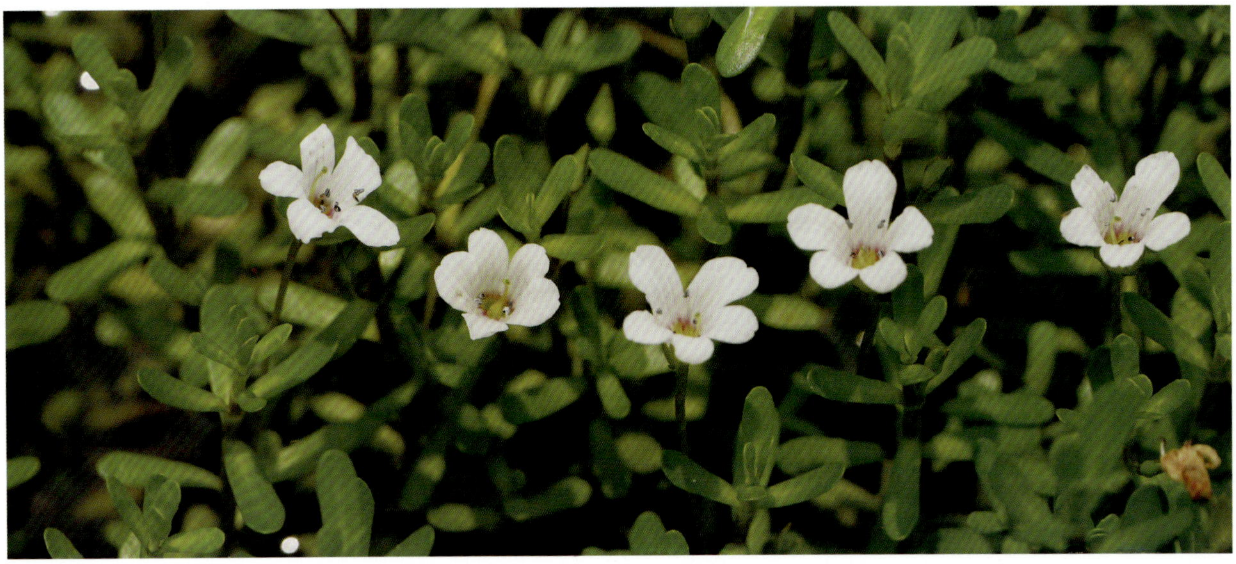

毛地黄

来源 玄参科毛地黄属 *Digitalis* 植物毛地黄 *Digitalis purpurea* L. 的叶。

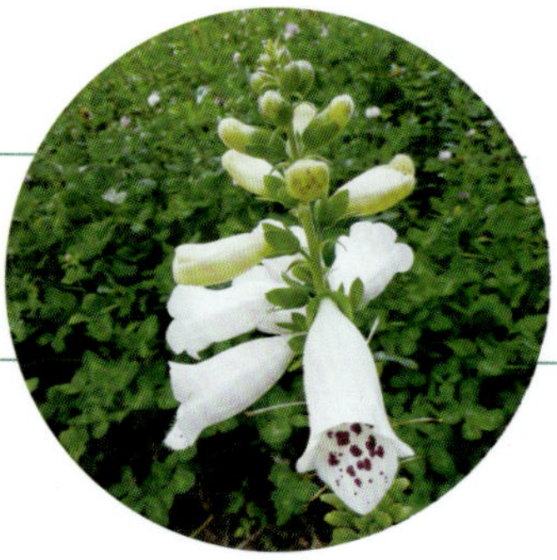

【植物学文献整理】

见《中国植物志》第六十七卷，第二分册，212页。以毛地黄为正名收载，别名洋地黄。原产欧洲，我国有栽培。叶药用，有强心之效。

《中国种子植物科属词典》157页，毛地黄属 *Digitalis*，玄参科，约25种，分布于欧洲和亚洲中部和西部，我国引入栽培毛地黄 *Digitalis purpurea* L. 1种。叶含毛地黄精，为强心剂。

【本草学文献整理】

《中华本草》第7册，第二十卷，332～335页。以洋地黄（《中国沿用植物图鉴》）为正名收载，别名地钟花（《中国药用植物图鉴》）、洋地黄叶（《中国本草图录》）。叶入药，味苦，性温；强心，利尿。

《药用植物识别图鉴》229页。入药部位：叶；强心，利尿。

【原植物识别特征】

一年或多年生草本，全体被灰白色短柔毛和腺毛，高60～120cm。茎单生或数条成丛。基生叶多数成莲座状，叶柄具狭翅，长可达15cm；叶片卵形或长椭圆形，长5～15cm，边缘具圆齿，少有锯齿；茎生叶下部的与基生叶同形，向上渐小，互生。花排列成顶生、朝向一侧的总状花序；萼钟状，长约1cm，5裂；花冠紫红色，内面具斑点，长3～4.5cm，上唇2裂，下唇3裂；二强雄蕊；子房上位。蒴果卵形，长约1.5cm；种子多数。花期5—6月。

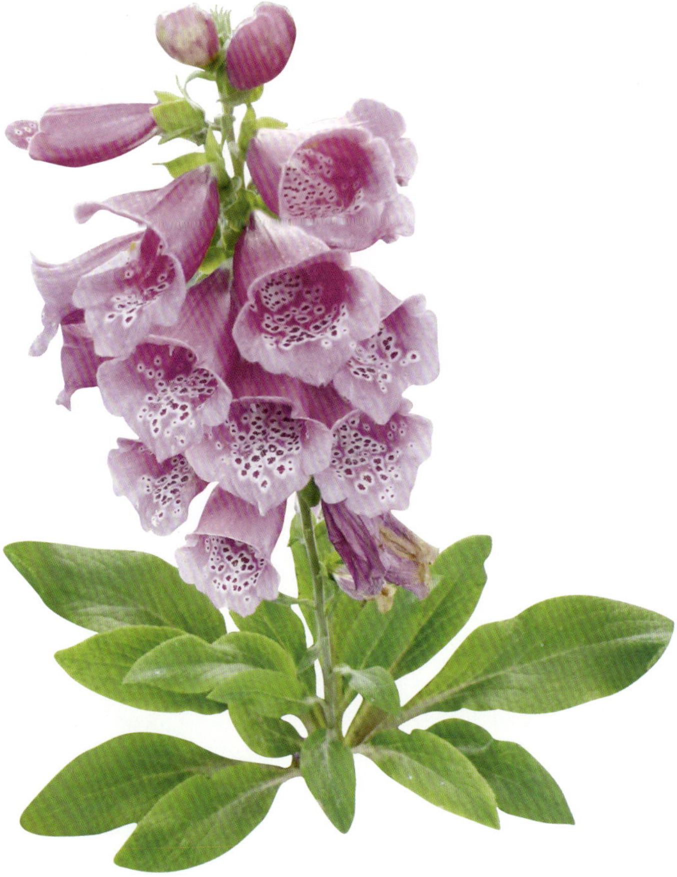

母草

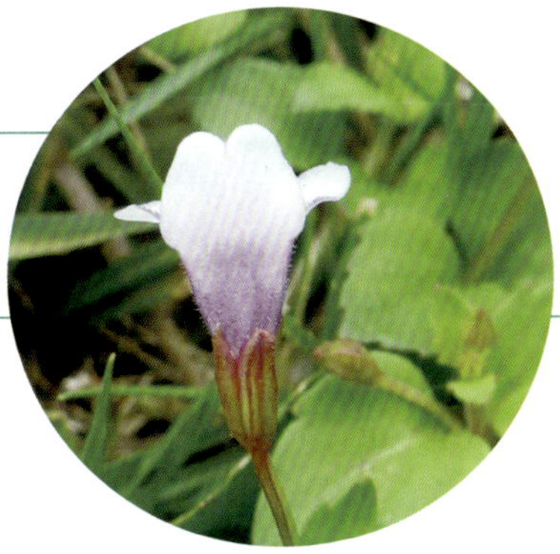

来源 玄参科母草属 *Lindernia* 植物母草 *Lindernia crustacea* (L.) F. Muell 的全草。

【植物学文献整理】

见《中国植物志》第六十七卷，第二分册，129页。以母草（《广州植物志》）为正名收载。分布我国浙江、江苏、安徽、江西、福建、台湾、广东海南岛、广西、云南、西藏东南部、四川、贵州、湖南、湖北、河南等省。热带和亚热带广布。生于田边、草地、路边等低湿处。全草可药用。

《广东植物志》第四卷，388页。别名四方拳草。产广东及海南各地。生于田边、旱田、草地或疏林下阴湿地。

《广西植物名录》378页。产南宁、武鸣、上林、桂林、永福、苍梧、合浦、防城、贵港、玉林、博白、北流、贺州、昭平、富川、罗城、来宾、金秀。

《海南植物志》第三卷，507页。文昌、澄迈、儋县、昌江、保亭、崖县、陵水、万宁。生于田边、溪边或疏林中。全草有清热、利湿、止痢之效。

《广州植物志》598～599页。为水田或湿地上极常见的野草，秋月始见。

【本草学文献整理】

《中华本草》第7册，第二十卷，348～349页。以母草（《植物名实图考》）为正名收载，别名四方拳草、蛇通管、气痛草（广州部队后勤部卫生部《常用中草药手册》）、四方草、铺地莲（广州部队后勤部卫生部《常用中草药手册》）、水辣椒（《广西本草选编》）。全草入药，味微苦、淡，性凉；清热利湿，活血止痛。

【原植物识别特征】

草本，根须状；高10～20cm，常铺散成密丛，多分枝，枝弯曲上升，微方形有深沟纹。单叶对生，三角状卵形或宽卵形，长10～20mm，宽5～11mm，边缘有浅钝锯齿。花单生或在茎顶成极短的总状花序；花萼坛状，长3～5mm，5齿裂；花冠紫色，长5～8mm，上唇直立，2浅裂，下唇3裂；二强雄蕊；子房上位。蒴果椭圆形，与宿萼近等长。花果期全年。

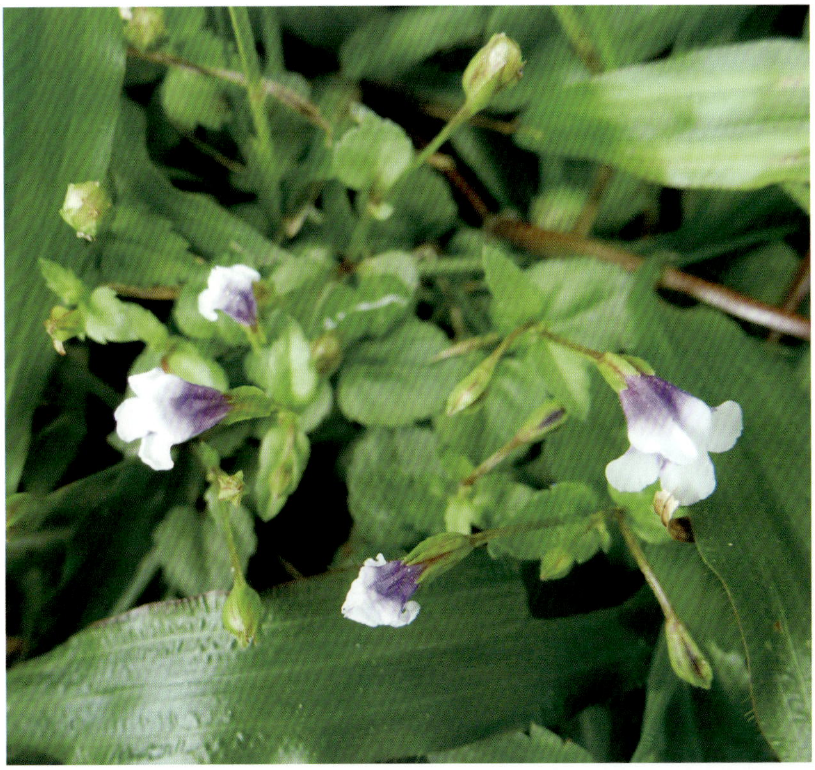

旱田草

来源　玄参科母草属 *Linderniav* 植物旱田草 *Lindernia ruellioides* (Colsm.) Pennell 的全草。

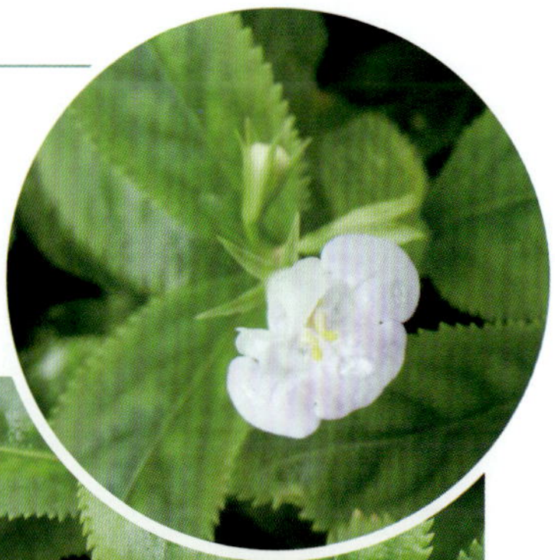

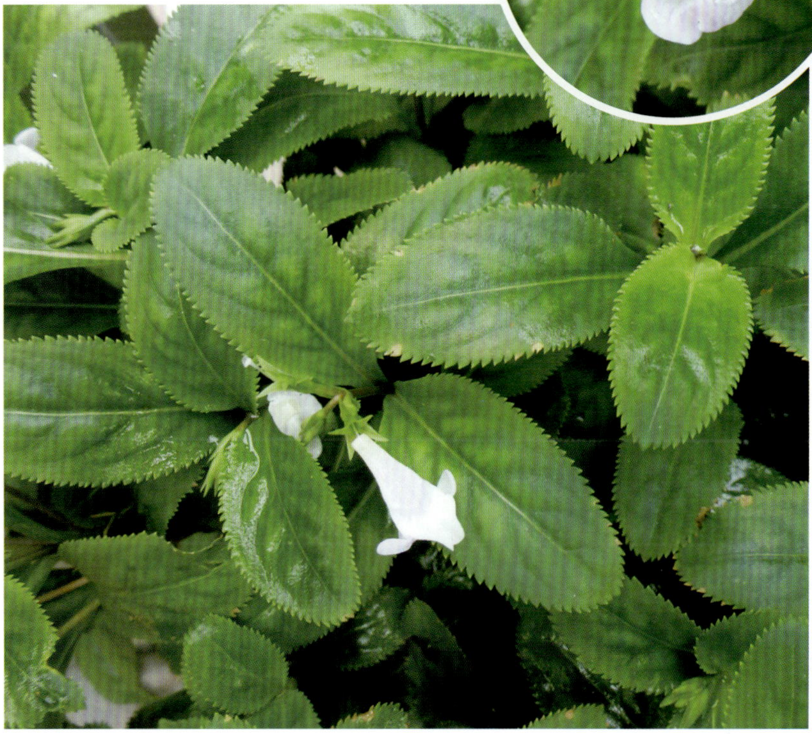

【植物学文献整理】

见《中国植物志》第六十七卷，第二分册，146页。以旱田草（《海南植物志》）为正名收载。分布于台湾、福建、江西、湖北、湖南、广东、广西、贵州、四川、云南、西藏。生于草地、平原、山谷及林下。全草可药用。

《广东植物志》第四卷，390页。产广东及海南各地。生于田边或山地疏林下和草丛中。

《广西植物名录》377页。产南宁、柳州、融水、灵川、平乐、恭城、梧州、苍梧、藤县、蒙山、岑溪、上思、平南、玉林、博白、北流、平果、那坡、乐业、田林、西林、隆林、南丹、天峨、凤山、东兰、罗城、忻城、金秀、宁明、龙州。

《海南植物志》第三卷，509页。别名剪席草（万宁）。澄迈、临高、儋县、白沙、崖县、万宁。全株供药用。

《广州植物志》602～603页。为湿地上一野草，秋月始见。

【本草学文献整理】

《中华本草》第7册，第二十卷，351页。以旱田草（《全国中草药汇编》）魏征秘史收载，别名锯齿草（《广西药用植物名录》）、龟药、地下茶（《全国中草药汇编》）。全草入药，味甘、淡，性平；理气活血，解毒消肿。

【原植物识别特征】

一年生草本，高10～15cm，更常分枝而长蔓，节上生根。单叶对生，柄长3～20mm，前端渐宽而连于叶片，基部多少抱茎；叶片矩圆形、椭圆形、卵状矩圆形或圆形，长1～4cm，宽0.6～2cm，边缘密生细锯齿。总状花序顶生，有花2～10朵；萼在花期长约6mm，果期达10mm，仅基部联合；花冠紫红色，长10～14mm，上唇直立，2裂，下唇3裂；雄蕊4，后方2枚能育；子房上位。蒴果圆柱形。花期6—9月，果期7—11月。

爆仗竹

玄参科爆仗竹属 *Russelia* 植物爆仗竹 *Russelia equisetiformis* Schlecht. et Cham. 的地上部分。

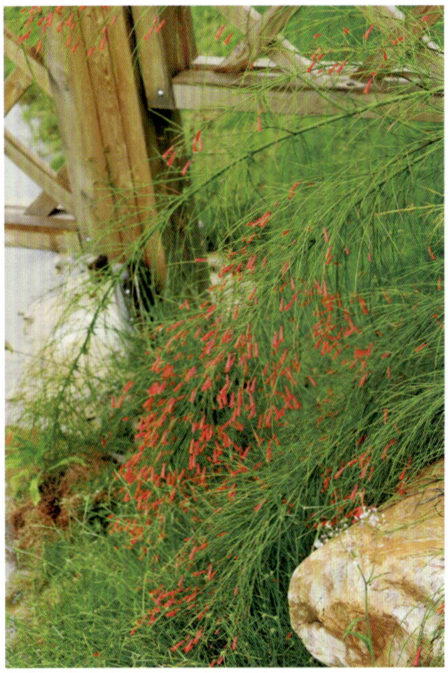

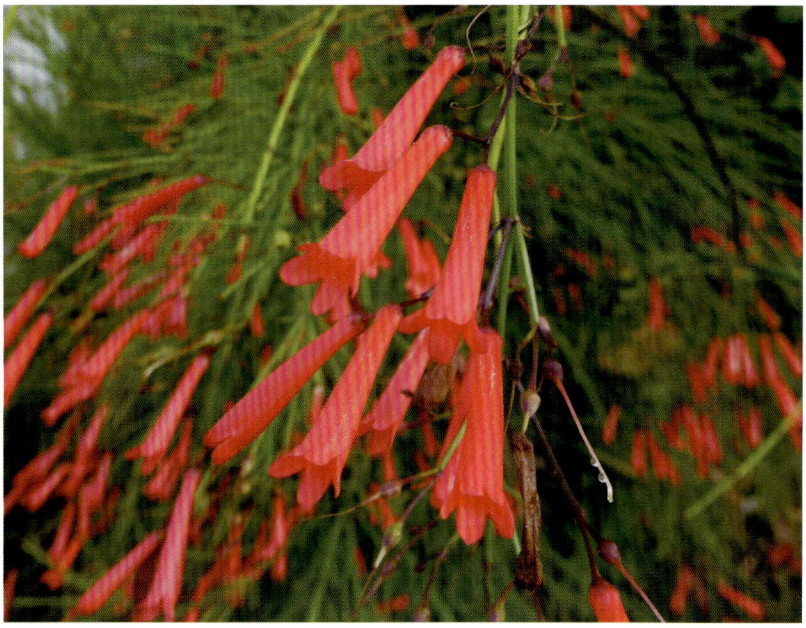

【植物学文献整理】

见《中国种子植物科属词典》424页，炮仗竹属 *Russelia*，玄参科，40种，分布于热带美洲，我国引入栽培炮仗竹 *Russelia equisetiformis* Schlecht. et Cham. 1种。供庭院观赏用。（《中国植物志》未见记载。）

《中国高等植物图鉴》第四卷，第9页。

《广州植物志》592页。别名吉祥草。为一美丽的庭院观赏植物，广州常见栽培。

【本草学文献整理】

《中华本草》第7册，第二十卷，389页。以爆仗竹（《中国药用植物简编》）为正名收载，别名吉祥草（《广东药用植物手册》）、观音柳、花丁子（《中国药用植物简编》）。地上部分入药，味甘，性平；续筋接骨，活血祛瘀。

【原植物识别特征】

直立，木贼状半灌木，高可达1m。几乎无叶。茎四棱形，枝纤细轮生，顶端下垂。叶小，散生；叶片长圆形至长圆状卵形，长不及1.5cm，在枝上的大部退化为鳞片。二歧聚伞花序，萼淡绿色，长约3mm，5裂；花冠稍二唇形，鲜红色，长约2.5cm，上唇2裂，下唇3裂；雄蕊4，内藏，退化雄蕊极小，位于花冠筒基部的后方，子房上位。蒴果近球形，室间开裂。花期4—7月。

野甘草

来源 玄参科野甘草属 *Scoparia* 植物野甘草 *Scoparia dulcis* L. 的全株。

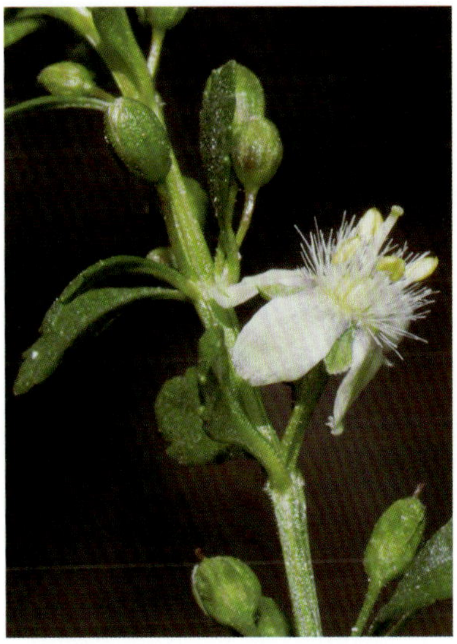

【植物学文献整理】

见《中国植物志》第六十七卷，第二分册，85～86页。以野甘草为正名收载。分布于广东、广西、云南、福建；原产美洲热带，现已广布于全球热带。喜生于荒地、路旁，亦偶见于山坡。

《广东植物志》第四卷，382～383页。产广东及海南各地。生于路旁、荒地或林边湿地。

《广西植物名录》380页。产南宁、武鸣、临桂、梧州、苍梧、藤县、岑溪、合浦、钦州、贵港、平南、桂平、博白、北流、昭平、金秀。

《海南植物志》第三卷，497～498页。澄迈、儋县、白沙、琼海、万宁等地。全草入药，有清热利、祛风止痒之效。

《广州植物志》590～591页。为广州极常见的一种野生植物，夏秋始见。

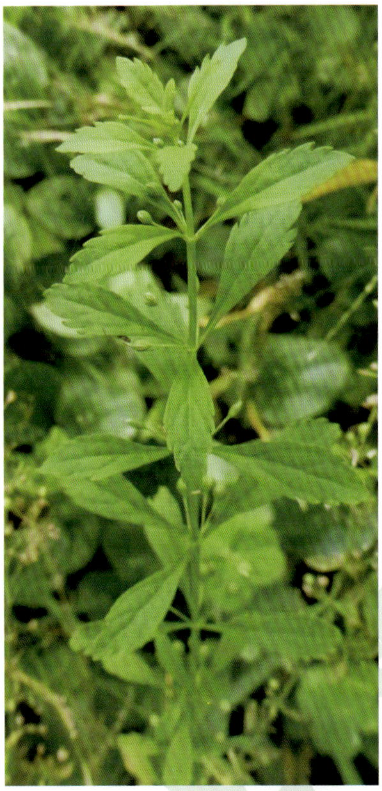

【本草学文献整理】

《中华本草》第7册，第二十卷，389～390页。以野甘草（《福建民间草药》）为正名收载，别名假甘草、土甘草、假枸杞（《广西中药志》）、冰糖草（《广东中药》）、通花草（《广西中草药》）、米碎草（《全国中草药汇编》）等。全株入药，味甘，性凉；疏风止咳，清热利湿。

【原植物识别特征】

直立草本或为半灌木状，高可达100cm，茎有棱角及狭翅。叶对生或轮生，菱状卵形至菱状披针形，长5～20mm，宽达15mm，枝上部叶较小而多，全缘而成短柄，前半部有齿，有时近全缘。花小，白色，单生或成对生于叶腋；萼齿4，卵状矩圆形，长约2mm，具睫毛；花冠直径约4mm，有极短的管，喉部生有密毛，裂片4；雄蕊4，近等长；子房上位。蒴果卵圆形至球形，直径2～3mm。花期夏秋季。

玄参

来源　玄参科玄参属 *Scrophularia* 植物玄参 *Scrophularia ningpoensis* Hemsl. 的根。

【植物学文献整理】

见《中国植物志》第六十七卷，第二分册，55～56页。以玄参（《神农本草经》）为正名收载，别名元参、浙玄参、黑参。为我国特产，是一分布较广，变异较大的种类，产河北（南部）、河南、山西、陕西（南部）、湖北、安徽、江苏、浙江、福建、江西、湖南、广东、贵州、四川。生于海拔1 700m以下的竹林、溪旁、丛林及高草丛中；并有栽培。根药用，有滋阴降火、消肿解毒等功效。

《广东植物志》第四卷，378～379页。产广东北部。生于山坡、溪边、田边、村边等灌丛中。

《广西植物名录》380页。产南宁、马山、宾阳、桂林、全州、恭城、苍梧、岑溪、贵港、平南、桂平、北流、凌云、昭平、富川、天峨、金秀。

【本草学文献整理】

《中华本草》第7册，第二十卷，392～396页。以玄参（《本经》）为正名收载，别名重台（《本经》），馥香（《开宝本草》），野脂麻（《纲目》）。根入药，味甘、苦、咸，性微寒；清热凉血，滋阴降火，解毒散结。

【原植物识别特征】

多年生草本。高60～120cm。根肥大，1至数条，呈纺锤状。茎四棱，下部叶对生，上部叶互生；叶片卵形或卵状椭圆形，长7～20cm，宽3.5～12cm，边缘有细锯齿。聚伞花序，花序轴及花梗均被毛；花萼5裂，花冠暗紫色，管部斜壶状，顶端5裂，能育雄蕊4，子房上位，2室。蒴果卵圆形，长8～9mm。花期7—8月，果期9—10月。

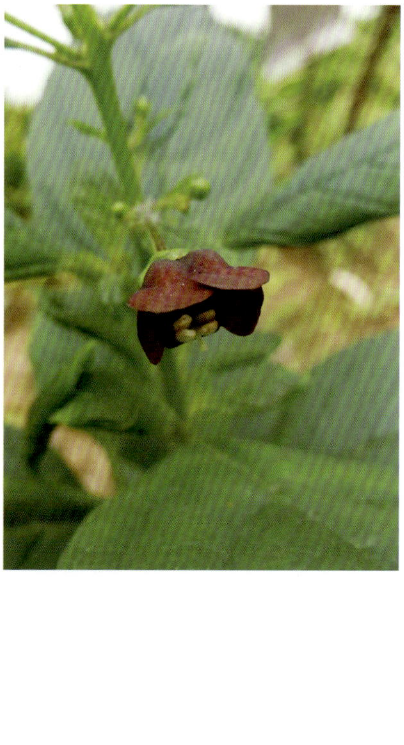

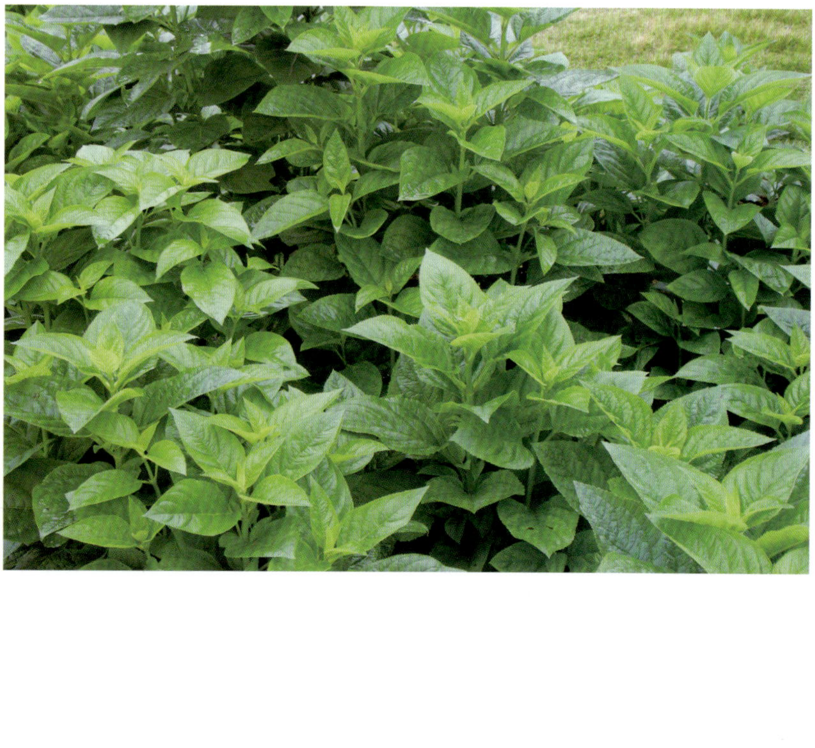

单色蝴蝶草（蓝猪耳）

来源 玄参科蝴蝶草属 *Torenia* 植物单色蝴蝶草 *Torenia concolor* Lindl. 的全草。

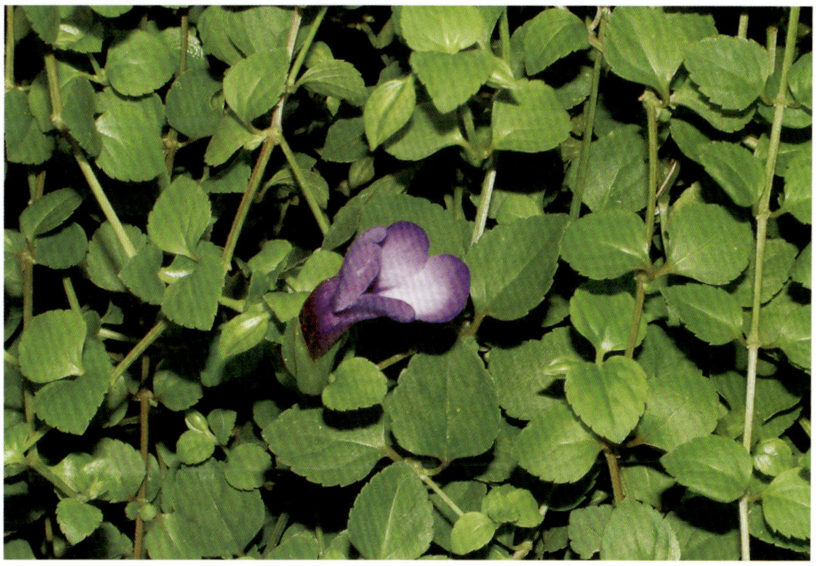

【原植物识别特征】

匍匐草本；茎具4棱，节上生根；分枝上升或直立。叶对生，柄长2～10mm；叶片三角状卵形或长卵形，稀卵圆形，长1～4cm，宽0.8～2.5cm，边缘有锯齿。花单生，稀排成伞形花序；萼长1.2～1.5cm，果期长达2.3cm，具5枚宽略超过1mm的翅，基部下延；萼齿2枚，长三角形，果实成熟时裂成5枚小齿；花冠长2.5～3.9cm，近二唇形，蓝色或蓝紫色；2强雄蕊，子房上位。蒴果长椭圆形。花果期5—11月。

【植物学文献整理】

见《中国植物志》第六十七卷，第二分册，163～164页。以单色蝴蝶草为正名收载。分布于广东、广西、贵州及台湾等省区。生于林下、山谷及路旁。

《广东植物志》第四卷，375页。别名同色蓝猪耳。产广东各地。生于田边、河边、草地、路旁和灌丛中。

《广西植物名录》381页。产南宁、隆安、融水、永福、贵港、平南、桂平、百色、田东、凌云、乐业、田林、贺州、河池、巴马、都安、金秀、扶绥、龙州、大新。

《广州植物志》600～601页。以蓝猪耳为正名收载。为一盆栽花卉，广州时见栽培。

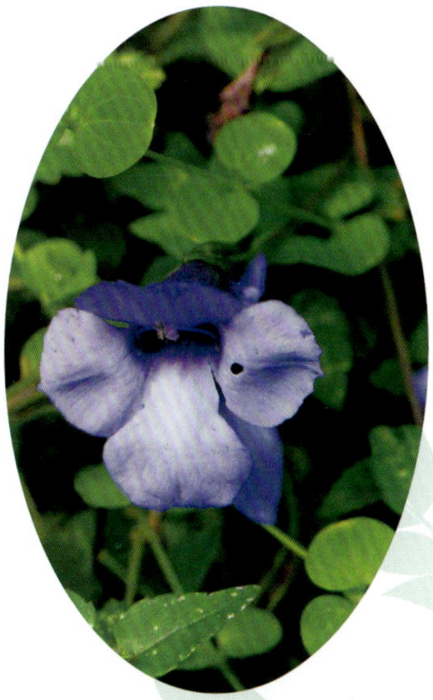

【本草学文献整理】

《中华本草》第7册，第二十卷，399～400页。以蓝猪耳（《全国中草药汇编》）为正名收载，别名蝴蝶花（《全国中草药汇编》）、同色蓝猪耳、灯笼草（《广东药用植物手册》）。全草入药，味苦，性凉；清热利湿，止咳止呕，活血解毒。

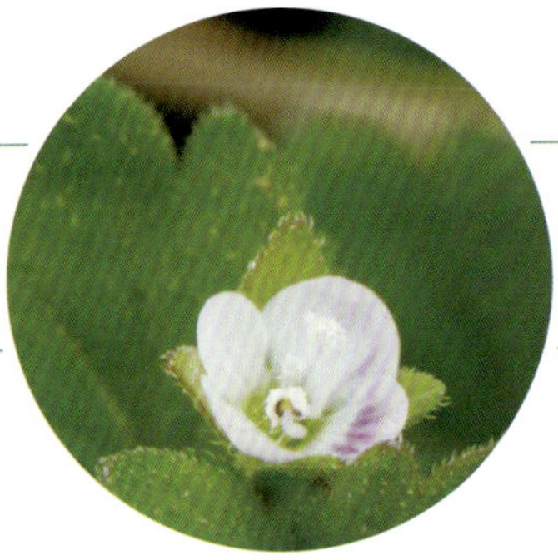

婆婆纳

来源　玄参科婆婆纳属 *Veronica* 植物婆婆纳 *Veronica didyma* Tenore 的全草。

【植物学文献概要】

见《中国植物志》第六十七卷，第二分册，284～285页。以婆婆纳为正名收载。华东、华中、西南、西北及北京常见。广布于欧亚大陆北部。生于荒地。茎叶味甜，可食。

《广东植物志》第四卷，379～380页。产从化、龙门（南昆山）。生于疏林下或荒地。广布于我国南北各地，欧亚大陆北部。茎叶味甜，可食。

《广西植物名录》382页。产柳州、柳城、桂林、阳朔、资源、金秀。

【本草学文献概要】

《中华本草》第7册，第二十卷，405页。以婆婆纳（《救荒本草》）为正名收载，别名双珠草（《本草纲目拾遗》）、双肾草（《民间常用草药汇编》）、将军草（《浙江药用植物志》）等。全草入药，味甘、淡，性凉；补肾强腰，解毒消肿。

【原植物识别特征】

一年生草本，高10～25cm。茎铺散，纤细，多分枝，被柔毛。叶对生，具短柄，叶片心形至卵形，长5～10mm，宽6～7mm，每边有2～4个深钝齿，两面被白色长柔毛。总状花序；苞片叶状，下部的对生或全部互生；花梗略短于苞片；萼4裂；花冠淡紫色、蓝色、粉色或白色，直径4～5mm，裂片圆形至卵形；雄蕊2，短于花冠；子房上位，2室。蒴果近肾形，密被腺毛，略短于花萼，宽4～5mm。花期3—10月。

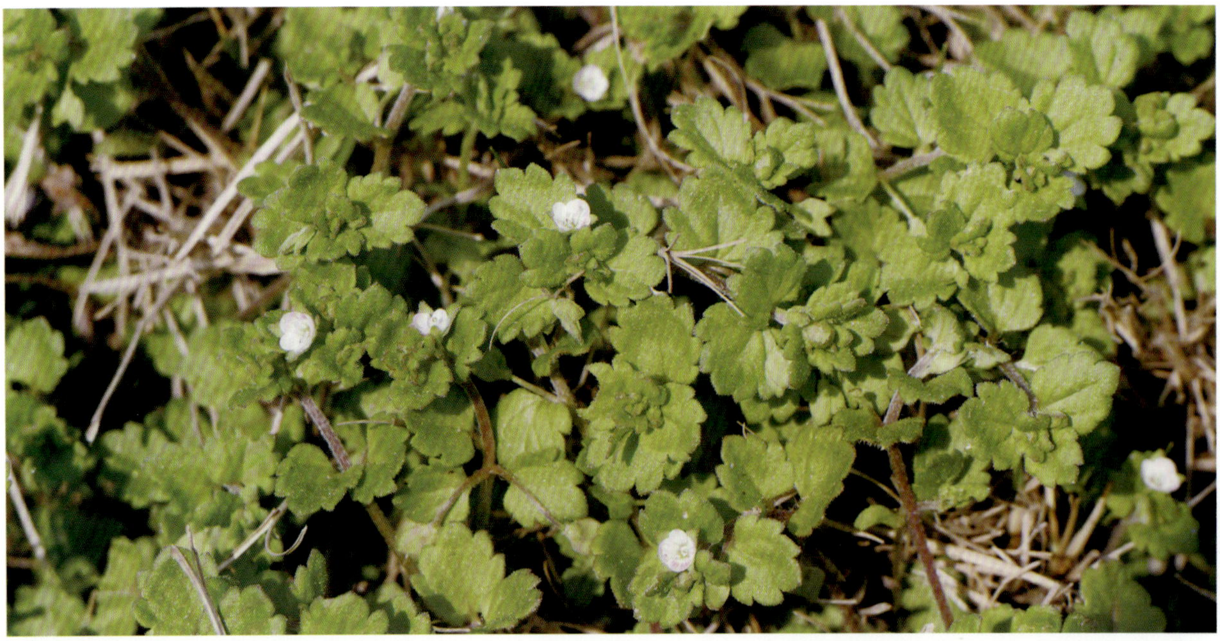

凌霄

来源 紫葳科凌霄属 *Campsis* 植物凌霄 *Campsis grandiflora* (Thunb.) Schum. 的花。

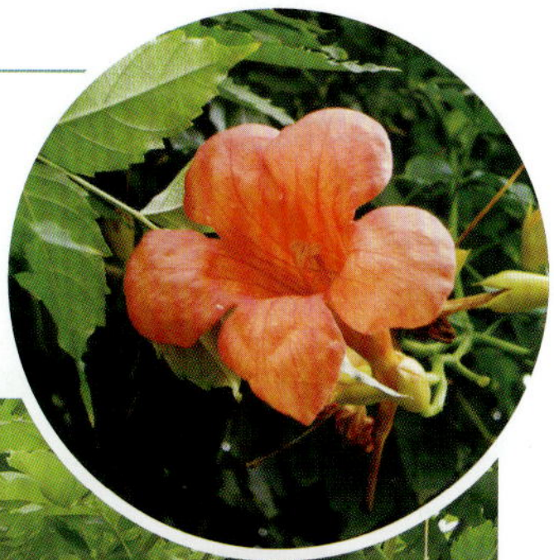

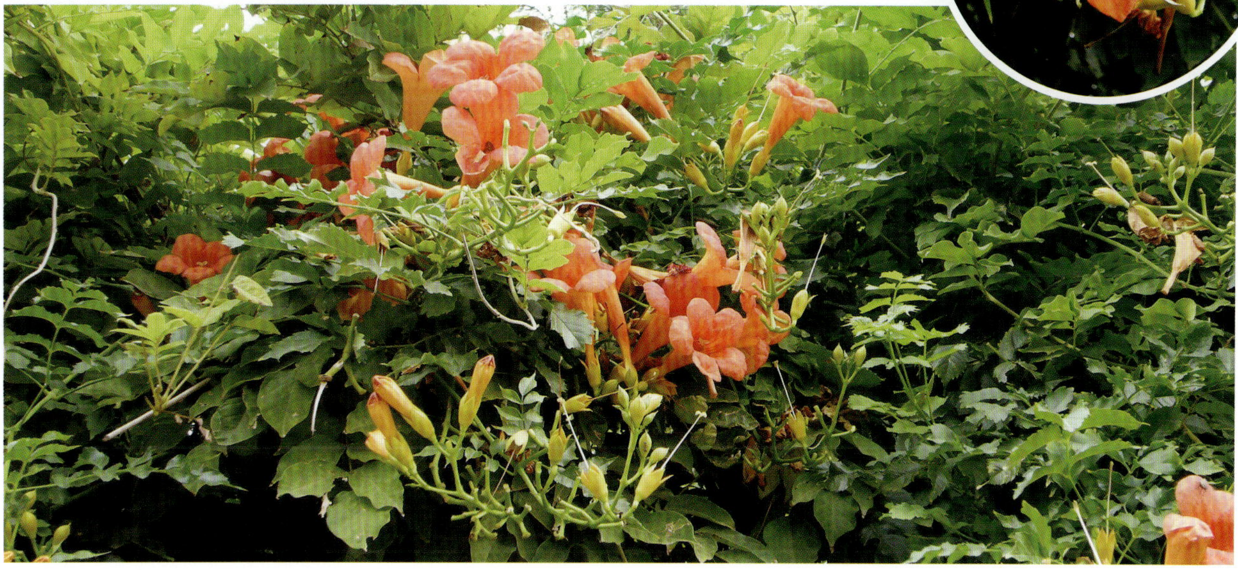

【植物学文献整理】

见《中国植物志》第六十九卷，33页。以凌霄（《图经本草》）为正名收载，别名紫葳（《植物名实图考》）、苕华（《神农本草经》）、白狗肠（广西）、搜骨风（四川）、藤五加（贵州）、接骨丹（湖北）等。产长江流域各地，及河北、山东、河南、福建、广东、广西、陕西，在台湾有栽培。可供观赏及药用，花为通经利尿药，根治跌打损伤等症。据李时珍云“附木而上，高达数丈，故曰凌霄”。

《广东植物志》第九卷，89页。广东及海南各地常见，生于林缘。观赏花卉，根、花供药用。

《广西植物名录》393页。产南宁、融水、桂林、临桂、全州、兴安、龙胜、资源、苍梧、贺州、南丹。

《海南植物志》第三卷，530～531页。海南常见栽培。观赏，又作药用。

【本草学文献整理】

《中华本草》第7册，第二十卷，416～419页。以凌霄花（《新修本草》）为正名收载，别名陵霄花（《本草图经》）、堕胎花（《植物名实图考》）。花入药，味酸，性微寒；清热凉血，化瘀散结，祛风止痒。

【原植物识别特征】

攀援藤本；茎木质，表皮脱落，枯褐色，以气生根攀附于它物之上。奇数羽状复叶，对生，小叶7～9，卵形至卵状披针形，长3～6cm，宽1.5～3cm，侧脉6～7对，边缘有粗锯齿；叶轴长4～13cm；小叶柄长5～10mm。顶生短圆锥花序，花萼钟状，长3cm，分裂至中部；花冠内面鲜红色，外面橙黄色，长约5cm，裂片半圆形；雄蕊4，二强，着生于花冠筒近基部；子房上位，柱头2裂。蒴果。花期5—8月。

木蝴蝶

来源 紫葳科木蝴蝶属 *Oroxylum* 植物木蝴蝶 *Oroxylum indicum* (L.) Kurz. 的种子。

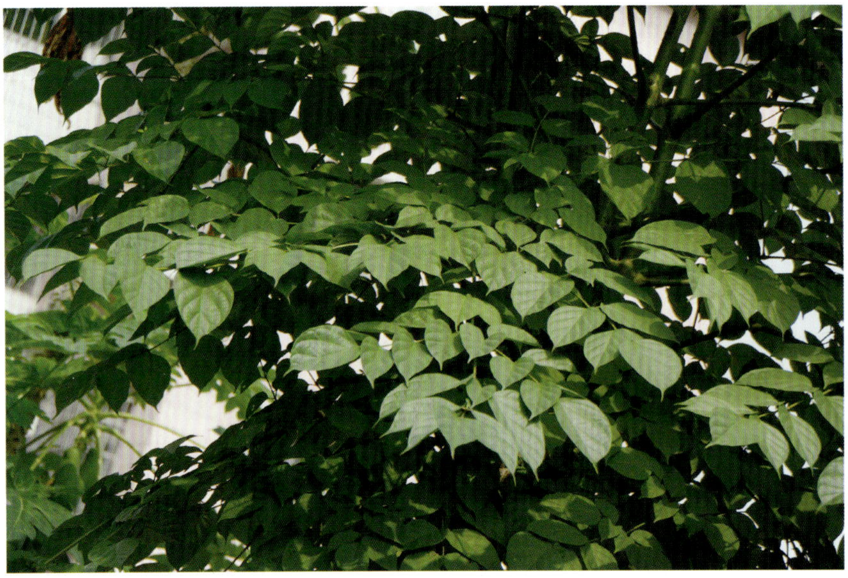

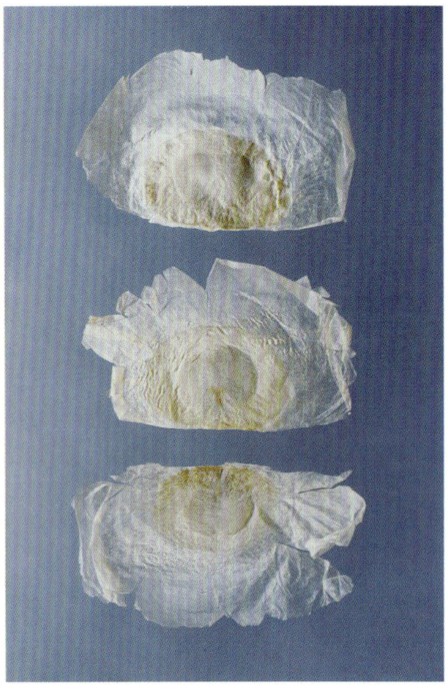

【植物学文献概要】

见《中国植物志》第六十九卷，11～12页。产福建、台湾、广东、广西、四川、云南、贵州等省区。树皮、种子入药。

《广东植物志》第九卷，91～92页。别名千张纸（《植物名实图考》）、牛脚筒（海南）。产南澳岛及海南乐东、三亚、琼中、白沙，常生于疏林中。种子入药，名千张纸，润肺、疏肝、和胃、生肌。

《广西植物名录》394页。产桂南、桂西南、桂西北。

《海南植物志》第三卷，533～534页。乐东、崖县、琼中。种子入药。

《广州植物志》610页。别名千张纸（《云南志》）、朝简（广西）。本种在广东虽有栽培，但不普遍。

【本草学文献概要】

《岭南采药录》159页。出产于广西，乃树实也，片片轻如芦中衣膜，色白，似蝴蝶形，治肝气痛，用二三十张，焙燥研末，酒调服，及下部湿热，贴痈疽用之收口。

《中华本草》第7册，第二十卷，429～432页。以木蝴蝶（《本草纲目拾遗》）为正名收载，别名千张纸、玉蝴蝶（《张韦清医案》）、云故纸（《兽医常用中药》）、白玉纸（《中药志》）、鸭船层纸（《广西中药志》）。成熟种子为传统中药，味微苦、甘，性微寒；利咽润肺，疏肝和胃，敛疮生肌。树皮亦入药，另列条目。

【原植物识别特征】

直立小乔木，高6～10m。二至三回单数羽状复叶对生，长60～130cm；小叶三角状卵形，基部偏斜，两面无毛，全缘。总状花序顶生，花大，两性，紫色，傍晚开放，有恶臭气。花萼钟状，紫色，顶端平截；花冠微二唇形，檐部下唇3裂，上唇2裂；雄蕊4，微二强；花盘大，肉质，5浅裂；子房上位。蒴果木质，长40～120cm，厚约1cm，2瓣裂；种子多数，翅薄如纸，故有“千张纸”之称。

炮仗花

来源 紫葳科炮仗藤属 *Pyrostegia* 植物炮仗花 *Pyrostegia venusta* (Ker-Gawl.) Miers 的花和叶。

【植物学文献整理】

见《中国植物志》第六十九卷，3～4页。以炮仗花（《广州植物志》）为正名收载，别名黄鳝藤（云南新平、玉溪）。原产南美洲巴西，在热带亚洲已广泛作为庭园观赏藤架植物栽培。我国广东（广州）、海南、广西、福建、台湾、云南（昆明、西双版纳）等地均有栽培。多植于庭园建筑物的四周，攀援于凉棚上，初夏红橙色的花朵累累成串，状如鞭炮，故有炮仗花之称。

《广东植物志》第九卷，75～76页。广东中南部及海南各地均有栽培。庭院观赏植物。

《海南植物志》第三卷，530页。海南各地普遍栽培。

《广州植物志》606页。广州极常见栽培，多植于建筑物旁或棚架上，春季开橙红色花，极美丽。

【本草学文献整理】

《中华本草》第7册，第二十卷，432页。以炮仗花（《全国中草药汇编》）为正名收载，别名黄鳝藤（《云南药用植物名录》）。花和叶入药。花：味甘，性平；叶：味苦，微涩，性平。润肺止咳，清热利咽。

【原植物识别特征】

藤本，具有3叉丝状卷须。叶对生；小叶2～3，卵形，长4～10cm，宽3～5cm，下面具有极细小分散的腺穴，全缘；叶轴长约2cm；小叶柄长5～20mm。圆锥花序着生于侧枝的顶端，长约10～12cm。花萼钟状，有5小齿；花冠筒状，内面中部有一毛环，橙红色，裂片5，花开放后反折，边缘被白色短柔毛；雄蕊4，二强，着生于花冠筒中部；子房上位，花柱与花丝均伸出花冠筒外。蒴果线性，果瓣革质，内有种子多列，种子具翅，薄膜质。花期长，通常在1—6月。

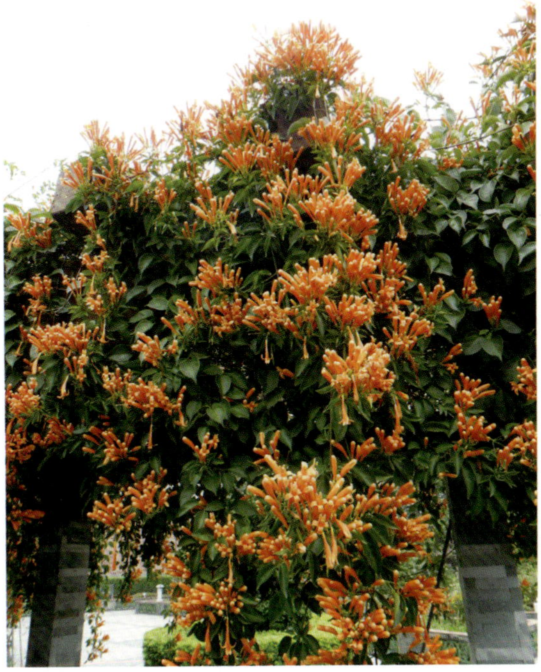

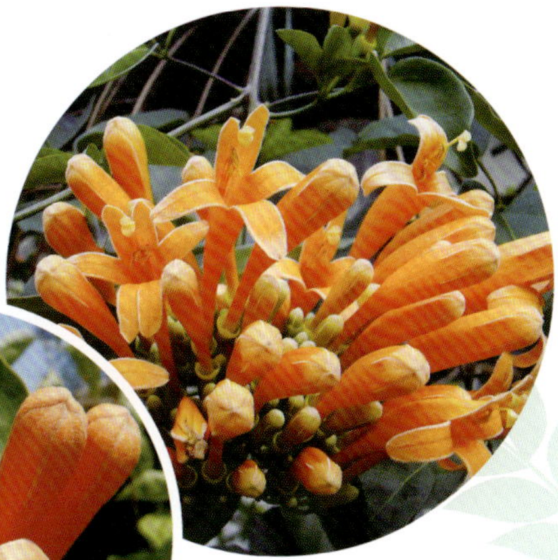

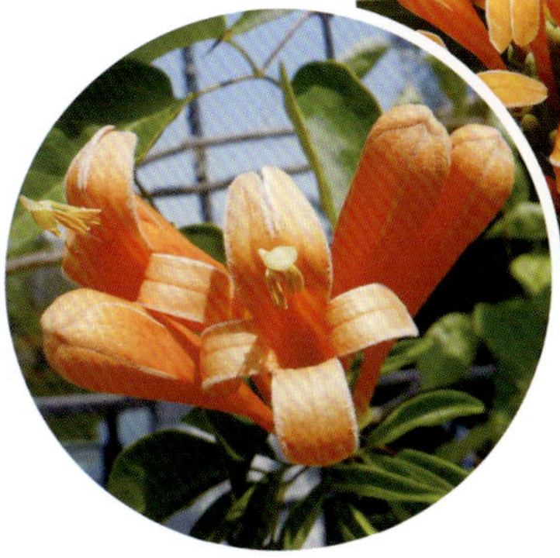

菜豆树

来源 紫葳科菜豆树属 *Radermachera* 植物菜豆树 *Radermachera sinica* (Hance) Hemsl. 的根、叶或果实。

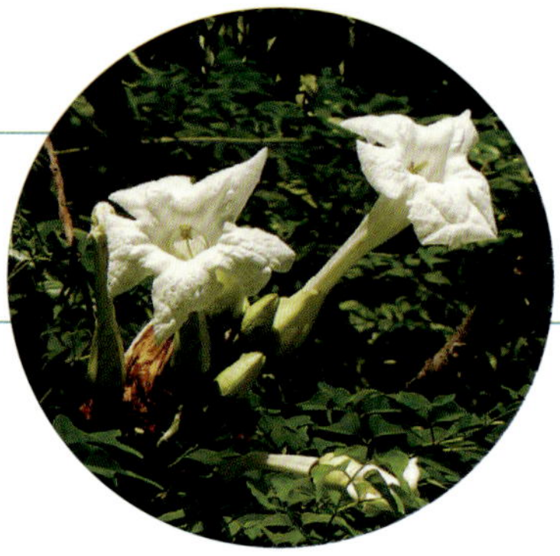

【植物学文献整理】

见《中国植物志》第六十九卷，30～31页。以菜豆树（《中国树木分类学》）为正名收载，别名山菜豆、苦苓舅（台湾）、接骨凉伞、牛尾木（《广西实用中草药》）、豆角木、牛尾豆、蛇仔豆、大朝阳（《广西中兽医药用植物》）、跌死猫树（海南）等。产台湾、广东、广西、贵州、云南。生于山谷或平地疏林中，海拔340～750m。模式标本采自广东。根、叶、果入药，可凉血消肿，治高热、跌打损伤、毒蛇咬伤。木材黄褐色，质略粗重，年轮明显，供建筑用材。枝、叶及根又治牛炭疽病。

《广东植物志》第九卷，86页。产广东乳源、连南、连州、阳山、英德、肇庆、郁南等地。生于海拔350～750m的山谷或平地疏林中。根、叶、果入药，治跌打损伤、毒蛇咬伤等。

《广西植物名录》394页。产南宁、邕宁、隆安、上林、柳州、桂林、阳朔、临桂、恭城、防城、平南、东兰、都安、宁明、龙州、大新、天等。

【本草学文献整理】

《中华本草》第7册，第二十卷，432～433页。以菜豆树（广州部队后勤部卫生部《常用中草药手册》）为正名收载，别名牛尾豆、蛇仔豆、鸡豆木（《广西中兽医药用植物》）、豆角木、大朗伞（广州部队后勤部卫生部《常用中草药手册》）、牛尾树（《广西实用中草药》）。根、叶或果实入药。味苦，性寒；清暑解毒，散瘀消肿。

【原植物识别特征】

乔木，高达10m。二回羽状复叶，对生，叶轴长约30cm；小叶卵形至卵状披针形，长4～7cm，宽2～3.5cm，全缘，侧脉5～6对，侧生小叶片在近基部的一侧疏生少数腺体。顶生圆锥花序，长25～35cm；萼齿5，卵状披针形，长约12mm；花冠钟状漏斗形，白色至淡黄色，长6～8cm，裂片5；雄蕊4，二强；子房上位，柱头2裂。蒴果细长，下垂，圆柱形，长达85cm，直径约1cm，果皮薄革质，种子椭圆形，连翅长约2cm。花期5—9月，果期10—12月。

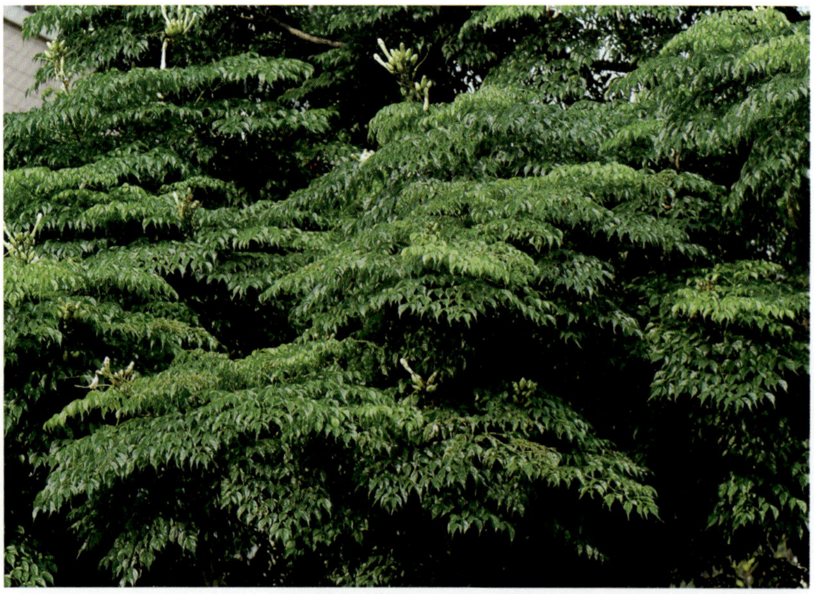

硬骨凌霄

来源　紫葳科凌霄属 *Campsis* 植物硬骨凌霄 *Tecomaria capensis* (Thunb.) Spach 的茎叶及花。

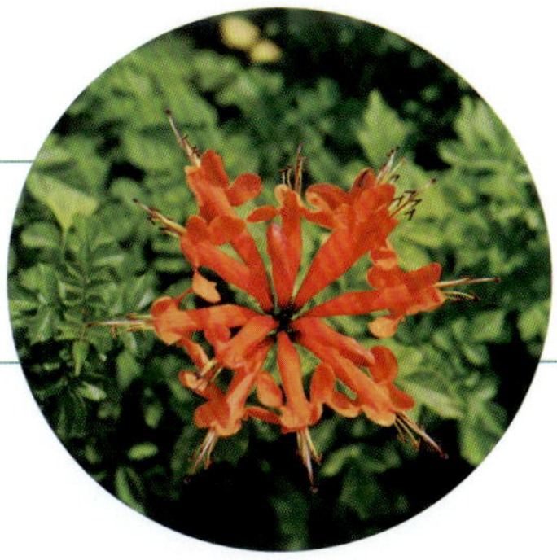

【植物学文献整理】

《中国植物志》第六十九卷，62页，将其收录于《中国紫葳科栽培植物检索表》中，未作种的描述。

《广东植物志》第九卷，88页。广州、深圳及海南常见栽培。观赏，根、叶药用，有清热消炎，散瘀消肿之效。

《广西植物名录》394页。产全区各地。

《海南植物志》第三卷，531页。别名竹林标。海南有栽培，颇常见。

《广州植物志》608页。本植物在广州常见栽培，以供庭院观赏，亦供药用。

【本草学文献整理】

《中华本草》第7册，第二十卷，433页。以硬骨凌霄（《全国中草药汇编》）为正名收载，别名竹林标（《云南思茅中草药资选》）、驳骨软丝莲、红花倒水莲（《全国中草药汇编》）、凌霄（《云南中药资源名录》）。茎叶及花入药，味辛、微酸，性微寒；清热散瘀，通经，利尿。

【原植物识别特征】

常绿半蔓性或近直立灌木，高达2m。枝细长，皮孔明显。奇数羽状复叶，对生，总叶柄长3～6cm，小叶多为7，卵形至椭圆状卵形，长1～2.5cm，边缘有不甚规则的锯齿。总状花序顶生；萼钟状，5齿裂；花冠漏斗状，略弯曲，橙红色至鲜红色，有深红色的纵纹，长约4cm，上唇凹入；雄蕊突出。蒴果扁线形，多不结实。云南西双版纳可全年开花，北方盆栽温度适宜时，花期8—11月。

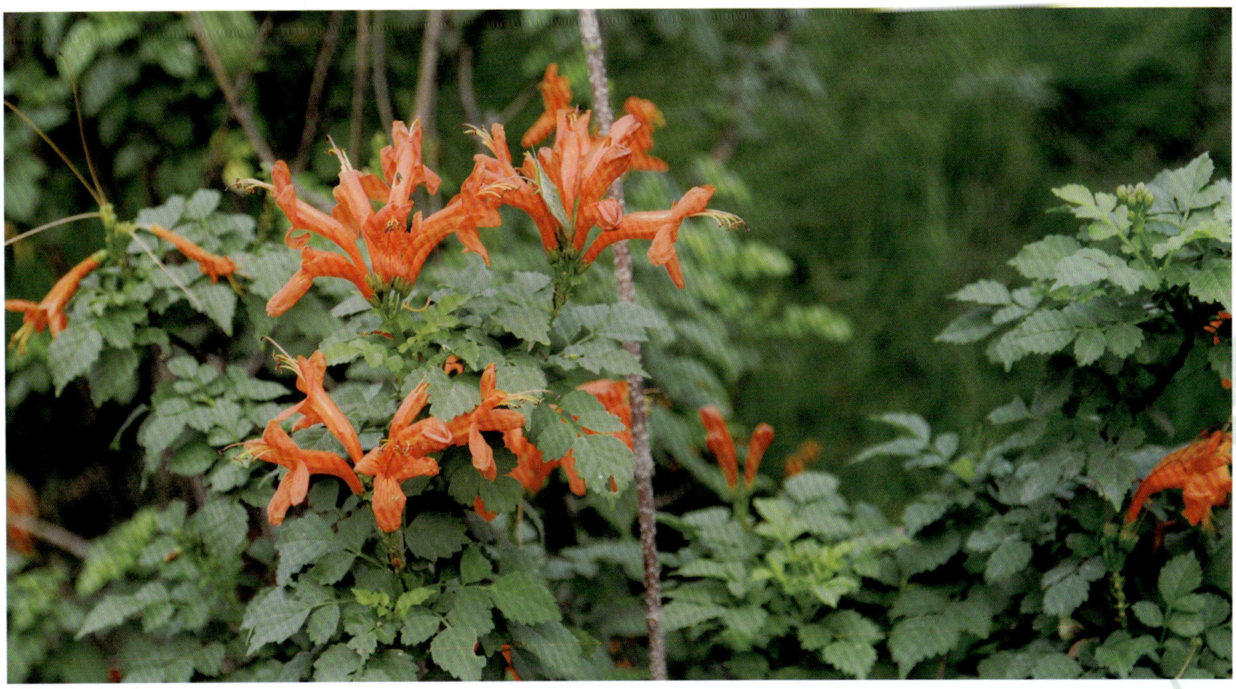

老鼠簕

来源 爵床科老鼠簕属 *Acanthus* 植物老鼠簕 *Acanthus ilicifolius* L. 的全株。

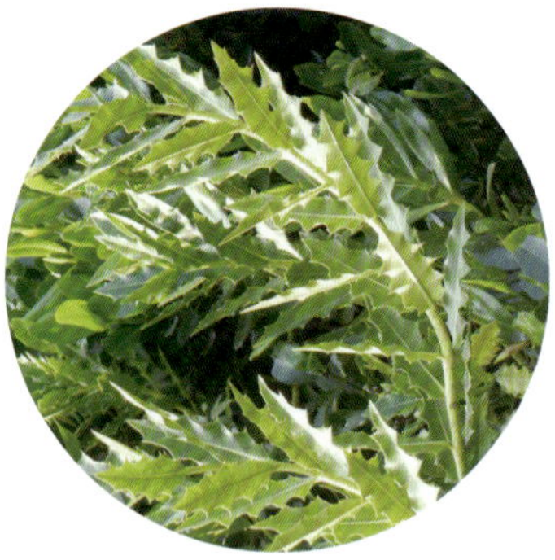

【植物学文献概要】

见《中国植物志》第七十卷，45页。以老鼠簕（广州）为正名收载。产海南、广东、福建，生于我国南部海岸及潮汐能至的滨海地带，为红树林重要组分之一。根入药，凉血、解毒。

《广东植物志》第九卷，106～107页。产广东湛江、惠东、深圳、东莞、广州、廉江、潮阳、珠海、陆丰、台山及海南文昌、澄迈、琼山和海口，生于潮汐可达的滨海区。为红树林的重要组成种类之一。全草有消肿、解毒、止痛之效。

《广西植物名录》395页。产桂南。

《海南植物志》第三卷，553～554页。文昌、琼山、海口。全草有消肿，解毒，止痛之效。

《广州植物志》620页。别名莨笋花（《亨利氏植物汉名录》）。喜生于潮汐能至的滨海地带，广州只见于珠江边。

【本草学文献概要】

《岭南采药录》96页。别名老鼠怕。茎高二三尺，多刺，叶无柄，基脚抱茎，分裂如羽状，各裂片有缺刻，或锐锯齿，茎叶之汁液黄色，叶面有白纹，七月开花，四瓣，黄色，味淡，性寒，治痄腮，疗颈疬，洗痔疔，治白浊，和猪肉煮汤食之，其根，煅存性，调香油搽疬甚效。

《中华本草》第7册，第二十卷，433～434页。以老鼠簕为正名收载，别名老鼠怕（《生草药性备要》）、水老鼠竻（《广西本草选编》）、木老鼠竻等。全株入药，味微苦，性凉；清热解毒，散瘀止痛，化痰利湿。

【原植物识别特征】

直立灌木。托叶呈刺状，叶对生，柄长3～6mm，叶片长圆形至长圆状披针形，长6～14cm，宽2～5cm，边缘4～5羽状浅裂，自裂片顶端突出为尖锐硬刺。穗状花序顶生；花两性，萼裂片4，不等大；花冠白色，长3～4cm，上唇退化，下唇倒卵形，长约3cm，顶端3裂，内面两侧各有1条被毛带；雄蕊4，近等长；子房上位。蒴果椭圆形，长2.5～3cm。花期5—9月。

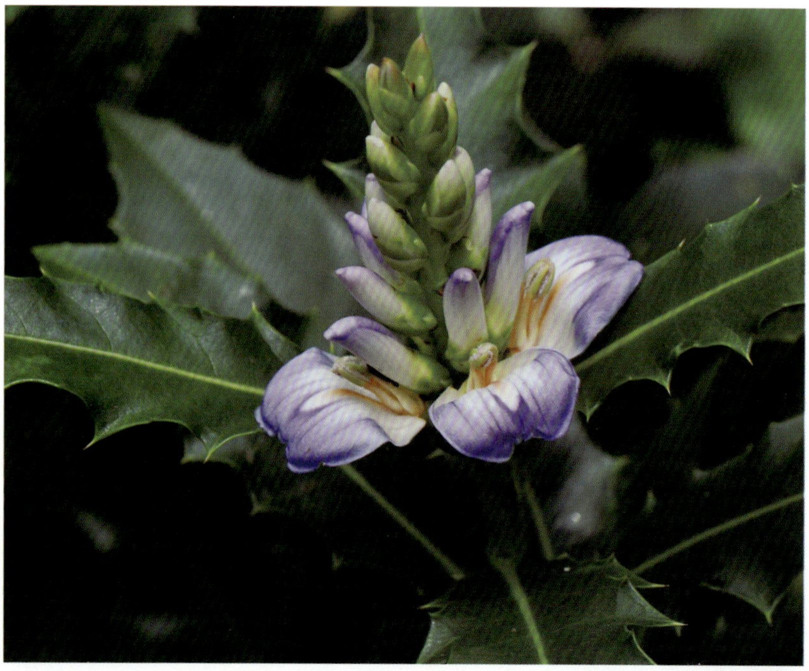

鸭嘴花（大驳骨）

来源　爵床科鸭嘴花属 *Adhatoda* 植物鸭嘴花 *Adhatoda vasica* Nees 的全株。

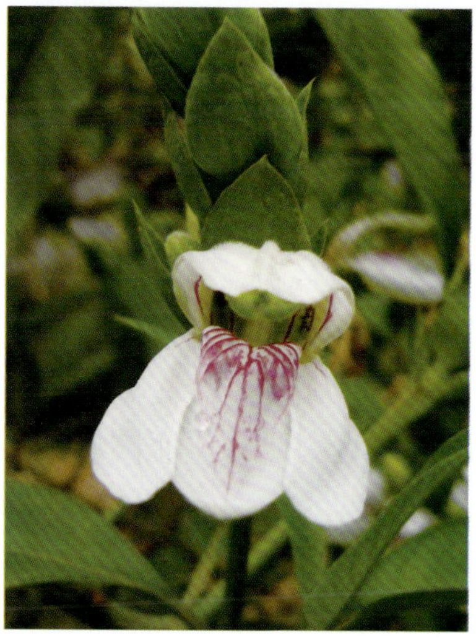

【植物学文献整理】

见《中国植物志》第七十卷，277页。以鸭嘴花（《广州植物志》）为正名收载，别名野靛叶、大还魂（广州）、鸭子花（《植物名实图考》）。产广东、广西、海南、澳门、香港、云南等地栽培或逸为野生。分布于亚洲东南部。原产地不明，最早在印度发现。药用，续筋接骨、祛风止痛、祛痰。

《广东植物志》第九卷，148～149页。产广东潮州、广州、乐昌、连州、清远、韶关及海南海口、儋州。栽培或逸为野生。广西民间用于治跌打，刀伤等。

《广西植物名录》396页。全区各地零星栽培。

《海南植物志》第三卷，571页。海口（人民公园）和儋县。栽培或逸为野生。广西民间用本种治跌打，刀伤等。

《广州植物志》617～618页。为一观赏植物，广州园圃内常见栽培。

【本草学文献整理】

《中华本草》第7册，第二十卷，434～436页。以大驳骨（《广西中药志》）为正名收载，别名鸭子花（《植物名实图考》）、大还魂（《广州植物志》）、龙头草（《广西药用植物名录》）、大驳骨消、大驳骨丹、大接骨（《广西中草药》）。全株入药，味辛，微苦，性平；活血止痛，接骨续伤，止血。

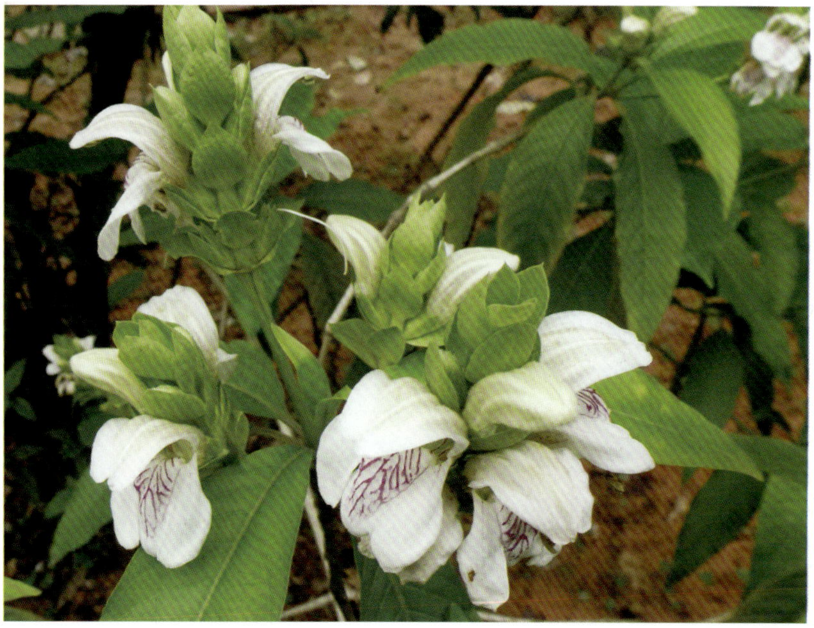

【原植物识别特征】

大灌木，高达1～3m；茎叶揉后有特殊臭气。。单叶对生，矩圆状披针形至披针形，或卵形或椭圆状卵形，长15～20cm，宽4.5～7.5cm，全缘，中脉在上面具槽，侧脉每边约12条；叶柄长1.5～2cm。穗状花序；花梗长5～10cm；萼裂片5，长约8mm；花冠白色，有紫色条纹或粉红色，长2.5～3cm，喉部下侧扩大，冠檐二唇形；雄蕊2，花丝粗壮；子房上位，柱头单一。蒴果近木质，长约0.5cm，上部具4粒种子，下部实心短柄状。

穿心莲

来源 爵床科穿心莲属 *Andrographis* 植物穿心莲 *Andrographis paniculata* (Burm. f.) Nees 的全草。

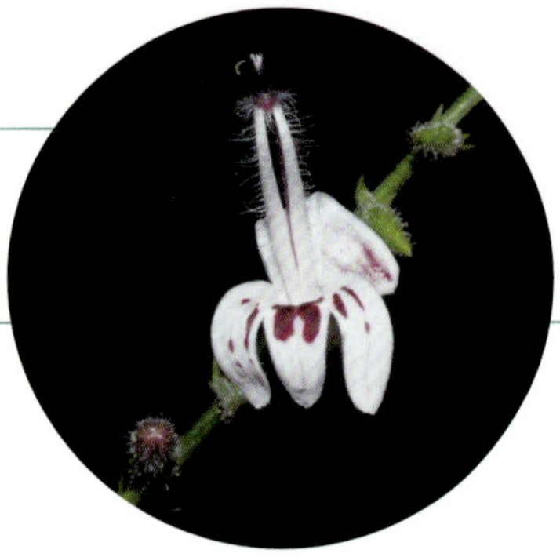

【植物学文献整理】

见《中国植物志》第七十卷，207页。以穿心莲（《中国高等植物图鉴》）为正名收载，别名一见喜（思茅）、印度草、榄核莲。我国福建、广东、海南、广西、云南常见栽培，江苏、陕西亦有引种；原产地可能在南亚。茎、叶极苦，有清热解毒之效。

《广东植物志》第九卷，129页。广东广州、惠东、深圳、台山、肇庆、徐闻及海南万宁、昌江、文昌、儋州、三亚等地栽培或逸为野生。全草有清热、消肿、止痛之效。

《广西植物名录》395页。产全区各地。

《海南植物志》第三卷，556～557页。万宁和儋县栽培。

【本草学文献整理】

《中华本草》第7册，第二十卷，437～443页。以穿心莲（广州部队后勤部卫生部《常用中草药手册》）为正名收载，别名一见喜（《泉州本草》）、橄榄莲、苦胆草、斩龙剑（广州部队后勤部卫生部《常用中草药手册》）、日行千里、四方莲、金香草、印度草（《广东中草药》）。全草入药，味苦，性寒；清热解毒，泻火，燥湿。

【原植物识别特征】

一年生草本。茎高50～80cm，4棱形，下部多分枝，节膨大。单叶对生，卵状矩圆形至矩圆状披针形，长4～8cm，宽1～2.5cm。总状花序顶生和腋生，集成大型圆锥花序；花萼裂片5，三角状披针形，长约3mm；花冠白色而小，2唇形，上唇微2裂，下唇3深裂，带紫色斑纹，长约12mm，花冠筒与唇瓣等长；雄蕊2，花药2室，一室基部和花丝一侧有柔毛。蒴果扁，中有一沟，长约10mm；种子12粒，四方形，有皱纹。花期9—10月，果期10—11月。

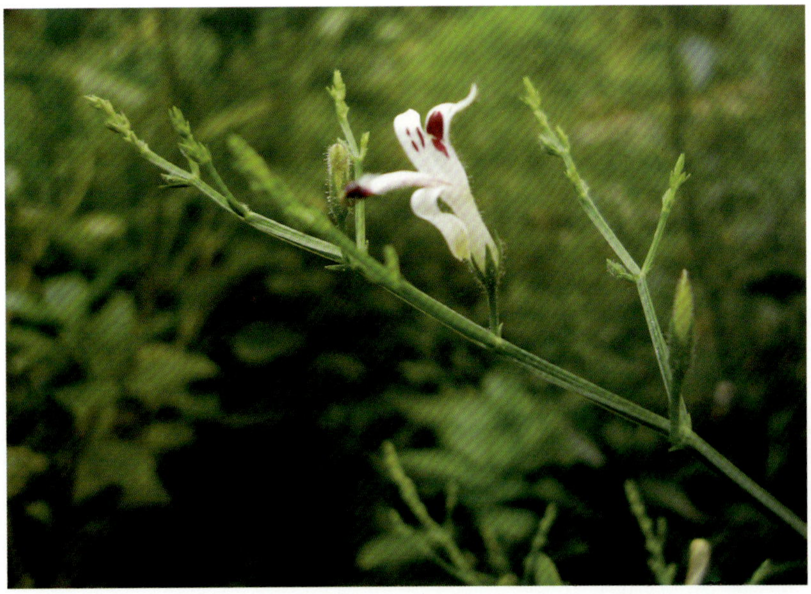

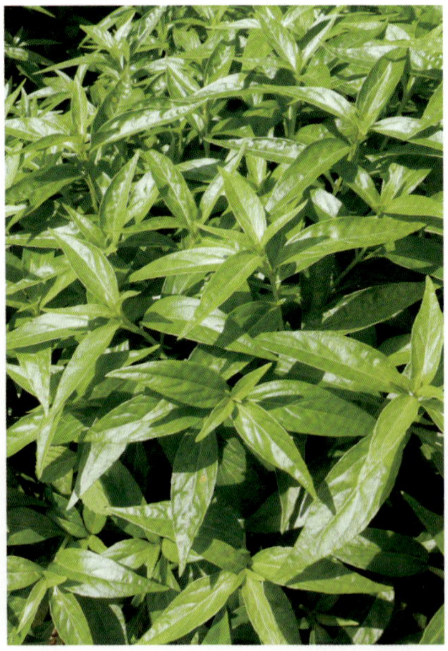

板蓝（南板蓝）

来源 爵床科板蓝属 *Baphicacanthus* 植物板蓝 *Baphicacanthus cusia* (Nees) Bremek. 的根及根茎。

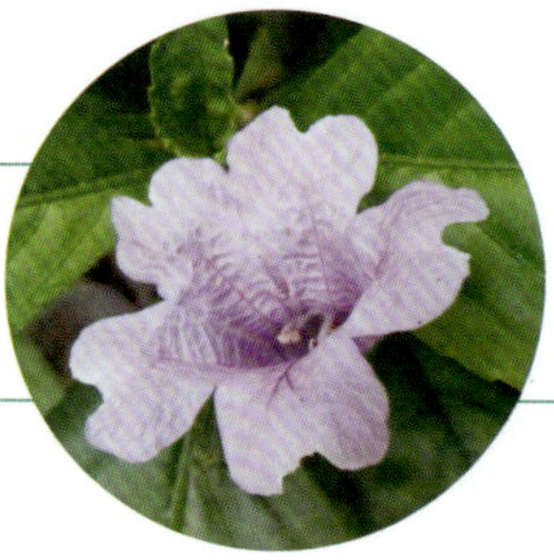

【植物学文献整理】

见《中国植物志》第七十卷，113～115页。以板蓝（《海南植物志》）为正名收载，别名马蓝（《中国高等植物图鉴》、《台湾植物志》）。产广东、海南、香港、台湾、广西、云南、贵州、四川、福建、浙江。本种的叶含蓝靛染料，在合成染料发明以前，我国中部、南部和西南部都栽培利用。因适应性强，现在上述地区多已还归野生。根、叶入药，有清热解毒、凉血消肿之效。

《广东植物志》第九卷，119页。以马蓝为正名收载，产广东及海南大部分地区。生于海拔900m以下的山谷、溪旁潮湿处。叶常做蓝色染料；根、叶入药，有清热解毒、凉血消肿之效。

《广西植物名录》400页。产全区各地。

《海南植物志》第三卷，549页。海南各地。

【本草学文献整理】

《中华本草》第7册，第二十卷，452～454页。以南板蓝根为正名收载，别名土板蓝根（通称）、蓝靛根（四川）、板蓝根（湖南、四川、广东）。根及根茎入药。味苦，性寒；清热解毒，凉血消肿。其叶名：南板蓝叶，别名蓝靛叶（《四川中药志》）、靛叶（《云南思茅中草药选》）、大青叶（通称）。味苦，性寒；清热解毒，凉血止血。

编者注：其茎叶亦为中药青黛的来源之一。

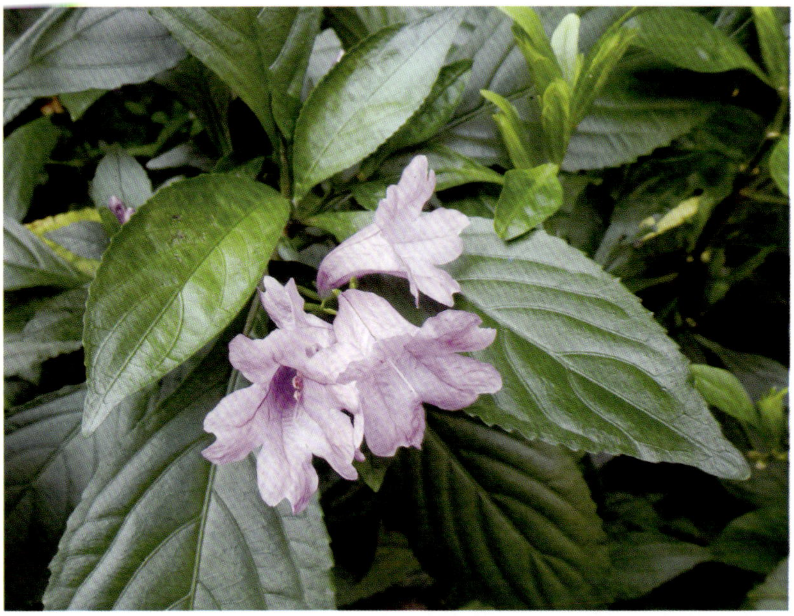

【原植物识别特征】

多年生一次性结实草本，茎稍木化，高约1m，通常成对分枝，幼嫩部分和花序均被锈色鳞片状毛，单叶对生，椭圆形或卵形，长10～20cm，宽4～9cm，边缘有锯齿，两面无毛，干时黑色；侧脉每边约8条；叶柄长1.5～2cm。穗状花序直立，长10～30cm；萼不等5深裂；花冠圆筒形，堇色、玫瑰红色或白色，喉部扩大，冠檐5裂，裂片等大；二强雄蕊，子房上位。蒴果长2～2.2cm。花期11月至翌年2月。

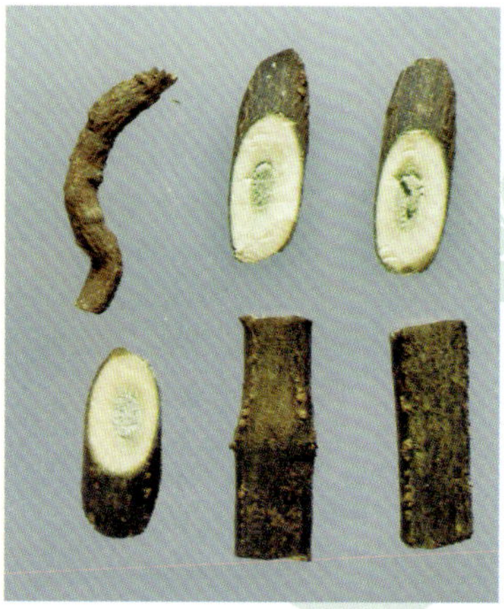

假杜鹃

来源　爵床科假杜鹃属 *Barleria* 植物假杜鹃 *Barleria cristata* L. 的全株。

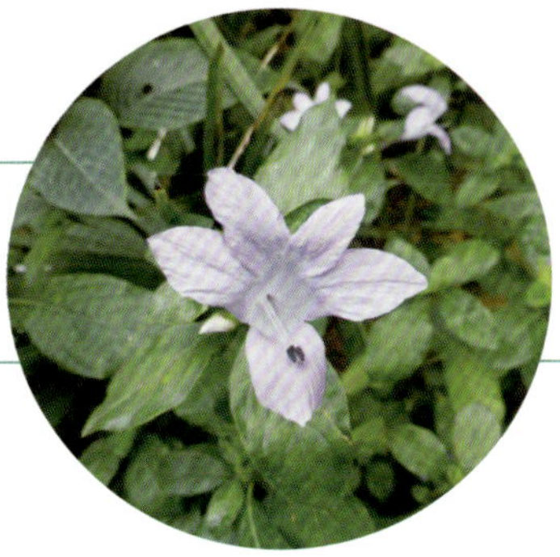

【植物学文献整理】

见《中国植物志》第七十卷，63～65页。以假杜鹃为正名收载。产台湾、福建、广东、海南、广西、四川、贵州、云南和西藏等省区。生于海拔700～1 100m的山坡、路旁或疏林下阴处，也可生于干燥草坡或岩石中。已在热带地区逸生，并栽培供观赏。药用全草，通筋活络，解毒消肿。

《广东植物志》第九卷，107页。产广东清远、珠海、肇庆、博罗、广州、深圳、徐闻及海南三亚、东方、琼山、保亭、乐东、昌江、万宁。

《广西植物名录》395页。产桂林、北海、合浦、百色、田阳、凌云、乐业、隆林、天峨、东兰。

《海南植物志》第三卷，553页。海南各地。

《广州植物志》616页。别名茑花、洋杜鹃。为一野生植物，广州旷野不时可见。因环境影响，叶形及叶的大小，变异殊大。

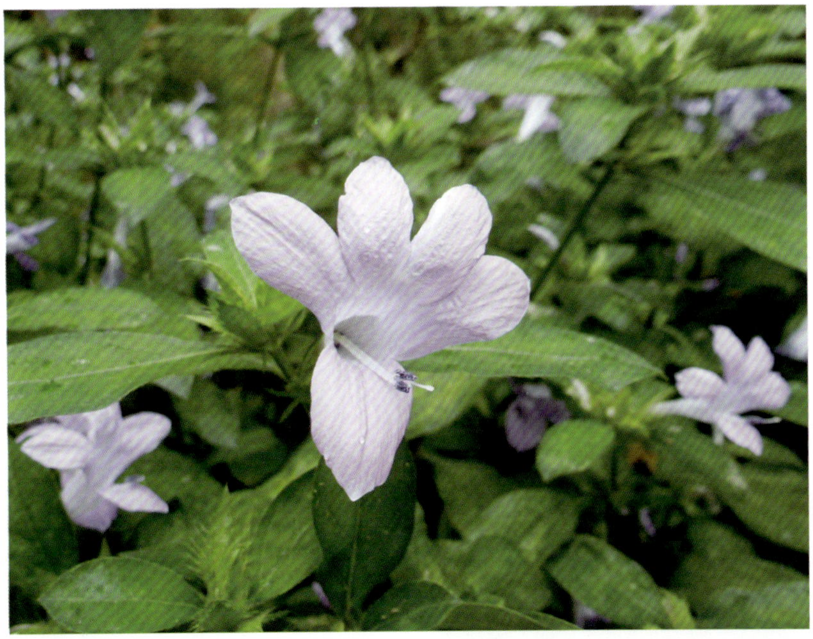

【本草学文献整理】

《中华本草》第7册，第二十卷，454～455页。以紫靛（《全国中草药汇编》）为正名收载，别名蓝花草、吐红草、地狗胆、青藤（《广东省惠阳地区中草药》）、假红蓝（《广西药用植物名录》）、洋杜鹃（广州）。全株入药，味辛、苦，性凉；清肺化痰，祛风利湿，解毒消肿。

【原植物识别特征】

小灌木，高达2m。单叶对生，椭圆形、长椭圆形或卵形，长3～10cm，宽1.3～4cm，两面被长柔毛，全缘，侧脉4～5对；短枝的叶较小。叶腋内通常着生2朵花，花在短枝上密集。外萼片2，卵形至披针形，长1.2～2cm，齿端具刺尖，内萼片2，线形或披针形，长6～7mm，有缘毛；花冠蓝紫色或白色，2唇形，长3.5～5cm，花冠管圆筒状，喉部渐大，冠檐5裂；能育雄蕊4，着生于喉基部，不育雄蕊1；子房上位，花盘杯状，包被子房下部。蒴果长圆形，长1.2～1.8cm。花期11—12月。

花叶假杜鹃（刺血红）

来源 爵床科假杜鹃属 *Barleria* 植物花叶假杜鹃 *Barleria lupulina* Lindl. 的全株。

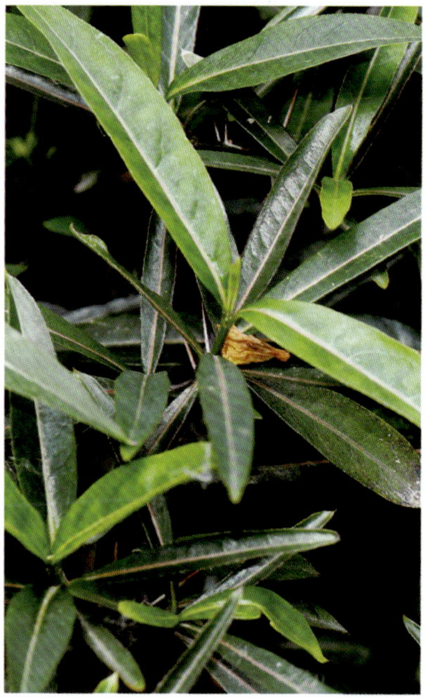

【植物学文献整理】

见《中国植物志》第七十卷，67页。以花叶假杜鹃为正名收载。广东、广西栽培。药用全草。未做形态特征描述。

《广东植物志》第九卷，107～108页。广州、深圳等地栽培。

【本草学文献整理】

《中华本草》第7册，第二十卷，455页。以刺血红（广州部队后勤部卫生部《常用中草药手册》）为正名收载，别名七星草、血路草（广州部队后勤部卫生部《常用中草药手册》）。全株入药，味辛、苦，性平；通经络，续筋骨，解毒消肿。

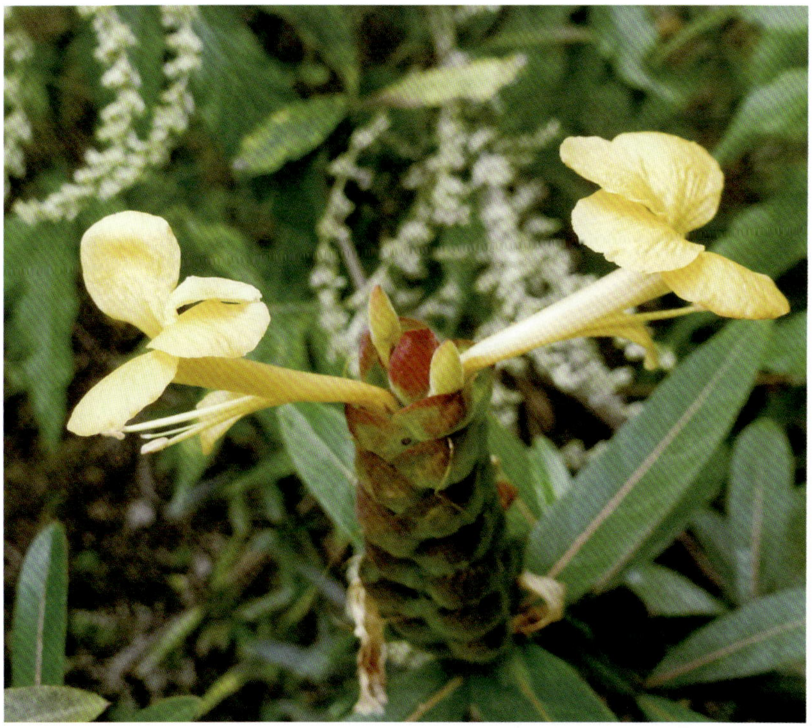

【原植物识别特征】

灌木，高约2m。茎多分枝。单叶对生，披针形或卵状披针形，长4～8cm，顶端渐尖，基部楔形，全缘，两面有白色柔毛；叶柄短，叶柄基部有一对向下的针刺，紫红色。穗状花序顶生或腋生；花黄色；苞片大；萼片4，成对，外面一对最大；花冠管长，5裂，裂片近相等；能育雄蕊2～3，退化雄蕊1～2；子房上位，2室。蒴果卵形，中下部有种子4枚。花期夏秋季。

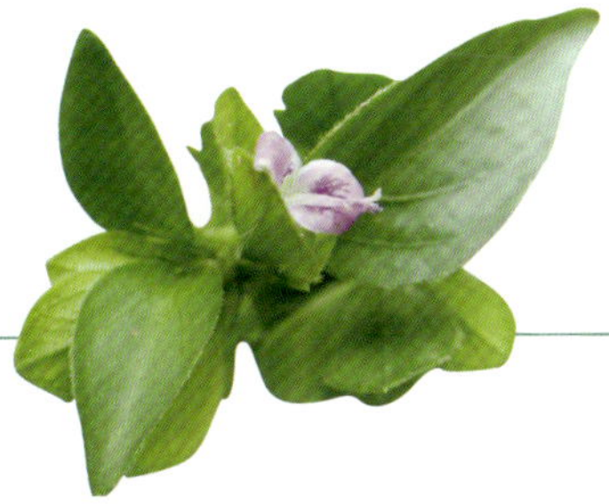

狗肝菜

来源 爵床科狗肝菜属 *Dicliptera* 植物狗肝菜 *Dicliptera chinensis* (L.) Juss. 的全草。

【植物学文献概要】

见《中国植物志》第七十卷，236～238页。以狗肝菜（《中国高等植物图鉴》）为正名收载，别名华九头狮子草（《台湾植物志》）。产福建（龙岩）、台湾、广东（从化、花县、清远、高要、大埔、怀集、广州、台山、深圳）、海南（保亭、三亚和澄迈）、广西（桂林、龙州）、香港、澳门、云南（易门、勐仑、小勐养）、贵州（黔南）、四川（峨眉、峨边）。生于海拔1 800m以下疏林下、溪边、路旁。可药用，清热解毒，生津利尿。

《广东植物志》第九卷，130～131页。产广东清远、高要、大埔、怀集、广州、台山、深圳及海南保亭、三亚、澄迈，生于旷野或疏林中。

《广西植物名录》395页。产全区各地。

《海南植物志》第三卷，563～564页。崖县和澄迈。

《广州植物志》613～614页。别名金龙棒（越南）、金龙柄。广州常见的野草，多生于旷地上。广州生草药铺有出售。

【本草学文献概要】

《岭南采药录》103页。梗青色，叶像杏仁，性寒凉，散热，有本地羚羊之称，凡觉热气盛、肝火重，服之甚有功效。

《中华本草》第7册，第二十卷，457～458页。以狗肝菜《（岭南采药录》）为正名收载，别名金龙棒、青蛇仔（《岭南草药志》）、路边青等。全草入药，清热凉血，利湿解毒。

编者注：为现今岭南常用草药之一。

【原植物识别特征】

草本，高30～80cm。节常膨大。叶对生，卵状椭圆形，长2～7cm，宽1.5～3.5cm，叶柄长5～25mm。聚伞花序，花萼裂片5，长约4mm；花冠淡紫红色，长10～12mm，二唇形，上唇阔卵状近圆形，全缘，有紫红色斑点，下唇长圆形，3浅裂；雄蕊2，花丝被柔毛；子房上位。蒴果长约6mm，被柔毛，开裂时种子弹出。

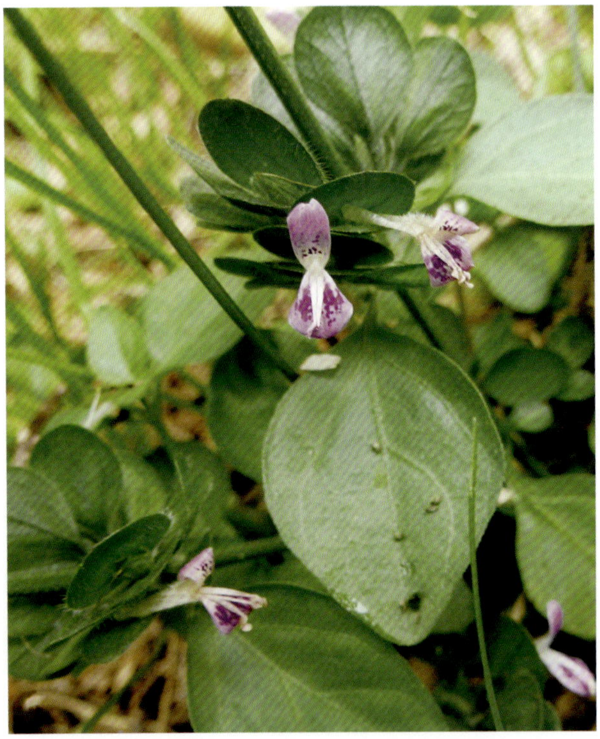

虾衣花

来源 爵床科麒麟吐珠属 *Calliaspidia* 植物虾衣花 *Calliaspidia guttata* (Brandegee) Bremek. 的茎叶。

【植物学文献整理】

见《中国植物志》第七十卷，274页。以虾衣花（《中国高等植物图鉴》）为正名收载，别名麒麟吐珠（《海南植物志》）。在我国南部的庭园和花圃中极常见，盆栽或露地栽种均生长良好，如海南海口人民公园有栽培。而中部地区须在温室内越冬。原产墨西哥，美国佛罗里达逸生。

《广东植物志》第九卷147页。广州、深圳及海南海口等地栽培。观赏。

《广西植物名录》397页。产桂南。

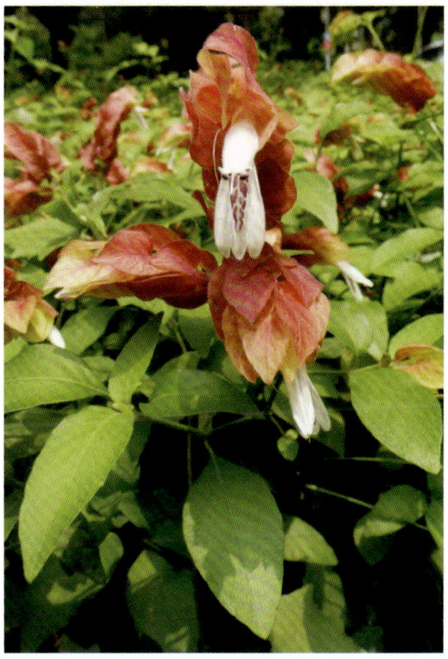

【本草学文献整理】

《中华本草》第7册，第二十卷，458～459页。以麒麟吐珠（《广西药用植物名录》）为正名收载，别名青丝线（《广东药用植物手册》）、麒麟塔（《广西药用植物名录》）。茎叶入药，味辛，微苦，性凉；清热解毒，散瘀消肿。

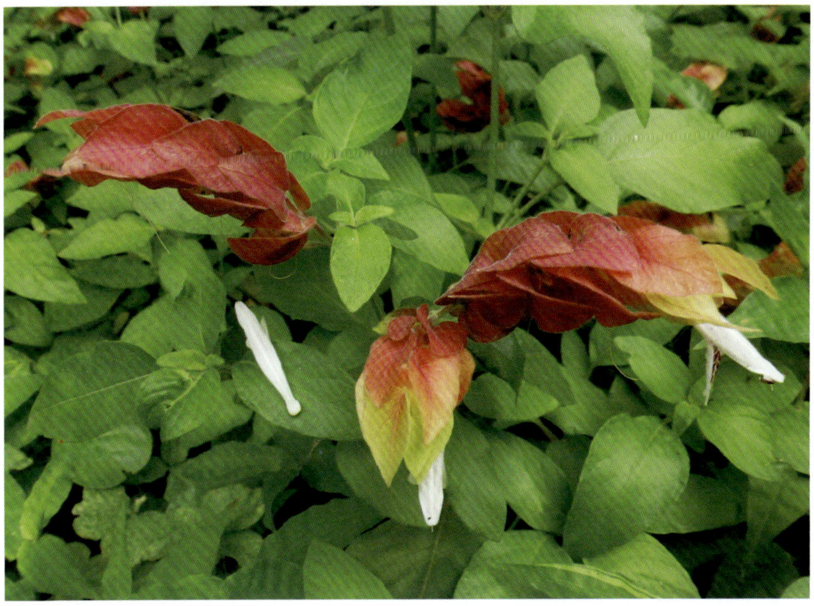

【原植物识别特征】

多分枝的草本，高20～50cm；茎圆柱状，被短硬毛。单叶对生，卵形，长2.5～6cm，顶端短渐尖，基部渐狭而成细柄，全缘，两面被短硬毛。穗状花序紧密，稍弯垂，长6～9cm；苞片砖红色，长1.2～1.8cm，被短柔毛；萼白色，长约为冠管的1/4；花冠白色，长3.2cm，伸出苞片之外，喉部短，冠檐二唇形，在喉凸上有红色斑点；雄蕊2，与上唇近等长；子房上位。蒴果未见。

喜花草（可爱花）

来源 爵床科喜花草属 *Eranthemum* 植物喜花草 *Eranthemum pulchellum* Andrews. 的根、叶。

【植物学文献整理】

见《中国植物志》第七十卷，59页。以喜花草（《中国高等植物图鉴》）为正名收载，别名可爱花（《广州植物志》）、爱春花（《种子植物名称》）、蓝花仔（香港）。分布于印度及热带喜马拉雅地区。在我国南部和西南部栽培于庭园供观赏。

《广东植物志》第九卷，137～138页。广州、深圳及海南海口等地栽培。

《广西植物名录》396页。全区各地有栽培。

《海南植物志》第三卷，551页。海口市人民公园，栽培。

《广州植物志》617页。广州园圃时见栽培。

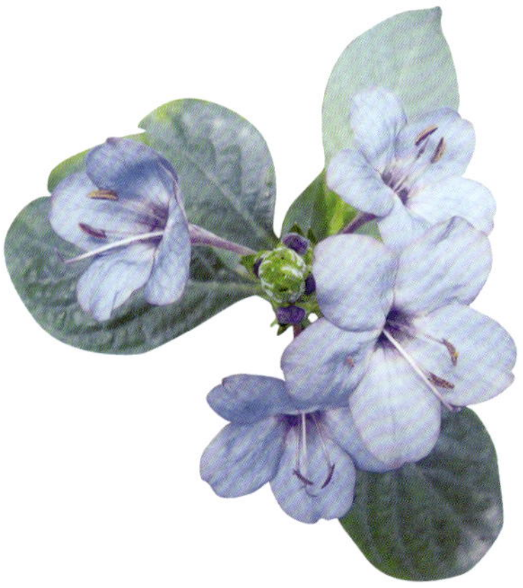

【本草学文献整理】

《中华本草》第7册，第二十卷，459页。以可爱花（《广西药用植物名录》）为正名收载，别名对节菜、牛七（《广西药用植物名录》）。根叶入药，味辛，性平；散瘀消肿。

【原植物识别特征】

灌木，高可达2m，枝四棱形。单叶对生，叶柄长1～3cm；叶片卵形至椭圆形，长9～20cm，宽4～8cm，全缘或有不明显的钝齿，侧脉每边8～10条。穗状花序顶生和腋生，长3～10cm，具覆瓦状排列的苞片；苞片大，叶状，白绿色，具绿色羽状脉；花萼白色，长6～8mm；花冠蓝色或白色，高脚碟状，花冠管长约3cm，冠檐裂片5，倒卵形，近相等，长约7mm；雄蕊4，外方2枚发育；子房上位。蒴果棒状，长1～1.6cm，种子4粒。花期春季。

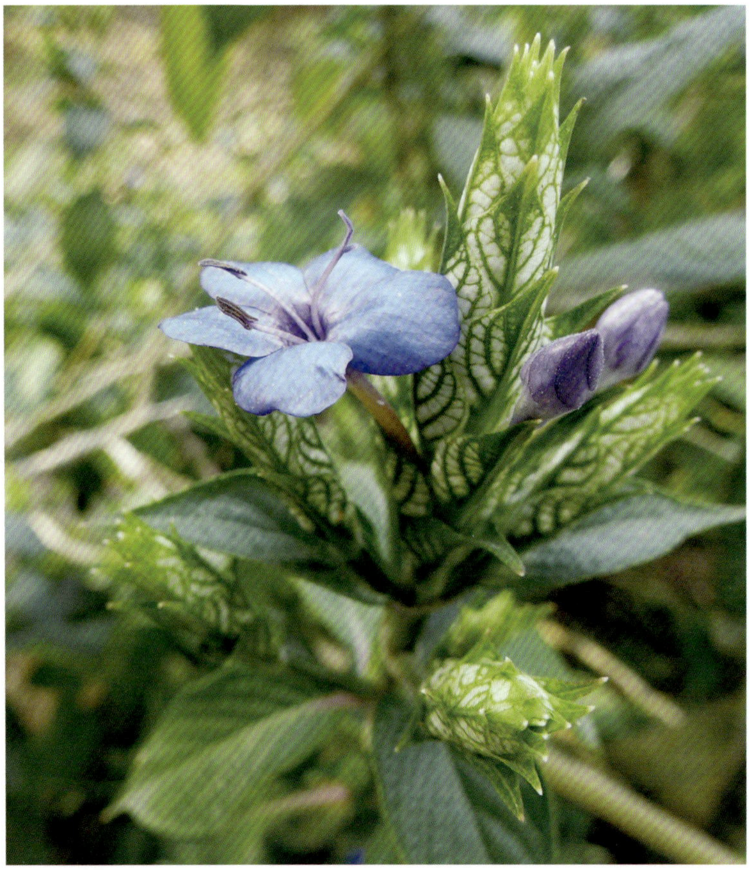

小驳骨

来源 爵床科驳骨草属 *Gendarussa* 植物小驳骨 *Gendarussa vulgaris* Nees. 的茎叶。

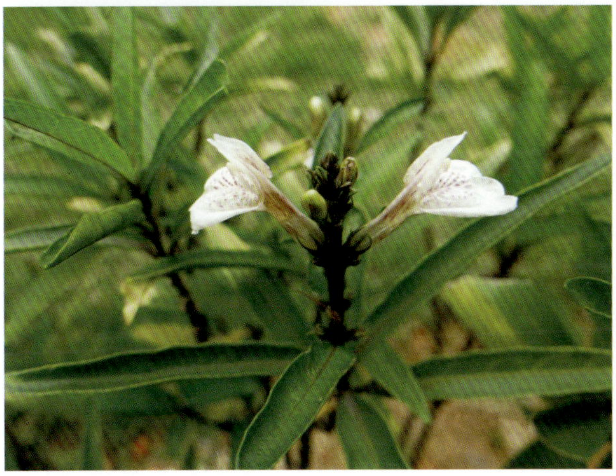

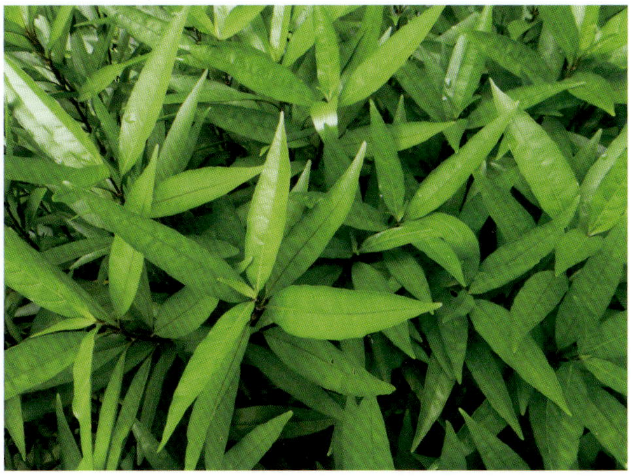

【植物学文献概要】

见《中国植物志》第七十卷，300～302页。以小驳骨为正名收载，别名接骨草（《海南植物志》）、尖尾风（《台湾植物志》）。产福建、台湾、广东、广西、海南、云南等省区。据（《广州植物志》）记载："味辛，性温；治风邪，理跌打，调酒服。梅县群众则摘取其茎叶煎水，趁热洗涤筋骨患处，闻有舒筋活络之效。"

《广东植物志》第九卷，149～150页。以接骨草（《海南植物志》）为正名收载，别名接骨木、驳骨丹、裹篱樵（梅县）、白节芒（茂名）、小驳骨（《中国高等植物图鉴》），拉丁学名为 *Justicia gendarussa* Burm. f. 而 *Gendarussa vulgaris* Nees 作为异名。产广东五华、深圳、广州、惠东、顺德、中山、珠海、佛冈、肇庆、高州、徐闻及海南白沙、昌江、澄迈、东方、陵水、三亚、万宁。见村旁或路边灌丛中，有时栽培。观赏、药用。

《广西植物名录》397页。产全区各地。

《海南植物志》第三卷，569页。

【本草学文献概要】

《岭南采药录》164页。别名驳骨草。味辛，性温，治风邪，理跌打，一味调酒服，治折伤，续断骨。

《中华本草》第7册，第二十卷，459～460页。以驳骨丹（《生草药性备要》）为正名收载。别名接骨草、四季花（《群芳谱》）、小还魂（《岭南采药录》）、小驳骨、小接骨草（《南宁市药物志》）、驳骨消等。全株或茎叶入药，味辛、苦，性平；祛风湿，散瘀血，续筋骨。

【原植物识别特征】

多年生草本或亚灌木，高约1m，茎圆柱形，节膨大，多分枝。叶对生，狭披针形至披针状线形，长5～10cm，宽5～15mm，全缘，中脉粗大。穗状花序顶生，苞片对生。花两性，萼5深裂；三角状披针形；花冠白色或粉红色，二唇形，喉部稍扩大，上唇长圆状卵形，下唇3浅裂；雄蕊2；子房上位，2室。蒴果狭棒状。花期春季。

观音草（红丝线）

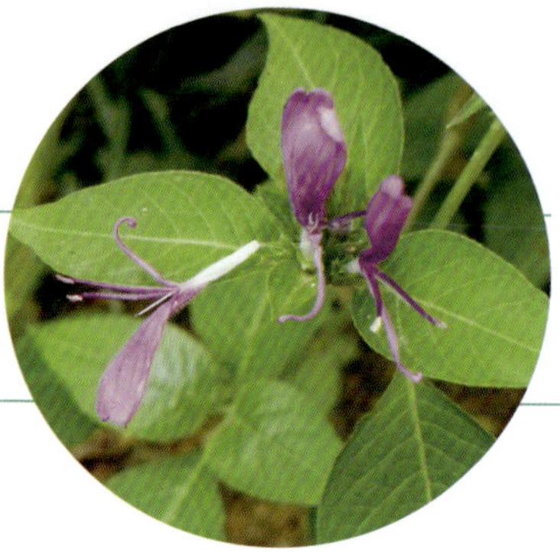

来源 爵床科观音草属 *Peristrophe* 植物观音草 *Peristrophe baphica* (Spreng) Bremek. 的全草。

【植物学文献概要】

见《中国植物志》第七十卷，241 ~ 243 页。以观音草为正名收载，别名染色九头狮子草（《中国高等植物图鉴》）、蓝茶（湖北）。产海南、广东、广西、湖南、湖北、福建、江西、江苏、上海、贵州及云南。生于海拔500 ~ 1000m的林下。原产地热带东南亚至中国秦岭。通常做染料。

《广西植物名录》398页。产全区各地。

《海南植物志》第三卷，560页。本种的嫩枝和叶含桔黄色至橘红色的染料，曾在印度等地普遍栽培。在海南这种植物并不常见。

《广州植物志》616页。广州和香港、澳门一带生草药铺所售红丝线（药农栽培，来源不明）据观察即本种，并非爵床科枪刀药属的枪刀药 *Hypoestes purpurea*（L.）Schult.，其用途据《岭南采药录》载："治痰火，咳嗽吐血，和猪后腿煎汤饮之，或水煎服也可。"

【本草学文献概要】

《岭南采药录》33页。治火病吐血，煮猪后腿肉食之。

《中华本草》第7 册，第二十卷，466 ~ 467页。以野靛青为正名收录，别名红丝线（《岭南采药录》）、项开口、白牛膝、红蓝、山蓝（广州部队后勤部卫生部《常用中草药手册》）青红线（《常用中草药彩色图谱》）等。全草入药，味苦、辛，性寒；清热解毒，凉血息风，散瘀消肿。

编者注：在岭南，另有称为"红丝线"的常见植物来源于茄科，见《广东植物志》第二卷，383页。以十萼茄为正名收录，拉丁学名为 *Solanum biflorum* Lour.。

【原植物识别特征】

多年生草本，高可达1m。枝多数，交互对生，具5 ~ 6钝棱和浅沟。叶对生，卵形或卵状披针形，全缘，长4 ~ 8cm，宽1.5 ~ 3cm，叶柄长约5mm。聚伞花序，由2 ~ 3个头状花序组成；花两性，萼小，长约5mm；花冠粉红色，长3 ~ 3.5cm，上唇线状披针形，下唇倒卵形，3浅裂，雄蕊2，伸出；子房上位，柱头2浅裂。蒴果长约1.5cm。花期冬春季。

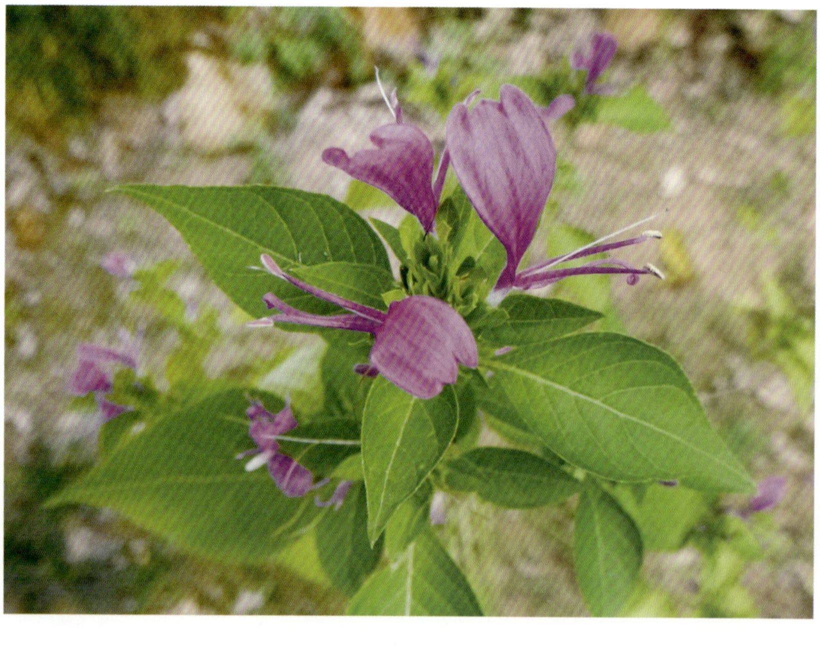

九头狮子草

来源 爵床科观音草属 *Peristrophe* 植物九头狮子草 *Peristrophe japonica* (Thunb.) Bremek. 的全草。

【植物学文献整理】

见《中国植物志》第七十卷，245～246页。以九头狮子草（《植物名实图考》）为正名收载，别名接长草、土细辛（《植物名实图考》）。产河南、安徽、江苏、浙江、江西、福建、湖北、广东（怀集、乐昌、乳源、和平、始兴、连平）、广西（凌云、龙胜、三江、全县、桂林）、湖南、重庆、贵州、云南。低海拔广布，生路边，草地或林下。药用能解表发汗等。

《广东植物志》第九卷，144页。产博罗、广州、连山、南雄、怀集、乐昌、乳源、和平、始兴、连平及海南陵水、五指山。生于海拔800m以下的山谷、溪旁或灌丛中。

《广西植物名录》398页。别名天目山蓝。产全区各地。

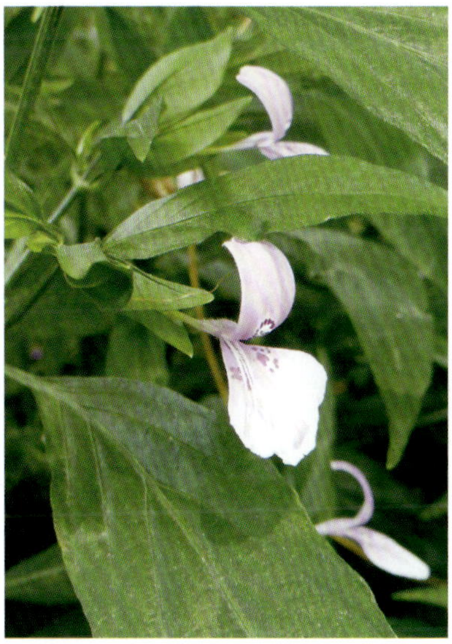

【本草学文献整理】

《中华本草》第7册，第二十卷，467～469页。以九头狮子草（《植物名实图考》）为正名收载，别名土细辛（《植物名实图考》）、狮子草、小青草、辣叶青药、尖叶青药等。全草入药，味辛、微苦、甘，性凉；祛风清热，平肝定惊，散瘀解毒。

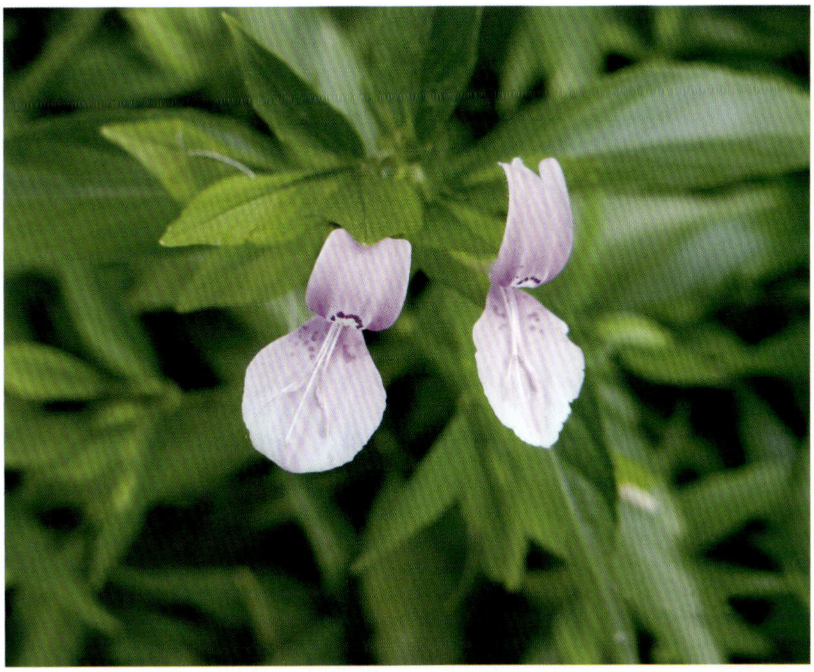

【原植物识别特征】

多年生草本，高20～50cm。根细长，须根黄白色。茎直立，四棱形，节显著膨大。叶对生，有柄；叶片卵状矩圆形，长5～12cm，宽2.5～4cm，全缘。花序顶生或生于上部叶腋，每个聚伞花序下托以2枚总苞状苞片，一大一小，卵形，几倒卵形，内有1至少数花。花萼裂片5，钻形，长约3mm；花冠粉红色至微紫色，长2.5～3cm，2唇形，下唇3裂；雄蕊2，花丝细长；子房上位，2室。蒴果狭倒卵形，长1～1.2cm，开裂时胎座不弹起，上部具4粒种子，下部实心。花期5—9月。

灵枝草（白鹤灵芝）

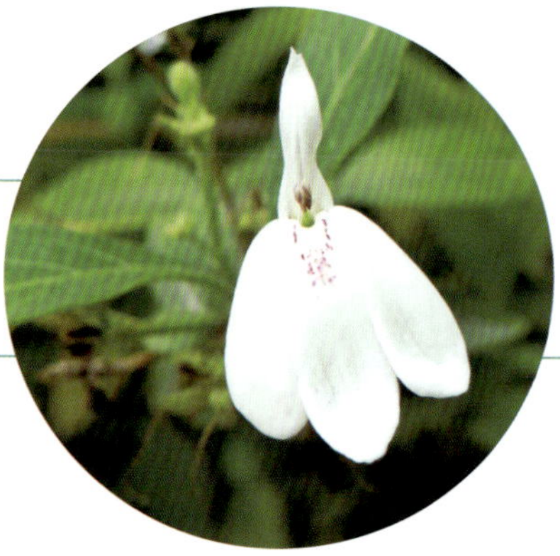

来源 爵床科灵枝草属 *Rhinacanthus* 植物灵枝草 *Rhinacanthus nasutus* (L.) Kurz 的枝、叶。

【植物学文献整理】

见《中国植物志》第七十卷，268～269页。以灵枝草（《云南种子植物名录》）为正名收载，别名白鹤灵芝（《中国高等植物图鉴》）、仙鹤灵芝草（广州）。云南（景东、耿马）野生，广东（广州、阳春）、海南（海口、陵水）栽培。生于海拔700m左右的灌丛或疏林下。据《海南植物志》载，本种在印度是很常见的栽培草药。肉质根和叶捣烂与柠檬汁混合可治癣和其他皮肤病；叶汁可去汗疣；根可解毒蛇咬伤。

《广东植物志》第九卷，145页。广州、阳春及海南海口栽培。药用。根、叶捣烂与柠檬混合可治皮肤病。

《广西植物名录》399页。产桂南、桂中。

《海南植物志》第三卷，565页。海口。栽培。

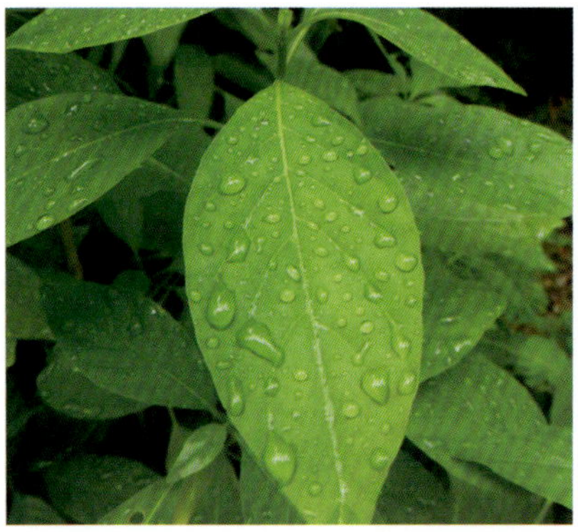

【本草学文献整理】

《中华本草》第7册，第二十卷，471～472页。以白鹤灵芝为正名收载，别名癣草（广州部队后勤部卫生部《常用中草药手册》）、假红蓝（《广西药用植物名录》）、白鹤灵芝草（《海南岛常用中草药手册》）、仙鹤灵芝草（广州）。枝叶入药，味甘、微苦，性微寒；清热润肺，杀虫止痒。

【原植物识别特征】

多年生直立草本或亚灌木。叶对生，椭圆形或卵状椭圆形，全缘或稍呈浅波状，长2～7cm，宽8～30mm，背面被密柔毛；侧脉每边5～6条，斜升，不达叶缘；叶柄长5～15mm，主茎上叶较大，分枝上叶较小。圆锥花序顶生或腋生；花萼5深裂，裂片长约2mm；花冠白色，长2.5cm或过之，上唇线状披针形，比下唇短，下唇3深裂至中部，冠檐裂片近等大；雄蕊2，着生于花冠喉部；子房上位。蒴果棍棒状。

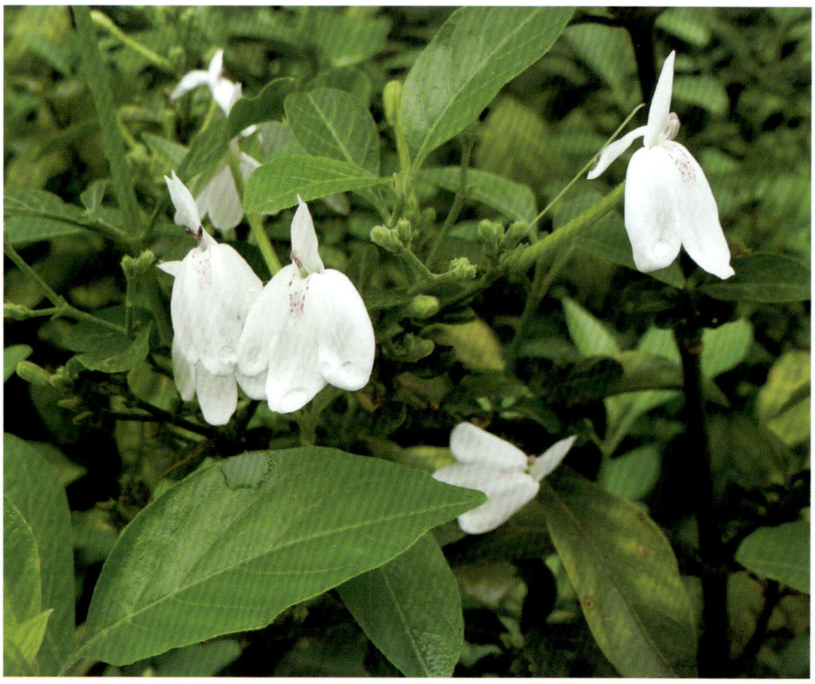

爵床（六角英）

来源　爵床科爵床属 *Rostellularia* 植物爵床 *Rostellularia procumbens* (L.) Nees. 的全草。

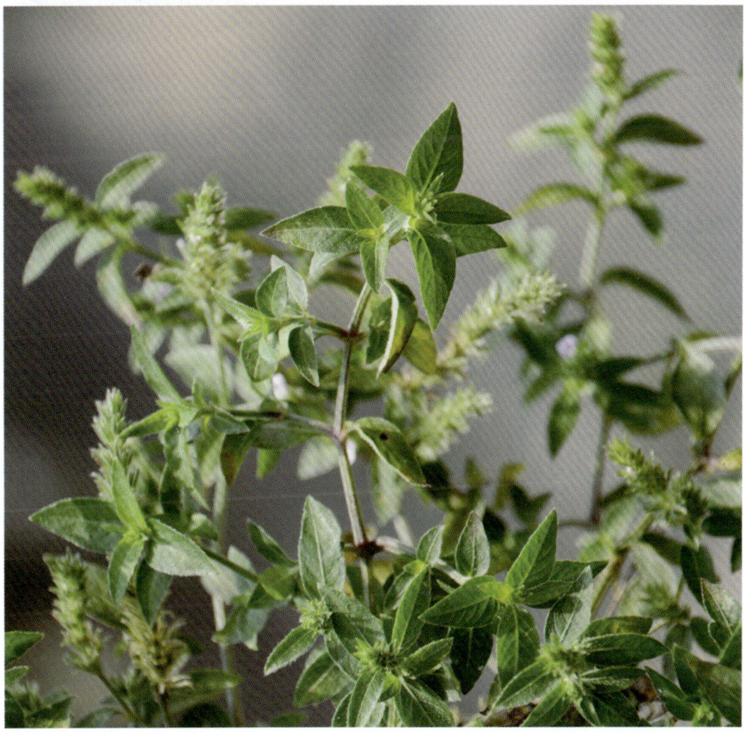

【植物学文献概要】

见《中国植物志》第七十卷，305～308页。以爵床为正名收载。产秦岭以南，东至江苏，南到广东，西南至云南、西藏。全草入药，治腰背痛，创伤。《神农本草经》已有记载，宋代以后列为草药。

《广东植物志》第九卷，154页。拉丁学名为 *Justicia procumbens* L.，而 *Rostellularia procumbens* (L.) Nees 作为异名。产广东潮阳、大埔、平远、蕉岭、汕头、汕尾、陆丰、和平、河源、新丰、惠东、惠阳、南澳、深圳、博罗、龙门、广州、始兴等地及海南乐东、琼山、保亭、陵水、三亚，生于路旁、灌丛、草丛，为常见杂草。

《广西植物名录》397页。产全区各地。

《广州植物志》614～615页。别名赤眼老母草（《新修本草》）、鼠尾红（《台湾植物名录》）。拉丁学名亦采用其异名 *Justicia procumbens* L.，广州近郊常见的野草，喜生于旷野地上。茎叶入药。

【本草学文献概要】

《岭南采药录》160页。味苦，性平，为眼科要药，以之和牛肝或牛肉煎浓汁，调酒服。

《中华本草》第7册，第二十卷，472～474页。以爵床（《神农本草经》）为正名收载，别名赤眼老母草（《新修本草》）、蜻蜓草、苍蝇翅（《纲目拾遗》）、六角英（广州部队后勤部卫生部《常用中草药手册》）等。全草入药，味苦、咸、辛，性寒；清热解毒，利湿消积，活血止痛。

【原植物识别特征】

草本，茎基部匍匐，植物体被短硬毛，高20～50cm。叶对生，椭圆形至椭圆状长圆形，长1.5～3.5cm，宽1.3～2cm；叶表面具钟乳体。穗状花序顶生或生上部叶腋；花小，两性，花萼裂片4，线形，有膜质边缘和缘毛；花冠粉红色，二唇形，下唇3浅裂；雄蕊2，药室不等高，下方1室有距；子房上位，蒴果长约5mm，上部含种子4枚，下部实心似柄状。

山牵牛

来源 爵床科山牵牛属 *Thunbergia* 植物山牵牛 *Thunbergia grandiflora* (Rottl. ex Willd.) Roxb. 的根。

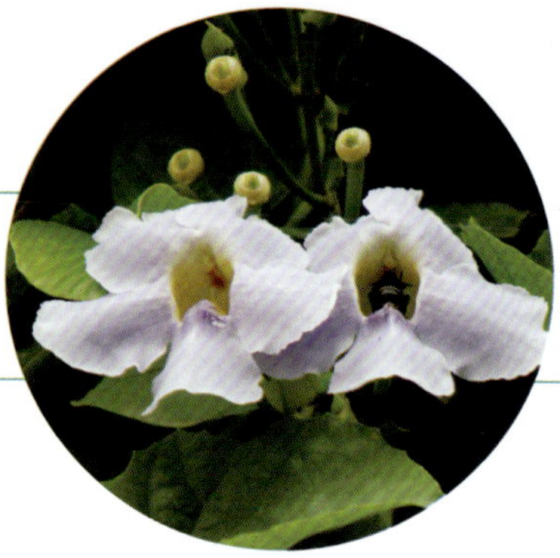

【植物学文献整理】

见《中国植物志》第七十卷，26～28页。以山牵牛（《云南种子植物名录》）为正名收载，别名大花山牵牛（《中国高等植物图鉴》）、大花老鸦嘴（《广州常见经济植物》）。产广西、广东、海南、福建鼓浪屿。生于山地灌丛。印度及中南半岛也有分布。世界热带地区植物园栽培。

《广东植物志》第九卷，99～100页。广东肇庆、云浮、阳江、广州、博罗、深圳、高州、徐闻、清远、翁源、乐昌、英德、台山、珠海、高要、阳春及海南海口、琼海，栽培或逸生，生于低海拔疏林或灌丛中。

《广西植物名录》402页。产全区各地。

《海南植物志》第三卷，542页。海口、琼海。生于低海拔的疏林中。根皮入药，有消肿拔毒，生肌排脓之效。

《广州植物志》618～619页。为一美丽观赏植物，广州园圃间有栽培。本植物很难结实，枝条扦插成活率极高。叶入药，可治胃痛。

【本草学文献整理】

《中华本草》第7册，第二十卷，481页。以通骨消根（《广西中药志》）为正名收载，别名土玄参、土牛七、强过头、地藕（《广西药用植物名录》），鸭嘴参（《广西本草选编》），白狗肠、老鸭嘴、葫芦藤（广西）。根入药，味辛，性平；祛风通络，散瘀止痛。茎叶亦入药，另列条目。

【原植物识别特征】

攀缘灌木，分枝较多，匍枝漫爬。单叶对生，叶柄长达8cm，叶片卵形、宽卵形至心形，长4～9cm，宽3～7.5cm，背面密被柔毛；通常5～7脉。花单生或成顶生总状花序，花萼杯状，花大而艳丽；花冠管长5～7mm，喉部扩大，冠檐蓝紫色，裂片5，先端常微缺；雄蕊4，二强；子房上位，柱头2裂。蒴果。

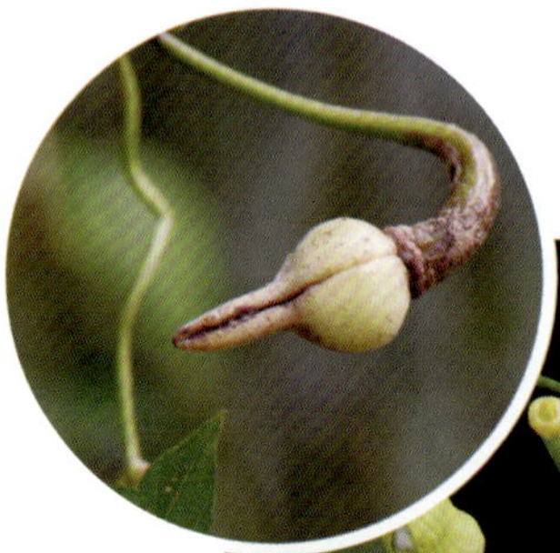

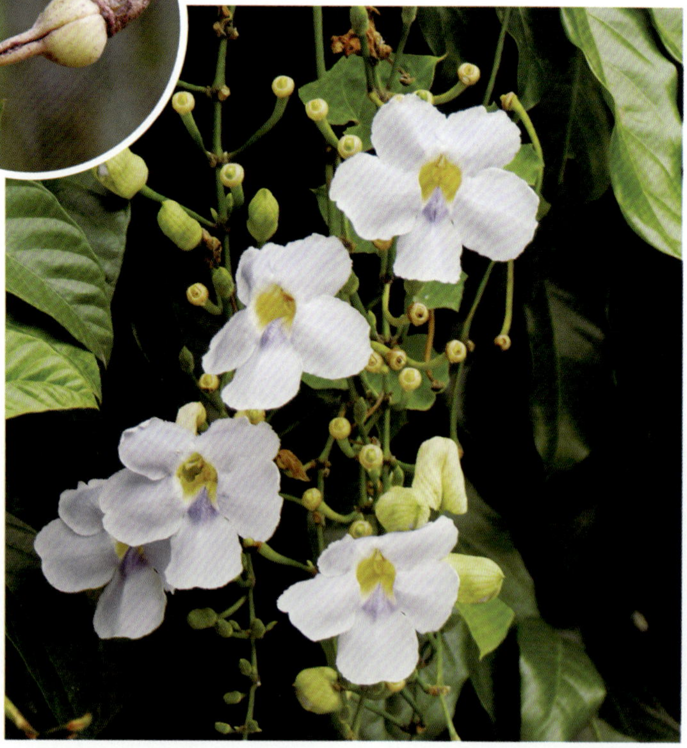

芝麻

来源 胡麻科胡麻属 *Sesamum* 植物芝麻 *Sesamum indicum* L. 的黑色种子。

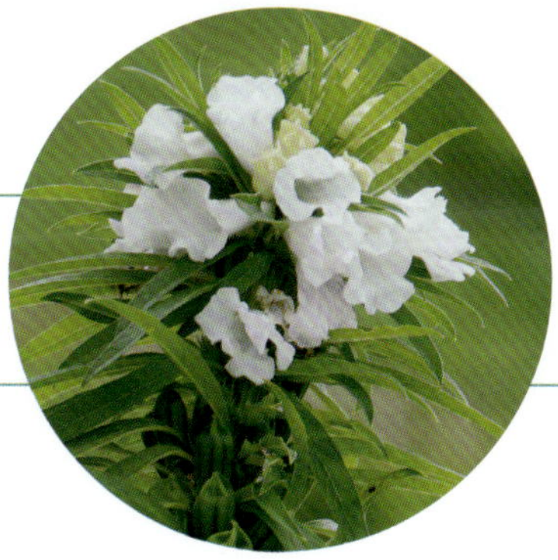

【植物学文献整理】

见《中国植物志》第六十九卷，63～64页。以芝麻（通称）为正名收载，别名胡麻（《名医别录》）、脂麻（《本草衍义》）、油麻（《食疗本草》）。芝麻原产印度，我国汉时引入，古称胡麻（今日本仍称之），但现在通称脂麻，即芝麻。本植物在我国栽培极广历史悠久。芝麻种子含油分55%，除供食用外，又可榨油，油供食用及妇女涂头发之用，亦供药用，作为软膏基础剂、黏滑剂、解毒剂。种子有黑白二种之分，黑者称黑脂麻，白者称为白脂麻；黑脂麻为含有脂肪油类之缓和性滋养强壮剂，有滋润营养之功，对于高血压也有治疗的功效。

《广东植物志》第四卷，407～408页。广东及海南地区均有栽培。

《广西植物名录》394页。全区各地有栽培。。

《海南植物志》第三卷，535～536页。海南各地普遍栽培。

《广州植物志》611～612页。原产地或为亚洲热带，现广植于各热带和温带地区。

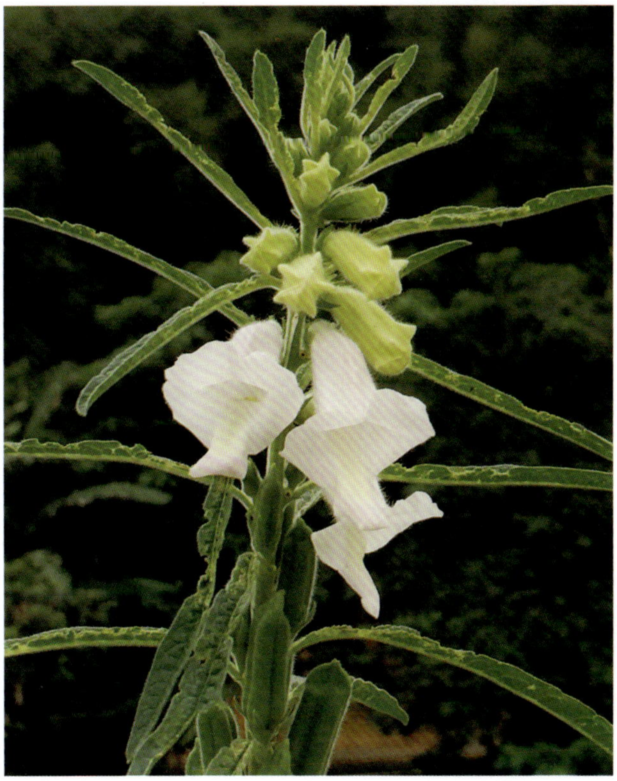

【本草学文献整理】

《中华本草》第7册，第二十卷，482～485页。以黑芝麻（《本草纲目》）为正名收载，别名胡麻（《本经》）、鸿藏（《别录》）、乌麻、乌麻子（《千金要方》）、油麻（《食疗本草》）、黑脂麻（《纲目》）。黑色种子入药，味甘，性平。补益肝肾，养血益精，润肠通便。

【原植物识别特征】

一年生直立草本，高60～150cm。叶在茎下部对生，上部互生或近对生，矩圆形或卵形，长3～10cm，宽2.5～4cm，下部叶常掌状3裂，中部叶有齿缺，上部叶近全缘；叶柄长1～5cm。花单生或2～3朵同生于叶腋内；花萼小，5深裂；花冠长2.5～3cm，筒状，直径1～1.5cm，白色而常有紫红色或黄色的彩晕；二强雄蕊，生于花冠筒基部；子房上位。蒴果矩圆形，长2～3cm，直径6～12mm，有纵棱，直立，被毛，分裂至中部或至基部。种子有黑白之分。花期夏末秋初。

牛耳朵

来源 苦苣苔科唇柱苣苔属 *Chirita* 植物牛耳朵 *Chirita eburnea* Hance 的根茎及全草。

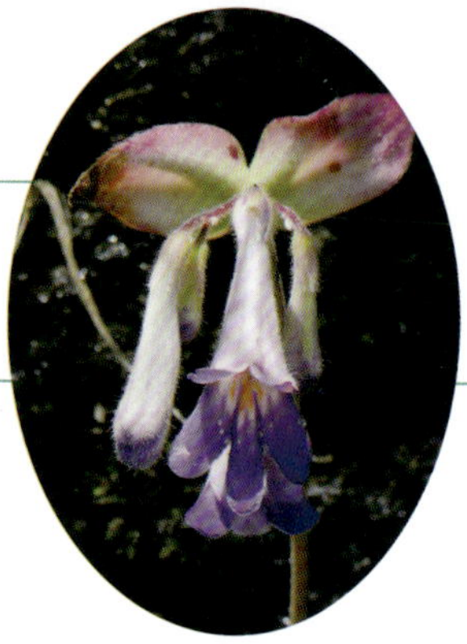

【植物学文献整理】

见《中国植物志》第六十九卷，354～355页。以牛耳朵（广西）为正名收载，别名爬面虎、山金兜菜（湖南）、岩青菜（湖北西部）。产广东北部、广西北部、贵州、湖南东南部、四川南部及东部、湖北西部。生于石灰山林中石上或沟边林下，海拔100～1 500m。模式标本采自广东连县一带。民间全草供药用，有清肺止咳等效。

《广东植物志》第六卷，269页。产乳源、阳山、英德、深圳、高要和海南。生于石灰岩山地林中石上或沟边林下。

《广西植物名录》385页。产宾阳、柳州、柳江、鹿寨、桂林、阳朔、临桂、全州、兴安、平乐、贵港、南丹。

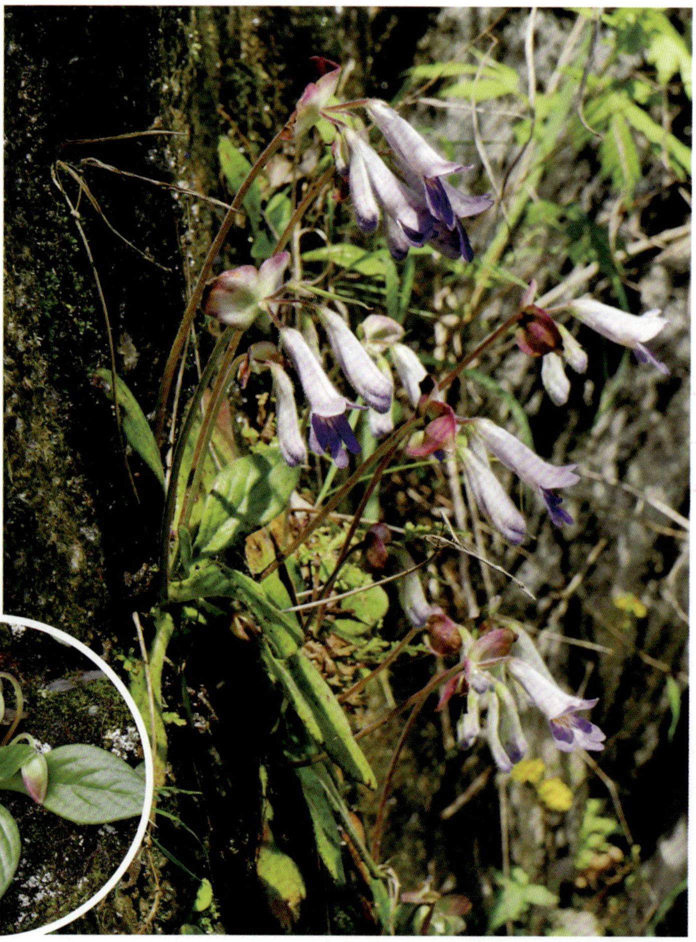

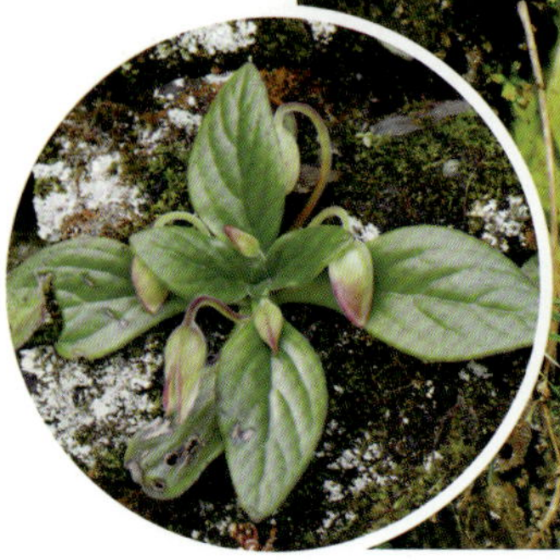

【本草学文献整理】

《中华本草》第7册，第二十卷，489～490页。以牛耳岩白菜（《全国中草药汇编》）为正名收载，别名呆白菜、矮白菜（《植物名实图考》）石三七、石虎耳（《广西药用植物名录》）、岩青菜（《去昂过中草药汇编》）。根茎及全草入药，味甘、微苦，性凉；清肺止咳，凉血止血，解毒消痈。

【原植物识别特征】

多年生草本，植物体密被短柔毛。叶全部基生，肉质；叶片卵形或狭卵形，长3.5～17cm，宽2～9.5cm，全缘，两面均被贴伏的短柔毛，侧脉约4对；叶柄长1～8cm。聚伞花序，花序梗长6～30cm；花梗长达2.3cm；花萼长0.9～1cm，5裂达基部，两面被毛；花冠紫色或淡紫色，喉部黄色，筒长2～3cm，口部直径1～1.4cm；上唇长2浅裂，下唇3裂。能育雄蕊与退化雄蕊各2；花盘斜，高约2mm，边缘有波状齿，子房上位。蒴果长4～6cm。花期4—7月。

降龙草

来源　苦苣苔科半蒴苣苔属 *Hemiboea* 植物降龙草 *Hemiboea subcapitata* Clarke 的全草。

【植物学文献整理】

见《中国植物志》第六十九卷，291～292页。以降龙草（《中国高等植物图鉴》）为正名收载，别名马拐、牛耳朵（广西）、水泡菜（云南）、散血毒莲、虎山叶、雪汀菜（贵州），白雌雄草、山兰（浙江）、秤杆蛇药（湖南）、降蛇草（湖北）。产陕西南部、甘肃南部、浙江南部、江西、湖北、湖南、广东、广西、四川、贵州及云南东南部。生于海拔100～2 100m的山谷林下石上或沟边阴湿处。全草药用，治疗疮肿毒、蛇咬伤和烧烫伤。可作猪饲料。

《广东植物志》第六卷，263页。以半蒴苣苔为正名收载。产广东乐昌、阳山、广州、怀集、云浮和信宜。生于山谷林下石上或沟边阴湿处。全草药用，治疮疖肿毒，蛇伤，烫伤等。可作猪饲料。

【本草学文献整理】

《中华本草》第7册，第二十卷，496页。以降龙草（《湖南植物志》）为正名收载，别名虎山叶、四台花（《全国中草药汇编》）、马拐、牛耳朵（广西），水泡菜（云南）。全草入药，味甘，性寒；清暑、利湿、解毒。

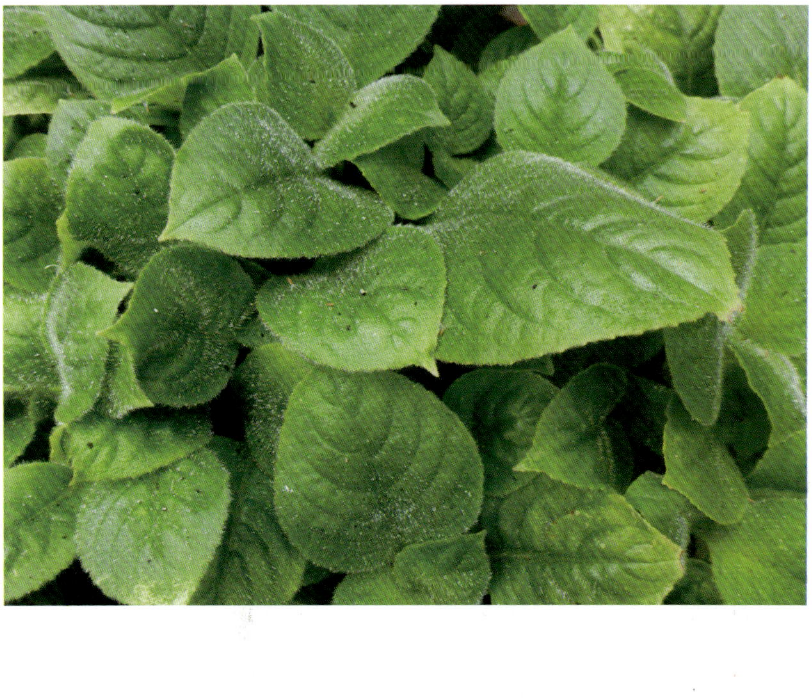

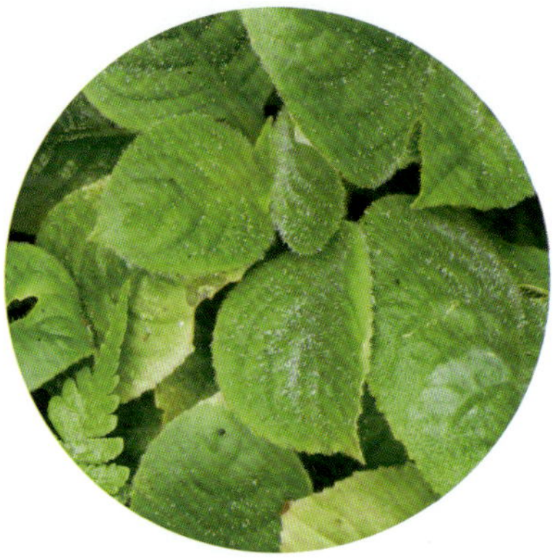

【原植物识别特征】

多年生草本。茎肉质，高10～40cm，散生紫褐色斑点，不分枝，具4～7节。叶对生；稍肉质，椭圆形、卵状披针形或倒卵状披针形，长3～22cm，宽1.4～8cm，全缘或中部以上具浅钝齿；叶柄长0.5～5.5cm。聚伞花序，具3～10余花；萼片5，长6～9mm；花冠白色，具紫斑，长3.5～4.2cm；花冠筒内面基部有一毛环，口部直径13～15mm，2/3唇形；能育雄蕊2，退化雄蕊3；花盘环状，子房上位。蒴果线状披针形，长1.5～2.2cm。花期9—10月，果期10—12月。

车前

来源 车前科车前属 *Plantago* 植物车前 *Plantago asiatica* L. 的全草。

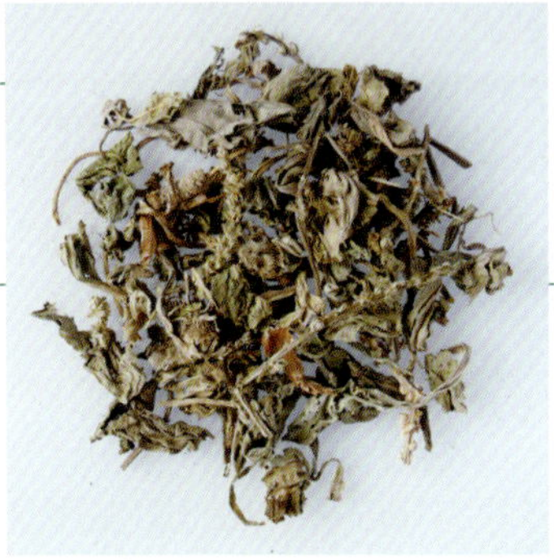

【植物学文献概要】

见《中国植物志》第七十卷，325～328 页。全国大部分地区均产。全草入药，为传统中药车前草与车前子来源之一。同属植物大车前 *Plantago major* L.，岭南亦产，也被称为车前草。

《广东植物志》第三卷，317～318 页。认为车前草科车前属 *Plantago* 广东仅产大车前 *Plantago major* L. 1 种，别名车轮菜、钱贯草（广东广州）、蟾蜍草（海南澄迈）。广东、海南各地均有，生于村前屋后荒地或潮湿草地上。全草及种子入药。本种分布广泛，叶型、被毛及蒴果周裂部位均有变异，过去定为 *P. erosa* 或 *P. asiatica* 的广东标本均应归于大车前 *Plantago major* L.。

《广西植物名录》365页。产全区各地。

【本草学文献概要】

《岭南采药录》62页。别名车前。味甘，性寒，治白浊，煮粥食，利小便，消热毒，治牛马病最良，其子是车前子。

《中华本草》第7册，第二十卷，517～521页。以车前草（《嘉祐本草》）为正名收载，别名车前、当道（《神农本草经》）、车轮菜、钱贯草（《生草药性备要》）等。全草入药，味甘，性寒；清热利水，凉血解毒。【品种考证】项下称：车前初以种子入药，始载《本草》，《别录》并用叶及根。车前草与车前子现今均为常用传统中药。

【原植物识别特征】

二年或多年生草本，须根多数，根茎短粗。叶基生呈莲座状，宽卵形至宽椭圆形，长3～18cm，宽2～11cm，全缘或有不规则浅齿，弧形脉5～7，叶柄长3～10cm。花茎一至数个，直立；穗状花序顶生，花小，白色；花萼4，基部稍合生，花冠管4裂，雄蕊4，与花冠裂片互生；子房上位。蒴果长约3mm，周裂。种子细小，黑褐色。花期5—9月，果期7—10月。

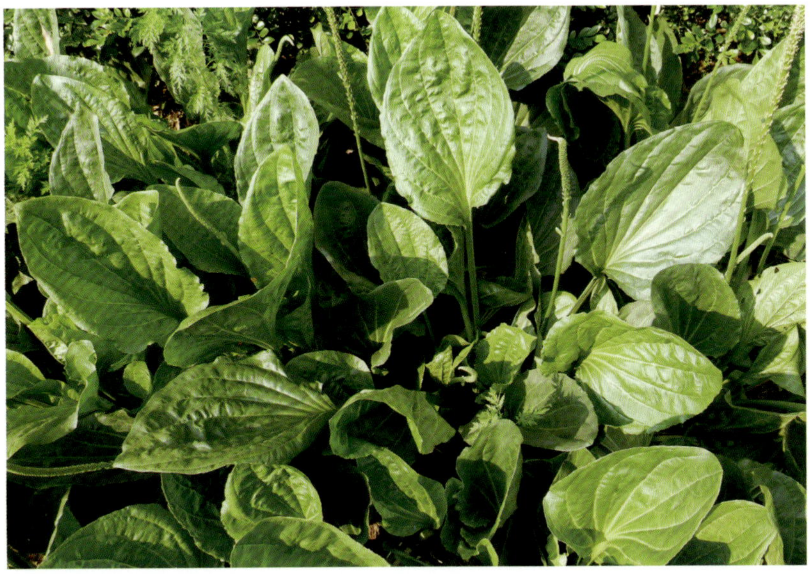

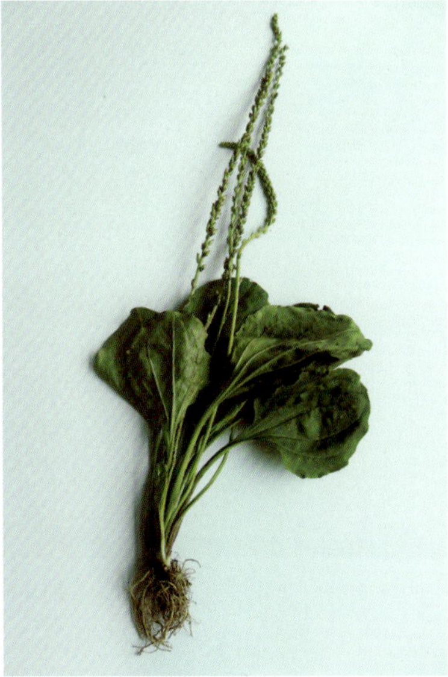

忍冬（金银花）

来源　忍冬科忍冬属 *Lonicera* 植物忍冬 *Lonicera japonica* Thunb. 的花蕾。

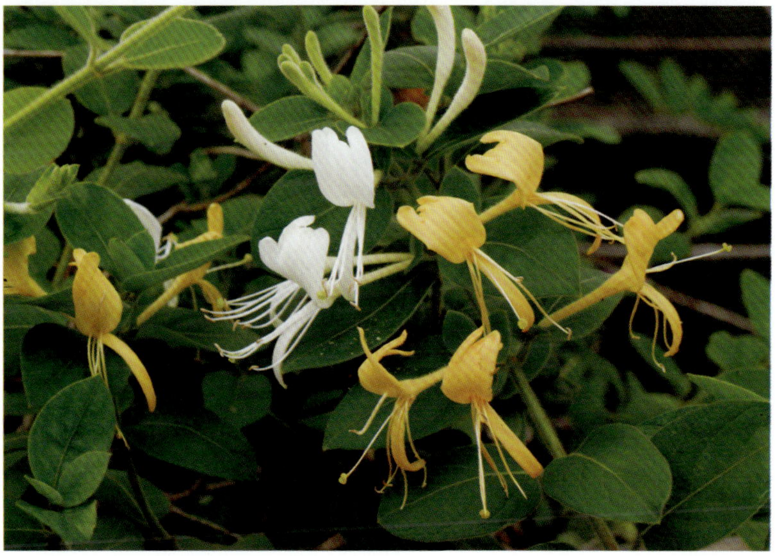

【植物学文献概要】

见《中国植物志》第七十二卷，236～238页。以忍冬（《名医别录》）为正名收载，别名金银花（《本草纲目》）、金银藤、鸳鸯藤、老翁须等。

除黑龙江、内蒙古、宁夏、青海、新疆、海南和西藏无自然生长外，全国各省均有分布。本种最明显的特征在于具有大形的叶状苞片，在外貌上有些像华南忍冬 *L. confusa* (Sweet) DC.，但后者的苞片狭细而非叶状，萼筒密生短柔毛，小枝密生卷曲的短柔毛，与本种明显不同。忍冬的形态变异非常大，无论在枝、叶的毛被、叶的形状和大小以及花冠的长度、毛被和唇瓣与筒部的长度比例等方面，都有很大的变化。但所有这些变化看来较多地同生态环境相联系，并未显示与地理分布之间的相关性。

《广东植物志》第四卷，306页。产曲江、乳源、连山、平远、阳山等地，生于平原村边、山坡疏林灌丛中，海拔达750m也常见栽培。

【本草学文献概要】

《岭南采药录》20～21页。别名忍冬、左缠藤。蔓生，叶背面皆有毛，三四月间开花，有黄有白，味甘，性寒，无毒，能消痈疽疔毒，止痢疾，洗痔疮，去皮肤血热，为外科之圣药，藤叶皆有功用，可以熬膏，不必限于用花也。

《中华本草》第7册，第二十卷，529～536页。以金银花（《履巉岩本草》）为正名收录，别名忍冬花（《新修本草》）、双花（《中药材手册》）、二花（《陕西中药志》）。花蕾及花入药，味苦，性凉。清热解毒。藤茎和果实亦入药，另列条目。

【原植物识别特征】

半常绿木质藤本，老枝棕褐色，幼枝绿色，密被短柔毛。叶对生，卵形或长圆状卵形，长3～8cm，宽1.5～4cm，全缘。花成对腋生，具大形叶状苞片萼筒短小秃净，5裂；花冠长3～4cm，初开时白色，后逐渐变黄，唇形，上唇4浅裂，下唇不裂；雄蕊5；子房下位。浆果球形，熟时黑色。花期5—7月，果期7—10月。

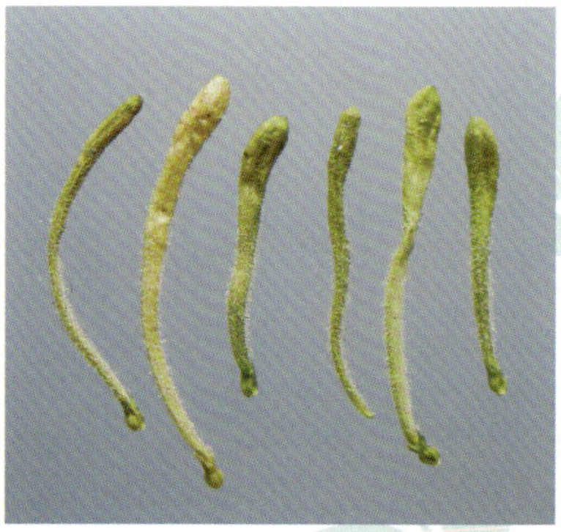

华南忍冬（山银花）

来源　忍冬科忍冬属 *Lonicera* 植物华南忍冬 *Lonicera confusa* (Sweet) DC. 的花蕾。

【植物学文献概要】

见《中国植物志》第七十二卷，238～239页。以华南忍冬为正名收载，别名大金银花、山金银花（广西）、土金银花、左转藤（广东）、山银花（广东汕头、海南）、土花、黄鳝花（广东云浮）、土忍冬（广州、广西）。产广东、海南和广西。本种花供药用，为华南地区金银花的主要品种。

《广东植物志》第四卷，309页。产广东及海南各地，为华南地区金银花的主要品种。

《广西植物名录》340页。产邕宁、横县、防城、上思、陆川、博白、北流。

《海南植物志》第三卷，369～370页。儋县、澄迈、万宁、保亭、白沙。

《广州植物志》521页。山银花为广州近郊山野间略常见的一种野生植物，从业草药者常误认为金银花，二者极相似，常混淆，唯忍冬萼管秃净，山银花萼管被柔毛，可资辨别。

【本草学文献概要】

《岭南采药录》20～21页。别名忍冬、左缠藤。蔓生，叶背面皆有毛，三四月间开花，有黄有白，味甘，性寒，无毒，能消痈疽疔毒，止痢疾，洗痔疮，去皮肤血热，为外科之圣药，藤叶皆有功用，可以熬膏，不必限于用花也。

《中华本草》第7册，第二十卷，530页。作为金银花的来源之一收载。花蕾及花入药，味苦，性凉；清热解毒。

【原植物识别特征】

半常绿木质藤本，小枝密生卷曲的短柔毛。叶对生，卵形或长圆状卵形，长3～7cm，宽1.5～3.5cm，全缘。花成对腋生，苞片狭细；萼筒密生短柔毛，5裂；花冠长3～4cm，初开时白色，后逐渐变黄，唇形，上唇4浅裂，下唇不裂；雄蕊5；子房下位。浆果球形，熟时黑色。花期4—5月，有时9—10月开第二次花，果期10月。

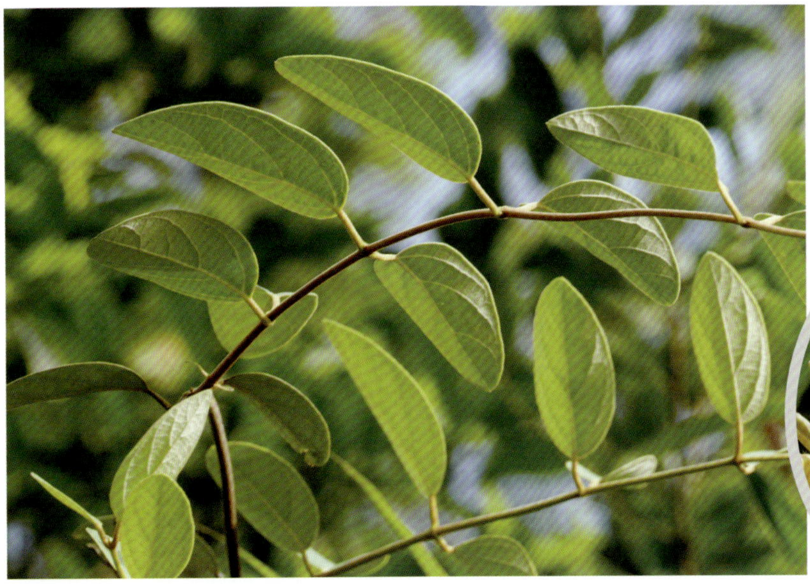

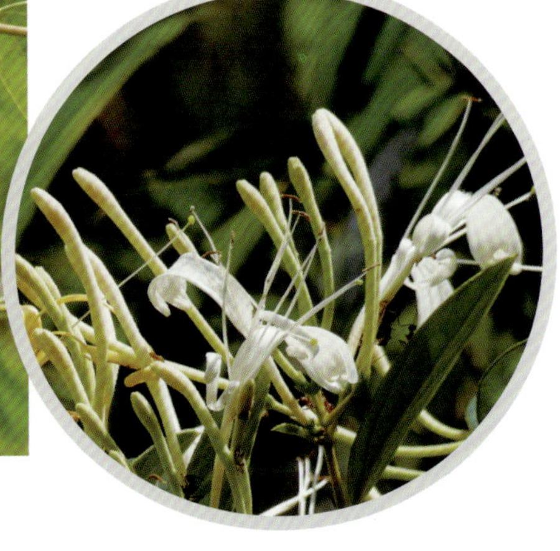

接骨草（走马箭）

来源　忍冬科接骨木属 *Sambucus* 植物接骨草 *Sambucus chinensis* Lindl. 的全株。

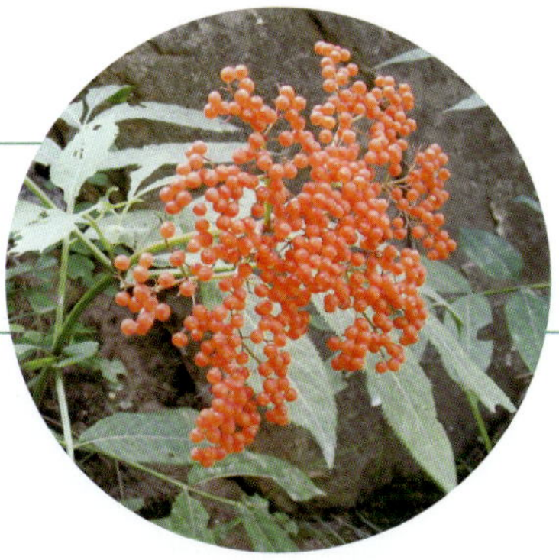

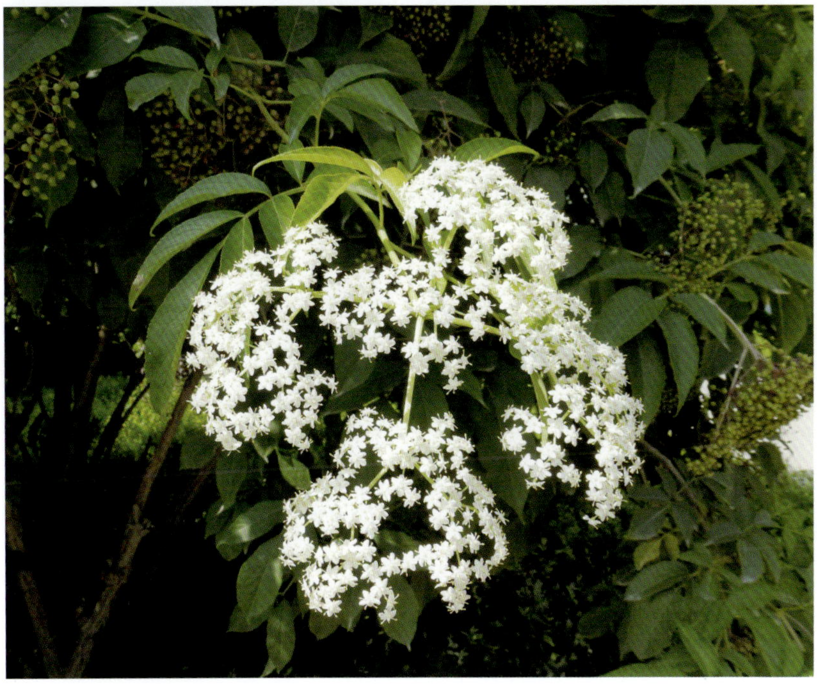

【植物学文献概要】

见《中国植物志》第七十二卷，6～8页。以接骨草（《本草纲目》）为正名收载。别名蒴藋（《名医别录》）、陆英（《神农本草经》）。

产陕西、甘肃、江苏、安徽、浙江、江西、福建、台湾、河南、湖北、湖南、广东、广西、四川、贵州、云南、西藏等省区。生于海拔300～2 600m的山坡、林下、沟边和草丛中，亦有栽种。为药用植物，可治跌打损伤，有祛风湿、通经活血、解毒消炎之功效。

《广东植物志》第四卷291～292页。产广东及海南各地，生于海拔200～700m的沟边林缘灌丛和草地上。全草入药，治跌打损伤。

《广西植物名录》341页。产全区各地。

《广州植物志》518页。以蒴藋（《名医别录》）为正名收载，别名接骨草（《本草纲目》）。拉丁学名采用其异名 *Sambucus javanica* Reinw.，为广州常见野生植物。花和茎可入药，嫩叶供食用。

【本草学文献概要】

《岭南采药录》111～112页。别名赤苓叶、接骨草、走马风、蒴藋、陆英。祛风祛湿，下行于脚，治脚软弱痹通，用其根，和鸡脚红枣煮食。

《中华本草》第7册，第二十卷，541～544页。以陆英（《神农本草经》）为正名收载，别名蒴藋（《名医别录》）、走马箭（《岭南采药录》）、接骨草《本草纲目》等。茎叶根及果实入药，味甘、微苦，性平；祛风利湿，活血舒筋。

【原植物识别特征】

高大草本或半灌木，高1～2m。茎有棱。单数羽状复叶对生；小叶狭卵形，长6～13cm，宽2～3cm，基部两侧不等，边缘有细锯齿，近基部或中部以下边缘常有1或数枚腺齿。复伞形花序顶生，花小，5数；萼筒杯状，萼齿三角形；花冠白色，仅基部连合，雄蕊5；子房下位，3室。浆果状核果，红色，近圆形，直径3～4mm。花期4—5月，果期8—9月。

荚蒾

来源 忍冬科荚蒾属 *Viburnum* 植物荚蒾 *Viburnum dilatatum* Thunb. 的茎、叶。

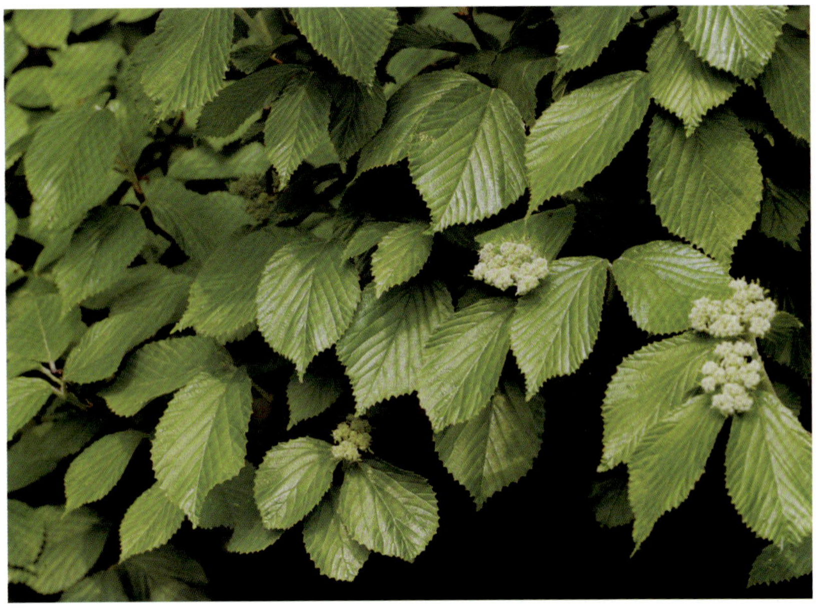

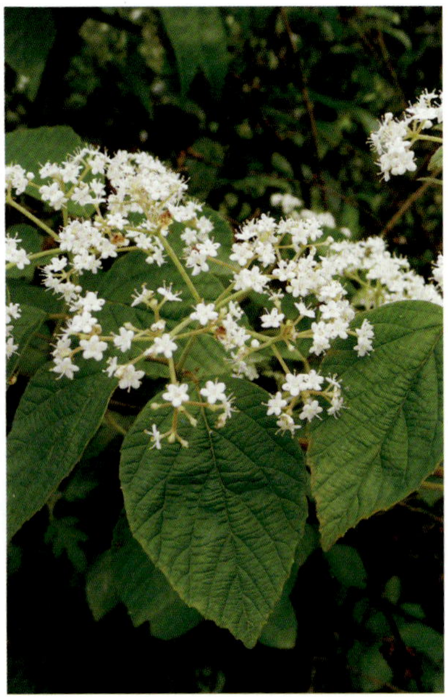

【植物学文献整理】

见《中国植物志》第七十二卷，88～89页。以荚蒾（习惯用名）为正名收载。产河北南部、陕西南部、江苏、安徽、浙江、江西、福建、台湾、河南南部、湖北、湖南、广东北部、广西北部、四川、贵州及云南（保山）。生于山坡或山谷疏林下，林缘及山脚灌丛中，海拔100～1 000m。韧皮纤维可制绳和人造棉。种子含油10.03%～12.91%，可制肥皂和润滑油。果可食，亦可酿酒。

《广东植物志》第四卷，301页。产连州、乳源、阳山、连山、龙门、五华、丰顺、信宜、河源等地。生于海拔700～1 300m的山谷疏林或密林中。

《广西植物名录》342页。产柳州、融水、桂林、临桂、灵川、全州、灌阳、龙胜、隆林。

【本草学文献整理】

《中华本草》第7册，第二十卷，550～551页。以荚蒾（《贵州草药》）为正名收载，别名酸汤杆（《贵州草药》）。茎叶入药，味酸，性微寒；疏风解表，清热解毒，活血。

【原植物识别特征】

落叶灌木，高1.5～3m；小枝连同芽、叶柄和花序均密被毛。叶对生，宽倒卵形、倒卵形或宽卵形，长3～10cm，宽2～6cm，边缘有牙齿状锯齿，两面被毛，脉上尤密，脉腋有腺点，近基部两侧有少数腺体，侧脉6～8对，叶柄长10～15mm；无托叶。复伞形式聚伞花序稠密，萼筒狭筒状，长约1mm，有暗红色微细腺点，萼齿5；花冠白色，辐状，直径约5mm；雄蕊5，明显高出花冠；子房下位。核果红色，椭圆状卵圆形，长7～8mm。花期5—6月，果期8—10月。

珊瑚树

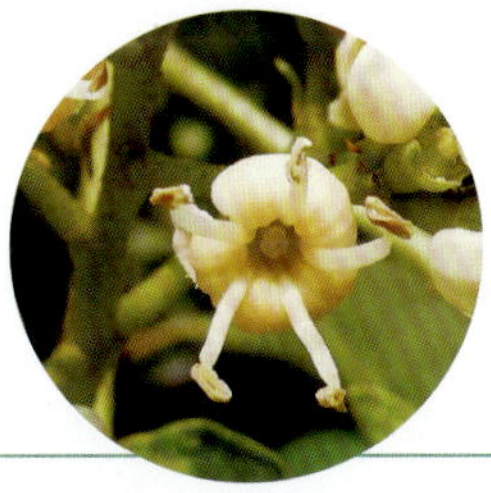

来源 忍冬科荚蒾属 *Viburnum* 植物珊瑚树 *Viburnum odoratissimum* Ker-Gawl. 的根、叶及树皮。

【植物学文献整理】

见《中国植物志》第七十二卷，56～58页。以珊瑚树（《海南植物志》）为正名收载，别名极香荚蒾（《拉汉种子植物名称》）、早禾树（广东惠阳、广州）。产福建东南部、湖南南部、广东、海南和广西。生于山谷密林中溪涧旁荫蔽处、疏林中向阳地或平地灌丛中，海拔200～1 300m。也常有栽培。

本种最初系根据英国Wormleybury的栽培植物描写的，种子来源于中国。为一习见栽培的绿化树种，木材可供细工的原料。根和叶入药，广东民间以鲜叶捣烂外敷治跌打肿痛和骨折；亦作兽药，治牛、猪感冒发热和跌打损伤。

《广东植物志》第四卷，296页。产广东各地。生于海拔200～1 300m的山谷密林、疏林或平地灌丛中，亦见栽培。

《广西植物名录》343页。产全区各地。

《海南植物志》第三卷，365～366页。根、叶入药，消肿止痛，通经活络。

《广州植物志》519页。广州近郊村落旁不时可见。

【本草学文献整理】

《中华本草》第7册，第二十卷，557页。以早禾树（《全国中草药汇编》）为正名收载，别名鸭屎木、利桐木、利洞风（《广西药用植物名录》）、沙糖禾（《云南中药资源名录》）等。根、叶及树皮入药，味辛，性温；祛风除湿，通经活络。

【原植物识别特征】

常绿灌木或小乔木，高可达10m。叶对生，椭圆形至矩圆形或矩圆状倒卵形至倒卵形，长7～20cm，宽7～20cm，边缘有浅锯齿或近全缘，上面深绿色有光泽，下面有时散生暗红色微腺点，叶柄长1～3cm。圆锥花序，花小，两性，5数，芳香；萼筒筒状钟形，长约2mm；花冠白色，后变黄白色，辐状，直径约7mm；雄蕊5，子房下位。果实先红色后变黑色，卵圆形或卵状椭圆形，长约8mm。花期4—5月，果期7—9月。

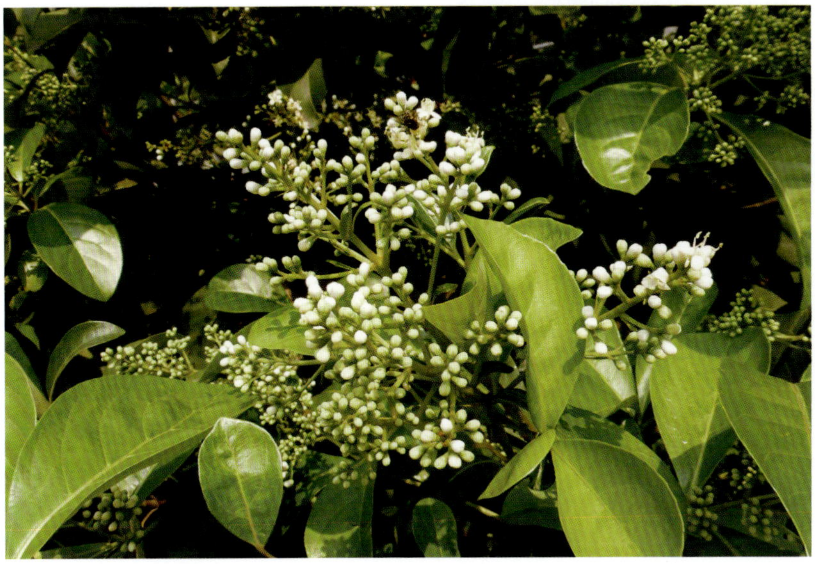

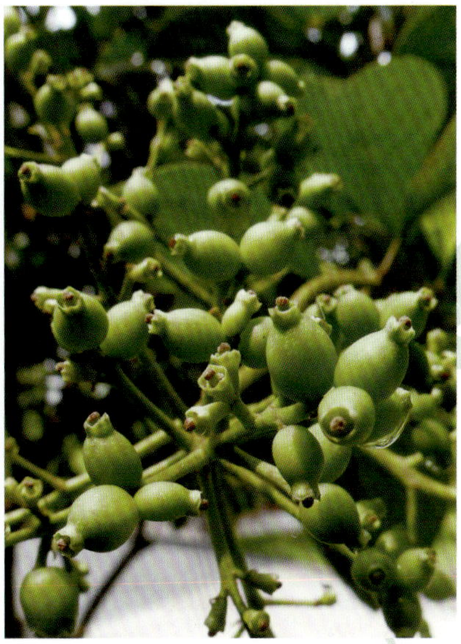

大花金钱豹（土党参）

来源 桔梗科金钱豹属 *Campanumoea* 大花金钱豹 *Campanumoea javanica* Bl. 的根。

【植物学文献整理】

见《中国植物志》第七十三卷，第二分册，70～71页。以大花金钱豹（《云南热带亚热带植物区系研究报告》）为正名收载。产云南、贵州西南部、广西和广东的大部分。生于海拔2 400m以下的灌丛中及疏林中。果实味甜，可食。根入药，有清热、镇静之效，治神经衰弱等症，也可蔬食。

《广东植物志》第三卷，320页。产粤北至湖南。生于山地灌丛。

《广西植物名录》366页。以桂党参为正名收载，产武鸣，隆安、马山、上林、阳朔、临桂、灵川、全州、兴安、龙胜、资源、恭城、藤县、岑溪、平南、桂平、玉林、容县、陆川、博白、百色、平果、德保、靖西、那坡、凌云、乐业、田林、隆林、贺州、昭平、钟山、天峨、巴马、象州、金秀、宁明、龙州。

《海南植物志》第三卷，443页。琼中、儋县、乐东。生于山地、山谷疏林下。根入药，有补虚益气、润肺生津之效。

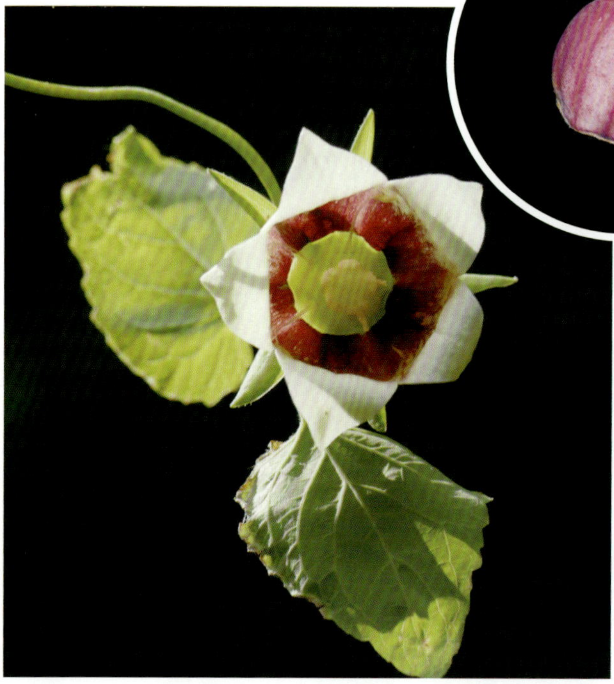

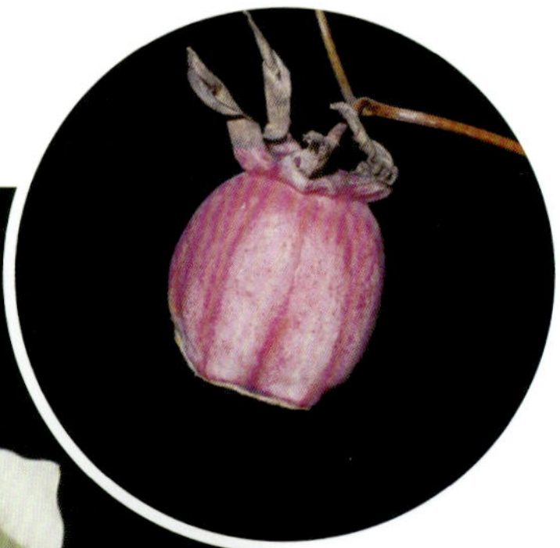

【本草学文献整理】

《中华本草》第7册，第二十卷，598～599页。以土党参（《植物名实图考》）为正名收载，别名百丈光（《闽东本草》）、土洋参、人参薯、摸登果（《广西药用植物名录》）、川人参（《常用草药治疗手册》）。根入药，味甘，性平；健脾益气，补脾止咳，下乳。

【原植物识别特征】

草质缠绕藤本，具乳汁，具胡萝卜状根。茎无毛，多分枝。叶对生，具长柄，叶片心形或心状卵形，边缘有浅锯齿，长3～11cm，宽2～9cm。花单生于叶腋，花萼与子房分离，5裂至近基部，裂片卵状披针形或披针形，长1～1.8cm；花冠白色或黄绿色，内面紫色，钟状，长2～3cm，裂至中部；雄蕊5；子房下位，柱头4～5裂。浆果球形，黑紫至紫红色，直径15～20mm。花期8—11月。

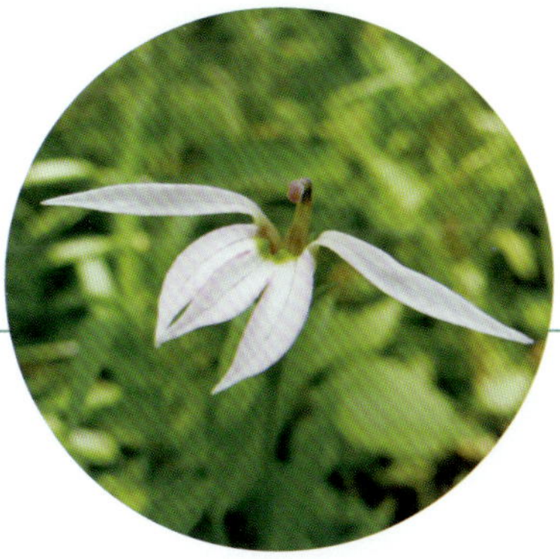

半边莲

来源 桔梗科半边莲属 *Lobelia* 植物半边莲 *Lobelia chinensis* Lour. 的全草。

【植物学文献概要】

见《中国植物志》第七十三卷，第二分册，154～155页。以半边莲为正名收载，别名急解索、细米草、瓜仁草。产长江中下游及南方各省，生于水田边、沟边及潮湿草地上。模式标本采自广东。全草入药，清热解毒，利水消肿。含多种生物碱，主要为：山梗菜碱、山梗菜酮碱等。有清热解毒、利尿消肿之效。

《广东植物志》第三卷，329页。广东及海南各地均有，生于水田边、沟边及湿地上。有治蛇伤记载。

《广西植物名录》367页。产全区各地。

《海南植物志》第三卷，445～446页。琼山、儋县、万宁。全草入药。

《广州植物志》564页。为一常见野草，生于田基、浅水沟中或潮湿的旷地上，是民间著名解毒药之一，治蛇伤、蜂虿伤等。

【本草学文献概要】

《岭南采药录》139～140页。别名蛇利草。小草本，密生于浅水池沟中，茎就地延长，自各节出线根，深入地中，片根着地，极易繁殖，叶披针形或长椭圆形，而有细锯齿，互生，无叶柄，自茎梢叶腋出长梗，每梗开一淡红或淡紫色花，花形甚小，不整齐花冠五裂片，并偏于一方，只有半边如莲花状，故名。味甘辛，性平，治蛇伤，敷恶疮火疮，消肿散毒，谚云：有人识得半边莲，包管共得蛇眠。

《中华本草》第7册，第二十卷，613～616页。以半边莲（《滇南本草》）为正名收载，别名急解索（《本草纲目》）、蛇利草（《岭南采药录》）、细米草等。带根全草入药，味甘，性平；清热解毒，利水消肿。

【原植物识别特征】

多年生小草本，高6～15cm。茎细弱，多匍匐地面，节上生根，折断有白色乳汁渗出。叶互生，椭圆状披针形至条形，长8～25mm，宽2～6mm，花两性，单生于上部叶腋，花萼裂片5；花冠粉红色或白色，长10～15mm，裂片5，全部平展于下方，呈一平面；雄蕊5，子房下位，2室。蒴果倒锥状，长约6mm。花果期5—10月。

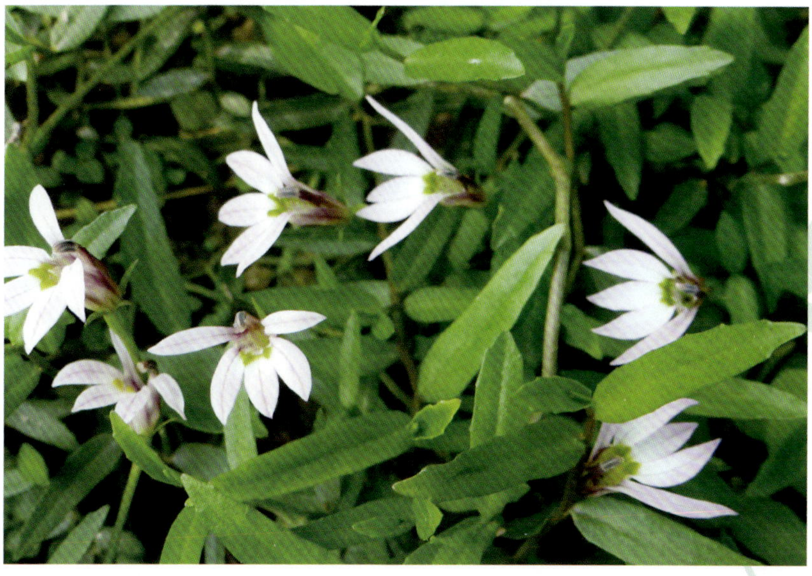

桔梗

来源 桔梗科桔梗属 *Platycodon* 植物桔梗 *Platycodon grandiflorus* (Jacq.) A. DC. 的根。

【植物学文献整理】

见《中国植物志》第七十三卷，第二分册，77页。以桔梗为正名收载，别名铃当花。产东北、华北、华东、华中各省以及广东、广西（北部）、贵州、云南东南部（蒙自、砚山、文山）、四川（平武、凉山以东）、陕西。朝鲜、日本、苏联的远东和东西伯利亚地区的南部也有。生于海拔2 000m以下的阳处草丛、灌丛中，少生于林下。根药用，含桔梗皂甙，有止咳、祛痰、消炎等效。

《广东植物志》第三卷，322页。产连县、乳源、博罗、广州等地。

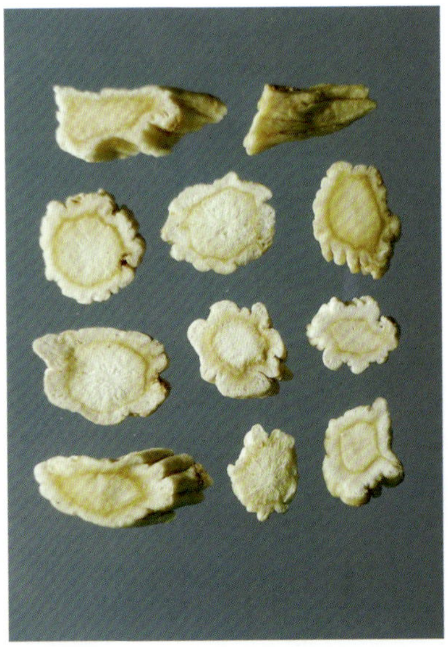

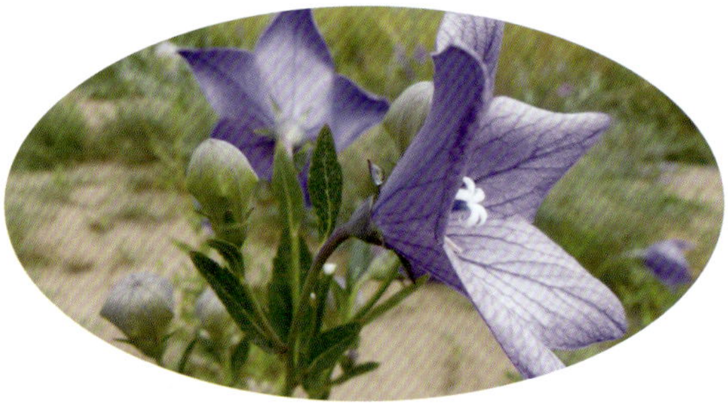

《广西植物名录》367页。产邕宁、宾阳、三江、桂林、临桂、全州、兴安、龙胜、资源、恭城、蒙山、灵山、平南、北流、凌云、昭平、钟山、富川、南丹、天峨、金秀。

【本草学文献整理】

《中华本草》第7册，第二十卷，622～627页。以桔梗（《神农本草经》）为正名收载，别名苦梗（《丹溪心法》）、苦桔梗（《本草纲目》）、房图（《名医别录》）。根入药，味苦、辛，性平；宣肺，祛痰，利咽，排脓。

【原植物识别特征】

多年生草本，含白色乳汁。主根粗大，长纺锤形。茎高40～120cm，常不分枝。叶3～4片轮生、对生或互生；叶片卵形至披针形，长2～7cm，宽0.5～3cm，顶端尖，边缘有尖锯齿，下面被白粉。花1至数朵，单生或集成疏总状花序；花萼钟状，裂片5；花冠宽钟状，蓝紫色；雄蕊5，子房下位。蒴果倒卵圆形。花期7—9月，果期9—11月。

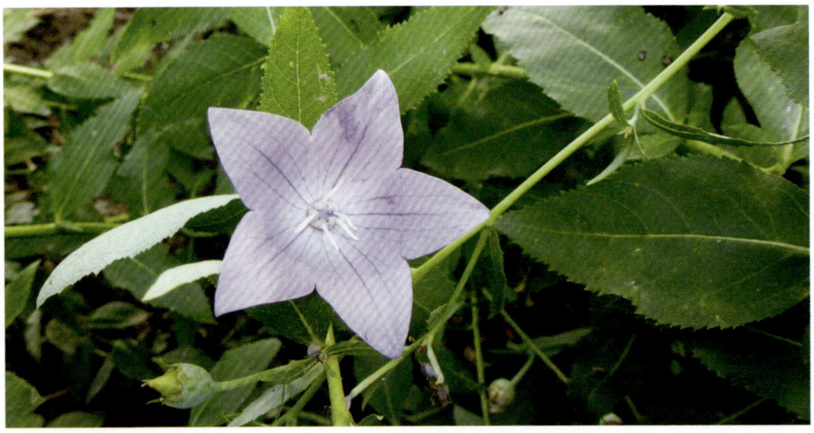

铜锤玉带草

来源　桔梗科铜锤玉带属 *Pratia* 植物铜锤玉带草 *Pratia nummularia* (Lam.) A. Br. et Aschers. 的全草。

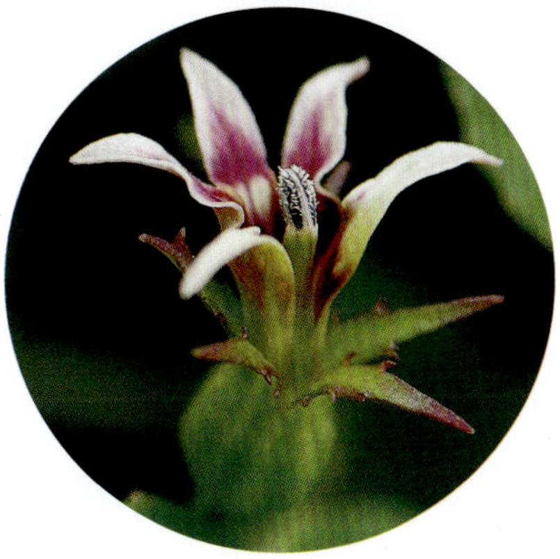

【本草学文献整理】

《中华本草》第7册，第二十卷，627～628页。以铜锤玉带草（《植物名实图考》）为正名收载，别名地茄子草（《分类草药性》）、扣子草、马莲草（《广西药用植物名录》）。全草入药，味辛、苦，性平；祛风除湿，活血，解毒。

【原植物识别特征】

多年生草本，含白色乳汁。茎平卧，长12～55cm，被柔毛，节上生根。叶互生，叶片圆卵形、心形或卵形，长0.8～1.6cm，宽0.6～1.8cm，基部斜心形，边缘有牙齿，两面疏生短柔毛，叶柄长2～7mm。花单生于叶腋；花梗长0.7～3.5cm；花萼筒坛状，长3～4mm，裂片5；花冠紫红色、淡紫色、绿色或黄白色，长6～7mm，檐部二唇形，裂片5；雄蕊5，,花丝中部以上连合；子房下位。浆果紫红色，椭圆状球形，长1～1.3cm，种子多数。在热带地区整年可开花结果。

【植物学文献整理】

见《中国植物志》第七十三卷，第二分册，168～169页。产西南、华南、华东及湖南、湖北、台湾和西藏。印度、尼泊尔、锡金、缅甸至巴布亚新几内亚也有。生于田边、路旁以及丘陵、低山草坡或疏林中的潮湿地。全草供药用，治风湿、跌打损伤等。

《广东植物志》第三卷，332页。以铜锤玉带草（《植物名实图考》）为正名收载。产广东北部。生于田边、路旁、草坡或疏林中潮湿地。

《广西植物名录》367页。产全区各地。

《海南植物志》第三卷，446～447页。海南中部山地。

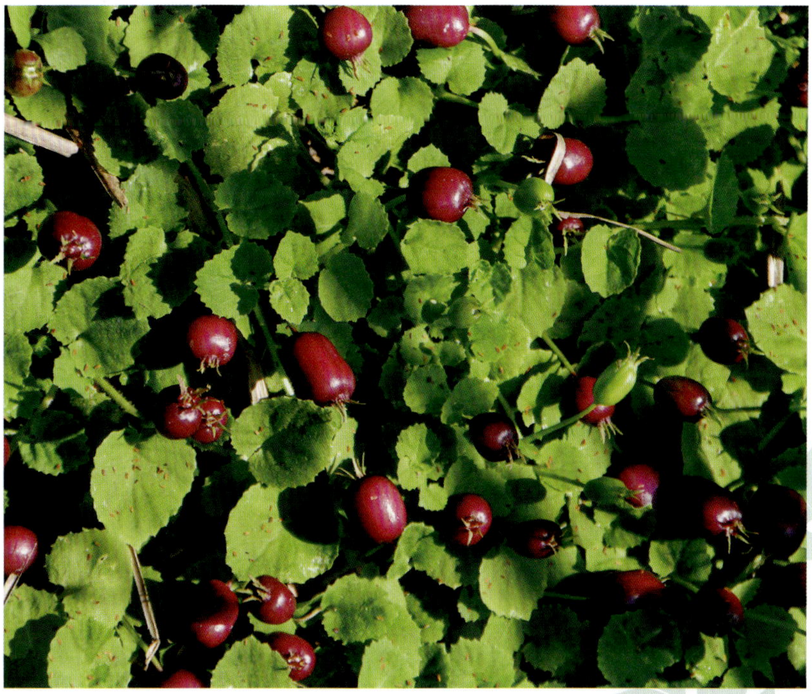

藿香蓟（白花草）

来源 菊科藿香蓟属 *Ageratum* 植物藿香蓟 *Ageratum conyzoides* L. 的全草。

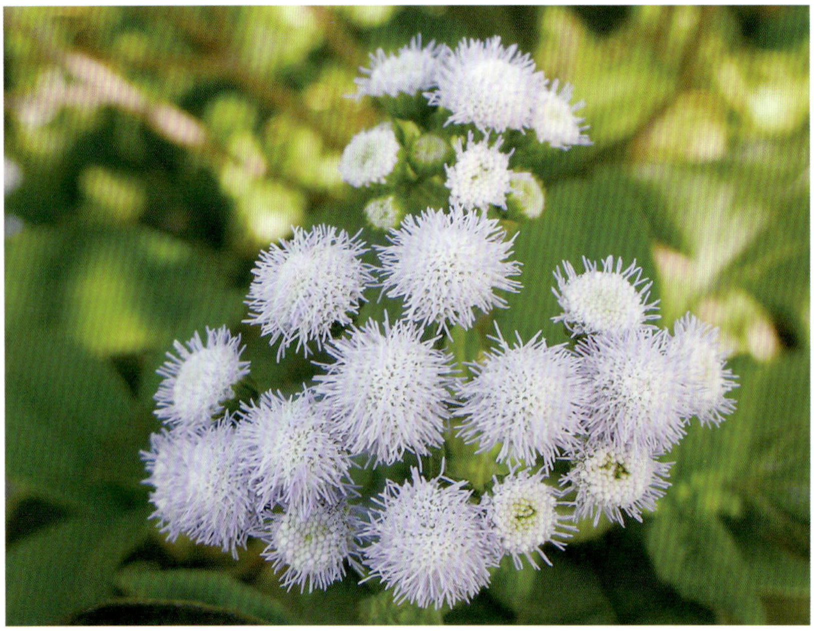

【植物学文献概要】

见《中国植物志》第七十四卷，53～54页。以藿香蓟为正名收载，别名胜红蓟。原产中南美洲，作为杂草现已广泛分布于非洲、东南亚及我国南部。广东、广西、云南、贵州、四川、江西、福建等地均有归化野生分布者。非洲、美洲民间作草药，消炎、止血。我国南方亦作民间草药使用，治疗感冒发烧等。广东称咸虾花、白花草、白毛苦、白花臭草，广西称臭炉草，云南又叫水丁药。

《广东植物志》第八卷，217页。产广东及海南各地，生于低海拔山谷、山坡林下或林缘、河边或山坡草地、田边或荒地上。为荒地常见杂草。入药，清热、解毒、消炎、止血。

《广西植物名录》344页。产全区各地。

《海南植物志》第三卷，377～378页。临高、儋县、澄迈、定安、琼海、琼中、万宁、陵水、保亭、崖县、东方和昌江。生长于荒坡。

《广州植物志》532页。别名咸虾花（广州）、臭垆草（海南岛）、藿香蓟（《种子植物名称》）。为广州极常见的野草，喜生于芜地。

【本草学文献概要】

《岭南采药录》148页。专门散毒，去瘀生新，并消瘰疬。

《中华本草》第7册，第二十一卷，638～640页。以胜红蓟（《福建民间草药》）为正名收载，别名白花草、白花臭草（广州部队后勤部卫生部《常用中草药手册》）、胜红药、广马草等。全草入药，味辛，微苦，性凉；清热解毒，止血，止痛。

【原植物识别特征】

一年生草本，植物体被白色长柔毛。叶对生，卵形或菱状卵形，长4～13cm，宽2.5～6.5cm，边缘有钝圆锯齿，叶柄长1～3cm。头状花序小，直径约1cm，排成伞房花序；花淡紫色或白色；聚药雄蕊，子房下位，瘦果。全株有特殊气味。花果期全年。

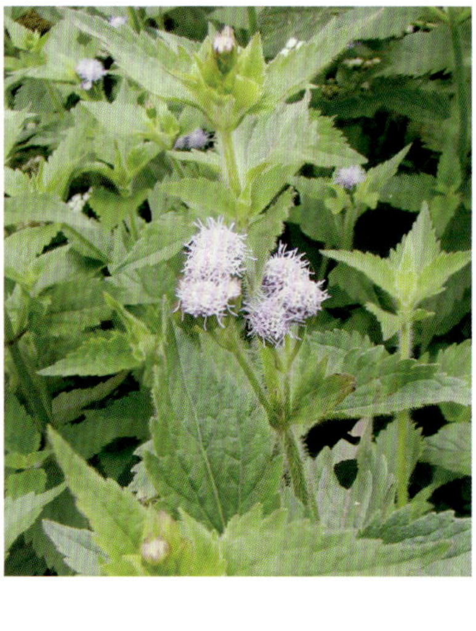

牛蒡

来源　菊科牛蒡属 *Arctium* 植物牛蒡 *Arctium lappa* L. 的成熟果实。

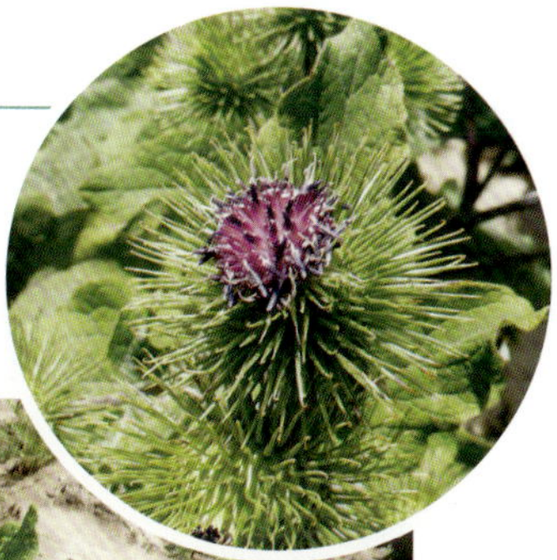

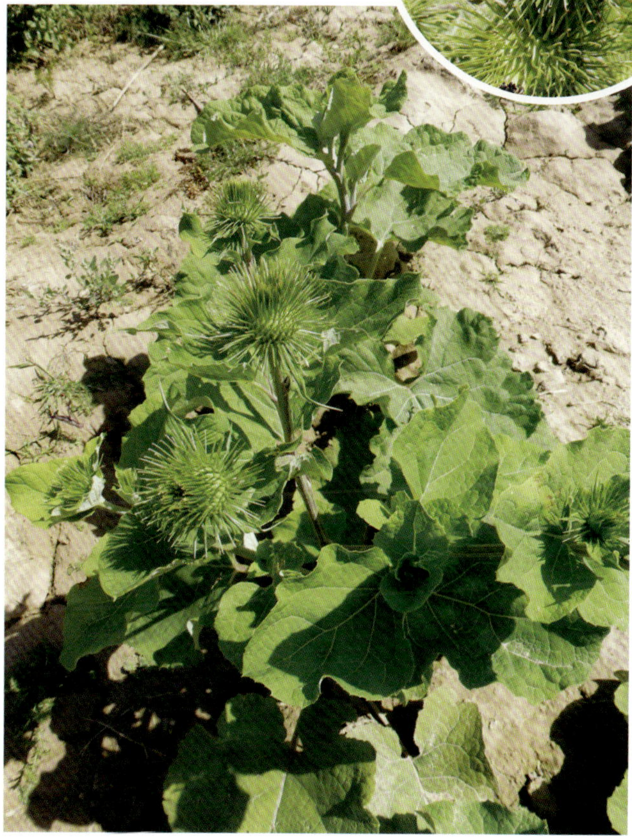

【植物学文献概要】

见《中国植物志》第七十八卷，第一分册，58页。全国各地普遍分布。生于山坡、山谷、林缘、林中、灌木丛中、河边潮湿地、村庄路旁或荒地，海拔750～3 500m。由于瘦果和根入药，各国各地亦有普遍栽培。果实入药，性味辛、苦寒，疏散风热，宣肺透疹、散结解毒；根入药，有清热解毒、疏风利咽之效。

《广东植物志》第八卷，256页。产广东乐昌、阳山、连州。生于山坡、山谷、林缘、林中、灌丛、河边、村边、路旁或荒地上。果实入药，有疏风、宣肺、透疹、散结、解毒之效；根食用或药用，有清热解毒、疏风、利咽之效。

《广西植物名录》346页。产全州、兴安、资源、乐业、隆林、天峨。

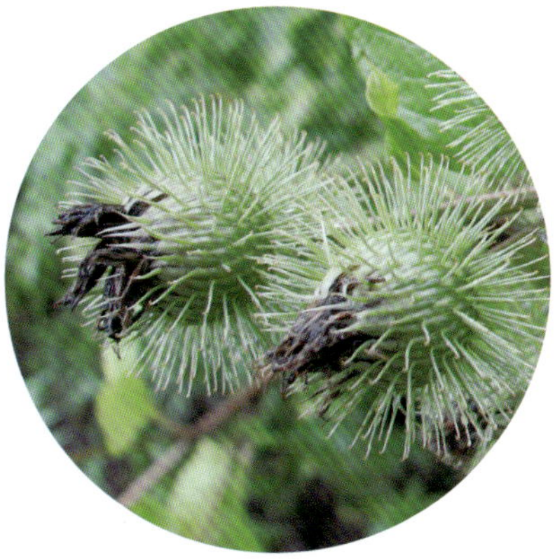

【本草学文献概要】

《中华本草》第7册，第二十一卷，653～655页。以牛蒡子（《本草图经》）为正名收载，别名恶实（《名医别录》）、鼠粘子（《本草图经》）、大力子（《卫生易简方》）等。果实入药。味辛、苦，性寒；疏散风热，宣肺透疹，利咽散结，解毒消肿。其茎叶与根亦入药，另列条目。

【原植物识别特征】

二年生草本，高1～2m，上部多分枝。基生叶大形，丛生，有长柄；茎生叶互生；叶片广卵形或心形，长40～50cm，宽30～40cm，基部心形，边缘微波状或有细齿，下面密被灰白色短绒毛。头状花序簇生于茎顶或排成伞房状；花小，两性，红紫色，均为管状花；聚药雄蕊；子房下位，1室。瘦果长倒卵形，灰褐色，具棱，冠毛短刚状。花期6—8月，果期8—10月。

黄花蒿（青蒿）

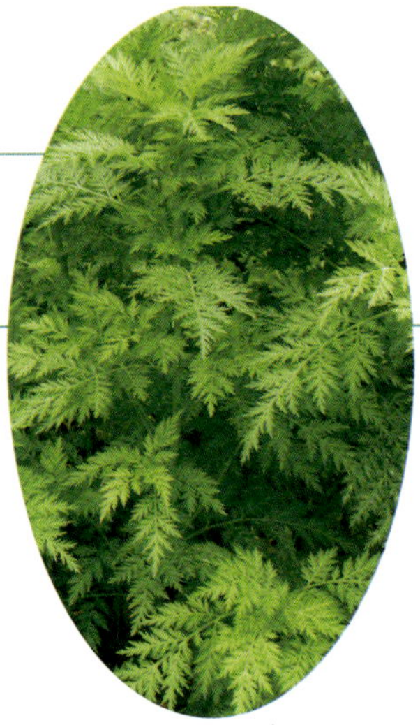

来源 菊科蒿属 *Artemisia* 植物黄花蒿 *Artemisia annua* L. 的全草。

【植物学文献概要】

见《中国植物志》第七十六卷，第二分册，62～63页。分布遍及全国；生境适应性强，东部、南部省区生长在路旁、荒地、山坡、林缘等处；其他省区还生长在草原、森林草原、干河谷、半荒漠及砾质坡地等，也见于盐渍化的土壤上，局部地区可成为植物群落的优势种或主要伴生种。含挥发油，并含青蒿素、青蒿内脂Ⅰ、青蒿内脂Ⅱ、青蒿酮等化合物。青蒿素为倍半萜内脂化合物，为抗疟的主要有效成分，治各种类型疟疾，具速效、低毒的优点，对恶性疟及脑疟尤佳。植物学上称的“青蒿”*A. carvifolia* Buch.-Ham. ex Roxb.，不含青蒿素，亦无抗疟作用。

《广东植物志》第八卷，204～205页。广东乐昌、乳源、翁源、新丰、连州、清远、怀集、阳山、广州、梅州、肇庆、云浮、郁南、阳春及海南广布。生于路旁、山坡、林缘。含挥发油，有青蒿素等抗疟主要有效成分。

《广西植物名录》346页。产全区各地。

《海南植物志》第三卷，415页。琼山及儋县一带。茎叶供药用。

《广州植物志》第四卷，415页。生于村落旷野旁，惟不常见。梅县有用为制酒曲之原料，故有酒饼草之称。种子及叶供药用。

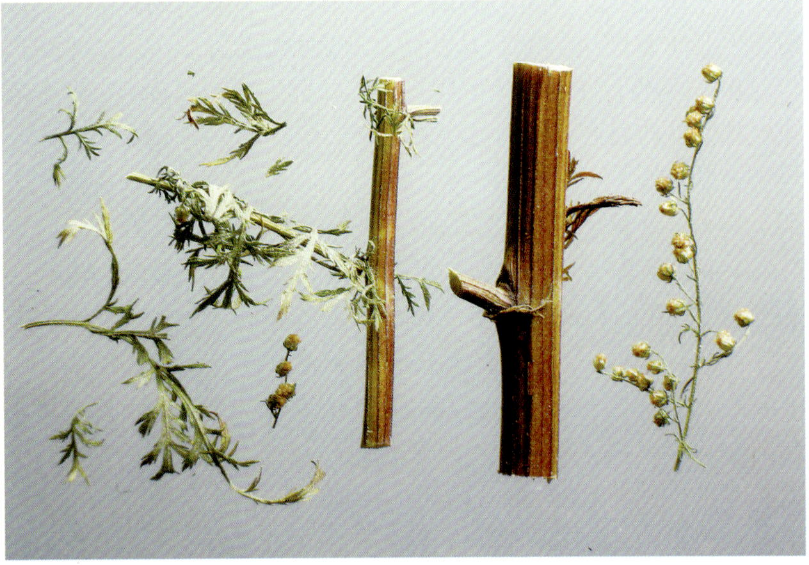

【本草学文献概要】

《岭南采药录》41页。味苦，性寒，治小儿食积，洗疥癞亦妙。

《中华本草》第7册，第二十一卷，658～664页。以青蒿（《神农本草经》）为正名收载，别名草蒿、臭蒿（《日华子本草》）、臭青蒿（广西）、酒饼草（广东）等。地上部分入药。味苦，微辛；性寒；清热解暑，除蒸，截疟。

【原植物识别特征】

一年生草本，高40～150 cm。全株黄绿色，有臭气。茎直立，多分枝。茎下部叶花期枯萎，中部叶卵形，二至三回羽状深裂；上部叶小，常一次羽状细裂。头状花序极多数，直径1.5～2 mm，总苞球形，苞片2～3层，无毛；花均为管状，黄色，边缘雌花，中央为两性花，均能结实；聚药雄蕊，子房下位。瘦果椭圆形。花期7—10月，果期9—11月。

奇蒿（刘寄奴）

来源 菊科蒿属 *Artemisia* 植物奇蒿 *Artemisia anomala* S. Moore. 的带花全草。

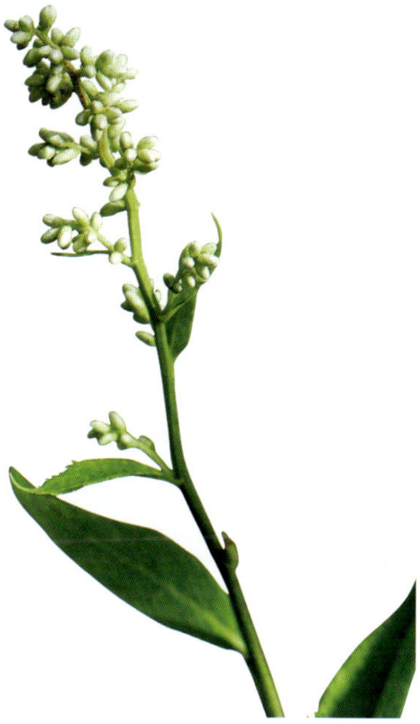

【植物学文献概要】

见《中国植物志》第七十六卷，第二分册，179～180页。产河南南部、江苏、浙江、安徽、江西、福建、台湾、湖北、湖南、广东、广西、四川东部、贵州等省区。生于低海拔地区的林缘、路旁、沟边、河岸、灌丛及荒坡地。全草入药，东南各省称“刘寄奴”或“南刘寄奴”。

《广东植物志》第八卷，209页。产广东乐昌、乳源、连山、连南、南雄、阳山、清远、始兴、翁源、英德、新丰、和平、连平、从化、怀集、德庆、信宜。多生于低海拔林缘、路边、沟边、河岸、灌丛及荒坡等地。入药，称“刘寄奴”或“南刘寄奴”。有活血、痛经、清热、解毒、消炎、止痛、消食之效。

《广西植物名录》346页。产柳江、鹿寨、融安、融水、桂林、临桂、灵川、全州、兴安、永福、灌阳、龙胜、资源、平乐、恭城、贺州、昭平、富川、罗城、环江、宜州、来宾、金秀。

【本草学文献概要】

《岭南采药录》78页。别名金寄奴、乌藤菜。味苦，性温，破血下胀，祛瘀止痛，通妇人经脉症结。

《中华本草》第7册，第二十一卷，665～668页。以刘寄奴为正名收载，别名金寄奴（《日华子本草》）、乌藤菜、九牛草（《湖南药物志》）等。带花全草入药，味辛、微苦，性温；破瘀通经，止血消肿，消食化积。

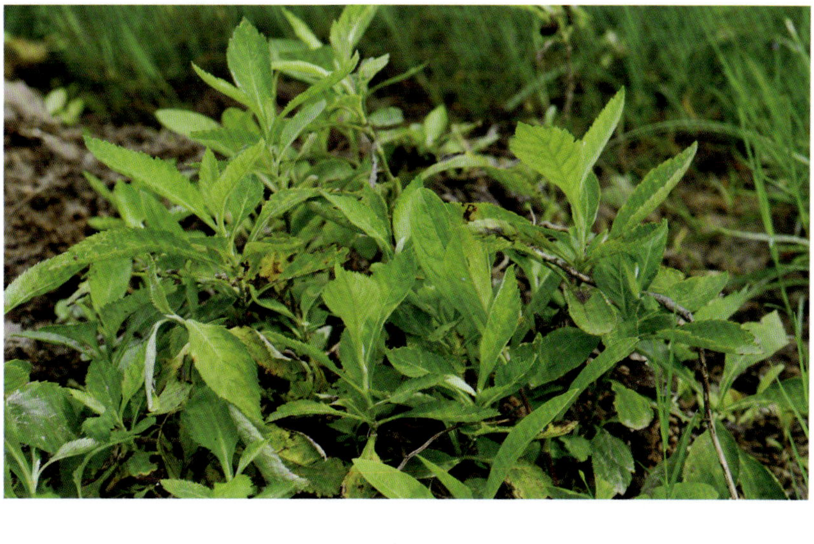

【原植物识别特征】

多年生草本，高80～150cm。中部叶卵形、长卵形或卵状披针形，长9～12cm，宽2.5～4cm，边缘具细锯齿，基部圆形或宽楔形，叶柄长2～4mm；上部叶小，无柄。头状花序，直径2～2.5mm，排成密集的穗状花序，雌花4～6，花冠狭管状，檐部具2裂齿，花柱长，伸出花冠外；两性花6～8，花冠管状，聚药雄蕊，子房下位。瘦果倒卵形或长圆状倒卵形。花果期6—11月。

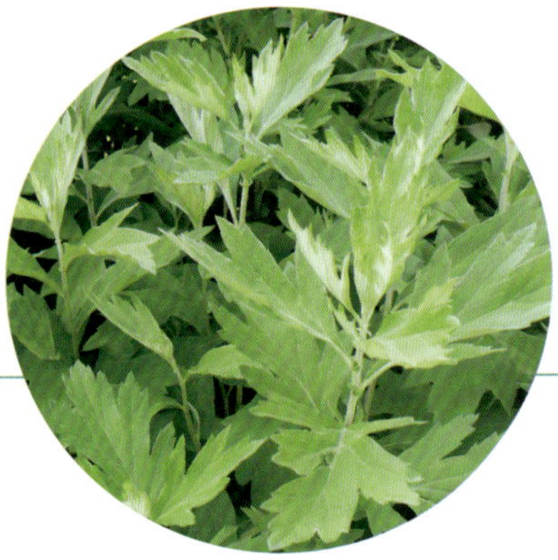

艾

来源 菊科蒿属 *Artemisia* 植物菊科植物艾 *Artemisia argyi* Levl. et Van. 的叶。

【植物学文献概要】

见《中国植物志》第七十六卷，第二分册，87～90页。分布广，除极干旱与高寒地区外，几遍及全国。生于低海拔至中海拔地区的荒地、路旁河边及山坡等地，也见于森林草原及草原地区，局部地区为植物群落的优势种。模式标本采自中国华北。全草入药，有温经、去湿、散寒、止血、消炎、平喘、止咳、安胎、抗过敏等作用。艾叶晒干捣碎得"艾绒"，制艾条供艾灸用，又可作印泥的原料。此外全草作杀虫的农药或薰烟作房间消毒、杀虫药。嫩芽及幼苗作菜蔬。

《广东植物志》第八卷，205页。别名艾蒿（《尔雅》）、家艾、陈艾。产广东英德、乐昌、韶关、连州、和平、仁化。生于低至中海拔的荒地、路旁、山坡或栽培。

《广西植物名录》346页。产邕宁、临桂、兴安、龙胜。

《广州植物志》538～539页。为一常见的野生植物。老叶制成艾绒作针灸疗法的燃烧料和印泥的原料，供药用。

【本草学文献概要】

《中华本草》第7册，第二十一卷，668～675页。以艾叶（《名医别录》）为正名收载，别名冰台（《尔雅》）、艾草、香艾、甜艾（《本草求原》）、五月艾（《常用中药名辨》）等。叶入药，味辛、苦，性温；温经止血，散寒止痛，祛湿止痒。

【原植物识别特征】

多年生草本。高45～120cm，茎有棱，上部分枝，被毛。单叶互生，中部叶卵状三角形或椭圆形，有柄，羽状深裂，上面密布小腺点，下面被白色绒毛；顶端叶，全缘或3裂。头状花序排成复总状；总苞片4～5层，密被灰白色绒毛；边花雌性，花冠筒状，顶端2～3裂；盘花两性,花冠近喇叭筒状，先端5裂；雄蕊5，聚药，子房下位。瘦果长约1mm,无冠毛。花期7—10月，果期10—11月。

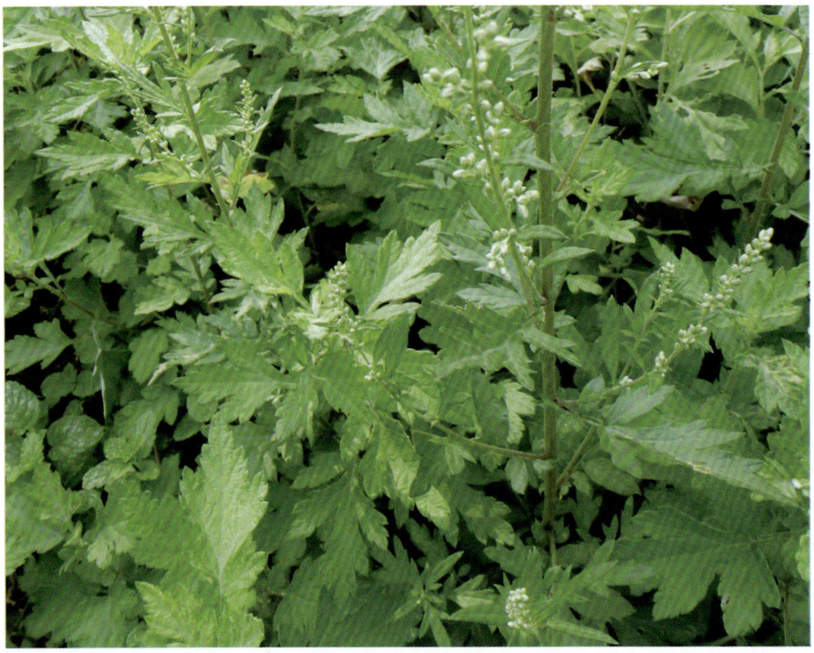

白苞蒿（鸭脚艾）

来源　菊科蒿属 *Artemisia* 植物白苞蒿 *Artemisia lactiflora* Wall. ex DC. 的全草。

【植物学文献概要】

见《中国植物志》第七十六卷，第二分册，174~177页。产秦岭山脉以南的陕西南部、甘肃南部、江苏、安徽、浙江、江西、福建、台湾、河南南部、湖南、广东、广西、四川、贵州、云南等省区。模式标本采自广东广州附近。本种分布较广，生态适应性较强，形态变异也较大。

《广东植物志》第八卷，209页。别名广东刘寄奴、甜菜子（《广州植物志》）、白花蒿（《海南植物志》）。产广东乐昌、阳春、阳山及海南定安、琼中。多星散分布于低至中海拔林下、林缘、灌丛边缘、山谷等湿润或略干燥地区。入药，民间作刘寄奴（奇蒿）的代用品，清热、解毒、止咳、消炎、活血、散瘀、通经。

《广西植物名录》346页。产全区各地。

《海南植物志》第三卷，416 页。定安及琼中。

《广州植物志》539页，以甜菜子（乐昌）为正名收载，别名野勒菜（惠阳）、四季菜（《亨利氏植物华名录》）。

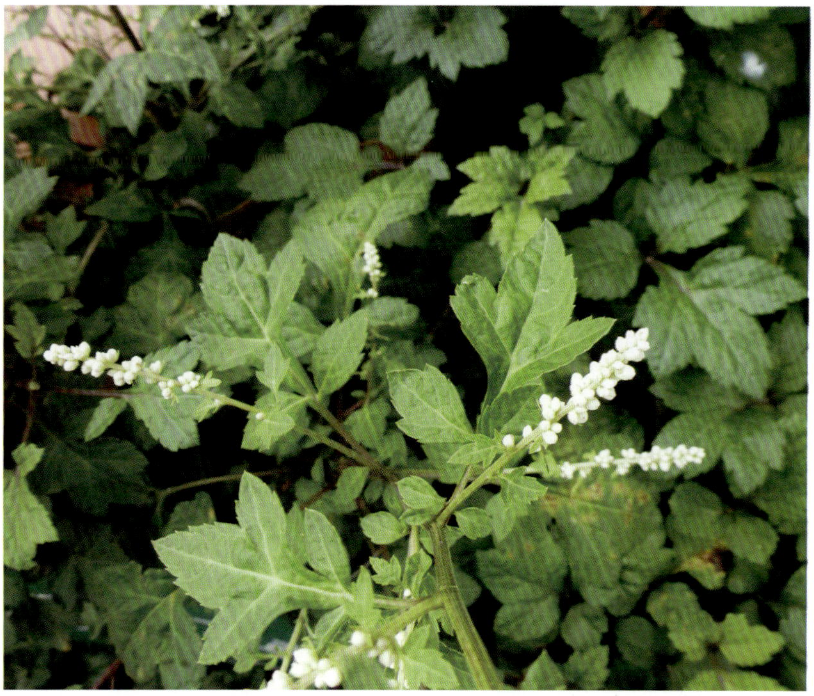

【本草学文献概要】

《岭南采药录》162页。茎如艾蒿，上有四棱，叶青如柳，开碎小黄白花，七月结实，味苦，性温，活血通经，疗霍乱水泻、止金疮出血、治烫火伤等。

《中华本草》第7册，第二十一卷，683~684页。以鸭脚艾（《生草药性备要》）为正名收载，别名四季菜（《广州植物志》）、鸭脚菜、甜艾（《南宁药物志》）、刘寄奴（《广西药用植物名录》）、白花蒿、白花艾（湖南、广西）等。全草或根入药，味辛、微苦，性微温；活血散瘀，利气化湿。

【原植物识别特征】

多年生草本，高50~150cm。基生叶与茎下部叶宽卵形或长卵形，中部叶卵圆形或长卵形，长5.5~12.5cm，宽4.5~8.5cm，均为一至二回羽状全裂，裂片或小裂片形状变化大；上部叶与苞片叶略小。头状花序，无梗，直径1.5~3mm，排成穗状、复穗状或圆锥花序；总苞片3~4层；既有两性花也有雌花，花冠细管状，聚药雄蕊，花药先端附属物尖三角形；子房下位；瘦果倒卵形或倒卵状长圆形。花果期8—11月。

鬼针草

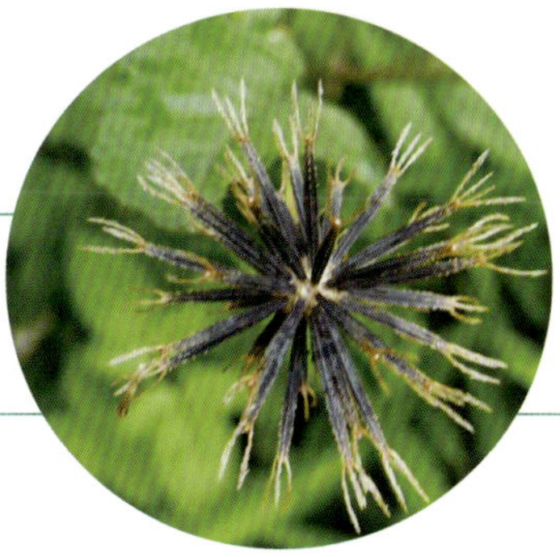

来源 菊科鬼针草属 *Bidens* 植物鬼针草 *Bidens pilosa* L. 的地上部分。

【植物学文献概要】

见《中国植物志》第七十五卷，377～378页。以鬼针草（《本草拾遗》《植物名实图考》）为正名收载，别名三叶鬼针草、虾钳草、蟹钳草（广东、广西）、盲肠草（福建、广东、广西）等。产华东、华中、华南、西南各省区。生于村旁、路边及荒地中。为我国民间常用草药，有清热解毒、散瘀活血的功效，外用治疮疖、毒蛇咬伤、跌打肿痛。

《广东植物志》第八卷，135页。别名一包针。产乐昌、乳源、连山、英德、翁源、始兴、清远、龙门、博罗、连平、从化、广州、深圳、珠海、惠东、饶平、蕉岭、五华、大埔、肇庆、罗定、新兴、台山、封开、郁南、阳春、信宜及海南各地。生于村旁、路边及荒地上。入药。

《广西植物名录》348页。产全区各地。

《广州植物志》543～544页。为广州极常见的野草，喜生于荒地上。

【本草学文献概要】

《中华本草》第7册，第二十一卷，733～735页。以盲肠草（《广东中药》）为正名收载，别名鬼针草（《植物名实图考》）、黄花雾（《生草药性备要》）、玉盏载银杯、婆婆针、感冒草（《广东中药》）、三叉枪（《广西本草选编》）、沾衣草等。全草入药，味甘、微苦，性凉；清热解毒，利湿健脾。

【原植物识别特征】

一年生草本，高30～100cm。茎直立，多分枝，近方形，有棱。叶对生，为一回三出羽状复叶，下部的有时为单叶，小叶3，稀5～7，两侧小叶椭圆形或卵状椭圆形，长2～4.5cm，宽1.5～2.5cm，顶生小叶长椭圆形或卵状长圆形，长3.5～7cm，边缘有锯齿。头状花序多数，无舌状花，盘花筒状，长约4.5cm，冠檐5齿裂；聚药雄蕊，子房下位。瘦果黑色，条形，略扁，具棱，长7～13mm，宽约1mm，顶端芒刺3～4，长1.5～2.5mm，具倒刺毛。

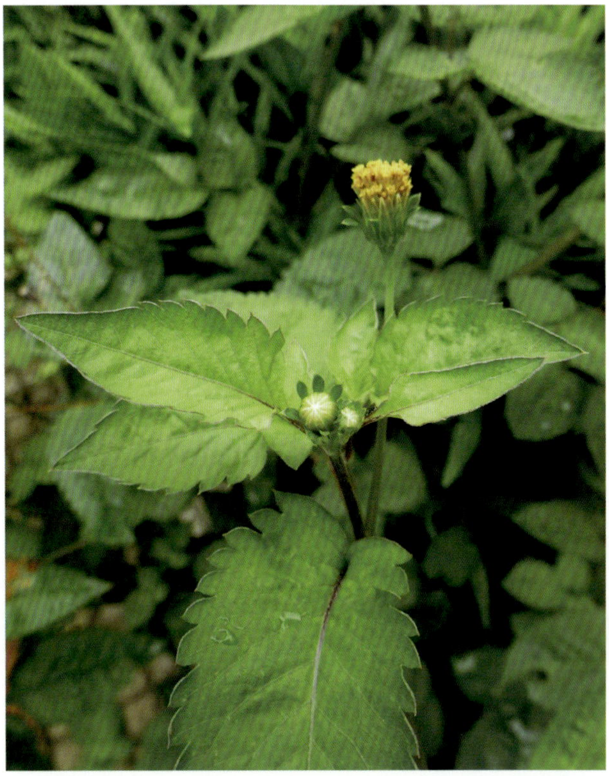

白花鬼针草

来源 菊科鬼针草属 *Bidens* 植物白花鬼针草 *Bidens pilosa* L. var. *radiata* Sch. 的地上部分。

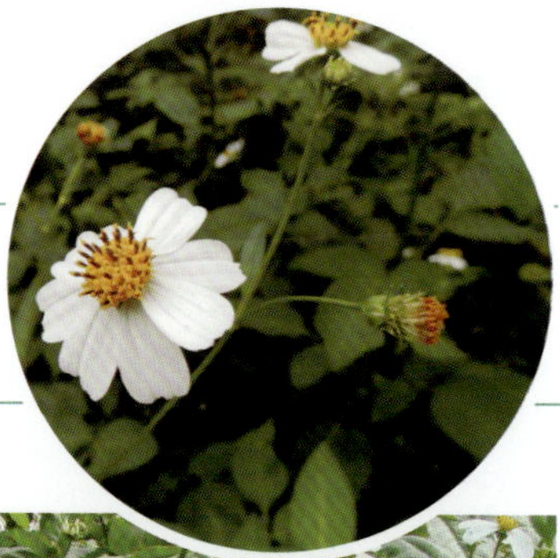

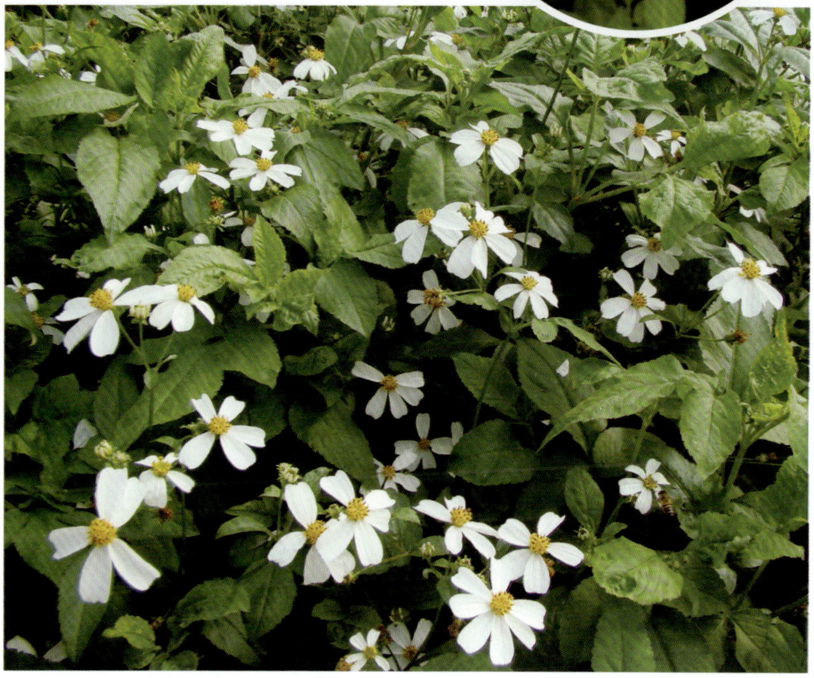

【植物学文献概要】

见《中国植物志》第七十五卷，377～378页。以白花鬼针草为正名收载，别名金盏银盘（广东）。产华东、华中、华南、西南各省区。生于村旁、路边及荒地中。为我国民间常用草药，有清热解毒、散瘀活血的功效，外用治疮疖、毒蛇咬伤、跌打肿痛。腊叶标本，特别是果期所采的标本，舌状花干萎脱落，与原变种不易区分。但在野外，此变种常与原变种混生一处，而具舌状花这一特征是稳定的，极易区别。

《广东植物志》第八卷，135～136页。产乐昌、乳源、连山、连南、英德、阳山、翁源、始兴、连平、广州、深圳、珠海、从化、肇庆、清远、龙门、博罗、大埔、饶平、五华、惠东、蕉岭、罗定、新兴、台山、德庆、封开、郁南、阳春、信宜。生于海拔10～1 000m的村旁、路边、荒地。

《广西植物名录》348页。产全区各地。

【本草学文献概要】

《中华本草》第7册，第二十一卷，735页。以白花鬼针草（《新华本草纲要》）为正名收载，别名金杯银盏（《岭南采药录》）、金盏银盆（《南宁市药物志》）等。全草入药，味甘、微苦，性平；清热解毒，利湿退黄。

【原植物识别特征】

一年生草本，高30～100cm。茎直立，多分枝，近方形，有棱。叶对生，为一回三出羽状复叶，下部的有时为单叶，小叶3，稀5～7，两侧小叶椭圆形或卵状椭圆形，长2～4.5cm，宽1.5～2.5cm，顶生小叶长椭圆形或卵状长圆形，长3.5～7cm，边缘有锯齿。头状花序边缘具舌状花5～7枚，舌片椭圆状倒卵形，白色，长5～8mm，宽3.5～5mm，先端钝或有缺刻。盘花筒状，长约4.5cm，冠檐5齿裂；聚药雄蕊，子房下位。瘦果黑色，条形，略扁，具棱，长7～13mm，宽约1mm，顶端芒刺3～4，长1.5～2.5mm，具倒刺毛。

艾纳香

来源 菊科艾纳香属 *Blumea* 植物艾纳香 *Blumea balsamifera* DC. 的全草。

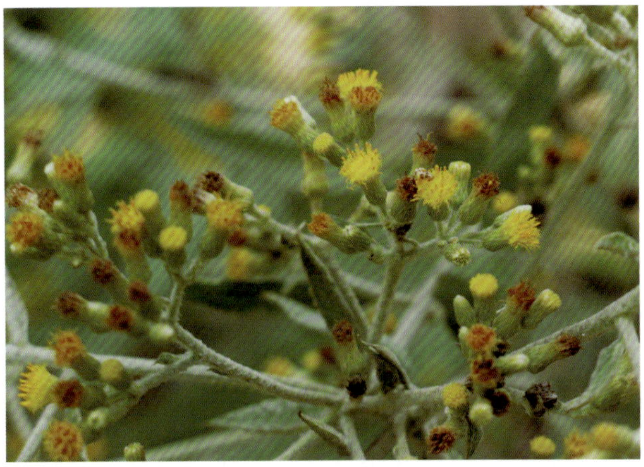

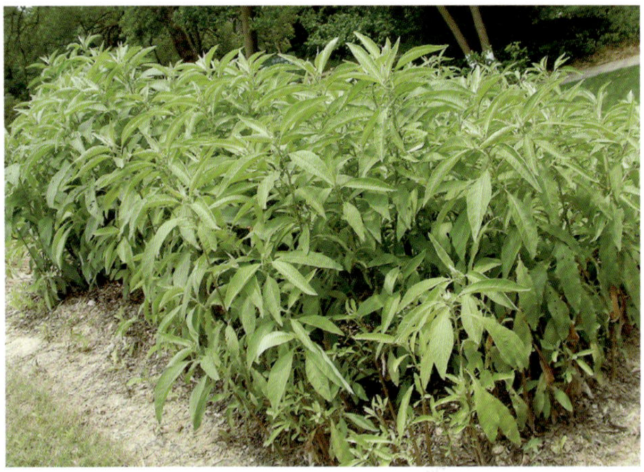

【植物学文献概要】

见《中国植物志》第七十五卷，19～20页。产云南、贵州、广东、广西、福建和台湾。为植物提取冰片的原料，故有“冰片艾”之称。

《广东植物志》第八卷，154～155页。别名大风艾、冰片草。产广东广州、深圳、肇庆、台山、阳春及海南昌江、白沙、儋州、澄迈、定安、琼海、保亭、陵水，生于海拔600～1 000m处林缘、林下、河床谷地或草地上。叶可提制冰片，称“艾纳香冰片”，为发汗祛痰药，又治肠炎、霍乱、中暑、胸腹疼痛等。

《广西植物名录》348页。产南宁、武鸣、马山、横县、苍梧、百色、平果、德保、那坡、凌云、田林、河池、天峨、巴马、龙州。

《海南植物志》第三卷，389页。昌江、白沙、儋县、澄迈、定安、琼海、保亭、陵水。生于林边或林下，但耐干旱，亦见于草地，常与白茅混生。

【本草学文献概要】

《岭南采药录》122页。别名牛耳艾、紫再枫、再风艾。味苦，性温，祛风消肿、去毒、治跌打活血，能除湿，有以此为造冰片，疗四肢骨痛。

《中华本草》第7册，第二十一卷，738页。以艾纳香（《开宝本草》）为正名收载，别名大风艾、牛耳艾（《生草药性备要》）、再风艾（《岭南采药录》）等。全草入药，味辛、微苦，性温；祛风除湿，温中止泻，活血解毒。《常用中草药手册》（广州部队后勤部卫生部）、《广西本草选编》等有药用记载。

【原植物识别特征】

多年生草本或亚灌木。茎粗壮，直立，高1～3m。叶互生；下部叶宽椭圆形或长圆状披针形，长22～25cm，宽8～10cm；上部叶长圆状披针形或卵状披针形，较小；叶柄两侧有狭线形的附属物，叶缘有细锯齿，上下面均被毛。头状花序多数，直径5～8mm，排列成大型圆锥花序；总苞片约6层；花黄色，雌花多数，花冠细管状，长约6mm；两性花较少，与雌花几等长，聚药雄蕊，子房下位。瘦果圆柱形，长约1mm。冠毛红褐色，长4～6mm。花期几乎全年。

东风草（大头艾纳香）

来源 菊科艾纳香属 *Blumea* 植物东风草 *Blumea megacephala* (Randeria) Chang et Tseng 的全草。

【植物学文献概要】

见《中国植物志》第七十五卷，11～12页。以东风草（广东）为正名收载。产云南、四川、贵州、广西、广东、湖南南部、江西南部、福建及台湾等省区。生于林缘或灌丛中，或山坡、丘陵阳处，极为常见。模式标本采自云南。

《广东植物志》第八卷，153页。别名大头艾纳香（《中国高等植物图鉴》）。产乐昌、乳源、连州、连山、仁化、翁源、始兴、和平、英德、从化、龙门、南澳、博罗、深圳、珠海、惠东、新丰、河源、肇庆、大埔、台山、平远、茂名、怀集、罗定、德庆、郁南、高要、阳春、信宜、封开、云浮及海南白沙。

《广西植物名录》349页。产全区各地。

《海南植物志》第三卷，388页。别名黄帽顶（广东乐昌）、九里明（广西信都）、无毛大艾。产白沙。生于灌丛、林缘及山坡之阳处。全草药用，镇咳，治风湿。

【本草学文献概要】

《中华本草》第7册，第二十一卷，743～744页。以东风草（《全国中草药汇编》）为正名收录，别名九里明、九里光、黄花地胆草（《惠阳中草药》）大头艾纳香（《全国中草药汇编》）等。全草入药，味苦、微辛，性凉；清热明目，祛风止痒，解毒消肿。

【原植物识别特征】

攀援状草质藤本或基部木质。茎圆柱形，多分枝，长1～3m或更长。单叶互生，卵形、卵状长圆形或长椭圆形，长7～10cm，宽2.5～4cm，边缘有疏齿，侧脉5～7对，弧形上升，网状脉极明显。头状花序疏散，花序柄长1～3cm；总苞半球形，与花盘几等长，长约1cm；总苞片5～6层；花黄色，雌花多数，细管状，长约8mm；两性花管状，长约1cm，5裂，聚药雄蕊，子房下位。瘦果圆柱形，有10条棱，长约1.5mm。冠毛白色，糙毛状。花期8—12月。

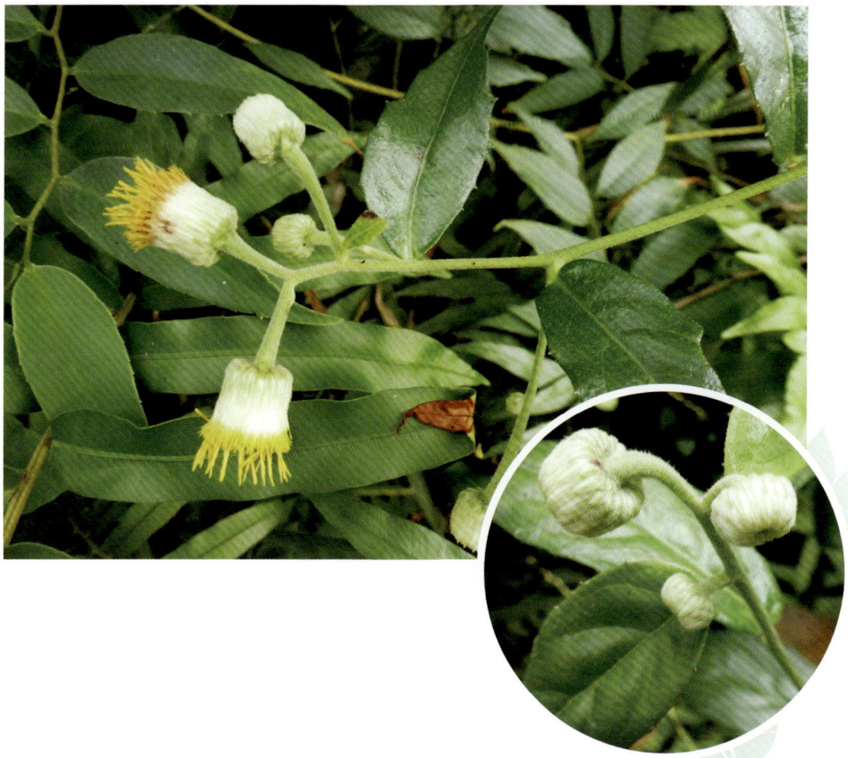

石胡荽（鹅不食草）

来源 菊科石胡荽属 *Centipeda* 植物石胡荽 *Centipeda minima* (L.) A. Br. et Aschers 的全草。

【植物学文献概要】

见《中国植物志》第七十六卷，第一分册，132～133页。广泛分布于我国东北、华北、华东、华南、西南各省区。全草入药，通窍散寒，祛风除湿。

《广东植物志》第八卷，201～202页。产广东乐昌、乳源、连山、阳山、南雄、始兴、翁源、新丰、龙门、连平、和平、博罗、台山等地及海南东方、昌江、白沙、三亚、陵水及万宁。生于田间、路旁、荒野、阴湿地。入药，民间称“鹅不食草”，通窍、散汗、止咳、祛风、利湿、散瘀、消肿。

《广西植物名录》350页。产全区各地。

《海南植物志》第三卷，413～414页。

《广州植物志》540页。别名球子草（广东）。喜生于稻田中或潮湿之地，据记载本植物对家畜有毒。我国海南岛居民有用其茎叶揉碎之置于鼻内，即能令喷嚏不止。

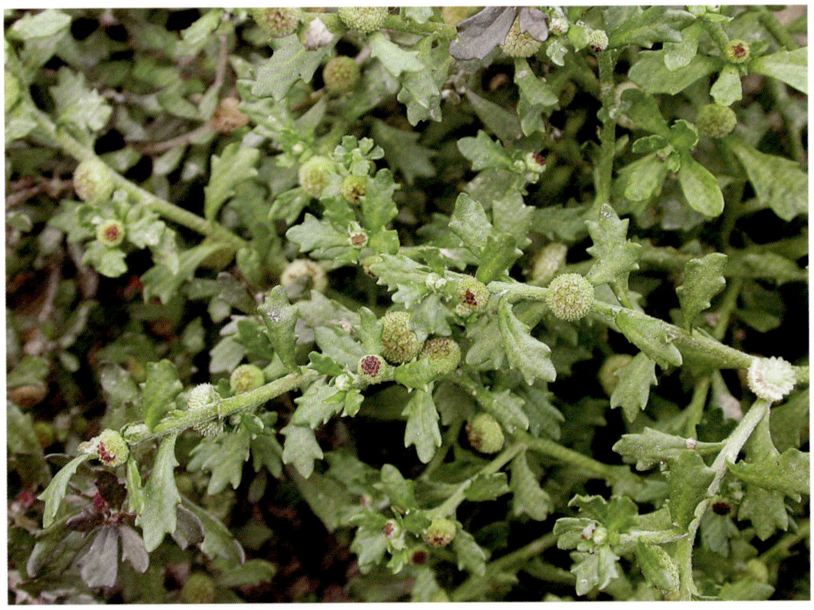

【本草学文献概要】

《岭南采药录》65页。别名胡荽、山胡椒、连地稗。味辛，性温，理跌打折骨，捣烂酒炒，热敷伤处，止痛消肿。除热，去痘后眼膜，端阳节午时采取阴干，治诸般眼疾，配入药用，通鼻气，利九窍，吐风痰，去目翳。治鼻窍不通，又散疮肿。

《中华本草》第7册，第二十一卷，770～772页。以鹅不食草（《食性本草》）为正名收载，别名鹅不食（《生草药性备要》）、鸡肠草（《本草纲目》）、满天星、大救驾（《简易草药》）、三节剑（《分类草药性》）等。全草入药，味辛，性温；祛风通窍，解毒消肿。

【原植物识别特征】

一年生匍匐状草本，高15cm左右，微臭，揉碎有辛辣味。茎基部多分枝，枝广展，匍匐，着地生根。叶互生，无柄，叶片小，匙形或倒卵状披针形，长0.8～2cm，宽3～5mm，边缘有不规则疏齿。头状花序扁球形，单生于叶腋；花杂性，淡黄色，外围雌花，多列，中央为两性花；聚药雄蕊，子房下位。瘦果四棱形，无冠毛。花期4—8月，果期6—10月。

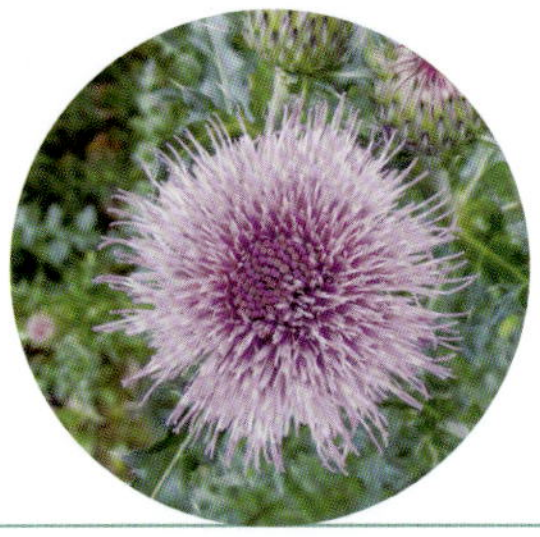

大蓟

来源 菊科蓟属 *Cirsium* 植物蓟 *Cirsium japonicum* Fisch. ex DC. 的地上部分。

【植物学文献概要】

见《中国植物志》第七十八卷，第一分册，103～104页。以蓟（《江苏南部种子植物手册》）为正名收载，别名山萝卜（广东）、大蓟（《中国高等植物图鉴》）、地萝卜（广西）。广布河北、山东、陕西、江苏、浙江、江西、湖南、湖北、四川、贵州、云南、广西、广东、福建和台湾。生于山坡林中、林缘、灌丛中、草地、荒地、田间、路旁或溪旁，海拔400～2 100m。本种分布广，变化大，是一个多型的种。

《广东植物志》第八卷，249页。产广东乐昌、乳源、阳山、连南、仁化、英德、始兴、翁源、新丰、连平、博罗、龙门、深圳、五华、大埔、台山、饶平、封开、云浮、阳春、信宜、徐闻及海南琼山、澄迈、定安。生于山坡林中、林缘、灌丛、草地、荒地、田间、路旁或溪旁。入药，有止血、凉血、散瘀、利湿、祛风作用。

《海南植物志》第三卷，421～422 页。

《广西植物名录》350页。产全区各地。

《广州植物志》526页。以小蓟（《名医别录》）。之名收载，别名刺蓟菜（《救荒本草》）等。为一野生植物，多生于旷野草地，广州不很常见。

【本草学文献概要】

《中华本草》第7册，第二十一卷，777～781页。以大蓟（《名医别录》）为正名收载，别名马蓟（《范汪方》）、虎蓟（《本草经集注》）、刺蓟、山牛蒡（《日华子本草》）等。地上部分或根入药，味甘、微苦，性凉；凉血止血，散瘀消肿。

【原植物识别特征】

多年生草本，高30～100cm。根簇生，圆锥形，肉质。茎直立，被丝状毛。基生叶有柄，叶片倒披针形或倒卵状椭圆形，长12～30cm，宽5～8cm，羽状深裂，边缘齿状，齿端具刺；中部叶基部抱茎；上部叶渐小。头状花序；花两性，全为管状，花冠紫色或紫红色，长1.5～2cm；聚药雄蕊，子房下位。瘦果长椭圆形，长约4mm；冠毛羽状。花期5—8月，果期6—8月。

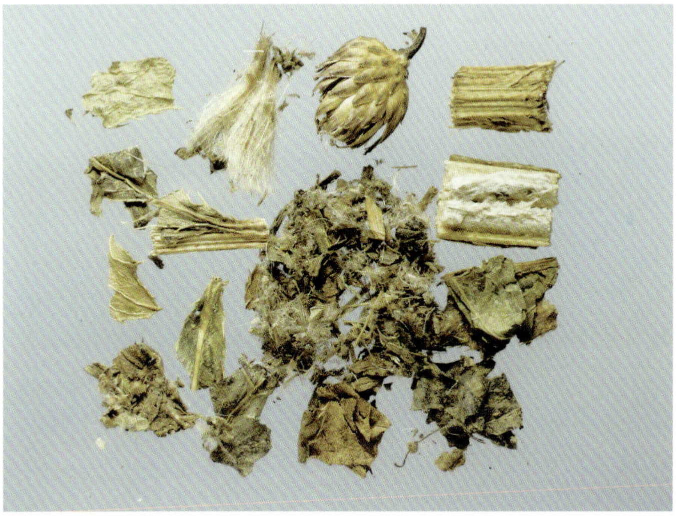

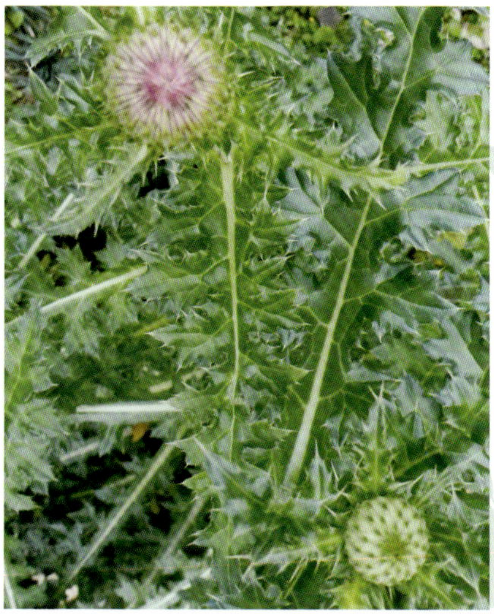

野茼蒿（革命菜）

来源　菊科野茼蒿属 *Crassocephalum* 植物野茼蒿 *Crassocephalum crepidioides* (Benth.) S.Moore 的地上部分。

【植物学文献概要】

见《中国植物志》第七十七卷，第一分册，304～306页。产江西、福建、湖南、湖北、广东、广西、贵州、云南、四川、西藏。山坡路旁、水边、灌丛中常见，海拔300～1 800m。是一种在泛热带广泛分布的一种杂草。全草入药，有健脾、消肿之功效，治消化不良、脾虚浮肿等症。嫩叶是一种味美的野菜。

《广东植物志》第八卷，228页。广东及海南各地均产。生于路边、旷野或草丛中。嫩茎叶可作蔬菜；全草入药，有健脾，消肿作用。

《广西植物名录》351页。产全区各地。

《海南植物志》第三卷，417页。各地常见。以革命菜为正名收载，别名野茼蒿（江西）、山茼蒿（海南、广西）。

【本草学文献概要】

《中华本草》第7册，第二十一卷，792～793页。以野木耳菜（《植物名实图考》）为正名收载，别名野茼蒿（《南宁药物志》）、满天飞（《全国中草药汇编》）、冬风菜（《广西药用植物名录》）、飞机菜（广州部队后勤部卫生部《常用中草药手册》）、解放草（《福建药物志》）等。全草入药，味苦、辛，性平；清热解毒，调和脾胃。

【原植物识别特征】

直立草本，高20～120cm，茎有纵条棱。叶膜质，椭圆形或长圆状椭圆形，长7～12cm，宽4～5cm，边缘有锯齿，有时基部羽状裂；叶柄长2～2.5cm。头状花序排成伞房状，直径约3cm，总苞钟状，总苞片1层，线状披针形，等长，宽约1.5mm；小花全部管状，两性，花冠红褐色或橙红色，檐部5齿裂；聚药雄蕊，子房下位。瘦果狭圆柱形，赤红色，有肋，被毛；冠毛极多数，白色，绢毛状，易脱落。花期7—12月。

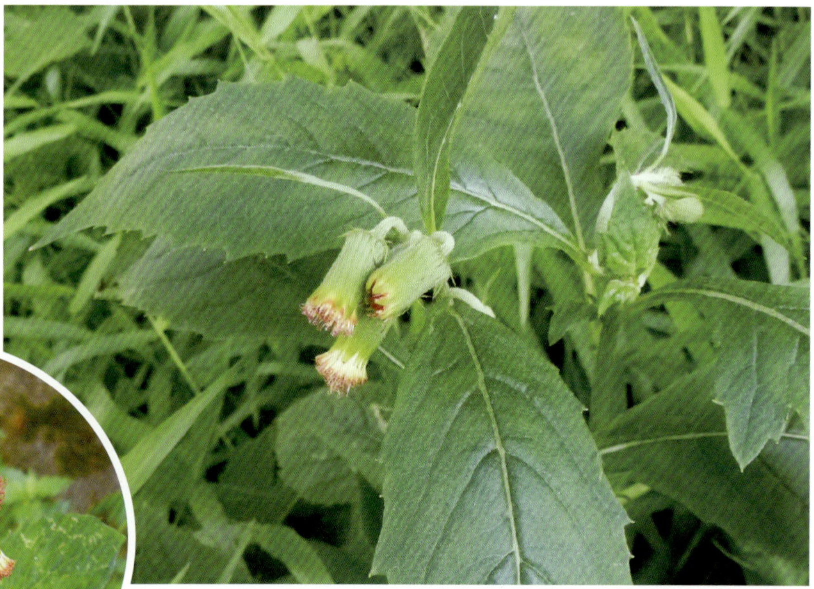

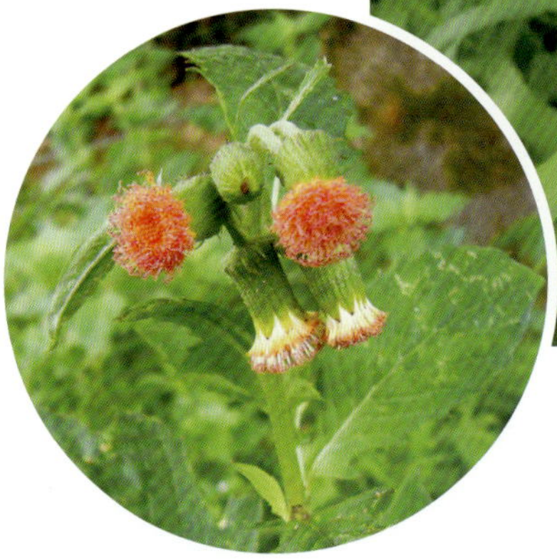

野菊

来源 菊科菊属 *Dendranthema* 植物野菊 *Dendranthema indicum* L. 的全草或花。

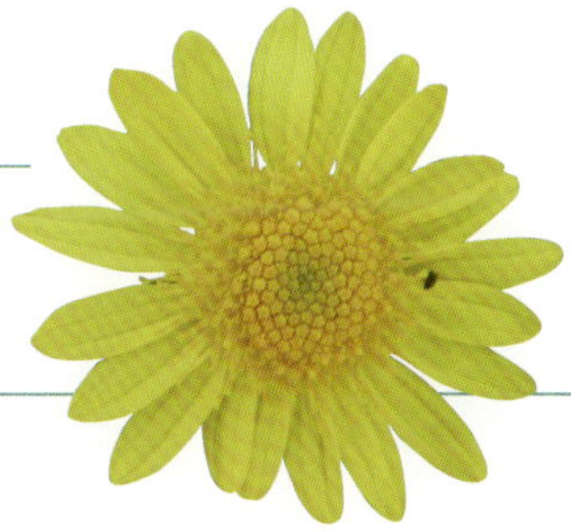

【植物学文献概要】

见《中国植物志》第七十六卷，第一分册，32～33页。产东北、华北、华中、华南及西南各地。叶、花及全草入药，清热解毒，疏风明目。

《广东植物志》第八卷，195～196页。野菊之名出自《本草拾遗》，别名路边黄、路边菊。产广东乐昌、乳源、阳山、连山、连南、连州、始兴、南雄、新丰、连平、和平、龙门、罗定、台山及海南澄迈、屯昌、白沙，生于山坡、草地、灌丛、河边水湿地、滨海盐渍地、田边及路旁。全草入药，清热，解毒，消炎，疏风，散热，祛瘀，明目，降血压。

《广西植物名录》350页。产全区各地。

《海南植物志》第三卷，412页。中部一带。生于旷地或田畦上。

《广州植物志》549页。别名野黄菊（广州）。为广州郊外极常见的野生植物。花叶可为创伤之防腐剂。

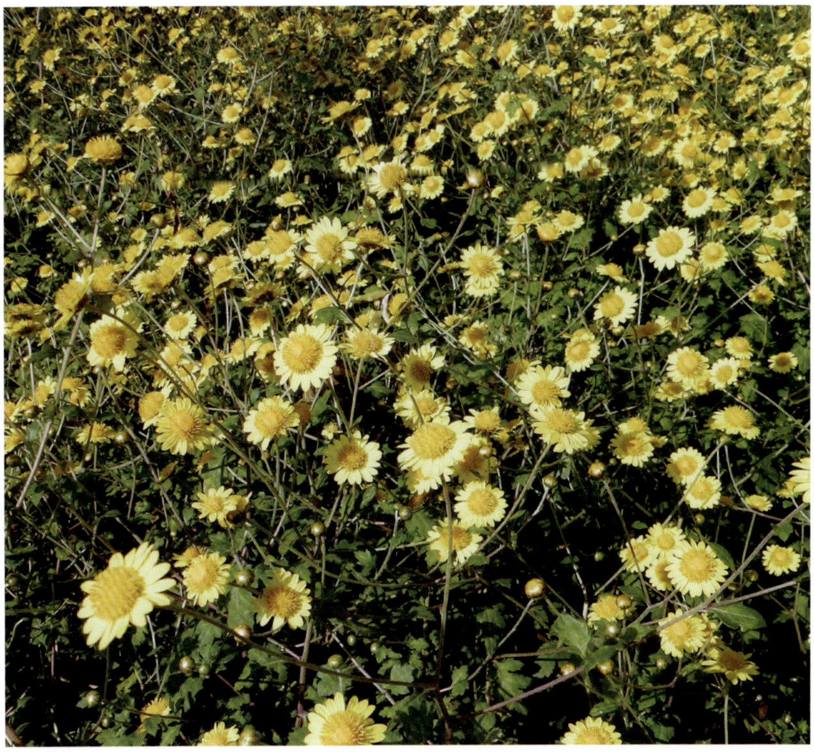

【本草学文献概要】

《岭南采药录》132页。别名甘菊。多生长于路边，叶如菊而小，有黄花白花二种，味甘，性寒，治疳疔疮，捣烂酒煎服，渣敷患处。又治痈疽大毒疮，其根捣烂和蜜，敷马嘴疔效，为解毒之妙药。

《中华本草》第7册，第二十一卷，801～805页。以野菊花为正名收载，别名野山菊、路边菊等。花入药，味苦、辛，性凉；清热解毒，疏风平肝。

【原植物识别特征】

多年生草本，高25～100cm。茎基部常匍匐，上部多分枝。叶互生，卵形或矩圆状卵形，长6～7cm，宽1～2.5cm，羽状分裂，裂片边缘有锯齿，两面有毛，下面较密。头状花序直径2～2.5cm，排成聚伞状；总苞半球形，总苞片4～5层；花小，黄色，边缘舌状，雌性；中央为管状花，两性。瘦果有5条极细的纵肋，无冠毛。花期9—10月，果期10—11月。

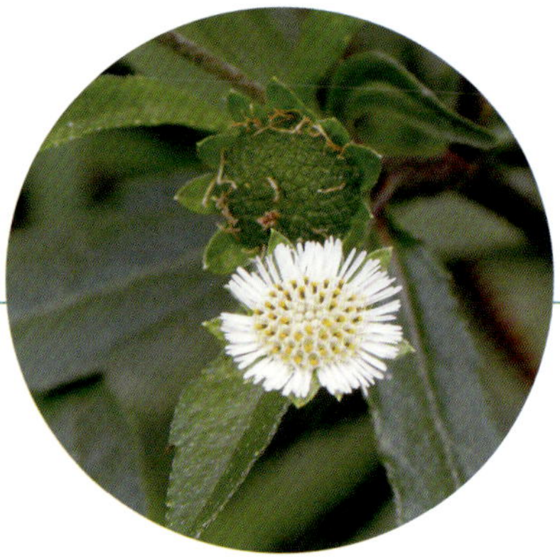

鳢肠（旱莲草）

来源 菊科鳢肠属 *Eclipta* 植物鳢肠 *Eclipta prostrata* (L.) L. 的全草。

【植物学文献概要】

见《中国植物志》第七十五卷，344~346页。产全国各省区，生于河边、田边或路旁。全草入药，凉血止血，消肿，强壮。

《广东植物志》第八卷，127~128页。以鳢肠（《唐本草》）之名收载，别名旱莲草（《图经本草》）、墨菜（《本草纲目》）。产广东及海南各地。常生于海拔300~900m 河边、田野或潮湿的路旁。入药，凉血止，消肿及强壮。

《广西植物名录》351页。产全区各地。

《海南植物志》第三卷，404页。各地常见。

《广州植物志》547页。别名旱莲草（《图经本草》）、墨菜（《本草纲目》）、白花蟛蜞菊（广州）。为广州极常见的野草，喜生于湿地上，揉搓其茎叶，有黑色液汁流出，故有墨菜之名。广州生草药业者，用于医治跌打。所用拉丁学名为 *Eclipta palb*（L.）Hassk. 为其异名。

【本草学文献概要】

《岭南采药录》58页。别名蟛蜞菊、马兰草、旱莲草。茎高一二尺，枝自叶腋对生，更分小枝，叶对生，质稍厚，披针形，叶面粗糙，边有锯齿，生毛茸，八九月间，自小枝开小头状花，花小白色，味甘酸，性平，乌须发，益肾阴，治便血，散疮消热，排脓穿疮，并疬痔亦效。

《中华本草》第7册，第二十一卷，818~821页。以墨旱莲（《饮片新参》）为正名收载，别名旱莲草、旱莲子（《本草图经》）、白花蟛蜞菊（《岭南采药录》）等。全草入药，味甘、酸，性凉；补益肝肾，凉血止血。

【原植物识别特征】

一年生草本，高10~60cm，全株被白毛，折断后流出的汁液数分钟后即呈蓝黑色。茎直立或斜伸。叶互生，椭圆状披针形或线状披针形，长3~10cm，宽0.5~2.5cm，全缘或有细齿，基部渐狭。头状花序直径6~11mm；总苞片5~6，绿色；舌状花的瘦果扁四棱形，管状花的瘦果三棱形，均为黑褐色，有瘤状突起。花期7—9月，果期9—10月。

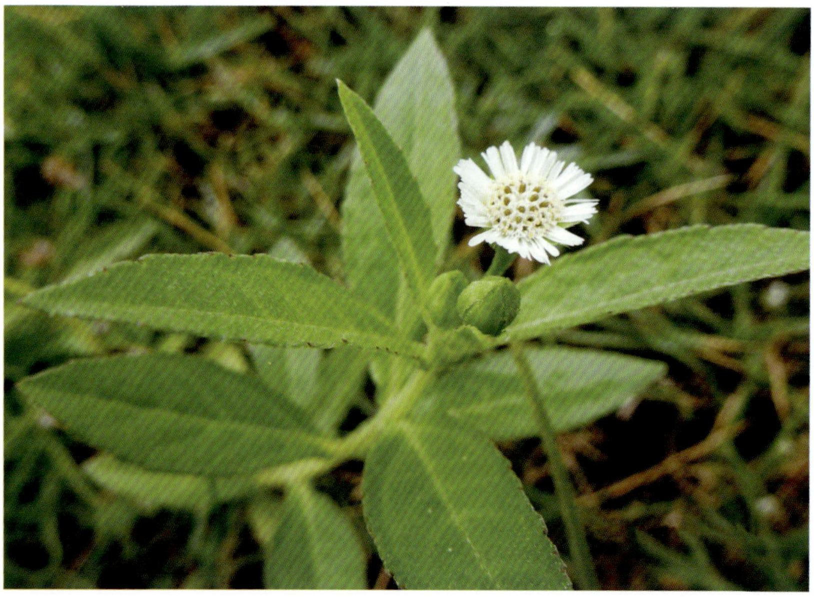

地胆草

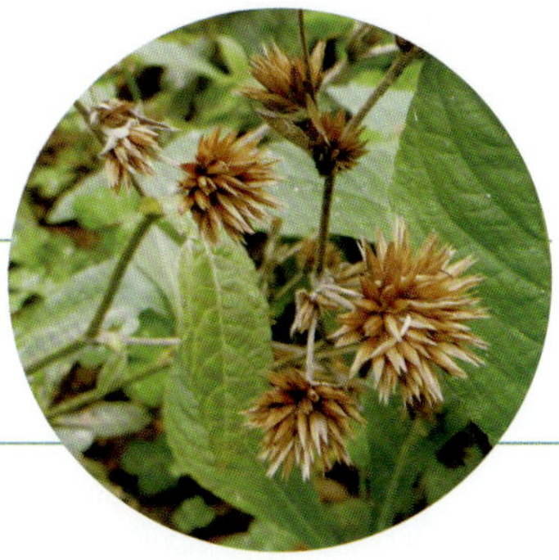

来源 菊科地胆草属 *Elephantopus* 植物地胆草 *Elephantopus scaber* L. 的全草。

【植物学文献概要】

见《中国植物志》第七十四卷，43～45页。以地胆草、苦地胆（《本草纲目拾遗》）为正名收载，别名地胆头、磨地胆（广州）、鹿耳草（海南）。产浙江、江西、福建、台湾、湖南、广东、广西、贵州及云南等省区。全草入药，有清热解毒、消肿利尿之功效。

《广东植物志》第八卷，237～238页。产广东各地及海南澄迈、儋州、定安、琼海、万宁、保亭、陵水、三亚、东方、昌江，常生于旷野、山坡、路旁或山谷林缘。全草入药，清热解毒，利水消肿。

《广西植物名录》352页。产南宁、邕宁、武鸣、马山、上林、融水、桂林、临桂、龙胜、平乐、恭城、梧州、苍梧、藤县、蒙山、岑溪、贵港、平南、桂平、玉林、容县、百色、凌云、贺州、昭平、富川、凤山、巴马、金秀。

《广州植物志》530～531页。地胆草是广东各地乡民常用为治湿热的要药，现广州生草药铺有出售。

《海南植物志》第三卷，376页。

【本草学文献概要】

《岭南采药录》29页。别名苦地胆、马贺百兴。生平野，小叶如芥状，有白毛，出广西，味辛、苦，性温，散疮，凉血，消毒，理蛇鼠咬，去痰，止血，其根与黄糖黄豆煎水饮，治中暑热盛、牙痛，酒煎含嗽，又撞红，以之煎双蒸酒饮，甚效，其叶可贴热毒疮，治肠风下血，散毒凉血，消肿除痰，治蛇鼠伤。

《中华本草》第7册，第二十一卷，821～824页。以苦地胆（《生草药性备要》）为正名收载，别名有天芥菜（《本草纲目》）、假蒲公英（广东、广西）等。全草入药，味苦、辛，性寒；清热凉血，解毒利湿。

【原植物识别特征】

多年生草本，高20～60cm，被毛。基部叶莲座状，匙形或倒披针状匙形，长5～18cm，宽2～4cm，边缘有锯齿；茎生叶少而小，互生，倒披针形或长圆状披针形，向上渐小；全部叶两面被毛，下面有腺点。头状花序，花淡紫色或粉红色，全部两性；花冠管状，长7～9mm；聚药雄蕊，子房下位。瘦果长圆状线形，长约4mm，具棱；冠毛污白色。花期7—11月。

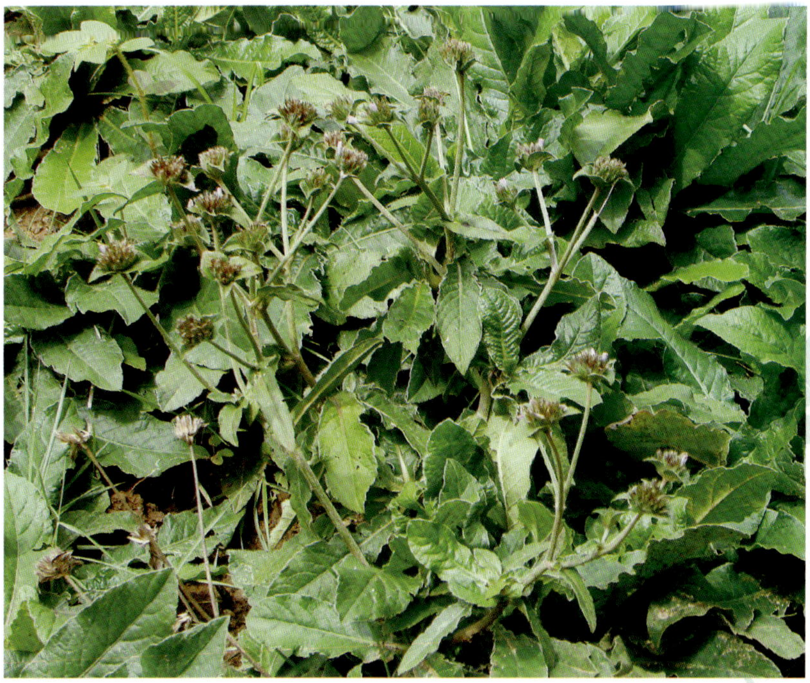

白花地胆草

来源　菊科地胆草属 *Elephantopus* 植物白花地胆草 *Elephantopus tomentosus* L. 的全草。

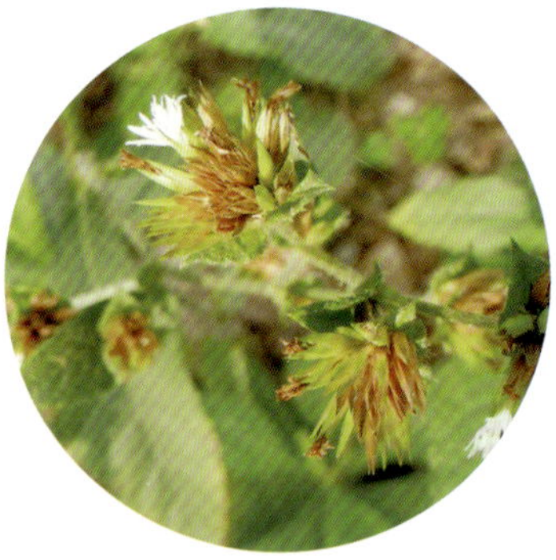

【植物学文献概要】

见《中国植物志》第七十四卷，45页。以白花地胆草为正名收载，别名牛舌草（海南岛）。产福建、台湾和广东沿海地区。在各热带地区有广泛分布。生于山坡旷野、路边或灌丛中。此种亦入药，但功效不及地胆草 *Elephantopus scaber* L.。

《广东植物志》第八卷，238页。产广东新丰、龙门、博罗、深圳、陆丰、肇庆、阳春、阳江、阳西、阳东、电白、茂名、罗定及海南琼中、万宁、陵水、保亭、三亚、东方、昌江。生于山坡、旷野、路边或灌丛中。入药，功效同地胆草，但稍逊。

《广西植物名录》352页。产南宁、防城、东兴。

《海南植物志》第三卷，376页。产琼中、万宁、陵水、保亭、崖县、东方及昌江。生长于旷野。

《广州植物志》531页。分布与用途同地胆草。

【本草学文献概要】

《中华本草》第7册，第二十一卷，821～824页。作为苦地胆（《生草药性备要》）的来源之一收载。全草入药，味苦、辛，性寒；清热凉血，解毒利湿。

【原植物识别特征】

多年生草本，高80～100cm。茎多分枝，被白色长柔毛，具腺点。基部叶非莲座状，花期凋零；茎下部叶长圆状倒卵形，长8～20cm，宽3～5cm，基部渐狭成具翅的柄，稍抱茎，上部叶椭圆形或长圆状椭圆形，长7～8cm，宽1.5～2cm，最上部叶极小，全部叶具有小而尖的锯齿，下面被密长柔毛和腺点。头状花序，花白色，全部两性；花冠漏斗状，长5～6mm；聚药雄蕊，子房下位。瘦果长圆状线形，长约3mm，具棱；冠毛灰白色。花期8月至翌年5月。

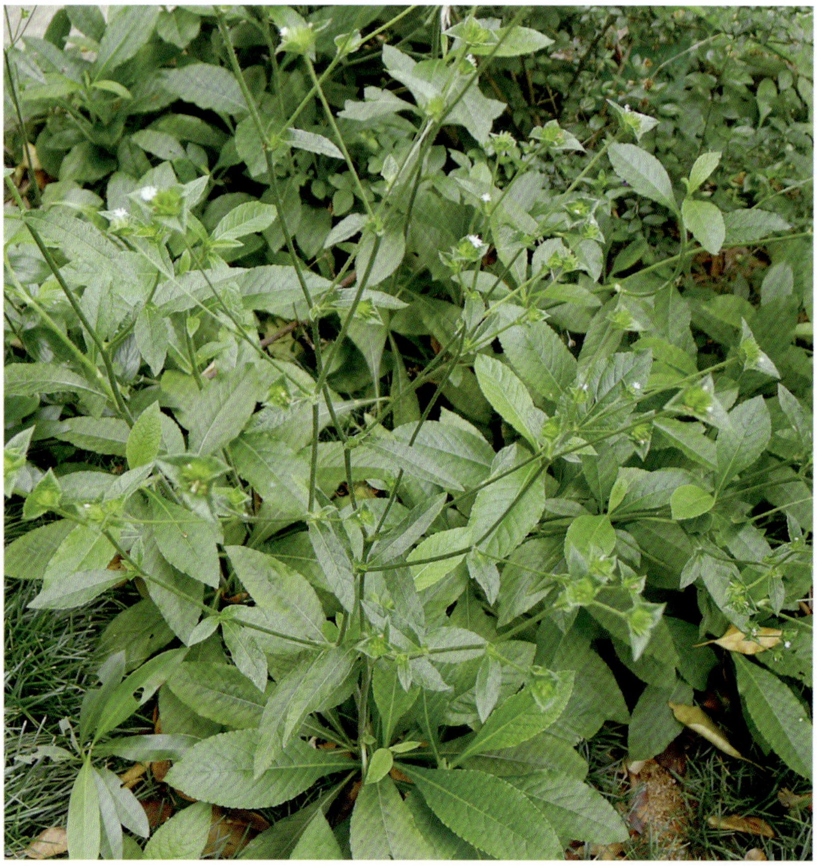

一点红（土黄连）

来源 菊科一点红属 *Emilia* 植物一点红 *Emilia sonchifolia* (L.) DC. 的全草。

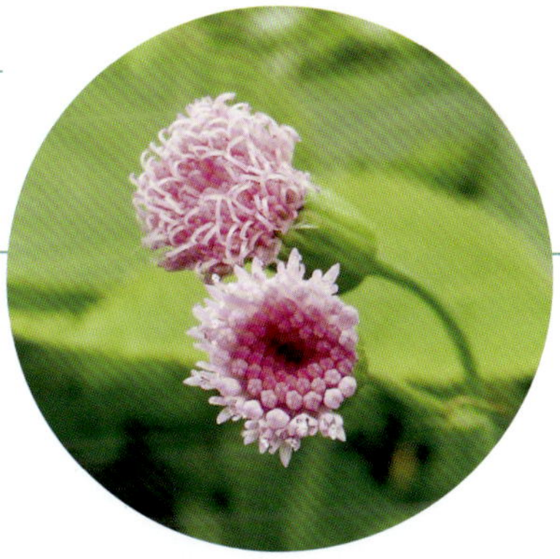

【植物学文献概要】

《中国植物志》第七十七卷，第一分册，324～325页。产浙江、江苏、湖南、湖北、福建、台湾、广东、海南、四川、云南、贵州等省区。全草入药，清热解毒。

《广东植物志》第八卷，230页。一点红之名出自《广州植物志》，别名红背叶、羊蹄草。广东及海南各地星散分布。生于山坡草地、路旁、荒地及田间。观赏；入药，清热，凉血，解毒，散瘀，利尿。

《广西植物名录》352页。产全区各地。

《海南植物志》第三卷，418～419页。各地常见。全草入药。

《广州植物志》530页。别名红背叶（梅州）、羊蹄草。为一野草，常于冬、春间见之，茎叶煎为汁，可治疮毒，梅州人时用之。

【本草学文献概要】

《岭南采药录》86页。叶似蒲公英，唯味不同，味苦，性寒，消毒，散痈肿，解牛病天行热气，和绿豆捣烂，冲沸水灌之，凡牛病切不可饮冷水，治眼热痛赤更妙。

《中华本草》第7册，第二十一卷，825～826页。以羊蹄草（《岭南采药录》）为正名收载，别名土黄连、假芥蓝（《广西中草药》）、红背叶（《广州植物志》）、小蒲公英（《广西中兽医药用植物》）等。全草入药，味苦，性凉；清热解毒，散瘀消肿。《海南岛常用中草药手册》等有药用记载。

【原植物识别特征】

一年生草本。茎直立或斜升，高25～40cm。叶互生，下部叶密集，羽状分裂，长5～10cm，宽2.5～6.5cm，具波状齿；中部叶较小，卵状披针形或长圆状披针形，基部抱茎，全缘或有不规则细齿；上部叶少数，线形。头状花序；花全部管状，两性，结实；小花粉红或紫红色，长约9mm，管部细长，檐部渐扩大，5深裂；聚药雄蕊；子房下位。瘦果圆柱形，长3～4mm，具5棱；白冠毛丰富，细软。花果期7～10月。

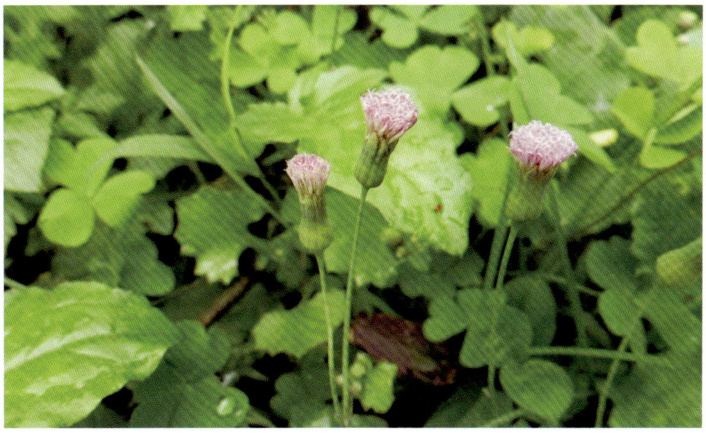

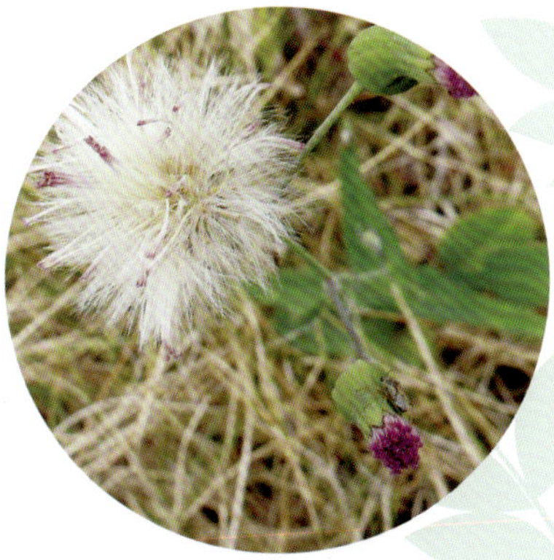

多须公（广东土牛膝）

来源 菊科泽兰属 *Eupatorium* 植物多须公 *Eupatorium chinense* L. 的根。

【植物学文献概要】

见《中国植物志》第七十四卷，63～64页。产浙江、福建、安徽、湖北、湖南、广东、广西、四川、云南、贵州等省区。生山谷、山坡林缘、林下、灌丛或山坡草地上，村舍旁或田间亦有之。全草有毒，以叶为甚，外敷治疗痈肿疮疖、毒蛇咬伤。

《广东植物志》第八卷，213～214页。以华泽兰（《中国高等植物图鉴》）为正名收载，别名兰茸（《神农本草经》）、多须公（《中国植物》）、大泽兰（《海南植物志》）。产广东大部分地区及海南万宁、琼中、陵水。生于海拔800～1 900 m 处山谷、山坡、林下、林缘、灌丛、村旁及田野。有微毒，入药，消肿止痛。

《广西植物名录》352页。产全区各地。

《广州植物志》531页。以兰草为正名收载，别名孩儿菊（《本草纲目》）、大泽兰（《炮炙论》）、白头翁（广州）。为一种野生植物，广州近郊不很常见；供药用，有利尿、健胃、解热、调经之效。

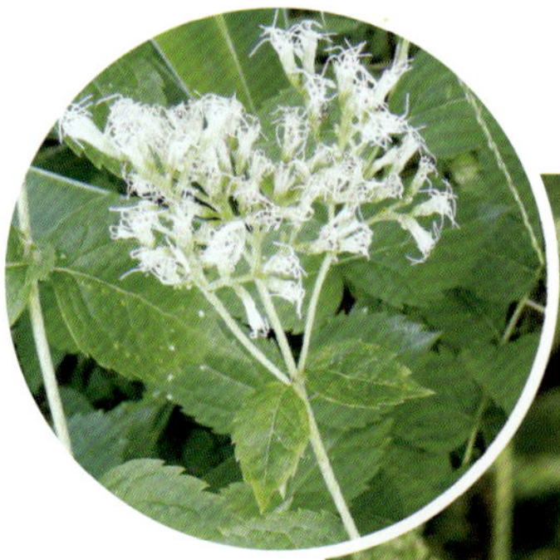

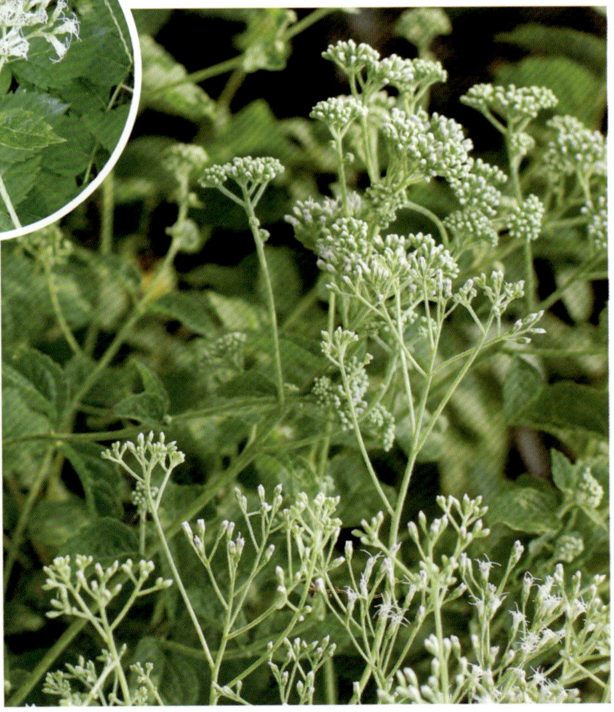

【本草学文献概要】

《岭南采药录》61页。别名多须公、六月霜。味甘，性平，治跌打损伤，捣敷壮筋骨，部足经，煎水洗亦可，马食之最良。

《中华本草》第7册，第二十一卷，833～834页。以广东土牛膝（广州部队后勤部卫生部《常用中草药手册》）为正名收载。别名斑骨相思、土牛膝、多须公、六月霜（《生草药性备要》）、白须公（《本草求原》）、牛舌大黄、小罗伞（《岭南采药录》）等。根入药，味苦、甘，性凉，有毒；清热利咽，凉血散瘀，解毒消肿。其全草亦入药，称“华泽兰”，另列条目。

【原植物识别特征】

多年生草本，高70～100cm，多分枝，被污白色短柔毛。叶对生，卵形、宽卵形、卵状披针形至长卵形，长4.5～10cm，宽3～5cm，两面被毛及黄色腺点；自中部向上及向下部的叶渐小；全部叶边缘有圆锯齿。头状花序排成复伞房状，花白色、粉色或红色；花冠长5mm，聚药雄蕊，子房下位。瘦果淡黑褐色，椭圆状，长3mm，有5棱，散布黄色腺点。花果期6—11月。

佩兰

来源　菊科泽兰属 *Eupatorium* 植物佩兰 *Eupatorium fortunei* Turcz. 的地上部分。

【植物学文献概要】

《中国植物志》第七十四卷，58～59页。产山东、江苏、浙江、江西、湖北、湖南、云南、四川、贵州、广西、广东及陕西。野生或栽培。野生罕见，栽培者多。野生者生路边灌丛及山沟路旁。全株及花揉之有香味，似薰衣草。药用全草，性平，味辛，利湿，健胃，清暑热。

《广东植物志》第八卷，212页。佩兰（《种子植物名称》），别名兰草（《植物名实图考》）、香草。产广东乐昌、乳源、阳山、仁化、翁源、和平、新丰、龙门、博罗、河源、广州、惠东、深圳、肇庆、封开、罗定、云浮、郁南及海南保亭、陵水。生于路边、灌丛及山沟等处。全草入药，利湿、健胃、清暑热。

《广西植物名录》352页。产全区各地。

《海南植物志》第三卷，418～419页。以兰草为正名收载，别名佩兰、香草。保亭、陵水一带。好阳耐旱。有时栽培为药用。

《广州植物志》531页。以兰草之名记载，为一野生植物，广州近郊不很常见。供药用。

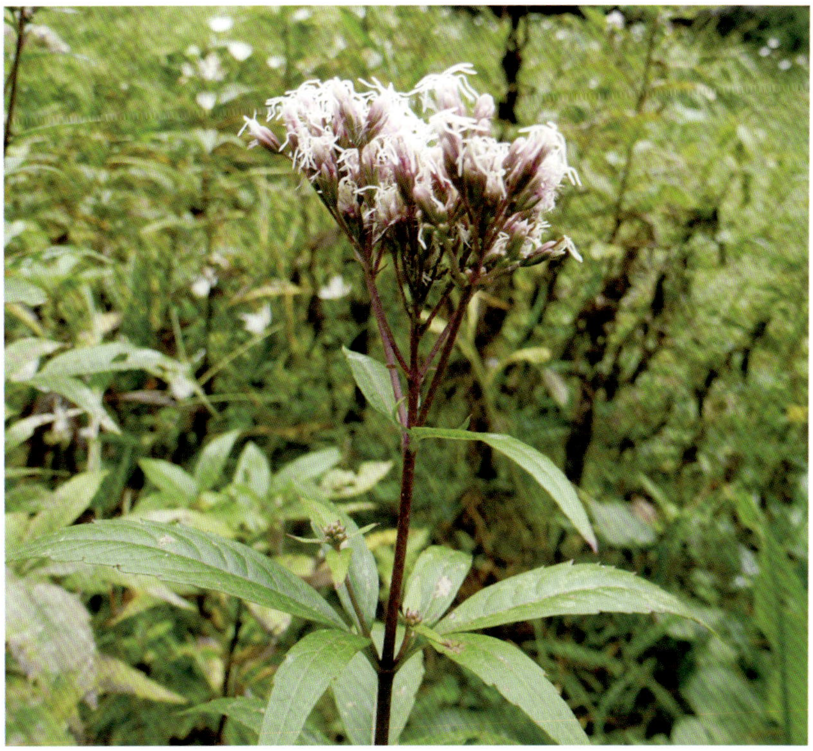

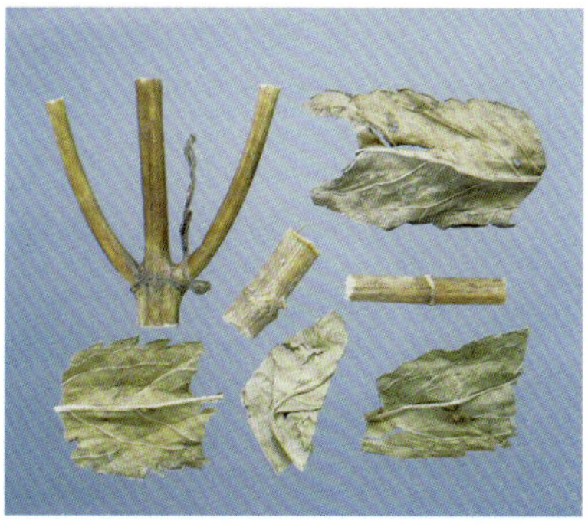

【本草学文献概要】

《中华本草》第7册，第二十一卷，834～837页。以佩兰（《本草再新》）为正名收载，别名兰草、水香（《神农本草经》）、大泽兰（《雷公炮炙论》）、香水兰（《开宝本草》）等。地上部分入药，味辛，性平；解暑化湿，辟秽和中。其花亦入药，另列条目。

【原植物识别特征】

多年生草本。高70～120cm，茎带红紫色，有毛。叶对生，通常3深裂，中裂片较大，长椭圆形或长椭圆状披针形，长5～12cm，宽2.5～4.5cm，边缘有锯齿，叶揉之有香气。头状花序排成聚伞状；每个头状花序具花4～6朵，花两性，全为管状，白色；雄蕊5，聚药；子房下位。瘦果圆柱形，冠毛白色。花期7—11月，果期9—12月。

牛膝菊（辣子草）

来源 菊科牛膝菊属 *Galinsoga* 植物牛膝菊 *Galinsoga parviflora* Cav. 的全草。

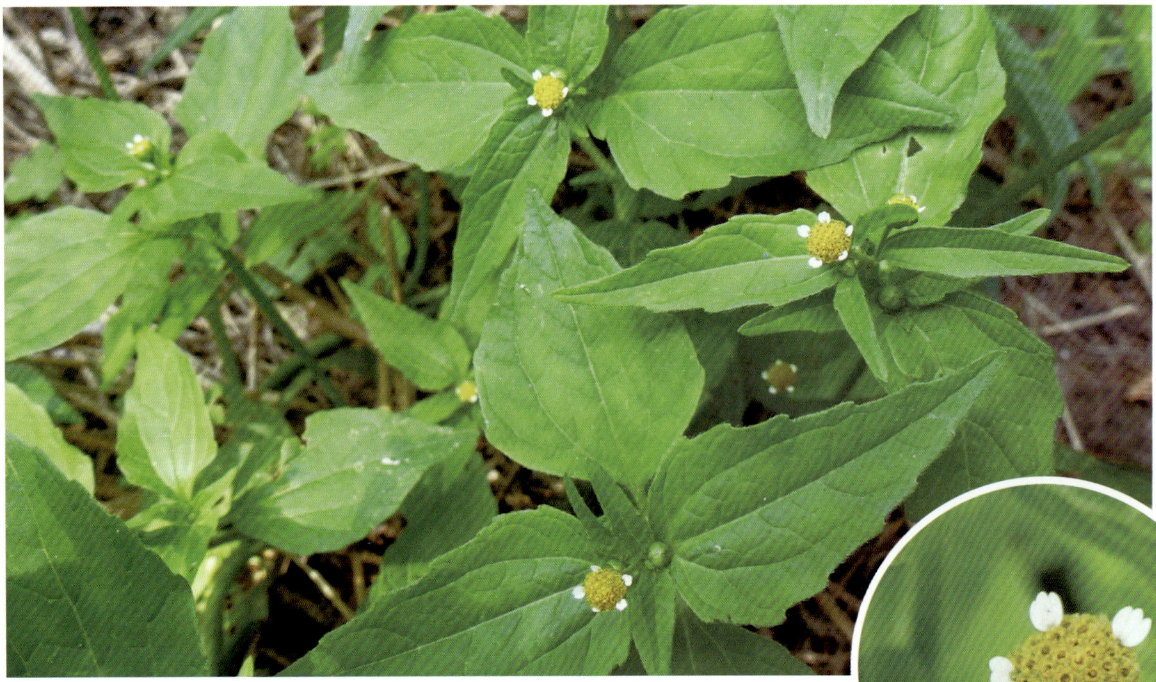

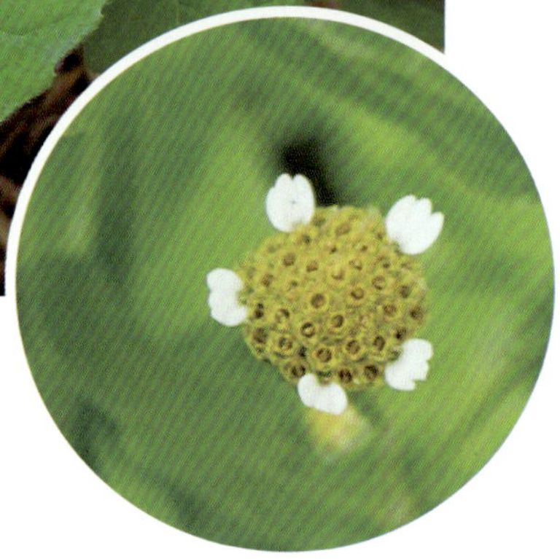

【植物学文献整理】

见《中国植物志》第七十五卷，384～385页。以牛膝菊为正名收载，别名辣子草、向阳花、珍珠草、铜锤草（云南）。产四川、云南、贵州、西藏等省区。生林下、河谷地、荒野、河边、田间、溪边或市郊路旁。原产南美洲，在我国归化。全草药用，有止血、消炎之功效。

《广东植物志》第八卷，138页。产广东乐昌、广州、惠州及海南通什。生于林下、河谷、荒野、田间及路旁。入药，有止血、消炎之效。

《广西植物名录》352页。产桂北、桂东北。

【本草学文献整理】

《中华本草》第7册，第二十一卷，844页。以辣子草（《云南中草药选》）为正名收载，别名兔儿草、铜锤草（《云南中草药选》）、珍珠草（《昆明民间常用草药》）。全草入药，味淡，性平；清热解毒，止咳平喘，止血。

【原植物识别特征】

一年生草本，高10～80cm。茎纤细，分枝斜升，全部茎枝被毛。叶对生，卵形或长椭圆状卵形，长2.5～5.5cm，宽1.2～3.5cm，叶柄长1～2cm；向上及花序下部的叶渐小，通常披针形；叶两面粗涩，被白色短柔毛，边缘有浅锯齿。头状花序半球形，排成疏松的伞房花序；舌状花4～5个，舌片白色，3齿裂；管状花花冠长约1mm，黄色；聚药雄蕊，子房下位。瘦果长1～1.5mm，黑色或黑褐色，有棱。花果期7—10月。

菊三七

来源 菊科菊三七属 *Gynura* 植物菊三七 *Gynura japonica* (Thunb.) Juel. 的全草。

【植物学文献概要】

见《中国植物志》第七十七卷，第一分册，312~313页。产广西、福建、江西、湖南、湖北、四川、云南、贵州、安徽等省区。

《广东植物志》第八卷，227页。以三七草（《中国高等植物图鉴》）为正名收载，别名菊三七（《中国植物志》）。产广东英德、韶关、连州、阳山、惠州，生于路旁、草地、水沟及林下。入药，有散瘀、止血、解毒、消肿之效。

《广西植物名录》353页。产柳江、全州、龙胜、资源、梧州、北海、浦北、容县、那坡、隆林、昭平、南丹、天峨、金秀。

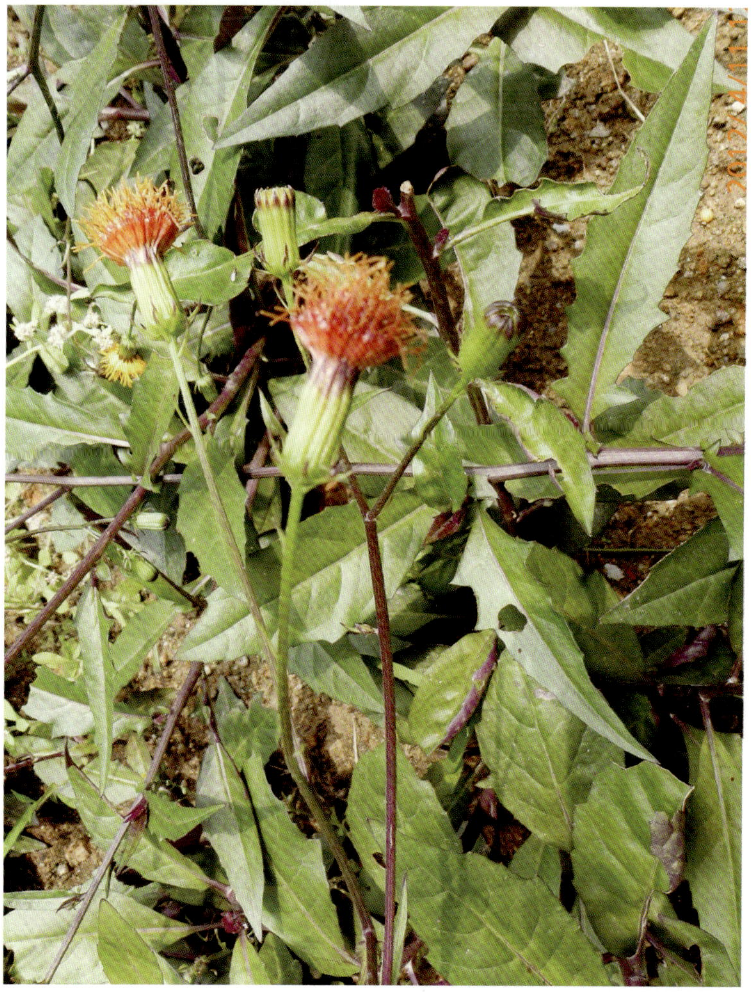

【本草学文献概要】

《岭南采药录》144页。别名土三七、乳香草、奶草。有二种，一种叶似桑，面青背赤色，又一种叶似羊角菜，面青背紫，秋开小黄花如菊，并列于下，味酸涩，有微毒，消痈肿，凡狗咬，捣叶贴之，一说性质凉，消肿散瘀，治跌打损伤，金疮出血，乳痈肿毒，咳嗽喉癣，并治小儿急慢惊风。

《中华本草》第7册，第二十一卷，855~857页。以土三七（《滇南本草》）为正名收载，别名见肿消、散血草、和血丹（《简易本草》）等。根或全草入药，味苦、辛，性凉；清热解毒，利水通淋，散瘀消肿。

编者注：本品含吡咯里西啶生物碱，有肝毒性，慎用。

【原植物识别特征】

多年生草本，高60~120cm，基生叶多数，花期枯萎；中部叶椭圆形或长圆状椭圆形，长10~30cm，宽8~15cm，羽状深裂，边缘具不整齐疏锯齿；上部叶较小，渐变成苞叶。头状花序，直径1.5~1.8cm，排成伞房状圆锥花序；花冠黄色或橙黄色，长13~15mm，管部细，上部扩大；聚药雄蕊；子房下位。瘦果圆柱形，棕褐色；冠毛白色，绢质。花果期8—10月。

向日葵

来源 菊科向日葵属 *Helianthus* 植物向日葵 *Helianthus annuus* L. 的果实。

【植物学文献整理】

见《中国植物志》第七十五卷，357～358页。以向日葵为正名收载，别名丈菊（《植物名实图考》）。原产北美，世界各国均有栽培，通过人工培育，在不同生境上形成许多品种，特别在头状花序的大小色泽及瘦果形态上有许多变异，并为综合利用的最好原料。种子含油量很高，为半干性油，味香可口，供食用。花穗、种子皮壳及茎秆可作饲料及工业原料，如制人造丝及纸浆等，花穗也供药用。

《广东植物志》第八卷，119页。广东及海南常见栽培。种子含油量很高，供食用。全草入药。

《广西植物名录》354页。产全区各地。

《海南植物志》第三卷，407页。各地常栽培。

《广州植物志》546 页。广州间有栽培，观赏或取其果实供食用。

【本草学文献整理】

《中华本草》第7册，第二十一卷，857～858页。以向日葵子（汪连仕《采药书》）为正名收载，别名葵子（《中国药用植物图鉴》）。果实入药，味甘，性平；透疹，止痢，透痈肿。其花、叶、茎髓及根均入药，另列条目。

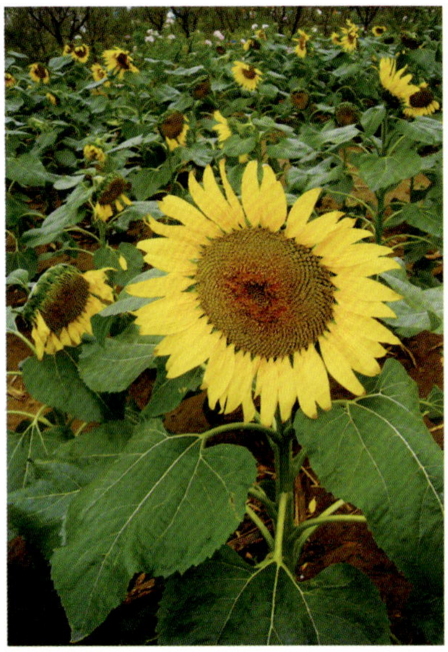

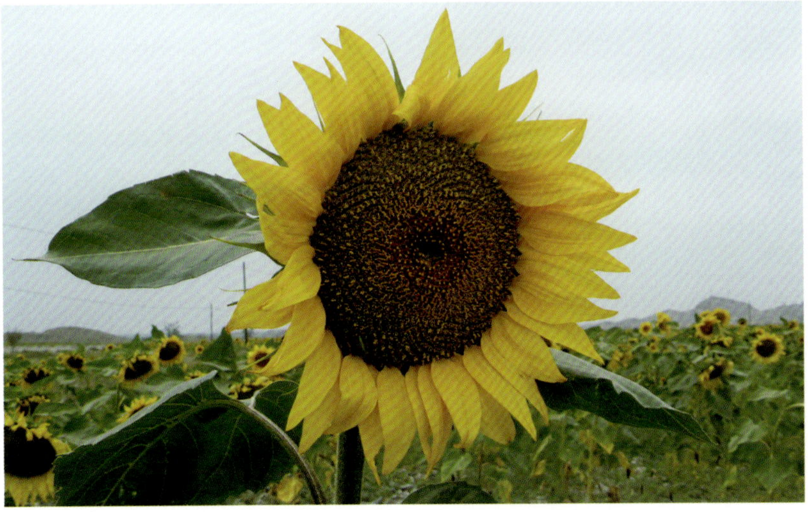

【原植物识别特征】

一年生高大草本。茎直立，高1～3m，粗壮，被白色粗硬毛。叶互生，心状卵圆形或卵圆形，有三基出脉，边缘有粗锯齿，两面被短糙毛，有长柄。头状花序极大，径约10～30cm，单生于茎端或枝端，常下倾。总苞片多层，叶质，覆瓦状排列。花托平或稍凸、有半膜质托片。舌状花多数，黄色、不结实；管状花极多数，棕色或紫色，结实；聚药雄蕊，子房下位。瘦果倒卵形或卵状长圆形，长10～15mm。花期7—9月，果期8—9月。

菊芋

来源　菊科向日葵属 *Helianthus* 植物菊芋 *Helianthus tuberosus* L. 的块茎或茎叶。

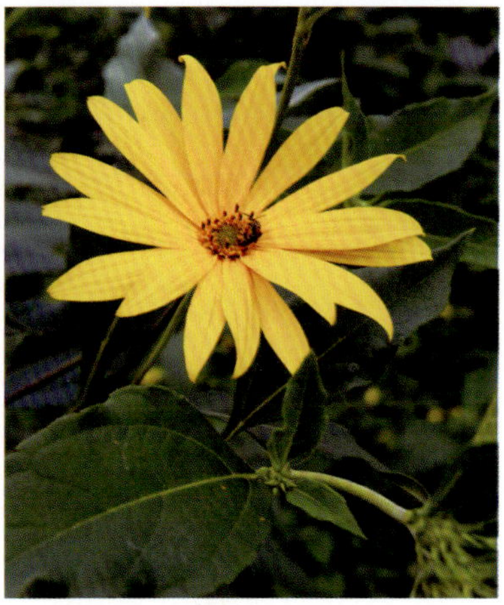

【植物学文献整理】

见《中国植物志》第七十五卷，358～359页。以菊芋为正名收载，别名五星草（广西）、洋羌、番羌（广东）等。原产北美，在我国各地广泛栽培，块茎俗称洋姜，可供食用。新鲜的茎、叶作青贮饲料，营养价值较向日葵为高。块茎也是一种味美的蔬菜并可加工制成酱菜；另外还可制菊糖及酒精。

《广东植物志》第八卷，119～120页。广东乐昌、清远、始兴、阳山、乳源、郁南及海南农村常见栽培。块茎称"洋姜"，供食用，还可制菊糖及酒精；入药，有清热凉血作用。

《广西植物名录》354页。产全区各地。

【本草学文献整理】

《中华本草》第7册，第二十一卷，861～862页。以菊芋（《全国中草药汇编》）为正名收载，别名洋姜、番羌（广东）。块茎或茎叶入药，味苦，性凉；清热凉血，消肿。

【原植物识别特征】

多年生草本，高1～3m，有块状的地下茎及纤维状根。茎直立，有分枝，被白色短糙毛或刚毛。下部叶对生，上部叶互生；卵圆形或卵状椭圆形，有长柄，长10～16cm，宽3～6cm，边缘有粗锯齿，两面被毛。头状花序单生于枝端，总苞片多层，披针形，边缘被开展的缘毛；舌状花通常12～20个，舌片黄色，开展，长椭圆形，长1.7～3cm；管状花花冠黄色，长6mm；聚药雄蕊，子房下位。瘦果小，楔形，上端有2～4个有毛的锥状扁芒。花期8—9月。

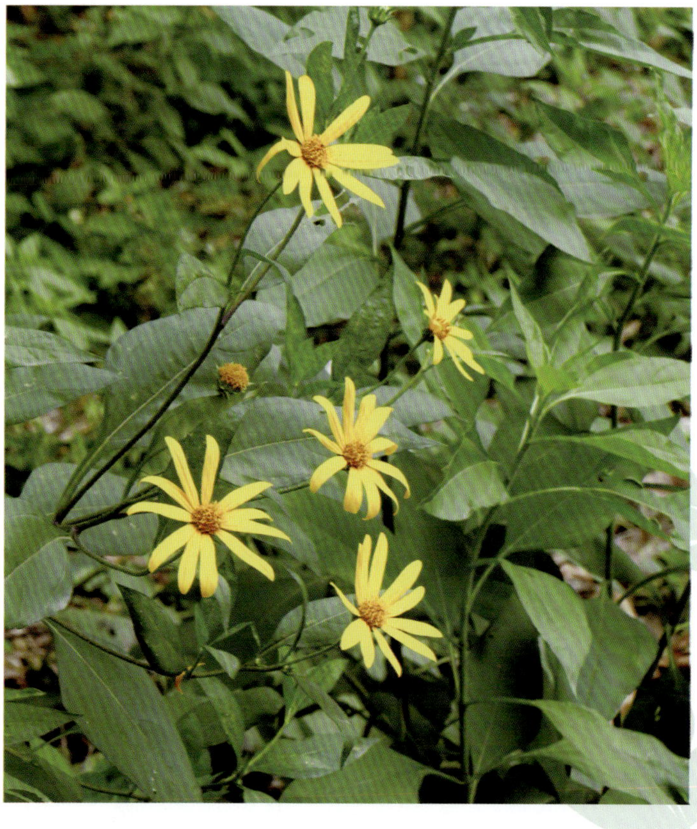

马兰

来源 菊科马兰属 *Kalimeris* 植物马兰 *Kalimeris indica* (L.) Sch. -Bip. 的根或全草。

【植物学文献概要】

见《中国植物志》第七十四卷，99～102页。以马兰（《本草纲目》）为正名收载，别名马兰头（《救荒本草》）、田边菊等。广泛分布于亚洲南部及东部。林奈的原始标本采自中国。全草药用，有清热解毒，消食积，利小便，散瘀止血之效，在福建广东通称田边菊、路边菊，湖北、四川、贵州、广西通称鱼鳅串、泥鳅串、泥鳅菜，云南称蓑衣莲。幼叶通常作蔬菜食用，俗称“马兰头”。产我国西部、中部、南部、东部各地区。生于林缘、草丛、溪岸、路旁。极常见。

《广东植物志》第八卷，180页。产乐昌、乳源、阳山、韶关及海南北部。生于林缘、草丛、溪岸及荒地上。极常见。全草入药，有清热，解毒，消食，利水，散瘀，止血之效。幼叶俗称“马兰头”，可作蔬菜。

《广西植物名录》355页。产全区各地。

《海南植物志》第三卷，384页。

【本草学文献概要】

《中华本草》第7 册，第二十一卷，886～889页。以马兰（《本草拾遗》）为正名收载，别名紫菊《本草拾遗》、阶前菊（《履巉岩本草》）、马兰头（《救荒本草》）、田边菊（《广州植物志》）、田菊（《福建中草药》）等。全草或根入药，味辛，性凉；凉血止血，清热利湿，解毒消肿。

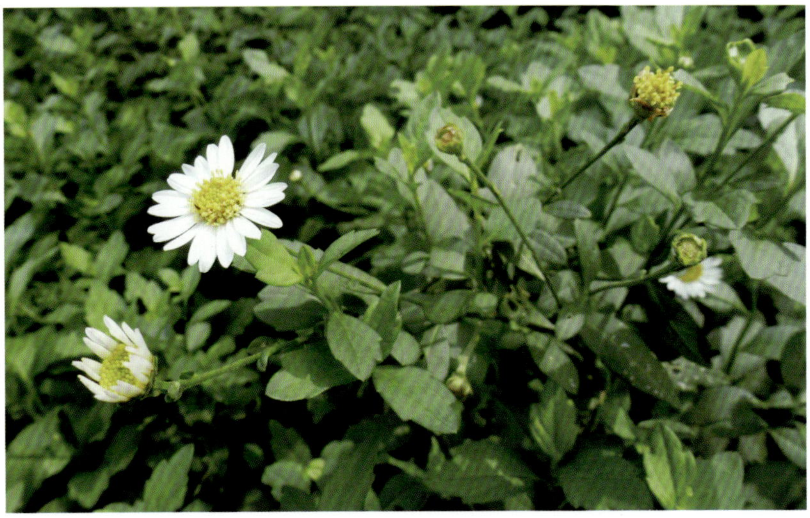

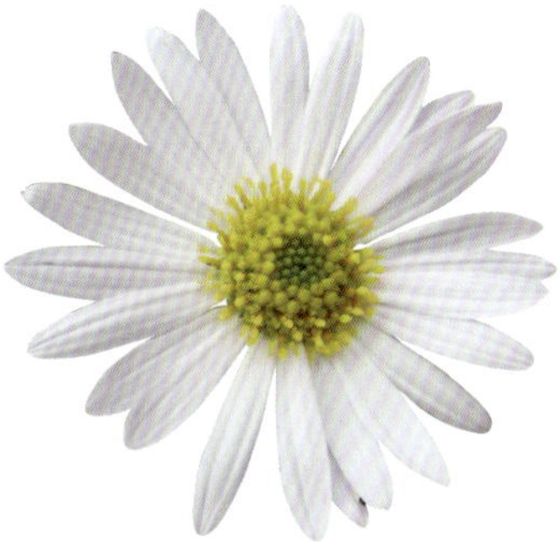

【原植物识别特征】

多年生草本，高30～70cm。茎上部或从下部起有分枝。叶互生，倒披针形或倒卵状矩圆形，长3～6cm，宽0.8～2cm，基部渐狭成具翅的长柄，中部以上叶缘具钝或尖齿或有羽状裂片，上部叶小，全缘，基部急狭无柄。头状花序，总苞半球形；总苞片2～3层，覆瓦状排列；舌状花1层，15～20个，舌片浅紫色，长达10mm；管状花长3.5mm，被短密毛；聚药雄蕊，子房下位。瘦果倒卵状矩圆形，极扁，长1.5～2mm，花期5—9月，果期8—10月。

六棱菊

来源　菊科六棱菊属 *Laggera* 植物六棱菊 *Laggera alata* (D. Don.) Sch-Bip. 的全草。

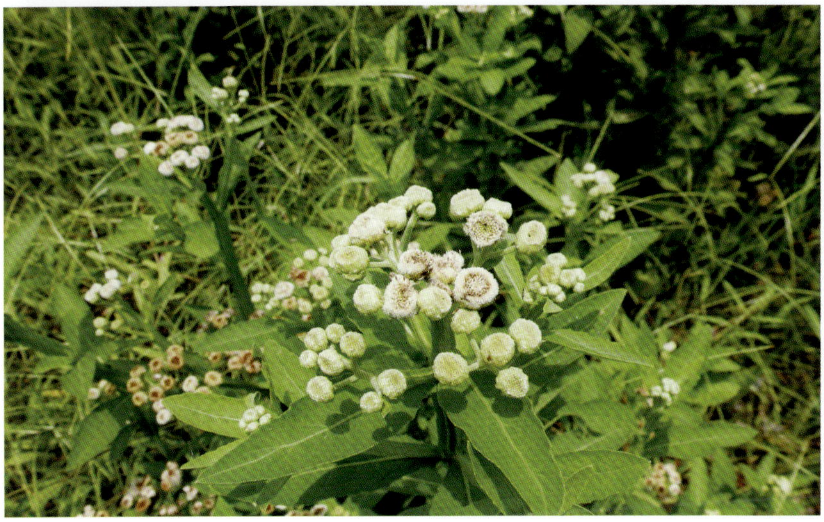

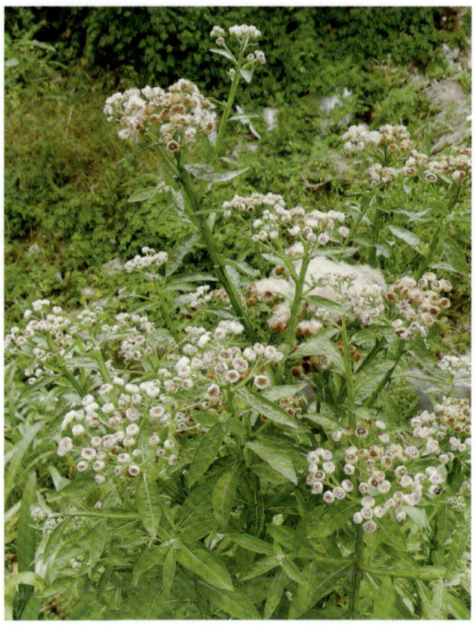

【植物学文献概要】

见《中国植物志》第七十五卷，47～48页。产东部、东南部至西南部。

《广东植物志》第八卷，163页。六棱菊之名出自《广州植物志》。产广东乳源、阳山、连山、翁源、龙门、龙川、博罗、惠东、广州、深圳、珠海、台山、怀集等地及海南白沙、昌江、乐东、保亭，生于低海拔旷野、路旁以及山坡阳处。入药，祛风、利湿、活血。

《广西植物名录》355页。产南宁、邕宁、武鸣、马山、上林、桂林、临桂、平乐、恭城、梧州、苍梧、灵山、贵港、平南、玉林、博白、北流、百色、田东、靖西、那坡、田林、隆林、贺州、富川、天峨、巴马、来宾、忻城、金秀、宁明。

《海南植物志》第三卷，394 页。白沙、乐东、昌江及保亭。全草入药，清热，解毒，消肿，为疮科常用药。又可治毒蛇咬伤，烫火伤等。

《广州植物志》535页。

【本草学文献概要】

《岭南采药录》162页。散瘀血，去毒，治蛇伤，消恶疮，治跌打。

《中华本草》第7册，第二十一卷，896～897页。以鹿耳翎（《本草求原》）为正名收载，别名鹿耳苓、鹿耳草（《生草药性备要》）、六耳消（《广西中药志》）、六角草、六耳棱（广西）等。全草入药。味辛、苦，性微温；祛风除湿，散瘀解毒。《生草药性备要》称之为“敷疮圣药”。根亦入药，另列条目。

【原植物识别特征】

多年生草本。茎粗壮，具全缘的翅；基部木质，高约1m；上部被淡黄色柔毛。叶互生，长圆形或匙状长圆形，长8～18cm，宽2～7.5cm，基部渐狭，边缘有疏细齿。头状花序，直径约1cm，作总状生于小枝叶腋内；雌花花冠丝状，3浅裂，两性花管状，5浅裂，花冠全部淡紫色；聚药雄蕊；子房下位。瘦果，具10棱。花期10月至翌年2月。

金光菊

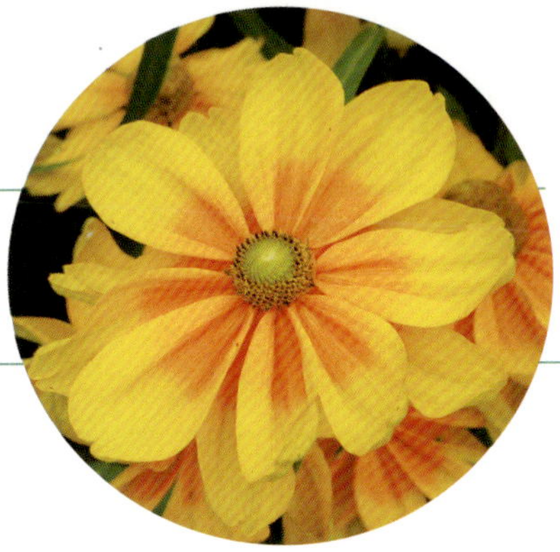

来源 菊科金光菊属 *Rudbeckia* 植物金光菊 *Rudbeckia laciniata* L. 的叶。

【植物学文献概要】

见《中国植物志》第七十五卷，347页。原产北美，是一种美丽的观赏植物。我国各地庭院常见栽培。

《广东植物志》第八卷，121～122页。广东及海南庭院常见栽培。原产北美洲。供观赏；入药，有清热解毒之效。

《广西植物名录》357页。全区各地有栽培。

【本草学文献概要】

《中华本草》第7册，第二十一卷，922页。以金光菊（《全国中草药汇编》）为正名收载，别名金花菊（《北京植物志》）、太阳菊（《全国中草药汇编》）等。叶入药，味苦，性寒；清湿热，解毒，消痈。

【原植物识别特征】

多年生草本，高50～200cm，上部有分枝。叶互生，下部叶长5～15cm，宽5～8cm，不分裂或羽状深裂，裂片2～3对，边缘有疏锯齿；中部叶3～5深裂；上部叶不分裂，全缘或有少数粗齿。头状花序，直径7～12cm，单生茎枝顶端，具长的总花梗；总苞片2层，花序托球形；舌状花金黄色，舌片倒披针形，顶端具2短齿；管状花黄色或黄绿色；聚药雄蕊，子房下位。瘦果扁压，稍有4棱，顶端有4裂齿；冠毛短冠状。花期7—10月。

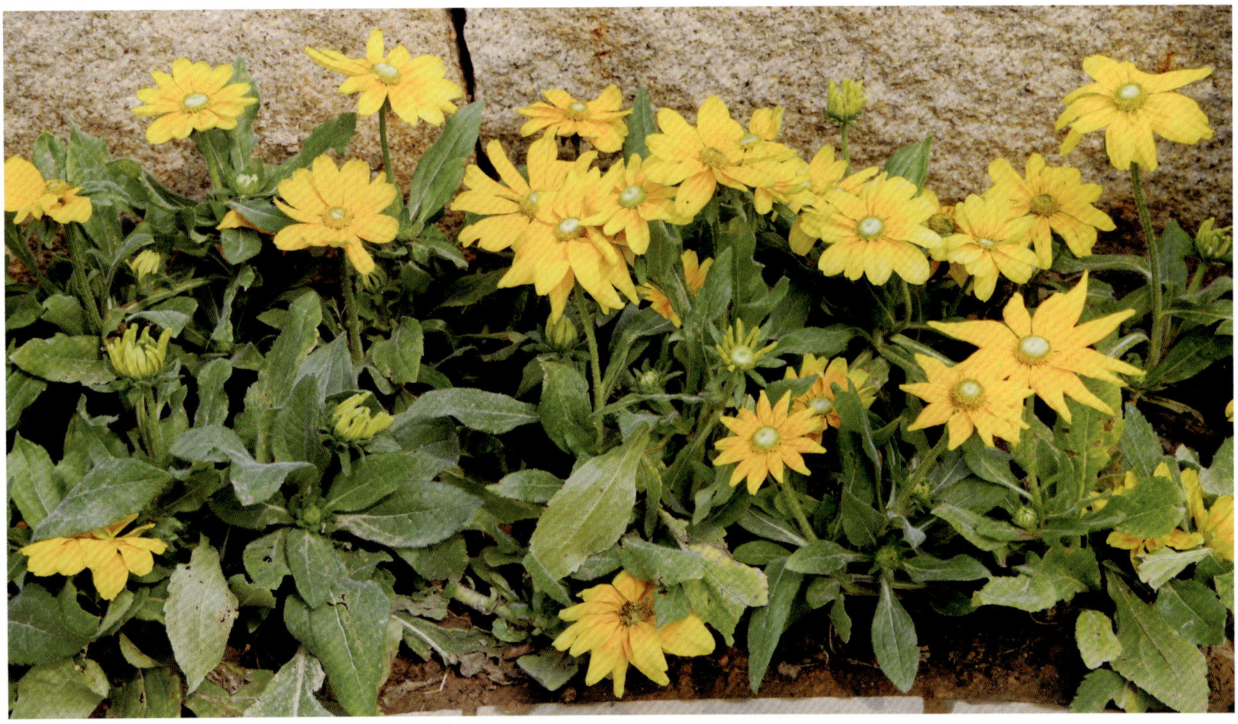

千里光

来源 菊科千里光属 *Senecio* 植物千里光 *Senecio scandens* Buch.–Ham. ex D. Don. 的全草。

【植物学文献概要】

见《中国植物志》第七十七卷，第一分册，294～296页。产广东、广西、湖南、湖北、福建、江西、浙江、安徽、陕西、四川、云南、贵州及西藏等省区。

《广东植物志》第八卷，218～219页。别名九里明（《植物名实图考》）、千里及（《本草拾遗》）。产广东各山区县级海南海口、临高、儋州、澄迈，生于林中、林缘、灌丛、山坡、草地、路边及河滩地。入药，清热，解毒，消炎，凉血，消肿，清肝明目。

《广西植物名录》358页。产全区各地。

《海南植物志》第三卷，419页。西部和西北部各地。常见于路旁或旷野间。

《广州植物志》552页。别名九里明（《植物名实图考》）、千里及（《本草拾遗》）、九龙光（湖南）。为一野生植物，常见于路旁或旷野间。

【本草学文献概要】

《岭南采药录》99页。别名千里光。此草生山土，立夏后生苗，一茎直上，高数尺，叶似菊而长，不对生，叶背有毛，秋有黄花，不结实，枝干圆而青，味苦涩，性微寒，无毒，治疳疔，去瘀，消热毒，治小儿胎毒黄脓白泡，敷毒疮，捣汁和猪胆熬膏，治鹅掌风及蛇伤，生肌去腐，为疮药之纲领，治目不清，去红丝白障，迎风流泪，煎汤浴疮疡，合膏点赤眼。

《中华本草》第7册，第二十一卷，950～952页。以千里光为正名收载。全草入药，味苦、涩，性凉；清热解毒，明目。《广西中药志》等有药用记载。

【原植物识别特征】

多年生草本。叶互生，叶片卵状披针形至长三角形，长2.5～12cm，宽2～4.5cm，通常具齿，稀全缘；羽状脉，叶柄长0.5～1cm；上部叶变小，披针形或线状披针形。头状花序，舌状花8～10，管部长4.5mm；舌片黄色，长9～10mm，具3细齿；管状花多数，黄色，长7.5mm，檐部漏斗状；聚药雄蕊；子房上位。瘦果圆柱形，长3mm，被柔毛；冠毛白色，长7.5mm。花期8月至翌年4月。

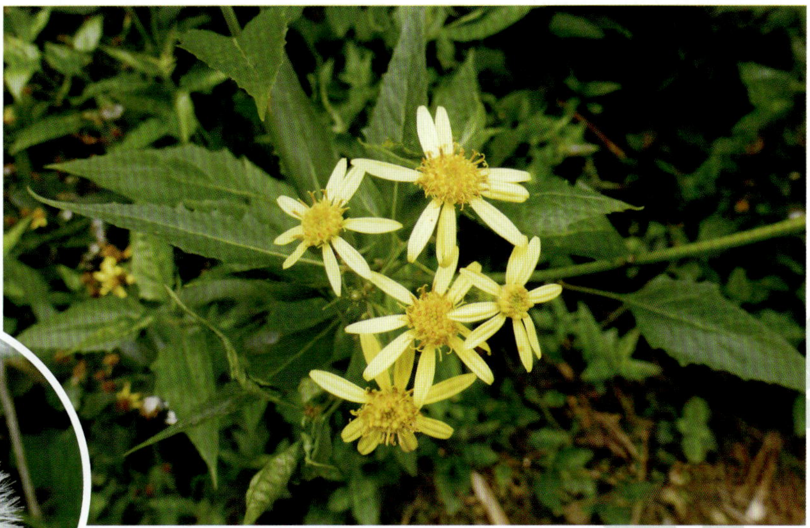

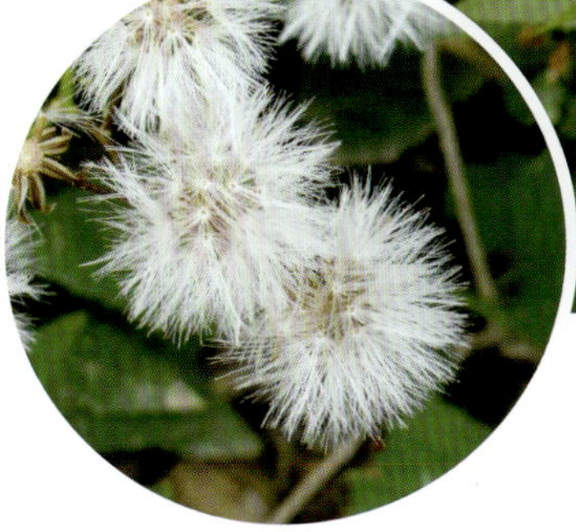

豨莶

来源 菊科豨莶属 *Siegesbeckia* 植物豨莶 *Siegesbeckia orientalis* L. 的地上部分。

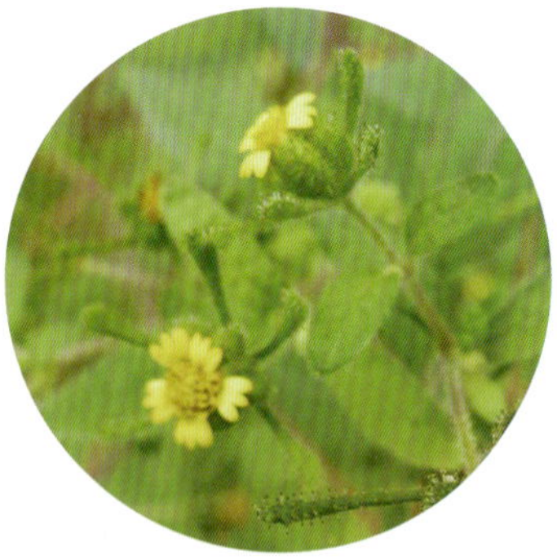

【本草学文献整理】

《中华本草》第7册，第二十一卷，956～961页。以豨莶（《新修本草》）为正名收载，别名猪膏莓、虎膏、狗膏（《新修本草》）、猪膏草（《本草拾遗》）、粘糊菜（《救荒本草》）、希仙（《本草纲目》）、虾钳草（《广西中药志》）。地上部分入药，味苦、辛，性寒，有小毒；祛风湿，通经络，清热解毒。

【植物学文献整理】

见《中国植物志》第七十五卷，339～340页。以豨莶（《唐本草》）为正名收载，别名虾柑草（广州）、粘糊菜。产陕西、甘肃、江苏、浙江、安徽、江西、湖南、四川、贵州、福建、广东（海南）、台湾、广西、云南等省区。生于山野、荒草地、灌丛、林缘及林下，也常见于耕地中，海拔110～2 700m。全草供药用，有解毒、镇痛作用。

《广东植物志》第八卷，130～131页。广东及海南各地常见。生于海拔200～400m的山野、荒地、灌丛、林缘及林下。

《广西植物名录》358页。产全区各地。

《海南植物志》第三卷，403 页。各地常见。生于旷野草地上。

《广州植物志》546～547页。为广州耕地上极常见的杂草。全草供药用。

【原植物识别特征】

一年生草本。茎直立，高30～100cm，分枝斜升，被灰白色短柔毛。基部叶花期枯萎；中部叶三角状卵圆形或卵状披针形，长4～10cm，宽1.8～6.5cm，基部下延成具翼的柄，边缘有浅裂或粗齿，下面具腺点，两面被毛；上部叶渐小，近无柄。头状花序径15～20mm，多数聚生于枝端，排列圆锥花序；总苞片2层，背面被紫褐色腺毛；花黄色；两性花上部钟状，裂片4～5；聚药雄蕊，子房下位。瘦果倒卵圆形，长3～3.5mm。花期4～9月，果期6—11月。

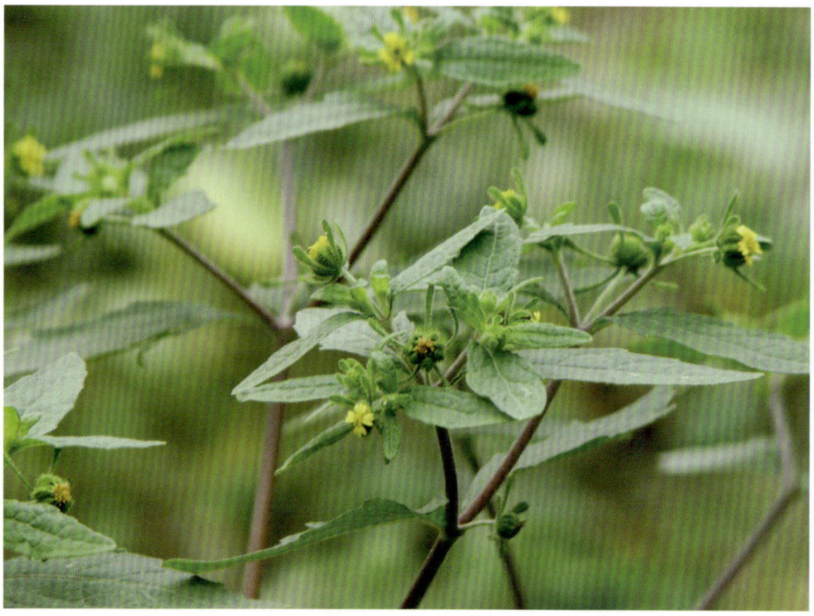

金钮扣

来源　菊科金钮扣属 *Spilanthes* 植物金钮扣 *Spilanthes paniculata* Wall.ex DC. 的全草。

【植物学文献整理】

见《中国植物志》第七十五卷，359～361页。以金钮扣为正名收载，别名红细水草、散血草、天文草（广东）、黄花草等。产云南、广东、广西及台湾。常生于田边、沟边、溪旁潮湿地、荒地、路旁及林缘，海拔800～1 900m。全草供药用。

《广东植物志》第八卷，126～127页。产广东乐昌、博罗、广州、汕头、潮州、肇庆、阳春、南澳及海南保亭、乐东。常生于低海拔田边、沟边、溪旁潮湿地、荒地、路旁及林缘。

《广西植物名录》359页。产南宁、隆安、马马山、荔浦、藤县、贵港、百色、靖西、那坡、隆林、凤山、龙州、天等。

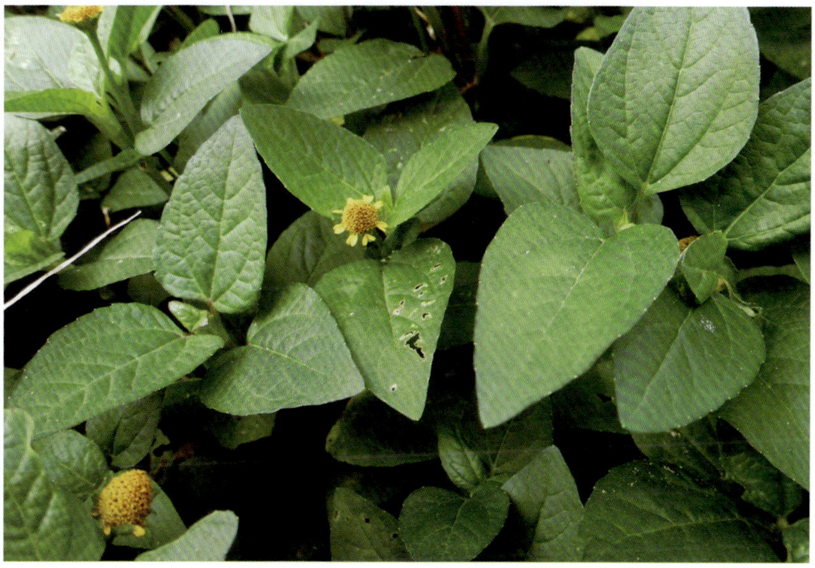

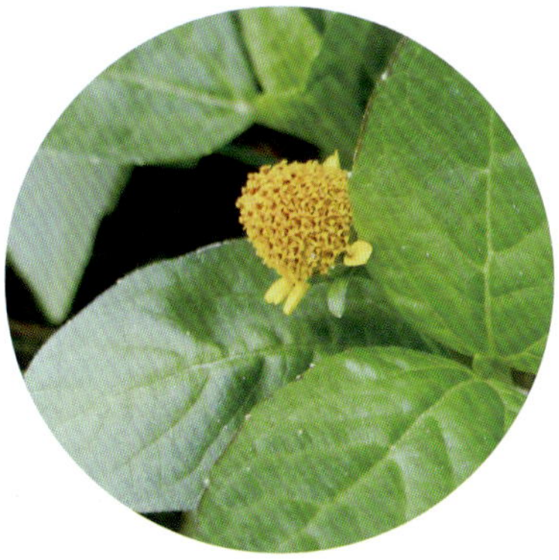

【本草学文献整理】

《中华本草》第7册，第二十一卷，974～975页。以天文草（广州部队后勤部卫生部《常用中草药手册》）为正名收载，别名雨伞草、散血草（广州部队后勤部卫生部《常用中草药手册》）、拟千日菊、山天文草（广州部队后勤部卫生部《常用中草药手册》）、黄花舌草、苦草（《全国中草药汇编》）等。全草入药，味苦、辛，性微温，有小毒；止咳平喘，解毒利湿，消肿止痛。

《药用植物识别手册》251页。全草入药，止咳定喘，消肿止痛。

【原植物识别特征】

一年生草本。茎直立或斜升，高15～70cm，多分枝。叶对生，具柄，卵形、阔卵形或椭圆形，长3～5cm，宽0.6～2.5cm，全缘、波状或有浅粗齿，叶柄长3～15mm。头状花序单生，直径7～8mm；总苞片约8个，2层，绿色；花托锥形，长3～5mm；花黄色；舌状花雌性，舌片宽卵形或近圆形；管状花两性，檐部4～5裂；花药顶端尖，子房下位。瘦果长圆形，暗褐色，长1.5～2mm，有白色软骨质边缘。花期4—11月。

金腰箭

来源 菊科金腰箭属 *Synedrella* 植物金腰箭 *Synedrella nodiflora* (L.) Gaertn. 的全草。

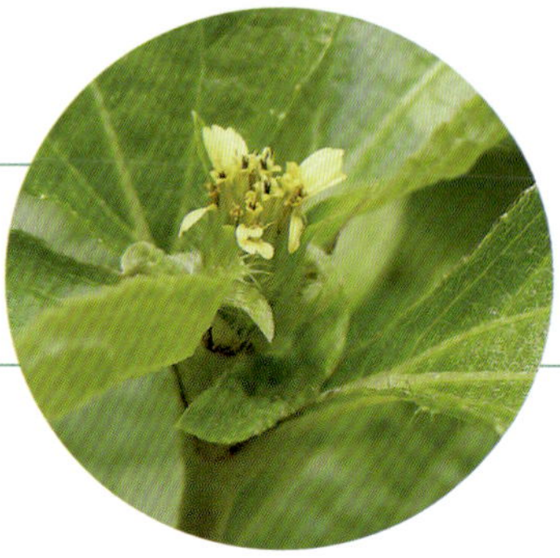

【植物学文献整理】

见《中国植物志》第七十五卷，363页。以金腰箭（《种子植物名称》）为正名收载。产我国东南至西南部各省区，东起台湾，西至云南。生于旷野、耕地、路旁及宅旁，繁殖力极强。原产美洲，现广布于世界热带和亚热带地区。金腰箭属*Synedrella* 我国仅金腰箭*Synedrella nodiflora* 1种。

《广东植物志》第八卷，132页。产广东广州、博罗、深圳、肇庆、阳春、徐闻及海南各地。为常见杂草。药用，有清热解毒之效。

《广西植物名录》359页。产南宁、兴安、合浦、容县、昭平、宁明、龙州。

《海南植物志》第三卷，408～409 页。东方、保亭、陵水、万宁、文昌及琼山。生于旷野或耕地上。

《广州植物志》547页。广州极常见的野草，生于旷地或耕地上。

【本草学文献整理】

《中华本草》第7册，第二十一卷，981～982页。以金腰箭（《广西本选编》）为正名收载，别名苦草、水慈姑、猪毛草（云南）。全草入药，味微辛、微苦，性凉；清热透疹，解毒消肿。

【原植物识别特征】

一年生草本。茎直立，高0.5～1m，二歧分枝。叶对生，具柄，阔卵形至卵状披针形，长7～12cm，宽3.5～6.5cm，基部下延成翅，边缘有小齿，两面被毛。头状花序径4～5mm；小花黄色；外层总苞片绿色，叶状，内层总苞片干膜质，鳞片状。舌状花顶端2浅裂；管状花向上渐扩大，檐部4浅裂，二者均长约10mm；雄蕊4，子房下位。雌花瘦果倒卵状长圆形，边缘有宽翅；两性花瘦果倒锥形或倒卵状圆柱形，长4～5mm，黑色，有纵棱；冠毛硬，刚刺状。花期6—10月。

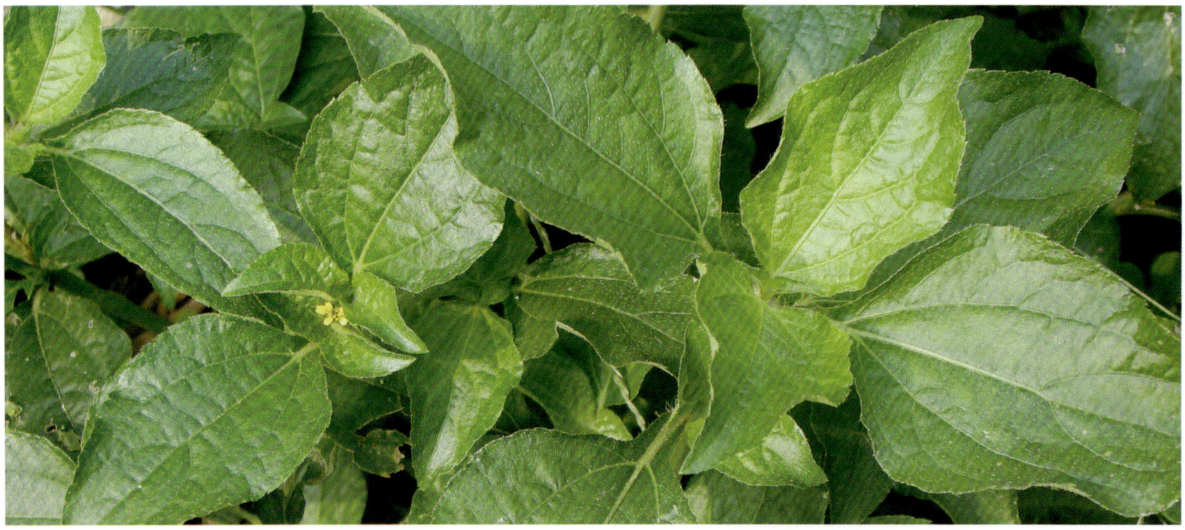

万寿菊

来源 菊科万寿菊属 *Tagetes* 植物万寿菊 *Tagetes erecta* L. 的花序。

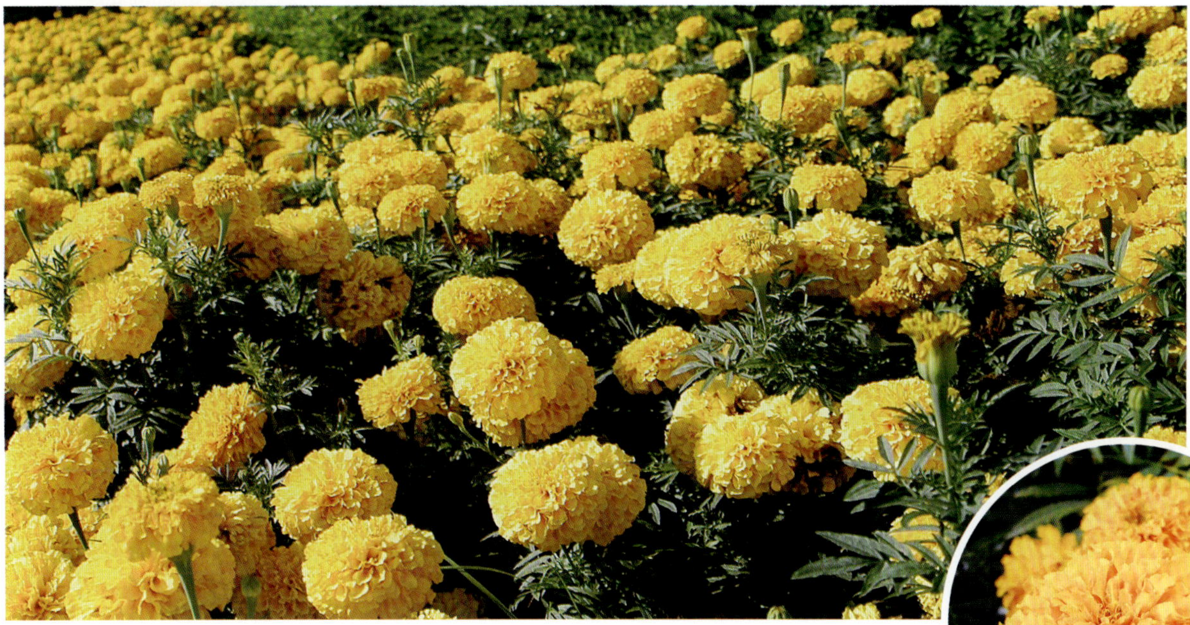

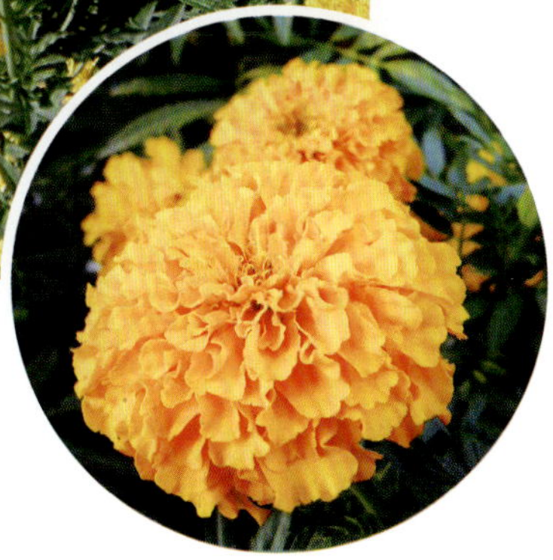

【植物学文献整理】

见《中国植物志》第七十五卷，389页。以万寿菊为正名收载，别名臭芙蓉。原产墨西哥。我国各地均有栽培。在广东和云南南部、东南部已归化。

《广东植物志》第八卷，144～145页。广东及海南城镇常栽培。观赏。叶、花入药，有清热化痰作用。

《广州植物志》542页。为一盆栽花卉，广州时见栽培。

【本草学文献整理】

《中华本草》第7册，第二十一卷，983～984页。以万寿菊花（《植物名实图考》）为正名收载，别名臭芙蓉（《植物名实图考》）、黄菊、红花、柏花、里苦艾（《广西药用植物名录》）。花入药，味苦、微辛，性凉；清热解毒，化痰止咳。

【原植物识别特征】

一年生草本，高50～150cm。茎直立，粗壮，具纵细条棱，分枝向上平展。叶对生，羽状分裂，长5～10cm，宽4～8cm，边缘具锐锯齿，上部叶裂片的齿端有长细芒；沿叶缘有少数腺体。头状花序单生，径5～8cm，花序梗顶端棍棒状膨大；总苞长杯状；舌状花黄色或暗橙色；舌片倒卵形，长1.4cm，宽1.2cm，基部收缩成长爪；管状花花冠黄色，长约9mm，5齿裂。瘦果线形，黑色或褐色，长8～11mm。冠毛有1～2个长芒和2～3个短而钝的鳞片。花期7—9月。

孔雀草

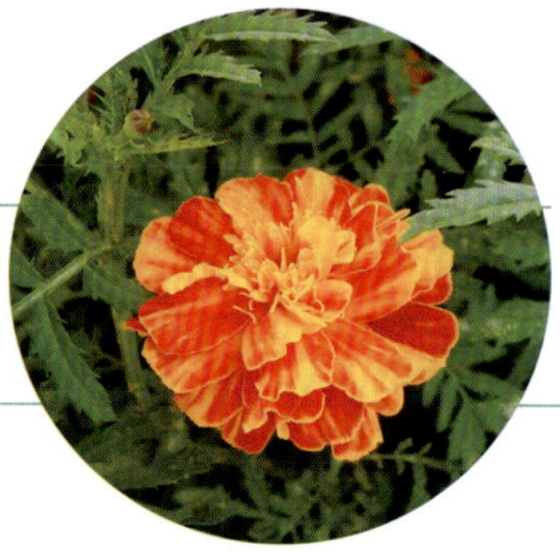

来源　菊科万寿菊属 *Tagetes* 植物孔雀草 *Tagetes patula* L. 的全草。

【植物学文献整理】

见《中国植物志》第七十五卷，387～389页。以孔雀草为正名收载，别名小万寿菊，红黄草，西番菊，臭菊花，缎子花（云南），臭芙蓉。原产墨西哥。我国各地庭园常有栽培。在云南中部及西北部、四川中部和西南部及贵州西部均已归化。

《广东植物志》第八卷，144页。广东及海南城镇常有栽培。观赏。全草入药，有清热、利湿、止咳、止痛作用。

《广州植物志》542页。以藤菊（《秘传花镜》）为正名收载，别名西番菊（广州）为一盆栽花卉，广州时见栽培。

【本草学文献整理】

《中华本草》第7册，第二十一卷，984～985页。以孔雀草（《贵州草药》）为正名收载，别名黄菊花（《贵州草药》）、臭菊花（《云南中草药名录》）、孔雀菊（《福建药物志》）、小万寿菊、红黄菊（《全国中草药汇编》）等。全草入药，味苦，性凉；清热解毒，凉血止血。

【原植物识别特征】

一年生草本，高30～100cm。茎直立，分枝斜升。叶对生，羽状分裂，长2～9cm，宽1.5～3cm，裂片线状披针形，边缘有锯齿，齿端有长细芒，齿的基部通常有一腺体。头状花序单生，径3.5～4cm，花序梗长5～13cm，先端增粗；总苞长长椭圆形，上端有锐齿和腺点；舌状花金黄色或橙色；舌片近圆形，长8～10mm，宽6～7mm，带有红色斑；管状花黄色，长10～14mm，5齿裂。瘦果线形，黑色，长8～12mm。冠毛鳞片状。花期5—10月。

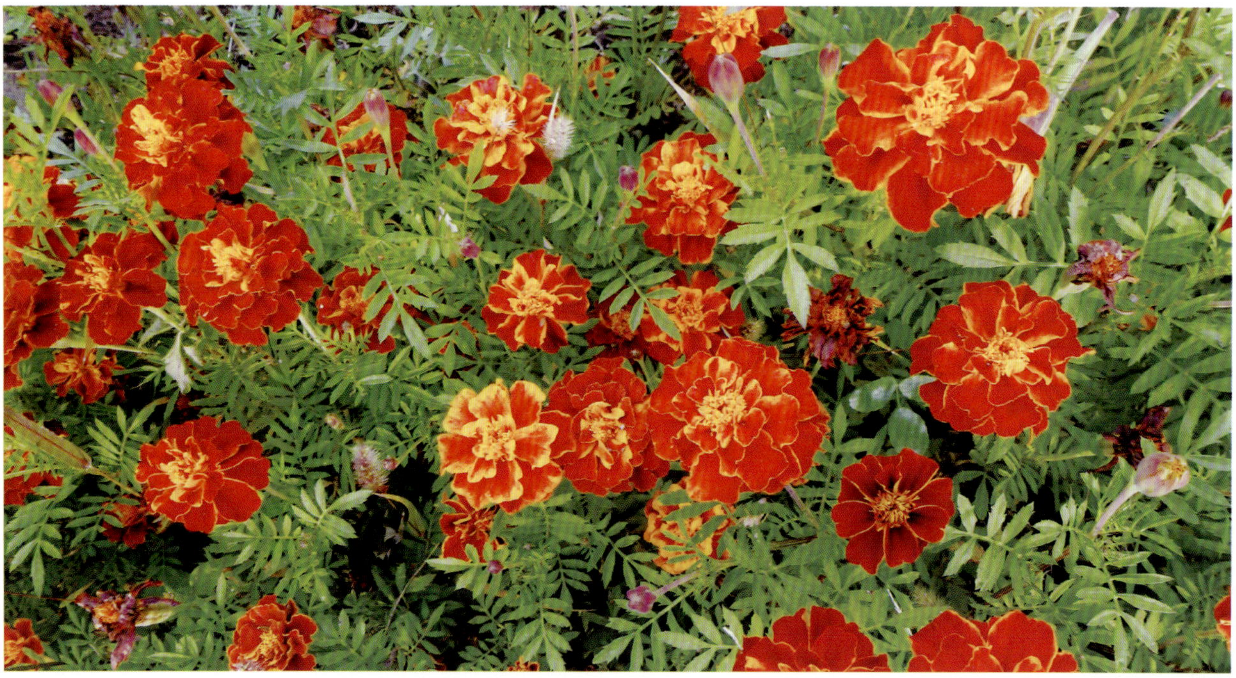

蒲公英（黄花地丁）

来源　菊科蒲公英属 *Taraxacum* 植物蒲公英 *Taraxacum mongolicum* Hand.-Mazz. 的带根全草。

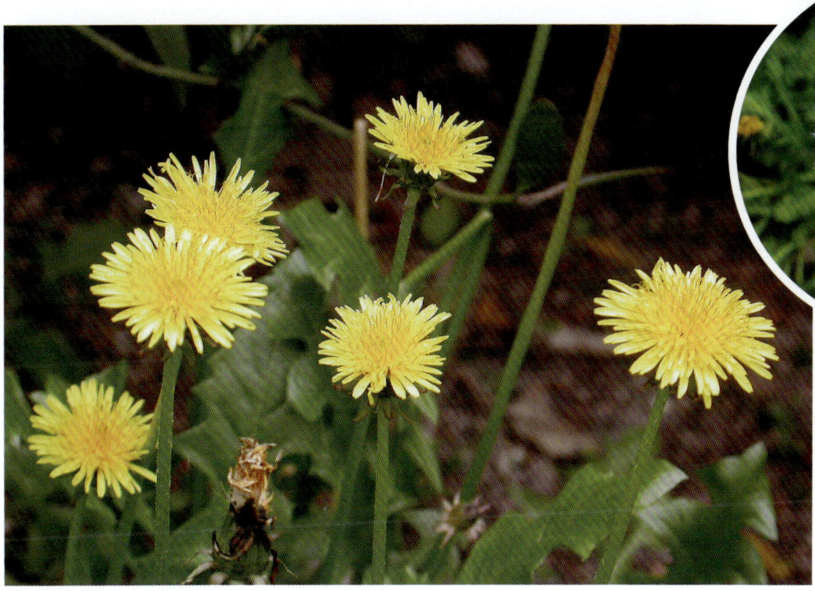

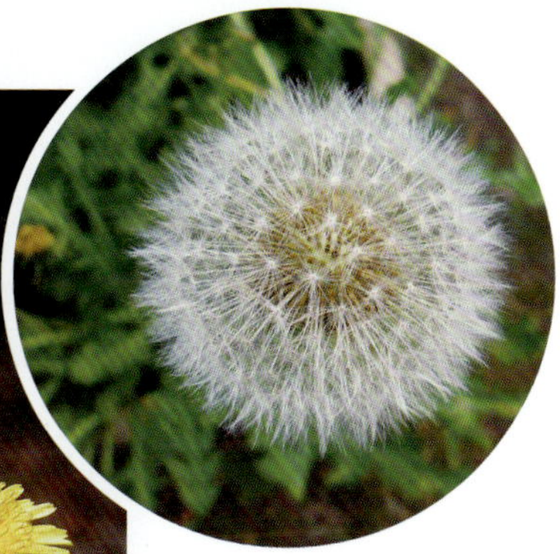

【植物学文献概要】

见《中国植物志》第八十卷，第二分册，32～35页。以蒲公英（《唐本草》）为正名收载，别名蒙古蒲公英、黄花地丁、婆婆丁、灯笼草（湖北）、姑姑英（内蒙古），地丁。该属我国有70种1变种，以西北、西南种类最多，仅蒲公英1种分布达岭南。

《广东植物志》第八卷，259页。产广东乐昌、乳源、连州、连山、连南及海南山区与海边星散分布，见于田边、荒地及路旁。入药，有清热、解毒、消结的功效。

《广西植物名录》359页。产全区各地。

《广州植物志》556页。广州间有栽培。据记载，嫩叶供食用，根及老叶味苦可入药。

【本草学文献概要】

《岭南采药录》24～25页。别名蒲公英、残飞坠。茎高七八寸，汁液如乳状，叶自根出，叶缘有大锯齿，花黄色，顶端有白色之冠毛，味甘，性寒，治乳痈之圣药，消恶毒疮，滋阴黑发，解食毒，散滞气，消结核疔肿，一说炙色存性，酒送服，疗胃脘痛。

《中华本草》第7册，第二十一卷，986～992页。以蒲公英为正名收载，别名黄花地丁（《本草衍义》）、黄花郎（《救荒本草》）、黄狗头（《植物名实图考》）。全草入药，味苦、甘，性寒；清热解毒，消痈散结。

【原植物识别特征】

多年生草本，高10～25cm，含乳汁，全株被毛。根单一，表面黄棕色。叶基生，叶片倒披针形或匙形，长5～15cm，宽1～5.5cm，羽状深裂。花茎数个，头状花序单一，顶生，全为舌状花，两性，黄色；聚药雄蕊；子房下位，柱头2裂。瘦果纺锤形，长4～5mm，具纵棱；冠毛白色。花期4—5月，果期6—7月。

夜香牛

来源 菊科斑鸠菊属 *Vernonia* 植物夜香牛 *Vernonia cinerea* (L.) Less. 的全草。

【植物学文献整理】

见《中国植物志》第七十四卷，38～39页。广泛分布于浙江、江西、福建、台湾、湖北、湖南、广东、广西、云南和四川等省区。为杂草，常见于山坡旷野、荒地、田边、路旁。全草入药，有疏风散热，拔毒消肿，安神镇静，消积化滞之功效，治感冒发热、神经衰弱、失眠、痢疾、跌打扭伤、蛇伤、乳腺炎、疮疖肿毒等症。

《广东植物志》第八卷，236页。广东及海南各地常见。生于中、低海拔地区山坡、旷野、荒地、田边、路旁。全草入药，有疏风散热、拔毒消肿、安神镇惊、消积化滞功效。

《广西植物名录》359页。产全区各地。

《海南植物志》第三卷，375页。海南各地常见。全草入药。

《广州植物志》527页。别名寄色草（广西大瑶山）、假咸虾（亨利植物汉名汇）为旷地上的一种野草，广州极常见。

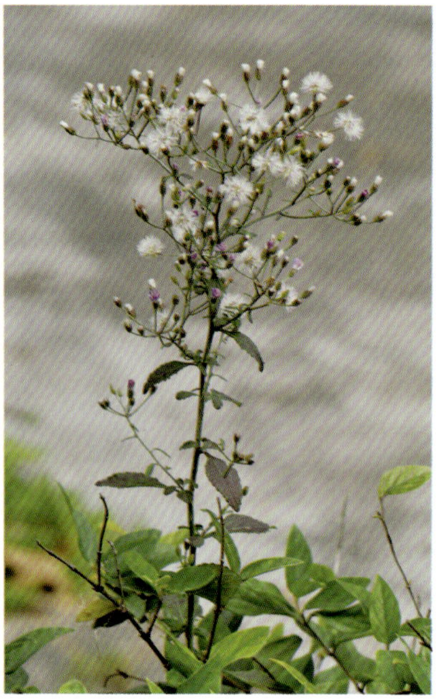

【本草学文献整理】

《中华本草》第7册，第二十一卷，1 000～1 001页。以伤寒草（《岭南采药录》）为正名收载，别名夜牵牛、星拭草（《岭南采药录》）、寄色草（《广州植物志》），假咸虾（广州部队后勤部卫生部《常用中草药手册》）、红花一枝香（《广东惠阳中草药》）、天红草（《广西北海民间草药》）等。全草或根入药，味苦，性凉；疏风解热，除湿解毒。

【原植物识别特征】

一年或多年生草本，高20～100cm。茎直立，通常上部分枝，被毛，具腺点。叶互生，下部和中部叶菱状卵形，菱状长圆形或卵形，长3～6.5cm，宽1.5～3cm，边缘有疏锯齿或波状，两面均有腺点；上部叶渐狭。头状花序多数，直径6～8mm，排列成伞房状圆锥花序；总苞钟状，总苞片4层；花淡红紫色，花冠管状，长5～6mm；聚药雄蕊，子房下位。瘦果圆柱形，长约2mm，被密短毛和腺点；冠毛白色，糙毛状，长4～5mm。花期全年。

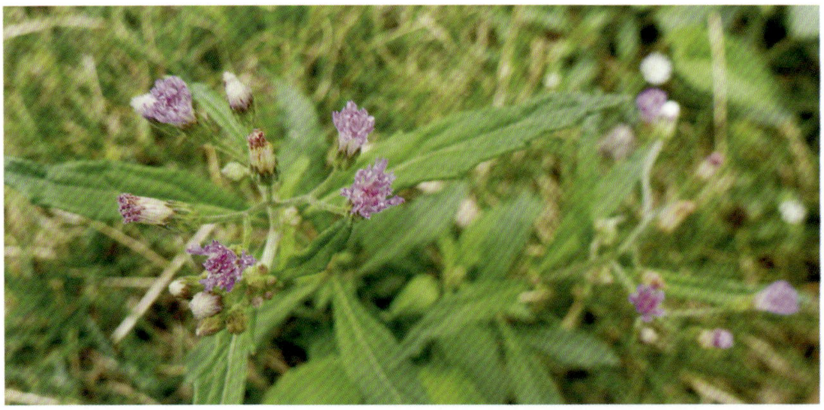

苍耳

来源　菊科苍耳属 *Xanthium* 植物苍耳 *Xanthium sibiricum* Patr. ex Widd. 带总苞的果实。

【植物学文献概要】

见《中国植物志》第七十五卷，325～326页。广泛分布于我国东北、华北、华东、华南、西北及西南各省区。果实为中药苍耳子；种子可榨取工业用油。

《广东植物志》第八卷，142页。别名苔耳（《神农本草经》）、苍耳子。产广东乐昌、乳源、连州、英德、阳山、仁化、连山、连南、清远、南雄、始兴、翁源、新丰等地及海南各地。常生于田边、荒地、丘陵及坡地。果实有小毒，入药，散风、祛湿、消炎、镇痛。

《广西植物名录》360页。产全区各地。

《海南植物志》第三卷，402页。

《广州植物志》525页。别名卷耳（《诗经》）、苍耳（《尔雅》）、痴头婆（广州）、虱麻头（梅县）。为旷地或路旁一种极常见的野生植物。

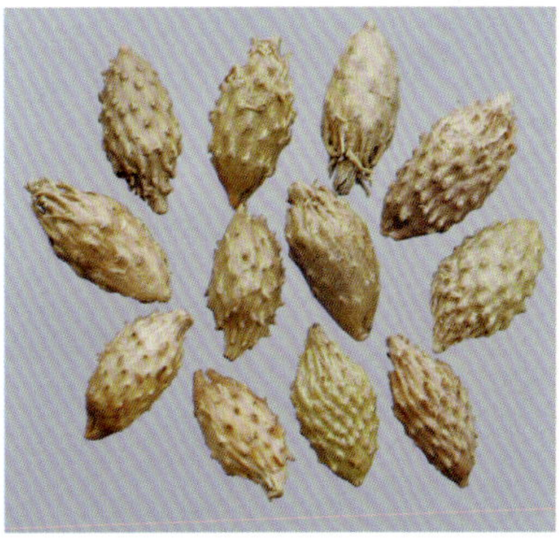

【本草学文献概要】

《岭南采药录》59页。别名苍耳子、羊带归。生于原野，一年生草本，茎高四五尺，叶卵形而尖，有缺刻及锯齿，互生，夏日梢上著花，带绿色，花单性，雌雄同株，雄花之头状花序颇小，在花轴之上部，雌花之头状花序，隐于囊状之结合总苞内，此总苞全面生刺，花后结实，长四五分，硬刺乃多，常钩著于人之衣服。味甘，性寒，无毒，以之炒蚬肉食，治疥癞，清风热，散毒，其茎叶浸出之液，可用为收敛药。

《中华本草》第7册，第二十一卷，1013～1016页。以苍耳（《千金食治》）为正名收载，别名痴头婆（《生草药性备要》）、虱麻头（《广州植物志》）、白痴头婆（《广西中兽医药用植物》）等。带总苞的果实入药，味苦、甘、辛，性温；散风寒，通鼻窍，祛风湿，止痒。全草及根亦入药，另列条目。

【原植物识别特征】

一年生草本，高30～90cm，全株密被白色短毛。茎直立。单叶互生；具长柄，叶片三角状卵形或心形，长5～10cm，宽4～9cm，两面均有短毛。头状花序，花单性同株；雄花序球状，花管状，雄蕊5；雌花序卵形，总苞片2～3列，结合成一个囊状体，表面有刺，含小花2朵，无花冠，子房下位。瘦果2，纺锤形，包在有刺的总苞内。花期7—10月，果期8—11月。

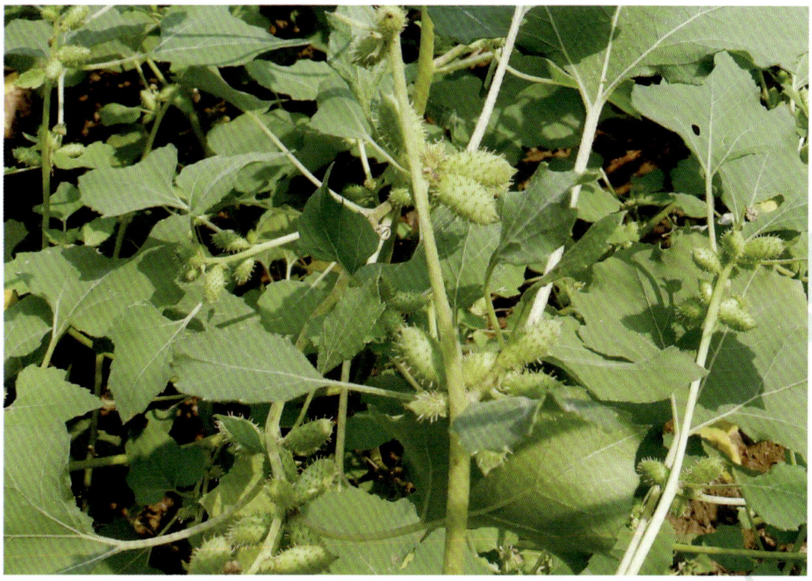

黄鹌菜

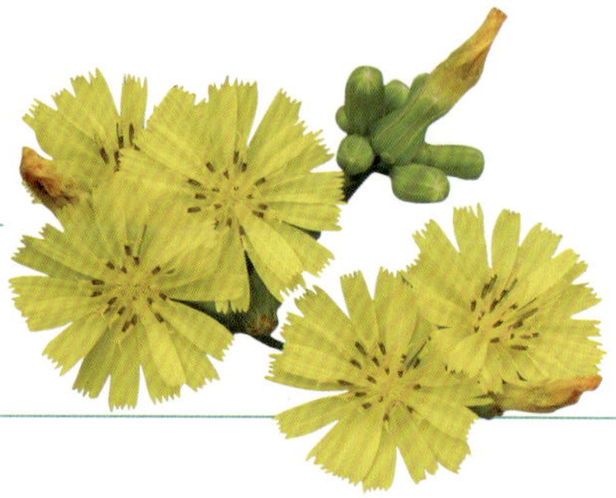

来源　菊科黄鹌菜属 *Youngia* 植物黄鹌菜 *Youngia japonica* (L.) DC. 的根或全草。

【植物学文献整理】

见《中国植物志》第八十卷，第一分册，155～157页。以黄鹌菜为正名收载。分布北京、陕西、甘肃、山东、江苏、安徽、浙江、江西、福建、河南、湖北、湖南、广东、广西、四川、云南、西藏等地。生于山坡、山谷及山沟林缘、林下、林间草地及潮湿地、河边沼泽地、田间与荒地上。

《广东植物志》第八卷，268页。广东及海南各地常见。多生于海拔1 500m以下的山坡、路旁、林缘或荒野湿草丛中。

《广西植物名录》361页。产全区各地。

《海南植物志》第三卷，426～427页。各地常见。

《广州植物志》557页。以黄菜（《救荒本草》）为名收载。为苗圃间常见的杂草。采苗叶焯熟换水淘净可调食。

【本草学文献整理】

《中华本草》第7册，第二十一卷，1017～1018页。以黄鹌菜（《救荒本草》）为正名收载，别名黄花菜（《纲目》）、苦菜药（《广西药用植物名录》）。根或全草入药，味甘、微苦，性凉；清热解毒，利尿消肿。

【原植物识别特征】

一年生草本，高10～100cm。茎直立。基生叶全形倒披针形、椭圆形、长椭圆形或宽线形，长2.5～13cm，宽1～4.5cm，大头羽状深裂或全裂，极少不裂，叶柄长1～7cm，边缘有锯齿或几全缘；无茎生叶或仅有1～2，且与基生叶同形并等样分裂；全部叶及叶柄被柔毛。头状花序含10～20枚舌状小花，总苞圆柱状，总苞片4层。舌状小花黄色，聚药雄蕊，子房下位。瘦果纺锤形，压扁，褐色或红褐色，长1.5～2mm。冠毛糙毛状。花果期4—10月。

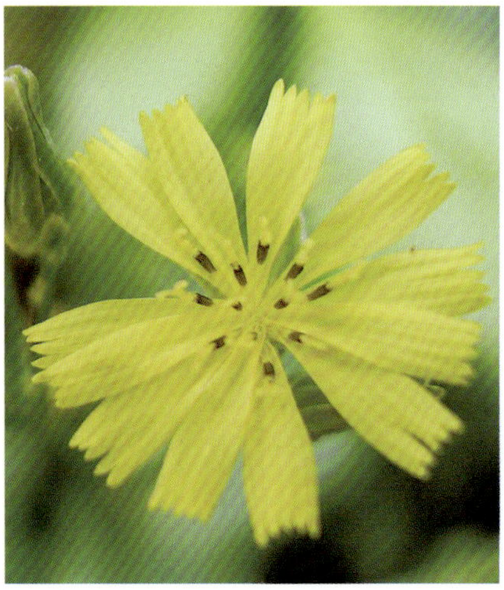

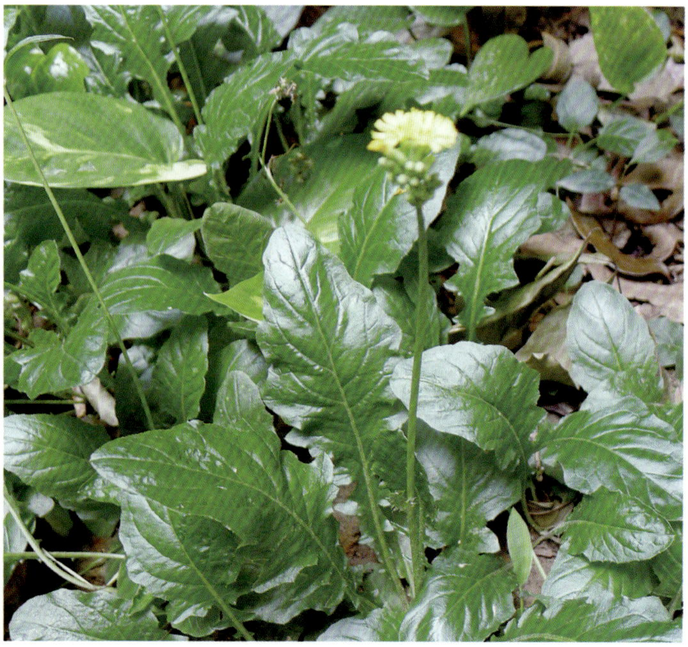

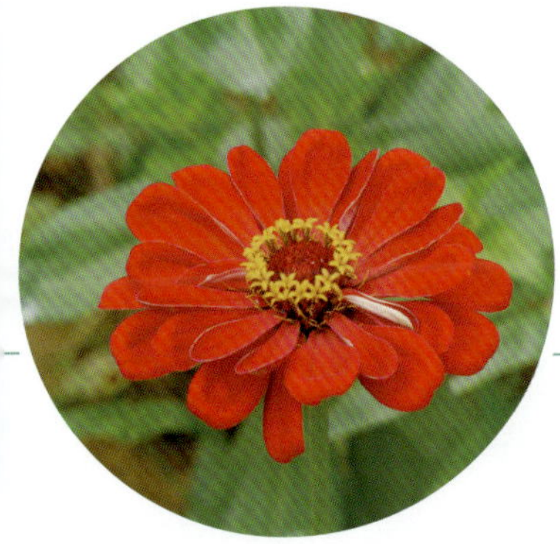

百日菊

来源 菊科百日菊属 *Zinnia* 植物百日菊 *Zinnia elegans* Jacq. 的全草。

【植物学文献整理】

见《中国植物志》第七十五卷，336~337页。以百日菊、百日草（《植物学大辞典》）为正名收载，别名火毡花（东北）、鱼尾菊（广州）、节节高（上海）、步步登高（北京）原产墨西哥，为著名的观赏植物，有单瓣、重瓣、卷叶、皱叶和各种不同颜色的园艺品种。在我国各地栽培很广，有时成为野生。

《广东植物志》第八卷，118页。广东广州、肇庆、连平及海南城镇常栽培。供观赏，入药。

《广州植物志》543页。为广州极常栽培的花卉，因其叶极似鱼尾，故名之。

【本草学文献整理】

《中华本草》第7册，第二十一卷，1019页。以百日草（《湖南药物志》）为正名收载，别名鱼尾菊（《广州植物志》）、十姊妹（《湖南药物志》）、步步登高（北京）、节节高（上海）。全草入药，味甘苦、辛，性凉；清热，利湿，解毒。

【原植物识别特征】

一年生草本。茎直立，高30~100cm，被糙毛或长硬毛。叶对生，宽卵圆形或长圆状椭圆形，长5~10cm，宽2.5~5cm，全缘，基部心形，半抱茎，两面粗糙，基出三脉。头状花序，直径5~6.5cm，单生枝端，总苞片多层，外层长约5mm，内层长约10mm，边缘黑色。舌状花1层，深红色、玫瑰色、紫堇色或白色；管状花多数，黄色或橙色，长7~8mm；聚药雄蕊，子房下位。瘦果长6~8mm，被毛。花期6—9月，果期7—10月。

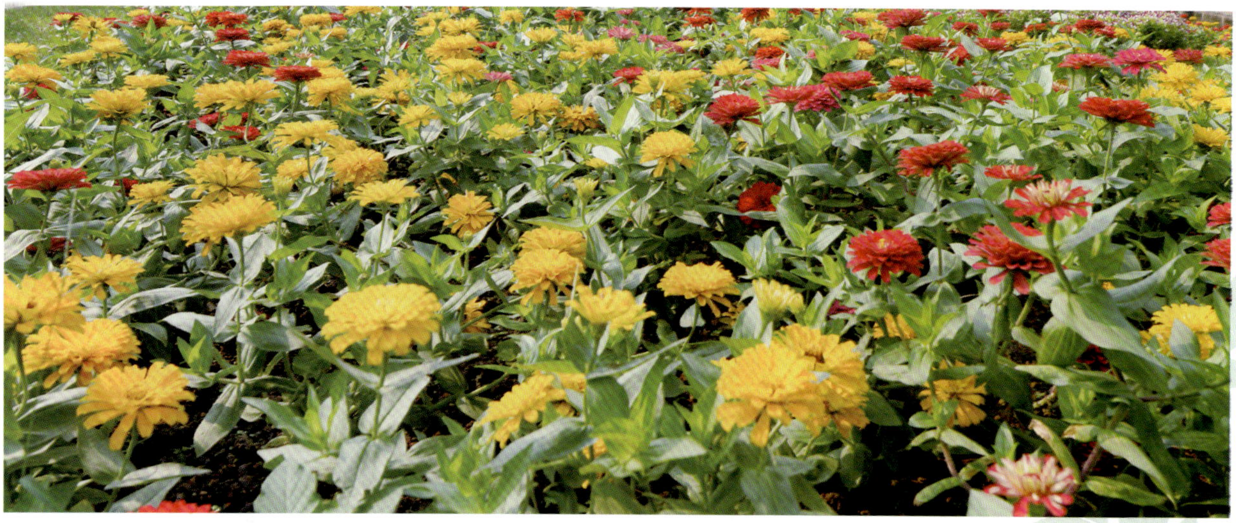

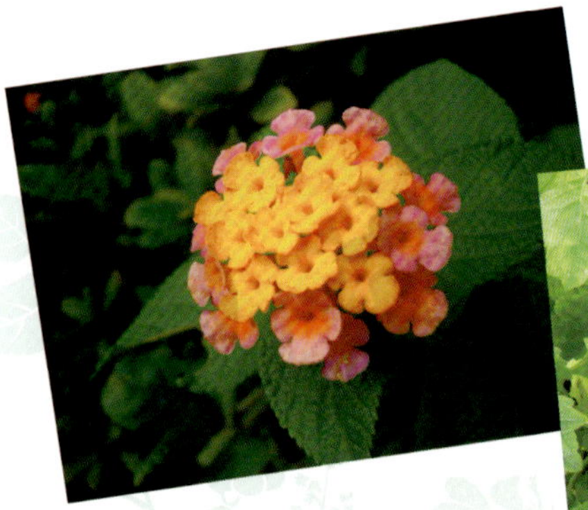
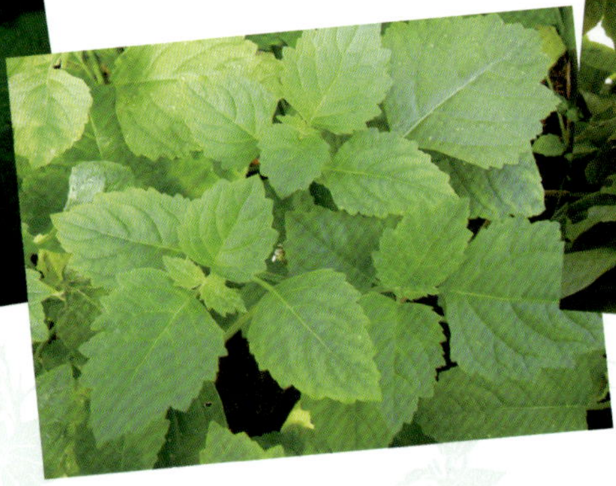
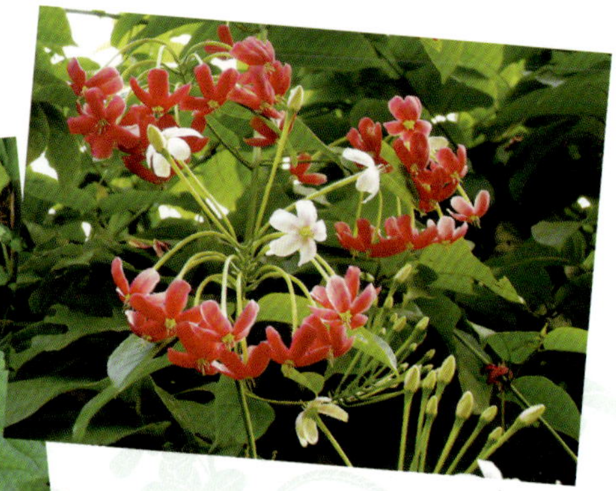
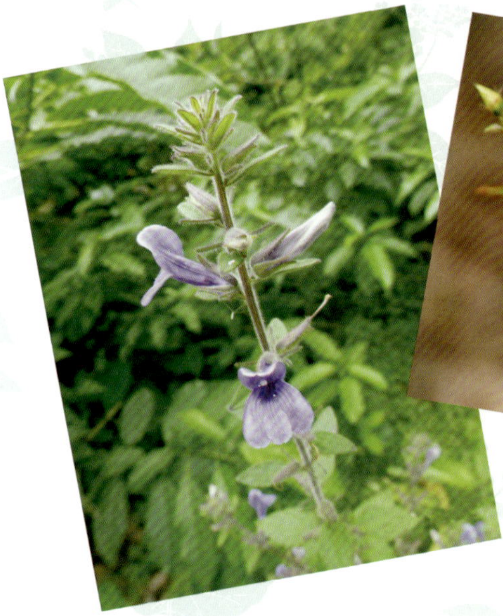
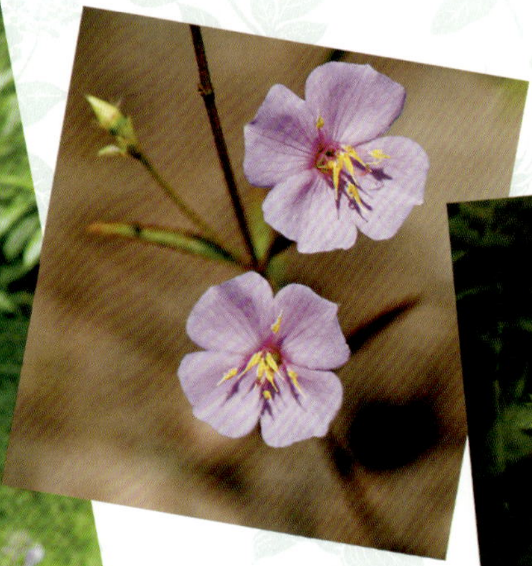
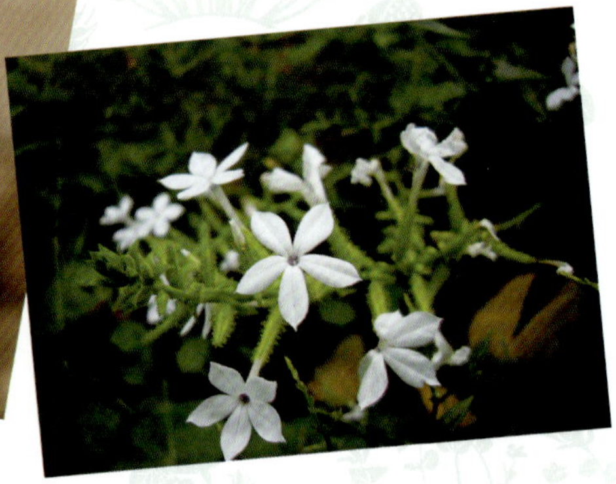
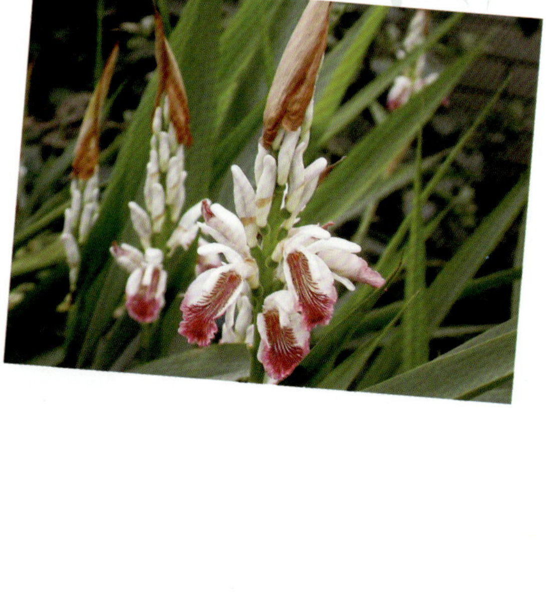
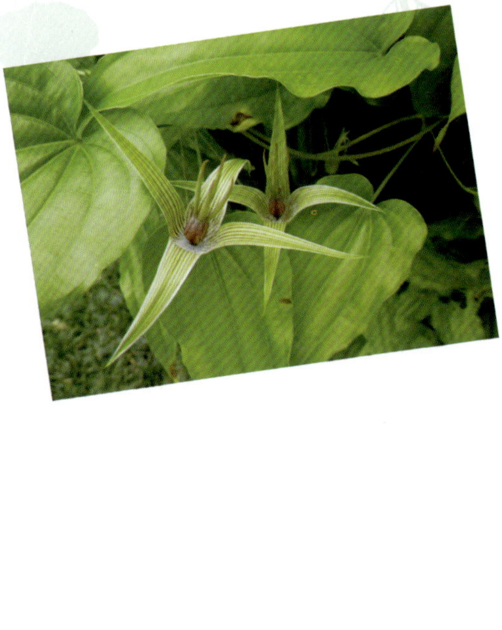

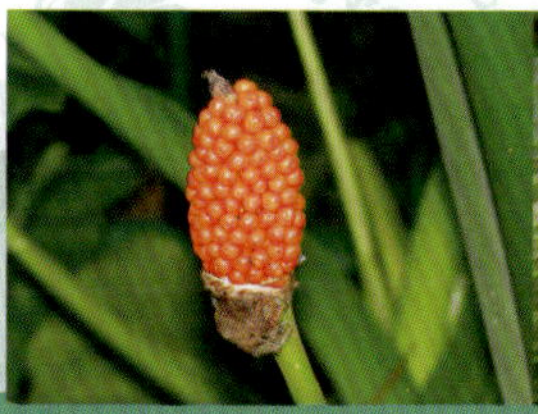
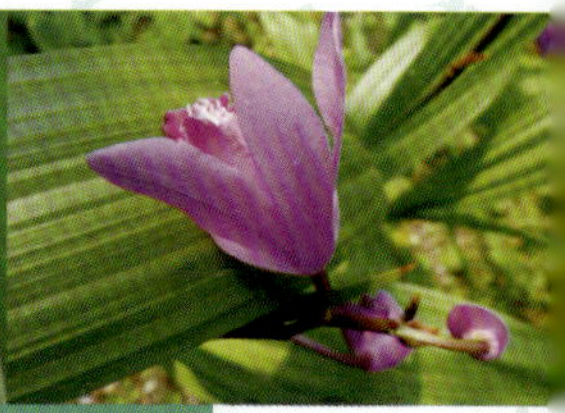

被子植物（Ⅲ）

Angiospermae（Ⅲ）

东方泽泻（泽泻）

来源　泽泻科泽泻属 *Alisma* 植物东方泽泻 *Alisma orientale* (Samuel.) Juz. 的块茎。

【植物学文献整理】

见《中国植物志》第八卷，141～142页。以东方泽泻为正名收载。产黑龙江、吉林、辽宁、内蒙古、河北、山西、陕西、宁夏、甘肃、青海、新疆、山东、江苏、安徽、浙江、江西、福建、河南、湖北、湖南、广东、广西、四川、贵州、云南等省区。生于海拔几十米至2 500m左右的湖泊、水塘、沟渠、沼泽中。块茎入药，主治肾炎水肿、肾盂肾炎、肠炎泄泻、小便不利等症。

该种与泽泻外部形态十分相似，但是花果较小，花柱很短，内轮花被片边缘波状，花托在果期中部呈凹形；瘦果在花托上排列不整齐等明显有别。泽泻 *Alisma plantago-aquatica* L.花较大，花期较长，用于花卉观赏。过去常与东方泽泻混杂入药。

《广东植物志》第九卷，159～160页。产肇庆（鼎湖山），生于海拔60m的沟渠、沼泽、湖泊、水塘中。块茎入药。

《广西植物名录》417页。产贵港、桂平、靖西、那坡、乐业、隆林、南丹。

【本草学文献整理】

《中华本草》第8册，第二十二卷，第3～9页。以泽泻（《神农本草经》）为正名收载，别名水泻、芒芋（《神农本草经》）、及泻（《名医别录》）、天鹅蛋、天秃（《药材资料汇编》）等。块茎入药，味甘、淡，性寒；利水渗湿，泄热通淋。其叶亦入药，另列条目。

【原植物识别特征】

多年生沼泽生草本，高50～100cm。块茎球形。叶基生；叶柄长5～50cm，基部鞘状；叶片椭圆形、卵状椭圆形或宽卵形，长3～18cm，宽1～10cm，基部心形、圆形或宽楔形，全缘。花茎由叶丛中生出，为轮生状圆锥花序；花被片6，外轮3，萼片状，内轮3，花瓣状白色；雄蕊6；心皮多数，离生。瘦果倒卵形，花柱宿存。花期6—8月，果期7—9月。

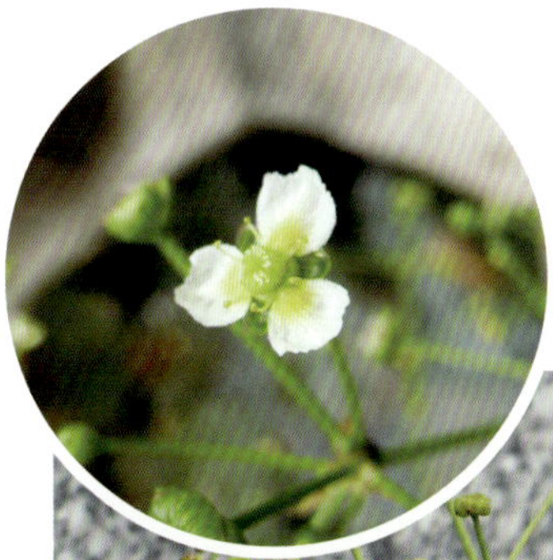

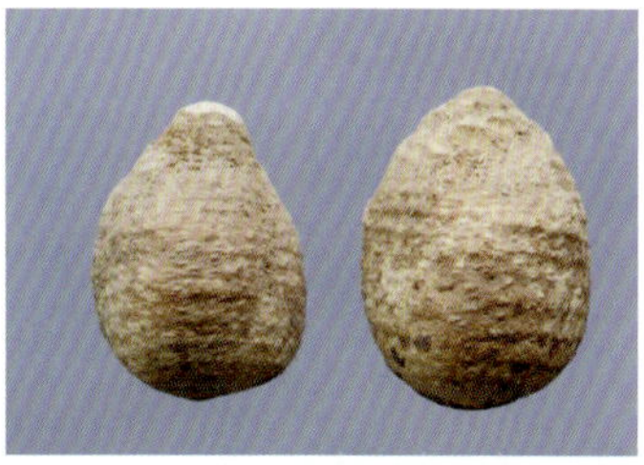

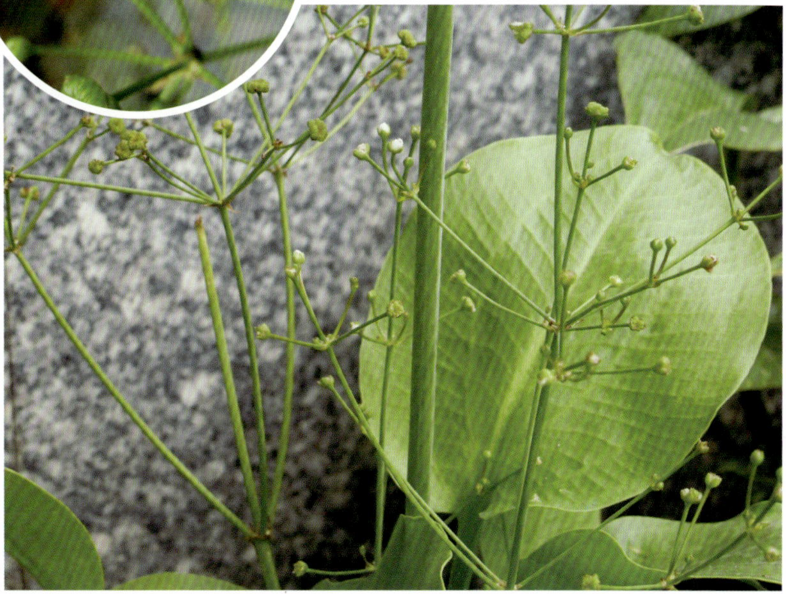

慈姑

来源 泽泻科慈姑属 *Sagittaria* 植物慈姑 *Sagittaria trifolia* L. var. *sinensis* (Sims.) Makino 的球茎。

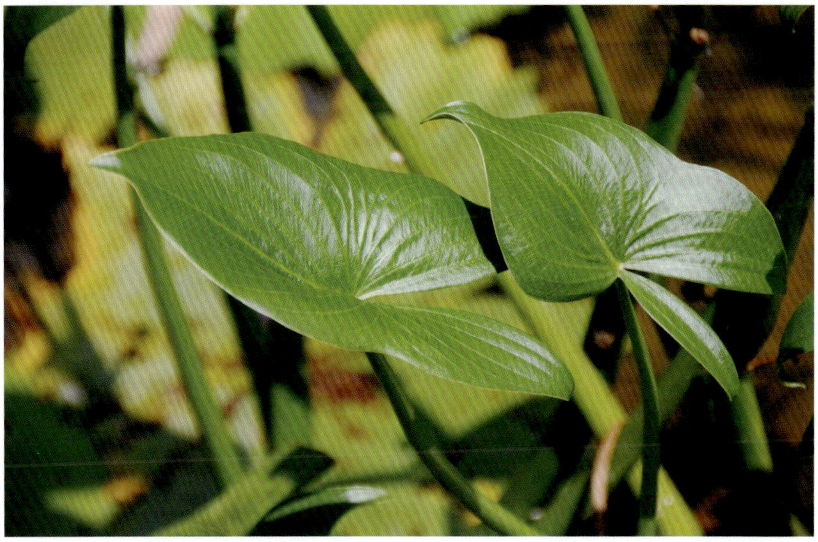

【原植物识别特征】

多年生水生或沼生草本，植株高大，粗壮。匍匐茎末端膨大呈球茎，球茎卵圆形或球形。叶片宽大，肥厚，卵形至宽卵形，长5～40cm，宽0.4～13cm；叶柄长20～40cm。圆锥花序高大，长20～60cm；花单性；雌花3～4轮，位于花序下部；雄花多轮，生于上部；外轮花被片3，萼片状，内轮花被片3，花瓣状，白色，基部常有紫斑；雄蕊多数；心皮多数，密集成球状。瘦果斜倒卵形，直径4～5mm，高约3mm。种子褐色，具小凸起。花期8—10月。

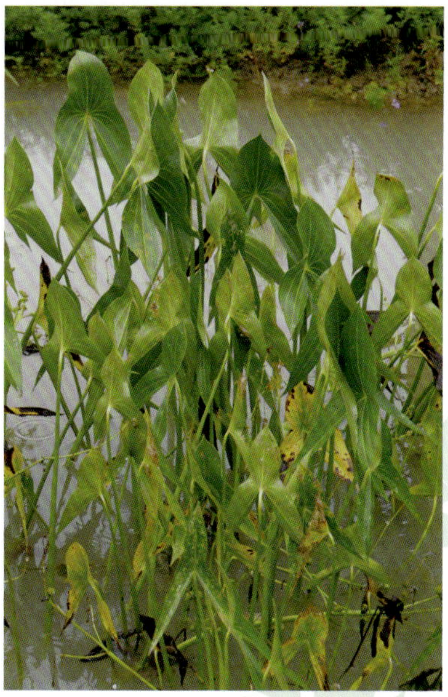

【植物学文献整理】

见《中国植物志》第八卷，131～133页。作为野慈姑 *Sagittaria trifolia* L.的变种之一收载。我国长江以南各省区广泛栽培。球茎可作蔬菜食用等。

《广东植物志》第九卷，157页。广东各地栽培。

《广西植物名录》417页。产全区各地。

《广州植物志》651页。广州近郊常见的栽培植物。球茎供食蔬或制淀粉用。

【本草学文献整理】

《中华本草》第8册，第二十二卷，第10～12页。以慈姑（《本草纲目》）为正名收载，别名藉姑（《名医别录》）、白地栗（《本草图经》）。球茎入药，味甘、微辛，性微寒；凉血活血，止咳通淋，散结解毒。其叶、花亦入药，另列条目。

洋葱

来源 百合科葱属 *Allium* 植物洋葱 *Allium cepa* L. 的鳞茎。

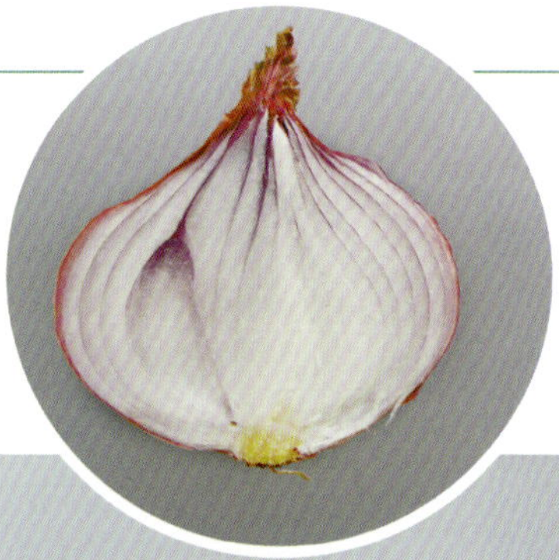

【植物学文献整理】

见《中国植物志》第十四卷，257~258页。以洋葱为正名收载。原产亚洲西部，在国内外均广泛栽培。鳞茎供食用。

《中国高等植物图鉴》第五卷，467页。

《广东植物志》第五卷，448页（置于石蒜科）。以洋葱（《岭南杂记》）为正名收载。产广东及海南部分地区。

《广西植物名录》427页。产全区各地。

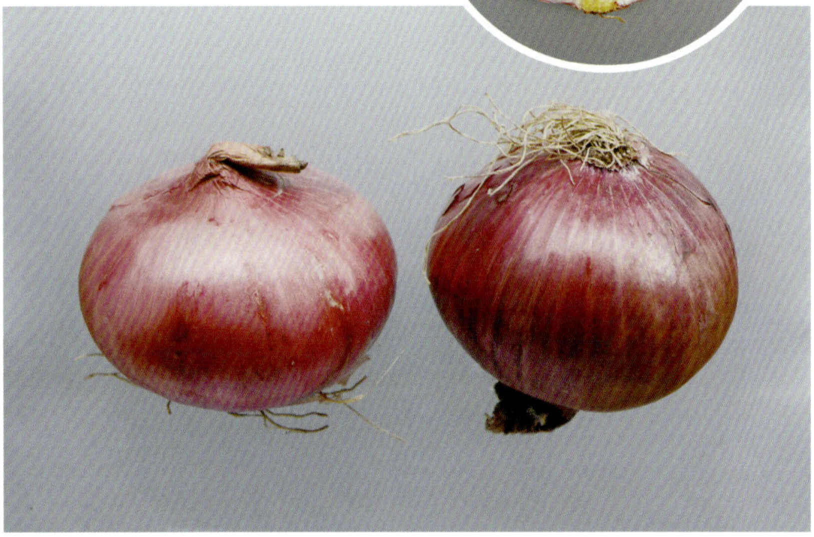

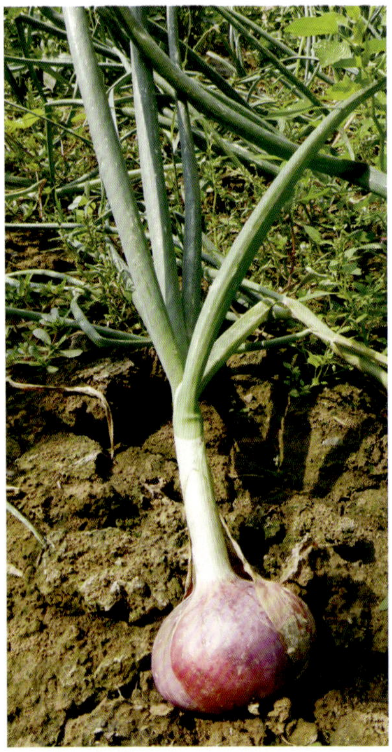

【本草学文献整理】

《中华本草》第8册，第二十二卷，23~25页。以洋葱（《药材学》）为正名收载，别名玉葱（《植物学大辞典》）、洋葱头（北京）。鳞茎入药，味辛、甘，性温；健脾理气，解毒杀虫，降血脂。

【原植物识别特征】

多年生草本，具有辛辣的特殊气味。鳞茎粗大，近球状至扁球状；鳞茎外皮紫红色、褐红色、淡褐红色至淡黄色，纸质至薄革质，内皮肉质肥厚。叶基生，圆筒状，中空，中部以下最粗，向上渐狭，比花葶短，粗在0.5cm以上。花葶粗壮，高可达1m，中空，向上渐狭，下部被叶鞘；伞形花序球状，具多而密集的花；花粉白色；花被片6，排成2轮，长4~5mm，宽约2mm；雄蕊6，内轮雄蕊花丝的基部扩大，扩大部分每侧各具1齿；子房上位，近球状。花果期5—7月。

葱

来源 百合科葱属 *Allium* 植物葱 *Allium fistulosum* L. 的鳞茎。

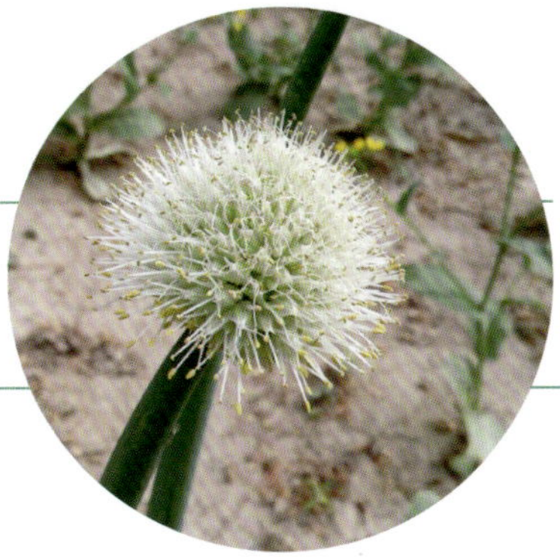

【植物学文献整理】

见《中国植物志》第十四卷，256 ~ 257页。以葱为正名收载。全国各地广泛栽培，国外也有栽培。作蔬菜食用，鳞茎和种子亦入药。

《中国高等植物图鉴》第五卷，467页。

《广东植物志》第五卷，449页（置于石蒜科）。广东及海南各地栽培。地下茎葱白，有发表、解毒、通阳的功效；种子治风寒感冒，鱼虾中毒。

《广西植物名录》427页。产南宁、柳州、全州、那坡、龙州。

《海南植物志》第四卷，143 ~ 144页（置于石蒜科）。海南各地栽培。

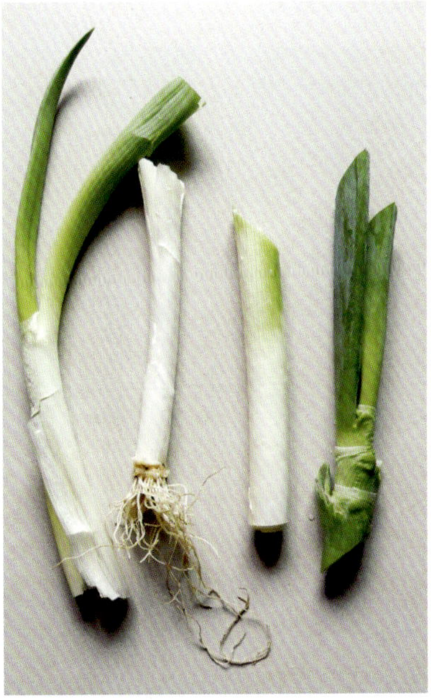

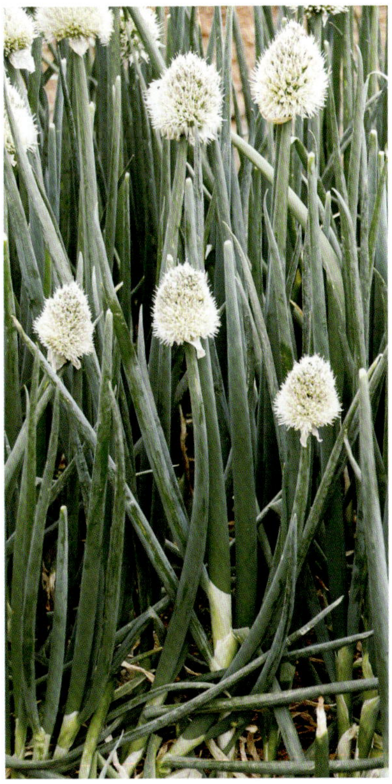

【本草学文献整理】

《中华本草》第8册，第二十二卷，26 ~ 28页。以葱白（《名医别录》）为正名收载，别名葱茎白（《本草纲目》）、葱白头（《药品化义》）。鳞茎入药，味辛，性温；发表，通阳，解毒，杀虫。其叶、花、果实及汁液均入药，另列条目。

【原植物识别特征】

多年生草本，具有辛辣的特殊气味。鳞茎单生，圆柱状，粗1 ~ 2cm；鳞茎外皮白色，稀淡红褐色，膜质至薄革质，不破裂。叶基生，圆筒状，中空，向顶端渐狭，约与花葶等长。花葶圆柱状，中空，高30 ~ 50cm；伞形花序球状，多花；花白色；花被片6，排成2轮，长6 ~ 8.5mm，近卵形，先端具反折的尖头，外轮稍短；雄蕊6，花丝长于花被片，基部合生并与花被片贴生；子房上位，倒卵状，花柱细长，伸出花被外。花果期4—7月。

薤白

来源 百合科葱属 *Allium* 植物薤白 *Allium macrostemon* Bunge 的鳞茎。

【植物学文献整理】

见《中国植物志》第十四卷，265～266页。以薤白为正名收载，别名小根蒜、密花小根蒜、团葱。除新疆、青海外，全国各省区均产。生于海拔1500m以下的山坡、丘陵、山谷或草地上，极少数地区（云南和西藏）在海拔3 000m的山坡上也有。苏联、朝鲜和日本也有分布。鳞茎作药用，也可作蔬菜食用，在少数地区已有栽培。

《广东植物志》第五卷，448页（置于石蒜科）。产广东乳源，生于海拔1 500m以下的山坡、山谷或草地。鳞茎药用，也可作蔬菜。

《广西植物名录》427页。产富川。

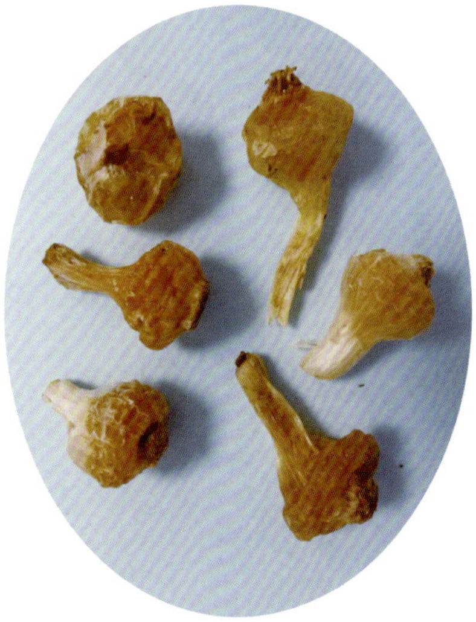

【本草学文献整理】

《中华本草》第8册，第二十二卷，30～35页。以作为薤白(《本草图经》)的原植物之一收载，别名薤根（《肘后方》）、薤白头（《药材学》）。鳞茎入药，味辛、苦，性温；理气宽胸，通阳散结。

【原植物识别特征】

多年生草本，具有辛辣的特殊气味。鳞茎近球状，粗0.7～2cm，基部常具小鳞茎；外皮带黑色，纸质或膜质，不破裂。叶基生，3～5枚，半圆柱状，中空，上面具沟槽，比花葶短。花葶圆柱状，高30～70cm；伞形花序半球状至球状，具多而密集的花；花被片6，排成2轮，淡紫色或淡红色，长4～5.5mm，宽1.2～2mm；雄蕊6，花丝在基部合生并与花被片贴生；子房上位，近球状，花柱伸出花被外。花果期5—7月。

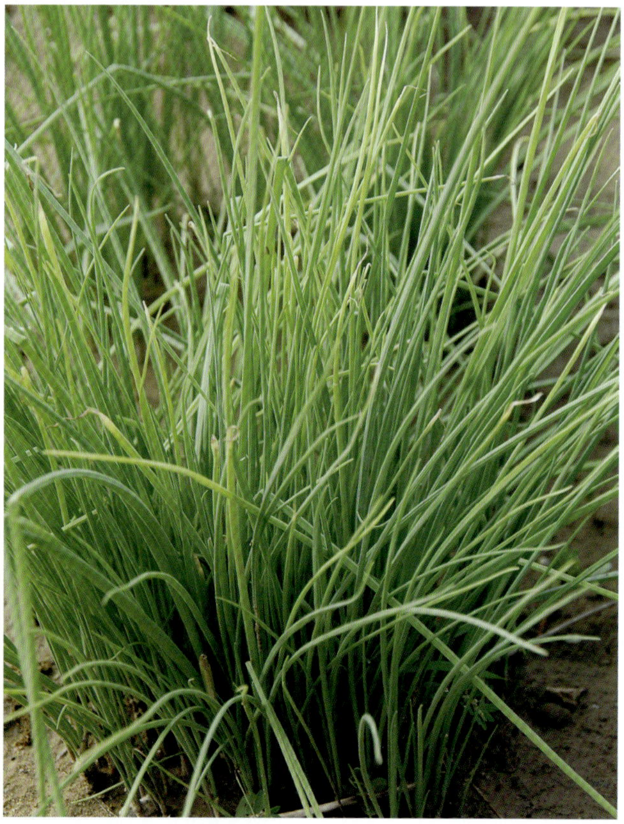

藠头（荞头）

来源 百合科葱属 *Allium* 植物藠头 *Allium chinense* BG. Don 的鳞茎。

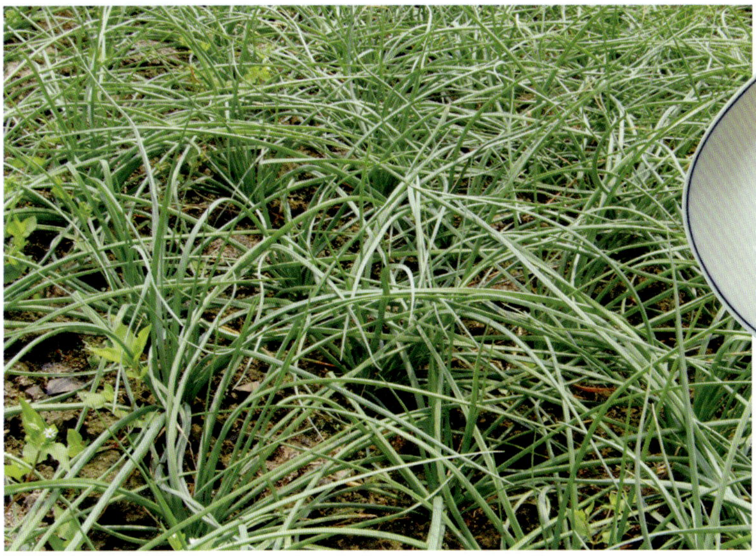

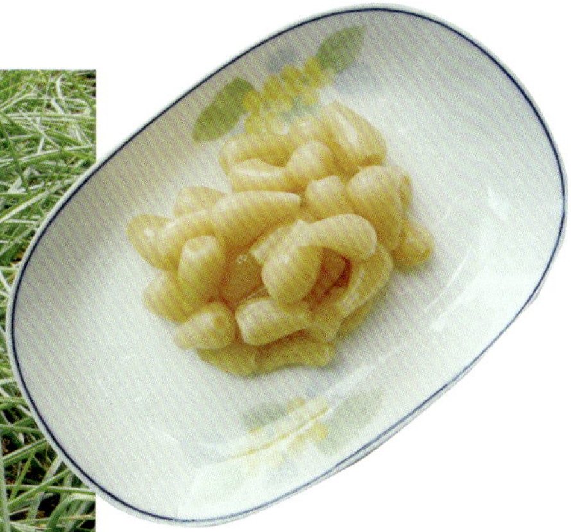

【植物学文献整理】

见《中国植物志》第十四卷，259～260页。以藠头为正名收载，别名薤、荞头。原产我国。在长江流域和以南各省区广泛栽培，也有野生。日本、越南、老挝、柬埔寨和美国也有栽培。

《广东植物志》第五卷，448～449页（置于石蒜科）。别名薤、藠子、荞头（广州）、荞子（梅县、兴宁）。广东及海南普遍栽培，适生于阳光充足、排水良好的沙壤中。全株可作蔬菜，鳞茎醋渍，用于佐膳。药用，名薤白，理气宽胸，通阳，祛痰。

《广西植物名录》427页。产南宁、阳朔、临桂、全州、平南、容县、博白、那坡、昭平、钟山、富川。

《海南植物志》第四卷，144页（置于石蒜科）。海南各地栽培。为我国南部冬春季常见栽培蔬菜之一，鳞茎浸渍于醋内称"酸藠头"，供食用。

【本草学文献整理】

《中华本草》第8册，第二十二卷，30～35页。以作为薤白（《本草图经》）的原植物之一收载，别名薤根（《肘后方》）、薤白头（《药材学》）。鳞茎入药，味辛、苦，性温；理气宽胸，通阳散结。

【原植物识别特征】

多年生草本，具有辛辣的特殊气味。鳞茎数枚聚生，狭卵状，粗1～1.5cm；鳞茎外皮白色或带红色，膜质，不破裂。叶基生，2～5枚，具3～5棱的圆柱状，中空，近与花葶等长，粗1～3mm。花葶侧生，高20～40cm，下部被叶鞘；伞形花序近半球状，花淡紫色至暗紫色；花被片6，排成2轮，长4～6mm，宽3～4mm，内轮稍长；雄蕊6，花丝约为花被片长的1.5倍，基部合生并与花被片贴生；子房上位，倒卵球状，花柱伸出花被外。花果期10—11月。

蒜

来源 百合科葱属 *Allium* 植物蒜 *Allium sativum* L. 的鳞茎。

【植物学文献整理】

见《中国植物志》第十四卷，268～269页。以蒜为正名收载，别名葫。原产亚洲西部或欧洲。世界上已有悠久的栽培历史，我国南北地区普遍栽培，幼苗、花葶和鳞茎均供蔬食，鳞茎还可以作药用。

《广东植物志》第五卷，449～450页（置于石蒜科）。以蒜（《名医别录》）为正名收载，别名大蒜、葫。产广东及海南各地。

《广西植物名录》427页。产阳朔、龙胜、资源、玉林。

《海南植物志》第四卷，144页（置于石蒜科）。海南各地栽培。

【本草学文献整理】

《中华本草》第8册，第二十二卷，36～43页。以大蒜（《本草经集注》）为正名收载，别名胡蒜（崔豹《古今注》）、葫（《名医别录》）、独头蒜（《肘后方》）、独蒜（《普济方》）、青蒜（《滇南本草》）。鳞茎入药，味辛，性温；温中行滞，解毒，杀虫。

【原植物识别特征】

多年生草本，具有辛辣的特殊气味。鳞茎球状至扁球状，由多数肉质、瓣状的小鳞茎紧密地排列而成，外面被数层白色至带紫色的膜质鳞茎外皮。叶基生，宽条形至条状披针形，扁平，先端长渐尖，宽可达2.5cm。花葶实心，圆柱状，高可达60cm；伞形花序密具珠芽；花常为淡红色；花被片6，排成两轮，披针形至卵状披针形，长3～4mm，内轮较短；雄蕊6，花丝比花被片短，基部合生并与花被片贴生；子房上位，球状，花柱不伸出花被外。花期7月。

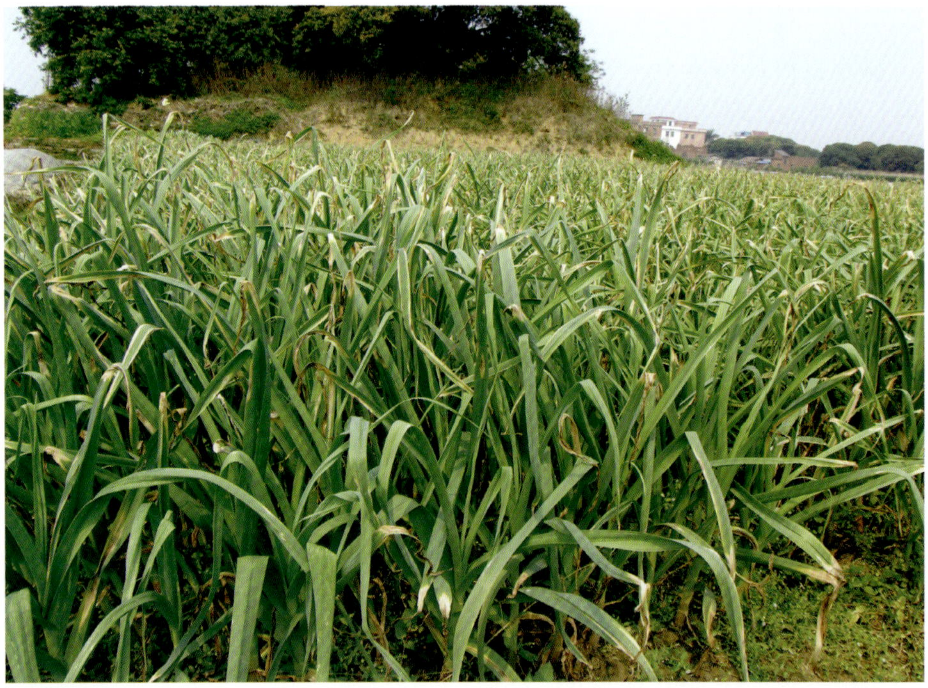

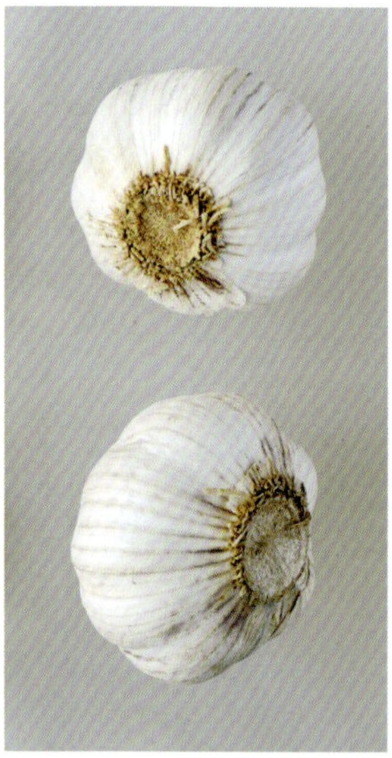

韭

来源 百合科葱属 *Allium* 植物韭 *Allium tuberosum* Rottl. ex Spreng. 的种子。

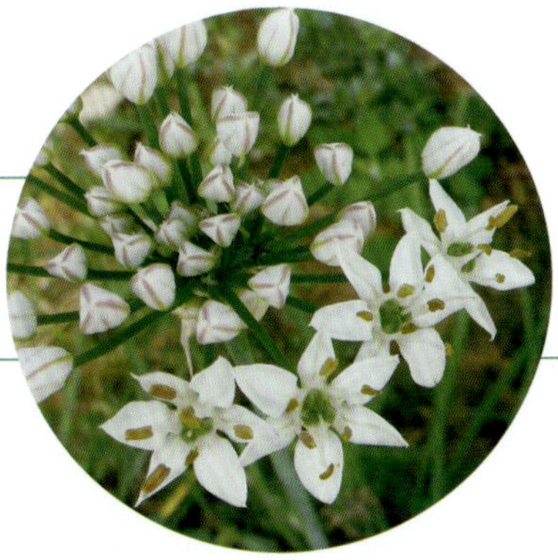

【植物学文献整理】

见《中国植物志》第十四卷，221～222页。以韭为正名收载。全国广泛栽培，亦有野生植株，但北方的为野化植株。原产亚洲东南部。现在世界上已普遍栽培。叶、花葶和花均作蔬菜食用，种子入药。

《广东植物志》第五卷，450页（置于石蒜科）。以韭（《名医别录》）为正名收载，别名韭菜（通称）。产广东及海南各地。

《广西植物名录》427页。产全区各地。

《海南植物志》第四卷，144～145页（置于石蒜科）。海南各地栽培。为一栽培作物，供蔬食，又供药用。

【本草学文献整理】

《中华本草》第8册，第二十二卷，48～49页。以韭子（《本草经集注》）为正名收载，别名韭菜子（《滇南本草》）、韭菜仁（《岭南采药录》）。种子入药，味辛、甘，性温；补益肝肾，壮阳固精。叶、根亦入药，另列条目。

【原植物识别特征】

多年生草本，具有辛辣的特殊气味。根状茎横生，鳞茎簇生，近圆柱状；鳞茎外皮暗黄色至黄褐色，破裂成纤维状，呈网状或近网状。叶基生，条形，扁平，宽1.5～8mm，边缘平滑。花葶圆柱状，常具2纵棱，高25～60cm，下部被叶鞘；伞形花序半球状或近球状，花白色；花被片6，排成两轮，长4～7mm，宽2.1～3.5mm；雄蕊6，基部合生并与花被片贴生；子房上位，倒圆锥状球形，具3圆棱。花果期7—9月。

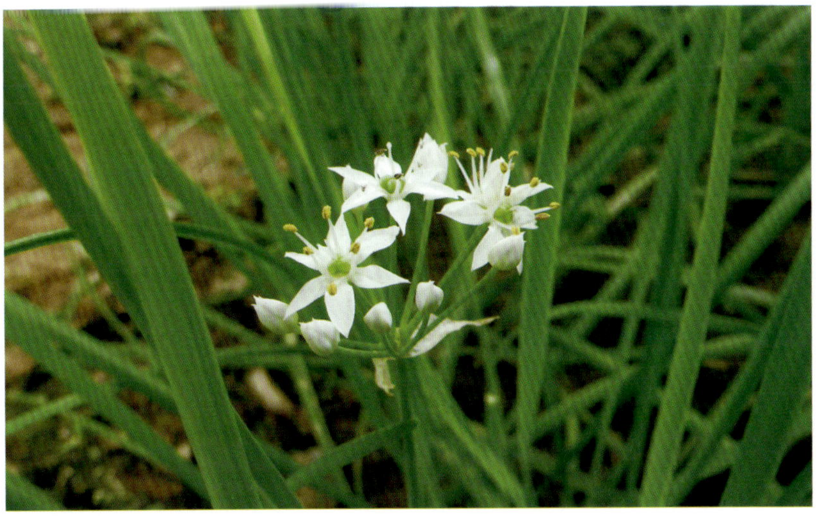

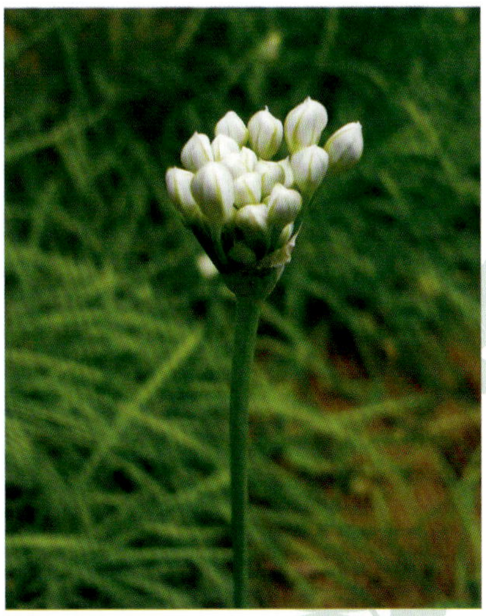

芦荟

来源　百合科芦荟属 *Aloe* 植物芦荟 *Aloe vera* L. var. *chinensis* (Haw.) Berg. 的叶或叶中汁液经浓缩的干燥品。

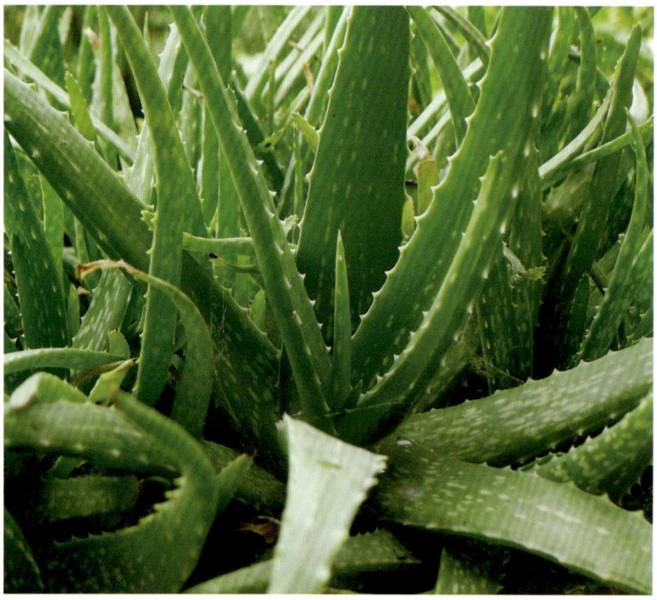

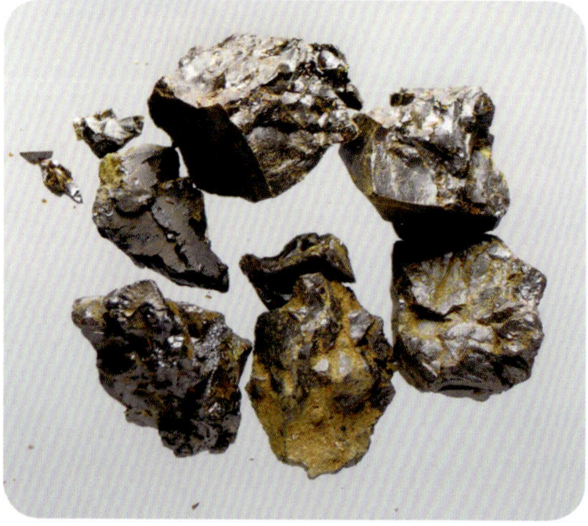

【植物学文献概要】

见《中国植物志》第十四卷，62～63页。芦荟属 *Aloe* 约200种，主要分布于非洲，特别是非洲南部干旱地区，亚洲南部也有，我国仅产芦荟 *Aloe vera* var. *chinensis* 1种，多栽培，也有逸为野生者，广东又称油葱，作民间草药用。中药芦荟，主要为非洲进口芦荟品种。

《广东植物志》第六卷，355～356页。别名油葱。广东中部至南部常见栽培；广东深圳、徐闻及海南东方、昌江、海口有野生（归化）。生于平地沙质土灌丛、草丛中或溪旁湿地。叶肉有清热解毒、凉血止痛之功效，外用，治疗肿、溃疡、烫火伤，亦用作各种护肤品的原料。

《广西植物名录》428页。产全区各地。

《海南植物志》第四卷，113～114页。

《广州植物志》675页。芦荟之名出自《开宝本草》，别名油葱（《岭南杂记》）。广东省各处多有栽培，以供观赏或药用。

【本草学文献概要】

《岭南采药录》68页。叶大而尖，肉质，有锐锯齿，花呈穗状，其叶分泌之汁，色黑有光，取其治疾，味涩、性平，凉血止痛，治内伤，洗痔疮如神，敷疮疥，去油腻。

《中华本草》第8册，第二十二卷，51～56页。以芦荟（《本草蒙荃》）为正名收载，别名卢会（《药性论》）、象胆（《本草拾遗》）、奴会（《开宝本草》）、劳伟（《生草药性备要》）等。叶汁浓缩干燥品入药，味苦，性寒；泻下，清肝，杀虫。

【原植物识别特征】

多年生肉质草本。茎较短。叶呈莲座状簇生，肥厚多汁，条状披针形，粉绿色，长15～35cm，基部宽4～5cm，顶端及边缘有小齿。花葶高60～90cm。总状花序；花下垂，花被片6，淡黄色而有红斑；外轮3枚花被片合生至中部，长约2.5cm，裂片先端稍外弯；雄蕊6，与花被片近等长；子房上位。蒴果，种子多数。

天门冬

来源 百合科天门冬属 *Asparagus* 植物天门冬 *Asparagus cochinchinensis* (Lour.) Merr. 的块根。

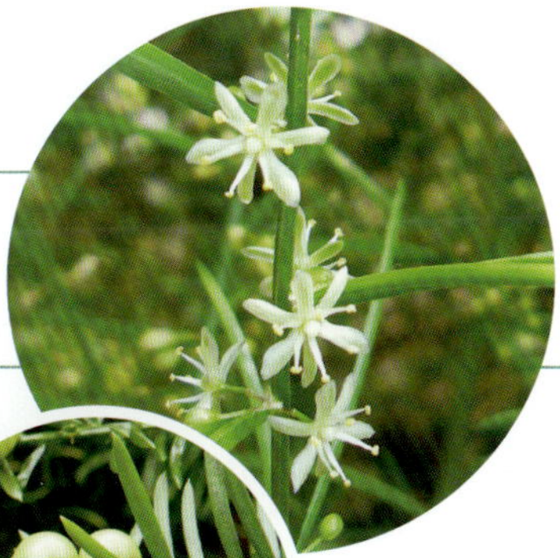

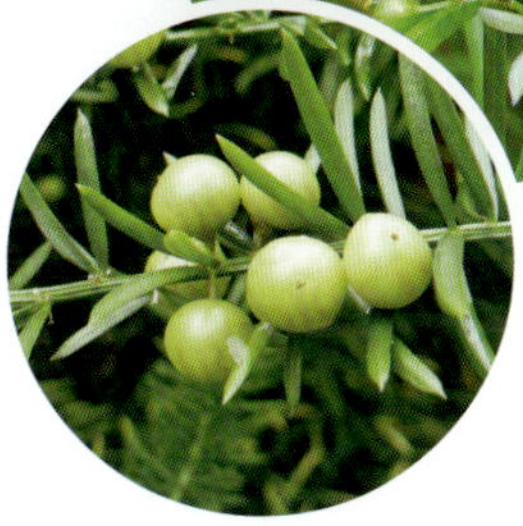

【植物学文献整理】

见《中国植物志》第十五卷，106～108页。以天门冬（《神农本草经》）为正名收载，别名三百棒（湖南）、丝冬（海南岛）、老虎尾巴根（湖北）。从河北、山西、陕西、甘肃等省的南部至华东、中南、西南各省区都有分布。生于海拔1750m以下的山坡、路旁、疏林下、山谷或荒地上。

《广东植物志》第六卷，341页。产广东及海南各地。栽培或野生于山地林下或灌丛中。块根即中药天门冬，有滋阴润燥、清热止咳的功效。各地庭院常盆栽供观赏。

《广西植物名录》428页。产邕宁、武鸣、柳州、融水、桂林、临桂、龙胜、玉林、容县、陆川、博白、那坡、凌云、田林、隆林、贺州、昭平、钟山、富川、天峨、凤山、金秀、龙州。

《海南植物志》第四卷，118～119页。崖县、陵水、琼海、儋县。生于疏林和旷野灌丛中。

《广州植物志》676页。为一野生植物，广州近郊不常见。本种经栽培后枝繁叶茂，簇生成团，终年常绿，供观赏。块根即为天门冬，药用。

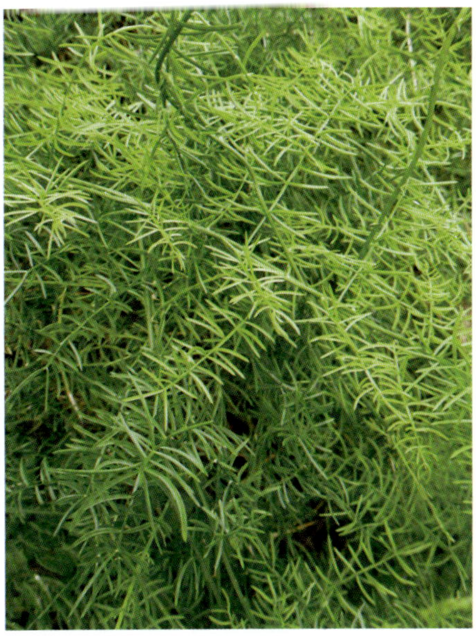

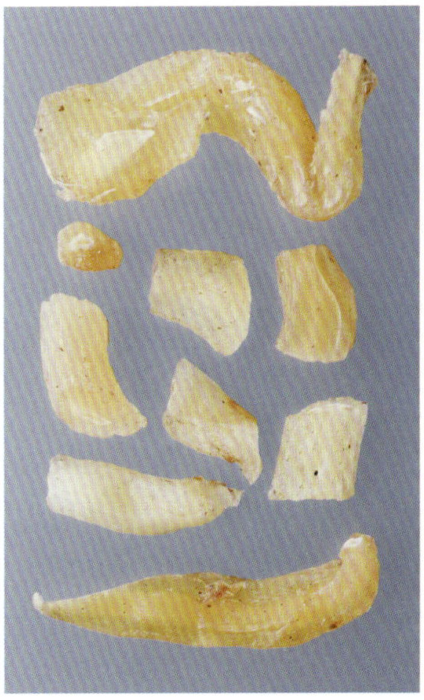

【本草学文献概要】

《中华本草》第8册，第二十二卷，63～69页。以天门冬（《神农本草经》）为正名收载，别名大当门根（《石药尔雅》）、天冬（《药品化义》）。块根入药，味甘、苦，性寒；滋阴润燥，清肺降火。

【原植物识别特征】

多年生攀援草本，长可达1～2m。块根纺锤形，肉质，簇生。茎细长，多分枝，长可达1～2m。叶状枝通常每3枚成簇，扁平，镰刀状，长1～3cm，宽1～2mm，退化。叶呈鳞片状，顶端长尖，基部伸长为2.5～3mm的刺。花常2朵腋生，单性异株，淡绿色，大小相似；雄花花被片6，雄蕊6，稍短于花被；雌花具退化雄蕊6，子房上位。浆果球形，熟时红色。花期5—7月，果期8—10月。

蜘蛛抱蛋

来源 百合科蜘蛛抱蛋属 *Aspidistra* 植物蜘蛛抱蛋 *Aspidistra elatior* Blume 的根茎。

【植物学文献整理】

见《中国植物志》第十五卷，20～22页。以蜘蛛抱蛋为正名收载。我国各地公园多有栽培。该属全世界约11种，产亚洲热带与亚热带地区。我国8种，主要见于长江以南各省区。由于本属植物的叶终年翠绿，故有“万年青”之名。国内外广泛栽培作盆景。某些野生种类的根状茎供药用。

《广东植物志》第六卷，366页。产广东及海南东方、保亭、昌江。生于林中阴处。

《广西植物名录》429页。产全区各地。

《海南植物志》第四卷，115页。东方、保亭等地。根茎入药。

【本草学文献整理】

《中华本草》第8册，第二十二卷，74～75页。以蜘蛛抱蛋（《植物名实图考》）为正名收载，别名一帆青（《质问本草》）、飞天蜈蚣（《植物名实图考》）、竹根七（《湖南药物志》）、入地蜈蚣、石上剑、山蜈蚣（广西）。根茎入药，味辛、甘，性微寒；活血止痛，清肺止咳，利尿通淋。

【原植物识别特征】

多年生常绿草本。根状茎横走，直径5～10mm，具节和鳞片。叶单生，彼此相距1～3cm，矩圆状披针形、披针形至近椭圆形，长22～46cm，宽8～11cm，边缘多少皱波状；叶柄粗壮，长5～35cm。总花梗从根状茎长出，较短；花多少靠近地面；苞片3～4枚；花单生于总花梗顶端，钟状，长12～18mm，直径10～15mm，紫色或暗紫色，6～8裂；雄蕊与花被片同数而对生，花丝短；子房上位，柱头盾状膨大。浆果球形，种子1粒。

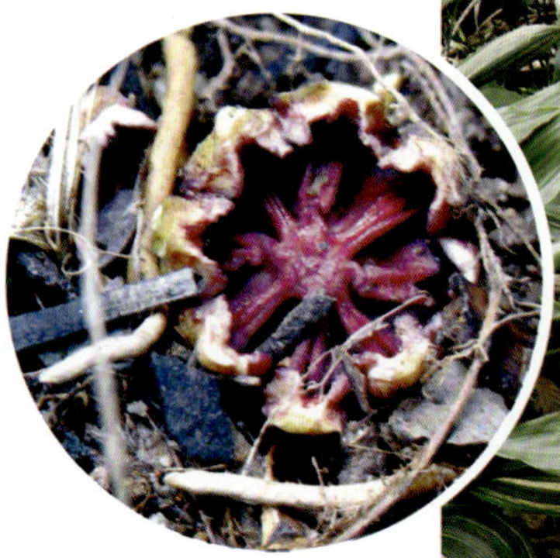

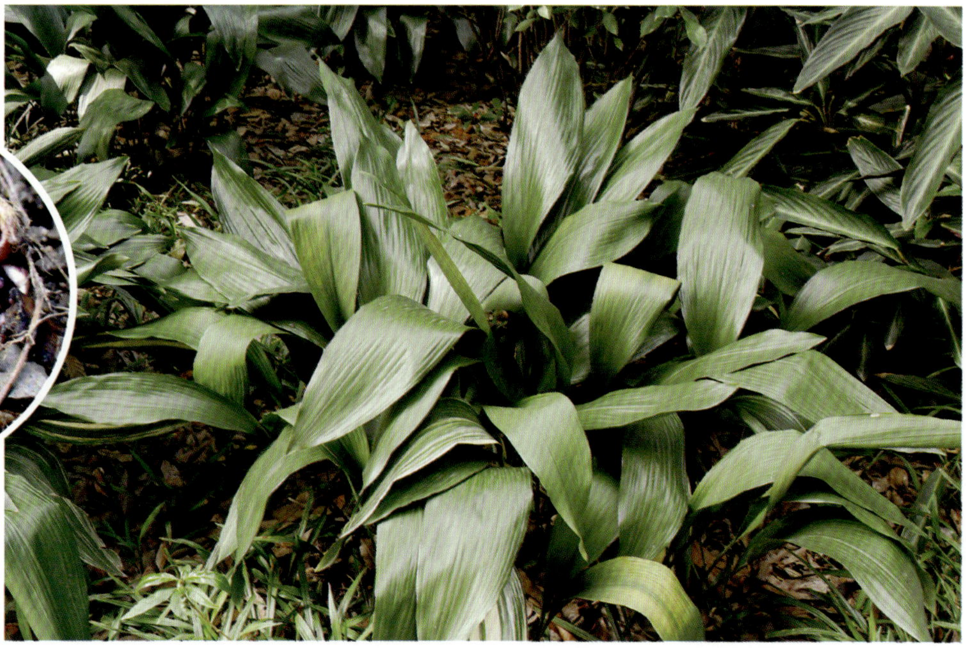

吊兰

来源 百合科吊兰属 *Chlorophytum* 植物吊兰 *Chlorophytum comosum* (Thunb.) Baker 的全草或根。

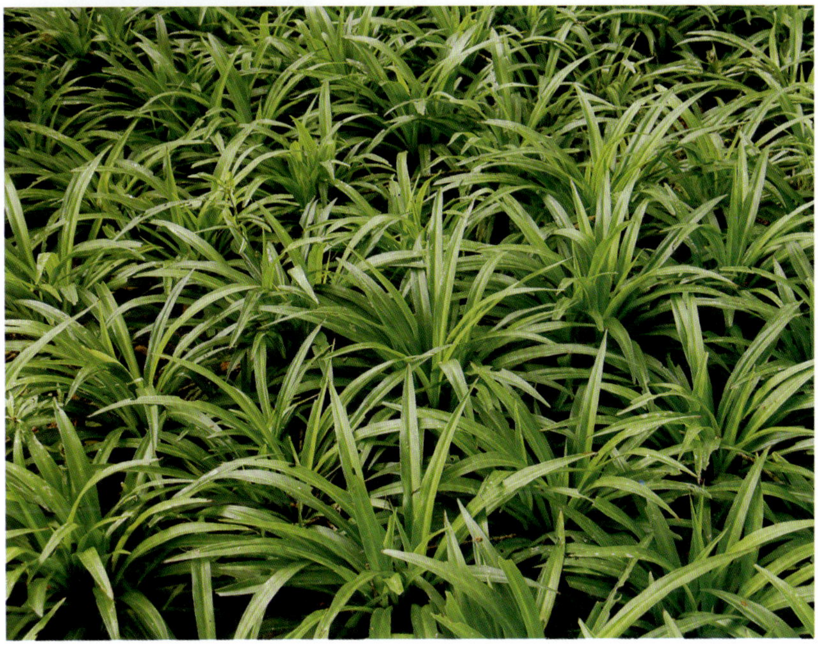

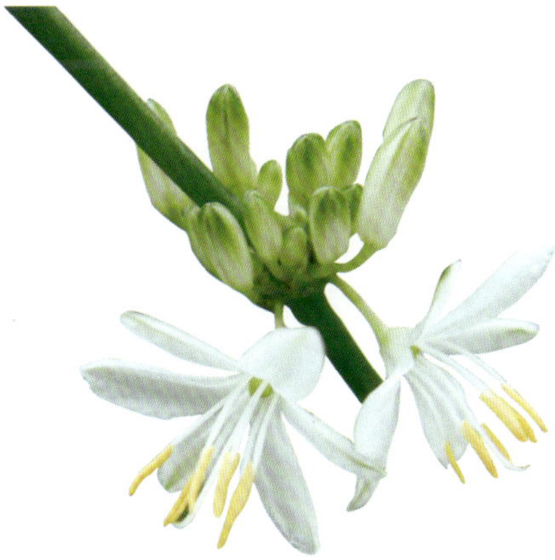

【植物学文献整理】

见《中国植物志》第十四卷，41页。以吊兰为正名收载。原产非洲南部，各地广泛栽培，供观赏。广州民间取全草煎服，治声音嘶哑。

《广东植物志》第六卷，364页。广东及海南各地城镇庭园常见栽培。

《广州植物志》678～679页。为一盆栽植物，常悬挂于庭前或厅前，以供观赏。花茎常变为纤匍枝，伸悬盆外，顶端缀以小植株，状如垂钓，故广州花圃中人常称之为吊兰。广州民间有用为草药的。

【本草学文献整理】

《中华本草》第8册，第二十二卷，77页。以吊兰（《广西药用植物名录》）为正名收载，别名兰草（《广西本草选集》）、倒吊兰（《福建药物志》）、土洋参（广东）、八叶兰（广西）等。全草或根入药，味甘、微苦，性凉；化痰止咳，散瘀消肿，清热解毒。

【原植物识别特征】

多年生草本。根状茎短而肥厚，呈纺锤状。叶丛生，剑形，绿色或有黄色条纹，长10～30cm，宽1～2cm，向两端稍变狭。花葶比叶长，有时长可达50cm，常变为纤匍枝，在近顶部具叶簇或幼小植株；花白色，常2～4朵簇生，花梗长7～12mm；花被片6，排成2轮，长7～10mm，具3脉；雄蕊6，稍短于花被片；子房上位，花柱线形。蒴果三棱状扁球形，长约5mm，宽约8mm。花期5月，果期8月。

山菅兰

来源　百合科山菅属 *Dianella* 植物山菅兰 *Dianella ensifolia* (L.) DC. 的全草或根茎。

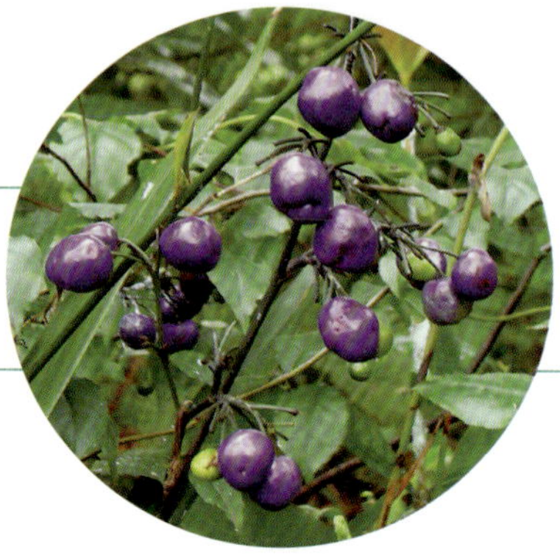

【植物学文献概要】

见《中国植物志》第十四卷，35页。该属约20种分布于亚洲和大洋洲的热带地区，我国仅产山菅兰 *Dianella ensifolia* 1种，分布于云南、四川、贵州、广东、广西、江西、浙江、福建等省区。根茎为民间草药，有毒，外用。

《广东植物志》第六卷，347页。以山菅兰为正名收载，别名交剪草、老鼠砒。产广东及海南各地，生于山坡灌丛中及疏林下。药用，并标明为有毒植物。

《广西植物名录》431页。产全区各地。

《海南植物志》第四卷，117页。海南各地常见。生于旷野山坡上。

《广州植物志》677页。为一野生植物，喜生于山野草丛中，广州近郊可见。本种为有毒植物，家畜食之能致死。

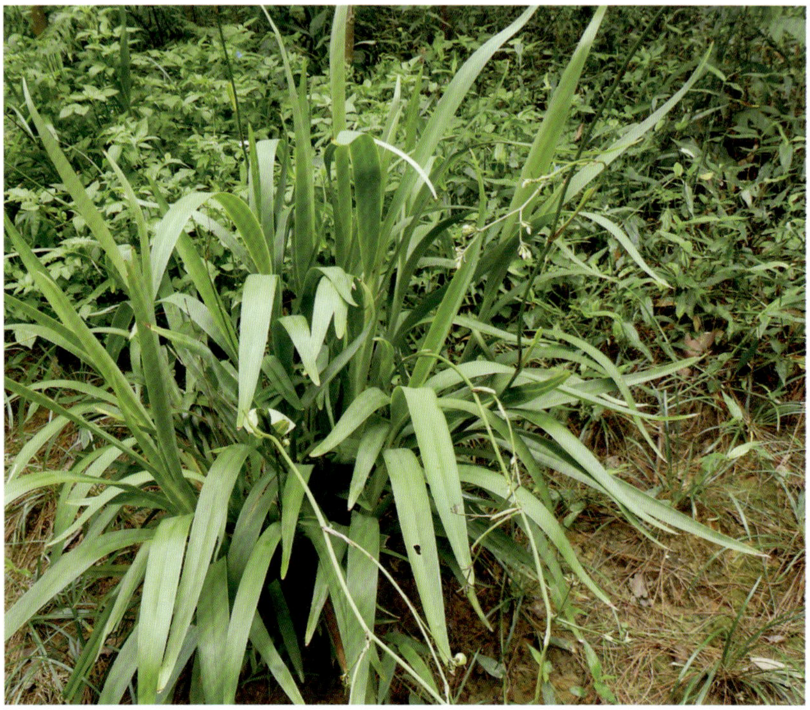

【本草学文献概要】

《岭南采药录》17页。有毒，不入服剂，捣敷瘰疬，能解其毒，以其自然汁和米炒香，又将汁浸米炒香，能毒鼠。

《中华本草》第8册，第二十二卷，81～82页。以山猫儿（《生草药性备要》）为正名收载，别名较剪草（《岭南草药志》）、天蒜（《广西中药志》）、蛇王修（《广西中草药》）。根茎或全草入药，味辛，性温，有毒；拔毒消肿，散瘀止痛。《广西中药志》有药用记载。

【原植物识别特征】

多年生常绿草本，高0.3～0.6m。根状茎圆柱状，横走，粗10～40mm。叶狭条状披针形，2列，长30～60cm，宽1～2.5cm，基部收狭成鞘状。顶生圆锥花序长10～40cm，分枝疏散；花两性；花被片6，绿白色、淡黄色至青紫色，具5脉；雄蕊6，花药条形，花丝上部膨大；子房上位。浆果近球形，直径约6mm，成熟时深蓝色，有光泽。花果期3—8月。

竹根七

来源 百合科竹根七属 *Disporopsis* 植物竹根七 *Disporopsis fuscopicta* Hance 的根茎。

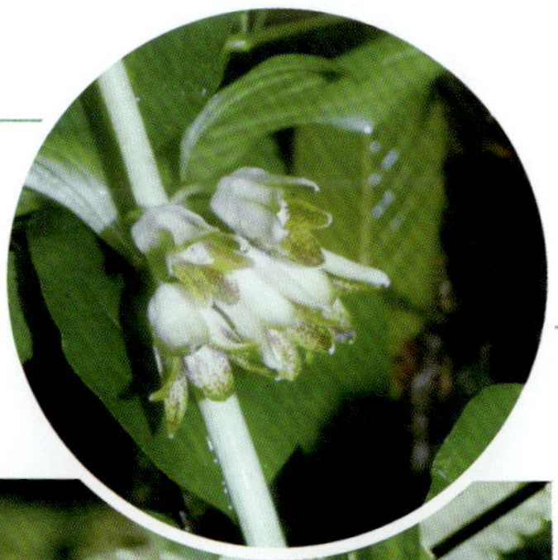

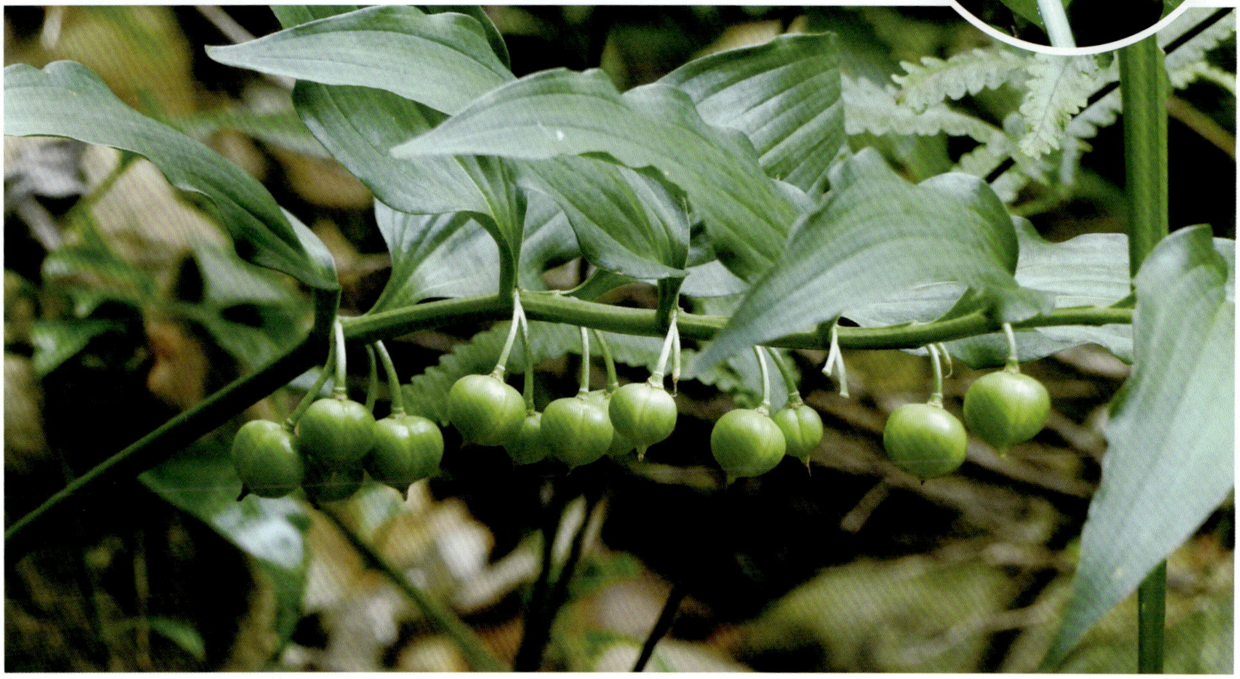

【植物学文献整理】

见《中国植物志》第十五卷，86页。以竹根七为正名收载。产广东（中部至北部）、广西、福建、江西（南部和西部）、湖南（西部）、四川（东南部）、贵州和云南。生于海拔500～1 200m的林下或山谷中。

《广东植物志》第六卷，350～351页。产翁源、五华、龙门、乐昌、曲江、乳源、阳山、连山、信宜、广州。生于山地密林下或石旁等阴湿处，广州园圃有栽培。

《广西植物名录》431页。产融水、全州、龙胜、玉林、那坡、凌云、贺州、罗城、金秀、龙州。

【本草学文献整理】

《中华本草》第8册，第二十二卷，82页。以竹根七（《广西药用植物名录》）为正名收载，别名玉竹（《广西药用植物名录》）、阿青果（《贵州中草药名录》）。根茎入药，味甘、微辛，性平；养阴清肺，活血化瘀。

【原植物识别特征】

多年生草本。根状茎连珠状，粗1～1.5cm，茎高25～50cm。叶互生，卵形、椭圆形或矩圆状披针形，长4～9cm，宽2.3～4.5cm，具柄，弧形脉。花1～2朵生于叶腋，白色，内带紫色，稍俯垂；花梗长7～14mm；花被下部合生，裂片6，近花被筒口部，有一副花冠，裂片6，与花被裂片互生；雄蕊6，以极短花丝着生于副花冠两个裂片之间的凹缺处；子房上位。浆果近球形，直径7～14mm。花期4—5月，果期11月。

万寿竹

来源 百合科万寿竹属 *Disporum* 植物万寿竹 *Disporum cantoniense* (Lour.) Merr. 的根及根茎。

【植物学文献整理】

见《中国植物志》第十五卷，46 ~ 48页。以万寿竹为正名收载。产台湾、福建、安徽、湖北、湖南、广东、广西、贵州、云南、四川、陕西和西藏。生于灌丛中或林下，海拔700 ~ 3 000m。根状茎供药用，有益气补肾、润肺止咳之效。

《广东植物志》第六卷，349 ~ 350页。产广东五华、英德、乐昌、乳源、阳山、连州、怀集及海南琼中、琼海等地。生于山地灌丛中或疏、密林下，广州、肇庆等地园圃有栽培。

《广西植物名录》431页。产融水、临桂、灵川、全州，龙胜，恭城、百色、平果、靖西、那坡、凌云、乐业、田林、隆林、天峨、金秀。

《广州植物志》677 ~ 678页。以山竹花为正名收载，拉丁学名同《中国植物志》记载。为一野生植物，常见于我国南部山野间，广州间有栽培。

【本草学文献整理】

《中华本草》第8册，第二十二卷，84 ~ 85页。以竹叶参（《陕西中草药》）为正名收载，别名广东万寿竹、山竹花、玉竹草、白子草、竹叶草（《中药大辞典》）等。根及根茎入药，味苦、辛，性凉；祛风除湿，舒筋活血，清热解毒，止咳化痰。

《药用植物识别图鉴》257页。根及根茎入药，清热解毒，活血散瘀。

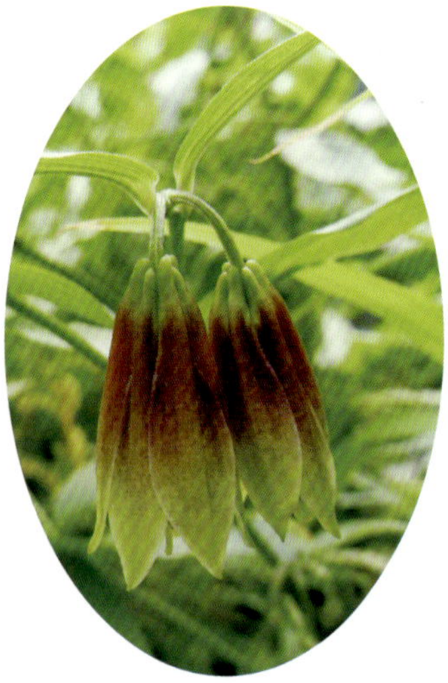

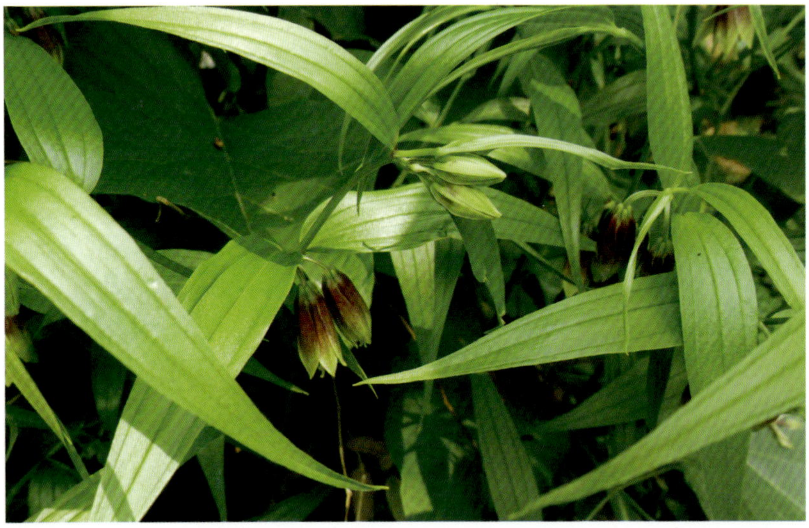

【原植物识别特征】

多年生草本。根状茎呈结节状，簇生多数须根，茎高50 ~ 150cm。叶互生，披针形至狭椭圆状披针形，长5 ~ 12cm，宽1 ~ 5cm，有明显的3 ~ 7脉，下面脉上和边缘有乳头状突起，叶柄短。伞形花序，有花3 ~ 10朵；花下垂，白色或淡紫色；花被片6，长1.5 ~ 2.8cm，宽4 ~ 5mm，先端尖，边缘有乳头状突起，基部有长2 ~ 3mm的距；雄蕊6，内藏；子房上位。浆果近球形，直径8 ~ 10mm。花期5—7月，果期8—10月。

黄花菜（鹿葱花）

来源　百合科萱草属 *Hemerocallis* 植物黄花菜 *Hemerocallis citrina* Baroni 的花蕾。

【植物学文献概要】

见《中国植物志》第十四卷，54～55页。产秦岭以南各省区。花经蒸、晒加工后，制成干菜，即金针菜或黄花菜，有健胃、利水消肿等功效。

《广东植物志》第六卷，354～355页。以黄花菜为正名收载，别名金针菜。产广东始兴、英德、乳源、阳山、阳春、信宜，生于沟边、田边、林缘等湿处。花晒干即干菜黄花菜。

《广西植物名录》432页。产上林、桂林、龙胜、资源。

《广州植物志》679～680页。本植物有时栽培于庭院间以供观赏，白云山亦有野生的。花供食用及药用。

【本草学文献概要】

《岭南采药录》160～161页。冬月丛生于下湿地，叶如蒲蒜而柔弱，新旧用代，四时青翠，五月抽茎开花，六出四垂，呈红黄色，朝开而夕萎，至秋深乃尽，此花及嫩芽可食，皆柔软而有甘味，实细为三角形，内有子大如梧子，黑而光泽，根似麦门冬，味甘，性寒，下乳汁，宜炒过，和猪肉煎汤食，消食，去湿热，安五脏，利胸膈。此花俗呼金针菜。

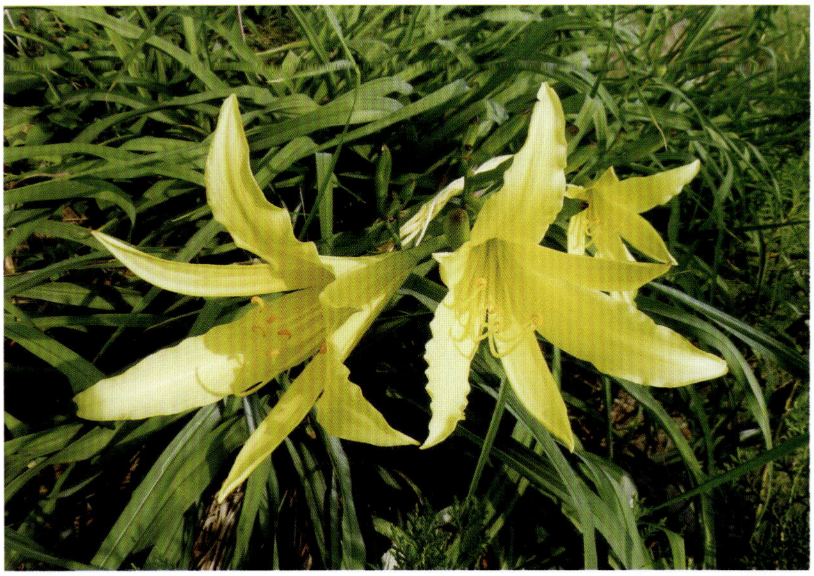

《中华本草》第8册，第二十二卷，101～105页。以金针菜（《滇南本草》）为正名收载，别名萱草花（《圣济总录》）、川草花（《救荒本草》）鹿葱花（《本草纲目》）等。花蕾入药，味甘，性凉；清热利湿，宽胸解郁，凉血解毒。

【原植物识别特征】

多年生草本。根状茎短，根多少肉质，中下部常有纺锤状膨大。叶基生，密集，线形，长50～130cm，宽0.6～2.5cm，稍肉质。花葶长短不一，花梗短；花两性，花被管漏斗状，淡黄色，裂片6，长6～12cm；雄蕊6；子房上位，3室。蒴果三棱状椭圆形；种子多数，黑色。花果期5—9月。

玉簪

来源 百合科玉簪属 *Hosta* 植物玉簪 *Hosta plantaginea* (Lam.) Aschers. 的花。

【植物学文献整理】

见《中国植物志》第十四卷，49～50页。以玉簪为正名收载。产四川（峨眉山至川东）、湖北，湖南、江苏、安徽、浙江、福建和广东。生于海拔2 200m以下的林下、草坡或岩石边。各地常见栽培，公园尤多，供观赏。全草供药用。花清咽，利尿，通经，亦可供蔬食或作甜菜，但须去掉雄蕊。根、叶有小毒，外用治乳腺炎、中耳炎、疮痈肿毒、溃疡等。

《广东植物志》第六卷，353～354页。常见于我国长江和珠江流域及陕西等省区。

《广西植物名录》432页。产兴安、龙胜、凌云。

【本草学文献整理】

《中华本草》第8册，第二十二卷，107～108页。以玉簪花（《本草品汇精要》）为正名收载，别名内消花（《海上方》）、白鹤花（《本草品汇精要》）、白鹤仙（《本草纲目》）、白萼（《群芳谱》）、玉泡花（四川、广东）等。花入药，味苦、甘，性凉；清热解毒，利水，通经。

【原植物识别特征】

多年生草本。根状茎粗厚，粗1.5～3cm。叶基生，卵状心形、卵形或卵圆形，长14～24cm，宽8～16cm，先端近渐尖，基部心形，弧形脉；叶柄长20～40cm。花葶高40～80cm；花单生或2～3朵簇生，长10～13cm，白色，漏斗状，芳香；花梗长约1cm；雄蕊6，与花被近等长或略短，基部贴生于花被管上；子房上位。蒴果圆柱状，具3棱，长约6cm，直径约1cm；种子多数，黑色。花期7—8月，果期8—10月。

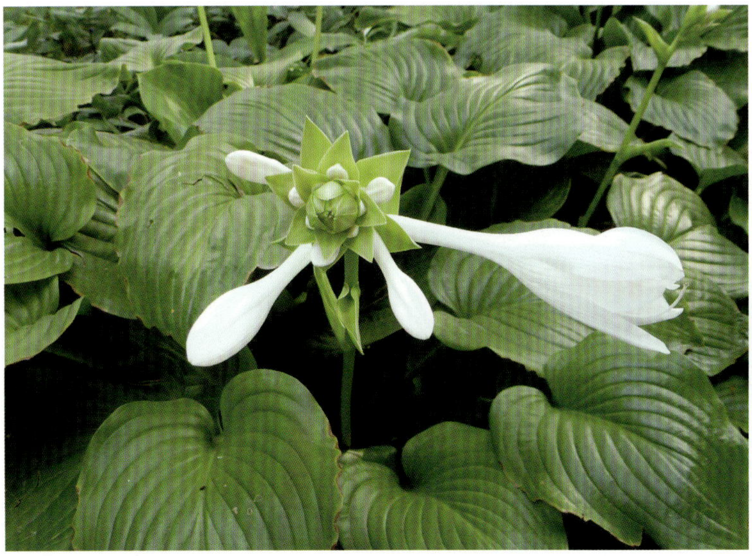

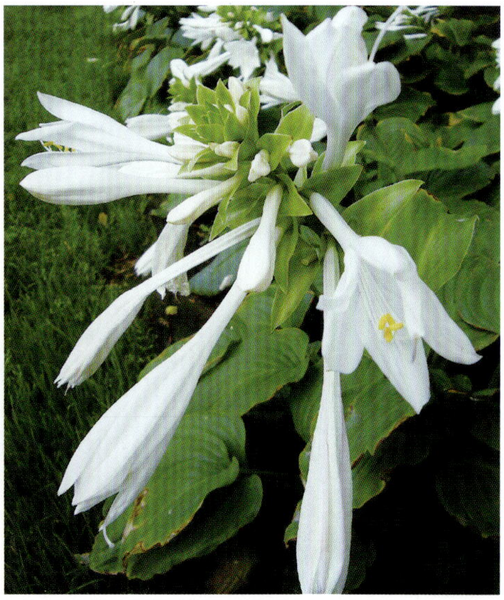

野百合

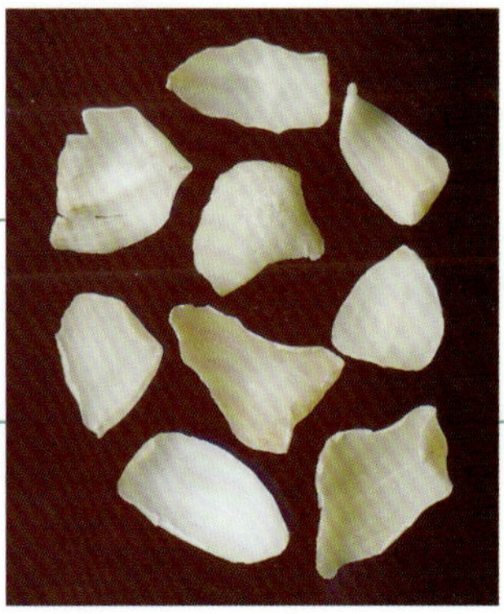

来源 百合科百合属 *Lilium* 植物野百合 *Lilium brownii* F. E. Brown ex Miellez 的鳞茎。

【植物学文献概要】

百合属*Lilium*我国有39种，南北均有分布，其中野百合*Lilium brownii* F. E. Brown ex Miellez 分布达岭南，见《中国植物志》第十四卷，121～124页。鳞茎含丰富淀粉，可食用，亦可药用。另外，广西有分布淡黄花百合 *Lilium sulphureum* 和药百合 *Lilium speciosum* var. *gloriosoides*。

《广东植物志》第六卷，339～340页。以野百合为正名收载，别名淡紫百合。产惠阳、博罗（罗浮山）、广州、英德、新丰、和平、乐昌，生于山地草坡、灌丛中山谷湿地或山地阳处。庭院偶有栽培，供观赏。鳞茎食用或药用。

《广西植物名录》132页。产邕宁、马山、宾阳、横县、融水、桂林、阳朔、临桂、全州、兴安、龙胜、凌云、田林、隆林、贺州、河池、巴马、象州、扶绥、宁明、龙州。

《广州植物志》681～682页。以淡紫百合为正名收载。广州间有栽培，白云山间有野生者。

【本草学文献概要】

《岭南采药录》19页。味甘，性平，入肺，清痰火，补虚损。

《中华本草》第8册，第二十二卷，112～118页。野百合 *Lilium brownii* F. E. Brown ex Miellez 为百合所涉及4 种原植物之一。鳞茎入药，味甘、微苦，性微寒；养阴润肺，清心安神。花及种子亦入药，

【原植物识别特征】

多年生草本。鳞茎球形，直径2～4.5cm，茎高0.7～2m，有的有紫色条纹。叶散生，自下向上渐小，披针形至条形，长7～15cm，宽1～2cm，具5～7脉，全缘。花单生或数朵排成近伞形；花两性，有香气；花被片6，乳白色，外面稍带紫色，长13～18cm；雄蕊6，排成2轮；子房上位，柱头3裂。蒴果矩圆形，长4.5～6cm，宽约3.5cm，有棱；种子多数。花果期5—10月。

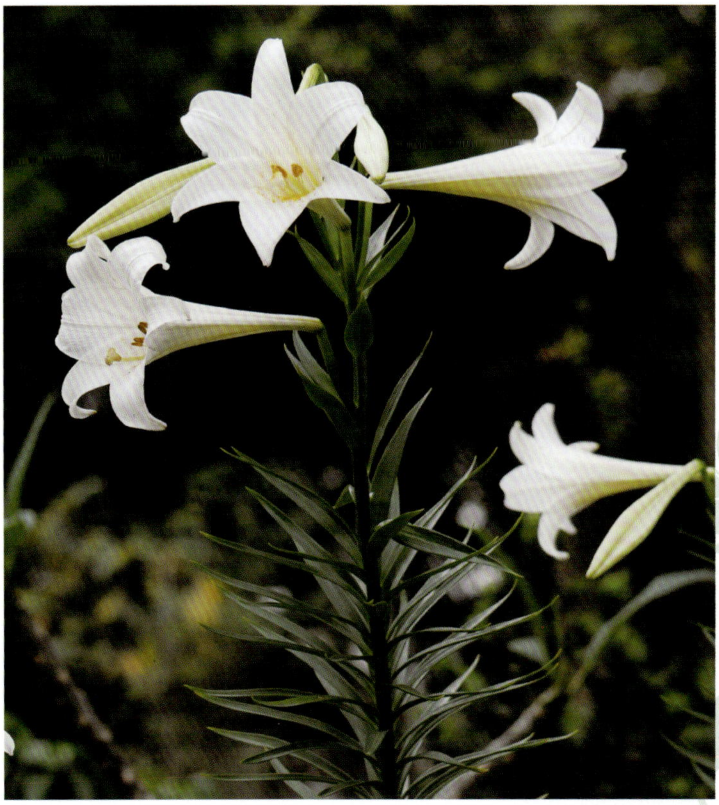

山麦冬

来源 百合科山麦冬属 *Liriope* 植物山麦冬 *Liriope spicata* (Thunb.) Lour. 的块根。

【植物学文献整理】

见《中国植物志》第十五卷，128页。以山麦冬为正名收载。除东北地区及内蒙古、青海、新疆、西藏各省区外，其他地区广泛分布和栽培。生于海拔50～1 400m的山坡、山谷林下、路旁或湿地，为常见栽培的观赏植物。也分布于日本、越南。

本种在南北各地广泛栽培，如四川绵阳、三台一带，浙江余姚一带等。有些性状变异幅度比较大，例如叶的长短、宽狭，总状花序的长短等；但花的特征比较稳定，可作为鉴别时的主要依据。

《广东植物志》第六卷，359页。广东各地均产，生于山地、平地、海边林下或灌丛下阴处。为常见栽培观赏植物，民间用其块根带中药麦冬用。

《广西植物名录》433页。产南宁、武鸣、柳州、融水、桂林、全州、灌阳、龙胜、恭城、梧州、苍梧、岑溪、上思、贵港、玉林、容县、陆川、那坡、贺州、昭平、富川、南丹、象州、金秀、龙州。

《广州植物志》679页。生于山野间，本省各处皆有。块根入药，名为麦冬。

【本草学文献整理】

《中华本草》第8册，第二十二卷，118～120页。以土麦冬（南药《中草药学》）为正名收载，别名麦门冬（《香港中草药》）。块根入药，味甘、微苦，性微寒；养阴生津。

【原植物识别特征】

多年生草本。根近末端处常膨大成矩圆形、椭圆形或纺锤形的肉质小块根。叶基生，长线形，长25～60cm，宽4～6mm，基部常包以褐色的叶鞘，上面深绿色，背面粉绿色，具5脉，边缘具细锯齿。花葶通常长于或几等长于叶；总状花序；花3～5朵簇生于苞片腋内；花被片6，矩圆状披针形，长4～5mm，淡紫色或淡蓝色；雄蕊6，生于花被片基部；子房上位，3室。果早期破裂，露出浆果状种子，近球形，熟时黑色。花期5—7月，果期8—10月。

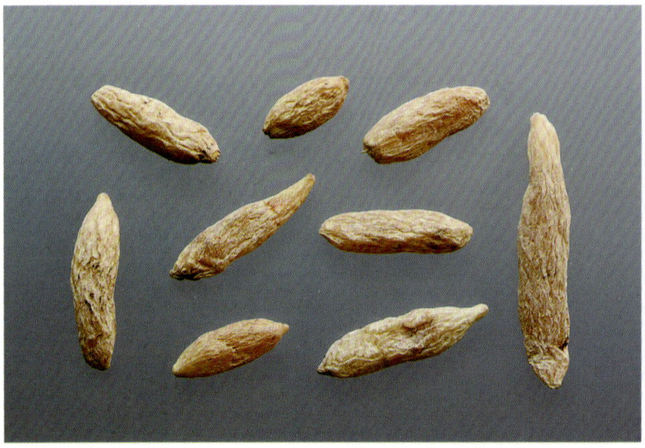

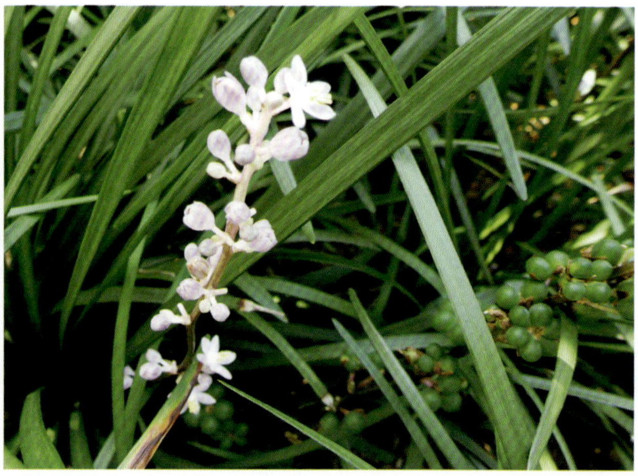

麦冬

来源 百合科沿阶草属 *Ophiopogon* 植物麦冬 *Ophiopogon japonicus* (L. f.) Ker– Gawl. 的块根。

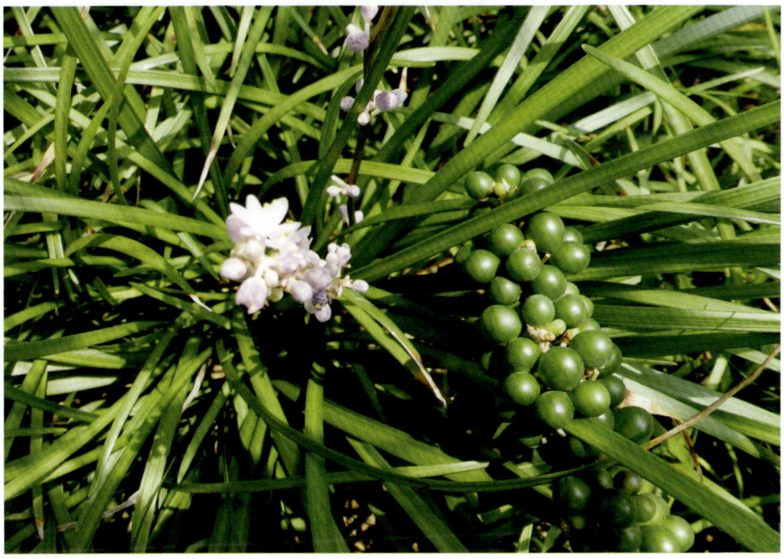

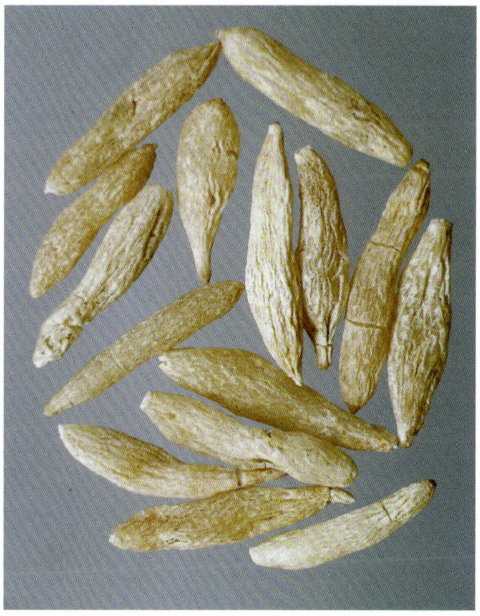

【植物学文献整理】

见《中国植物志》第十五卷，163～164页。以麦冬为正名收载，别名麦门冬、沿阶草。产广东、广西、福建、台湾、浙江、江苏、江西、湖南、湖北、四川、云南、贵州、安徽、河南、陕西和河北。生于海拔2 000m以下的山坡阴湿处、林下或溪旁，浙江、四川、广西等地均有栽培。

本种小块根是中药麦冬，有生津解渴、润肺止咳之效，栽培很广，历史悠久（杭麦冬、川麦冬均属本种），因此植物体态变化较大，例如叶丛的密疏、叶的宽狭长短等有时有明显的不同；但花的构造变化不大，是鉴别本种的主要特征。

《广东植物志》第六卷，361页。别名沿阶草、马粪草（广州）、长命草（梅县）。产大埔、五华、新丰、惠东、翁源、南雄、乐昌、乳源、肇庆（鼎湖山）、广州。生于山地林下、溪旁等湿处或栽培。

《广西植物名录》433页。产融水、桂林、临桂、兴安、龙胜、环江、金秀。

《广州植物志》681页。常植于庭院、花坛，供观赏，野生的亦有。

【本草学文献整理】

《中华本草》第8册，第二十二卷，122～129页。以麦门冬（《本经》）为正名收载，别名不死药（《吴普本草》）、禹余粮（《名医别录》）、韭叶麦冬（《中药大辞典》）。块根入药，味甘、微苦，性微寒；滋阴润肺，益胃生津，清心除烦。

【原植物识别特征】

多年生草本，高12～14cm。地下匍匐茎细长，须根中部或先端常膨大为纺锤形的肉质小块根。叶基生，长线形，基部有多数纤维状的老叶残基；叶长15～50cm，宽1.5～4mm。花葶比叶短；总状花序；花微下垂；花被片6，披针形，长约5mm，淡紫色或白色；雄蕊6；子房半下位，3室。浆果球形，熟时深蓝色。花期5—7月，果期7—10月。

七叶一枝花

来源 百合科重楼属 *Paris* 植物七叶一枝花 *Paris polyphylla* Smith 的根茎。

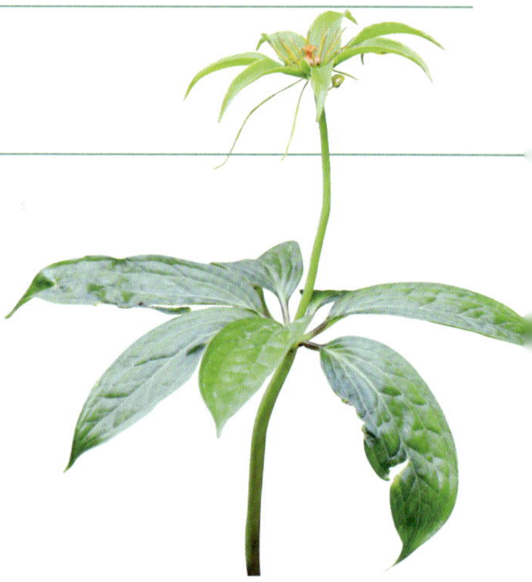

【植物学文献概要】

见《中国植物志》第十五卷，92 ~ 96页。以七叶一枝花、蚤休（《植物名实图考》）为正名收载。产西藏（东南部）、云南、四川和贵州。生于海拔1 800 ~ 3 200m的林下。

《广东植物志》第九卷，172页（置于延龄草科）。产广东乐昌、曲江、阳山、连山、英德、饶平、和平、大埔、梅州、仁化、从化、蕉岭、信宜、封开、茂名。生于海拔100 ~ 1 300m的林下、灌丛或沟边草丛中。根状茎供药用。

《广西植物名录》436页。产武鸣、马山、上林、宾阳、横县、融水、桂林、临桂、全州、兴安、永福、龙胜、资源、平南、靖西、那坡、凌云、田林、西林、隆林、贺州、钟山、富川、金秀、龙州。

【本草学文献概要】

《岭南采药录》169页。别名金线重楼、紫河车。多产于广西南宁，西樵山仙掌紫姑诸峰亦有之，正月生，六月开花即萎，花紫黄色，上有金丝垂下，谚云：七叶一枝花，紫背黄根八面花。味甘，性温平，治痨嗽，为内伤圣药，壮精益肾，补血行气，能消百毒。

《中华本草》第8册，第二十二卷，130 ~ 135页。七叶一枝花 *Paris polyphylla* Smith 作为蚤休（《神农本草经》）来源之一收录。别名紫河车（《本草图经》）、金线重楼（《丹溪治法心要》）、草河车、虫蒌（《植物名实图考》）等。根茎入药，味苦，性微寒，有小毒；清热解毒，消肿止痛，凉肝定惊。

【原植物识别特征】

多年生草本，高35 ~ 100cm。根状茎粗厚，直径达1 ~ 2.5cm，外面棕褐色，密生多数环节和许多须根。叶轮生，5 ~ 11片，矩圆形、椭圆形或倒卵状披针形，长7 ~ 15cm，宽2.5 ~ 5cm；叶柄长2 ~ 6cm。花梗长5 ~ 25cm；外轮花被片绿色，3 ~ 6，长4.5 ~ 7cm；内轮花被片比外轮长；雄蕊8 ~ 12，离生；子房上位，近球形。蒴果紫色，直径1.5 ~ 2.5cm，3 ~ 6瓣裂；种子多数，具鲜红色多浆汁的外种皮。花期4—7月，果期8—11月。

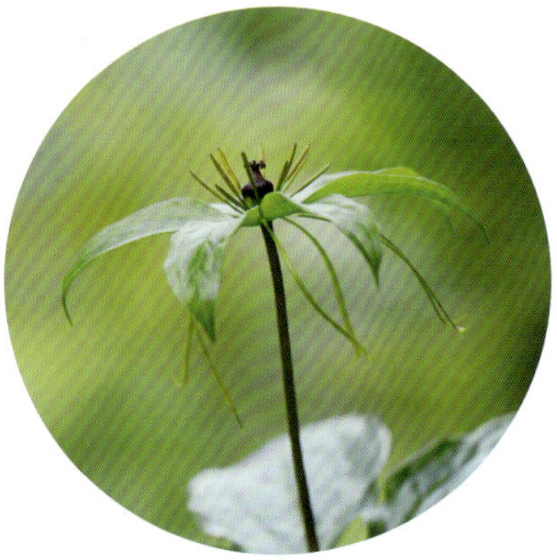

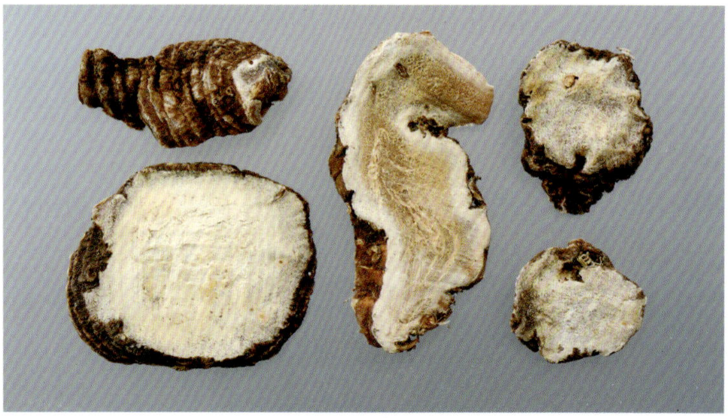

吉祥草

来源 百合科吉祥草属 *Reineckia* 植物吉祥草 *Reineckia carnea* (Andr.) Kunth 的全草。

【植物学文献整理】

见《中国植物志》第十五卷，4～6页。吉祥草属 *Reineckia* 仅吉祥草一种，分布于我国和日本。产江苏、浙江、安徽、江西、湖南、湖北、河南、陕西（秦岭以南）、四川、云南、贵州、广西和广东。生于阴湿山坡、山谷或密林下，海拔170～3 200m。全株有润肺止咳、清热利湿之效。并栽培供观赏。

《广东植物志》第六卷，344～345页。产肇庆、从化、乐昌。生于山林下、溪旁等阴湿处，亦有栽培。

《广西植物名录》435页。产南宁、融水、全州、兴安、龙胜、凌云、乐业、田林、富川。

【本草学文献整理】

《中华本草》第8册，第二十二卷，150～151页。以吉祥草（《本草拾遗》）为正名收载，别名广东万年青（《本草纲目拾遗》）、松寿兰、结实兰（《植物名实图考》）、佛顶珠、竹叶青（《中国药用植物志》）等。全草入药，味甘，性凉；清肺止咳，凉血止血，解毒利咽。

【原植物识别特征】

多年生草本。茎匍匐于地上，似根茎，绿色，多节，节上生须根。叶簇生于茎顶或茎节，每簇3～8枚，叶片条形至披针形，长10～38cm，宽0.5～3.5cm，先端渐尖，向下渐狭成柄，深绿色。穗状花序长2～6.5cm，上部的花有时仅具雄蕊；花芳香，粉红色；花被片合生成短管，6裂，裂片矩圆形，长5～7mm；雄蕊6，着生于花被管喉部；子房瓶状，3室。浆果直径6～10mm，熟时鲜红色。花果期7—11月。

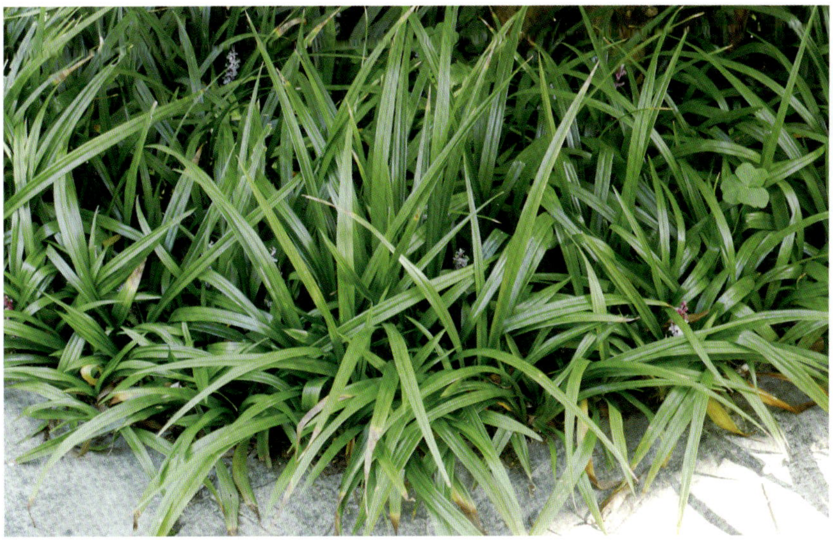

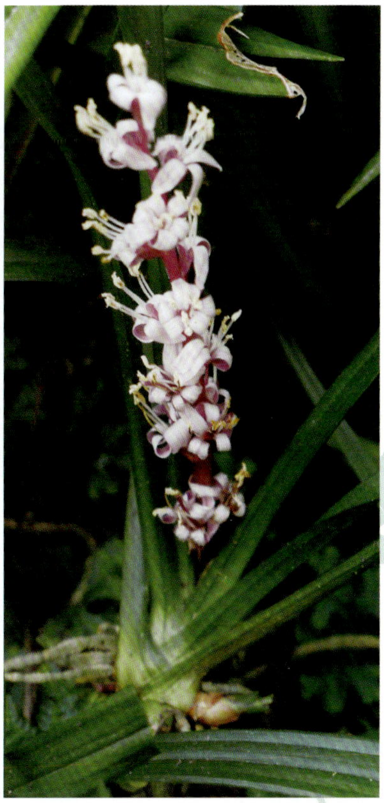

绵枣儿（天蒜）

来源 百合科绵枣儿属 *Scilla* 植物绵枣儿 *Scilla scilloides* (Lindl.) Druce 的鳞茎或全草。

【植物学文献概要】

见《中国植物志》第十四卷，166~168页。以绵枣儿为正名收载。产东北、华北、华中以及四川（木里）、云南（洱源、中甸）、广东（北部）、江西、江苏、浙江和台湾。生于海拔2 600m以下的山坡、草地、路旁或林缘。

《广东植物志》第六卷，337页。产广东乐昌、博罗（罗浮山）、广州、肇庆、珠海，生于疏林下、荒山石旁或溪边潮湿处。

《广西植物名录》430页。仅见于全州。

《广州植物志》682页。以天蒜之名收录，别名地兰。

【本草学文献概要】

《岭南采药录》31页。别名地兰。叶似韭，子似鱼胆，味甘，性寒，治苦伤。

《中华本草》第8册，第二十二卷，155~156页。以绵枣儿（《救荒本草》）为正名记载，别名石枣儿（《救荒本草》）、天蒜（《生草药性备要》）、地兰（《岭南采药录》）等。鳞茎或全草入药，味苦、甘，性寒，有小毒；活血止痛，解毒消肿。

【原植物识别特征】

多年生草本。鳞茎卵形或近球形，鳞茎皮黑褐色。基生叶2~5，狭带状，长15~40cm，宽2~9mm。总状花序长2~20cm，具多数花；花小，紫红色、粉红色至白色，直径4~5mm；花被片6，基部稍合生；雄蕊6，生于花被片基部；子房上位，3室。蒴果近倒卵形，长3~6mm，宽2~4mm；种子1~3粒，黑色。花果期7—11 月。

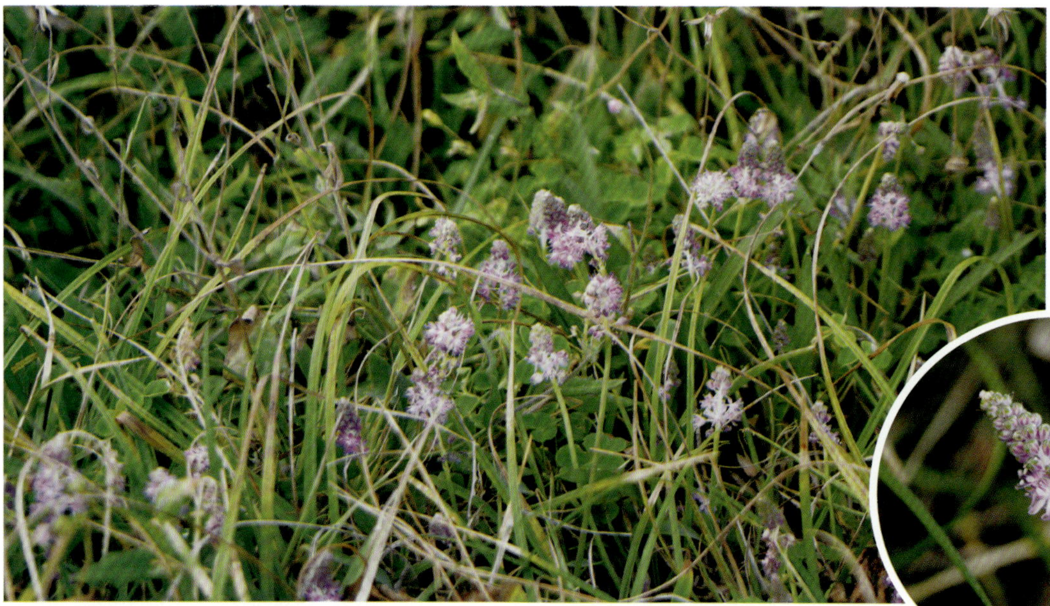

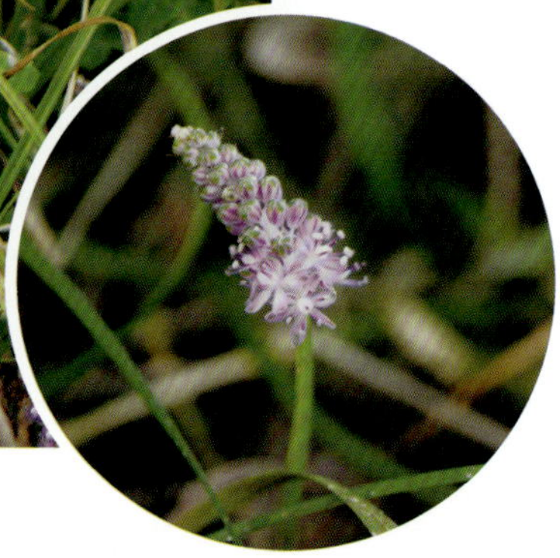

菝葜（金刚藤）

来源　百合科菝葜属 *Smilax* 植物菝葜 *Smilax china* L. 的根茎。

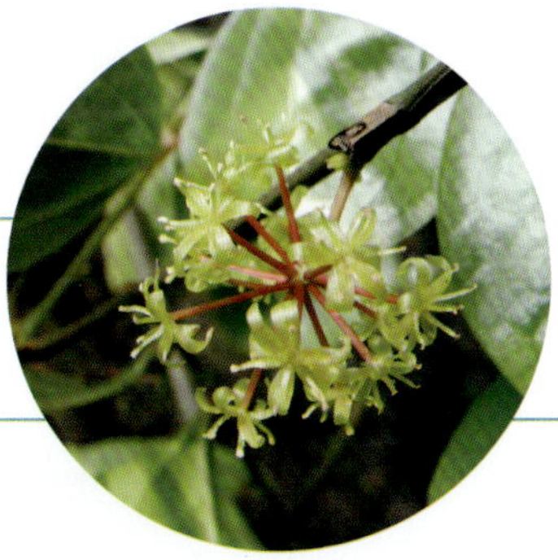

【植物学文献概要】

见《中国植物志》第十五卷，193 ~ 194页。产山东、安徽、四川、云南、贵州、广东、广西、海南、福建、台湾、浙江、江西等省区。

《广东植物志》第六卷，374页。以菝葜为正名收载，广东及海南各地常见。生于海拔1 800m 以下的林中、灌丛中、路旁、河谷边或山坡上。根状茎入药，祛风活血，亦可提取淀粉或酿酒。

《广西植物名录》437页。产全区各地。

《海南植物志》第四卷，125页。别名金刚头、马甲头。琼海。生于田野路旁。根茎入药。

《广州植物志》685页。为广州近郊常见野生植物。

【本草学文献概要】

《岭南采药录》22页。敷火疔疮，能消红肿。

《中华本草》第8册，第二十二卷，157 ~ 160页。以菝葜为正名收载，别名铁刷子（《救荒本草》）、霸王利（《岭南采药录》）、冷饭头（《广州植物志》）。根茎入药，味甘、酸，性平；祛风利湿，解毒消痈。《常用中草药手册》（广州部队后勤部卫生部）和《广西本草选编》有药用记载。

【原植物识别特征】

攀援灌木。根状茎坚硬，为不规则的块状，粗2 ~ 3cm。茎长1 ~ 3m，疏生刺。叶互生，卵圆形或圆形、椭圆形，长3 ~ 10cm，宽1.5 ~ 6cm，有时具粉霜；叶柄基部几乎均有卷须。花单性异株；伞形花序生于叶尚幼嫩的小枝上；花绿黄色；外轮花被片3，长3.5 ~ 4.5mm，内轮花被片3，稍狭；雄蕊6，长约为花被片的2/3；雌花与雄花大小相似，子房上位。浆果熟时红色，有粉霜。花果期2—11月。

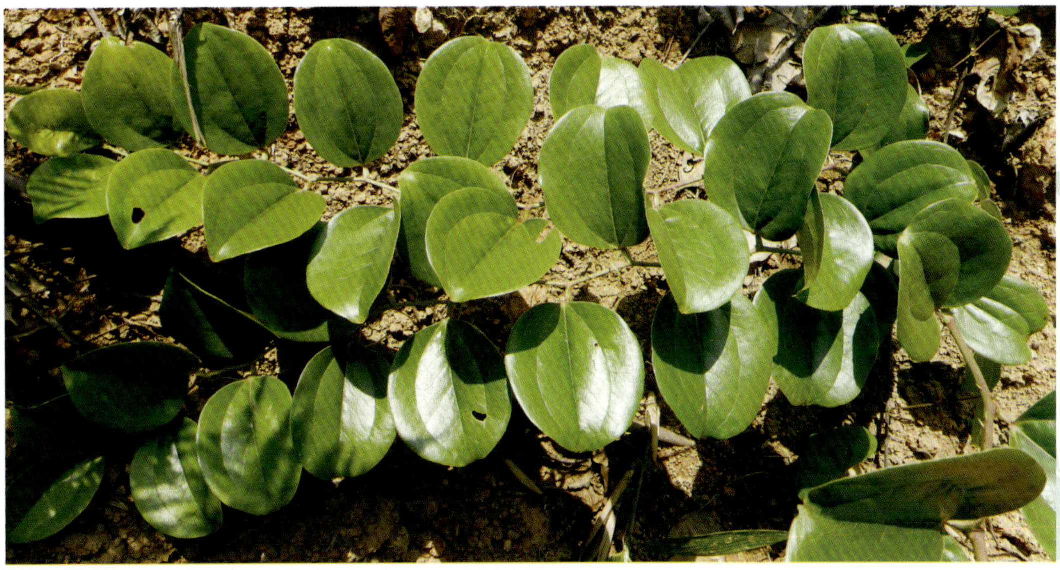

土茯苓

来源 百合科菝葜属 *Smilax* 植物土茯苓 *Smilax glabra* Roxb. 的根状茎。

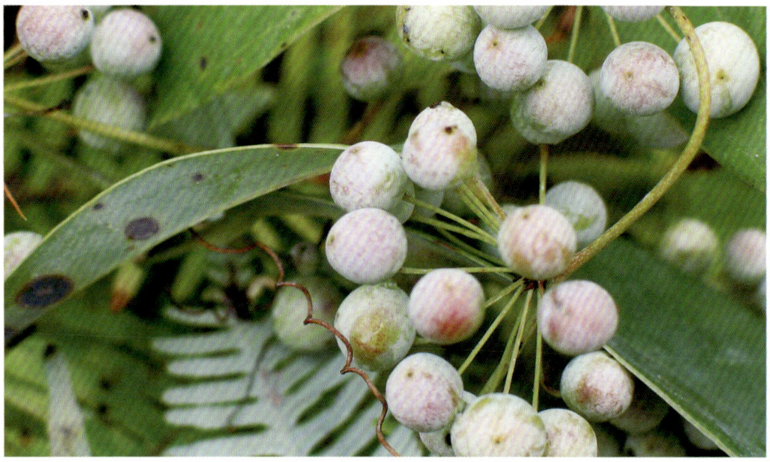

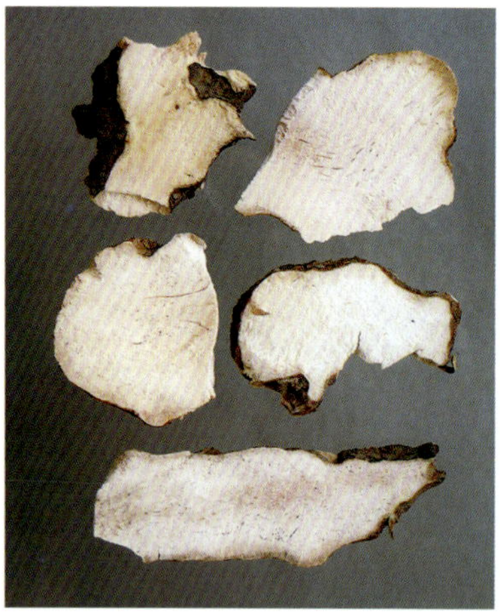

【植物学文献概要】

见《中国植物志》第十五卷，212 ~ 214页。产甘肃南部至长江以南各省区。根茎入药。

《广东植物志》第六卷，373页。广东及海南各地常见。生于海拔1 800m以下的丘陵或山地林中或灌丛。根状茎入药，称土茯苓。利湿热，解毒，健脾胃；富含淀粉，可制糕点或酿酒。

《广西植物名录》438页。产全区各地。

《海南植物志》第四卷，125 ~ 126页。别名光叶菝契、冷饭头。保亭、崖县、乐东、东方、儋县、琼中。生于旷野或林中。

《广州植物志》685 ~ 686页。以光叶菝契为正名收载，别名土茯苓。为一野生植物，广州近郊山野间常见。为疮科要药。

【本草学文献概要】

《岭南采药录》85页。别名山地栗、冷饭头、土萆薢。蔓生如莼，茎有细点，其叶类大竹叶，每叶下有卷须，叶腋出花梗，开十余花，花色带紫红色或绿色，结后小圆实，熟则黑，其根如菝葜而圆，大若鸡鸭子，连缀而生。味甘，性寒，为疮科圣药。

《中华本草》第8册，第二十二卷，161 ~ 165页。以土茯苓（《滇南本草》）为正名收载，别名禹余粮（《本草经集注》）、冷饭头（《生草药性备要》）等。根茎入药，味淡，性平；清热除湿，泄浊解毒，通利关节。

【原植物识别特征】

攀援灌木。茎长 1~4m，光滑，无刺。根状茎粗厚、块状。叶互生；叶柄具狭鞘，有卷须；叶片狭椭圆状披针形至狭卵状披针形，长6~12cm，宽1~4cm。花单性异株，淡绿色，六棱状球形，直径约3mm，通常10余朵排成伞形花序；花被片2轮，每轮3片；雄蕊6，花丝极短；子房上位。浆果熟时黑色，具粉霜。花期7—11月，果期11月至翌年4月。

朱蕉

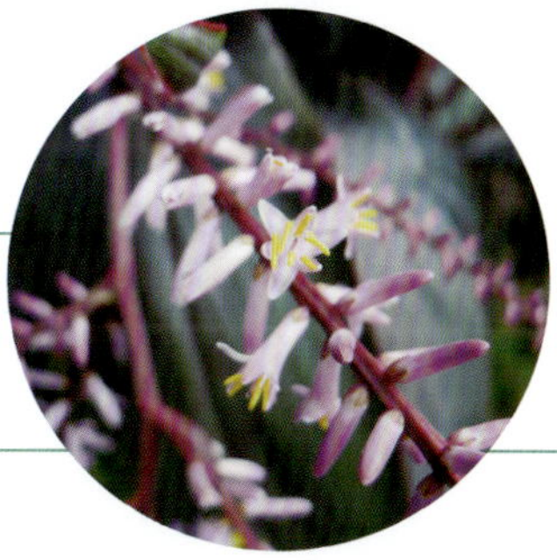

来源 百合科朱蕉属 *Cordyline* 植物朱蕉 *Cordyline fruticosa* (L.) A. Cheval. 的叶。

【植物学文献概要】

见《中国植物志》第十四卷，273～274页。广东、广西、福建、台湾等省区常栽培，供观赏。广西民间药用。

《广东植物志》第九卷，212页。以朱蕉为正名收载，别名铁树（《岭南杂记》）。产广东博罗、广州、肇庆、南澳及海南琼中、琼海、海口、琼山、陵水、三亚等地，广泛栽培。

《广西植物名录》431页。产全区各地。

《海南植物志》第四卷，154页。琼中、琼海、陵水。花、叶、根可作药用。

《广州植物志》711页。以铁树（《岭南杂记》）为正名收载，别名朱蕉、宋竹（《南越笔记》）。为一庭园观赏植物，广州极常栽培。

《广东植物志》和《广州植物志》均将朱蕉属 *Cordyline* 置于龙舌兰科。

《中华本草》第8册，第二十二卷，197～198页。以朱蕉（《植物名实图考》）为正名收载，别名铁树（《药性考》）、朱竹（《南越笔记》）、红铁树（《广西民间草药》）等。根、叶入药，味甘、淡，性微寒；凉血止血，散瘀止痛。花亦入药，另列条目。

【本草学文献概要】

《岭南采药录》171页。树高三四尺，叶似石楠，而色紫黑，干如密节菖蒲，每丁卯年开花，花四瓣，紫白色，累月不凋，其花止血下痰，治痰火，一切心胃气痛。

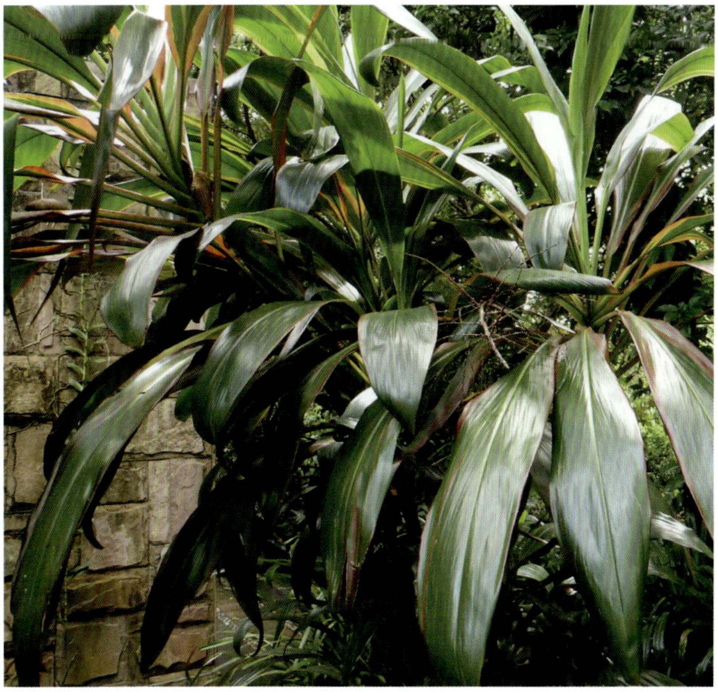

【原植物识别特征】

灌木状。茎直立，高1～3m，粗1～3cm，有时分枝。叶聚生于茎枝上端，矩圆形至矩圆状披针形，长25～50cm，宽5～10cm，绿色或带紫红色；叶柄长10～30cm，基部抱茎。圆锥花序长30～60cm，侧枝基部有大的苞片，花小，两性，淡红色、青紫色至黄色，长约1cm；花被片6，下部合生成短筒；雄蕊6，着生于花被筒喉部；子房上位，3室，花柱细长。浆果，种子1至多数。花期11月至翌年3月。

虎尾兰

来源 百合科虎尾兰属 *Sansevieria* 虎尾兰 *Sansevieria trifasciata* Prain 或金边虎尾兰 *S. trifasciata* Prain var. *laurentii* (De Wildem.) N. E. Brown 的叶。

【植物学文献整理】

见《中国植物志》第十四卷，278页。原产非洲西部，我国各地有栽培，供观赏。叶纤维强韧，可供编织用。我国常见的栽培种类还有金边虎尾兰 *S. trifasciata* Prain var. *laurentii* (De Wildem.) N. E. Brown 和柱叶虎尾兰 *S. canaliculata* Carr.，前者叶有金黄色边缘，后者叶圆柱形并有纵槽，易于识别。

《广东植物志》第九卷，215～216页。广东及海南各地常见栽培。观赏植物。叶药用，有清热解毒、去腐生肌的功效。

《海南植物志》第四卷，156页。琼中、崖县。栽培。

《广州植物志》709～710页。本种在广州庭院见极常见栽培，以供观赏。叶纤维极强韧，可作弓铉用，故有弓铉麻之名。

【本草学文献整理】

《中华本草》第8册，第二十二卷，200～201页。以虎尾兰（《陆川本草》）为正名收载，别名老虎兰（《陆川本草》）、弓弦麻（《全国中草药汇编》）、花蛇草（《西双版纳傣药志》）。叶入药，味酸，性凉；清热解毒，活血消肿。

【原植物识别特征】

多年生草本。有横走根状茎。叶基生，1～6枚，直立，硬革质，扁平，长条状披针形，长30～70cm，宽3～5cm，两面均有白色和深绿色相间的横带斑纹，边缘绿色，向下部渐狭成长短不等的、有槽的柄。花葶高30～80cm，基部有淡褐色的膜质鞘；花淡绿色或白色，3～8朵簇生，排成总状花序；花被片6，长1.6～2.8cm，下部合生；雄蕊6，着生于花被筒喉部；子房上位。浆果，直径7～8mm。花期11—12月。

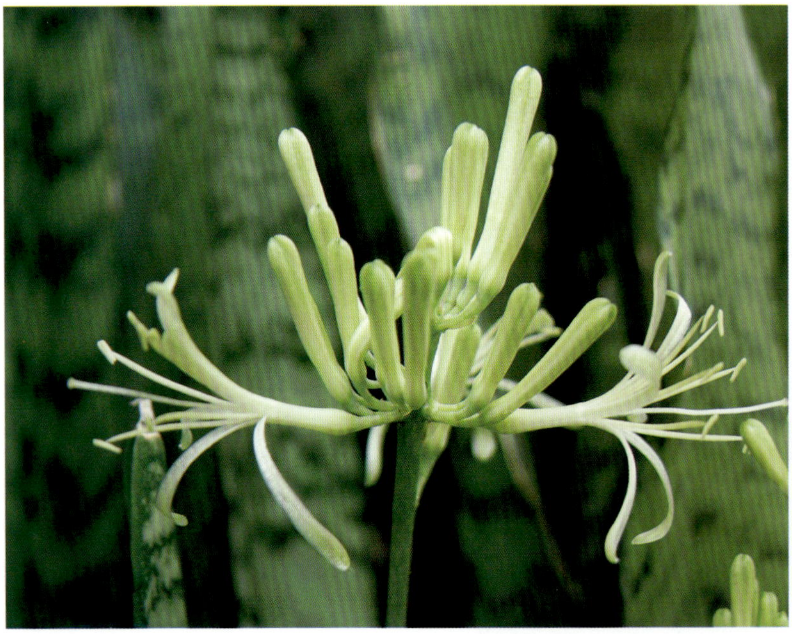

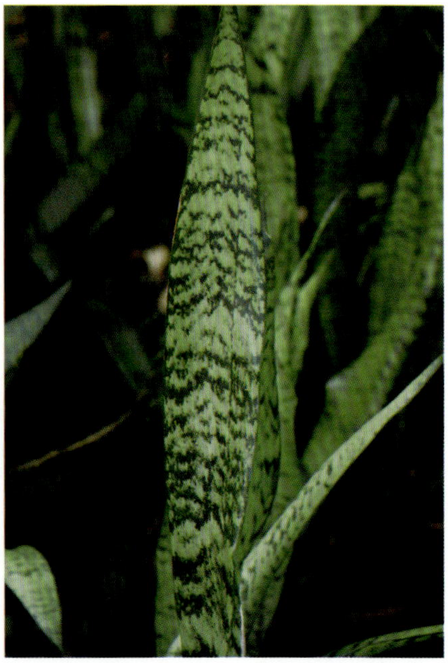

大百部（对叶百部）

来源 百部科百部属 *Stemona* 植物大百部 *Stemona tuberosa* Lour. 的根。

【植物学文献整理】

见《中国植物志》第十三卷，第三分册，256～258页。以大百部（《植物分类学报》）为正名收载，别名对叶百部（《中药志》）、九重根（四川、云南、贵州）、山百部根（湖南）、大春根药（广东梅县）。产长江流域以南各省区。生于海拔370～2 240m的山坡丛林下、溪边、路旁以及山谷和阴湿岩石中。根入药，外用于杀虫、止痒、灭虱，内服有润肺、止咳、祛痰之效。

《广东植物志》第九卷，208～209页。以对叶百部为正名收载。产广东乐昌、乳源、平远、梅州、深圳、肇庆、信宜及海南三亚、陵水、保亭、乐东、白沙。生于路旁、疏林中或旷野处，缠绕于其他植物上。

《广西植物名录》444页。产桂林、临桂、梧州、上思、容县、靖西、凌云、乐业、田林、隆林、南丹、天峨。

【本草学文献整理】

《中华本草》第8册，第二十二卷，189～195页。以百部（《神农本草经集注》）为正名收载，别名百部根、白并、玉箫、箭杆（《名医别录》）、嗽药（《神农本草经集注》）、山百根（《中药志》）等。根入药，味苦、微甘，性微温；润肺止咳，杀虫灭虱。

【原植物识别特征】

多年生攀援草本。块根肉质，纺锤形或圆柱形，长达30cm。茎常具少数分枝，下部木质化。叶通常对生，广卵形，长8～30cm，宽2.5～10cm，基部浅心形，边缘稍波状，叶脉7～15条，叶柄长3～10cm。花单生或2～3朵排成总状花序；花被片4，排成2轮，黄绿色带紫色脉纹，长3.5～7.5cm，宽7～10mm，内轮比外轮稍宽；雄蕊4，生于花被片基部，药隔肥厚，向上延伸为长钻状或披针形的附属物；子房上位。蒴果光滑，具多数种子。花期4—7月，果期7—8月。

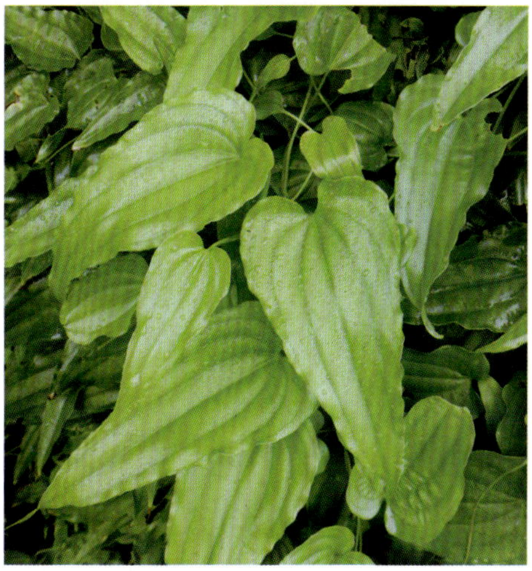

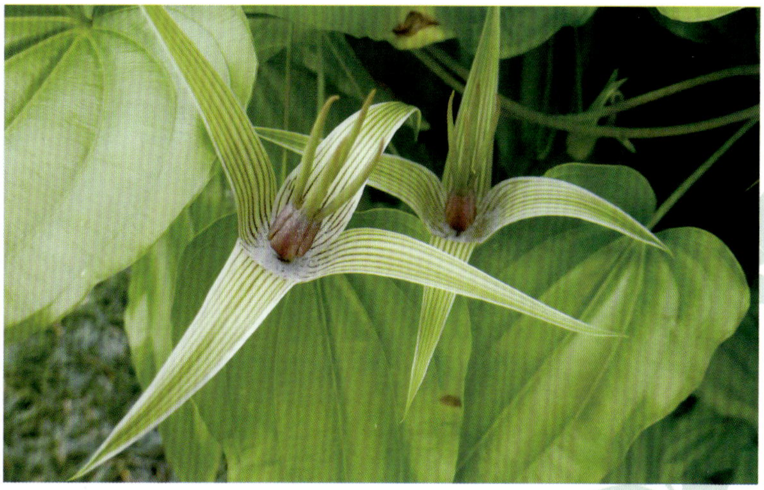

龙舌兰

来源 石蒜科龙舌兰属 *Agave* 植物龙舌兰 *Agave americana* L. 的叶。

【植物学文献整理】

见《中国植物志》第十六卷，第一分册，31 ~ 32页。以龙舌兰为正名收载。原产美洲热带；我国华南及西南各省区常引种栽培，在云南已逸生多年，且目前在红河、怒江、金沙江等的干热河谷地区以至昆明均能正常开花结实。叶纤维供制船缆、绳索、麻袋等，但其纤维的产量和质量均不及剑麻；又总甾体皂苷元含量较高，是生产甾体激素药物的重要原料；温室常盆栽供观赏。

《广东植物志》第九卷，219页。别名番麻。广东城镇、公园、景点及海南万宁、西沙群岛有栽培（置于龙舌兰科）。

《广西植物名录》445页。产全区各地（置于龙舌兰科）。

《海南植物志》第四卷，157页。海南各地农场有栽培。（置于龙舌兰科）

【本草学文献整理】

《中华本草》第8册，第二十二卷，195页。以龙舌兰（《浙江药用植物志》）为正名收载，别名剑兰（《青岛常用中草药》）、剑麻（《浙江药用植物志》）。叶入药，味苦、酸，性温；解毒拔脓，杀虫，止血。

【原植物识别特征】

多年生常绿草本。叶呈莲座式排列，通常30 ~ 40枚，肉质，倒披针状线形，长1 ~ 2m，中部宽15 ~ 20cm，基部宽10 ~ 12cm，叶缘具有疏刺，顶端有一硬尖刺，刺暗褐色，长1.5 ~ 2.5cm。大型圆锥花序，多分枝；花淡黄绿色，漏斗状；花被管长约1.2cm，裂片6，长2.5 ~ 3cm；雄蕊6，着生于花被管喉部，长约为花被的2倍；子房上位。蒴果长圆形，长约5cm。花期6—8月。

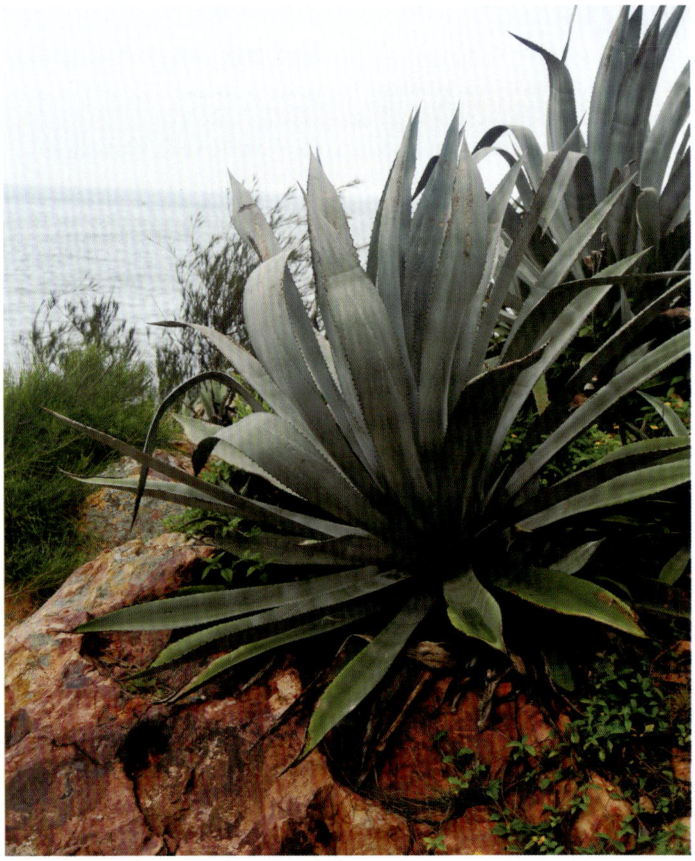

金边龙舌兰

来源 石蒜科龙舌兰属 *Agave* 植物金边龙舌兰 *Agave americana* L. var. *variegata* Trel. 的叶。

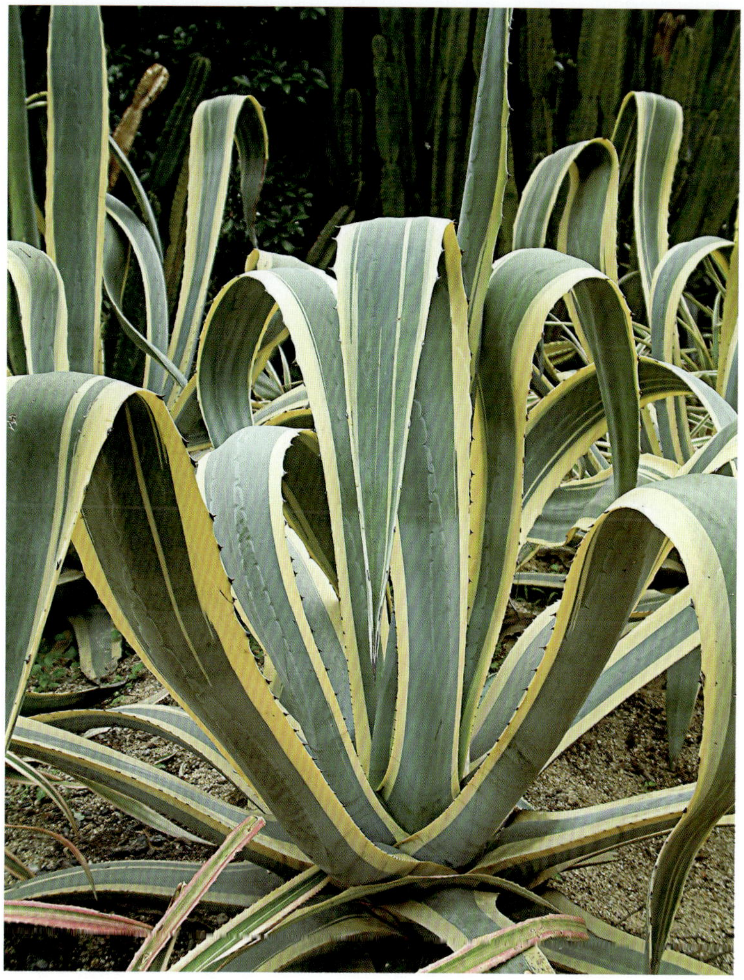

【植物学文献整理】

见《中国植物志》第十六卷，第一分册，30 ~ 32页的龙舌兰属*Agave*中未收录该变种。

《中国种子植物科属词典》14页。龙舌兰属 *Agave* 300种以上，全产美洲。我国引种栽培的有龙舌兰 *Agave americana* L.等3种，也未提及其变种金边龙舌兰 *Agave americana* L. var. *variegata* Trel.，但目前在栽培植物名录中应用很广。

《广东植物志》第九卷，219页。以龙舌兰的变种收录。广东及海南各地常见栽培。观赏植物，宜栽培于草坪一角或花坛中。叶可制纤维，花可药用。

【本草学文献整理】

《中华本草》第8册，第二十二卷，196页。以金边龙舌兰（《南宁市药物志》）为正名收载，别名金边莲（《民间常用草药汇编》）、金边假菠萝（《南宁市药物志》）、龙舌兰（《成都中草药》）、黄边龙舌兰（《福建药物志》）。叶入药，味苦、辛，性凉；清肺止咳，凉血止血，清热解毒。

【原植物识别特征】

多年生常绿草本。叶丛生，呈莲座式排列，剑形。大小不等。小者长15 ~ 25cm，宽5 ~ 7cm，大者长可达1m许，阔至20cm左右，质厚，平滑，绿色，边缘有黄白色条带镶边，有紫褐色刺状锯齿。圆锥花序，花黄绿色，肉质，花被裂片6；雄蕊6，着生于花被管上，伸出，花药丁字形着生；子房上位，3室，柱头头状，3裂。蒴果长椭圆形；种子多数，扁平，黑色。花期夏季。一般10年左右才开花，结实后即枯死。

剑麻

来源 石蒜科龙舌兰属 *Agave* 植物剑麻 *Agave sisalana* Perr. ex Engelm. 的叶。

【植物学文献整理】

见《中国植物志》第十六卷，第一分册，30~31页。以剑麻（《中国种子植物科属辞典》）为正名收载，别名菠萝麻（《种子植物名称》）。原产墨西哥，我国华南及西南各省区引种栽培。剑麻为世界有名的纤维植物，所含硬质纤维品质最为优良，具有坚韧、耐腐、耐碱、拉力大等特点，供制海上舰船绳缆、机器皮带、各种帆布、人造丝、高级纸、鱼网、麻袋、绳索等原料；植株含甾体皂苷元，又是制药工业的重要原料。

《广东植物志》第九卷，218页。广东沿海岛屿及海南有栽培。叶外用治疮痈疖肿。

《广西植物名录》445页。产桂南（置于龙舌兰科）。

《海南植物志》第四卷，156~157页。海南各地农场有栽培（置于龙舌兰科）。

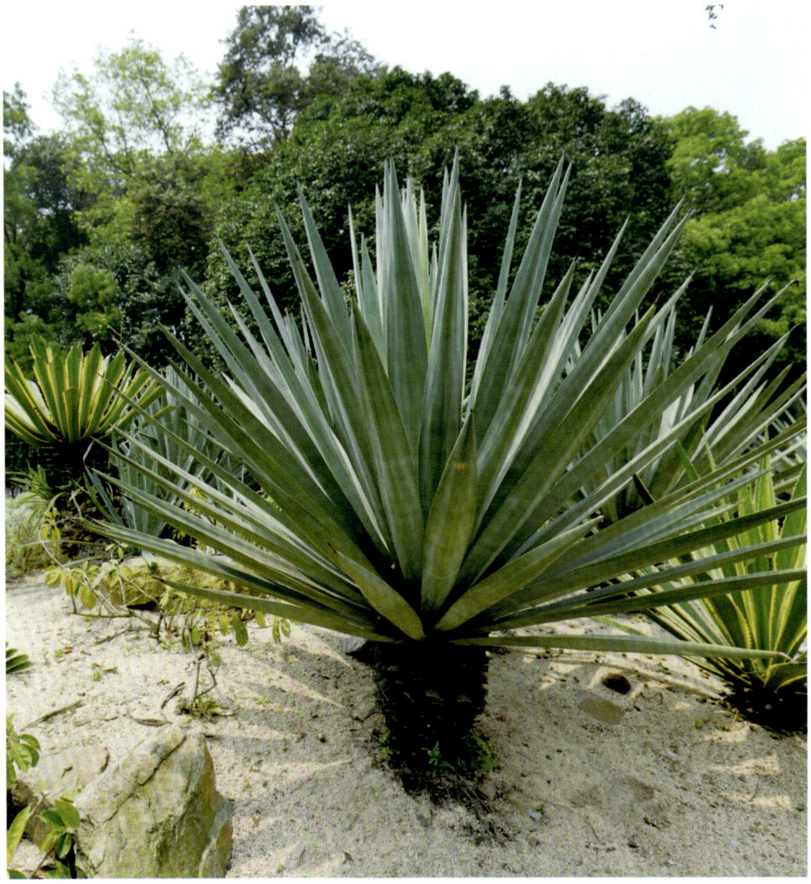

【本草学文献整理】

《中华本草》第8册，第二十二卷，196~197页。以剑麻（《梧州草药及常见病多发病处方选》）为正名收载，别名菠萝麻（《梧州草药及常见病多发病处方选》）。叶入药，味微甘、辛，性凉；凉血止血，消肿解毒。

【原植物识别特征】

多年生草本。茎粗短。叶呈莲座式排列，叶剑形，初被白霜，后渐脱落而呈深蓝绿色，长1~1.5m，最长可达2m，中部最宽10~15cm，表面凹，背面凸，叶缘无刺或偶具刺，顶端有一硬尖刺，刺红褐色。圆锥花序粗壮，花黄绿色，有浓烈气味；花被管长1.5~2.5cm，花被裂片6，长1.2~2cm；雄蕊6，着生于花被裂片基部；子房下位。蒴果长圆形，长约6cm。开花年限因环境条件、栽培技术而异。通常花后不能正常结实，靠生长大量的珠芽进行繁殖。

文殊兰（罗裙带）

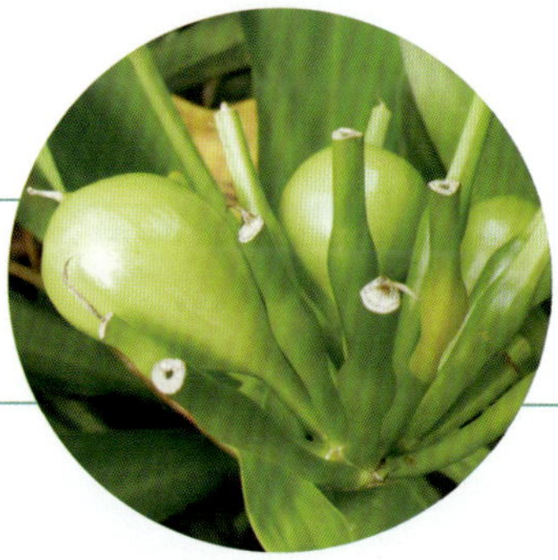

来源 石蒜科文殊兰属 *Crinum* 植物文殊兰 *Crinum asiaticum* L. var. *sinicum* (Roxb. ex Herb.) Baker 的叶。

【植物学文献概要】

见《中国植物志》第十六卷，第一分册，8页。文殊兰（《南越笔记》）别名文珠兰（《广州植物志》）。产福建、台湾、广东、广西等省区。常生于海滨地区或河旁沙地，现栽培供观赏。模式标本可能采自香港。叶与鳞茎药用，有活血散瘀、消肿止痛之效。

《广东植物志》第五卷，446～447页。以文珠兰之名收录，别名文殊兰（《南越笔记》）、十八学士（梅县）。产广东广州、连州、云浮、中山、深圳、从化、封开、怀集、连南、仁化、阳江、阳春、茂名、清远、梅县、龙门及海南定安、乐东、三亚、万宁、西沙群岛。常生于海滨地区和河旁沙地，现多栽培供观赏。

《广西植物名录》443页。产全区各地。

《海南植物志》第四卷，154页。海南滨海地区常见。

《广州植物志》699～700页。广州居民有摘其叶和蜜糖捣烂敷疮或煎水洗外痔。

【本草学文献概要】

《岭南采药录》40页。产广西南宁，其叶似带，治折伤，损手足者，取叶火煨微热贴之。文树兰别名万青。其叶长尺余，四季常青，故又名万青，消热毒，敷疮，和酒糟蜜糖或片糖同捣敷之，其叶煎水，洗痔极效。

《中华本草》第8册，第二十二卷，201～203页。以罗裙带（《纲目拾遗》）为正名收载，别名万年青（《生草药性备要》）、扁担叶（《分类草药性》）、水笑草、水蕉（《陆川本草》）、裙带草（《广西中兽医药用植物》）等。叶入药，味苦、辛，性凉，有毒；清热解毒，祛瘀止痛。其根、果亦入药，另列条目。

【原植物识别特征】

多年生粗壮草本。鳞茎长柱形。叶20～30枚，基生，带状披针形，长可达1m，宽7～12cm，边缘波状，暗绿色。花茎直立，几与叶等长，伞形花序有花10～24朵，佛焰苞状总苞片披针形，长6～10cm；花高脚碟状，芳香；花被管长约10cm，花被裂片线形，长4.5～9cm，白色；雄蕊6，着生于花被管喉部；子房下位。蒴果近球形，直径3～5cm。花期夏季。

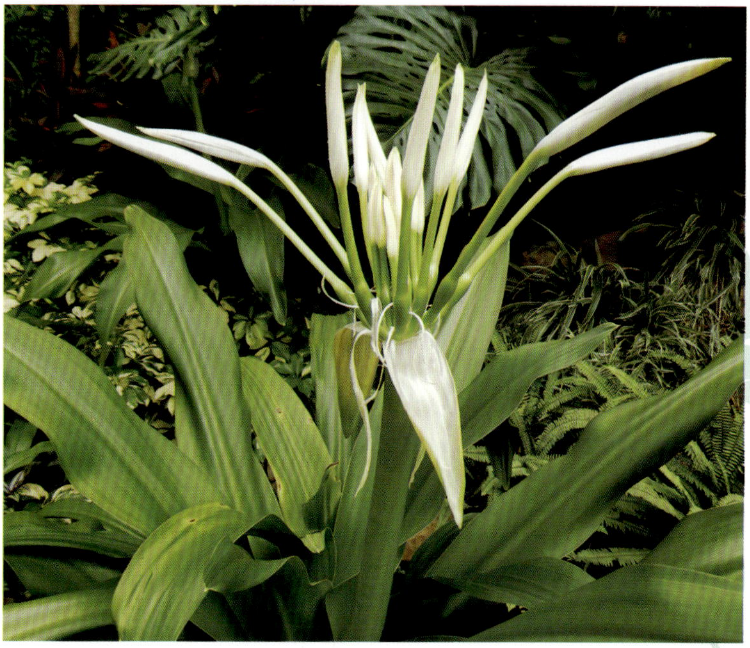

网球花

来源 石蒜科网球花属 *Haemanthus* 植物网球花 *Haemanthus multiflorus* Martyn 的鳞茎。

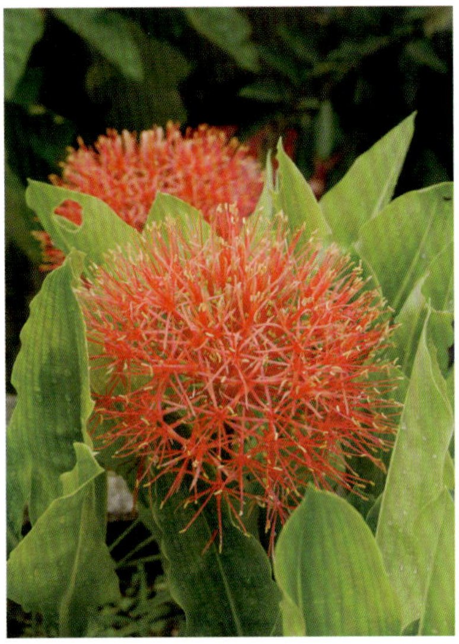

【本草学文献整理】

《中华本草》第8册，第二十二卷，204页。以虎耳兰（《新华本草纲要》）为正名收载。鳞茎入药，解毒消肿。

【原植物识别特征】

多年生草本。鳞茎球形，直径4～7cm。叶基生，3～4枚，长圆形，长15～30cm，主脉两侧各有纵脉6～8条，横行细脉排列较密而偏斜；叶柄短，鞘状。花茎直立，实心，稍扁平，高30～90cm，先叶抽出，淡绿色或有红斑；伞形花序具多花，直径7～15cm；花红色；花被管圆筒状，长6～12mm，花被裂片线形，长约为花被管的2倍；雄蕊6，着生于花被管喉部，花丝红色，伸出花被之外，花药黄色；子房下位。浆果鲜红色。花期夏季。

【植物学文献整理】

见《中国植物志》第十六卷，第一分册，3页。以网球花为正名收载。原产非洲热带。我国引种栽培供观赏。

《中国种子植物科属词典》219页。网球花属 *Haemanthus* 50种，全产非洲。我国引入栽培的只有网球花 *Haemanthus multiflorus* 1种。广州园圃中时见之，为一美丽的花卉，先叶开放。

《广东植物志》第五卷，444页。以网球花（《广州常见经济植物》）为正名收载。广东及海南各地庭园中常见栽培。

《广州植物志》699页。为一美丽的盆栽花卉。花先叶开放，血红色，呈圆球状，故有网球花之名。

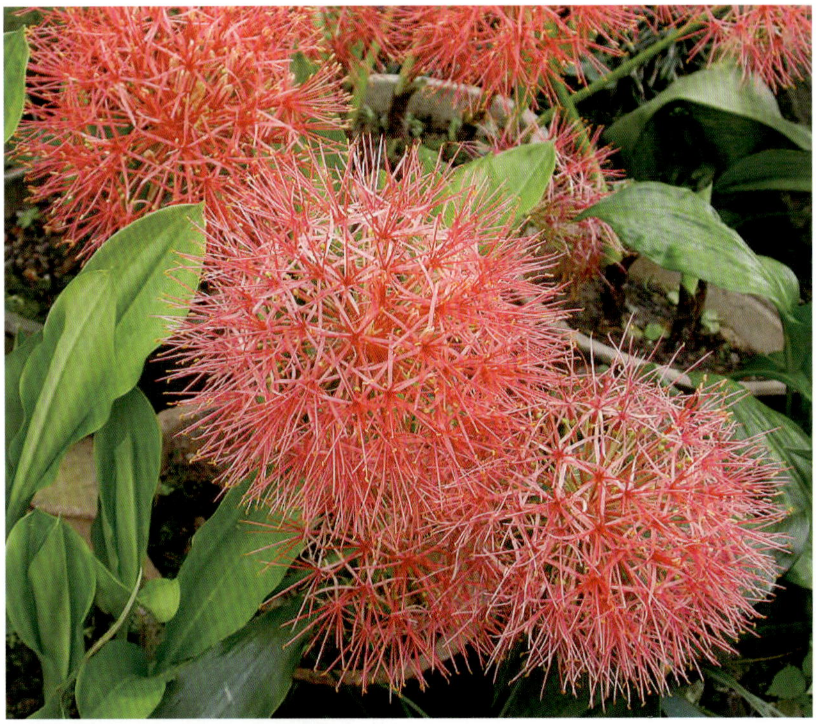

朱顶红

来源 石蒜科朱顶红属 *Hippeastrum* 花朱顶红 *Hippeastrum vittatum* (L'Her.) Herb. 的鳞茎。

【植物学文献整理】

见《中国植物志》第十六卷，第一分册，15页。以花朱顶红（《北京地区植物志》）为正名收载，别名朱顶兰（《广州植物志》）、百枝莲（《华北经济植物志要》）、绕带蒜（《上海植物名录》）。原产南美秘鲁，我国引种栽培供观赏。

《广东植物志》第五卷，445页。以朱顶兰（《广州植物志》）为正名收载，别名红花莲（海南）、朱顶红、百枝莲。广东及海南很多庭园及西沙群岛有栽培。

《广州植物志》701页。为一美丽的庭院观赏植物，广州常见栽培。

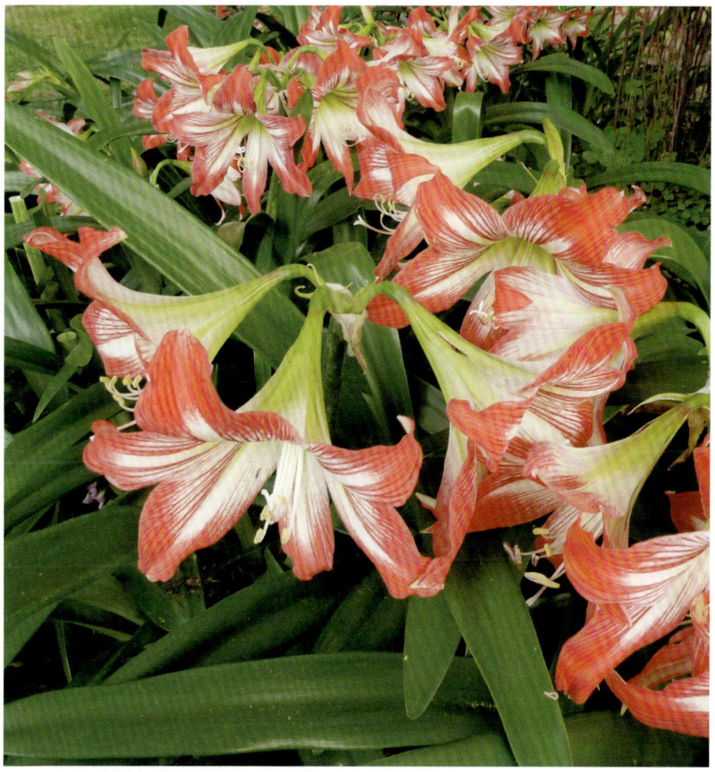

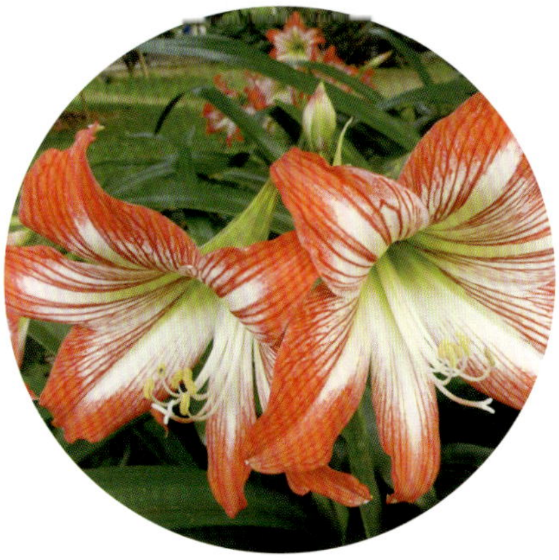

【本草学文献整理】

《中华本草》第8册，第二十二卷，204～205页。以朱顶红（《新华本草纲要》）为正名收载，别名朱顶兰（《广西药用植物名录》）、百枝莲（《华北经济植物志要》）。鳞茎入药，味辛，性温，有毒；解毒消肿。

【原植物识别特征】

多年生草本。鳞茎大，球形，直径5～7.5cm。叶基生，6～8枚，常花后抽出，鲜绿色，带形，长30～40cm，宽2～6cm。花茎高50～70cm；伞形花序，常有花3～6朵；花漏斗状，红色，中心及边缘有白色条纹；花被管长约3cm，花被裂片长9～15cm，宽2.5～4cm；雄蕊6，着生于花被管喉部，短于花被裂片；子房下位，胚珠多数，柱头深3裂。蒴果球形，3瓣开裂；种子扁平。花期春夏。

水鬼蕉（蜘蛛兰）

来源　石蒜科水鬼蕉属 *Hymenocallis* 植物水鬼蕉 *Hymenocallis littoralis* (Jacq.) Salisb. 的叶。

【植物学文献整理】

见《中国植物志》第十六卷，第一分册，14页。以水鬼蕉为正名收载。原产美洲热带。我国引种栽培供观赏。

《广东植物志》第五卷，446页。以水鬼蕉（《种子植物名称》）为正名收载。产广东南部、东沙群岛及海南海口、西沙群岛。

《广州植物志》702～703页。为一观赏庭院植物，广州间有栽培。本种在外表上与文殊兰极相似，但开花时易分别，文殊兰有花20朵左右，花丝基部不合生，而水鬼蕉则有花10朵以下，花丝基部合生成一薄膜质的杯。

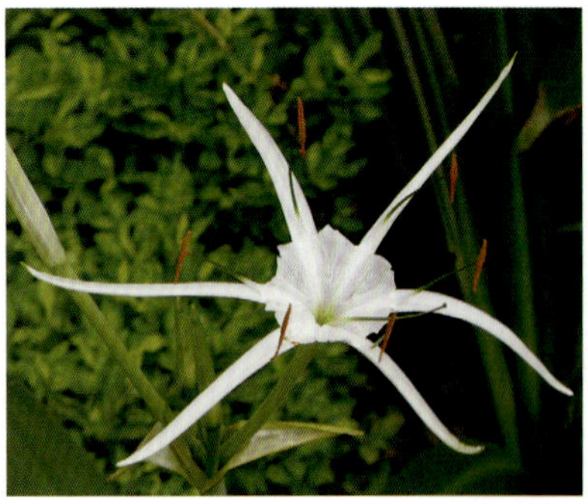

【本草学文献整理】

《中华本草》第8册，第二十二卷，205～206页。以水鬼蕉（《福建中草药》）为正名收载，别名引水蕉、郁蕉（《福建中草药》）。叶入药，味辛，性温；舒筋活血，消肿止痛。

【原植物识别特征】

多年生草本。鳞茎球形。叶基生，10～12枚，剑形，长45～75cm，宽2.5～6cm，顶端急尖，基部渐狭，深绿色，多脉，无柄。花茎扁平，高30～80cm；佛焰苞状总苞片长5～8cm，基部极阔；花茎顶端生花3～8朵，白色；花被管纤细，长短不等，长者可达10cm以上，花被裂片线形，通常短于花被管；雄蕊6，花丝基部合生成一薄膜质的杯；子房下位，3室，花柱与雄蕊等长或更长。蒴果肉质。花期夏末秋初。

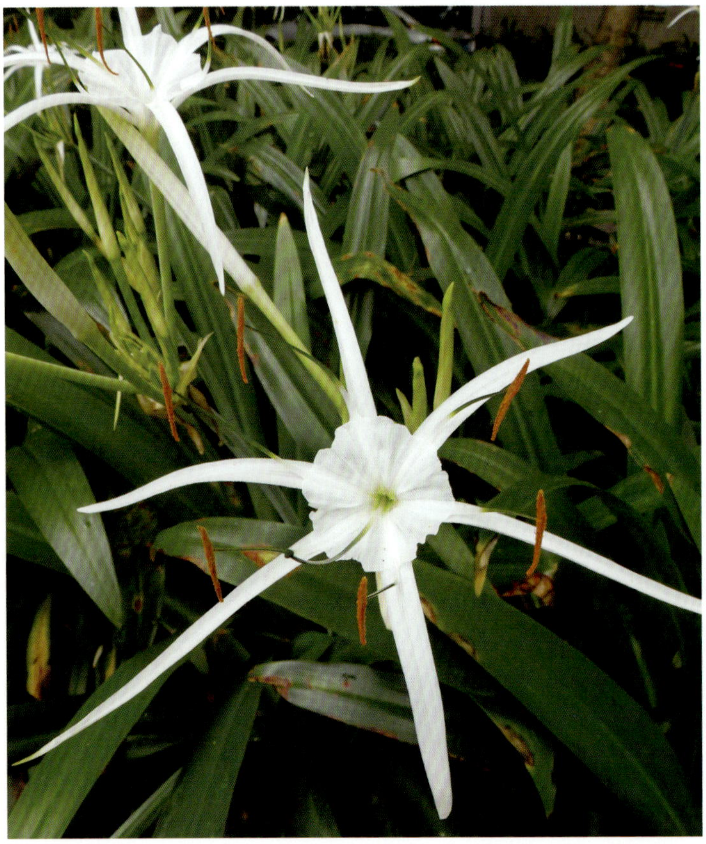

石蒜

来源 石蒜科石蒜属 *Lycoris* 植物石蒜 *Lycoris radiata* (L'Her.) Herb. 的鳞茎。

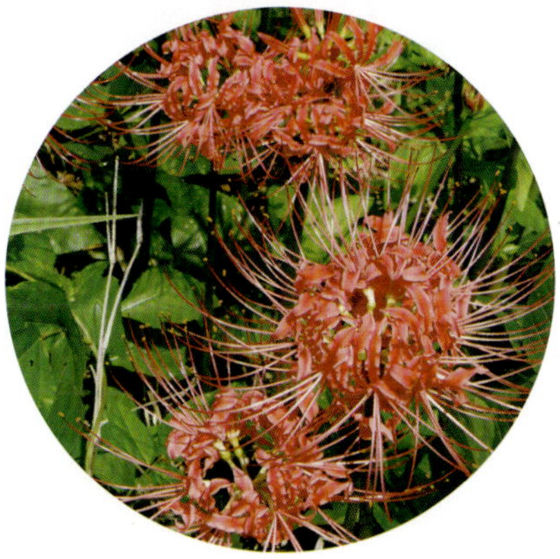

【植物学文献概要】

见《中国植物志》第十六卷，第一分册，18页。产山东、河南、陕西、安徽、江苏、浙江、福建、江西、湖南、湖北、广东、广西、四川、云南、贵州等省区。鳞茎含石蒜碱、加兰他敏等多种生物碱，有小毒。石蒜碱具有一定的抗癌活性，加兰他敏用于治疗小儿麻痹症。

《广东植物志》第五卷，442页。别名红花石蒜。产广东始兴、阳山、龙门、连南、乐昌、翁源、广州、仁化及海南海口，生于山坡溪沟边、草丛中及石崖下土壤肥沃之地。为观赏花卉。鳞茎供药用。

《广西植物名录》443页。产桂林、临桂、全州、兴安、龙胜、资源、藤县、隆林、贺州、都安、金秀。

《广州植物志》700页。为一野生植物，广州间有栽培。

【本草学文献概要】

《岭南采药录》153页。别名老鸦蒜、婆婆酸。味辛甘，性温，有小毒，治疗疮恶核，可服可敷。

《中华本草》第8册，第二十二卷，207～210页。以石蒜（《图经本草》）为正名收载，别名红花石蒜（《广西药用植物名录》）、乌蒜（《本草纲目》）、山蒜、野蒜等。鳞茎入药，味辛、甘，性温，有毒；祛痰催吐，解毒散结。

【原植物识别特征】

多年生草本。鳞茎近球形，直径2.5～3.5cm。叶基生，狭带形，长约15cm，宽约0.5cm，顶端钝，中间有粉绿色带，秋季出叶，开花时无叶。伞形花序；花4～7朵，花鲜红色，花被裂片狭倒披针形，长约3cm，宽约0.5cm，强烈皱缩和反卷，花被管绿色，长约0.5cm；雄蕊6，比花被裂片长1倍左右；子房下位，3室。蒴果；种子近球形，黑色。花期7—10月，果期10—11月。

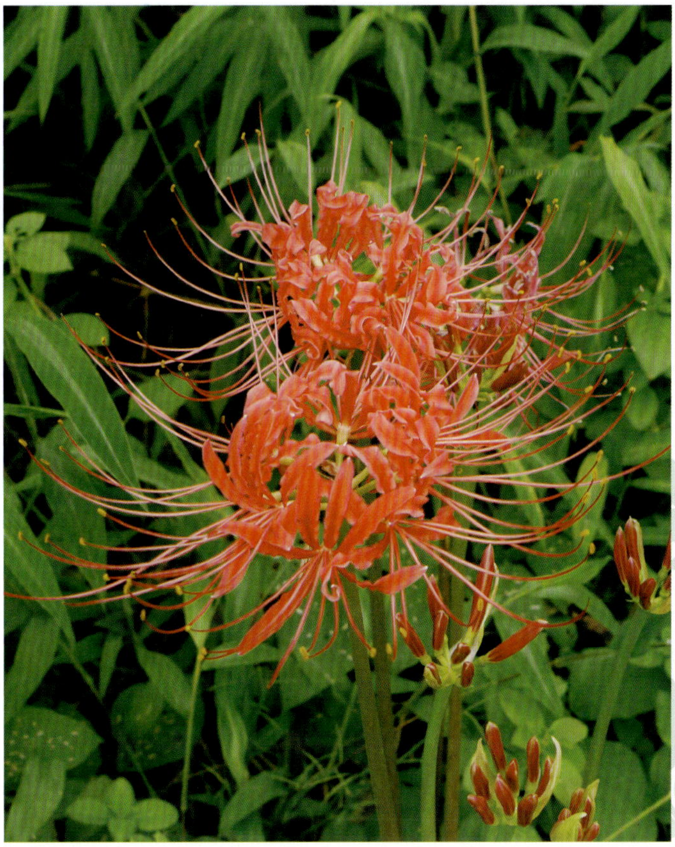

水仙

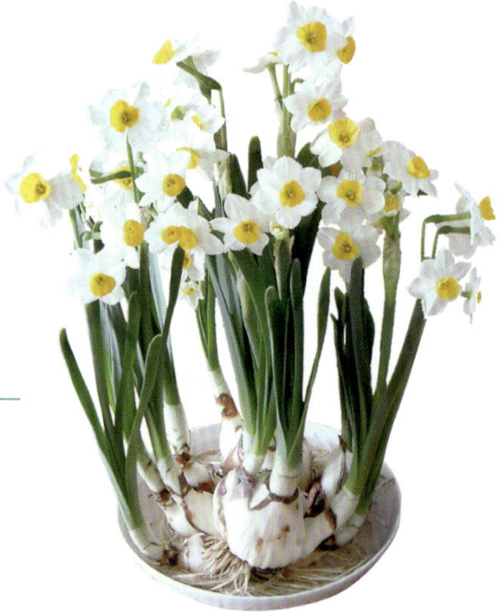

来源 石蒜科水仙属 *Narcissus* 植物水仙 *Narcissus tazetta* L. var. *chinensis* Roem. 的花。

【植物学文献整理】

见《中国植物志》第十六卷，第一分册，28页。以水仙（《本草汇编》）为正名收载。原产亚洲东部的海滨温暖地区；我国浙江、福建沿海岛屿自生，但目前各省区所见者全系栽培，供观赏。鳞茎多液汁，有毒，含有石蒜碱、多花水仙碱等多种生物碱；外科用作镇痛剂，鳞茎捣烂敷治痈肿。牛羊误食鳞茎，立即出现痉挛、瞳孔放大、暴泻等。

《广东植物志》第五卷，444～445页。别名金盏银台（《本草纲目》）。各地城镇居民在春节期间用于室内布置。

《广州植物志》703页。原为一野生植物，多生于滨海的暖地。据所知广州农历除夕所售水仙多由福建漳州采购，由河南五凤和瑞宝二乡的种花者整理，待茁苗抽花始行出售，平时极少栽培。

【本草学文献整理】

《中华本草》第8册，第二十二卷，211～213页。以水仙花（《本草汇编》）为正名收载，别名金盏银台（《洛阳花木记》）。花入药，味辛，性凉；清心悦神，理气调经，解毒辟秽。其根亦入药，另列条目。

【原植物识别特征】

多年生草本。鳞茎卵球形。叶基生，宽线形，长20～40cm，宽8～15mm，钝头，全缘，粉绿色。花茎几与叶等长；伞形花序有花4～8朵；佛焰苞状总苞膜质；花梗长短不一；花被管细，灰绿色，近三棱形，长约2cm，花被裂片6，卵圆形至阔椭圆形，顶端具短尖头，白色，芳香；副花冠浅杯状，淡黄色，不皱缩，长不及花被的一半；雄蕊6，着生于花被管内；子房下位，3室。蒴果。花期春季。

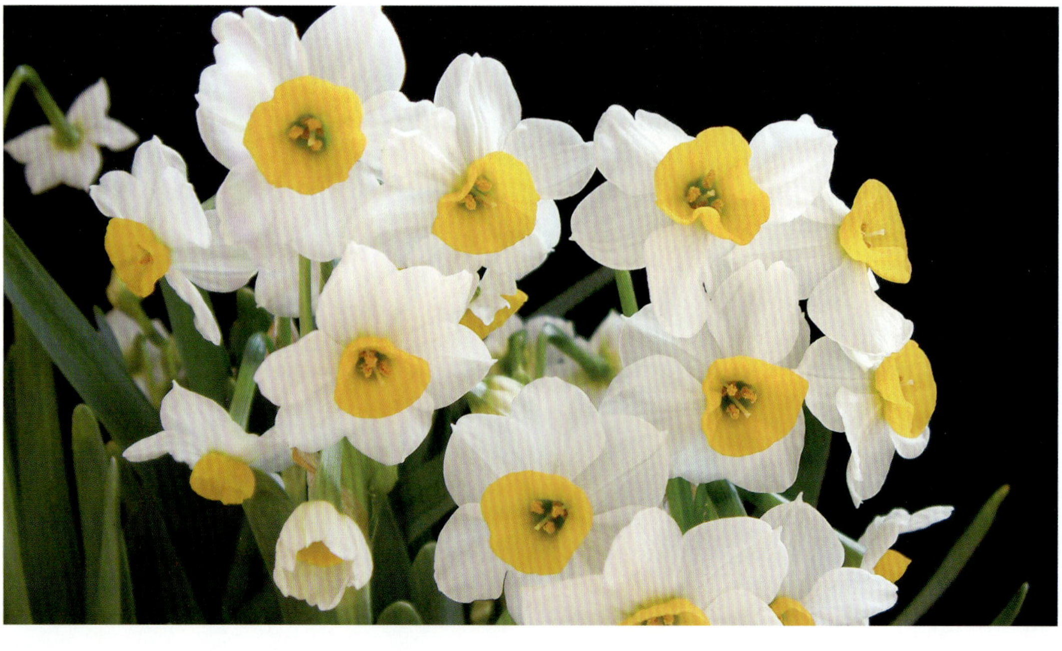

葱莲

来源 石蒜科葱莲属 *Zephyranthes* 植物葱莲 *Zephyranthes candida* (Lindl.) Herb. 的全草。

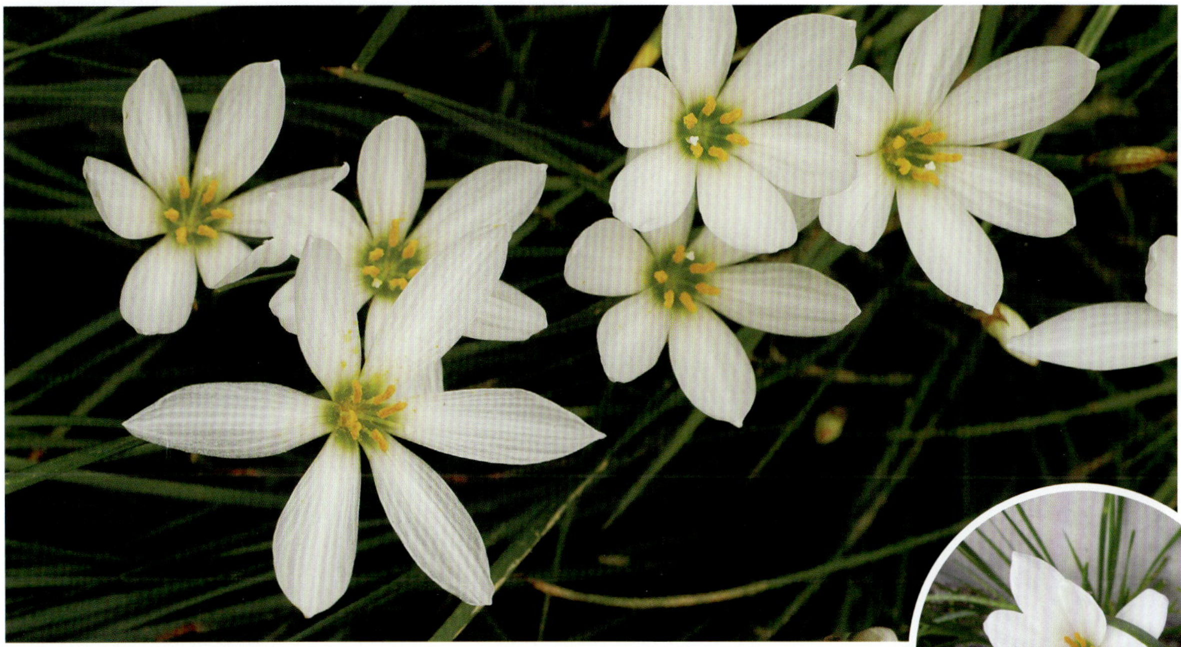

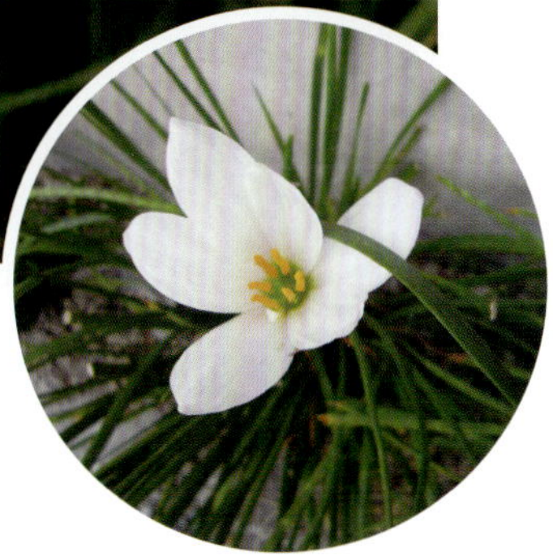

【植物学文献整理】

见《中国植物志》第十六卷，第一分册，5～7页。以葱莲（《种子植物名称》）为正名收载，别名玉帘（日本名）、葱兰（江苏、安徽通称）。原产南美。我国引种栽培供观赏。

《广东植物志》第五卷，440页。广东及海南各地庭园有栽培。

《广州植物志》701页。为一庭院观赏植物，广州间有栽培。

【本草学文献整理】

《中华本草》第8册，第二十二卷，214页。以肝风草（《福建中草药》）为正名收载，别名玉帘（《福建中草药》）、惊风草（《福建药物志》）、百花独蒜（《广西药用植物名录》）、石葱（南宁）等。全草入药，味甘，性平；平肝息风。

【原植物识别特征】

多年生草本。鳞茎卵形，直径约2.5cm，具有明显的颈部。叶基生，狭线形，肥厚，亮绿色，长20～30cm，宽 2～4mm。花茎中空；花单生于花茎顶端，下有带褐红色的佛焰苞状总苞；花梗长约1cm；花白色，外面常带淡红色；几无花被管，花被片6，长3～5cm，宽约1cm，近喉部常有很小的鳞片；雄蕊6，长约为花被的1/2；子房下位，花柱细长。蒴果近球形，直径约1.2cm，3瓣开裂；种子黑色，扁平。花期秋季。

韭莲

来源　石蒜科葱莲属 *Zephyranthes* 植物韭莲 *Zephyranthes grandiflora* Lindl. 的全草。

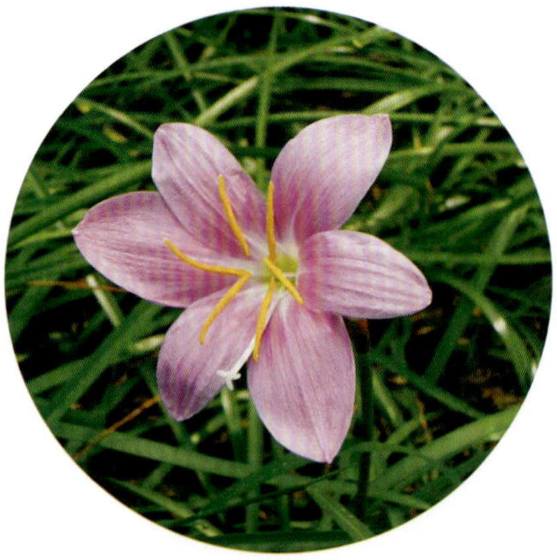

【植物学文献整理】

见《中国植物志》第十六卷，第一分册，7页。原产南美。以韭莲（《英拉汉植物名称》）为正名收载，别名风雨花（《广州植物志》）。我国引种栽培供观赏。

《广东植物志》第五卷，441页。以风雨花（《广州植物志》）为正名收载，别名韭莲（*Flora of China*）。产广州、德庆、阳江、肇庆及海南海口。

《广州植物志》701页。别名赛番红花（《植物学大辞典》）。为一庭院观赏植物，广州常见栽培。珠江一带水上居民亦常栽培，据称：天将大风雨时，即见花开，故有风雨花之名。

【本草学文献整理】

《中华本草》第8册，第二十二卷，214～215页。以赛番红花（《湖南药物志》）为正名收载，别名独蒜（《广西药用植物名录》）。全草入药，味苦，性寒；凉血止血，解毒消肿。

【原植物识别特征】

多年生草本。鳞茎卵球形，直径2～3cm。基生叶常数枚簇生，线形，扁平，长15～30cm，宽6～8mm。花单生于花茎顶端，下有佛焰苞状总苞，总苞片常带淡紫红色，长4～5cm，下部合生成管；花梗长2～3cm；花玫瑰红色或粉红色；花被管长1～2.5cm，花被裂片6，长3～6cm；雄蕊6，长约为花被的2/3～4/5，花药丁字形着生；子房下位，3室，胚珠多数，花柱细长，柱头深3裂。蒴果近球形，种子黑色。花期夏秋季。

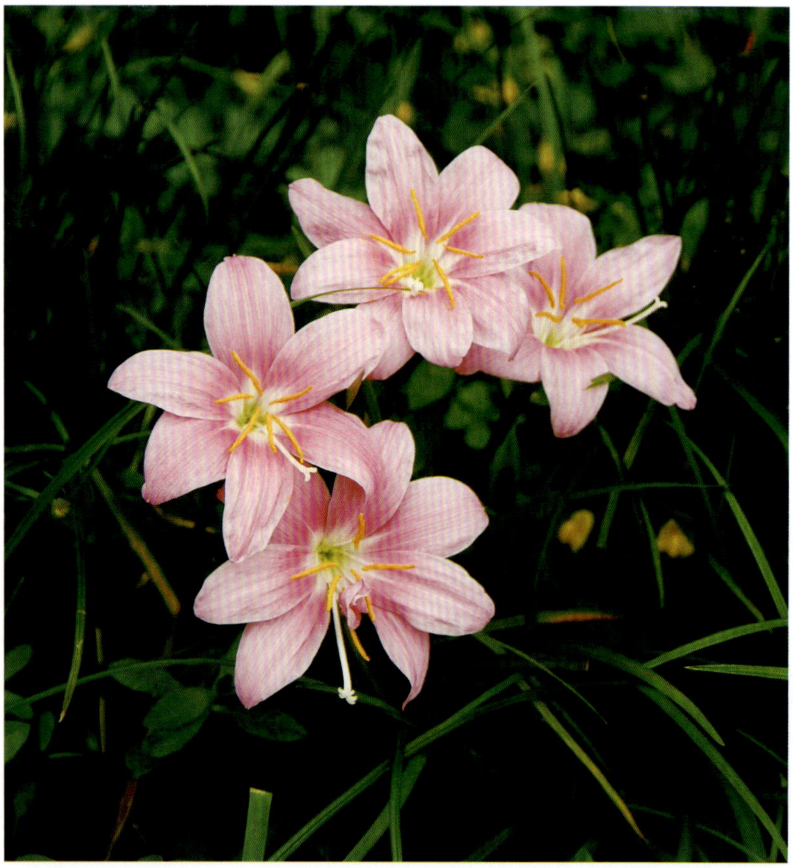

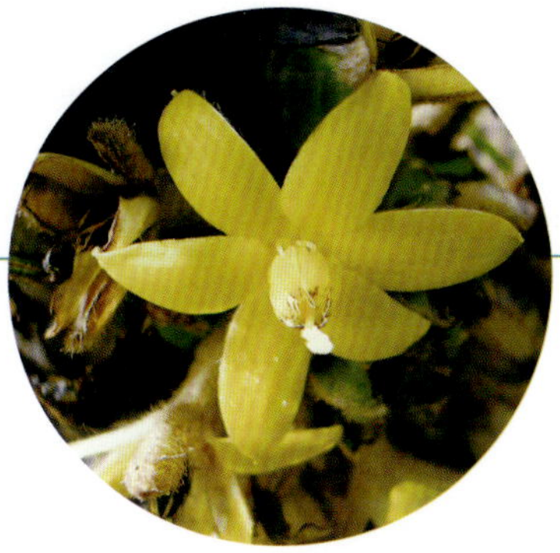

大叶仙茅

来源　石蒜科仙茅属 *Curculigo* 植物大叶仙茅 *Curculigo capitulata* (Lour.) O. Ktze. 的根茎。

【植物学文献整理】

见《中国植物志》第十六卷，第一分册，34～35页。以大叶仙茅（《广州植物志》）为正名收载，别名野棕（广西）、假槟榔树（海南岛）。产福建（南部）、台湾、广东（包括海南岛）、广西、四川（峨眉山）、贵州、云南（南部至西南部）、西藏（墨脱、察隅）。生于林下或阴湿处，海拔850～2 200m。

《广东植物志》第四卷，412页。产广东、海南各地。生于海拔800～1 500m的山谷密林中阴湿处。

《广西植物名录》448页。产武鸣、隆安、上林、鹿寨、三江、苍梧、防城、平南、桂平、陆川、百色、那坡、凌云、乐业、田林、隆林、贺州、天峨、金秀、扶绥、龙州。

《海南植物志》第四卷，178～179页。乐东、崖县、陵水、保亭、白沙。生于密林中。根药用。

《广州植物志》720页。为一野生植物，喜生于湿地上。

【本草学文献整理】

《中华本草》第8册，第二十二卷，215～216页。以大地棕根（《四川中药志》）为正名收载。根茎入药，味辛、微苦，性温；补肾壮阳，祛风除湿，活血调经。

【原植物识别特征】

粗壮草本，高达1m。根状茎粗厚，块状。叶基生，4～7枚，长圆状披针形或近长圆形，长40～90cm，宽5～14cm，全缘，叶柄长30～80cm。花茎长15～30cm，被褐色长柔毛；总状花序缩短成头状，球形或近卵形，俯垂，具多数排列密集的花；花黄色；花被裂片6，长约8mm，宽3.5～4mm，外轮背面被毛，内轮仅背面中脉或中脉基部被毛；雄蕊6，长约为花被裂片的2/3；子房下位。浆果近球形，白色，直径4～5mm；种子黑色。花期5—6月，果期8—9月。

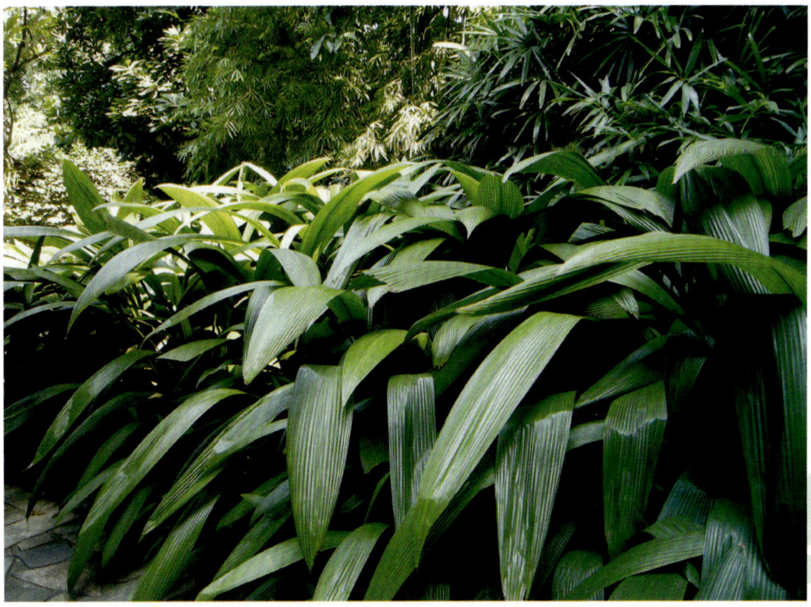

裂果薯（水田七）

来源 蒟蒻薯科裂果薯属 *Schizocapsa* 植物裂果薯 *Schizocapsa plantaginea* Hance 的块茎。

【植物学文献整理】

见《中国植物志》第十六卷，第一分册，50～52页。以裂果薯（《中国高等植物图鉴》）为正名收载，别名水田七（《广西植物名录》）。产湖南南部、江西南部、广东、广西、贵州、云南。生于海拔200～600m的水边、沟边、山谷、林下、路边、田边潮湿地方。根状茎药用，治牙痛等；外敷治跌打、疮疡肿毒。

《广东植物志》第九卷，223页。产广东和平、乳源、阳山、新丰、乐昌及海南陵水、三亚、昌江、保亭、万宁。生于海拔200～700m的山谷、路旁或密林下。

《广西植物名录》449页。产南宁、武鸣、马山、上林、柳州、融水、桂林、临桂、全州、永福、灌阳、恭城、苍梧、岑溪、贵港、博白、百色、田阳、凌云、昭平、河池、南丹、天峨、凤山、巴马、宜州、来宾、金秀、扶绥、宁明、龙州。

【本草学文献整理】

《中华本草》第8册，第二十二卷，220～221页。以水田七（《南宁市药物志》）为正名收载，别名水鸡仔（《广西中药志》）、水虾公（广州空军《常用中草药手册》）、水狗仔、水槟榔（《全国中草药汇编》）。块茎入药，味苦、微甘，性凉，有小毒；清热解毒，止咳祛痰，理气止痛，散瘀止血。

【原植物识别特征】

多年生草本，高20～30cm。根状茎粗短，常弯曲。叶全部基生，狭椭圆形或狭椭圆状披针形，长10～15cm，宽4～6cm，顶端渐尖，基部下延，沿叶柄两侧成狭翅；叶柄长7～11cm，基部有鞘。伞形花序顶生，总苞片4；花被裂片6，淡绿色至淡紫色，外轮3片披针形，长约6mm，宽约3mm，内轮3片，卵圆形，较外轮短而宽；雄蕊6，花丝极短，顶端兜状，两侧向下突出呈耳状；子房上位，柱头3裂。蒴果近倒卵形，3瓣裂；种子多数。叶的上表皮细胞无气孔。花果期4—11月。

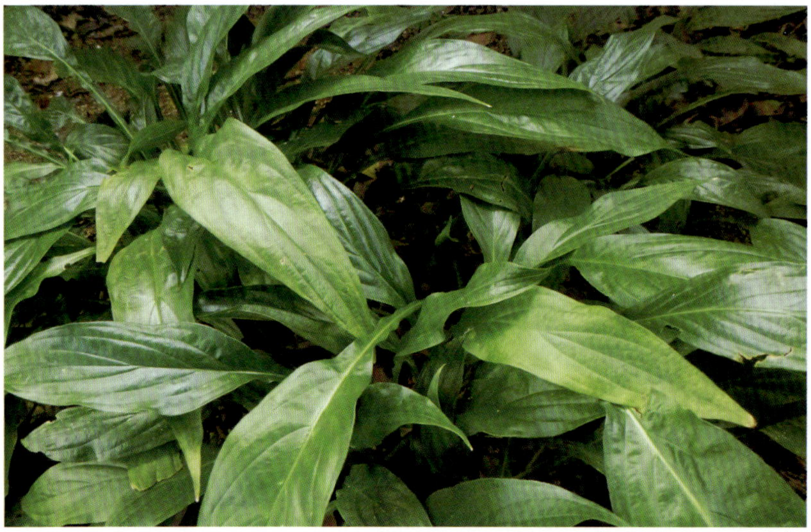

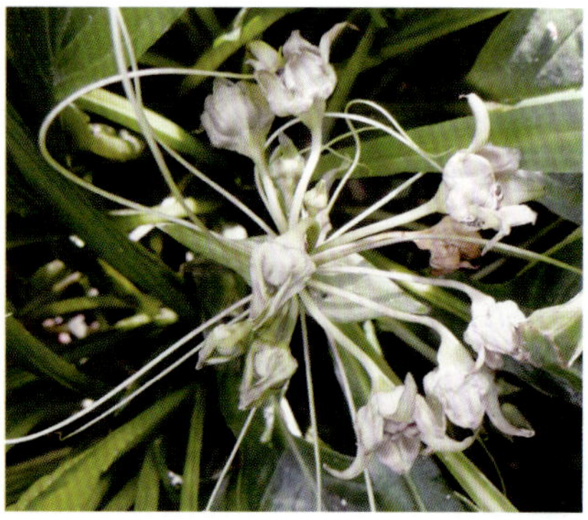

参薯

来源 薯蓣科薯蓣属 *Dioscorea* 植物参薯 *Dioscorea alata* L. 的块茎。

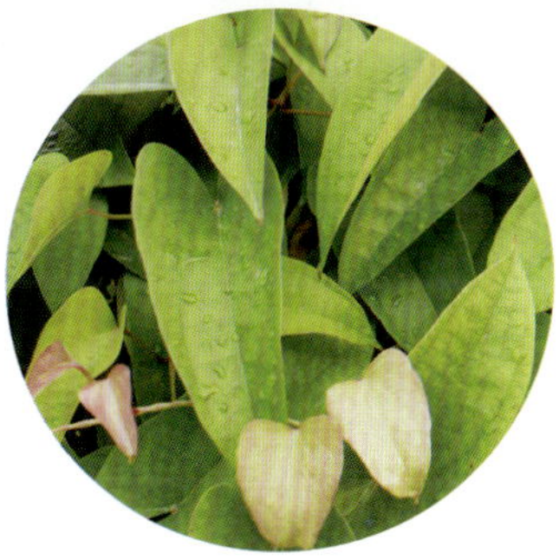

【植物学文献整理】

见《中国植物志》第十六卷，第一分册，117～119页。以参薯（《种子植物名称》）为正名收载，别名云饼山药（云南腾冲）、脚板薯（通称）。本种可能原产于孟加拉湾的北部和东部，以后传布到东南亚、马来西亚、太平洋热带岛屿以至非洲和美洲。我国浙江、江西、福建、台湾、湖北、湖南、广东、广西、贵州、四川、云南、西藏等省区常有栽培。块茎作蔬菜食用；部分地区作“淮山药”入药，有滋补强壮的作用。

《广东植物志》第六卷，395～396页。广东各地山区广为栽培。

《广西植物名录》444页。产全区各地。

《海南植物志》第四卷，152～153页。文昌、崖县。栽培或生于林中。

《广州植物志》707页。园圃间栽培作物之一。亦有逸为野生者。

【本草学文献整理】

《中华本草》第8册，第二十二卷，222页。以毛薯（《南宁市药物志》）为正名收载，别名黎洞薯、大薯、薯子（《广州植物志》）、云饼山药（云南）。块茎入药，味甘、微涩，性平；健脾止泻，益肺滋肾，解毒敛疮。

【原植物识别特征】

缠绕草质藤本。野生的块茎多为长圆柱形，栽培的形态变异较大，通常圆锥形或球形的外皮褐色或紫黑色，断面白色带紫，其余的外皮淡灰黄色，断面白色。茎右旋，通常有4条狭翅。单叶，下部互生，中部以上对生；叶片卵形至卵圆形，长6～15cm，宽4～13cm，基部心形至箭形；叶腋内有大小不等的珠芽。雌雄异株；穗状花序；雄花花被片6，排成2轮，雄蕊6，雌花花被片6，退化雄蕊6，子房下位，3室。蒴果三棱状扁圆形，种子着生于每室中轴中部，四周有膜质翅。花期11月至翌年1月，果期12月至翌年1月。

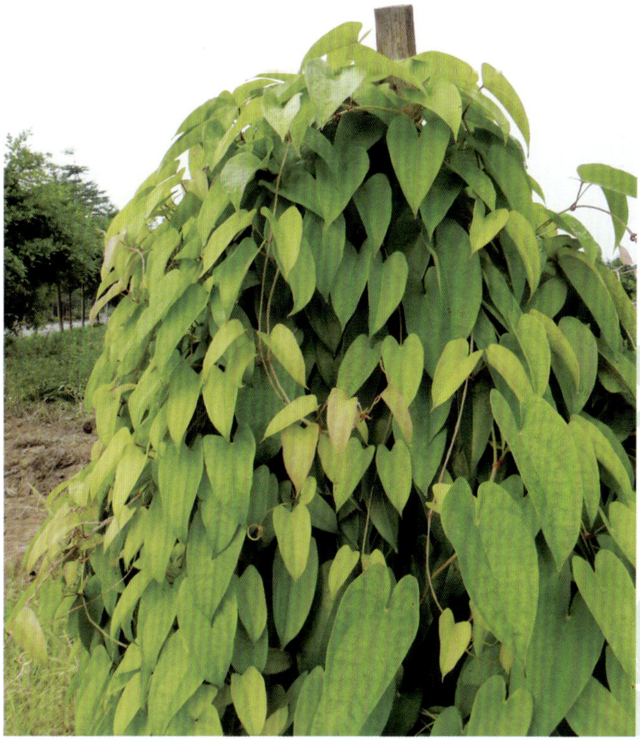

黄独（黄药子）

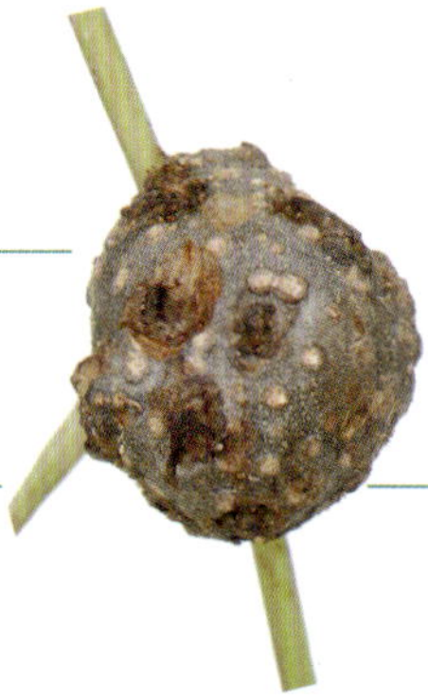

来源　薯蓣科薯蓣属 *Dioscorea* 植物黄独 *Dioscorea bulbifera* L. 的块茎。

【植物学文献整理】

见《中国植物志》第十六卷，第一分册，88～89页。以黄独（《中国药用植物志》）为正名收载，别名黄药（《本草原始》）、零余薯（《广州植物志》、《海南植物志》）、黄药子（江苏、安徽、浙江、云南等省药材名）等。分布河南南部、安徽南部、江苏南部、浙江、江西、福建、台湾、湖北、湖南、广东、广西、陕西南部、甘肃南部、四川、贵州、云南、西藏。块茎含呋喃去甲基二萜类化合物及黄药子萜等，药用。

《广东植物志》第六卷，395页。产乐昌、乳源、阳山、南雄、始兴、英德、仁化、新丰、从化、龙门、博罗、惠东、惠阳、海丰、台山、高州、茂名，生于河谷边、林缘、疏林中。

《广西植物名录》444页。产全区各地。

《海南植物志》第四卷，151页。崖县、保亭、东方、儋县、澄迈、琼海。

《广州植物志》707～708页。为一野生植物。块茎及余零子有毒。

【本草学文献整理】

《中华本草》第8册，第二十二卷，224～227页。以黄药子（《滇南本草》）为正名收载，别名黄药根（《开宝本草》）、金线吊蛋、黄金山药、薯瓜乳藤（广东、广西）。块茎入药，味苦，性寒；散结消瘿，清热解毒，凉血止血。其地上小块茎及珠芽亦入药，称黄独零余子，另列条目。

【原植物识别特征】

缠绕草质藤本。块茎卵圆形或梨形，直径4～10cm。茎左旋，浅绿色稍带红紫色。叶腋内有紫棕色、球形或卵圆形珠芽，大小不等。单叶互生，宽卵状心形或卵状心形，长3～15cm，宽2～14cm，全缘或微波状。雄花序穗状，下垂，常数个丛生于叶腋；雄花花被片6，鲜时紫色，雄蕊6，着生于花被基部；雌花序与雄花序相似，花被片6，退化雄蕊6，子房下位，3室。蒴果反折下垂，三棱状长圆形，长1.5～3cm，熟时草黄色，密被紫色小斑点。花期7—10月，果期8—11月。

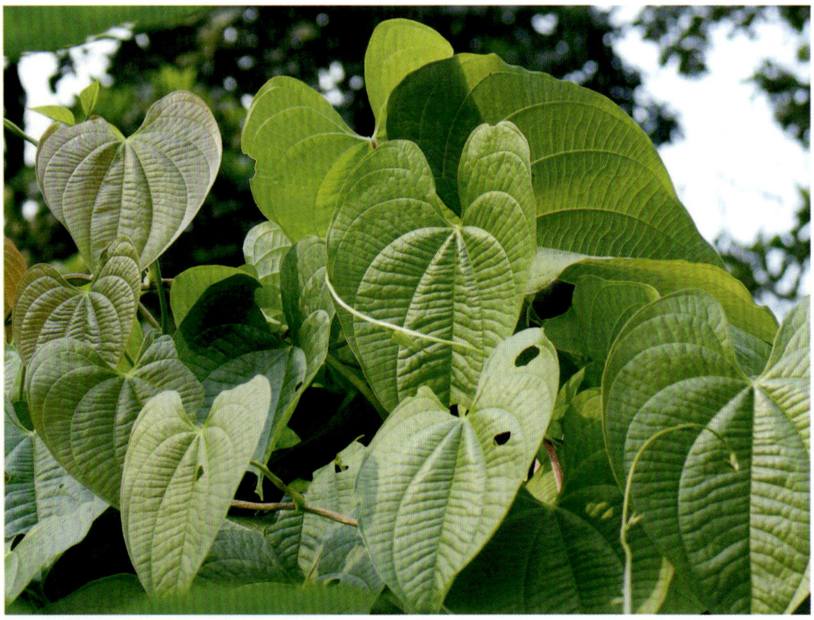

薯莨

来源 薯蓣科薯蓣属 *Dioscorea* 植物薯莨 *Dioscorea cirrhosa* Lour. 的块茎。

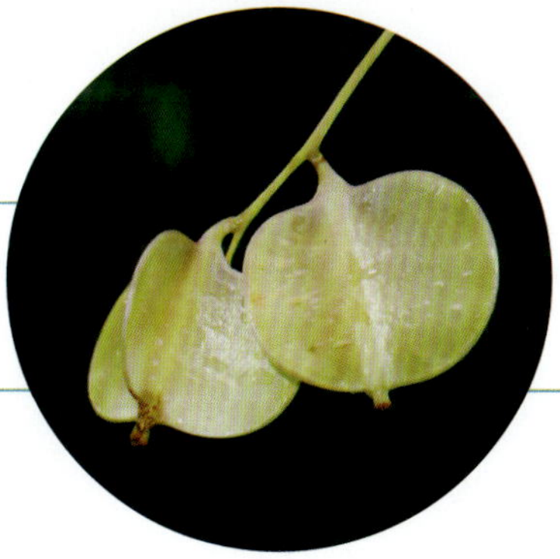

【植物学文献整理】

见《中国植物志》第十六卷，第一分册，108～109页。以薯莨（《种子植物名称》）为正名收载。分布于浙江南部、江西南部、福建、台湾、湖南、广东、广西、贵州、四川南部和西部、云南、西藏墨脱。生于海拔350～1 500m的山坡、路旁、河谷边的杂木林中、阔叶林中、灌丛中或林边。块茎富含单宁，可提制栲胶，或用作染丝绸、棉布、鱼网；也可作酿酒的原料；入药能活血，补血，收敛固涩，治跌打损伤等。

《广东植物志》第六卷，396页。产乐昌、乳源、连山、阳山、始兴、英德、龙门、从化、博罗、和平、河源、惠东、大埔、平远、梅县、高要、新兴、阳春、新会、茂名、遂溪及海南三亚、保亭、白沙、陵水、万宁、琼海。生于海拔1 300m以下的山坡、河沟、疏林及灌丛中。

《广西植物名录》444页。产南宁、柳州、桂林、玉林、百色。

【本草学文献整理】

《中华本草》第8册，第二十二卷，228～230页。以薯莨（《植物名实图考》）为正名收载，别名赭魁（《新修本草》）、薯良（《药性考》）、血三七、红药子、朱砂七（《湖南药物志》）、染布薯（《广西药用植物名录》）等。块茎入药，味苦，性凉，有小毒；活血止血，理气止痛，清热解毒。

【原植物识别特征】

缠绕草质藤本，长可达20m。块茎卵形、球形、长圆形或葫芦状，外皮黑褐色，凹凸不平，断面新鲜时红色，干后紫黑色。茎右旋，有分枝，下部有刺。单叶下部互生，中部以上对生，长椭圆状卵形至狭披针形，长5～20cm，宽2～14cm，全缘，基出脉3～5条；叶柄长2～6cm。雌雄异株；穗状花序；花被片6，长约2mm；雄蕊6，子房下位，3室。蒴果近三棱状扁圆形，长1.8～3.5cm，宽2.5～5.5cm；种子着生于每室中轴中部，四周有膜质翅。花期4—6月，果期7月至翌年1月。

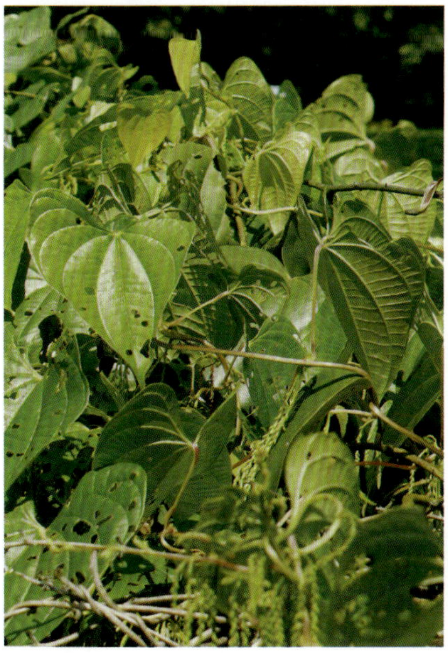

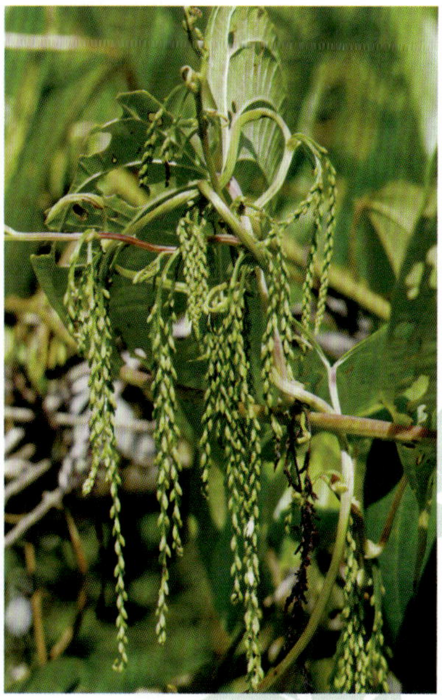

薯蓣（山药）

来源　薯蓣科薯蓣属 *Dioscorea* 植物薯蓣 *Dioscorea opposita* Thunb. 的块茎。

【植物学文献整理】

见《中国植物志》第十六卷，第一分册，103～105页。以薯蓣（《种子植物名称》）为正名收载，别名野山豆（江苏唯宁）、野脚板薯（湖南南岳）、面山药（甘肃徽县）、淮山（贵州德江）。分布于东北、河北、山东、河南、安徽淮河以南、江苏、浙江、江西、福建、台湾、湖北、湖南、广西北部、贵州、云南北部、四川、甘肃东部、陕西南部等地。生于山坡、山谷林下、溪边、路旁的灌丛中或杂草中，或为栽培。块茎为常用中药"淮山药"，有强壮、祛痰的功效；又能食用。

《广东植物志》第六卷，396～397页。产乐昌、乳源及海南等。生于海拔500～700m的山坡、疏林、灌丛中。

《广西植物名录》445页。产全区各地。

《海南植物志》第四卷，152页。文昌。栽培。

《广州植物志》707页。市郊仅见记录。

【本草学文献整理】

《中华本草》第8册，第二十二卷，241～246页。以山药（侯宁极《药谱》）为正名收载，别名薯蓣、山芋（《神农本草经》）、怀山药（《饮片新参》）、野白薯（《湖南药物志》）、山板薯（《广西中药志》）等。块茎入药，味甘，性平；补脾，养肺，固肾，益精。

【原植物识别特征】

多年生缠绕草本。块茎长圆柱形，垂直生长，长可达1m多，外皮灰褐色，断面干时白色。茎常带紫红色，右旋。单叶在茎下部互生，中部以上对生，稀3叶轮生；叶片卵状三角形至宽卵形或戟形，变异大，长3～9cm，宽2～7cm，基部心形，边缘常3裂，叶腋内有珠芽。花极小，单性异株，穗状花序；雄花序直立，聚生于叶腋，花被片6，雄蕊6；雌花序下垂，子房下位。蒴果，具3翅。花期6—9月，果期7—11月。

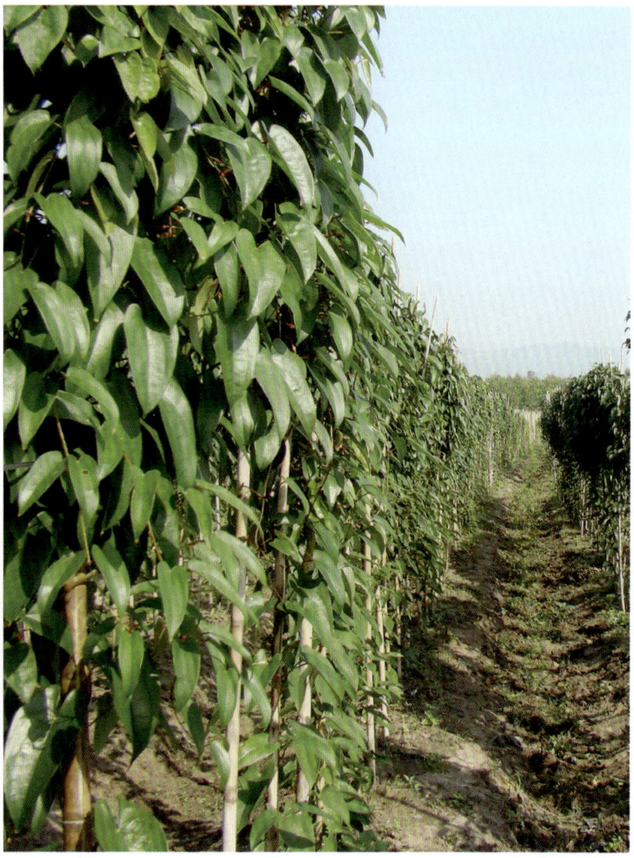

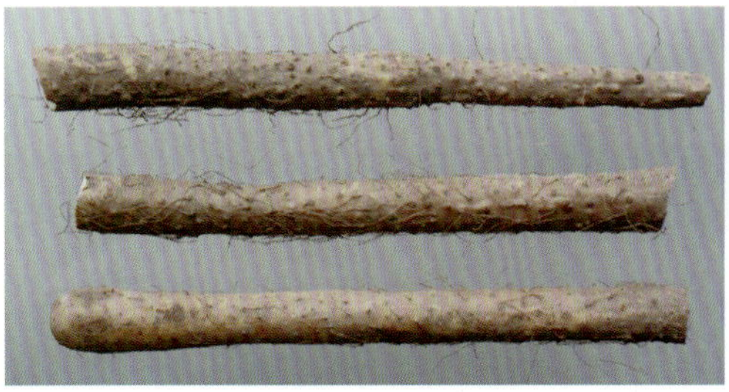

射干

来源 鸢尾科射干属 *Belamcanda* 植物射干 *Belamcanda chinensis* (L.) DC. 的根茎。

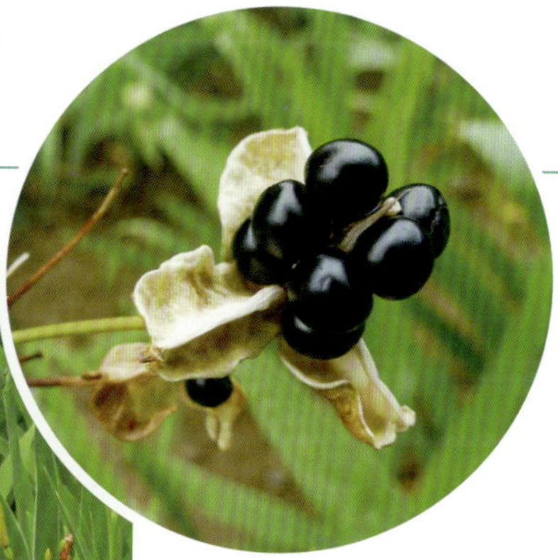

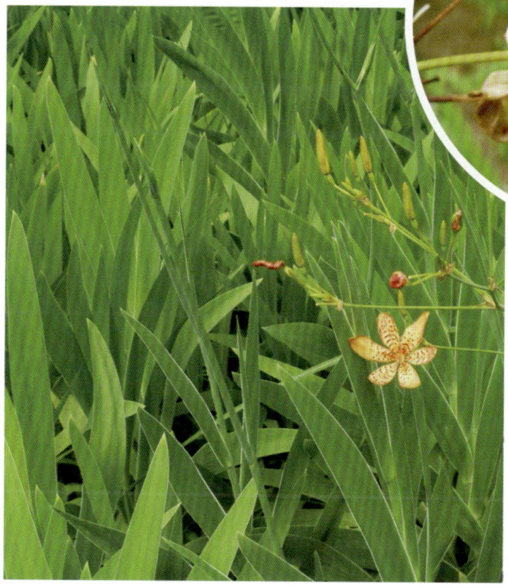

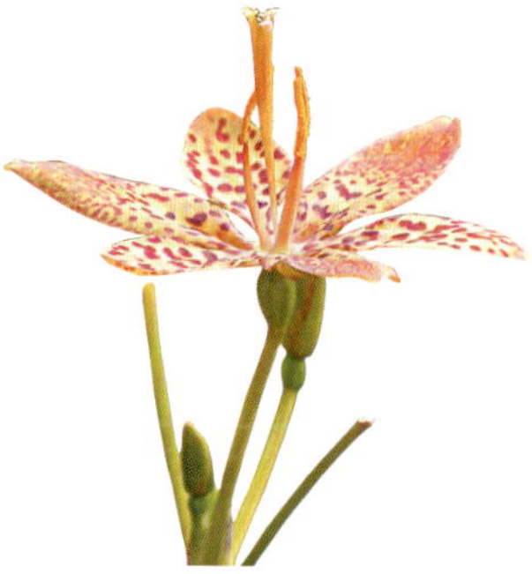

【植物学文献概要】

见《中国植物志》第十六卷，第一分册，131～133页。该属全世界2种，分布于亚洲东部，我国仅有射干 *Belamcanda chinensis* 1种，全国大部分地区有分布，多栽培。根状茎为传统中药。清热解毒，散瘀消肿。

《广东植物志》第六卷，381～382页。产乐昌、乳源、阳山、仁化、翁源、和平、龙门、梅县、东莞、广州、高要、台山、阳江、信宜、封开、茂名及海南琼海、琼山，生于沟谷、林缘或山坡草地。根茎入药。

《广西植物名录》443页。产南宁、邕宁、武鸣、隆安、马山、宾阳、柳州、融水、三江、桂林、临桂、全州、兴安、灌阳、资源、恭城、蒙山、贵港、桂平、玉林、博白、百色、那坡、凌云、西林、贺州、昭平、钟山、富川、天峨、金秀、宁明、龙州。

《广州植物志》704页。别名较剪兰、较剪草（广州）、剪刀梏（梅县）。为一野生植物，广州近郊旷地上常可见，亦有栽培。

【本草学文献概要】

《岭南采药录》106～107页。头型如姜，其花即较剪花，黄花者入药用，蓝花者有大毒，凉血，消肿，拔毒，专敷恶疮，跌打亦用之。

《中华本草》第8册，第二十二卷，256～260页。以射干（《神农本草经》）为正名收载，别名较剪草、黄花萹蓄（《生草药性备要》）、草姜等。根茎入药，味苦、辛，性寒，有毒；清热解毒，祛痰利咽，消瘀散结。

编者注：《岭南采药录》所述“蓝花者有大毒，凉血，消肿，拔毒”，其原植物为百合科的山菅兰 *Dianella ensifolia* (L.) DC.至今粤西还有人上山挖山菅兰，当作射干出售。山菅兰是中药射干的伪品，望药商及消费者认真区别。

【原植物识别特征】

多年生草本，高50～120cm。根状茎呈结节状，鲜黄色，生多数须根。叶2列，嵌叠状排列，剑形，扁平，长20～60cm，宽2～4cm，基部抱茎，叶脉平行。伞房花序顶生；花橘黄色，直径3～5cm，花被片6，散生暗红色斑点，内轮3片略小，基部合生成短筒；雄蕊3；子房下位，花柱3裂。蒴果3瓣裂。花期7—9月，果期8—10月。

红葱

来源　鸢尾科红葱属 *Eleutherine* 植物红葱 *Eleutherine plicata* Herb. 的全草。

【植物学文献概要】

见《中国植物志》第十六卷，第一分册，130页。以红葱（《云南中草药选》）为正名收载，别名小红蒜。原产西印度群岛。云南各地常见栽培，并常逸为半野生。为民间草药，对治疗心悸、头晕、外伤出血、痢疾等有效。

该属全世界约4种，其中2种分布于越南、老挝、柬埔寨，2种分布于美洲。我国南方栽培红葱1种，并逸为野生。

《广东植物志》第六卷，385页。广州、台山及海南万宁有栽培。

【本草学文献概要】

《中华本草》第8册，第二十二卷，264～265页。以小红蒜（《云南思茅中草药选》）为正名收载，别名红葱。全草入药，味苦、辛，性凉；清热凉血，活血通经，消肿解毒。《全国中草药汇编》《广西本草选编》等有药用记载。亦入药，另列条目。

【原植物识别特征】

多年生草本。鳞茎卵圆形，直径约2.5cm，鳞片肥厚，紫红色，无膜质包被。根柔嫩，黄褐色。叶基生，宽披针形或宽条形，长25～40cm，宽1.2～2cm，4～5条纵脉平行而突出。聚伞花序生于花茎顶端；花白色，无明显的花被管，花被片6，2轮排列，内、外花被片近于等大，倒披针形；雄蕊3，花药丁字形着生，花丝着生于花被片的基部；花柱顶端3裂，子房下位，3室。蒴果椭圆形，成熟时3裂。花期6月。

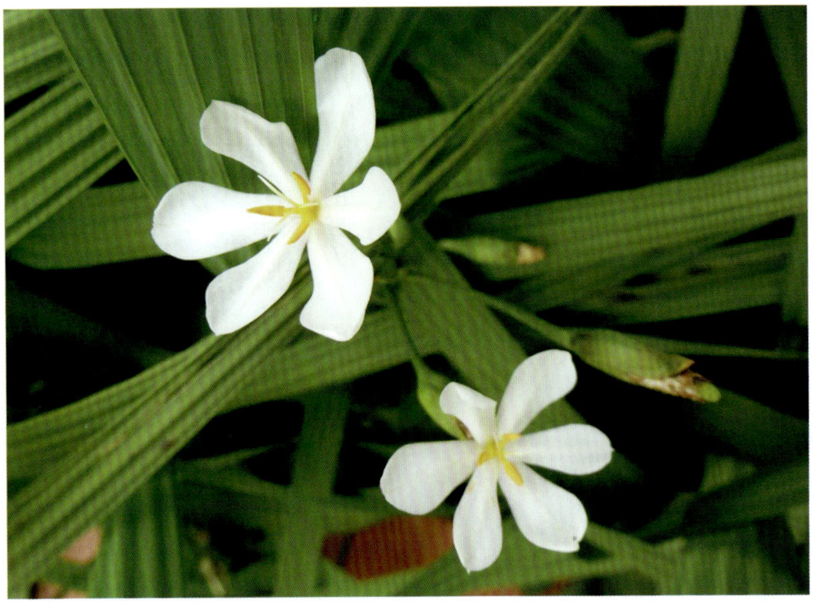

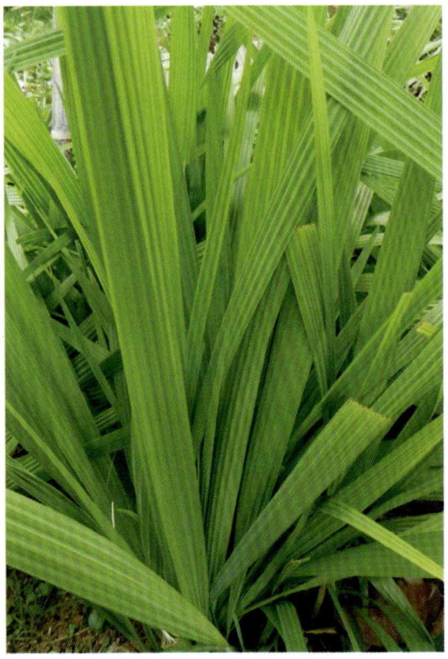

蝴蝶花

来源 鸢尾科鸢尾属 *Iris* 植物蝴蝶花 *Iris japonica* Thunb. 的全草。

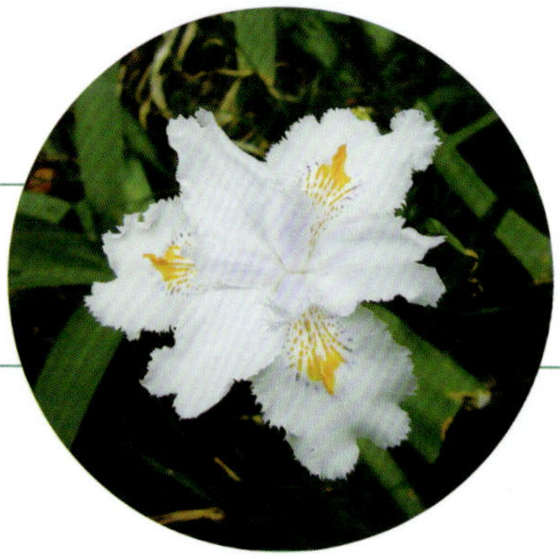

【植物学文献整理】

见《中国植物志》第十六卷，第一分册，176～177页。以蝴蝶花（《秘传花镜》）为正名收载，别名日本鸢尾（《中国植物学杂志》）、开喉箭、兰花草、扁竹、剑刀草（湖南）等。产江苏、安徽、浙江、福建、湖北、湖南、广东、广西、陕西、甘肃、四川、贵州、云南。生于山坡较荫蔽而湿润的草地、疏林下或林缘草地，云贵高原一带常生于海拔3 000～3 300m处。为民间草药，用于清热解毒，消瘀逐水，治疗小儿发烧、肺病咯血、喉痛、外伤瘀血等。

《广东植物志》第六卷，383页。产乐昌、乳源、韶关、曲江、仁化、英德、饶平。生于山坡、路旁、疏林或林缘草地。

《广西植物名录》444页。产南宁、融水、桂林、临桂、灵川、兴安、龙胜、资源、乐业、隆林、南丹、东兰、都安。

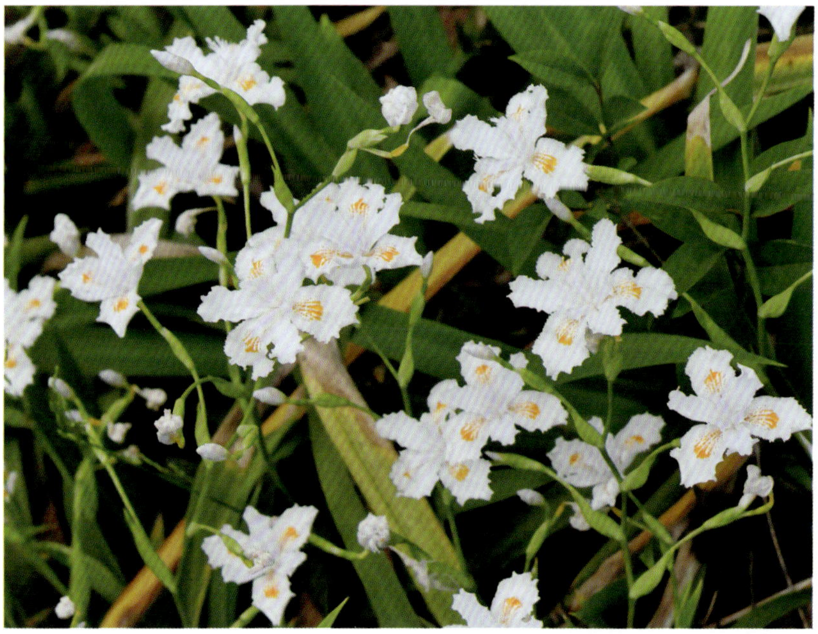

【本草学文献整理】

《中华本草》第8册，第二十二卷，270～271页。以蝴蝶花（《上海常用中草药》）为正名收载，别名燕子花、蓝花铰剪、紫燕（《浙江民间常用草药》）等。全草入药，味苦，性寒，有小毒；清热解毒，消肿止痛。

【原植物识别特征】

多年生草本。根状茎可分为两种，直立的扁圆形，具多数较短的节间，棕褐色；横走的节间长，黄白色；须根生于根状茎的节上，分枝多。叶基生，剑形，长25～60cm，宽1.5～3cm，顶端渐尖。花茎直立，苞片叶状，花淡蓝色或蓝紫色，直径4.5～5cm；花被管长1.1～1.5cm，外轮花被裂片3，长2.5～3cm，中脉上有隆起的黄色鸡冠状附属物，内轮花被裂片3，边缘有细齿裂；雄蕊3，花丝淡蓝色，花药白色；子房下位，花柱分枝3。蒴果椭圆状柱形，直径1.2～1.5cm，成熟时自顶端开裂至中部。花期3—4月，果期5—6月。

灯心草

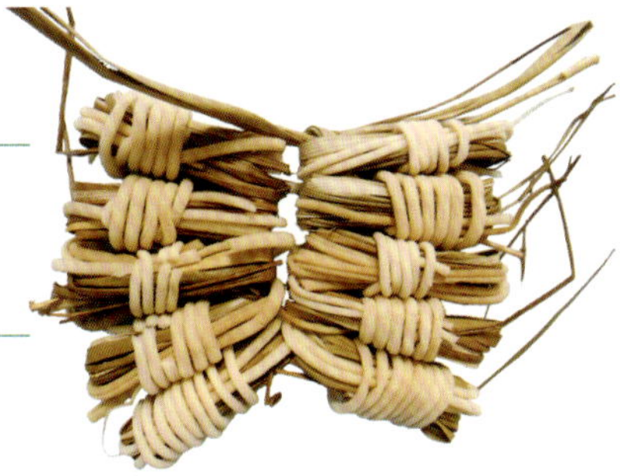

来源 灯心草科灯心草属 *Juncus* 植物灯心草 *Juncus effusus* L. 的茎髓或全草。

【植物学文献整理】

见《中国植物志》第十三卷，第三分册，160页。以灯心草（《本草纲目》）为正名收载。产黑龙江、吉林、辽宁、河北、陕西、甘肃、山东、江苏、安徽、浙江、江西、福建、台湾、河南、湖北、湖南、广东、广西、四川、贵州、云南、西藏。生于海拔1 650～3 400m的河边、池旁、水沟、稻田旁、草地及沼泽湿处。茎内白色髓心除供点灯和烛心用外，入药有利尿、清凉、镇静作用；茎皮纤维可作编织和造纸原料。

《广东植物志》第九卷，403～404页。产广东封开、龙川、肇庆、连山、乐昌、罗定、增城、乳源、信宜、英德、平远、蕉岭、始兴、大埔、茂名。生于海拔600～1 000m的河边、池旁、稻田及沼泽潮湿处。

《广西植物名录》470页。产宾阳、融水、桂林、阳朔、全州、龙胜、玉林那坡、凌云、贺州、南丹、罗城、环江、金秀。

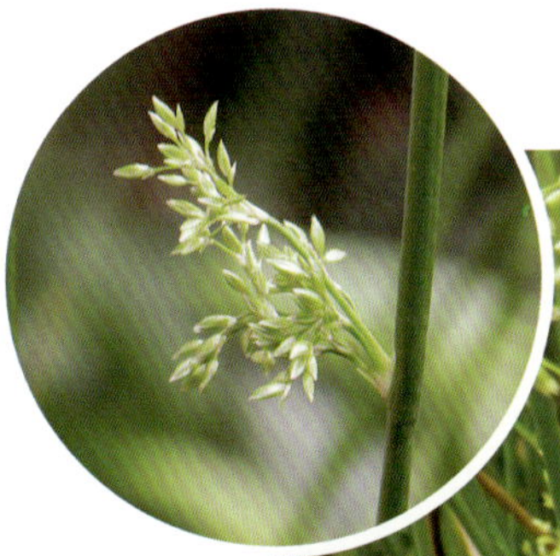

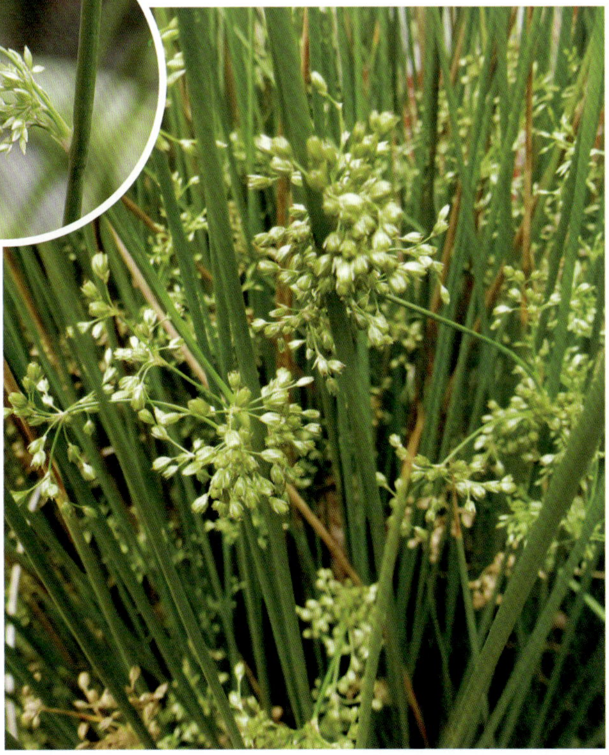

【本草学文献整理】

《中华本草》第8册，第二十三卷，290～293页。以灯心草（《开宝本草》）为正名收载，别名赤须（《雷公炮炙论》）、灯草（《珍珠囊》）、水灯芯（《植物名实图考》）等。茎髓或全草。味甘、淡，性微寒；利水通淋，清心降火。其根亦入药，另列条目。

【原植物识别特征】

多年生草本，高27～100cm。根状茎粗壮横走。茎丛生，直立，圆柱形，淡绿色，具纵条纹，直径1.5～3mm，茎内充满白色的髓心。叶鞘红褐色至淡黄色，长达20cm；叶片退化为刺芒状。聚伞花序，含多花，排列紧密或疏散；总苞片圆柱形，生于顶端，似茎的延伸，直立，长5～28cm，顶端尖锐；花淡绿色；花被片6，排成2轮，线状披针形，长2～12mm；雄蕊3，稀为6，长约为花被片的2/3；子房上位，3室。蒴果长圆形，长约2.8mm，黄褐色。花期4—7月，果期6—9月。

凤梨

来源 凤梨科凤梨属 *Ananas* 植物凤梨 *Ananas comosus* (L.) Merr. 的果皮。

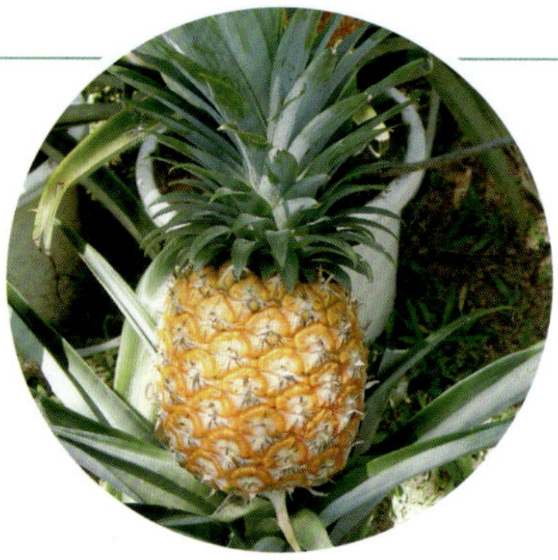

【植物学文献整理】

见《中国植物志》第十三卷，第三分册，64～65页。以凤梨（《广州植物志》）为正名收载，别名菠萝、露兜子（《植物名实图考》）。福建、广东、海南、广西、云南有栽培。原产美洲热带地区。

凤梨俗称菠萝，为著名热带水果之一，其可食部分主要由肉质增大之花序轴、螺旋状排列于外周的花组成，花通常不结实，宿存的花被裂片围成一空腔，腔内藏有萎缩的雄蕊和花柱。叶的纤维甚坚韧，可供织物、制绳、结网和造纸。

《广东植物志》第九卷，169～170页。广东南部及海南各地产，见栽培。凤梨为著名热带水果，可食部分为肉质增大之聚合果；一些变种可作观赏用；叶内纤维坚韧，供编织和造纸用。

《海南植物志》第四卷，86～87页。

《广西植物名录》421页。产南宁、柳州、钦州。

《广州植物志》664页。我国南部极常栽培，果实多汁味美，供生食或罐藏。

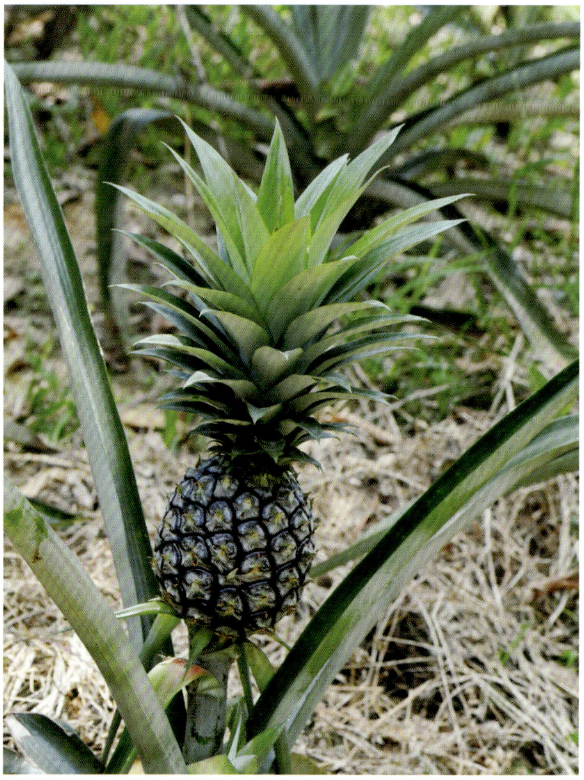

【本草学文献整理】

《中华本草》第8册，第二十三卷，296～297页。以菠萝皮为正名收载，别名菠萝、番娄子、露兜子（《植物名实图考》）、地菠萝、草菠萝（《新华本草纲要》）。果皮入药，微涩、甘，性平；解毒，止咳，止痢。其根、叶亦入药，另列条目。

【原植物识别特征】

大型草本植物。茎短。叶多数，莲座状排列，剑形，长40～90cm，宽4～7cm，顶端渐尖，全缘或有锐齿，腹面绿色，背面粉绿色，边缘和顶端常带褐红色，生于花序顶部的叶变小，常呈红色。花序于叶丛中抽出，状如松球，长6～8cm，结果时增大；萼片宽卵形，肉质，顶端带红色，长约1cm；花瓣长椭圆形，端尖，长约2cm，上部紫红色，下部白色；雄蕊6；子房下位，藏于花序轴内。聚花果肉质，长15cm以上。花期夏季至冬季。

大苞水竹叶

来源 鸭跖草科水竹叶属 *Murdannia* 植物大苞水竹叶 *Murdannia bracteata* (C. B. Clarke) J. K. Morton ex Hong 的全草。

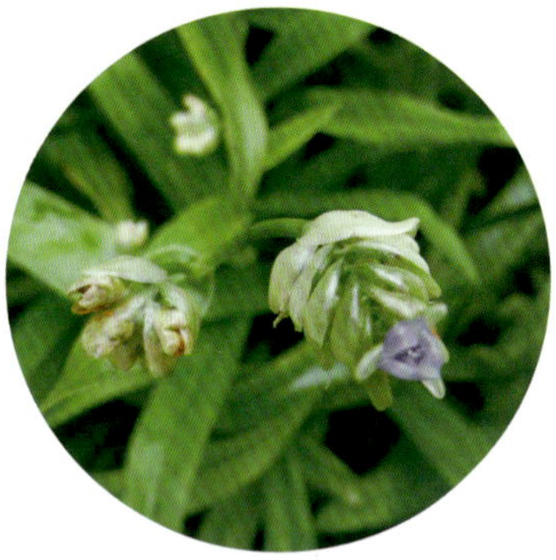

【植物学文献概要】

《中国植物志》第十三卷，第三分册，109～110页。以大苞水竹叶（《海南植物志》）为正名收载。产广东（罗浮山、南海、茂名）、海南（万宁、乐东、崖县、昌城）、广西（容县、梧州、贺县、平果、金秀、藤县、武鸣、东兴、东兰、邕宁、平南、龙州）和云南南部（西双版纳、绿春）。生于山谷水边或溪边沙地上。广州华南植物园曾有栽培。

《广东植物志》第六卷，330页。产博罗（罗浮山）、南海、茂名及海南万宁、三亚、昌江等地。

《广西植物名录》419页。产武鸣、隆安、梧州、藤县、防城、东兴、平南、容县、平果、贺州、东兰、金秀、扶绥、宁明、龙州、大新。

《海南植物志》第四卷，73页。产陵水、崖县、乐东、东方、昌江、儋县、临高。生于密林中溪边沙地上。

【本草学文献概要】

《中华本草》第8册，第二十三卷，304～305页。以痰火草（《广东省惠阳地区中草药》）为正名收载，别名青竹壳菜、青鸭跖草（《广西药用植物名录》）等。全草入药，味甘、淡，性凉；化痰散结，清热通淋。

《药用植物识别手册》271页。全草入药，化痰散结。

【原植物识别特征】

多年生草本。根须状而极多，密被长绒毛。主茎不育，极短，可育茎通常2支，由主茎下部叶丛中发出。叶在主茎密集成莲座状，剑形，长20～30cm，宽1.2～1.8cm，下部边缘有睫毛；可育茎上的叶卵状披针形至披针形，长3～12cm，宽1～1.5cm。蝎尾状聚伞花序，因花密集而呈头状；花两性，萼片3，卵状椭圆形，长约4mm；花瓣3，蓝色或紫色；发育雄蕊与退化雄蕊各3；子房上位，3室。蒴果宽椭圆状三棱形，长约4mm。花果期5—11月。

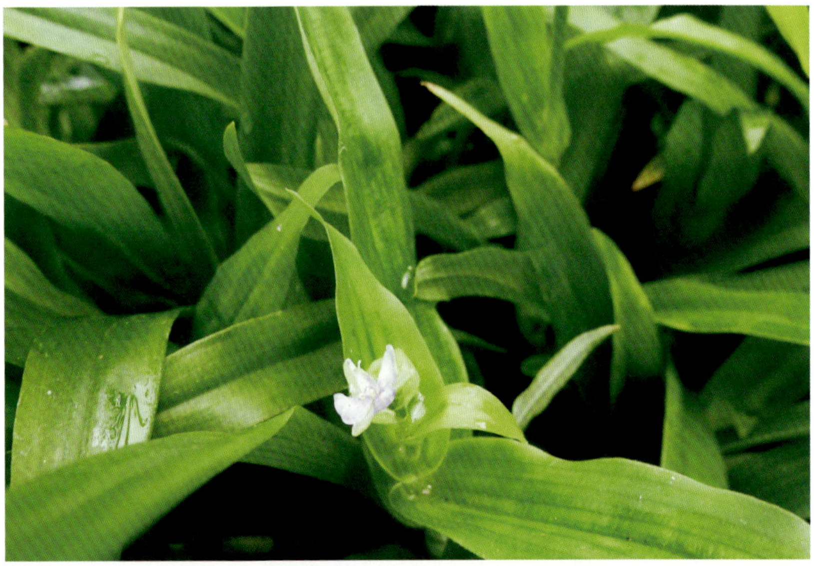

紫万年青（蚌兰）

来源 鸭跖草科紫万年青属 *Rhoeo* 植物紫万年青 *Rhoeo discolor* Hance 的茎叶。

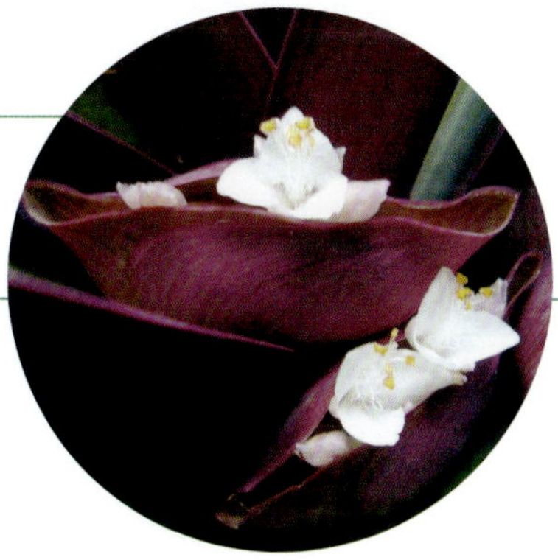

【植物学文献概要】

《中国植物志》第十三卷，第三分册和《广东植物志》第六卷的鸭跖草科均未收录。

《中国种子植物科属词典》416页，记载该属及该种。

《广州植物志》653页。紫万年青属 *Rhoeo* 仅收录1种，即紫万年青 *Rhoeo discolor* (L' Her.) Hance，别名蚌花（广州）。原产热带美洲，现广植于各地供观赏用，广州亦常栽培，民间有用为生草药的，名为蚌花或蚌兰。

《广西植物名录》418页。产容县、龙州。

【本草学文献概要】

《岭南采药录》117页。花形如蚌而小，紫红色，其花治便血、咳血，和猪肉煮汤服之，甚效，治血痢，则煎水饮之。

《中华本草》第8册，第二十三卷，309~310页。分为蚌兰花和蚌兰叶2项收载。清肺化痰，凉血止血。《常用中草药手册》（广州部队后勤部卫生部）等有药用记载。

【原植物识别特征】

多年生草本，高不及50cm。茎粗厚而短，不分枝。叶互生，披针形，长15～25cm，宽2.5～6cm，先端渐尖，上面暗绿色，背面紫色。花序腋生，具短柄；花小，两性，白色，为2枚蚌壳状苞片所包裹；苞片大而扁压，长3～4cm，淡紫色；萼片3，分离，花瓣状；花瓣3，雄蕊6，花丝被长毛；子房上位，3室，每室胚珠1枚。蒴果室背开裂。

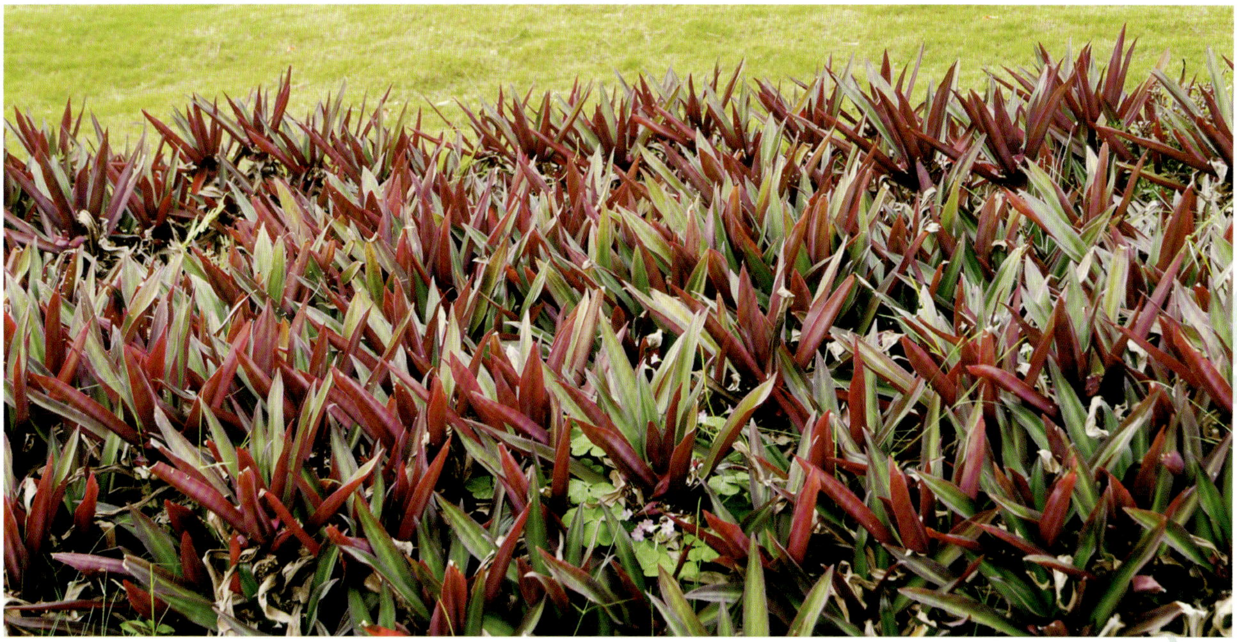

竹节草

来源 鸭跖草科鸭跖草属 *Commelina* 植物竹节草 *Commelina diffusa* Burm. F. 的全草。

【植物学文献概要】

见《中国植物志》第十三卷，第三分册，126～127页。产西藏南部、云南东南部、贵州、广东、广西、台湾和海南。本种形态似鸭跖草，但佛焰苞形态、子房室数目不同，且叶鞘有一列毛或全面被毛。花汁可作青碧色颜料，用于绘画。全草入药。

《广东植物志》第六卷，320～321页。以竹节草（《广州植物志》）为正名收载。产广东大埔、博罗、从化、英德、广州、梅州、肇庆（鼎湖山）、阳江、封开、德庆、始兴、清远及海南万宁、三亚、保亭、琼中、陵水、西沙群岛、昌江、东方。生于低海拔的林中或溪旁潮湿的旷野。全草入药，清热解毒，利水。花汁可作青碧色颜料，用于绘画。

《广西植物名录》419页。以节节草为正名收载，产上思、容县、北流、昭平、龙州。

《广州植物志》656页，以竹节草（《岭南采药录》）为正名收载，别名竹节菜（《救荒本草》）、竹节花（《岭大校园植物名录》）。

【本草学文献概要】

《岭南采药录》170页。味淡，性寒，治白浊、消热散毒、利小便。

《中华本草》第8册，第二十三卷，301页。以竹节草（《生草药性备要》）为正名收载。别名竹菜、鸭跖草（《岭南采药录》）、竹节花（《广东药用植物手册》）、竹蒿草等。全草入药，味淡，性寒；清热解毒，利水消肿，止血。

【原植物识别特征】

一年生披散草本。茎匍匐，节上生根，长达1m余，多分枝。叶互生，披针形或长圆形，长3～12cm，宽0.8～3cm；叶鞘上常有红色小斑点，一侧或全部被刚毛。蝎尾状聚伞花序生于分枝上部的叶腋；总苞片折叠状，卵状披针形。花两性，萼片3，内方2枚，基部合生；花瓣3，蓝色，长约4mm，能育雄蕊3；子房上位。蒴果长圆状三棱形，长约5mm，3室。花果期5—11月。

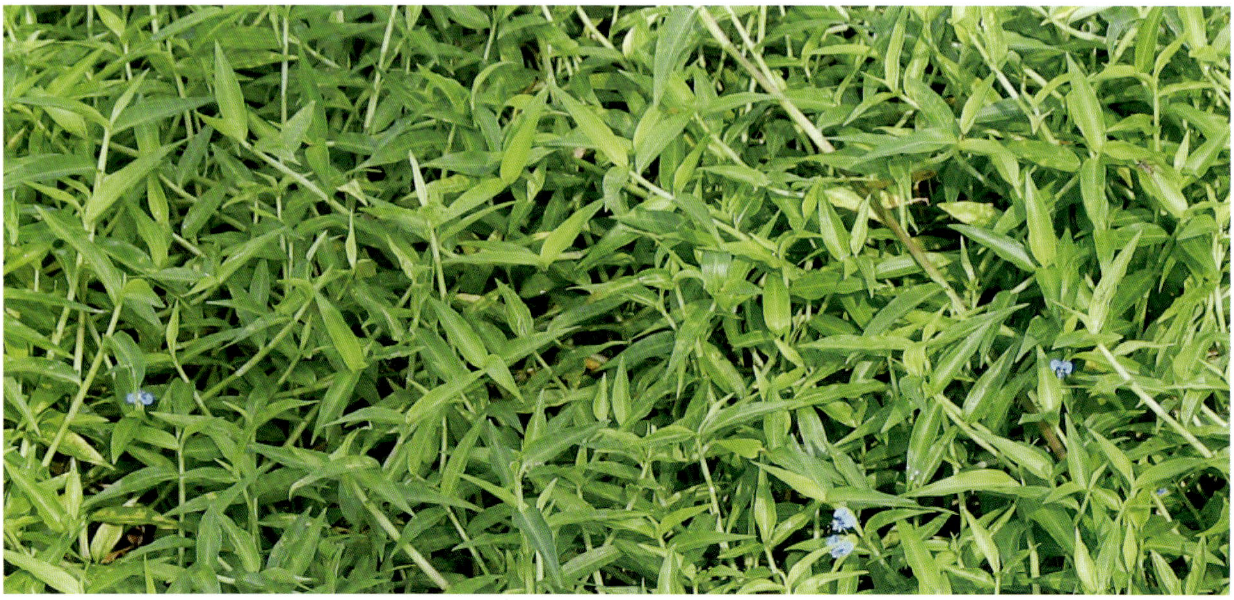

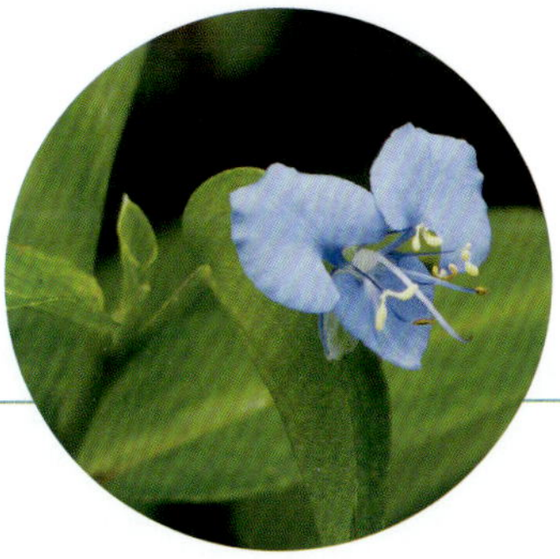

鸭跖草

来源 鸭跖草科鸭跖草属 *Commelina* 植物鸭跖草 *Commelina communis* L. 的全草。

【植物学文献整理】

见《中国植物志》第十三卷，第三分册，127页。以鸭跖草（《本草纲目》）为正名收载。产云南、四川、甘肃以东的南北各省区。常见，生于湿地。药用，为消肿利尿、清热解毒之良药。

《广东植物志》第六卷，321页。产广州近郊。常见于湿地、田边。

《广西植物名录》418页。产柳州、融水、三江、临桂、兴安、永福、龙胜、恭城、苍梧、玉林、容县、北流、凌云、乐业、贺州、昭平、钟山、河池、金秀、龙州。

《广州植物志》655～656页。喜生于阴湿之地，广州近郊常见。

【本草学文献整理】

《中华本草》第8册，第二十三卷，299～301页。以鸭跖草（《本草拾遗》）为正名收载，别名鸡舌草、碧竹子（《本草拾遗》）、竹叶菜、淡竹叶、碧蝉花（《本草纲目》）、水竹子（《植物名实图考长编》）、鹅儿菜（《广西常用中草药》）等。全草入药，味甘、淡，性寒；清热解毒，利水消肿。

【原植物识别特征】

一年生披散草本。茎匍匐生根，多分枝，长可达1m，上部被短毛。叶互生，披针形至卵状披针形，长3～9cm，宽1.5～2cm。总苞片佛焰苞状，与叶对生，折叠状，边缘常有硬毛；聚伞花序，萼片3，膜质，长约5mm，内面2枚常合生；花瓣深蓝色，内面2枚具爪，长近1cm；能育雄蕊3，退化雄蕊3，顶端裂片蝴蝶状；子房上位，花柱丝状。蒴果椭圆形，长5～7mm，2室，2瓣裂，每室种子2枚。花期7—9月，果期9—10月。

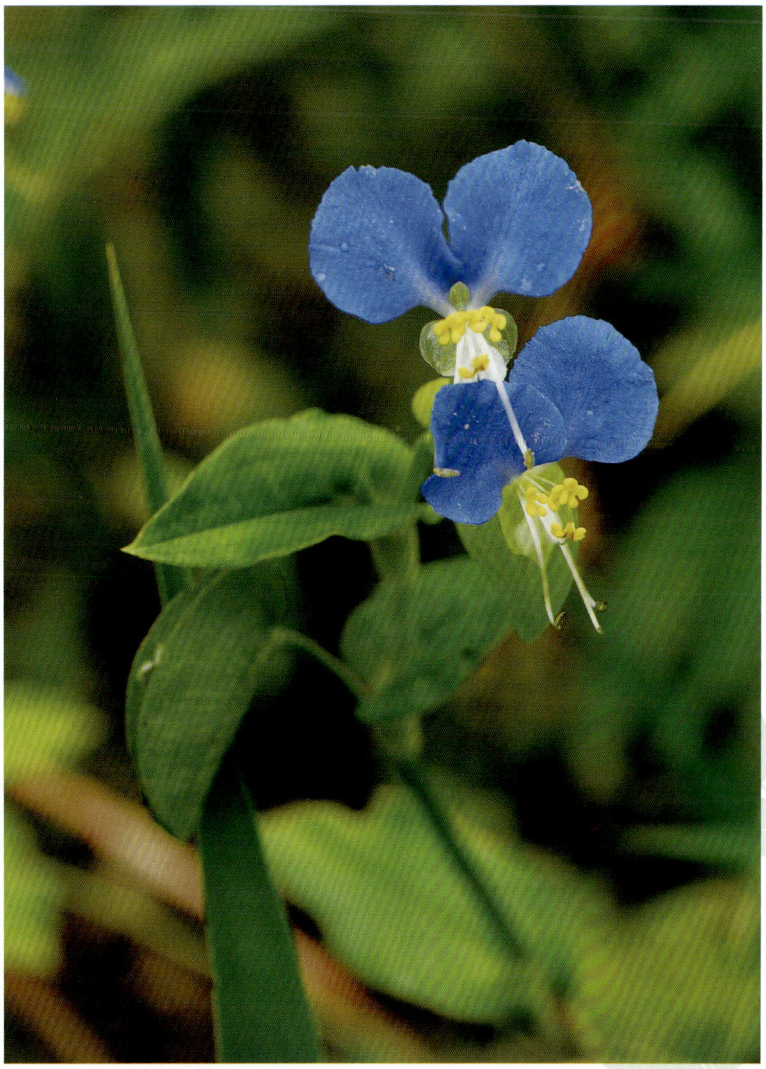

谷精草

来源 谷精草科谷精草属 *Eriocaulon* 植物谷精草 *Eriocaulon buergerianum* Koern. 的带花茎的头状花序。

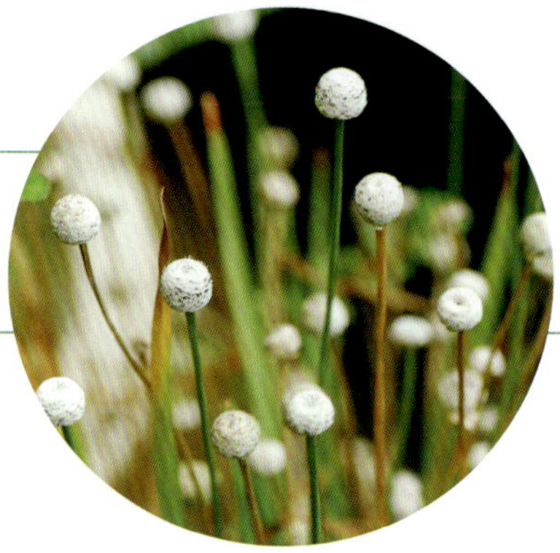

【植物学文献整理】

见《中国植物志》第十三卷，第三分册，52～54页。以谷精草（《中国高等植物图鉴》《拉汉英种子植物名称》）为正名收载，别名连萼谷精草（《台湾植物志》）、珍珠草（《江苏植物志》）。产江苏、安徽、浙江、江西、福建、台湾、湖北、湖南、广东、广西、四川、贵州等省区。生于稻田、水边。全国多数地区以本种植物全草作谷精草入药。

《广东植物志》第九卷，167页。产广东阳山、连州、乐昌、翁源、始兴、新丰、龙门、肇庆（鼎湖山）、博罗、封开、怀集等地。生于水田、湿地。全草入药。

《广西植物名录》421页。产桂林、临桂、兴安、金秀。

《海南植物志》第四卷，84页。遍及海南各地。生于水边湿地或稻田边。

《广州植物志》662页。喜生于山野湿地上，我国南部极常见，供药用。为清凉明目药，有消炎作用。用于各种炎性眼病，内服或煎汁洗眼，又为利尿药。

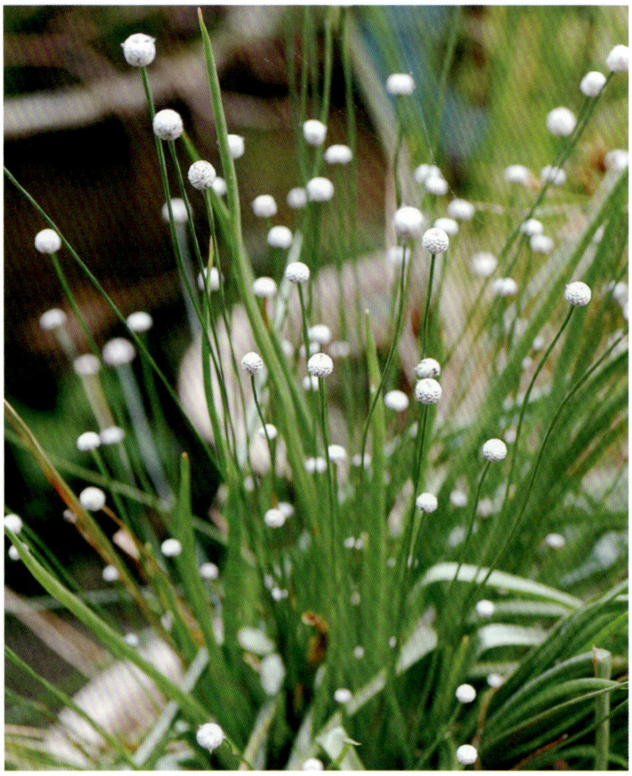

【本草学文献整理】

《中华本草》第8册，第二十三卷，313～316页。以谷精草（《本草拾遗》）为正名收载，别名戴星草（《开宝本草》）、文星草、流星草（《本草纲目》）、鱼眼草（《陆川本草》）、天星草（《南宁市药物志》）等。带花茎的头状花序入药。味辛、甘，性平；祛风散热，明目退翳。

【原植物识别特征】

沼生草本。叶线形，丛生，半透明，具横格，长4～10cm，中部宽2～5mm，脉7～12条。花葶多数，长达25cm，鞘状苞片长3～5cm，口部斜裂；花序熟时近球形，禾秆色，直径4～5；苞片和花被有白毛，雄花：萼合生，3浅裂，花冠裂片3，近顶处各有一黑色腺体，雄蕊6，花药黑色，雌花花被与雄花相似：子房上位，3室，花柱分枝3。种子矩圆状，长约1mm，表面具横格及T字形突起。花果期7—12月。

狗尾草

来源 禾本科狗尾草属 *Setaria* 植物狗尾草 *Setaria viridis* (L.) Beauv. 的全草。

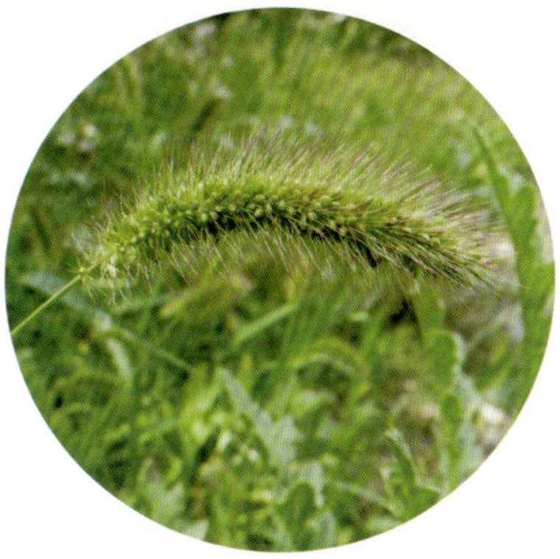

【植物学文献概要】

见《中国植物志》第十卷，第一分册，348～350页。以狗尾草（《本草纲目》）为正名收载，别名谷莠子（植物名汇）、莠（诗经、礼记）。全国各地均产，生于海拔4 000m以下的荒野、道旁，为旱地作物常见的一种杂草。原产欧亚大陆的温带和暖温带地区，现广布于全世界的温带和亚热带地区。

秆、叶可作饲料，也可入药，治痈瘀、面癣；全草加水煮沸20min后，滤出液可喷杀菜虫；小穗可提炼糠醛。

《广东植物志》第九卷，440页。产广东乐昌、始兴、南雄、深圳、高要、广州、阳春等地，生于荒野、路边。

《广西植物名录》500页。产临桂。

《广州植物志》821页。为园圃或荒地上一种野草。

【本草学文献概要】

《岭南采药录》102～103页。高一二尺，叶细长，叶柄如鞘以包茎，夏日茎顶丛生细实，有绿色长芒，集合为穗，六月开花，形如狗尾，治赤眼。此物采有花者下截，阴干用。

《中华本草》第8册，第二十三卷，423～424页。以狗尾草（《本草纲目》）为正名收载，别名莠（《诗经》）、莠草子（《救荒本草》）、光明草（《本草纲目》）、狗尾半支（《纲目拾遗》）等。全草入药，味甘、淡，性凉；清热利湿，祛风明目。

【原植物识别特征】

一年生草本，高10～100cm。基部径达3～7mm。叶鞘边缘具毛；叶舌极短；叶片扁平，长三角状狭披针形或线状披针形，先端长渐尖或渐尖；基部钝圆，长4～30cm，宽2～18mm；边缘粗糙。圆锥花序紧密呈圆柱状，直立或稍弯垂。颖果灰白色。花果期5—10月。

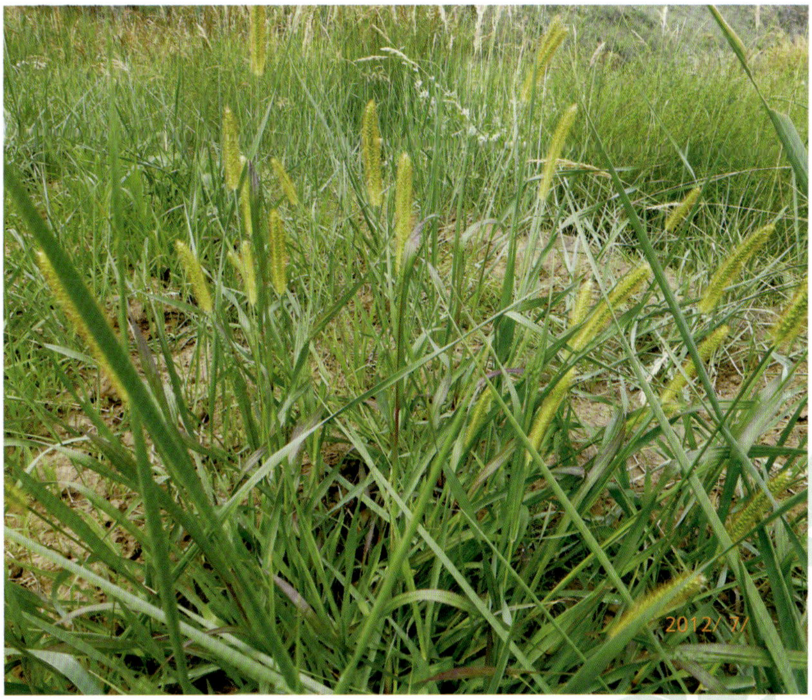

薏米（薏苡薳）

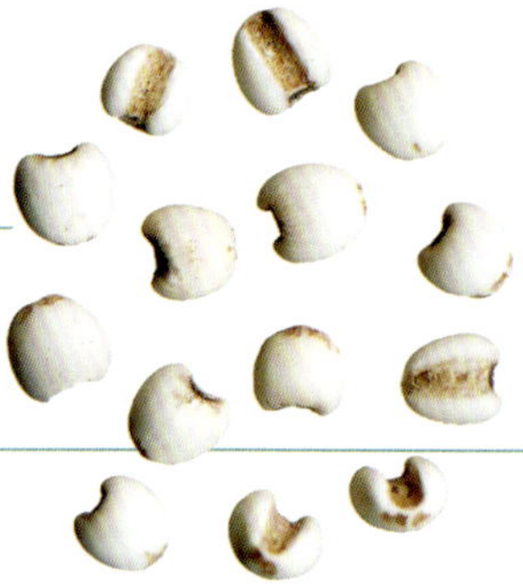

来源 禾本科薏苡属 *Coix* 植物薏米 *Coix lacryma-jobi* L. var. *ma-yuen* (Rom. Caill.) Stapf 的根。

【植物学文献概要】

见《中国植物志》第十卷，第二分册，290～294页。以薏米（《药品化义》）为正名收载，别名苡米（《本草求原》）、六谷米、绿谷（云南地方名）、回回米（救荒本草）等。我国东南部常见栽培或逸生，产辽宁、河北、河南、陕西、江苏、安徽、浙江、江西、湖北、福建、台湾、广东、广西、四川、云南等省区。

颖果又称苡仁，味甘淡微甜，营养丰富，含碳水化合物、蛋白质、脂肪，油以不饱和脂肪酸为主，其中亚麻油酸占34%，并有特殊的薏仁酯；磨粉面食，为价值很高的保健食品。米仁入药有健脾、利尿、清热、镇咳之效。叶与根均作药用。秆叶为家畜的优良饲料。

《广东植物志》第九卷，510页。产斗门、珠海、台山等地。

《广西植物名录》490页。产全区各地。

【本草学文献概要】

《岭南采药录》142页。产广西昭平县，性微寒，下三虫。

《中华本草》第8册，第二十三卷，333～334页。以薏苡根（《神农本草经》）为正名收载，别名五谷根（《草木便方》）。根入药，味苦、甘，性微寒；清热解毒，利湿杀虫。

【原植物识别特征】

多年生草本，高1～1.5m。秆直立。叶互生，长披针形，长40cm，宽1.5～3cm，基部鞘状抱茎。总状花序腋生；小穗单性；雄小穗常2～3，生于花序上部，仅1枚无柄小穗可育,雄蕊3；雌小穗常2～3，生于花序下部，仅1枚发育成熟。果实成熟时，总苞坚硬而光滑，内含一颖果。花果期7—10月。

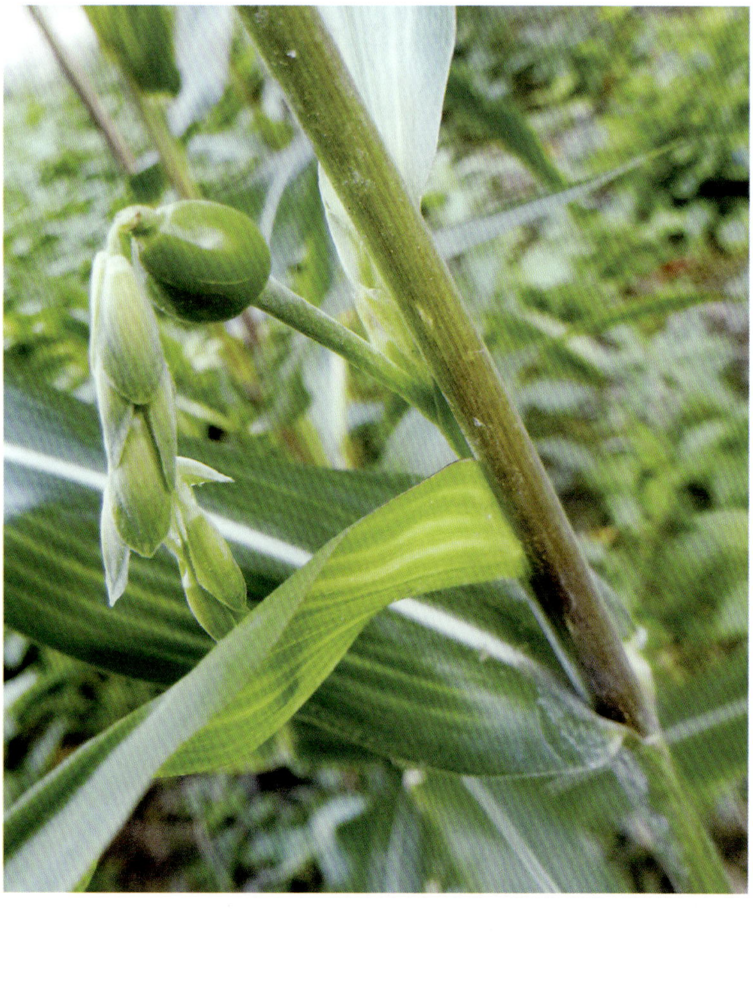

柠檬草（香茅）

来源　禾本科香茅属 *Cymbopogon* 植物柠檬草 *Cymbopogon citratus* (DC.) Stapf 的全草。

【植物学文献概要】

见《中国植物志》第十卷，第二分册，197 ~ 199页。以柠檬草（《种子植物名称》）为正名收载，别名香茅（《开宝本草》）。广东、海南、台湾栽培，广泛种植于热带地区，西印度群岛与非洲东部也有栽培。茎叶提取柠檬香精油，供制香水、肥皂，并可食用，嫩茎叶为制咖喱调香料的原料；药用有通络祛风之效。

《广东植物志》第九卷，498 ~ 499页。产深圳、珠海、广州、中山、高要、阳江、阳东、阳西、电白、高州、茂名、雷州、湛江、徐闻及海南各地。生于山坡草地。热带地区广泛栽培。

《海南植物志》第四卷，479页。热带地区广泛栽培。生长茂盛而成大丛，但很少见抽穗。茎叶提取香茅油，为制香水或香皂的原料；煎水洗身，可祛风消肿；香茅油可止腹痛。

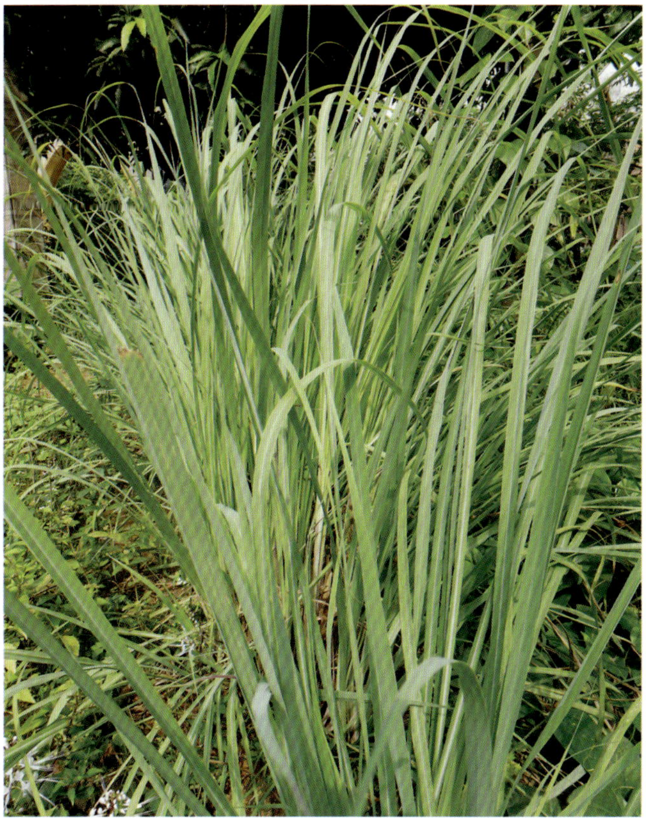

【本草学文献概要】

《中华本草》第8册，第二十三卷，335 ~ 337页。以香茅（《本草纲目》）为正名收载，别名茅香（《本草拾遗》）、香麻（《本草图经》）、大风茅（《岭南采药录》）、柠檬茅（《种子植物名称》）、香茅草、风茅草《广东中药》等。全草入药，味甘、辛，性温；祛风通络，温中止痛，止泻。

《药用植物识别手册》272页。全草入药。祛风解表，活血通络，行水消肿。

【原植物识别特征】

多年生草本。秆粗壮，高达2m，节下被白色蜡粉，含有柠檬香味。叶鞘无毛，叶舌厚，鳞片状，长圆形；叶片长30 ~ 90cm，宽5 ~ 15mm，两面光滑，灰白色，边缘粗糙。圆锥花序，疏散，长30 ~ 90cm，分枝纤细；无柄小穗两性，线性或线状披针形，有柄小穗圆形。花果期夏季，少见有开花者。

牛筋草

来源 禾本科穇属 *Eleusine* 植物牛筋草 *Eleusine indica* (L.) Gaertn. 的全草。

【植物学文献概要】

见《中国植物志》第十卷，第一分册，64～66页。以牛筋草为正名收载，别名蟋蟀草（《嘉兴府志》）。产我国南北各省区，多生于荒芜之地及道路旁。

本种根系极发达，秆叶强韧，全株可作饲料，又为优良保土植物。全草煎水服，可防治乙型脑炎。

《广东植物志》第九卷，356～357页。产新丰、连州、广州、阳春、郁南、乐昌、始兴、云浮、乳源、翁源、高州、惠阳、连平、茂名、深圳、封开及海南乐东、兴隆、万宁、白沙、东方、澄迈、儋州、三亚、陵水、临高、文昌、西沙群岛。生于荒芜地、路边。

《广西植物名录》492页。产全区各地。

《海南植物志》第四卷，383～384页。海南各地均产，多生于荒地。其秆叶强韧，根深难拔，故有牛筋草之称。

《广州植物志》791页。为一野草，广州极常见。可作牛羊的饲料，又可作保土植物。

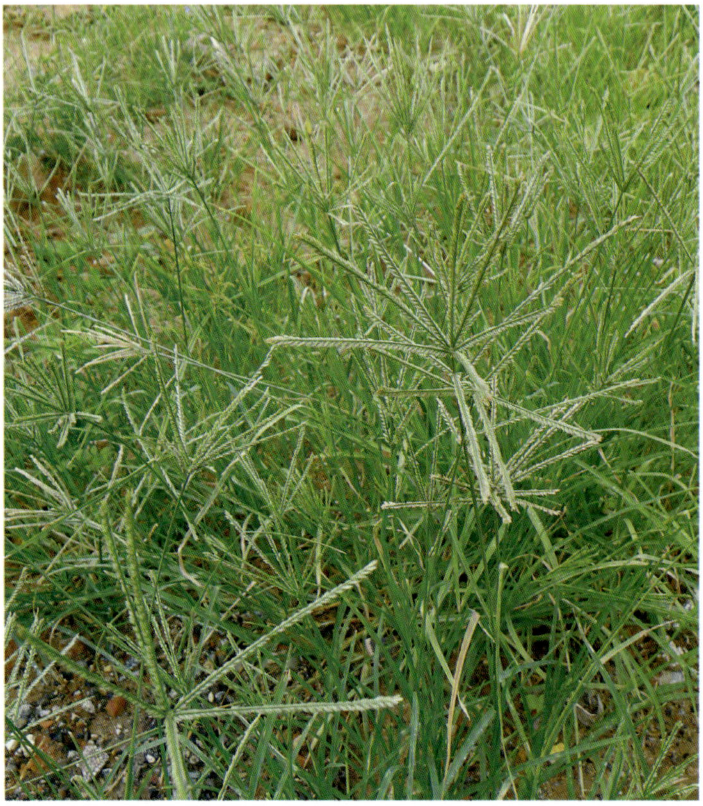

【本草学文献概要】

《中华本草》第8册，第二十三卷，345～346页。以牛筋草（《百草镜》）为正名收载，别名千金草（《本草纲目拾遗》）、千人拔（《福建民间草药》）、百夜草（广东）等。根或全草入药。味甘、淡，性凉；清热利湿，凉血解毒。

【原植物识别特征】

一年生草本。根系极发达。秆丛生，基部倾斜，高10～90cm。叶鞘两侧压扁而具脊，松弛；叶舌长约1mm；叶片平展，线形，长10～15cm，宽3～5mm。穗状花序2～7个，指状着生于秆顶，长3～10cm，宽3～5mm；小穗含3～6小花；颖披针形，具脊，脊粗糙；第一外稃长3～4mm，卵形，具脊，脊上有狭翼，内稃短于外稃，具2脊，脊上有狭翼。囊果卵形，长约1.5mm，基部下凹，具明显的波状皱纹。鳞被2，折叠，具5脉。花果期6—10月。

白茅（白茅根）

来源 禾本科白茅属 *Imperata* 植物白茅 *Imperata cylindrica* (L.) Beauv var. *major* (Nees) C. E. Hubb. 的根茎。

【植物学文献概要】

见《中国植物志》第十卷，第二分册，31～32页。产山东、河南、陕西、江苏、浙江、安徽、江西、湖南、湖北、福建、台湾、广东、海南、广西、贵州、四川、云南、西藏等地，为南部各省草地的优势植物。本种适应性强，生态幅度广，广布于东半球和温暖地区。根状茎含果糖、葡萄糖等，味甜可食，入药为利尿剂、清凉剂；茅花俗用以止血；茎叶为牲畜牧草，秆为造纸的原料。

《广东植物志》第九卷，455～456页。广东各地均产。生于谷地河床至干旱草地、空旷地、果园地、撂荒地、田坎、堤岸和路边。药用或作造纸原料。

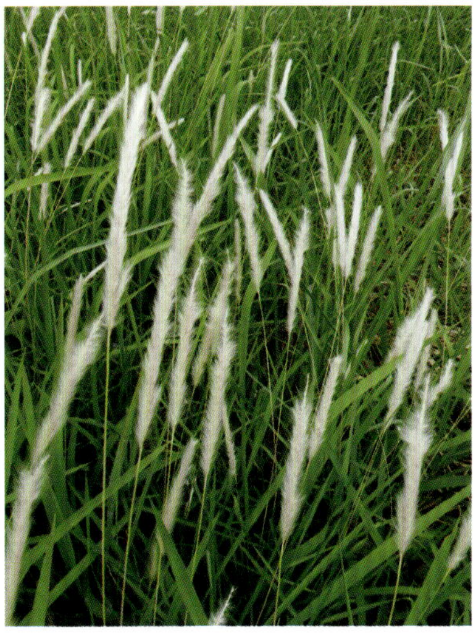

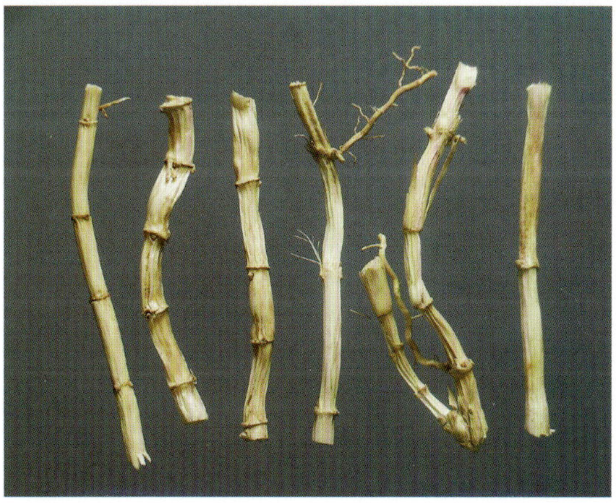

《广西植物名录》494页。产南宁、邕宁、武鸣、柳城、融水、桂林、临桂、灌阳、龙胜、梧州、钦州、容县、那坡、隆林、昭平、南丹、金秀、宁明。

《海南植物志》第四卷，446～447页。海南各地常见。

《广州植物志》829～830页。以白茅为正名收录，别名黄茅（广东）、茅草（台湾）。为草原和山坡上极常见的野草，根茎蔓延甚广，且生长力极强。根茎称茅根，味甜可食，为缓和剂、营养剂、利尿剂。

【本草学文献概要】

《中华本草》第8册，第二十三卷，357～361页。以白茅根（《本草经集注》）为正名收录，别名地菅、地筋（《名医别录》）、白毛菅（《本草经集注》）、白花茅根（《日华子本草》）、丝毛草根（《中药志》）等。根茎或花序入药，味甘，性寒；凉血止血，清热生津，利水通淋。

【原植物识别特征】

多年生草本，高20～100cm。根状茎白色，匍匐横走，密生鳞片。秆丛生，直立。叶线形或线状披针形；根出叶长与植株近相等，茎生叶较短，宽3～8mm，叶鞘褐色，具短叶舌。圆锥花序紧缩呈穗状，顶生；小穗成对排列；花两性，每小穗具1花；雄蕊2；雌蕊1，柱头羽毛状。颖果椭圆形，成熟果序被白色长柔毛。花期5—6月，果期6—7月。

淡竹叶

来源 禾本科淡竹叶属 *Lophatherum* 植物淡竹叶 *Lophatherum gracile* Brongn. 的茎叶。

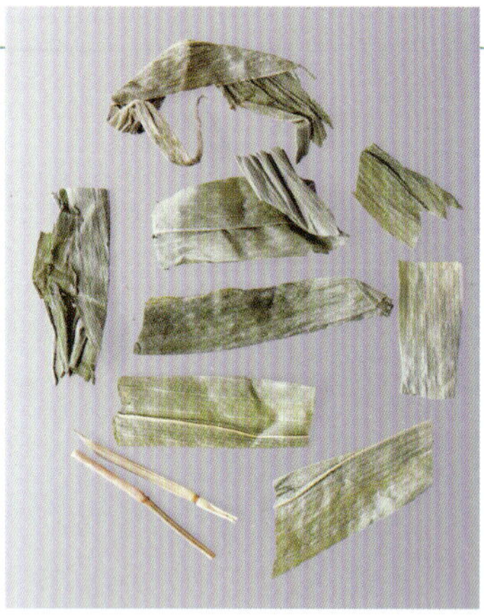

【植物学文献概要】

见《中国植物志》第九卷，第二分册，35～36页。以淡竹叶（《本草纲目》）为正名收录。产江苏、安徽、浙江、江西、福建、台湾、湖南、广东、广西、四川、云南。生于山坡、林地或林缘、道旁荫蔽处。叶为清凉解热药，小块根作药用。

《广东植物志》第九卷，385页。广东及海南各地均产。生于山地、疏林下。叶药用，有清凉解热的功效。

《广西植物名录》495页。产融水、桂林、临桂、永福、龙胜、金秀、龙州。

《海南植物志》第四卷，366～367页。海南各地。别名山鸡米、迷身草（广东）。多生于阴湿地上或疏林下。常见。

《广州植物志》781～782页。多生于湿地上，白云山时见之。根苗捣汁和米，以增芳香；叶供药用，为清凉解热利尿药。

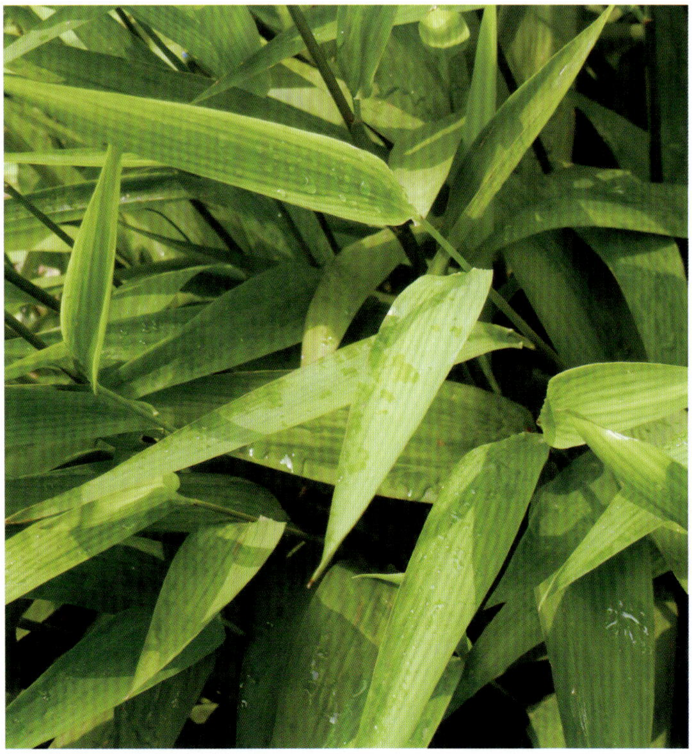

【本草学文献概要】

《中华本草》第8册，第二十三卷，366～369页。以淡竹叶（《滇南本草》）为正名收录，别名竹叶门冬青（《分类草药性》）、山冬、地竹（《广西中药志》）、淡竹米（《药材学》）等。茎叶入药，味苦，性寒；清热，除烦，利水。

【原植物识别特征】

多年生草本。须根黄白色，中部常膨大形似纺锤形块根。秆高40～90cm，直立，中空。叶互生，广披针形，长5～20cm，宽1.5～3cm，全缘；叶脉平行，小横脉明显，呈方格状。圆锥花序顶生，分枝较少，疏散；小穗狭披针形；小花两性，外稃较颖为长，内稃短于外稃；子房卵形，花柱2，柱头羽状。颖果纺锤形。花期7—9月，果期10月。

金丝草

来源 禾本科金发草属 *Pogonatherum* 植物金丝草 *Pogonatherum crinitum* (Thunb.) Kunth 的全草。

【植物学文献概要】

见《中国植物志》第十卷，第二分册，106～107页。以金丝草（《本草纲目》）为正名收载，别名金丝茅（钟观光拟）、黄毛草（广州）。产安徽、浙江、江西、福建、台湾、湖南、湖北、四川、云南、贵州、广东、广西、海南等省区。全草入药。解毒，通淋，止血。

《广东植物志》第九卷，470页。产广东和海南各地，生于田埂、山边、路旁、溪边、石缝瘠土或灌木下阴湿地。

《广西植物名录》498页。产临桂、兴安、龙胜、容县、百色、隆林、龙州。

《海南植物志》第四卷，366～367页。别名必子草、竹篙草等。海南各地。生草药之一。全草入药，有清凉散热、解毒、利尿之效。

《广州植物志》834～835页。常生于阴湿的倾斜地上、墙角、岩缝或堤岸边；入药有凉血散热之效，广州生草药店有出售。

【本草学文献概要】

《岭南采药录》23页。味苦，性寒，治吐血、咳血、衄血、下血、血崩，瘴气，解诸药毒，疗痈疽疔肿恶疮，凉血散热。

《中华本草》第8册，第二十三卷，408～409页。以金丝草为正名收载，别名落苏（《本草纲目》）、黄毛草（《广州植物志》）、猫毛草（《广东中药》）。全草入药，味苦，性寒；清热解毒，凉血止血，利湿。

【原植物识别特征】

直立草本。秆丛生，高10～30cm，节上被白色髯毛。叶鞘短于或长于节间，向上部渐狭；叶舌短，纤毛状；叶片线形，长1.5～5cm，宽1～4mm，两面均被微毛而粗糙。穗形总状花序单生于秆顶，长1.5～3cm，细弱而微弯曲，乳黄色；芒金黄色，长15～18mm，粗糙；雄蕊1，花药细小。颖果卵状长圆形，长约0.8mm。花果期5—9月。

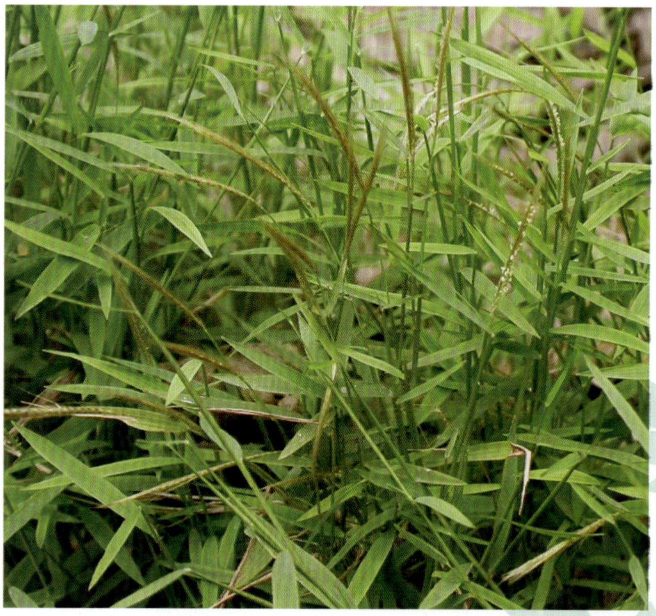

稻（谷芽）

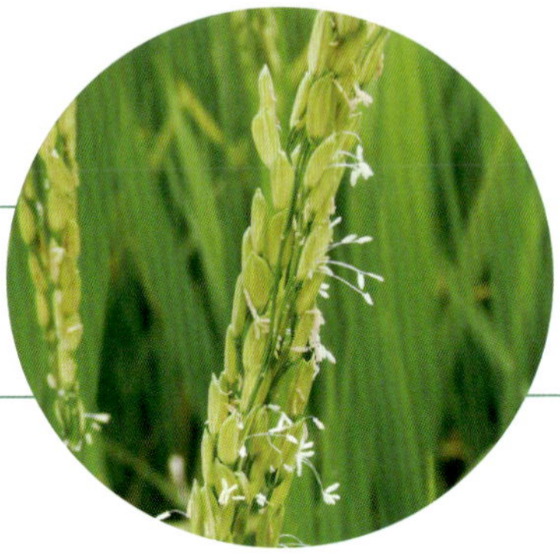

来源 禾本科稻属 *Oryza* 植物稻 *Oryza sativa* L. 的颖果经发芽而成。

【植物学文献概要】

见《中国植物志》第九卷，第二分册，6～8页。以稻（《名医别录》）为正名收载别名糯、粳（《名医别录》）。稻是亚洲热带广泛种植的重要谷物，我国南方为主要产稻区，北方各省均有栽种。种下主要分为2亚种，籼稻与粳稻。亚种下包括栽培品种极多。

《广东植物志》第九卷，332～333页。广东及海南各地均有栽培。重要谷物，分糯、粳、籼三大系。

《海南植物志》第四卷，396～397页。别名禾（广东）。海南各地栽培。

《广州植物志》799～800页。本植物为东南亚最主要的粮食作物之一，以我国种植面积最大。粳米、谷芽等药用。

【本草学文献概要】

《中华本草》第8册，第二十三卷，378～379页。以谷芽（《本草纲目》）为正名收载，别名稻芽（《中药材手册》）等。谷芽由稻的颖果经发芽而成。味甘，性平；消食化积，健脾开胃。其亚种籼稻与粳稻的种仁、颖果的果皮等均入药，另列条目。

【原植物识别特征】

一年生水生草本。秆直立，高0.5～1.5m，随品种而异。叶鞘松弛，叶舌披针形，长10～25cm，两侧基部下延长成叶鞘边缘，具2枚镰形抱茎的叶耳；叶片线状披针形，长40cm左右，宽约1cm，粗糙。圆锥花序，长约30cm，分枝多，棱粗糙，成熟期向下弯垂；小穗含一成熟花，两侧甚压扁，长圆状卵形至椭圆形，长约10mm，宽2～4mm；颖极小，退化外稃2，锥刺状，长2～4mm；两侧孕性花外稃质厚，具5脉，中脉成脊，有芒或无芒；内稃与外稃同质，具3脉，先端尖而无喙；雄蕊6。颖果长约5mm，宽约2mm，厚1～1.5mm。

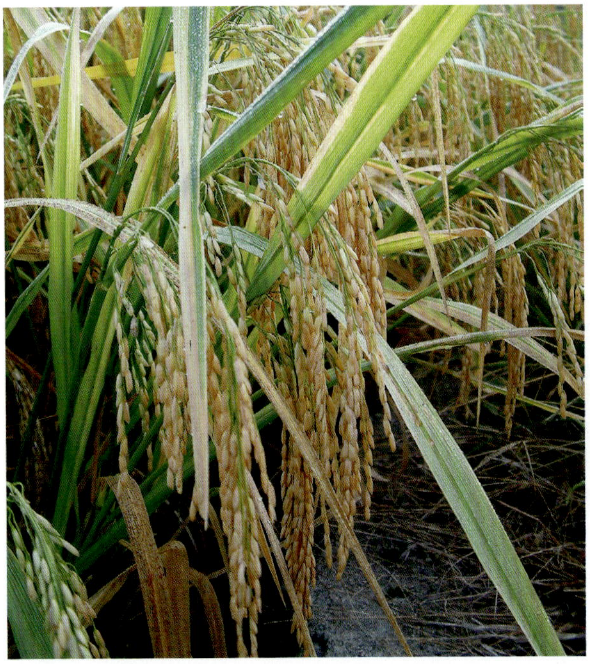

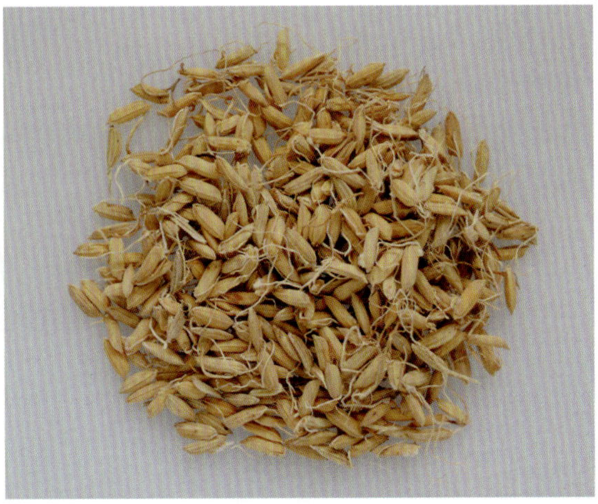

芦苇（芦根）

来源　禾本科芦苇属 *Phragmites* 植物芦苇 *Phragmites australis* (Cav.) Trin. ex Steud. 的根茎。

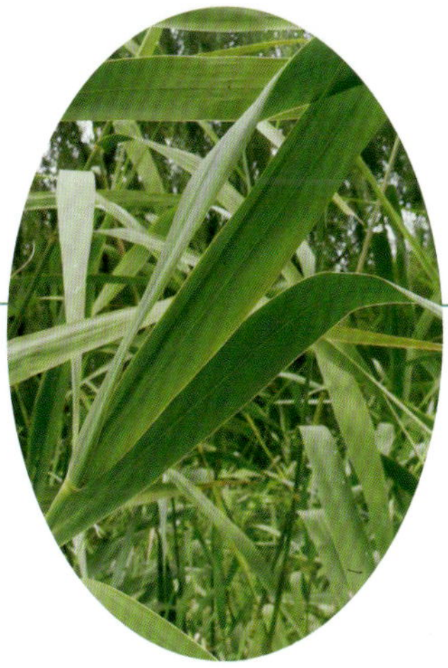

【植物学文献概要】

见《中国植物志》第九卷，第二分册，27～30页。芦苇（《台湾植物名录》）为正名收载，别名芦、苇、葭（《名医别录》）等。产全国各地。生于江河湖泽、池塘沟渠沿岸和低湿地。为全球广泛分布的多型种。除森林生境不生长外，各种有水源的空旷地带，常以其迅速扩展的繁殖能力，形成连片的芦苇群落。秆为造纸原料或作编席织帘及建棚材料；茎、叶嫩时为饲料；根状茎供药用，为固堤造陆先锋环保植物。

《广东植物志》第九卷，338页。产广东乐昌、乳源、清远、深圳、珠海、惠东、广州、高要、阳春、徐闻。生于河边、溪边、湿地。

《广西植物名录》498页。产全区各地。

《广州植物志》784页。生于河边或溪间的湿地上，为良好的防堤植物之一。根茎入药，称芦根或苇根。

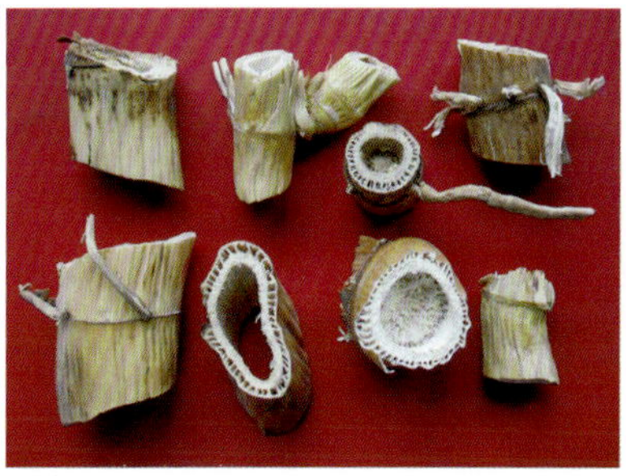

【本草学文献概要】

《中华本草》第8册，第二十三卷，390～395页。以芦根（《名医别录》）为正名收载，别名苇根（《温病条辨》）、芦菰根（《草木便方》）、水蔛蘁（《岭南采药录》）等。根茎入药，味甘，性寒；清热生津，除烦止呕，利水透疹。其苗、叶、花均入药，另列条目。

【原植物识别特征】

多年生高大草本，高1～3m。地下茎粗壮，横走，节间中空，节上有芽。茎直立，中空。叶2列，互生；叶鞘圆筒状；叶舌有毛；叶片扁平，长15～45cm，宽1～3.5cm，边缘粗糙。穗状花序排列成大型的圆锥花序，顶生；小穗通常有花4～7。颖果椭圆形至长圆形。花果期7—10月。

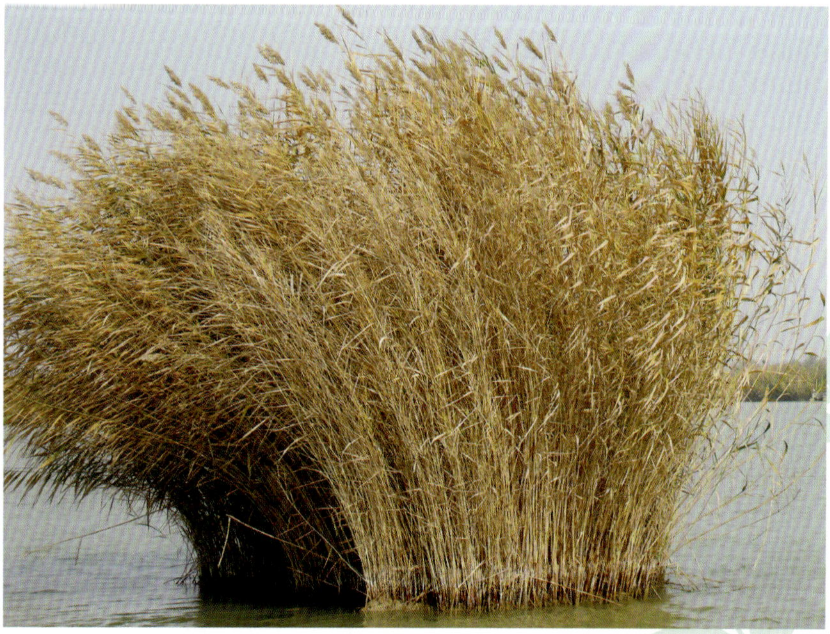

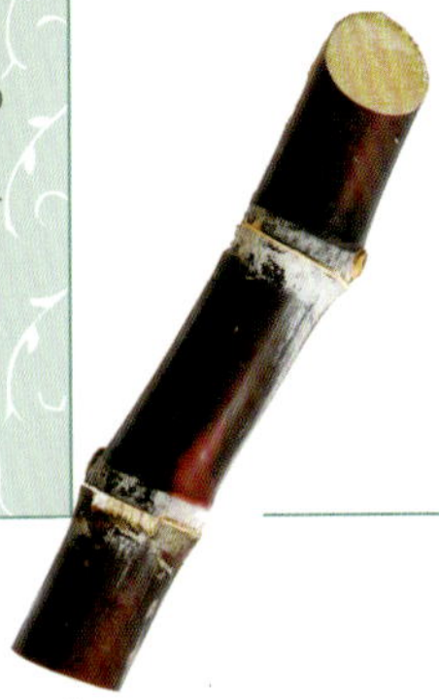

甘蔗

来源 禾本科甘蔗属 *Saccharum* 植物甘蔗 *Saccharum officinarum* L. 的茎秆。

【植物学文献整理】

见《中国植物志》第十卷，第二分册，41～42页。以甘蔗（《名医别录》）为正名收载，别名秀贵甘蔗（《台湾的禾草》）。我国台湾、福建、广东、海南、广西、四川、云南等南方热带地区广泛种植。是全世界热带糖料生产国的主要经济作物，尤其在东南亚太平洋诸岛国、大洋洲岛屿和古巴等地。茎秆为重要的制糖原料。甘蔗的综合利用价值很大，如纤维素供制纸；秆梢与叶片除作为牛羊等家畜的好饲料外，还可供药用、制酒精、养酵母以及作建筑材料等。

《广东植物志》第九卷，458页。广东和海南各地有栽培。制糖、造纸。

《海南植物志》第四卷，450～451页。为我国重要的经济作物之一，海南广泛栽培。

《广州植物志》831～832页。我国南方主要经济作物之一。广州近郊多有栽培，秆粗壮，实心。

【本草学文献整理】

《中华本草》第8册，第二十三卷，411～413页。以甘蔗（《名医别录》）为正名收载，别名干蔗（《南方草木状》）等。茎秆入药，味甘，性寒；清热生津，润燥和中，解毒。

【原植物识别特征】

多年生高大实心草本。根状茎粗壮发达，秆高3～5m，直径2～4cm，具20～40节，下部节间较短而粗大，被白粉。叶鞘长于其节间，叶舌极短，生纤毛，叶片长达1m，宽4～6cm，中脉粗壮，白色，边缘具锯齿状粗糙。总状花序多数轮生，稠密；小穗线状长圆形，长3.5～4mm；第一颖脊间无脉，顶端尖，边缘膜质；第二颖具3脉，中脉成脊，粗糙；第一外稃膜质，与颖近等长；第二外稃微小，无芒或退化；第二内稃披针形；鳞被无毛。

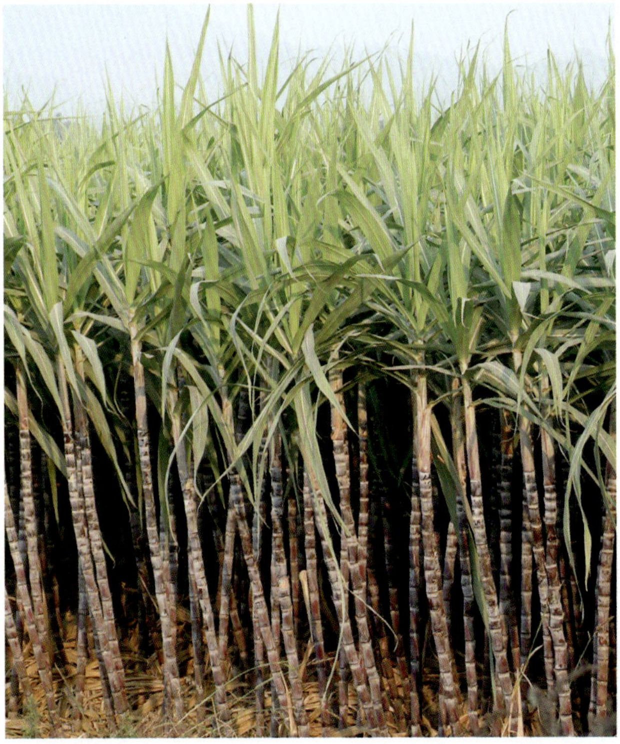

菰（茭白）

来源　禾本科菰属 *Zizania* 植物菰 *Zizania latifolia* (Griseb.) Stapf 的嫩茎秆被菰黑粉菌感染形成的肥大纺锤形部分。

【植物学文献整理】

见《中国植物志》第九卷，第二分册，17～18页。以菰（《名医别录》）为正名收载，别名茭儿菜（《救荒野谱》）、茭包（《群芳谱》）、茭笋（《救荒本草》）。产黑龙江、吉林、辽宁、内蒙古、河北、甘肃、陕西、四川、湖北、湖南、江西、福建、广东、台湾。水生或沼生，常见栽培。秆基嫩茎为真菌 *Ustilago edulis* 寄生后，粗大肥嫩，称茭瓜，是美味的蔬菜。颖果称菰米，作饭食用，有营养保健价值。全草为优良的饲料，为鱼类的越冬场所。也是固堤造陆的先锋植物。古代菰生长正常，秋季结实，称雕胡米，为六谷之一，后因黑穗菌寄生成畸形，不能开花结实，成为蔬菜利用。

《广东植物志》第九卷，336～337页。广东及海南大部分地区有栽培。生于沼泽、溪旁。作蔬菜、饲料。

《海南植物志》第四卷，399～400页。别名茭儿菜、茭笋、芒婆草（海南）。

《广州植物志》801～802页。为一水生栽培植物。广州近郊极常见。

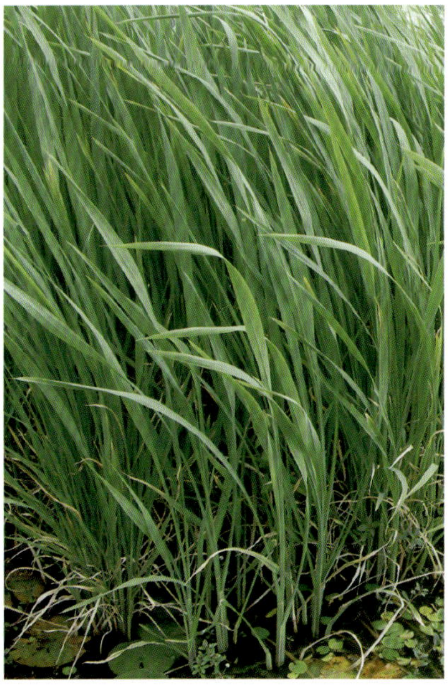

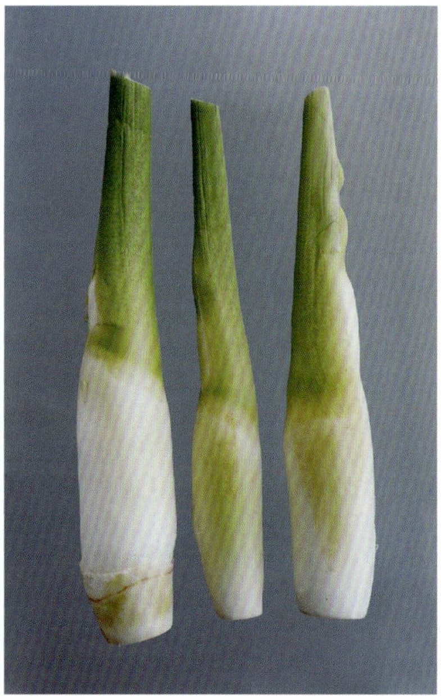

【本草学文献整理】

《中华本草》第8册，第二十三卷，437～439页。以茭白（《本草图经》）为正名收载，别名菰菜、茭首（《食疗本草》）、茭瓜、茭耳菜（《植物名实图考》）等。变态茎秆入药。味甘，性寒；解热毒，除烦渴，利二便。其根茎和颖果亦入药，另列条目。

【原植物识别特征】

多年生草本。具匍匐根状茎，秆高1～2m，直径约1cm，具多数节，基部节上生不定根。叶鞘长于其节间，肥厚，有小横脉；叶舌膜质，长约1.5cm，顶端尖；叶片扁平宽大，长50～90cm，宽15～30mm。圆锥花序，雄小穗长10～15mm，着生于花序下部或分枝上部，带紫色，外稃具5脉，内稃具3脉，中脉成脊，具毛，雄蕊6；雌小穗圆筒形，长18～25mm，着生于花序上部和分枝下方。颖果圆柱形，长约12mm，胚小形，为果体之1/8。

槟榔

来源　棕榈科槟榔属 *Areca* 植物槟榔 *Areca catechu* L. 的种子。

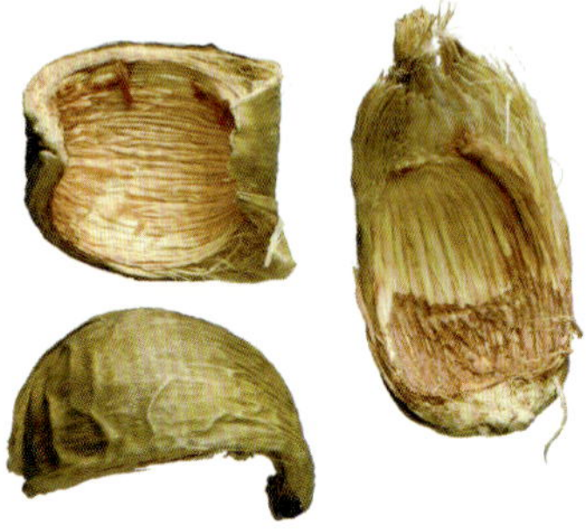

【植物学文献整理】

见《中国植物志》第十三卷，第一分册，133页。以槟榔（通称）为正名收载，别名槟榔子（《名医别录》《本草纲目》）、大腹子（《开宝本草》）、宾门（广东）、橄榄子（福建）、青仔（台湾）。产云南、海南及台湾等热带地区。亚洲热带地区广泛栽培。本种是重要的中药材，在南方一些少数民族还有将其果实作为一种咀嚼嗜好品。

《广东植物志》第二卷，458页。产海南岛，广州有少量栽培。

《广西植物名录》446页。产南宁、防城。

《海南植物志》第四卷，169～170页。产东方、崖县、保亭、陵水、琼海等地。为海南东南海岸地区常见的栽培植物。种子含单宁和多种生物碱，供药用。又为咀嚼嗜好品，将种子切细，包在涂有石灰的蒌叶内或与苏木、烟叶一起咀嚼。

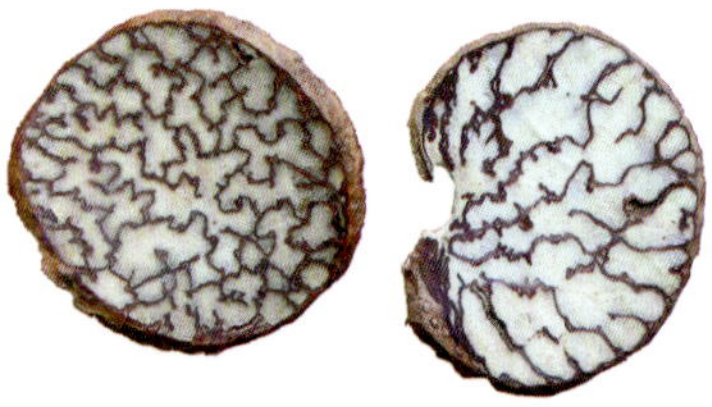

【本草学文献整理】

《中华本草》第8册，第二十三卷，439～446页。以槟榔（李当之《药录》）为正名收载，别名槟榔子（《本草纲目》）、大腹槟榔（《本草图经》）、槟榔玉（《中药志》）。种子入药。味苦、辛，性温；驱虫，消积，下气，行水，截疟。其花和果皮均入药，另列条目。

【原植物识别特征】

乔木。大型羽状复叶，丛生于茎顶，长达2m。小叶线形或线状披针形。肉穗花序生于叶鞘下，佛焰苞黄绿色；花单性同株；雄花小，生于花序顶端；花被6；雄蕊6；雌花较大，生于花序底部；子房上位，1室。坚果长椭圆形，熟时橙红色，中果皮厚，纤维质，内含种子1粒。花期3—8月，果期11月到翌年2月。

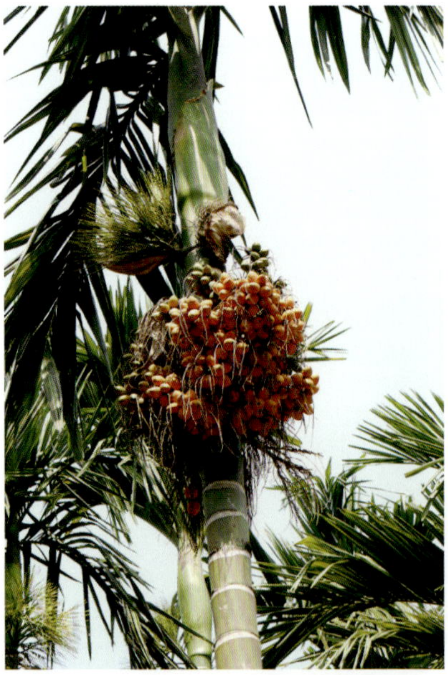

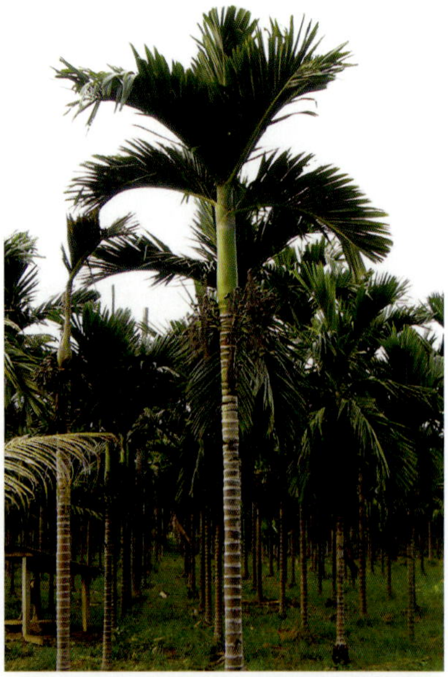

桄榔

来源 棕榈科桄榔属 *Arenga* 植物桄榔 *Arenga westerhoutii* Griff 的果实。

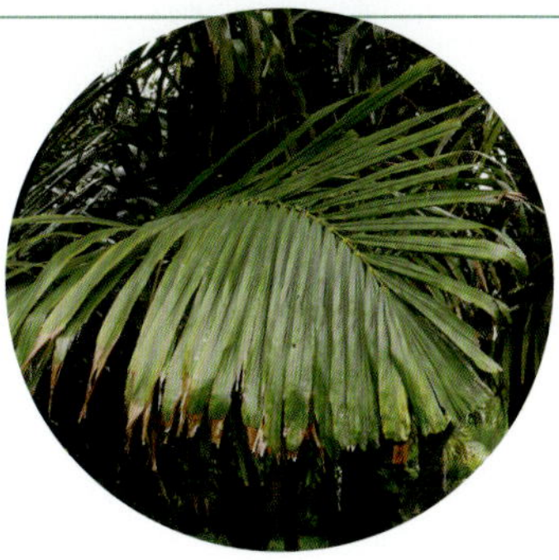

【植物学文献整理】

见《中国植物志》第十三卷，第一分册，110～112页。以桄榔（《南方草木状》）为正名收载，别名莎木（《本草拾遗》）。产海南、广西及云南西部至东南部。有较高的经济价值，其花序的汁液可制糖、酿酒；树干髓心含淀粉，可供食用；幼嫩的种子胚乳可用糖煮成蜜饯（果肉汁液具有强烈的刺激性和腐蚀性，必须小心取出种子）；幼嫩的茎尖可作蔬菜食用；叶鞘纤维强韧耐湿耐腐，可制绳缆。

《广东植物志》第二卷，452页。产海南岛大部，尤以南部较多。

《广西植物名录》446页。产隆安、田林、龙州、靖西、大新。

《海南植物志》第四卷，167页。产东方、崖县、保亭、琼海等地。多生于密林中。髓心可提取淀粉，市上出售的广西产正桄榔粉即为此品。

【本草学文献整理】

《中华本草》第8册，第二十三卷，448～449页。以桄榔子（《开宝本草》）为正名收载，别名桄榔木（《本草拾遗》）、山椰子、南椰（《中药大辞典》）等。果实入药。味苦，性平，有毒；祛瘀破积，止痛。其髓心可提取的淀粉称桄榔粉，味甘，性平，无毒；补虚。

【原植物识别特征】

乔木状，高5至10余米，有疏离的环状叶痕。叶簇生于茎顶，长5～6m，羽状全裂，羽片呈2列排列，线形或线状披针形，长80～150cm，宽2.5～6.5cm，上面绿色，背面苍白色；叶鞘具黑色的网状纤维和针刺状纤维。花序腋生，当最下部花序的果实成熟时，植株即死亡；花序长90～150cm；雄花长1.5～2cm，花萼、花瓣各3片，雄蕊100枚以上；雌花花萼及花瓣各3片，花后膨大。果实近球形，直径4～5cm，具三棱。花期6月，果实约在开花后2～3年间成熟。

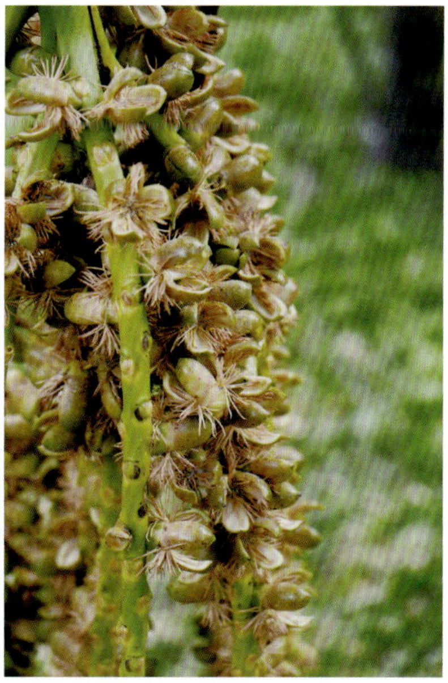

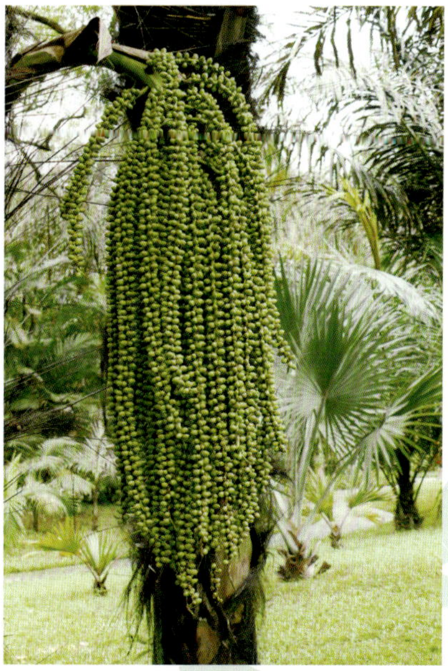

鱼尾葵

来源 棕榈科鱼尾葵属 *Caryota* 植物鱼尾葵 *Caryota ochlandra* Hance 的根。

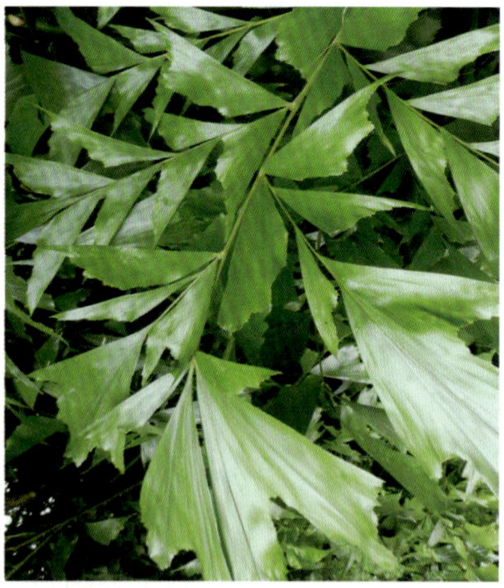

【植物学文献整理】

见《中国植物志》第十三卷，第一分册，115 ~ 116页。以鱼尾葵（通称）为正名收载，别名青棕（云南）、假桄榔（《拉汉种子植物名称》）、果株（傣族语）。产福建、广东、海南、广西、云南等省区。生于海拔450 ~ 700m的山坡或沟谷林中。本种树形美丽，可作庭园绿化植物；茎髓含淀粉，可作桄榔粉的代用品。

《广东植物志》第二卷，454页。产海南岛、广州、高要等地，野生或栽培。

《广西植物名录》447页。除桂东北外，几乎遍布全区。

《海南植物志》第四卷，163 ~ 164页。产保亭、崖县。生于林中。

《广州植物志》716页。为一庭院观赏植物，广州极常栽培。

【本草学文献整理】

《中华本草》第8册，第二十三卷，451页。以鱼尾葵根（《广西本草选编》）为正名收载，别名棕木（《广西药用植物名录》）、长穗鱼尾葵（《广西本草选编》）等。根入药，味微甘、涩，性平；强筋壮骨。叶鞘纤维亦入药，味微甘、涩，性平；收敛止血。

【原植物识别特征】

乔木状，高10 ~ 15m。茎绿色，被白色的毡状绒毛，具环状叶痕。叶长3 ~ 4m，革质；羽片长15 ~ 60cm，宽3 ~ 10cm，互生。肉穗花序，长3 ~ 3.5m，具多数穗状的分枝；花单性同株，雌花常位于两雄花之间；雄花萼片3，长约5mm，花瓣3，长约2cm，黄色，雄蕊多数；雌花萼片3，长约3mm，花瓣3，长约5mm；退化雄蕊3，子房上位，柱头2裂。果实近球形，熟时红色，直径1.5 ~ 2cm；种子单一，胚乳嚼烂状。花期5—7月，果期8—11月。

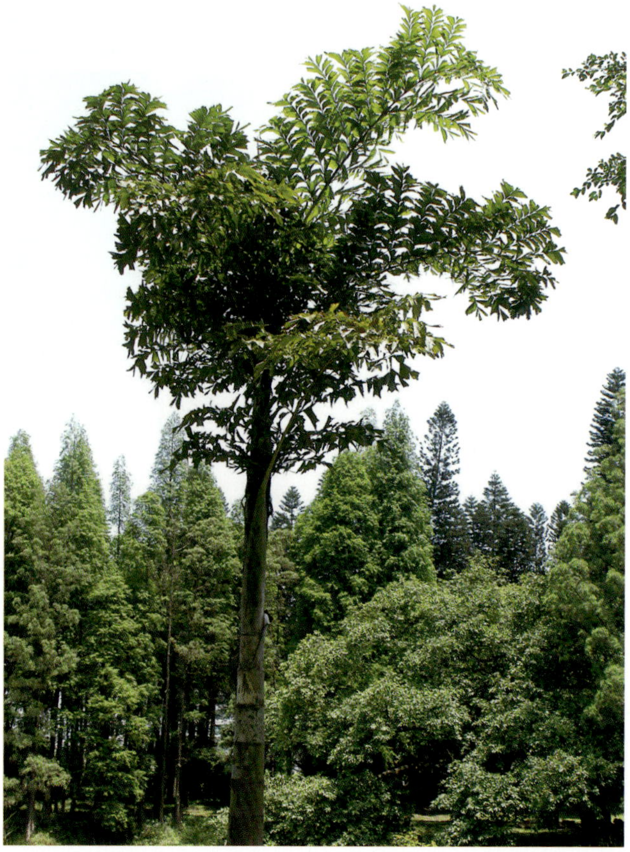

散尾葵

来源 棕榈科散尾葵属 *Chrysalidocarpus* 植物散尾葵 *Chrysalidocarpus lutescens* H. Wendl. 的叶鞘纤维。

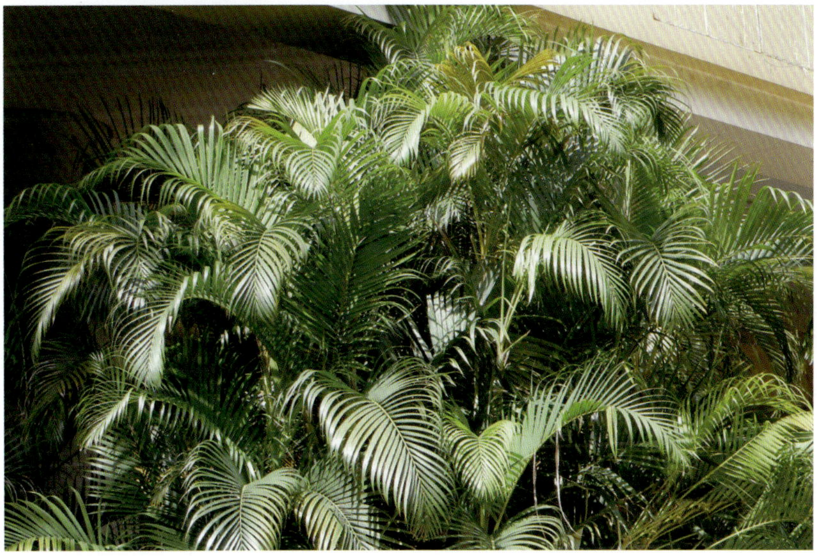

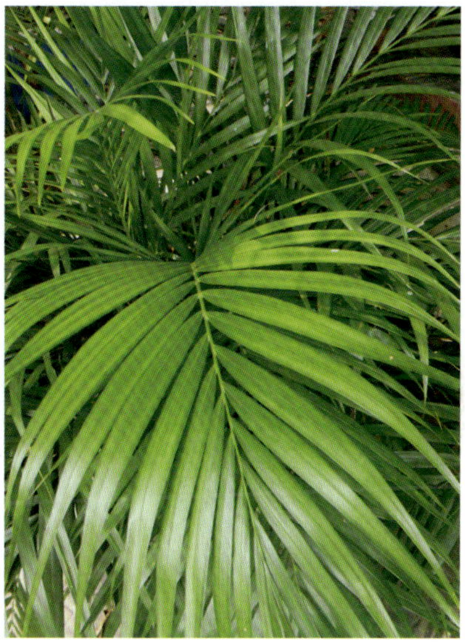

【植物学文献整理】

见《中国植物志》第十三卷，第一分册，125页。以散尾葵（《广州植物志》）为正名收载，别名黄椰子（《植物学大辞典》）。原产马达加斯加。我国南方一些园林单位常见栽培。本种树形优美，是很好的庭园绿化树种。

《广东植物志》第二卷，462页。广东除北部外，各地均有，多种于庭院或花圃中。

《广州植物志》717页。为一美丽的庭院和室内观赏植物，广州花圃中时见栽培。

【本草学文献整理】

《中华本草》第8册，第二十三卷，451～452页。以散尾葵（《云南中药资源名录》）为正名收载，别名黄椰子（《植物学大辞典》）。叶鞘纤维入药。味微苦、涩，性凉；收敛止血。

【原植物识别特征】

丛生灌木，高2～5m。茎粗4～5cm。叶羽状全裂，长约1.5m，羽片40～60对，2列，黄绿色，披针形，长35～50cm，宽1.2～2cm，顶端的羽片渐短；叶柄及叶轴光滑，上面具沟槽，背面凸圆；叶鞘长而略膨大。花序生于叶鞘下，2～3次分枝；花小，金黄色，螺旋状着生于小穗轴上；雄花萼片和花瓣各3，雄蕊6；雌花萼片和花瓣与雄花略同，子房1室。果实陀螺形或倒卵形，直径0.8～1cm，鲜时土黄色，干时紫黑色，外果皮光滑，中果皮具网状纤维。花期5月，果期8月。

椰子

来源 棕榈科椰子属 *Cocos* 植物椰子 *Cocos nucifera* L. 的种子。

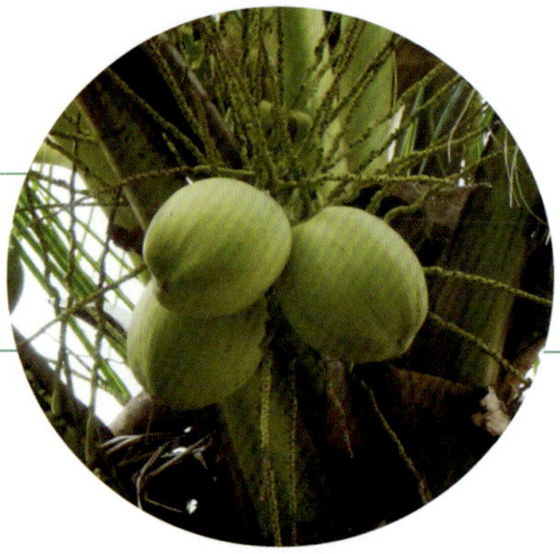

【植物学文献整理】

见《中国植物志》第十三卷，第一分册，144～145页。以椰子（通称）、可可椰子（《台湾木本植物志》）为正名收载。主要产于我国广东南部诸岛及雷州半岛、海南、台湾及云南南部热带地区。具有极高的经济价值，全株各部分都有用途。未熟胚乳（"果肉"）可作为热带水果食用；椰子水是一种可口的清凉饮料；成熟的椰肉含脂肪达70%，可榨油，还可加工各种糖果、糕点；椰壳可制成各种器皿和工艺品，也可制活性炭；椰纤维可制毛刷、地毯、缆绳等；树干可作建筑材料；叶子可盖屋顶或编织；根可入药；椰子水除饮用外，因含有生长物质，是组织培养的良好促进剂。椰子树形优美，是热带地区绿化美化环境的优良树种。

《广东植物志》第二卷，463～464页。产海南岛和雷州半岛，其中以文昌产量最大，陵水、崖县等次之。

《海南植物志》第四卷，169页。

《广西植物名录》447页。产桂南、桂西南。

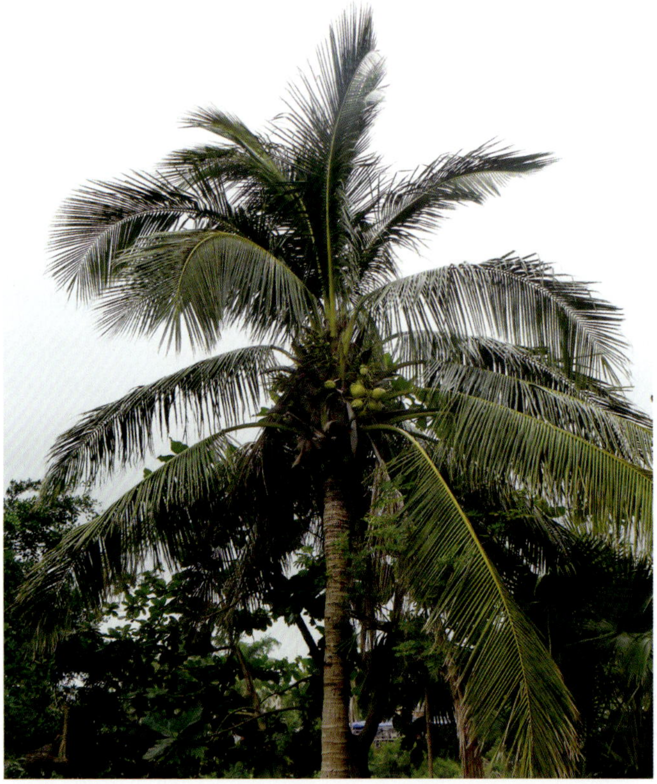

【本草学文献整理】

《中华本草》第8册，第二十三卷，453～454页。以椰子（《海药本草》）为正名收载。种子入药，味微甘、辛，性平；补脾益肾，催乳。其果壳、胚乳等均入药，另列条目。

【原植物识别特征】

植株高大，乔木状，高15～30m。茎粗壮，有环状叶痕，基部增粗，常有簇生小根。叶羽状全裂，长3～4m，聚生于茎顶；裂片多数，线状披针形，长65～100cm或更长，宽3～4cm，叶柄粗壮，长达1m以上。花序腋生，多分枝；佛焰苞纺锤形，厚木质，老时脱落；雄花萼片3，鳞片状，长3～4mm，花瓣3，卵状长圆形，长1～1.5cm，雄蕊6；雌花萼片与花瓣各3。果卵球状或近球形，长15～25cm，外果皮薄，中果皮厚纤维质，内果皮木质坚硬，基部有3孔，其中的1孔与胚相对，萌发时即由此孔穿出，其余2孔坚实，果腔含有胚乳（即果肉或种仁）、胚和汁液（椰子水）。花果期主要在秋季。

蒲葵

来源 棕榈科蒲葵属 *Livistona* 植物蒲葵 *Livistona chinensis* (Jacq.) R. Br. 的根。

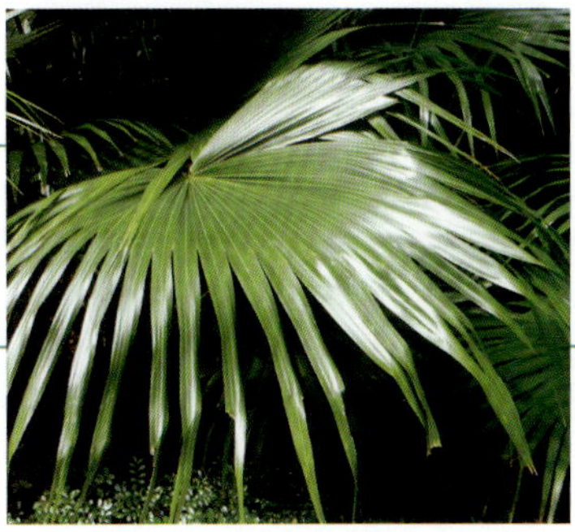

【植物学文献整理】

见《中国植物志》第十三卷，第一分册，26页。以蒲葵（《南方草木状》）为正名收载。产我国南部。中南半岛亦有分布。本种在广东新会县栽培较多，用其嫩叶编制葵扇；老叶制蓑衣等，叶裂片的肋脉可制牙签；果实及根入药。

《广东植物志》第二卷，445～446页。产广东省各地，以新会县最为著名。多植于庭园、旷地、路旁、田边等处。

《广西植物名录》447页。产全区各地。

【本草学文献整理】

《中华本草》第8册，第二十三卷，459～460页。以蒲葵根（《岭南采药录》）为正名收载，别名蒲葵木（《陆川本草》）、扇叶葵（《广州植物志》）、蓬扇树（《广西中兽医药用植物》）。根入药，味甘、苦、涩，性凉；止痛、平喘。其叶、种子均入药，另列条目。

【原植物识别特征】

乔木状，高5～20m，直径20～30cm，基部常膨大。叶大，扇形，直径可达1m余，掌状深裂至中部，裂片线状披针形，基部宽4～4.5cm，顶部长渐尖，2深裂，呈丝状下垂的小裂片。花序呈圆锥状，约有6个分枝花序，每分枝花序基部有1个佛焰苞；花小，两性，长约2mm；花萼与花冠裂片各3；雄蕊6，其基部合生成杯状并贴生于花冠基部；子房由3个离生心皮组成，顶端有一合生的花柱。果实橄榄状，长1.8～2.2cm，直径1～1.2cm，黑褐色。花期3—4月，果期10—12月。

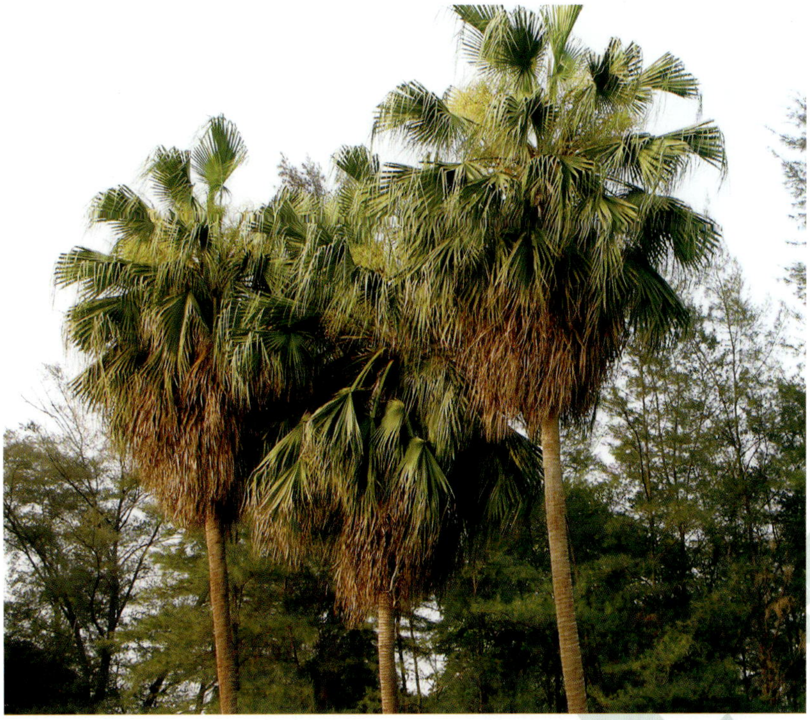

棕竹

来源 棕榈科棕竹属 *Rhapis* 植物棕竹 *Rhapis excelsa* (Thunb.) Henry ex Rehd. 的叶。

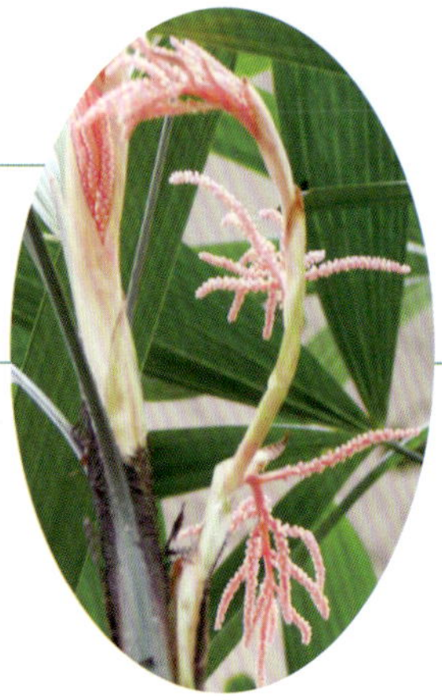

【植物学文献整理】

见《中国植物志》第十三卷，第一分册，20页。以棕竹（通称）为正名收载，别名筋头竹（《秘传花镜》）、观音竹（《中国树木分类学》）、虎散竹（《植物学大辞典》）等。产我国南部至西南部。树形优美，是庭园绿化的好材料。根及叶鞘纤维入药。

《广东植物志》第二卷，448页。产广东省除北部以外的大部分地区。生于山地疏林中或植于庭园中。

《广西植物名录》447页。产南宁、鹿寨、凌云、天峨、扶绥。

《海南植物志》第四卷，161～162页。陵水。本种在海南极少见。广州常见栽培。

《广州植物志》714～715页。广州极常栽培观赏用。

《广州植物志》714页。为一庭院或盆栽观赏植物。广州常见栽培，秆直而韧，可为手杖、鞭、伞柄等。

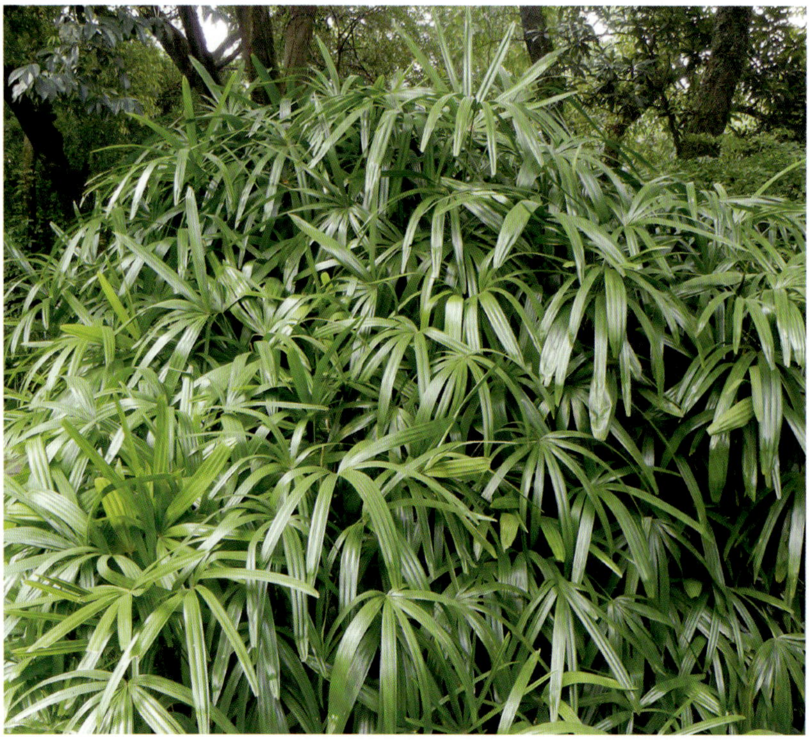

【本草学文献整理】

《中华本草》第8册，第二十三卷，462页。以棕竹（《福建药物志》）为正名收载，别名竹叶棕（《广西药用植物名录》）。叶入药，味甘、涩，性平；收敛止血。根亦入药，另列条目。

【原植物识别特征】

丛生灌木，高2～3m。茎圆柱形，有节，直径1.5～3cm，上部被叶鞘，分解成马尾状淡黑色粗糙而硬的网状纤维。叶掌状深裂，裂片4～10，不均等，在基部连合，长20～32cm，宽1.5～5cm，宽线形或线状椭圆形，边缘具稍锐利的锯齿，横小脉多而明显。花序长约30cm，花小，单性，螺旋状着生于小花枝上；花萼与花冠裂片均为3；雄蕊6，2轮，贴生与花冠筒上；仅一心皮发育。果实球状倒卵形，直径8～10mm。花期6—7月。

石菖蒲

来源 天南星科石菖蒲属 *Acorus* 植物石菖蒲 *Acorus tatarinowii* Schott 的全草或根茎。

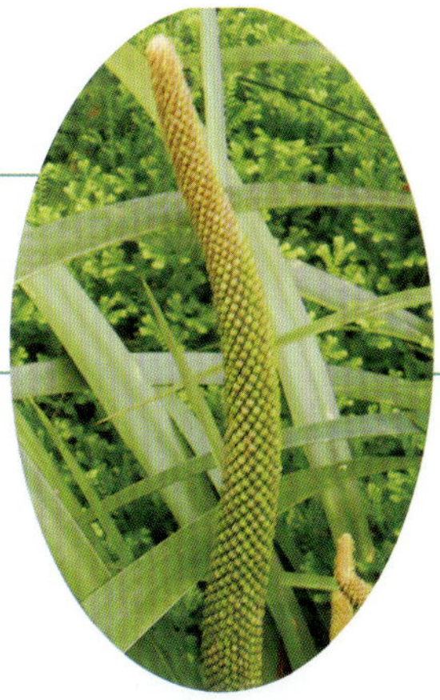

【植物学文献概要】

见《中国植物志》第十三卷，第二分册，7～8页。产黄河以南各省区，常生于湿地或溪石上。根茎为传统中药，祛风除湿，活血止痛。

《广东植物志》第九卷，176页。“石菖蒲”之名出自《中国植物志》，产广东及海南各地，生于密林下、湿地或溪旁石上。

《广西植物名录》439页。产全区各地。

《海南植物志》第四卷，128页。海南各地常见。生于山涧石上。

《广州植物志》688～689页。本植物多生于山涧的水石间，我国南部山涧常见。根茎供药用。

【本草学文献概要】

《岭南采药录》151页。多年生草本，有匍匐茎，叶剑状而细，无中肋，长至一尺余，有特异之香气，花小，淡黄色，花盖六片，雄蕊六枚，肉穗花序，如圆柱状，有剑状之佛焰，生于水石之间，瘦根密节，一说产白云山摩星岭，生于石上，其根一寸九节者佳，味辛，性温，祛风消肿，治心气痛，能通五窍，洗疔疮。

《中华本草》第8册，第二十三卷，472～478页。以石菖蒲（《本草图经》）为正名收载，别名水剑草（《本草纲目》）、苦菖蒲（《生草药性备要》）、香草（《广西中草药》）。根茎入药，味辛、苦，性微温；开窍化痰，化湿行气，祛风利痹，消肿止痛。

【原植物识别特征】

多年生草本。根茎横生，有香气。叶基生，剑状线形，长20～30cm，宽3～6mm，脉平行，无中脉。花茎扁三棱形；佛焰苞叶状，比花序长1～2倍；肉穗花序圆柱形，长3～10cm，直径2～6mm；花密生，淡黄绿色，两性；花被片6，雄蕊6。浆果倒卵形。花期5—6月，果期7—8月。

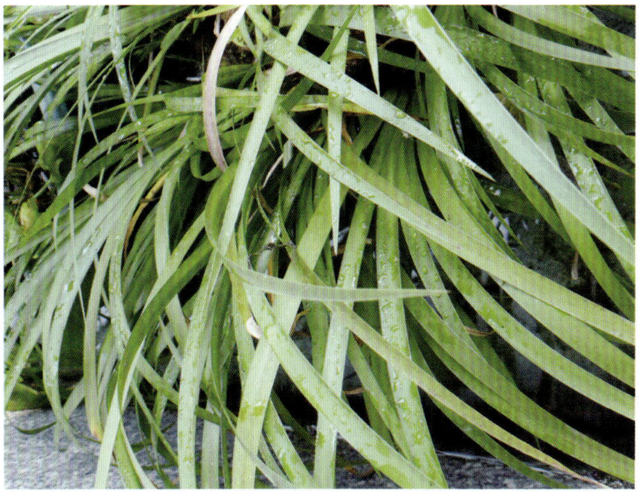

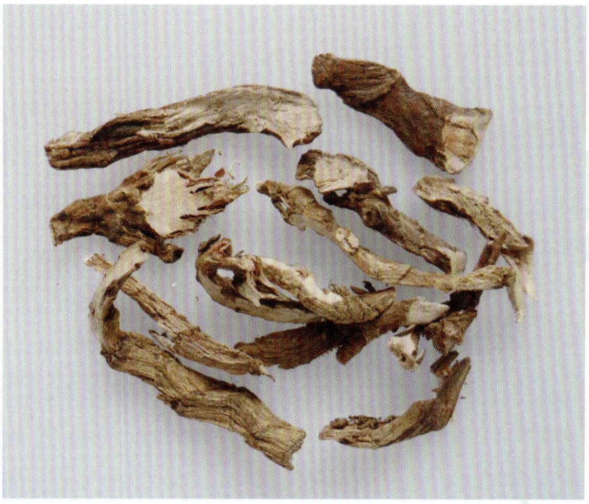

广东万年青

来源 天南星科广东万年青属 *Aglaonema* 植物广东万年青 *Aglaonema modestum* Schott ex Engl. 的根茎或茎叶。

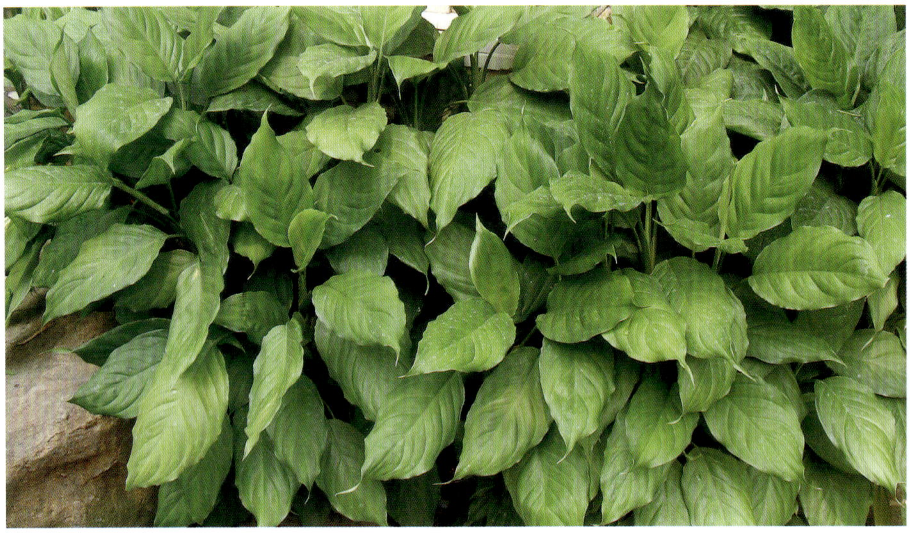

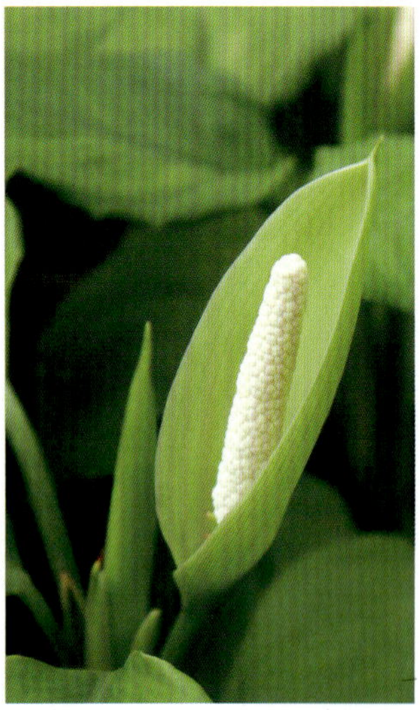

【植物学文献整理】

见《中国植物志》第十三卷，第二分册，43～44页。以广东万年青（广东）为正名收载，别名大叶万年青（广东）。产广东、广西至云南东南部（富宁、屏边），海拔500～1 700m的密林下；南北各省常盆栽置室内供药用和观赏。全株入药，据《岭南采药录》载：取其叶和精肉同煲，可治热血、咯血、大肠结热、小儿脱肛等症。又茎叶和片糖捣烂，可敷治狂犬咬伤。此外，还可用全草敷治蛇咬伤、咽喉肿痛、疔疮肿毒，煎水可洗痔疮。

《广东植物志》第九卷，187页。产广东广州、肇庆、新兴及海南临高。生于密林下。

《广西植物名录》439页。产全区各地。

《海南植物志》第四卷，134页。全草入药，清热凉血，消肿拔毒。

《广州植物志》689～690页。广东各地多有栽培，亦有逸为野生的。

【本草学文献整理】

《中华本草》第8册，第二十三卷，478～479页。以广东万年青（广州部队后勤部卫生部《常用中草药手册》）为正名收载，别名万年青（《岭南采药录》）、土千年健（《广西药用植物名录》）、粤万年青（广州部队后勤部卫生部《常用中草药手册》）。根茎或茎叶入药，味辛、微苦，性寒，有毒；清热凉血，消肿拔毒，止痛。

【原植物识别特征】

多年生常绿草本。茎直立或上升，高40～70cm。单叶互生，叶柄长5～20cm，1/2以上具鞘；叶片卵形或卵状披针形，长15～25cm，宽10～13cm。花序柄长10～12.5cm，佛焰苞白色带浅黄色，肉穗花序长为佛焰苞的2/3；花单性同株，雌花序在下，雄花序在上，二者紧接。花无被，雄蕊2，顶端常四方形，花药每室有2个圆形顶孔；雌蕊近球形，上部收缩为短的花柱；柱头盘状。浆果绿色至黄红色，长圆形，长2cm，粗8mm，冠以宿存柱头。花期5月，果期10—11月。

尖尾芋

来源 天南星科海芋属 *Alocasia* 植物尖尾芋 *Alocasia cucullata* (Lour.) Schott 的根茎。

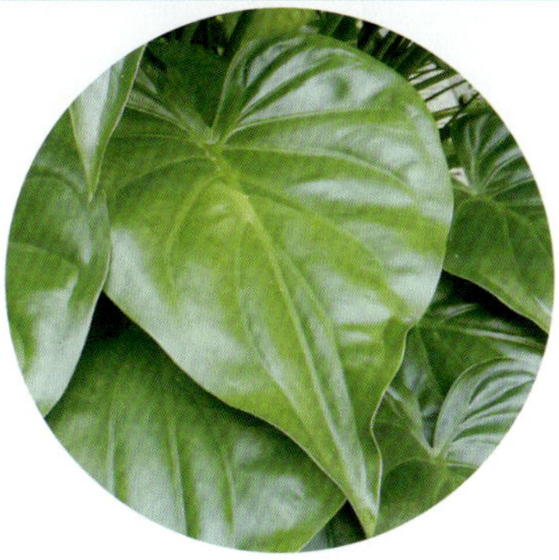

【植物学文献概要】

见《中国植物志》第十三卷，第二分册，75～76页。尖尾芋（广东）别名假海芋、老虎耳（广西）、蛇芋（广西都安）、虎耳芋（广西龙津）等。在浙江、福建、广西、广东、四川、贵州、云南等地星散分布，海拔2 000m以下，生于溪谷湿地或田边，有些地方栽培于庭院或药圃。模式标本采自广州。全株药用，为治毒蛇咬伤要药。本品有毒。

《广东植物志》第九卷，202～203页。产广东乐昌、始兴、阳山、清远、新丰、龙门、蕉岭、梅州、博罗、广州、肇庆、封开、阳春、高州、化州及海南三亚、陵水、白沙、儋州、定安，生于海拔1 500m以下的山野或旷地。

《广西植物名录》439页。产南宁、融水、桂林、阳朔、苍梧、桂平、玉林、百色、靖西、钟山、富川、都安、金秀、龙州。

《海南植物志》第四卷，137页。以假海芋为正名收录。陵水、白沙。

《广州植物志》692页。以假海芋之名收录。

【本草学文献概要】

《中华本草》第8册，第二十三卷，479～480页。以卜芥（《广西实用中草药新编》）为正名收载，别名独脚莲、狼毒（《广西药用植物名录》）、野山芋、假海芋（《全国中草药汇编》）等。根茎入药，味辛、微苦，性寒，大毒；清热解毒，散结止痛。

【原植物识别特征】

直立草本。地上茎粗3～6cm，黑褐色，具环形叶痕，通常由基部伸出许多短缩的芽条，发出新枝，成丛生状。叶柄绿色，长25～30cm，由中部至基部强烈扩大成宽鞘；叶片宽卵状心形，先端骤狭，具凸尖，长10～16cm，宽7～18cm，侧脉5～8对。花序柄圆柱形，长20～30cm；佛焰苞上部淡黄色，下部淡绿色，长4～8cm，边缘内卷；肉穗花序长约10cm。浆果近球形，直径6～8mm；种子单一。花期5月。

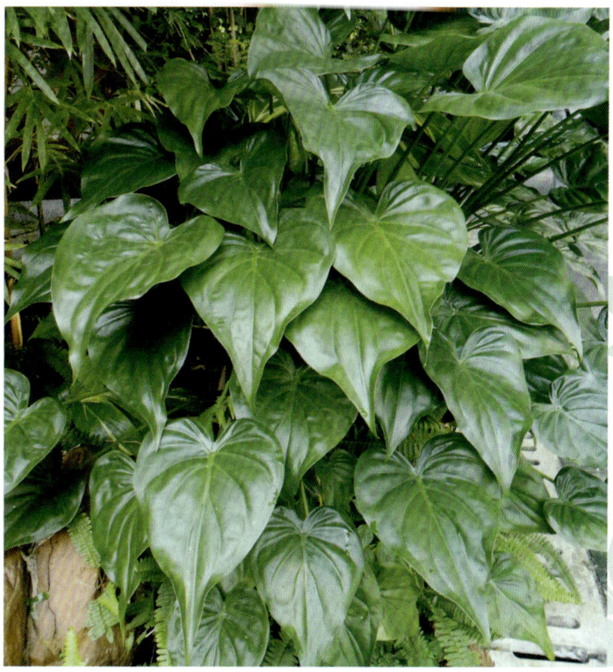

海芋

来源 天南星科海芋属 *Alocasia* 植物海芋 *Alocasia odora* (Roxb.) K. Koch 的根茎。

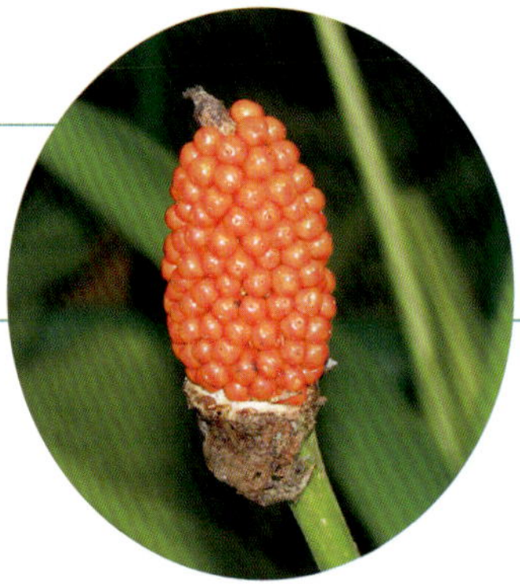

【植物学文献概要】

见《中国植物志》第十三卷，第二分册，76～78页。以海芋（《益都方物略记》）为正名收载，别名朴芋头（广西）、大虫芋（广西苍梧）、老虎芋（广西都安）、野芋头（广西凌乐）、广东狼毒（广东）等。产江西、福建、台湾、湖南、广东、广西、四川、贵州、云南等地的热带和亚热带地区，海拔1 700m以下，常成片生长于热带雨林林缘或河谷野芭蕉林下。也有栽培的。根茎供药用，有毒。根茎富含淀粉，可作工业上代用品，但不能食用。

《广东植物志》第九卷，203页。产广东乐昌、始兴、阳山、清远、新丰、龙门、蕉岭、梅州、博罗、广州、肇庆、封开、阳春、高州、化州及海南三亚、陵水、白沙、儋州、定安，生于海拔1 500m以下的山野或旷地。

《广西植物名录》439页。产临桂。

《海南植物志》第四卷，136～137页。崖县、陵水、白沙、儋县、定安。

《广州植物志》692～693页。别名尖尾野芋头、痕芋头（广州）、天荷（《本草纲目》）。本植物在我国南部山野间极普通，即广州近郊的旷地上亦极常见。

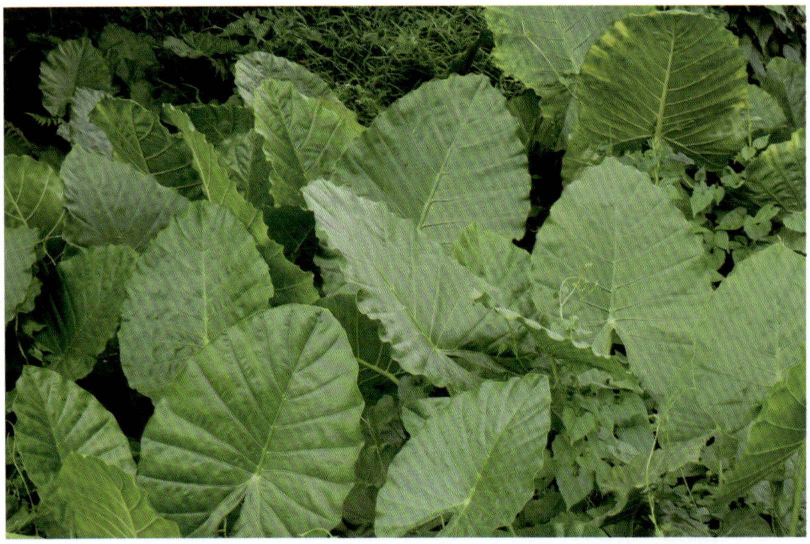

【本草学文献概要】

《岭南采药录》104～105页。别名木芋头。尖叶者良，治痈疽肿毒大疮，切片火焙热贴之，冷又换热者，数次立效，感暑发热，切块擦胸前及背。

《中华本草》第8册，第二十三卷，480～482页。以海芋为正名收载，别名狼毒头（《生草药性备要》）、滴水观音（广东）、广东狼毒等。根茎入药，味辛，性寒，有毒；行气止痛，散结消肿。

【原植物识别特征】

大型常绿草本。具匍匐根茎，有直立的地上茎，随植株的年龄和人类活动干扰的程度不同，茎高10cm至3～5m，粗10～30cm，基部长出不定芽条。叶多数，叶柄螺状排列，粗厚；叶片箭状卵形，边缘波状，长50～90cm，宽40～90cm。肉穗花序圆柱形，长12～60cm；佛焰苞管部绿色，檐部蕾时绿色，花时黄绿色；花单性。浆果红色，卵状，长8～10mm，粗5～8mm，种子1或2粒。花期四季，但在密荫的林下常不开花。

疣柄磨芋（鸡爪芋）

来源 天南星科磨芋属 *Amorphophallus* 植物疣柄磨芋 *Amorphophallus virosus* N. E. Brown 的块茎。

【植物学文献整理】

见《中国植物志》第十三卷，第二分册，89页。以疣柄磨芋为正名收载，别名南星头（广东宝安）、鸡爪芋（广东开平）、鞋板芋（广东罗冈）、南芋（广东阳江）。产广东、广西南部、云南南部至东南部，海拔750m以下的热带地。江边草坡、灌丛或荒地常见，也有栽培的。全株作猪饲料，有催膘良效。块茎富含淀粉，工业上用作胶粘剂。

《广东植物志》第九卷，196页。产广东台山等地。生于河边草坡、灌丛或荒地。块茎富含淀粉，工业上用作胶粘剂。

《广西植物名录》440页。产邕宁、武鸣、龙州。

【本草学文献整理】

《中华本草》第8册，第二十三卷，485～486页。以鸡爪芋（《新华本纲要》）为正名收载，别名鞋板芋、南星头、南芋（广东）。块茎入药，味辛、甘，性微温；疏肝健脾，解毒散结。

【原植物识别特征】

多年生草本。块茎扁球形，直径约20cm。叶单一，叶柄长50～80cm，具疣凸，粗糙，有苍白色斑块；叶片3全裂，裂片二歧分裂或羽状深裂，侧脉近平行，近边缘连接成集合脉。花序柄粗短，佛焰苞长20cm以上，喉部宽约25cm，外面绿色，饰以紫色条纹和绿白色斑块，内面具疣，深紫色，漏斗状；肉穗花序极臭，下部为雌花序，紫褐色，上部为雄花序，黄绿色；花单性，无被；雄蕊花丝长5mm，子房球形。浆果椭圆形，直径1.7～2cm，橘红色，2室，每室种子1粒。花期4—5月，果期10—11月。

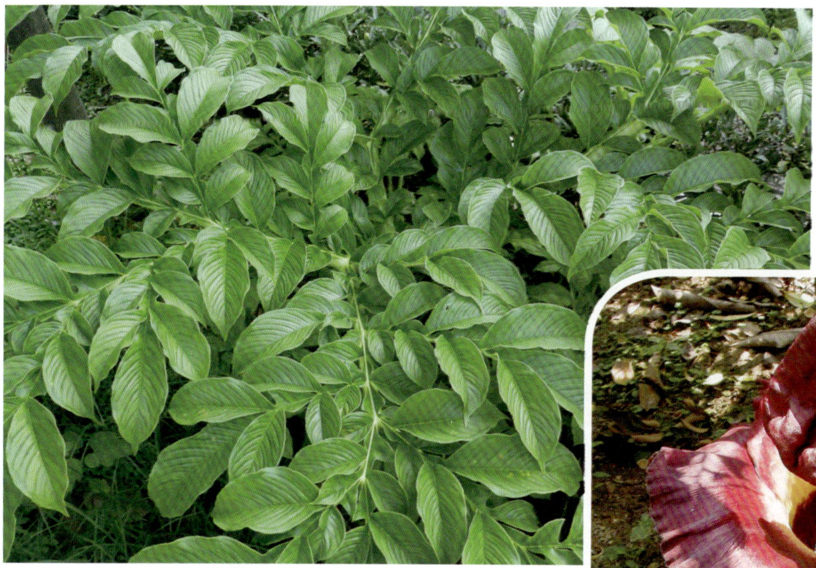

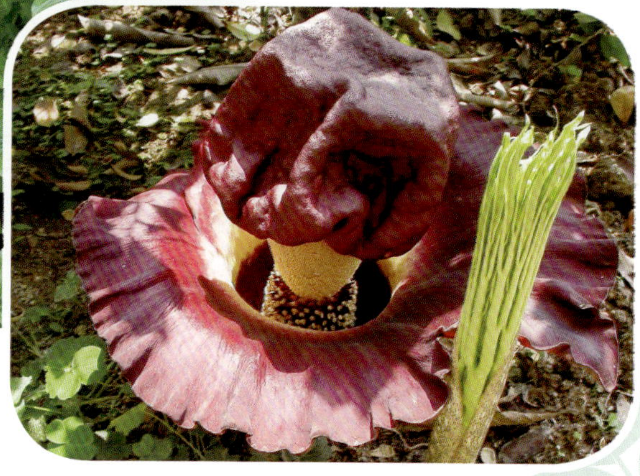

芋

来源　天南星科芋属 *Colocasia* 植物芋 *Colocasia esculenta* (L.) Schott 的叶柄。

【植物学文献概要】

见《中国植物志》第13卷，第二分册，68～71页。原产我国、印度及马来半岛。我国南方多栽培，供食用。很少开花，以子芋繁殖。块茎及叶入药。

《广东植物志》第九卷，201～202页。广东及海南各地有栽培。块茎富含淀粉，供食用、药用。

《广西植物名录》441页。产全区各地。

《海南植物志》第四卷，136 页。海南各地栽培。

《广州植物志》693页。本植物的块茎含多量淀粉，为本省主要杂粮之一，嫩叶柄亦可供蔬食，本省到处皆有栽培。

【本草学文献概要】

《岭南采药录》138页。味甘，性温，治伤寒，退油腻，其花治噎嗝，炒用。

《中华本草》第8册，第二十三卷，495～498页。以芋头（《本草衍义》）为正名收载，别名芋艿、狗爪芋、百眼芋头（《岭南采药录》）等。分别列为芋头、芋叶、芋梗、芋花4项。芋叶，味甘、辛，性平；止泻敛汗，消肿解毒。

【原植物识别特征】

多年生草本。块茎通常卵形或近球形。叶具长柄，绿色或淡紫色，长20～90cm；叶片盾状着生，卵形，长20～60cm，基部2裂，侧脉4~6对。总花梗通常单生，短于叶柄；佛焰苞长达20cm，下部呈筒状，长约4cm，绿色，上部披针形，内卷，渐尖，长16～18cm，黄色；肉穗花序椭圆形，下部为雌花，上部为雄花，二者中间有一段不孕部分，顶端具附属体，附属体甚短，约为雄花部分之半。花期夏秋季。

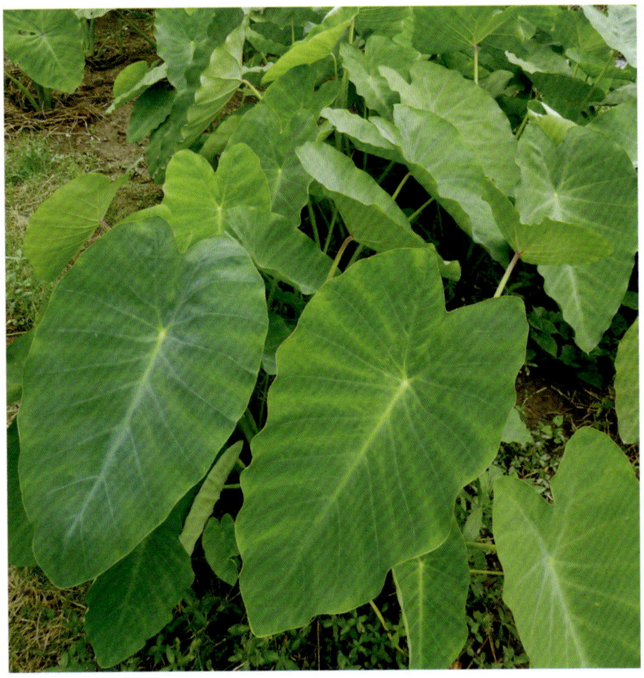

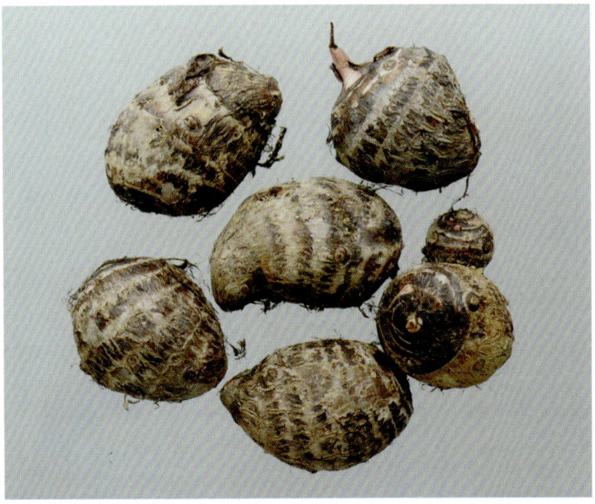

麒麟叶

来源 天南星科麒麟叶属 *Epipremnum* 植物麒麟叶 *Epipremnum pinnatum* (Linn.) Engl. 的茎叶或根。

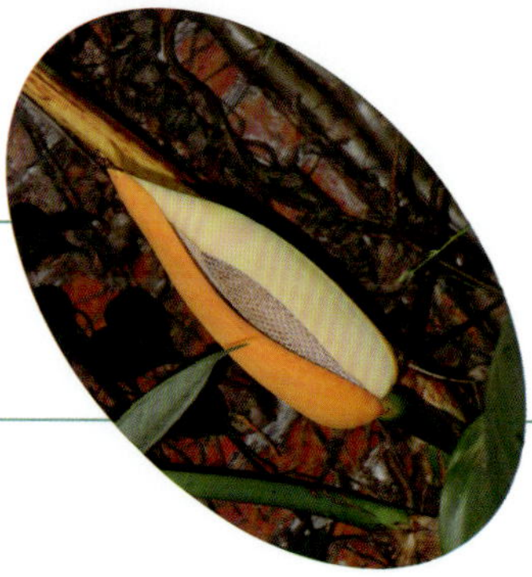

【植物学文献整理】

见《中国植物志》第十三卷，第二分册，28～29页。以麒麟叶（海南）为正名收载，别名百宿蕉（广东阳春）、上树龙、百足藤、飞来凤（广东高要）、爬树龙（海南）、飞天蜈蚣（广西博白）。产台湾、广东、广西、云南的热带地域，附生于热带雨林的大树上或岩壁上。福建等省有栽培。茎叶供药用，能消肿止痛，可治跌打损伤、风湿关节、痈肿疮毒。

《广东植物志》第九卷，183～184页。产广东高州、徐闻及海南陵水、保亭、三亚。附生于热带雨林的大树或岩石上。

《海南植物志》第四卷，133页。

《广西植物名录》441页。产桂西南。

《广州植物志》694页。本植物以气根攀援于乔木或岩石上，叶分裂如麒麟之尾，故有此名。

【本草学文献整理】

《中华本草》第8册，第二十三卷，499～500页。以麒麟尾（《岭南采药录》）为正名收载，别名狮尾草（《岭南采药录》）、龟背竹（《广州植物志》）、羽叶腾、过山标（《广西药用植物名录》）等。茎叶或根入药，味苦、微辛，性平；清热凉血，活血散瘀，解毒消肿。

【原植物识别特征】

攀援藤本，攀援极高。茎粗壮，多分枝；气生根具发达的皮孔，紧贴于树皮或石面上。叶柄长25～40cm，上部有膨大关节；叶鞘膜质，逐渐撕裂、脱落；幼叶狭披针形或披针状长圆形，基部浅心形，成熟叶宽长圆形，基部宽心形，沿中肋有2行星散的小穿孔，叶片长40～60cm，宽30～40cm，两侧不等地羽状深裂。花序柄粗壮，长10～14cm，基部有鞘状鳞叶包围；佛焰苞外面绿色，内面黄色，长10～12cm，渐尖；肉穗花序长约10cm；花两性，无被；雄蕊4，雌蕊具棱，长5～6mm。浆果小，种子肾形。花期4—5月。

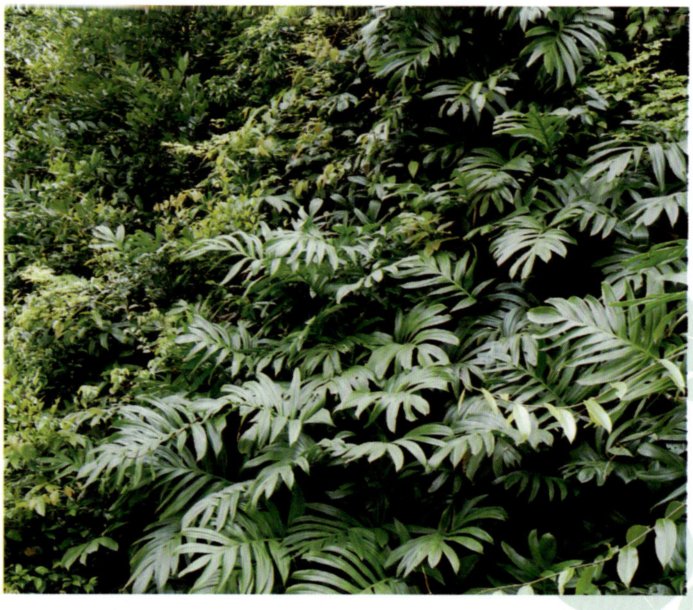

千年健

来源 天南星科千年健属 *Homalomena* 植物千年健 *Homalomena occulta* (Lour.) Schott 的根茎。

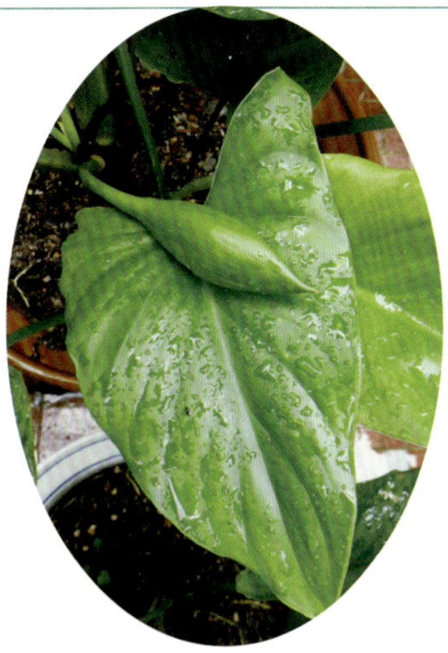

【植物学文献概要】

见《中国植物志》第十三卷，第二分册，48～49页。产广东、广西、海南及云南。根茎入药，为当地瑶族群众所习用，治疗跌打损伤。

《广东植物志》第九卷，188～189页。千年健之名出自《植物名实图考》。产广东肇庆、阳春、阳江及海南乐东，生于沟谷密林下、竹林和山坡灌丛中。根茎入药，有散风湿、强筋骨、止痛之效。

《广西植物名录》441页。产苍梧、防城、东兴、平南、百色、那坡、金秀、宁明、龙州。

【本草学文献概要】

《岭南采药录》31～32页。产于广西，形如藤，长数尺，气极香烈，壮筋骨，酒磨服，治胃痛、风气痛，入药酒用，此物善治风气，于老人最宜，忌莱菔。

《中华本草》第8册，第二十三卷，501～502页。以千年健为正名收载，别名一包针（《广西药用植物名录》）、千颗针、丝棱线（《全国中草药汇编》）。根茎入药，味苦、辛，性温，有小毒；祛风湿，舒筋活络，止痛，消肿。

【原植物识别特征】

多年生草本。根茎匍匐，地上茎高30～50cm。叶柄长25～40cm，下部具鞘；叶片箭状心形至心形，长15～30cm，宽15～28cm。花序1～3，佛焰苞绿白色，盛花时上部略展开呈短舟状；肉穗花序，下部雌花序长1～1.5cm，上部雄花序长2～3cm；花单性，无被，能育雄蕊2～4；子房上位，3室，基部具一假雄蕊。花期7—9月。

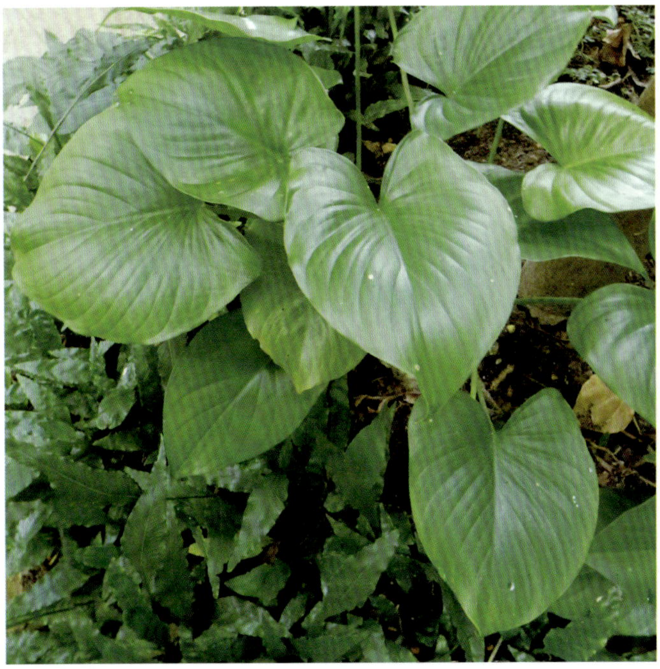

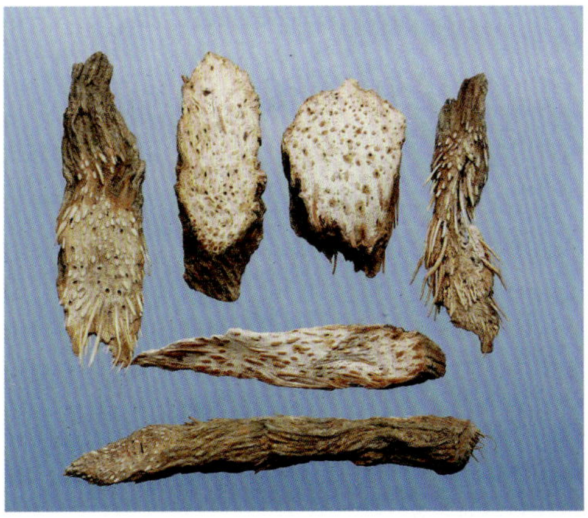

大薸（大浮萍）

来源 天南星科大薸属 *Pistia* 植物大薸 *Pistia stratiotes* L. 的全草。

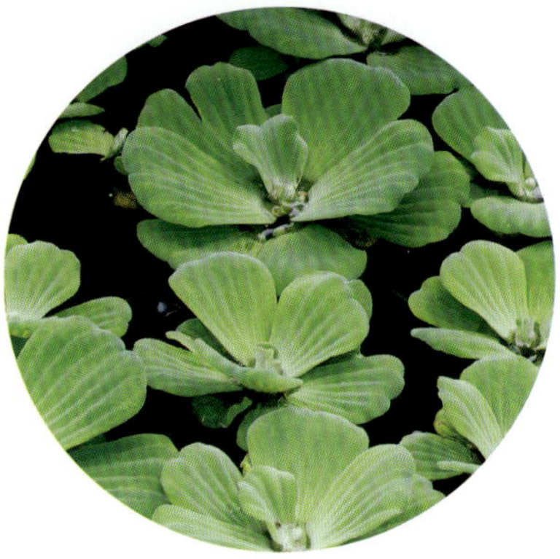

【植物学文献概要】

见《中国植物志》第十三卷，第二分册，83～84页。产云南、广东、广西、福建、台湾等省区。喜欢高温多雨环境，为南方水田常见杂草。全株作猪饲料，入药利水消肿。

《广东植物志》第九卷，193～194页。大薸之名出自《本草纲目》，别名水浮莲。产广东及海南各地，放养于平静的淡水池塘、沟渠中。猪饲料，亦作生草药。

《广西植物名录》442页。产南宁、合浦、玉林、北流。

《海南植物志》第四卷，141页。栽培于池塘中或野生。

《广州植物志》687~688页。别名猪乸莲、大浮萍、水浮莲（《岭南采药录》）。本植物常漂浮于静水中，尤于夏月最盛，广州近郊水田和池塘中时可看到。入药，煎服能通经，煎水洗汗瘢、血热作痒，消跌打肿痛。

【本草学文献概要】

《岭南采药录》121～122页。别名天浮萍、水浮萍、猪乸莲、水浮莲。浮于水田池沼，其叶高出水面，与小浮萍不同，俗呼猪乸莲，牧猪者取以饲猪，味淡，性寒，治酒风脚，和猪肉煎汤服之，可擦汗瘢，能散皮肤血热，煎水熏之。

《中华本草》第8册，第二十三卷，520～521页。以大浮萍（《生草药性备要》）为正名收录，别名水浮莲（《生草药性备要》）、水浮萍（《南宁市药物志》）、猪乸莲（《岭南采药录》）等。全草入药，味辛，性寒；疏风透疹，利水除湿，凉血活血。

【原植物识别特征】

水生漂浮草本。根多数，长而悬垂，须根密集。叶簇生呈莲座状，因发育阶段不同而形态各异，倒三角形、倒卵状、扇形至倒卵状长楔形，长1.3～10cm，宽1.5～6cm，基部厚，两面被毛。花单性，同序，无被；佛焰苞长约1.2cm，白色；雄蕊3；子房上位。浆果小，种子多数。花期5—11月。

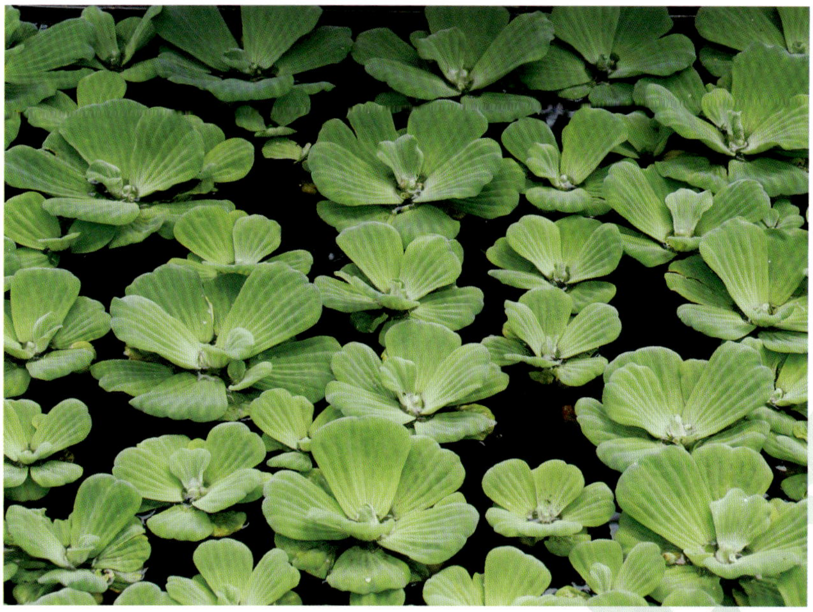

石柑子

来源 天南星科石柑属 *Pothos* 植物石柑子 *Pothos chinensis* (Raf.) Merr. 的全草。

【植物学文献整理】

见《中国植物志》第十三卷，第二分册，19～20页。以石柑子（四川）为正名收载，别名竹结草（广西上思）、爬山虎（广西南宁）、风瘫药、毒蛇上树、上树葫芦（广西金秀）、六扑风（广西北流）、巴岩香、青葫芦茶、石葫芦（广西苍梧）、百步藤（广西田阳）、石上蟾蜍草（广西昭平）、葫芦草、石百足（广西玉林）、千年青（广西靖西）、落山葫芦（广西凌乐、苍梧）、猛药（广东英德）等。产台湾、湖北、广东、广西、四川、贵州、云南各省区海拔2 400m以下的阴湿密林中，常匍匐于岩石上或附生于树干上。

《广东植物志》第九卷，179～180页。产广东大部分地区及海南定安、琼海、琼中、保亭。生于阴湿密林中，常匍匐岩石或附生于树干上。

《广西植物名录》442页。产全区大部分地区。

《海南植物志》第四卷，130页。山野间常见。

《广州植物志》693～694页。本植物常以气根攀登于石上或树上。我国南部山野间极常见，广州白云山亦有之。叶柄有翅，形状如橘叶。

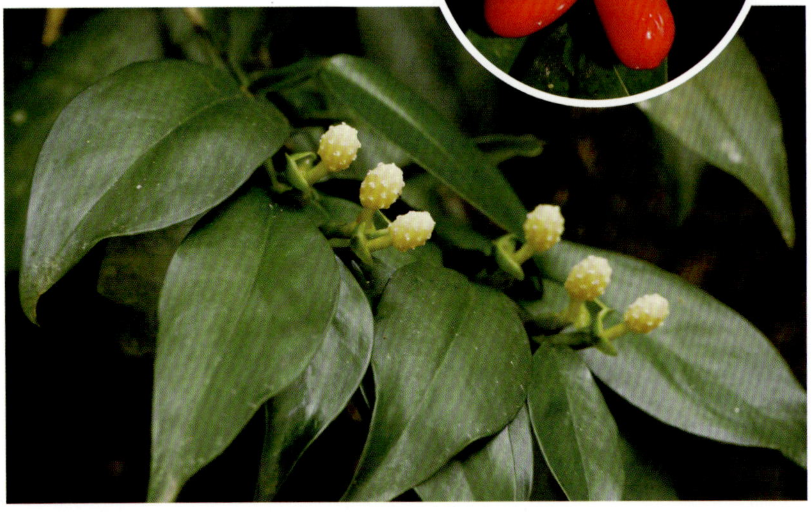

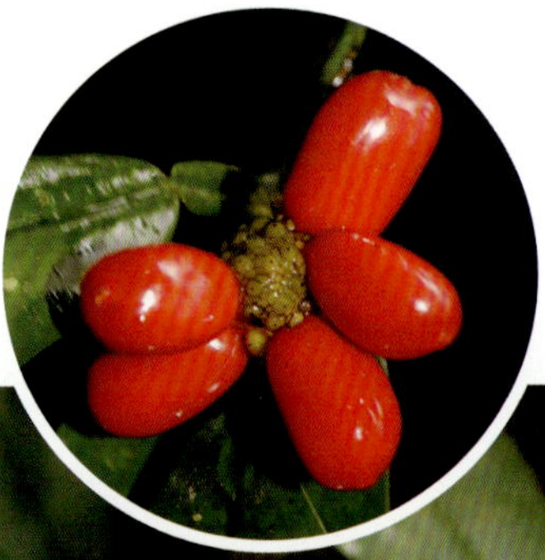

【本草学文献整理】

《中华本草》第8册，第二十三卷，521～522页。以石柑子（《四川中药志》）为正名收载，别名石气柑、柑子菌芋（《分类草药性》）、岩香（《广西中药志》）、藤桔（《广西药用植物名录》）等。全草入药，味辛、苦，性平，有小毒；行气止痛，消积，祛风湿，散瘀解毒。

【原植物识别特征】

攀援藤本，长0.4～6m。茎亚木质，具纵条纹，粗约2cm，节上常有气生根；叶片椭圆形，披针状卵形至披针状长圆形，长6～13cm，宽1.5～5.6cm，先端常有芒状尖头，基部钝；侧脉4对，最下一对基出，弧形上升，细脉多数，近平行；叶柄长1～4cm。花序腋生，佛焰苞卵状，绿色，长8mm；肉穗花序，淡绿色或淡黄色，长7～8mm；花两性，花被片6，雄蕊6，子房上位，3室。浆果黄绿色至红色，卵形或长圆形，长约1cm。花果期全年。

犁头尖

来源　天南星科犁头尖属 *Typhonium* 植物犁头尖 *Typhonium divaricatum* (L.) Decne. 的全草或块茎。

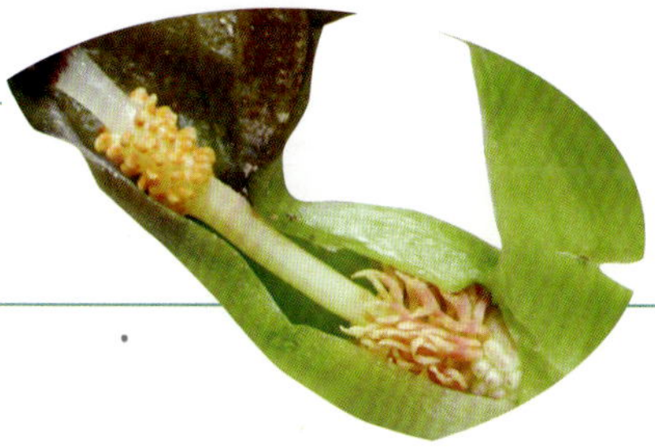

【植物学文献概要】

见《中国植物志》第十三卷，第二分册，111～113页。产浙江、江西、福建、湖南、广东、广西、云南、四川。块茎入药，有毒，一般外用，不作内服。

《广东植物志》第九卷，198页。产广东乐昌、龙门、平远、大埔、兴宁、饶平、博罗、深圳、珠海、广州、肇庆、云浮、阳春及海南万宁、三亚、澄迈等地。生于海拔1 200m以下的空地、田头、草坡、石隙中。块茎药用。

《广西植物名录》442页。产武鸣、桂林、阳朔、资源、苍梧、玉林、陆川、博白、凌云。

《海南植物志》第四卷，139～140页。万宁、崖县、澄迈。

《广州植物志》691页。别名犁头草、小野芋（《岭南采药录》）、老鼠尾（广州）。为一野生植物，喜生于空旷的湿地上，夏初始见，叶如犁头，故名犁头草。因肉穗花序的附属体细长如鼠尾，又有老鼠尾之称。广州市内极常见。

【本草学文献概要】

《岭南采药录》58页。别名小野芋。散大疮，消恶毒，去腐肉，生新肉，又能止血，治鱼口便毒，捣烂和醋煮敷之，冻则又换热者，三次立效。

《中华本草》第8册，第二十三卷，527～528页。以犁头尖为正名收载，别名小野芋（《生草药性备要》）、犁头草（《本草求原》）、土半夏、观音芋等。块茎及全草入药，味苦、辛，性温，有毒；解毒消肿，散瘀止血。《广西本草选编》等有药用记载。

【原植物识别特征】

多年生草本。块茎小。叶与花序柄同时出现，叶片戟状三角形，长7～10cm，宽7～9cm，叶柄长20～24cm，基部鞘状。花序柄单一，从叶腋抽出；佛焰苞：管部绿色，檐部绿紫色，卷成长角状，长12～18cm，盛花时展开；肉穗花序两性，无花被；雄花近无柄，雄蕊2；雌花：子房上位，1室；中性花同型，线形，长约4mm。浆果卵圆形，种子1～2粒。花期5—7月。

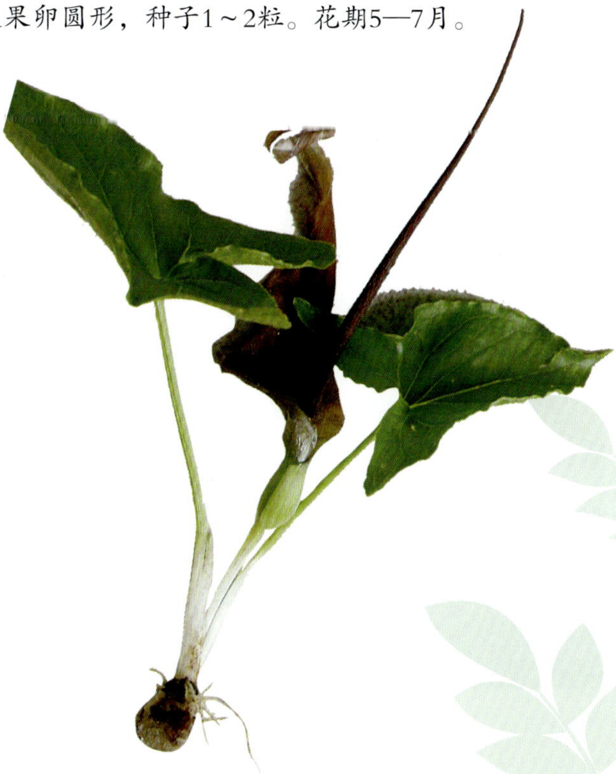

紫背浮萍

来源　浮萍科紫萍属 *Spirodela* 植物紫背浮萍 *Spirodela polyrrhiza* Schle 的全草。

【植物学文献概要】

见《中国植物志》第十三卷，第二分册，207～209页。我国南北各地均产，常与浮萍 *Lemna minor* 形成水面的漂浮植物群落。全草入药，发汗，利水。亦可作猪或鸭的饲料。

《广东植物志》第四卷，409页。以紫萍（《本草纲目》）为正名收载。产广东及海南各地，生于水田、水沟或水塘中。全草入药，也可作猪、鸭、草鱼的饲料。

《广西植物名录》443页。产全区各地。

《海南植物志》第四卷，142页。海南各地常见。

《广州植物志》695页。别名水萍（《神农本草经》）、紫萍（《本草纲目》）。为一常见的浮水植物，广州近郊水田或池沼中常见，可为猪和鸭的饲料。入药，消风，发汗，利尿，止血。

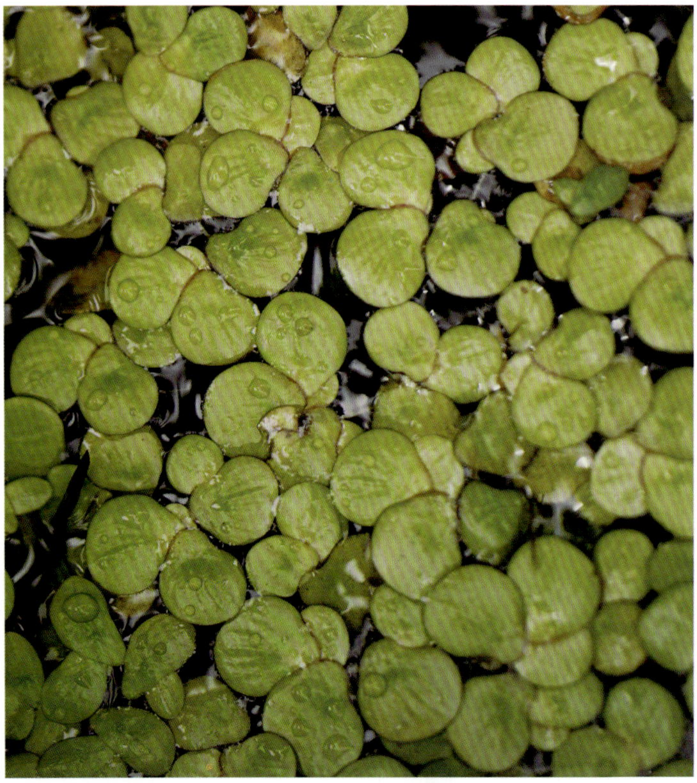

【本草学文献概要】

《岭南采药录》87～88页。浮于水田池沼等潴水之面上，一年生之水草也，其植物体扁平倒卵形，上面绿色，下面带紫赤色，其根为无枝之纤维，于植物体之下面丛生数条，又名紫背浮萍，能发汗，能下胎，叶面与背皆绿色者不用。

《中华本草》第8册，第二十三卷，533～535页。以浮萍为正名收载，别名水萍（《本经》）、浮萍草（《本草图经》）。全草入药，味辛，性寒；发汗解表，透疹止痒，利水消肿。

【原植物识别特征】

水生漂浮小草本。叶状体扁平，阔倒卵形，长5～8mm，宽4～6mm，先端钝圆，表面绿色，背面紫色，具掌状脉5～11条，背面中央生5～11条根，根长3～5cm，白绿色；根基附近的一侧囊内形成圆形新芽，萌发后，幼小叶状体渐从囊内浮出，由一细弱的柄与母体相连。花未见，据记载，肉穗花序有2个雄花和1个雌花。

露兜簕

来源 露兜树科露兜树属 *Pandanus* 植物露兜树 *Pandanus tectorius* Sol. 的根、果实或花粉。

【植物学文献概要】

见《中国植物志》第八卷，18～20页。产福建、台湾、广东、广西、贵州、云南等省区，生于海边沙地或引种栽培。叶纤维可制工艺品，嫩芽可食，根及果实入药，鲜花可提取芳香油。

《广东植物志》第六卷，401～402页。产江门、珠海、阳江等沿海岛屿，海南万宁、定安、三亚、琼中及西沙群岛、南沙群岛。

《广西植物名录》448页。产桂南。

《海南植物志》第四卷，176～177页。定安。嫩芽可作蔬菜。

《广州植物志》718~719页。本种喜生于滨海之区，海南岛近海的村落旁时见之。广州近郊比较少见。

【本草学文献概要】

《岭南采药录》132页。别名竻角、芦剑、荣兰。味香甘，性寒，消风、散热毒恶疮、止血生肌，同黄豆捣敷患处。

《中华本草》第8册，第二十三卷，535～537页。分为露兜簕蔃、露兜簕花、露兜簕心、橹罟子等4项。露兜簕蔃即露兜簕根，味淡、辛，性凉；发汗解表，清热利湿，行气止痛。露兜簕心即露兜簕的嫩叶，味甘，性寒；清热，凉血，解毒。露兜簕花味甘，性寒；清热利湿。橹罟子为露兜簕果实，味辛、淡，性凉；补脾益血，行气止痛，化痰利湿，明目。

【原植物识别特征】

常绿乔木或灌木。茎常左右扭曲，具气根。叶聚生于枝顶，三行紧密螺旋状排列；条形，长达80cm，宽4cm；先端渐狭，呈一长尾尖；边缘及背面沿中脉具锐刺。花单性，雌雄异株，无花被；花序具佛焰苞；雄花序穗状，雄花多数，每花雄蕊10或多数；雌花序头状，心皮5～12合为1束，中下部连合，上部分离，每室胚珠1，子房上位。聚花果大，由40～80个核果束组成，熟时橘红色。花期1—5月。

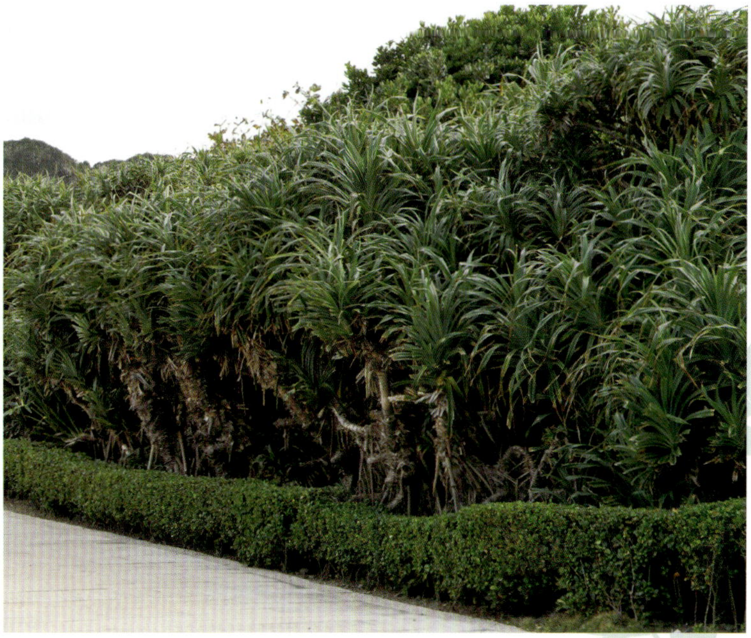

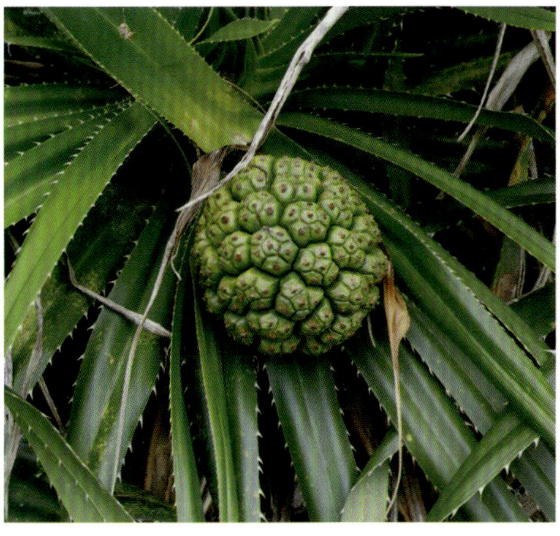

香蒲

来源　香蒲科香蒲属 *Typha* 植物香蒲 *Typha orientalis* Epim. 的花粉。

【植物学文献概要】

见《中国植物志》第八卷，3～4页。以香蒲为正名收载，别名东方香蒲。产黑龙江、吉林、辽宁、内蒙古、河北、山西、河南、陕西、安徽、江苏、浙江、江西、广东、云南、台湾等省区。生于湖泊、池塘、沟渠、沼泽及河流缓流带。本种经济价值较高，花粉即蒲黄入药，叶片用于编织、造纸等，幼叶基部和根状茎先端可作蔬食，雌花序可作枕芯和坐垫的填充物，是重要的水生经济植物之一。本种叶片挺拔，花序粗壮，常用于花卉观赏。

《广西植物名录》443页。产凌云、乐业、南丹。

《广东植物志》第六卷，379页。产广东阳山、新丰、云浮。生于湖泊、池塘、沟渠及河流缓流处。

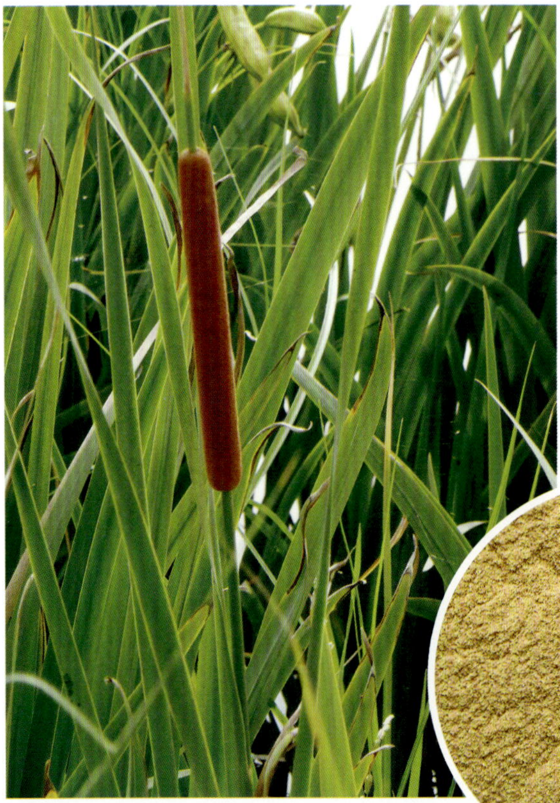

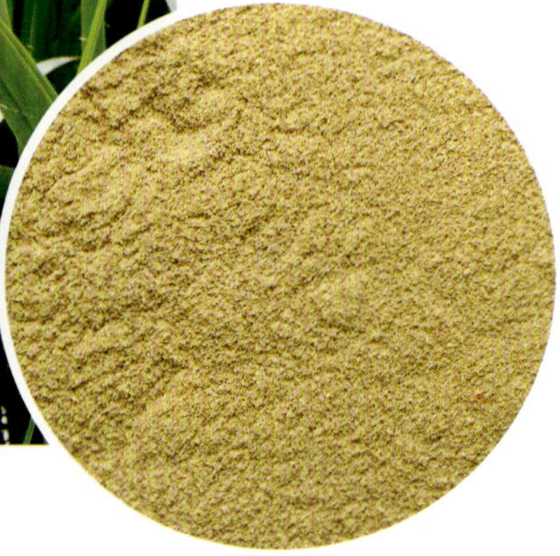

【本草学文献概要】

《中华本草》第8册，第二十三卷，542～548页。以蒲黄（《神农本草经》）为正名收载，别名蒲厘花粉（《本草经集注》）、蒲花（《江苏药用植物志》）、蒲草黄（《药材学》）等。花粉入药，味甘、辛，性平；止血，祛瘀，利水。

【原植物识别特征】

多年生水生或沼生草本。根茎匍匐，有多数须根。地上茎粗壮，向上渐细，高1.3～2m。叶狭线形，长40～70cm，宽4～10mm，近基部鞘状，抱茎。穗状花序单一，顶生，圆柱形，雌雄同株；雄花序在上，长20～30cm，雄花有雄蕊2～3，花被鳞片状或茸毛状；雌花序在下，长9～30cm，花被茸毛状，早落，柱头线形。小坚果椭圆形至长椭圆形，果皮具长形褐色斑点。花期6—7月，果期7—8月。

风车草

来源 莎草科莎草属 *Cyperus* 植物风车草 *Cyperus alternifolius* L. 的茎叶。

【植物学文献整理】

见《中国植物志》第十一卷，148页。以风车草为正名收载。我国南北各省均见栽培，作为观赏植物；原产于非洲，广泛分布于森林、草原地区的大湖、河流边缘的沼泽中。

《广东植物志》第八卷，330页。广州及海口等地栽培于水花盆中。我国南北各地有栽培，供观赏。

《广西植物名录》474页。产全区，各地有栽培。

《海南植物志》第四卷，313页。海口市栽培。我国南北各地有栽培。

《广州植物志》739～740页。为一水生草本，常植于水盆或水池中，以供观赏，广州园圃间时见栽培。

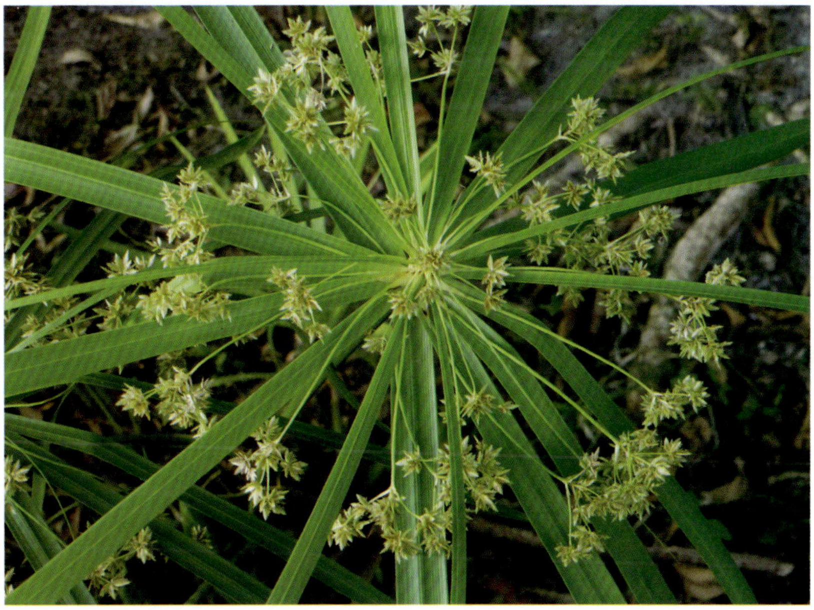

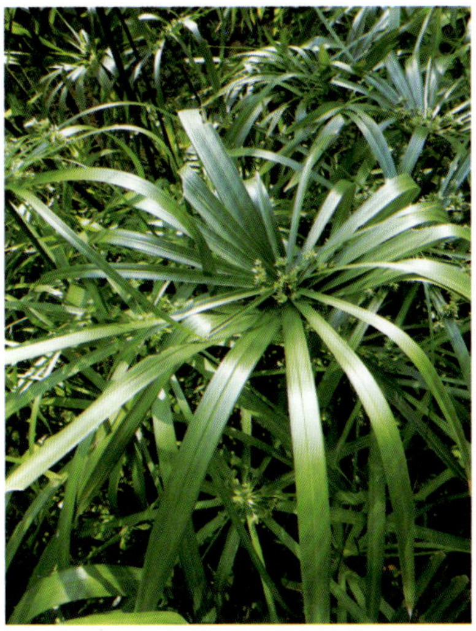

【本草学文献整理】

《中华本草》第8册，第二十四卷，556～557页。以伞莎草（《泉州本草》）为正名收载，别名九龙吐珠（《泉州本草》）、风车草等。茎叶入药，味酸、甘、微苦，性凉；行气活血，解毒。

【原植物识别特征】

多年生草本。根状茎短粗，须根坚硬。秆稍粗壮，高30～150cm，近圆柱状，基部包裹以无叶的棕色鞘。苞片20枚，长几相等，较花序长约2倍，宽2～11mm，向四周展开，平展；多次复出长侧枝聚伞花序；小穗密集于第二次辐射枝上端，压扁，具花6～26朵；雄蕊3，花药线形，顶端具刚毛状附属物；花柱短，柱头3。小坚果椭圆形，近于三棱形，长为鳞片的1/3，褐色。

莎草（香附）

来源 莎草科莎草属 *Cyperus* 植物莎草 *Cyperus rotundus* L. 的根茎。

【植物学文献整理】

见《中国植物志》第十一卷，134～135页。产陕西、甘肃、山西、河南、河北、山东、江苏、浙江、江西、安徽、云南、贵州、四川、福建、广东、广西、台湾等省区，生长于山坡荒地草丛中或水边潮湿处。广布于世界各地。

其块茎名为香附子，可供药用，除能作健胃药外，还可以治疗妇科各症。本种分布很广，因而变化较大，有时小穗长达6.5cm。

《广东植物志》第八卷，328页。以香附子为正名收载。产广东阳春、高州、阳江、徐闻、台山、平远、深圳、茂名、博罗、郁南、肇庆、惠东、连州、连南、乐昌、乳源、始兴、龙门及海南三亚、乐东、东方、儋州、澄迈。多生于耕地、空旷草地上或路旁等处。块茎为中药材香附子，有行气解郁、调经止痛的功效。

《广西植物名录》474页。产全区各地。

《海南植物志》第四卷，311页。崖县、乐东、东方、儋县、澄迈、定安。

《广州植物志》743～744页。别名香头草。为一野草，喜生于耕地或旷野上。块茎名曰香附，剖之有香气，入药为芳香健胃药。

【本草学文献整理】

《中华本草》第8册，第二十四卷，561～566页。以香附（《本草纲目》）为正名收载，别名莎草根（《名医别录》）、香附子（《新修本草》）、雷公头（《本草纲目》）、香附米（《本草求真》）等。根茎入药，味辛、甘、微苦，性平；理气解郁，调经止痛，安胎。

【原植物识别特征】

多年生草本。匍匐根状茎细长，部分肥厚呈纺锤形。茎直立，三棱形。叶丛生于茎基部，叶鞘闭合抱茎；叶片窄线形，长20～60cm，宽2～5mm，全缘，具平行脉。复穗状花序，3～6个排成伞状，下有叶片状的总苞2～3片，颖2列，排列紧密，每颖生1花，雄蕊3；柱头3，呈丝状。小坚果长圆状倒卵形，具3棱。花期6—8月，果期7—11月。

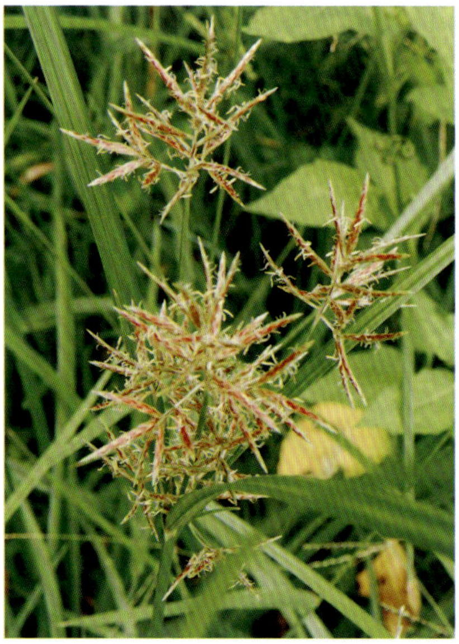

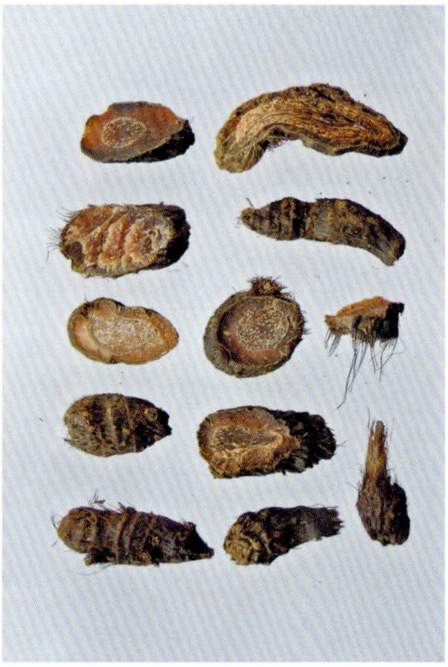

荸荠

来源 莎草科荸荠属 *Heleocharis* 植物荸荠 *Heleocharis dulcis* (Burm. f.) Trin. 的球茎。

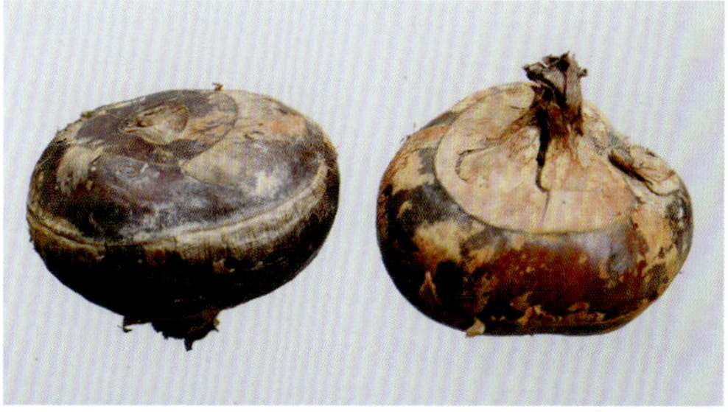

【植物学文献整理】

见《中国植物志》第十一卷，49~50页。以荸荠为正名收载，别名马蹄（粤俗）。全国各地都有栽培。球茎富淀粉，供生食、熟食或提取淀粉，味甘美；也供药用，开胃解毒，消宿食，健肠胃。

《广东植物志》第八卷，288页。广东及海南各地均产。

《广西植物名录》475页。产全区各地。

《海南植物志》第四卷，280页。东方。通常栽培于水田中。

《广州植物志》749页。为一水生草本，常植于水田中。广州近郊时见栽培。秋冬月掘取其球茎，生食或煮食，味甘美可口。或由其球茎内提取淀粉晒干，名曰马蹄粉，供食用。

【本草学文献整理】

《中华本草》第8册，第二十四卷，566~568页。以荸荠（《日用本草》）为正名收载，别名水芋、乌芋（《广雅》）、乌茨（《名医别录》）、铁葧脐（《救荒本草》）、地栗（《通志》）、马蹄（《本草求原》）、红慈姑（《民间草药汇编》）。球茎入药，味甘，性寒；清热生津，化痰，消积。其地上部分亦入药，名曰通天草，另列条目。

【原植物识别特征】

多年生水生草本。匍匐茎细长，其顶端生块茎，俗称荸荠。秆多数，丛生，直立，高15~60cm。无叶片，秆基部有叶鞘2~3；近膜质，绿黄色、紫红色或褐色，高2~20cm，鞘口斜。小穗顶生，长1.5~4cm，有多数花，小穗基部有两片鳞片中空无花，其余鳞片全有花，松散地覆瓦状排列，雄蕊3；花柱基部与子房连生，柱头3。小坚果宽倒卵形，双凸状，长约2.4mm，成熟时棕色，光滑。花果期5—10月。

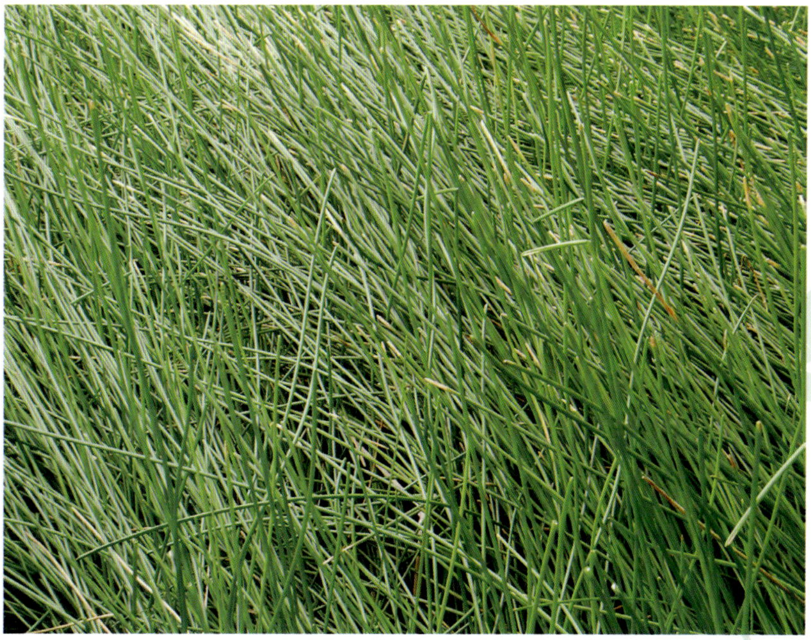

水蜈蚣

来源　莎草科水蜈蚣属 *Kyllinga* 植物短叶水蜈蚣 *Kyllinga brevifolia* Rottb. 的带根茎全草。

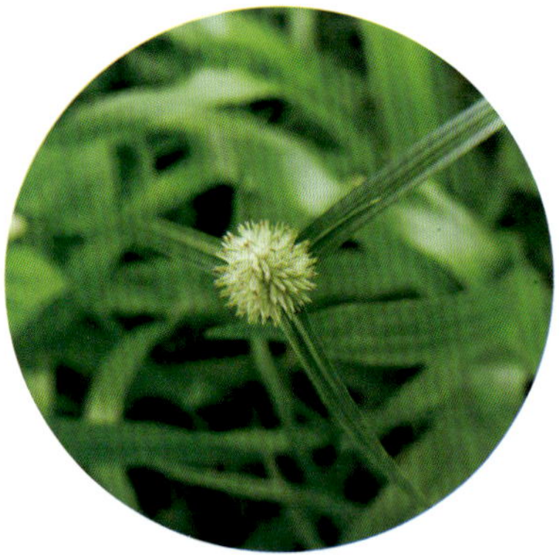

【植物学文献整理】

见《中国植物志》第十一卷，187～190页。以短叶水蜈蚣为正名收载。产于湖北、湖南、贵州、四川、云南、安徽、浙江、江西、福建以至广东、海南岛、广西，生长于山坡荒地、路旁草丛中、田边草地、溪边、海边沙滩上，海拔在600m以下。

《广东植物志》第八卷，347页。产广东大部分地区及海南万宁、三亚、昌江、临高、白沙、琼中、东方和西沙群岛。多生于路边、田边、海边沙滩等草地上。全草供药用。

《海南植物志》第四卷，327～328页。

《广西植物名录》477页。产南宁、隆安、马山、上林、横县、柳州、融水、临桂、兴安、龙胜、梧州、苍梧、岑溪、上思、贵港、平南、容县、陆川、博白、百色、平果、那坡、凌云、田林、隆林、贺州、昭平、天峨、东兰、都安、象州、金秀、扶绥、龙州、大新。

《广州植物志》737页。为一野草，喜生于空旷湿地上，广州近郊常见。中医有用为杀虫败毒之药。

【本草学文献整理】

《中华本草》第8册，第二十四卷，572～573页。以水蜈蚣（《植物名实图考》）为正名收载，别名金牛草、球子草（《岭南采药录》）、夜摩草（《广西药用植物图志》）、三夹草（《广东中医》）、球头草（广州部队后勤部卫生部《常用中草药手册》）等。带根茎全草入药，味辛、微苦、甘，性平；疏风解表，清热利湿，活血解毒。

【原植物识别特征】

多年生草本。根状茎长而匍匐。秆高7～20cm，扁三棱形，平滑，具4～5个圆筒状叶鞘，最下面2个干膜质，上面2～3个叶鞘顶端具叶片。叶短于或稍长于秆。穗状花序单个，球形或卵球形，长5～11mm，宽4.5～10mm，具极多数密生的小穗；小穗具1朵花；雄蕊3，花药线形；花柱细长，柱头2。小坚果倒卵状长圆形，扁双凸状，长约为鳞片的1/2，表面具密的细点。花果期—9月。

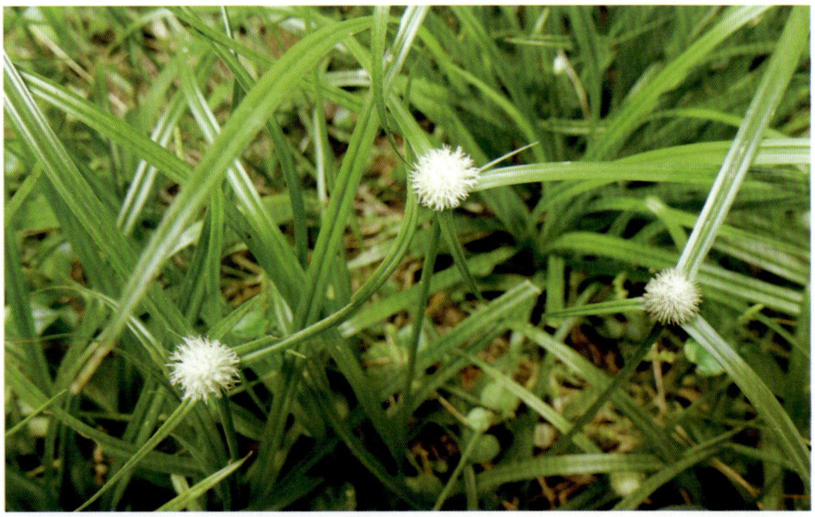

甘蕉

来源 芭蕉科芭蕉属 *Musa* 植物大蕉 *Musa sapientum* L. 或香蕉 *M. nana* Lour. 的根。

【植物学文献概要】

见《中国植物志》第十六卷，第二分册，9～11页。大蕉为一栽培种，品系及品种繁多，变异也很大。香蕉亦为栽培种，分为高型、矮型、半高型和油蕉4个类型。二者在广东、广西、福建、台湾及云南等地均有栽培。

《广东植物志》第二卷，394～395页。香蕉为广东著名水果之一，东、西、南部均产，栽培于排水良好的沃土中，尤以东莞所产的品质优良，最为驰名。大蕉别名芭蕉，果肉味甜微带酸，产地同香蕉。其品系及品种很多，变异也较大。由野蕉和小果野蕉杂交而成。

《海南植物志》第四卷，87～88页。

《广西植物名录》422页。大蕉产全区各地。香蕉产柳州以南地区。

《广州植物志》665～666页。甘蕉，别名香牙蕉（《南越笔记》）。本植物在广州近郊极常栽培，品种很多。最普通的为香蕉、大蕉、龙牙蕉、过山香等。

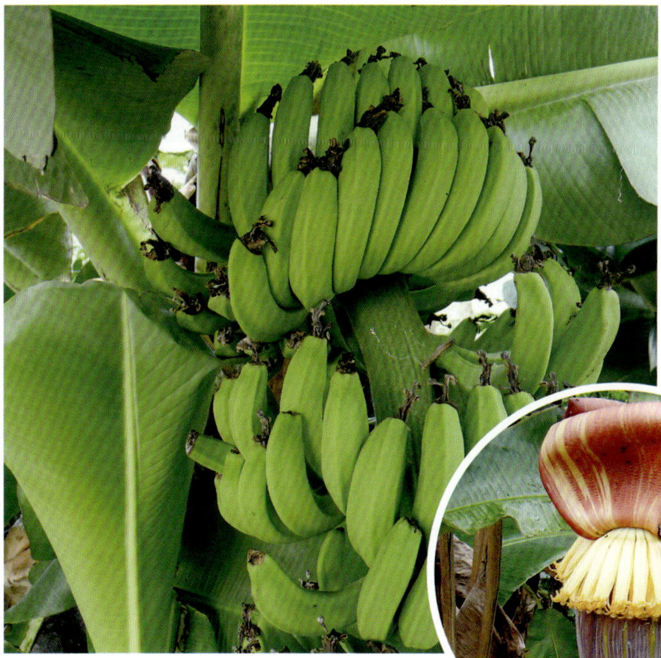

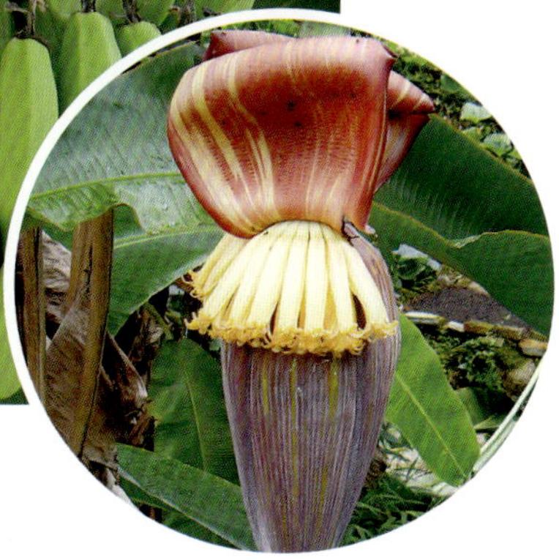

【本草学文献概要】

《岭南采药录》55页。茎软，重皮相裹，外青裹白，茎长至数尺，中肋之两侧有平行侧脉，叶发必三出，后三叶渐长，则前三叶渐落，落不至地，但悬挂茎间，花出于心，每一心则出一茎，作花如倒垂菡萏，作淡黄色，一花结十余子，味甘，性寒，治天行热狂，烦闷消渴，产后血胀，涂痈肿结热。

《中华本草》第8册，第二十四卷，587页。以香蕉根（《泉州本草》）为正名收载，别名甘蕉根（《名医别录》）、大蕉根（《中国中药资源志要》）。根入药，味甘，性寒；清热凉血，解毒。果实及果皮亦入药，另列条目。

【原植物识别特征】

多年生草本。具根茎，地上茎包藏于由叶鞘层层包叠形成的粗壮而矮小的假茎中。叶螺旋排列，集生于茎顶，大型，卵状长圆形，长1.5～2 m，宽0.3～0.6m。穗状花序顶生，下垂；苞片螺旋状排列，大而呈佛焰苞状，暗紫色；花单性同株；发育雄蕊5；子房下位，3室。果为肉质浆果，果皮革质不开裂，果肉甜、滑，香味浓郁；无种子。花果期全年。

红豆蔻

来源　姜科山姜属 *Alpinia* 植物红豆蔻 *Alpinia galanga* (L.) Willd. 的果实。

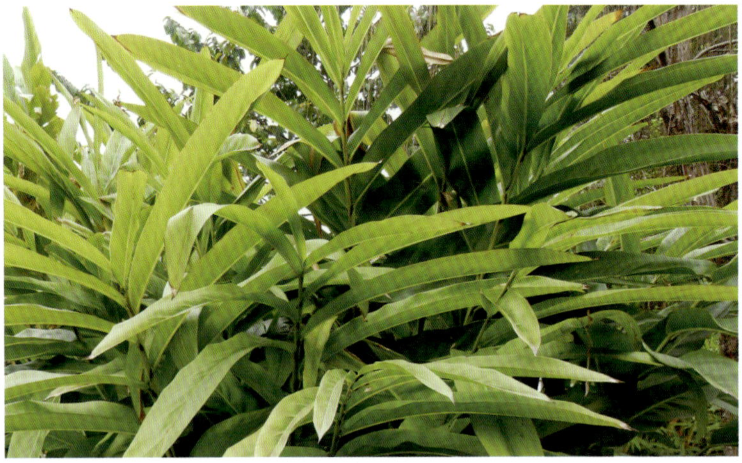

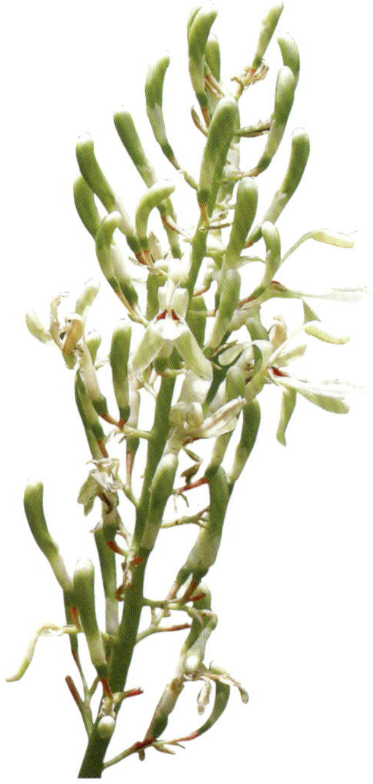

【植物学文献整理】

见《中国植物志》第十六卷，第二分册，71～72页。以红豆蔻（《海药本草》）为正名收载，别名大高良姜（《广州植物志》）。产台湾、广东、广西和云南等省区；生于山野沟谷阴湿林下或灌木丛中和草丛中。海拔100～1 300m。亚洲热带地区广布。果实供药用，称红豆蔻，有祛湿、散寒、醒脾、消食的功用。根茎亦供药用，称大高良姜，味辛，性热，能散寒，暖胃，止痛，用于胃脘冷痛，脾寒吐泻。

《广东植物志》第二卷，411页。产博罗、广州、台山、茂名、高要、云浮、陆丰、惠阳、信宜、清远、阳江、潮阳、揭阳、普宁、澄海、崖县等地。生于山野沟谷阴湿林下或灌木丛或草丛中，或栽培。

《广西植物名录》422页。产南宁、邕宁、马山、上林、藤县、岑溪、防城、上思、平南、桂平、百色、田东、贺州、昭平、天峨、凤山、龙州。

《广州植物志》670页。块茎有香气，马来西亚人常栽植以为药用或香料用。

【本草学文献整理】

《中华本草》第8册，第二十四卷，590～592页。以红豆蔻（《药性论》）为正名收载，别名红扣（《中药志》）、良姜子（《萃金裘本草述录》）、红蔻（《本草述钩元》）。果实入药，味辛，性温；温中燥湿，醒脾消食。其根茎为大高良姜，亦药用，味辛，性温；温胃散寒，行气止痛。

【原植物识别特征】

多年生草本，高1.5～2m。根茎块状，有香气。叶2列，长圆形或披针形，长25～35cm，宽6～10cm，叶柄长约6mm。圆锥花序，每一分枝上有花3～6朵；花绿白色；萼筒长6～10mm，裂片3，果时宿存；花冠管与萼筒近等长，裂片3，长1.6～1.8cm；唇瓣倒卵状匙形，长达2cm，白色而有红线条，深2裂；雄蕊1，与唇瓣近等长；退化雄蕊2，子房下位。蒴果长圆形，长1～1.5cm，中部稍收缩，熟时棕色或枣红色，不开裂。花期5—8月，果期9—11月。

山姜

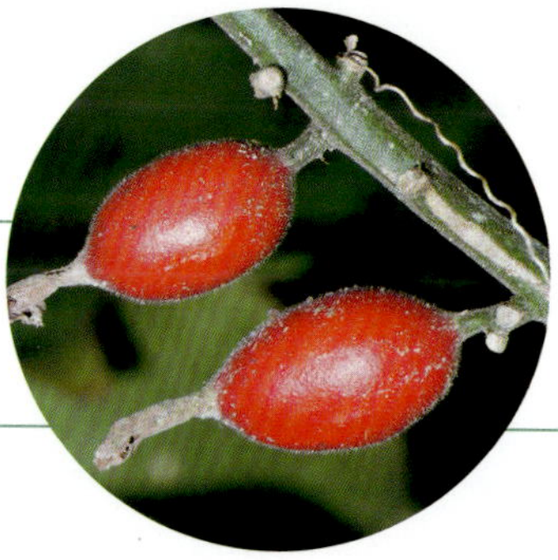

来源 姜科山姜属 *Alpinia* 植物山姜 *Alpinia japonica* (Thunb.) Miq. 的根茎。

【植物学文献概要】

见《中国植物志》第十六卷，第二分册，102～103页。多年生草本，根茎横生，叶2～5片，叶背有毛。总状花序顶生，花白色而具红色脉纹。产中国东南部、南部至西南部各省区，生于林下阴湿处。根茎入药，温中散寒，祛风活血。果实亦入药，温胃，理气，别名土砂仁。

《广东植物志》第二卷，419页。以山姜为正名收载，别名箭秆风。产广东省东部、北部和中部各地，生于林下阴湿处。果实供药用，为芳香性健胃药，可治消化不良、腹痛、呕吐等。浙江、福建亦有报道以本品代砂仁用，有开胃消食、行气和中、止痛安胎之功效。

《广西植物名录》423页。产三江、灵川、容县、德保、那坡、乐业、隆林、富川、南丹、天峨、金秀。

【本草学文献概要】

《岭南采药录》16页。别名真姜、臭屎尾。草本，茎高一尺余，叶似美人蕉而小，每株着四五叶，互生，叶背有柔软之纤毛，抚之如天鹅绒，夏日，自旧茎之叶心抽一花，茎长三寸许，花不整齐，白色红斑，花柄甚短，总状花序，花后结实如豆粒大，熟则赤色，内多子，味辛，性平，祛风，散血，消肿，为末，搽小儿头上疮疖，理跌打。

《中华本草》第8册，第二十四卷，594～595页。以山姜（《本草拾遗》）为正名收载，别名和山姜、姜七、高良姜、箭杆风等。根茎入药，味辛，性温；温中散寒，祛风活血。

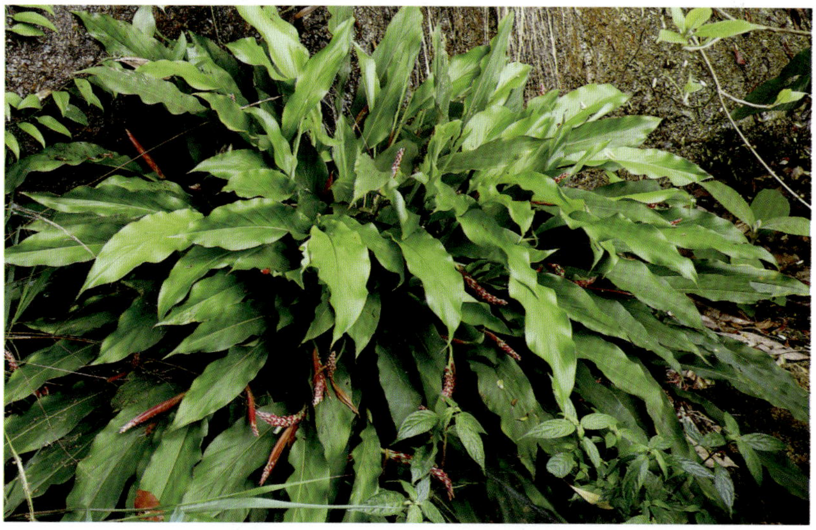

【原植物识别特征】

多年生草本，高35～70 cm。根茎横生。叶2列，叶片2～5；披针形或狭长椭圆形，长25～40cm，宽4～7cm，先端具小尖头，两面被短柔毛。总状花序，长15～30cm；花萼先端3齿裂；花冠裂片3，后方的1枚兜状；退化雄蕊线形，极小；唇瓣卵形，白色而具红色脉纹，先端2裂；能育雄蕊1；子房下位。果近球形，直径1～1.5cm，熟时橙红色，先端具宿存的萼筒。花果期4—12月。

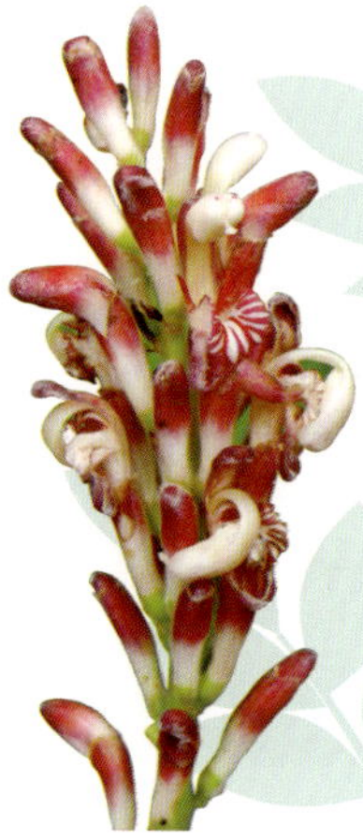

草豆蔻

来源 姜科山姜属 *Alpinia* 植物草豆蔻 *Alpinia katsumadai* Hayata 的种子团。

【植物学文献概要】

见《中国植物志》第十六卷，第二分册，91～92页。以草豆蔻（《本草纲目》）为正名收载，别名豆蔻。产广东、广西，生于山地疏林或密林中。模式标本采自广东海南。种子含挥发油约1%。

《广东植物志》第二卷，416～417页。产海南感恩、保亭、陵水、澄迈、白沙、东方、临高、琼中，广东广州、茂名、高州、台山、惠阳、徐闻、信宜、阳江、阳春、饶平、潮阳、大埔等地及广西。种子供药用，燥湿祛寒，暖胃健脾。

《广西植物名录》423页。产武鸣、防城、桂平、容县、博白、北流。

《海南植物志》第四卷，98页。别名草蔻仁（海南）。海南特产。见于东方、陵水、琼中、白沙。生于山坡。种子芳香，味辛辣；供药用，为健胃、祛风、通经药。

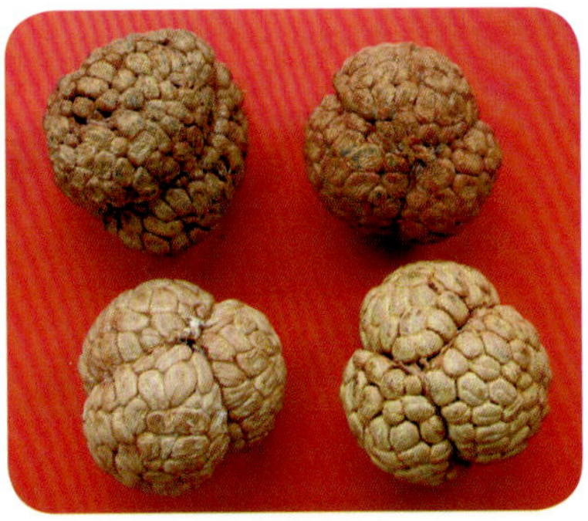

【本草学文献概要】

《中华本草》第8册，第二十四卷，596～599页。以草豆蔻（《雷公炮炙论》）为正名收载，别名豆蔻（《名医别录》）、漏蔻（《南方异物志》）、草蔻（《本草从新》）、草蔻仁、飞雷子、弯子（《广东中药》）等。种子团入药，味辛，性温；温中燥湿，行气健脾。

【原植物识别特征】

多年生草本，高1～2m。叶2列，狭椭圆形或披针形，长50～65cm，宽6～9cm，全缘；叶柄长1.5～2cm；叶鞘膜质，开放，抱茎。总状花序顶生，长达20cm；花萼钟状，长2～2.5cm，顶端不规则齿裂；花冠白色，筒长约8mm，裂片矩圆形；唇瓣三角状卵形，长3.5～4cm，顶端微2裂，具自中央向边缘放射的彩色条纹；能育雄蕊1；子房下位，被毛，直径约5mm。蒴果圆球形，直径约3cm，熟时金黄色，密被粗毛。花期4—6月，果期5—8月。

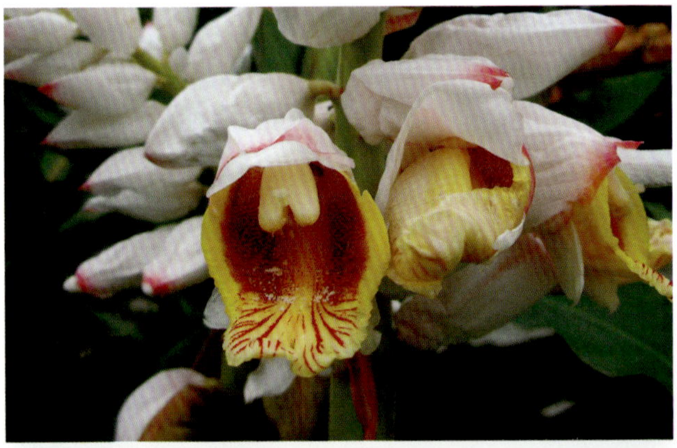

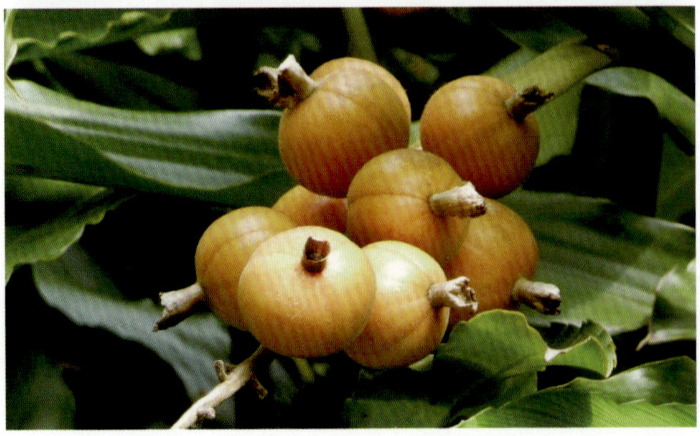

假益智

来源　姜科山姜属 *Alpinia* 植物假益智 *Alpinia maclurei* Merr. 的根茎或果实。

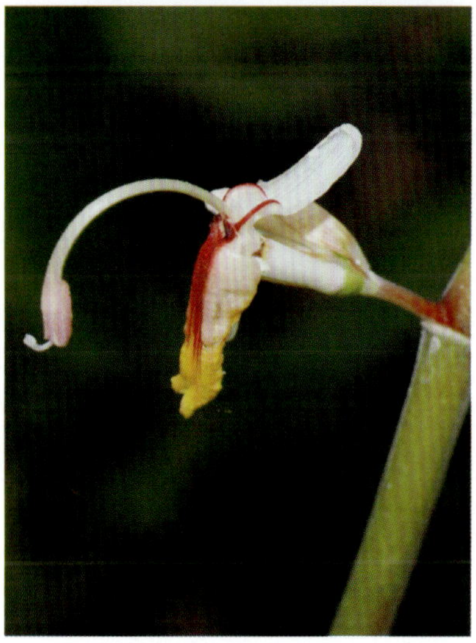

【植物学文献概要】

见《中国植物志》第十六卷，第二分册，74页。产广东、广西、海南、云南。生于山地疏林或密林中。模式标本采自海南儋县。

《广东植物志》第二卷，411～412页。产海南崖县、保亭、东方、澄迈、儋县、乐东、感恩、乐会、万宁、白沙、临高及广东英德、从化、清远、怀集等地。

《广西植物名录》423页。产百色、那坡、龙州。

《海南植物志》第四卷，96～97页。别名山姜（海南）。海南山区各地常见。广东、广西有分布。

【本草学文献概要】

《药用植物识别手册》283页。行气，用于腹胀、呕吐。

【原植物识别特征】

多年生草本，高1～2m。叶2列，叶片披针形，长30～45cm，宽8～10cm，顶端尾状渐尖，基部渐狭；叶柄长1～5cm。圆锥花序直立，长30～40cm，多花；花梗极短；花萼管状，长6～10mm，顶端具3齿；花冠管长约1.2cm，裂片长圆形，兜状，长约10mm；侧生退化雄蕊长5mm；唇瓣长圆状卵形，长10～12mm，花时反折；能育雄蕊1；子房下位。蒴果球形，直径约1cm，果皮易碎。花期3—7月，果期4—10月。

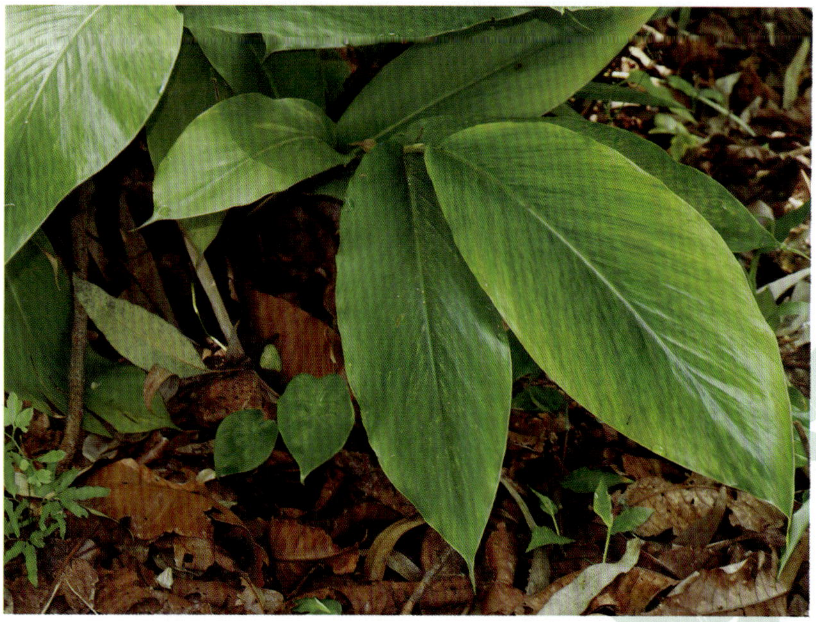

高良姜

来源 姜科山姜属 *Alpinia* 植物高良姜 *Alpinia officinarum* Hance 的根茎。

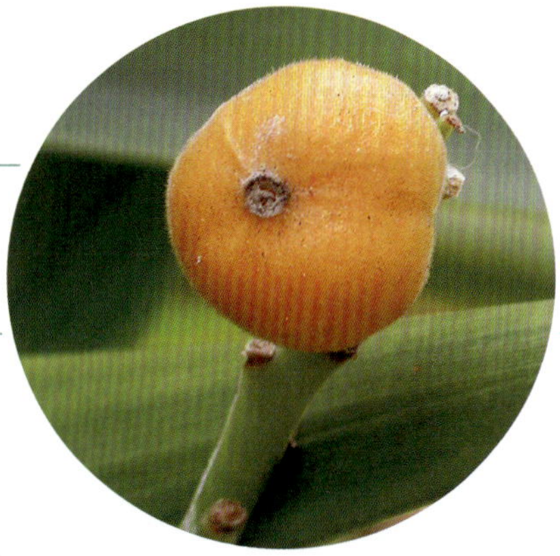

【植物学文献概要】

见《中国植物志》第十六卷，第二分册，100～102页。产广东、广西；野生于荒坡灌丛或疏林中，或栽培。模式标本采自广东海南。根茎供药用，温中散寒，止痛，消食。

《广东植物志》第二卷，418～419页。产海南昌江、东方、白沙、屯昌、陵水、崖县及广东徐闻、茂名、阳江、广州等地。生于荒坡灌丛、疏林中或栽培。根茎入药，温中散寒，止痛消食。

《广西植物名录》423页。产桂东南。

《海南植物志》第四卷，98页。根茎为芳香兴奋、祛风药，有矫味作用。蒸馏其根茎可得高良姜油，为烹调用香料。

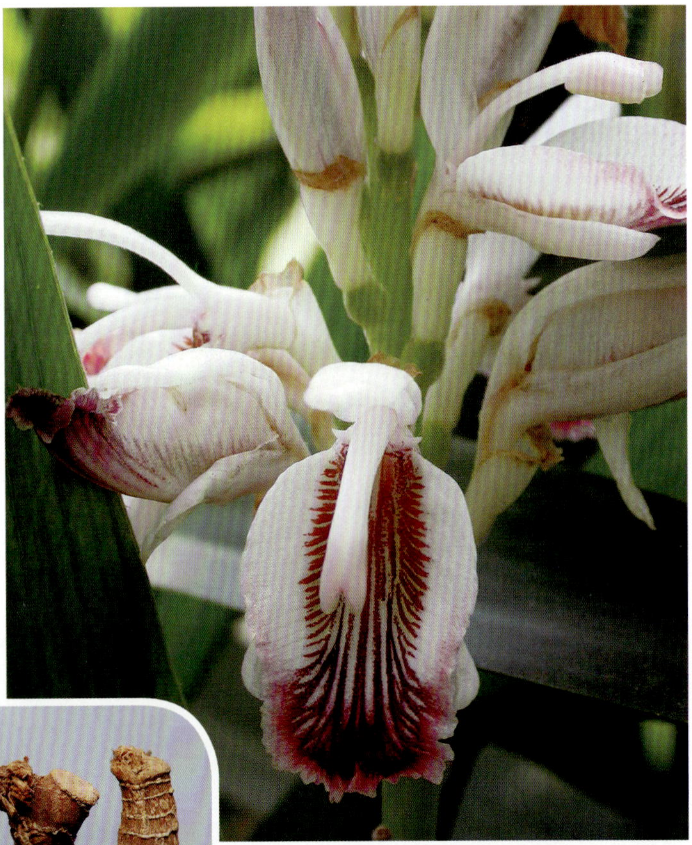

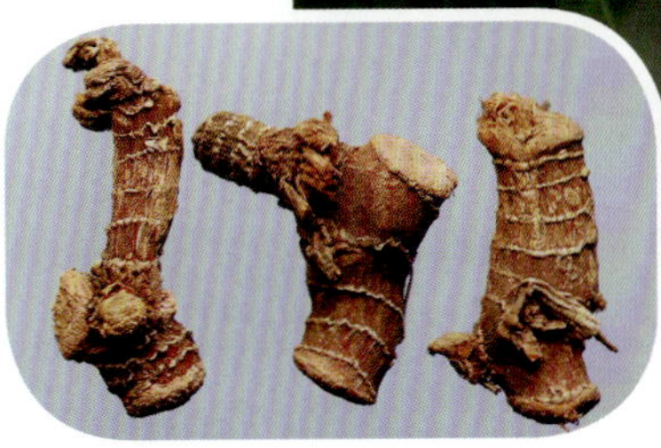

【本草学文献概要】

《岭南采药录》75页。出产于高州，味辛，性热，暖胃散寒，消食醒酒，治胃脘冷痛、岚瘴疟疾、霍乱泻痢、吐恶、噎膈、冷癖，虚人勿用。

《中华本草》第8册，第二十四卷，599～603页。以高良姜（《名医别录》）为正名收载，别名高凉姜（《名医别录》）、良姜（《局方》）、蛮姜（《本草纲目》）等。根茎入药，味辛，性热；温中散寒，理气止痛。

【原植物识别特征】

多年生草本，高30～120cm。根茎圆柱形，芳香。叶2列，叶线状披针形，长15～30cm，宽1.5～2cm，叶鞘开放，抱茎，叶舌膜质，棕色。圆锥形总状花序；花萼筒状，长7～14mm，先端3浅裂；花冠管漏斗状，长约1cm，裂片3，唇瓣浅红色，中部具紫红色条纹，长2～2.5cm，侧生退化雄蕊锥状，发育雄蕊1，子房下位，3室。蒴果，球形，熟时橘红色。花期4—10月，果期9—11月。

益智

来源　姜科山姜属 *Alpinia* 植物益智 *Alpinia oxyphylla* Miq. 的果实。

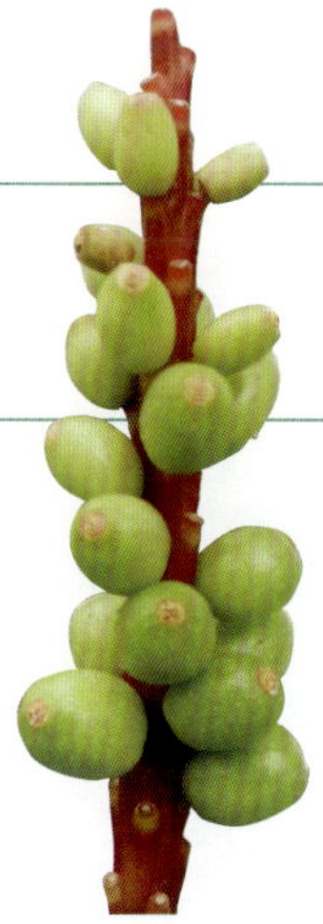

【植物学文献整理】

见《中国植物志》第十六卷，第二分册，100页。以益智（《南方草木状》）为正名收载。产广东（以海南为主）、广西，近年来云南、福建亦有少量试种；生于林下阴湿处或栽培。果实供药用，有益脾胃、理元气、补肾虚的功用。治脾胃（或肾）虚寒所致的泄泻、腹痛、呕吐、食欲不振、唾液分泌增多、遗尿、小便频数等症。果实含挥发油约0.7%，油中主要成分为按油精，姜烯、姜醇等倍半萜类。

《广东植物志》第二卷，418页。产万宁、崖县、白沙、保亭、乐会、临高、昌江、琼中、澄迈、东方、广州等地。生于林下阴湿处或栽培。

《广西植物名录》423页。产浦北、桂平、陆川。

《海南植物志》第四卷，98～99页。海南各县山区均有产，尤以保亭、陵水、琼中、澄迈、崖县等地为最多。蒴果供药用。

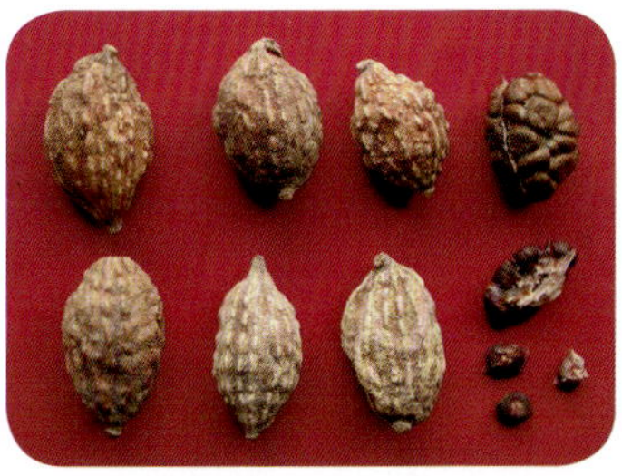

【本草学文献整理】

《中华本草》第8册，第二十四卷，603～606页。以益智仁（《宝庆本草折衷》）为正名收载，别名益智子（《南方草木状》）。果实入药，味辛，性温；温脾止泻摄唾，暖肾固精缩尿。

【原植物识别特征】

多年生草本，高1～3m。茎丛生；根茎短。叶2列，叶片披针形，长25～35cm，宽3～6cm；叶柄短；叶舌膜质，2裂。总状花序，花萼筒状，长1.2cm，一侧开裂至中部，先端3齿裂；花冠管长8～10mm，裂片长约1.8cm，后方的1枚稍大，白色；退化雄蕊钻状；唇瓣倒卵形，长约2cm，粉白色而具红色脉纹，先端边缘皱波状；能育雄蕊1，花丝长1.2cm，花药长约7mm；子房下位，密被绒毛。蒴果鲜时球形，干时纺锤形，宽约1cm，果皮上有隆起的维管束线条。花期3—5月，果期4—9月。

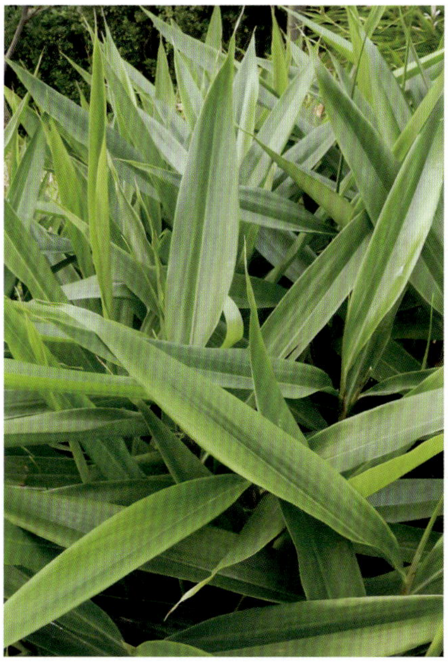

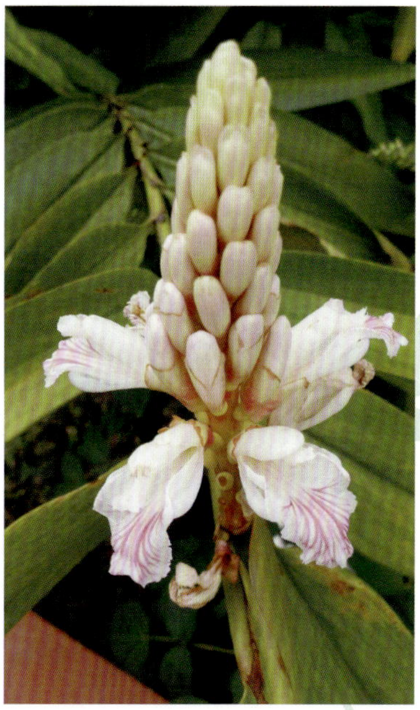

艳山姜

来源 姜科山姜属 *Alpinia* 植物艳山姜 *Alpinia zerumbet* (Pers.) Burtt. et Smith 的根茎和果实。

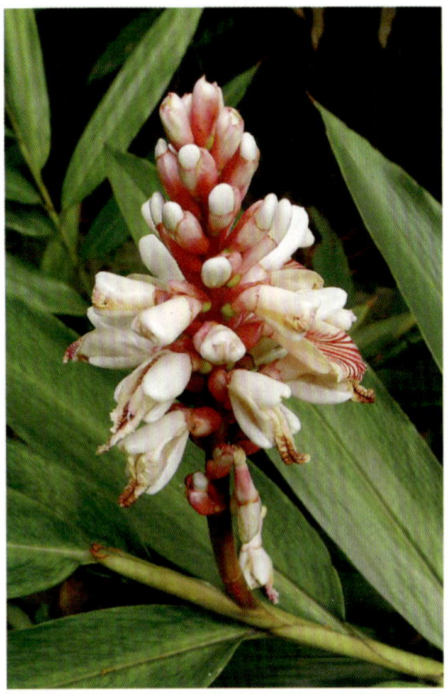

【植物学文献整理】

见《中国植物志》第十六卷，第二分册，86～88页。以艳山姜（《广州常见经济植物》）为正名收载。产我国东南部至西南部各省区。热带亚洲广布。本种花极美丽，常栽培于庭园供观赏。根茎和果实健脾暖胃，燥湿散寒；治消化不良，呕吐腹泻。叶鞘作纤维原料。种子含挥发油0.7%、棕榈酸、按油精、α－石竹烯及倍半萜烯醇。

《广东植物志》第二卷，415～416页。产潮阳、澄海、博罗、宝安、广州、新会、高要、高州、海口、陵水等地。栽培或生于林荫下。

《广西植物名录》424页。产南宁、岑溪、玉林、博白、那坡、天峨、都安。

《海南植物志》第四卷，96页。海南各地山野间常见。种子供药用。

《广州植物志》669～670页。为一美丽的观赏植物，常植于庭院间。广州近郊白云山亦有野生的。

【本草学文献整理】

《中华本草》第8册，第二十四卷，607～608页。以艳山姜（广州部队后勤部卫生部《常用中草药手册》）为正名收载，别名玉桃（《植物名实图考》）、草扣、大良姜（《广西药用植物名录》）、大草扣、假砂仁（《广西本草选编》）等。根茎和果实入药，味辛、涩，性温；温中燥湿，行气止痛，截疟。

【原植物识别特征】

多年生草本，高2～3m。叶2列，披针形，长30～60cm，宽5～10cm，顶端渐尖而有一旋卷的小尖头，叶柄长1～1.5cm；叶舌长5～10mm。圆锥花序呈总状，下垂，长达30cm，每一分枝上有花1～3朵；花萼近钟形，长约2cm，白色，顶粉红色，一侧开裂；花冠管较花萼短，裂片长约3cm，后方1枚较大；退化雄蕊钻状，长约2mm，唇瓣匙状宽卵形，长4～6cm，顶端皱波状，黄色而有紫红色纹彩；能育雄蕊长约2.5cm；子房下位，被金黄色粗毛。蒴果卵圆形，直径约2cm，具显露的条纹，熟时朱红色。花期4—6月，果期7—10月。

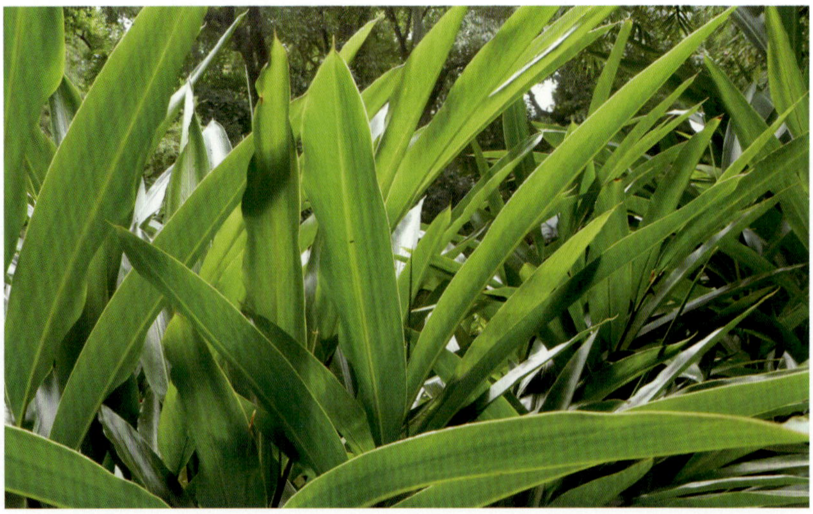

九翅豆蔻

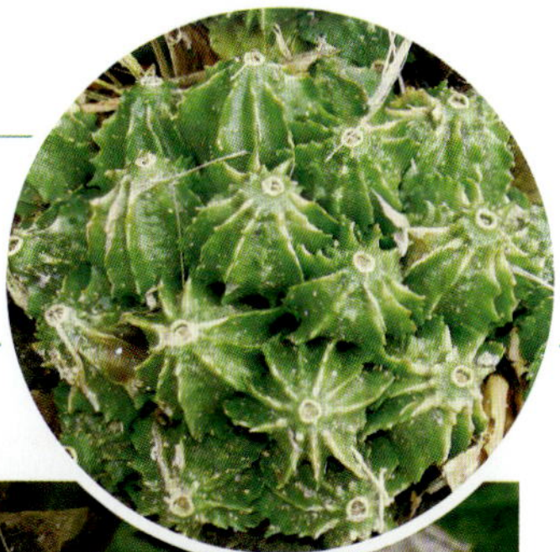

来源 姜科山姜属 *Alpinia* 植物九翅豆蔻 *Amomum maximum* Roxb. 的果实或根。

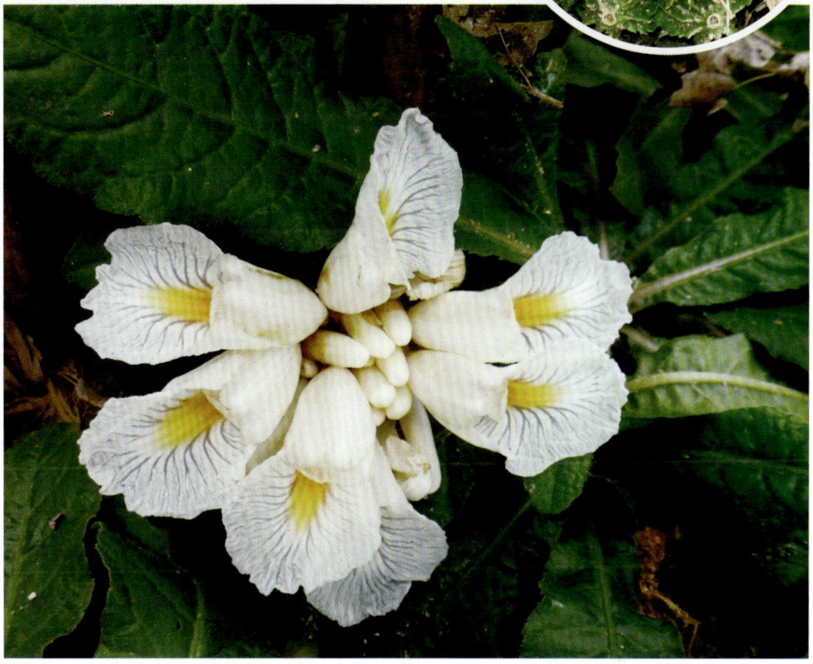

【植物学文献整理】

见《中国植物志》第十六卷，第二分册，128页。以九翅豆蔻（《海南植物志》）为正名收载。产西藏南部、云南、广东、广西；生于林中阴湿处，海拔350～800m。果实供药用，能开胃，消食，行气，止痛。

《广东植物志》第二卷，422～423页。产海南崖县、万宁、保亭，广州（栽培）。生于海拔300～600m的阴湿处。果可生食或作调味香料。

《广西植物名录》424页。产南宁、隆安、防城、百色、凭祥。

《海南植物志》第四卷，100页。产崖县、万宁、保亭。

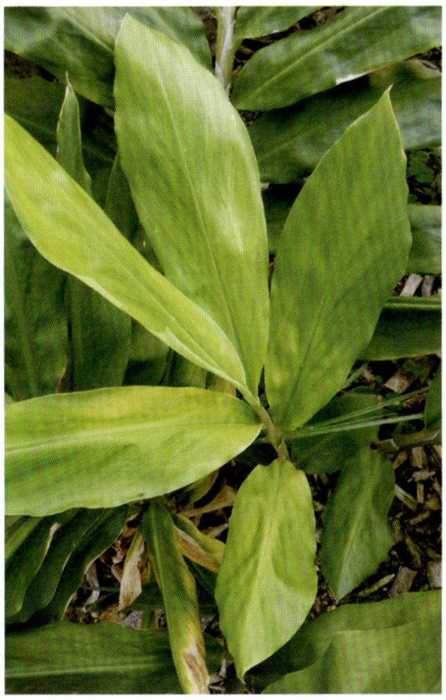

【本草学文献整理】

《中华本草》第8册，第二十四卷，612～599页。以九翅豆蔻（《广西药用植物名录》）为正名收载，别名红蔻、假砂仁（《广西药用植物名录》）。果实或根入药，味辛，性温；止痛，开胃消食。

【原植物识别特征】

多年生草本，高2～3m。茎丛生。叶片长椭圆形或长圆形，长30～90cm，宽10～20cm，基部渐狭，下延，叶背及叶柄均被白绿色柔毛；植株下部叶无柄或近无柄，中上部叶的叶柄长1～8cm。穗状花序近圆球形，自根茎发出；花萼管长约2cm，管内被淡紫红色斑纹，裂齿3，长约5mm；花冠管较萼管稍长，唇瓣长约3.5cm，白色，中脉两侧黄色，基部两侧有红色条纹；花丝短，药隔附属体半月形；子房下位。蒴果卵圆形，长2.5～3cm，熟时紫绿色，3裂，果皮具明显的九翅；种子多数，芳香。花期5—6月，果期6—8月。

砂仁（阳春砂）

来源 姜科豆蔻属 *Amomum* 植物姜科植物砂仁 *Amomum villosum* Lour. 的成熟果实或种子团。

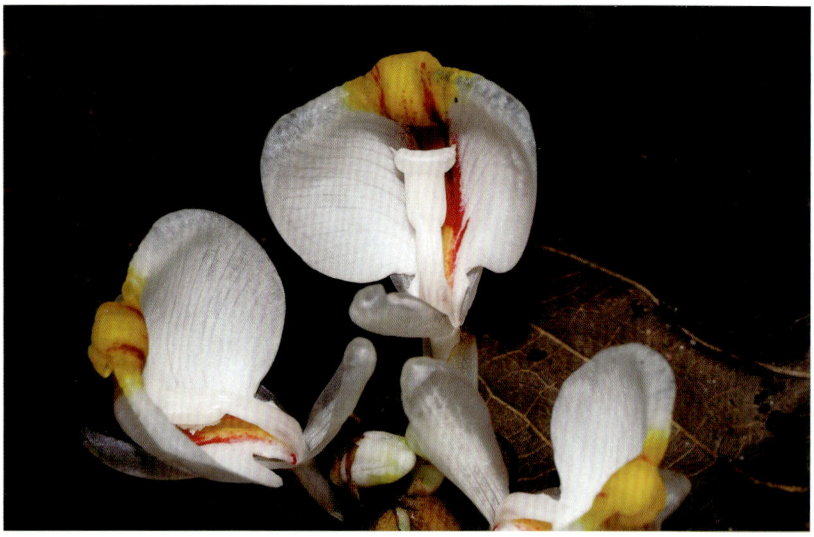

【植物学文献概要】

见《中国植物志》第十六卷，第二分册，125～126页。以砂仁为正名收载，别名阳春砂仁、长泰砂仁（福建）。产福建、广东、广西和云南，栽培或野生于山地阴湿之处。果实供药用，以广东阳春的品质最佳。种子含挥发油1.7%～3%。油的主要成分为右旋樟脑、龙脑、乙酸、龙脑酯、芳樟醇、橙花叔醇等。

《广东植物志》第二卷，426页。产广东阳春、信宜、高州、新兴、恩平、湛江及海南岛。栽培于山地阴湿之处。

《广西植物名录》424页。产南宁、桂林、临桂、防城、上思、东兴、灵山、博白、百色、德保、靖西、那坡、凌云、巴马、金秀、龙州。

【原植物识别特征】

多年生草本，高达1.5m。根茎横生，节上有棕色膜质鳞片。地上茎直立，无分枝。叶排为2列，无柄；叶片窄长圆形或条状披针形，长14～60cm，宽2～8cm，全缘，羽状平行脉；叶鞘抱茎。花茎自根茎生出，穗状花序呈疏松的球形，具花8～12朵；花萼筒状，先端3浅裂，花冠管细长，裂片3，白色，长1.2cm，先端兜状；唇瓣匙形，白色，中部有淡黄色及红色斑点，先端有不整齐缺刻，基部有爪；发育雄蕊1；子房下位，球形，3室。蒴果近球形，熟时红棕色，果皮表面有肉刺状凸起。种子多数，多角形，有浓郁香气，味苦凉。花期5—6月，果期8—9月。

【本草学文献概要】

《中华本草》第8册，第二十四卷，617～622页。作为砂仁（《本草蒙筌》）来源之一收载，别名缩砂蜜（《药性论》）、缩砂仁《医学起源》、缩砂密《本草纲目》、阳春砂仁《古今药物别名录》、阳春砂《中药志》。成熟果实或种子入药，味辛，性温；化湿行气，温中止泻，安胎。

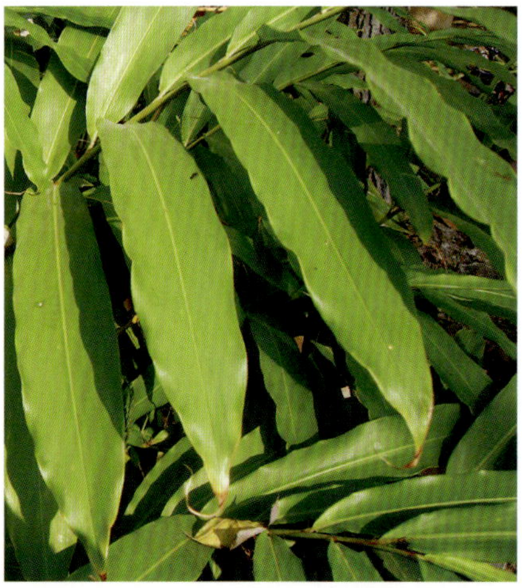

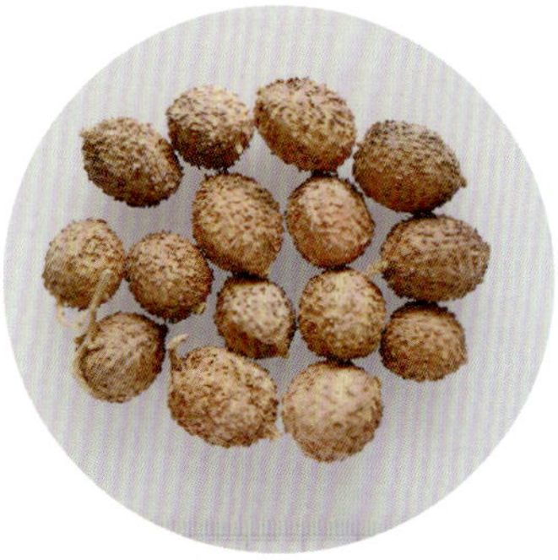

海南砂仁

来源 姜科豆蔻属 *Amomum* 植物姜科植物海南砂仁 *Amomum longiligulare* T. L. Wu 的成熟果实或种子团。

【植物学文献概要】

见《中国植物志》第十六卷，第二分册，123～125页。以海南砂仁（《海南植物志》）为正名收载，别名海南壳砂仁（海南）。产广东、海南（澄迈、崖县、儋县），徐闻、遂溪等地亦有引种；生于山谷密林中或栽培。模式标本采自崖县。

本种叶舌极长，极易识别，果实可代砂仁用，唯品质较逊，其与砂仁不同之处为果具明显钝3棱，果皮厚硬，被片状、分裂的柔刺，结实率较砂仁为高。

《广东植物志》第二卷，425～426页。以海南壳砂仁 *Amomum longiligulare* T. L. Wu 为正名收载。产海南崖县、保亭、乐东、澄迈、儋县、文昌及广东广州、遂溪、徐闻、廉江、海康、电白、信宜等地。生于山谷密林中或栽培。

《海南植物志》第四卷，533页（附录）。

【本草学文献概要】

《中华本草》第8册，第二十四卷，617～622页。作为砂仁（《本草蒙筌》）来源之一收载，别名海南砂仁（《海南植物志》）、海南壳砂仁（海南）。成熟果实或种子入药，味辛，性温；化湿行气，温中止泻，安胎。

【原植物识别特征】

多年生草本，高达1.5m。具匍匐根茎。叶2列，叶片线形或线状披针形，长20～30cm，宽2.5～3cm，叶柄长约5mm；叶舌披针形，长2～4.5cm。总花梗长1～3cm，小苞片长约2cm，包卷住萼管，萼管长约2cm，白色，顶端3齿裂；花冠管较萼管略长，裂片长约1.5cm；唇瓣圆匙形，长和宽约2cm，白色，顶端具黄色小尖头，中脉隆起，紫色；能育雄蕊1，药隔附属体3裂；子房下位。蒴果卵圆形，具钝3棱，长1.5～2.2cm，宽0.8～1.2cm，被片状、分裂的短柔刺。花期4—6月，果期6—9月。

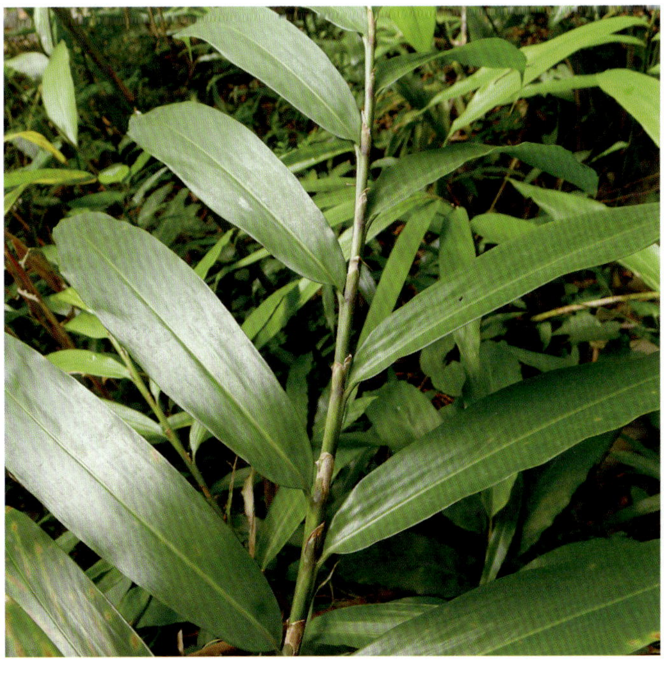

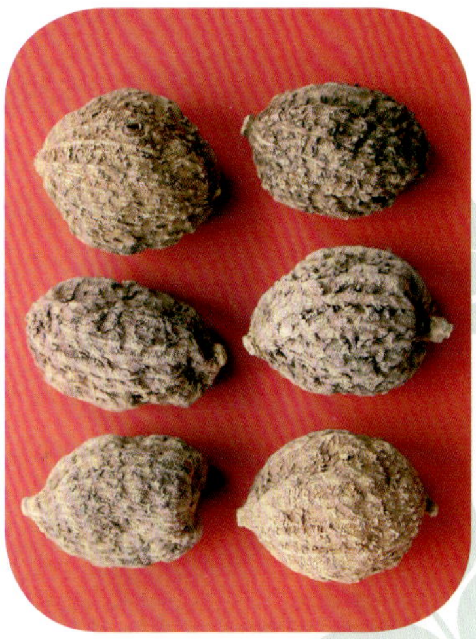

闭鞘姜（广东商陆）

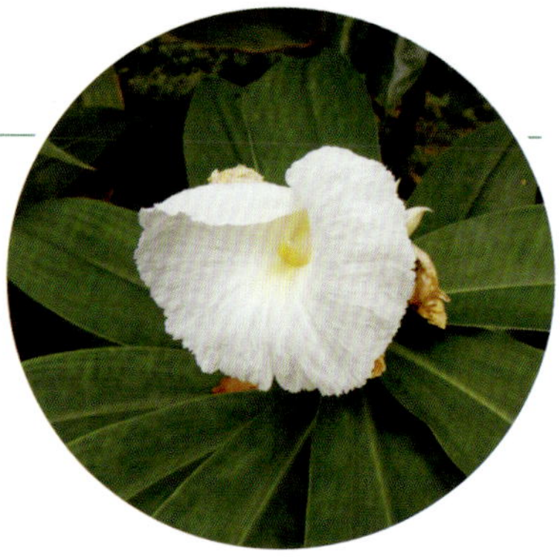

来源 姜科闭鞘姜属 *Costus* 植物闭鞘姜 *Costus speciosus* (Koen.) Smith 的根茎。

【植物学文献概要】

见《中国植物志》第十六卷，第二分册，149～150页。产广东、广西、云南、台湾等省区，热带亚洲广布。根茎供药用。

《广东植物志》第二卷，432页。别名广商陆、水焦花。产广东英德、博罗、云浮、高要、博罗、惠阳、惠东、广州、高州、台山及海南等地。根茎供药用。生于海拔45～1 700m的疏林下、山谷阴湿地、路边、草丛、荒坡、水沟边等处或栽培。根茎入药，消炎利尿，散瘀消肿。

《广西植物名录》425页。产南宁、上林、梧州、苍梧、岑溪、防城、平南、桂平、北流、田东、平果、凌云、贺州、钟山、龙州。

《海南植物志》第四卷，91页。别名广商陆、樟柳头（广东）、水蕉花（海南）。崖县、保亭、陵水、万宁、琼中、东方、儋县、澄迈。生于林中或空地上。

【本草学文献概要】

《岭南采药录》71～72页。别名商六。味酸辛，性寒，有大毒，洗水肿，消痈肿恶疮，落胎，白者良，赤者不可服，能杀人，以之洗风痰最妙。

《中华本草》第8册，第二十四卷，623～625页。以樟柳头（《生草药性备要》）为正名收载，别名白石笋（《岭南采药录》）、广东商陆（《岭南草药志》）、观音姜、毛姜等。根茎入药，味辛，性寒，有毒；清热解毒，利水消肿。

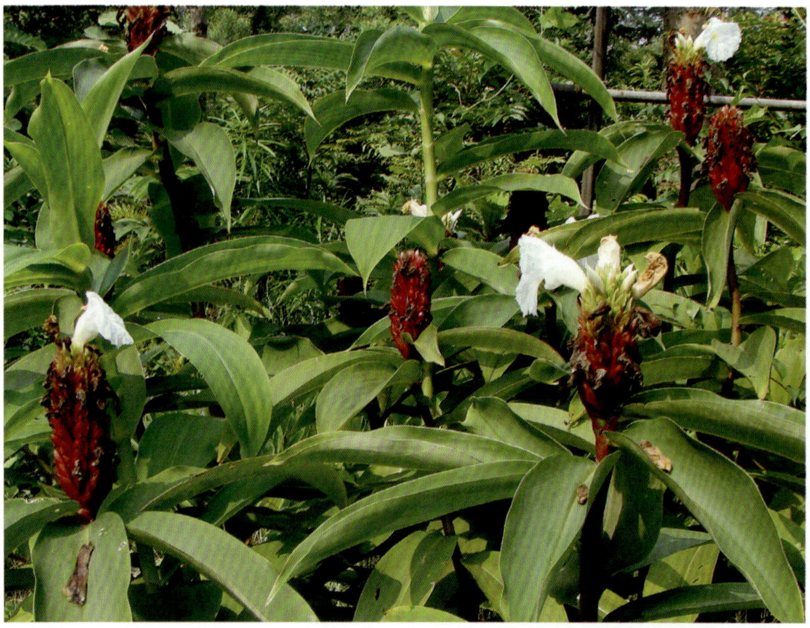

【原植物识别特征】

多年生草本，茎高1～3m，常旋扭。叶螺旋状排列，长圆形或披针形，长15～20cm，宽6～10cm，叶背密被绢毛。穗状花序顶生，多花；苞片卵形，红色，长2cm；花萼管红色，长1.8～2cm，3裂；花冠管长约1cm，裂片长约5cm，白色或顶部红色；唇瓣宽喇叭形，纯白色；雄蕊1，花瓣状，长约4.5cm；子房下位，3室。蒴果木质，红色，长约1.3cm；种子黑色。花果期7—11月。

莪术

来源 姜科姜黄属 *Curcuma* 植物莪术 *Curcuma zedoaria* (Christm.) Rosc. 的根茎。

【植物学文献整理】

见《中国植物志》第十六卷，第二分册，61～62页。以莪术（《开宝本草》）为正名收载，别名蓬莪茂、山姜黄、臭屎姜。产台湾、福建、江西、广东、广西、四川、云南等省区，栽培或野生于林荫下。根茎称莪术，供药用，主治气血凝滞、心腹胀痛、癥瘕、积聚、宿食不消、妇女血瘀经闭、跌打损伤作痛。块根称绿丝郁金，有行气解郁、破瘀、止痛的功用。

《广东植物志》第二卷，408页。产广东省广州、乐昌、高州及海南乐东、保亭等地。野生于林荫下或栽培。台湾、福建、江西、广西、四川、云南等省亦产。

《广西植物名录》425页。产横县、永福、贵港、博白、百色、田林、都安、宜州、金秀、龙州。

《海南植物志》第四卷，94～95页。保亭、乐东、儋县。生于疏林中。根茎供药用，祛风行气，活血止痛。

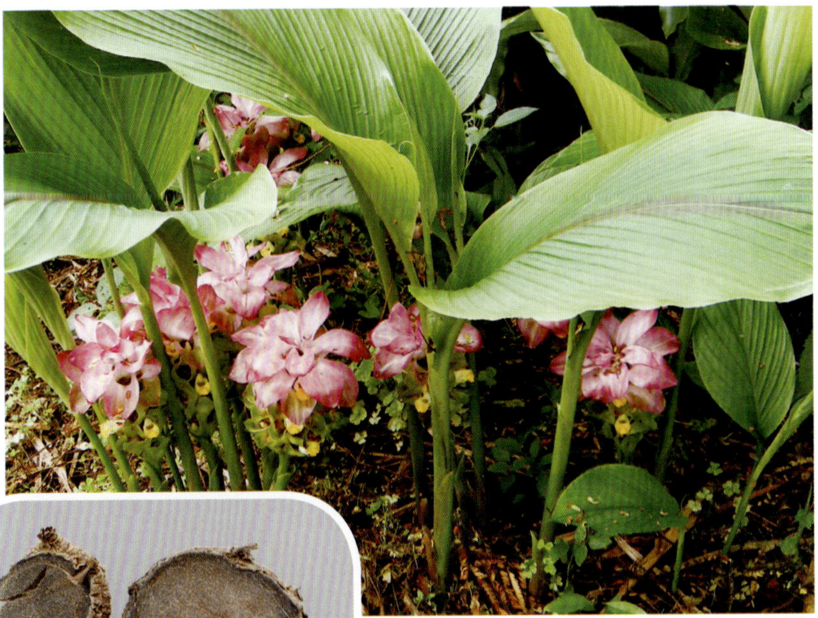

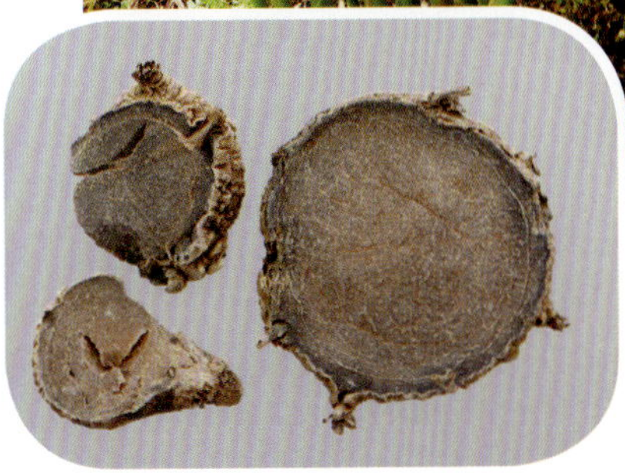

【本草学文献整理】

《中华本草》第8册，第二十四卷，626～631页。以莪术（《医学入门·本草》）为正名收载，别名蓬莪茂（《雷公炮制论》）、蓬术（《普济方》）、羌七（《生草药性备》）、广术（《本草求真》）、黑心姜（《岭南采药录》）等。根茎入药，味辛、苦，性温；行气破血，消积止痛。

【原植物识别特征】

多年生草本，高约1m。根茎圆柱形，肉质，有樟脑般香味，淡黄色或白色；根细长或末端膨大成块根。叶基生，椭圆状长圆形至长圆状披针形，长25～35cm，宽10～15cm，中部常有紫斑。花葶由根茎单独发出，常先叶而生，长10～20cm。穗状花序，长10～18cm，宽5～8cm；花萼长1～1.2cm，白色，顶端3裂；花冠管长2～2.5cm，黄色，裂片3，后方1片较大；退化雄蕊花瓣状；唇瓣黄色，近倒卵形，长约2cm；雄蕊1，药隔基部具叉开的距；子房下位。花期4—6月。

姜黄

来源　姜科姜黄属 *Curcuma* 植物姜黄 *Curcuma longa* L. 的根茎。

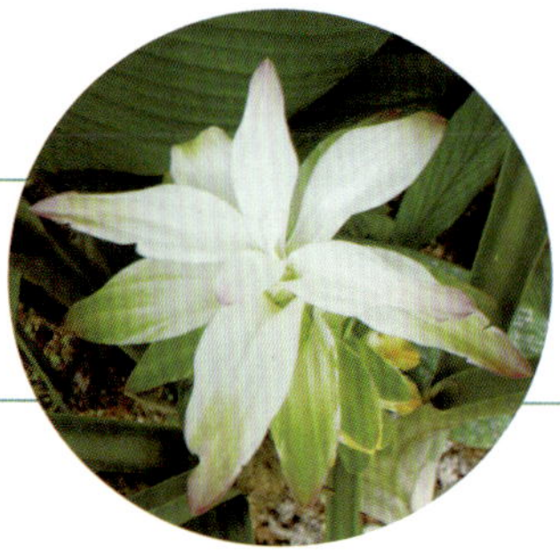

【植物学文献整理】

见《中国植物志》第十六卷，第二分册，62～64页。以姜黄（《中药志》）为正名收载，别名郁金（《唐本草》）。产台湾、福建、广东、广西、云南、西藏等省区；栽培，喜生于向阳的地方。东亚及东南亚广泛栽培。根茎为中药姜黄的商品来源，供药用，能行气破瘀，通经止痛。又可提取黄色食用染料，所含姜黄素可作分析化学试剂。

《广东植物志》第二卷，408页。以姜黄为正名收载，别名郁金。产海南岛保亭、崖县及博罗、茂名、广州等地。栽培于向阳的地方，台湾、福建、广西、云南等省亦产，东南亚广泛栽培。

《广西植物名录》425页。产上思、容县、田林、金秀、龙州。

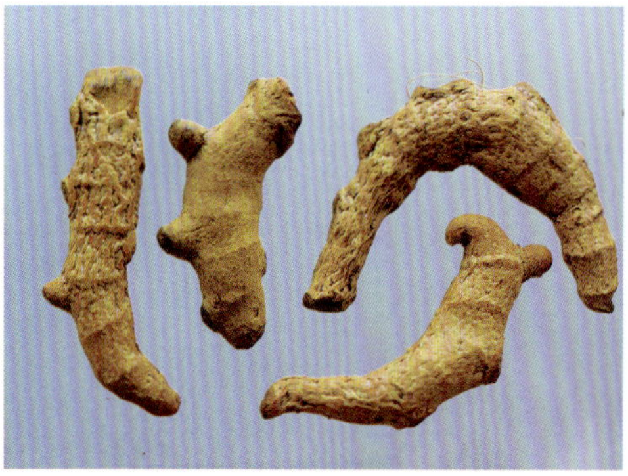

【本草学文献整理】

《中华本草》第8册，第二十四卷，631～636页。以姜黄（《新修本草》）为正名收载，别名宝鼎香（《本草纲目》）、黄姜（《生草药性备要》）。根茎入药，味苦、辛，性温；破血行气，痛经止痛。

【原植物识别特征】

多年生草本,高1～1.5m。须根粗壮，膨大成纺锤状的块根。根茎肥厚，橙黄色，断面柠檬黄色，极香。叶基生，长椭圆形，长30～50cm，宽15～18cm。穗状花序自叶鞘抽出，长12～18cm，直径4～9cm；苞片卵形，长3～5cm，绿白色；花稠密，芳香；花萼长8～12mm，白色，具不等的钝3齿；花冠筒长约1.5cm，裂片3，黄色，退化雄蕊花瓣状，唇瓣倒卵形，长1.2～2cm，淡黄色，中部深黄，能育雄蕊1，药室基部具2角状的距；子房下位。蒴果球形。花期8月。

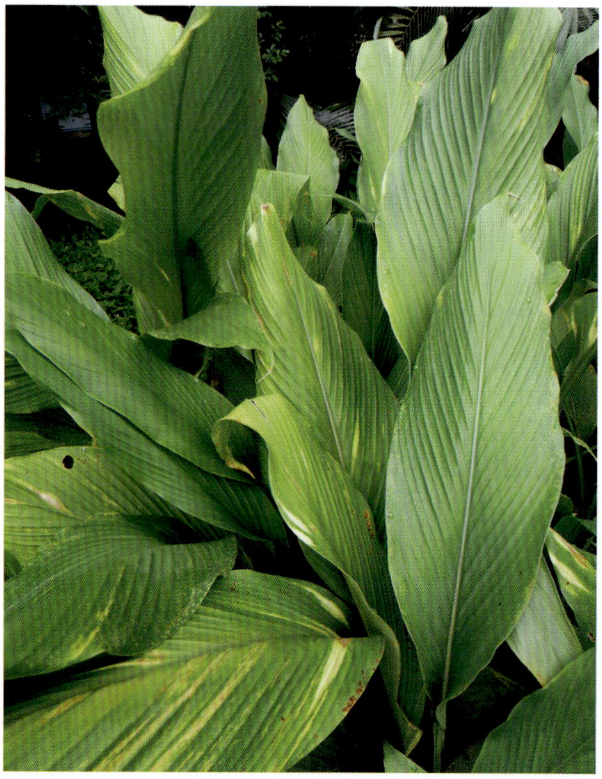

郁金

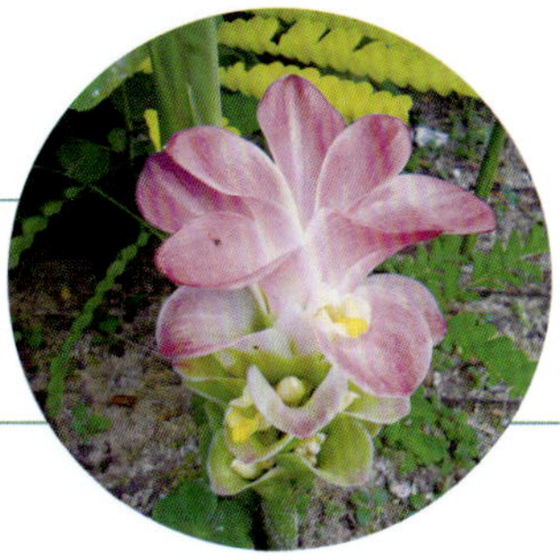

来源　姜科姜黄属 *Curcuma* 植物郁金 *Curcuma aromatica* Salisb. 的块根。

【植物学文献整理】

见《中国植物志》第十六卷，第二分册，60～61页。以郁金（《中药志》）为正名收载。产我国东南部至西南部各省区，栽培或野生于林下。东南亚各地亦有分布。本种以及姜黄、莪术、毛莪术的膨大块根均可作中药材郁金用，来自原植物郁金的称黄丝郁金，来自莪术的称绿丝郁金，来自广西莪术的则称桂郁金或莪苓。郁金有行气解郁、破瘀、止痛的功用。

《广东植物志》第二卷，407～408页。韶关、惠阳、肇庆、广州及海南岛，野生于林下或栽培。

《广西植物名录》425页。产邕宁、横县、鹿寨、贵港、百色、那坡、隆林、贺州、宁明、龙州。

《海南植物志》第四卷，95页。别名毛姜黄。产陵水、万宁，生于林下或栽培。块根供药用。

【本草学文献整理】

《中华本草》第8册，第二十四卷，637～643页。以郁金（《药性论》）为正名收载。块根入药，味辛、苦，性寒；活血止痛，行气解郁，清心凉血，疏肝利胆。

【原植物识别特征】

多年生草本，株高约1m。根茎肉质，肥大，椭圆形或长椭圆形，黄色，芳香；根端膨大呈纺锤状。叶基生，叶片长圆形，长30～60cm，宽10～20cm，顶端具细尾尖，基部渐狭，叶面无毛，叶背被短柔毛；叶柄约与叶片等长。穗状花序自根茎抽出，圆柱形，长约15cm；花萼筒与花冠筒白色而带粉红，裂片3；退化雄蕊花瓣状，黄色；唇瓣黄色，倒卵形，长2.5cm，顶微2裂；能育雄蕊1，子房下位。蒴果。花期4—6月。

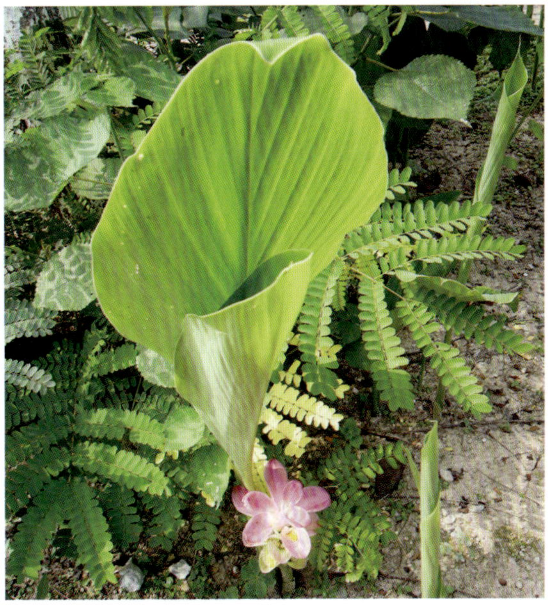

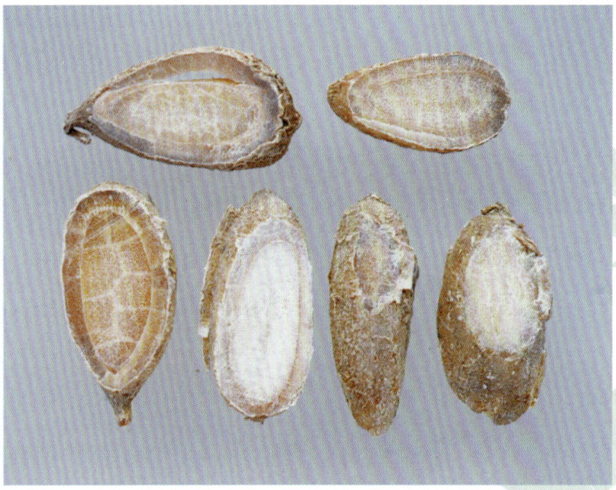

姜花（路边姜）

来源　姜科姜花属 *Hedychium* 植物姜花 *Hedychium coronarium* Koen. 的根茎。

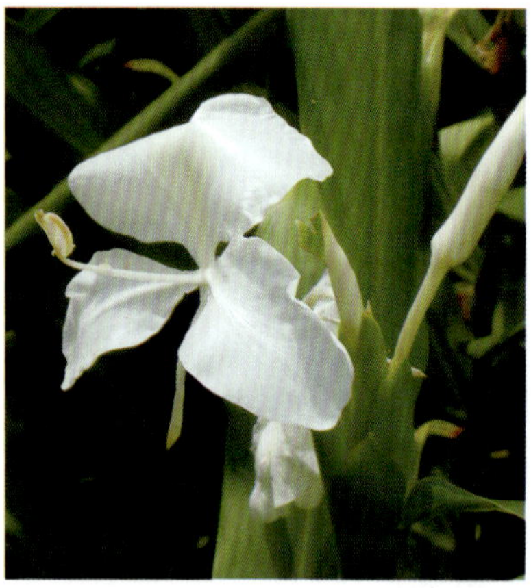

【植物学文献整理】

见《中国植物志》第十六卷，第二分册，26页。以姜花（广州）为正名收载，别名蝴蝶花（梅县）、白草果（《植物名实图考》）。产四川、云南、广西、广东、湖南和台湾，生于林中或栽培。花美丽，芳香，常栽培供观赏；亦可浸提姜花浸膏，用于调和香精中。根茎能解表，散风寒，治头痛、身痛、风湿痛及跌打损伤等症。

《广东植物志》第二卷，402页。产广东省各地。

《广西植物名录》425页。产南宁、柳州、桂林、梧州。

《广州植物志》666～667页。花白色，极香，状如蝴蝶，故有蝴蝶花之称。广州极常栽培，供插瓶用。

【本草学文献整理】

《中华本草》第8册，第二十四卷，643～644页。以路边姜（《四川中药志》）为正名收载，别名白草果（《植物名实图考》）、山羌活（《分类草药性》）、姜花根、连姜巴、廉姜（《四川中药志》）。根茎入药，味辛，性温；祛风散寒，温经止痛。其果实亦入药，另列条目。

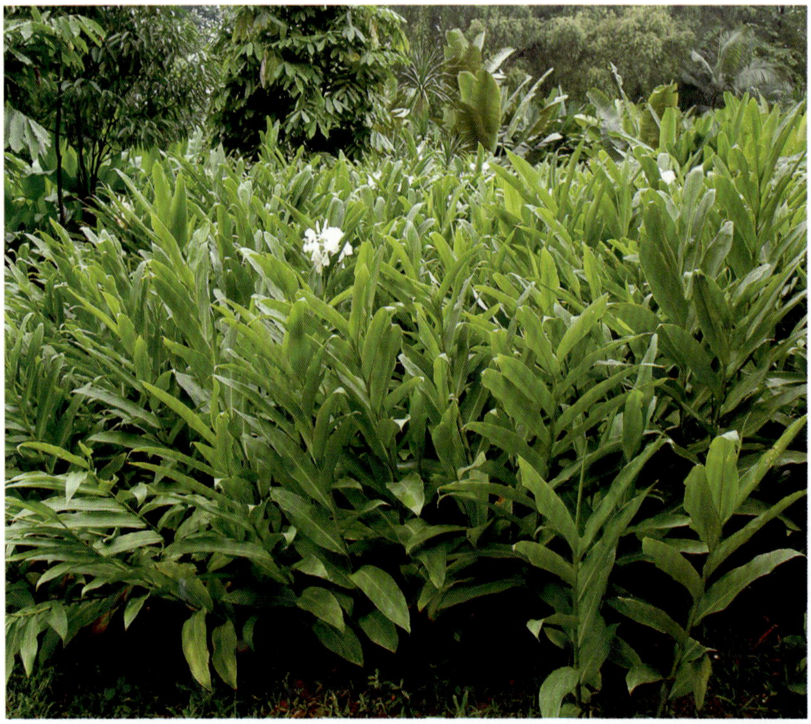

【原植物识别特征】

多年生草本，高1～2m。叶基生，长圆状披针形或披针形，长20～40cm，宽4.5～8cm，无柄。穗状花序顶生，长10～20cm，宽4～8cm；苞片呈覆瓦状排列，卵圆形，长4.5～5cm，宽2.5～4cm，每一苞片内有花2～3朵；花芬芳，白色，花萼管长约4cm，顶端一侧开裂；花冠管纤细，长8cm，裂片披针形，长约5cm，后方的1枚兜状；侧生退化雄蕊长约5cm；唇瓣倒心形，长和宽约6cm，白色，顶端2裂；能育雄蕊1，花丝长约3cm；子房下位，被毛。花期8—12月。

山柰（沙姜）

来源　姜科山柰属 *Kaempferia* 植物山柰 *Kaempferia galanga* L. 的根茎。

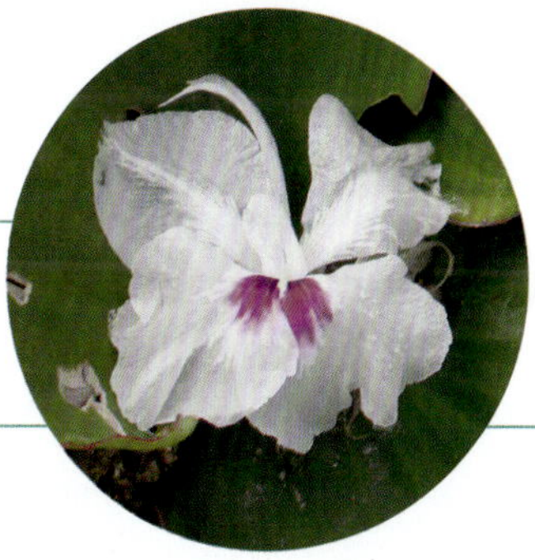

【植物学文献整理】

见《中国植物志》第十六卷，第二分册，41～42页。以山柰（《本草纲目》）为正名收载，别名沙姜（广东）。台湾、广东、广西、云南等省区有栽培。南亚至东南亚地区亦有，常栽培供药用或调味用。根茎为芳香健胃剂，有散寒、祛湿、温脾胃、辟恶气的功用；亦可作调味香料。从根茎中提取出来的芳香油，可作调香原料，定香力强。

《广东植物志》第二卷，404页。产广东省南部。栽培。

《广州植物志》667页。

【本草学文献整理】

《中华本草》第8册，第二十四卷，645～647页。以山柰（《本草纲目》）为正名收载，别名三柰子（《海上方》）、三赖（《本草品汇精要》）、山辣（《本草纲目》）、沙姜（《岭南采药录》）等。根茎入药，味辛，性温；温中除湿，行气消食，止痛。

【原植物识别特征】

多年生草本。根茎块状，单生或数枚连接，淡绿色或绿白色，芳香。叶通常2片，贴近地面生长，近圆形，长7～13cm，宽4～9cm，干时叶面可见红色小点，几无柄。花4～12朵顶生，半藏于叶鞘中；花白色，有香味，易凋谢；花萼约与苞片等长；花冠管长2～2.5cm，裂片线形，长1.2cm；侧生退化雄蕊倒卵状楔形；唇瓣白色，基部具紫斑，长2.5cm，宽2cm，深2裂至中部以下；雄蕊1，无花丝，药隔附属体正方形，2裂；子房下位。蒴果。花期8—9月。

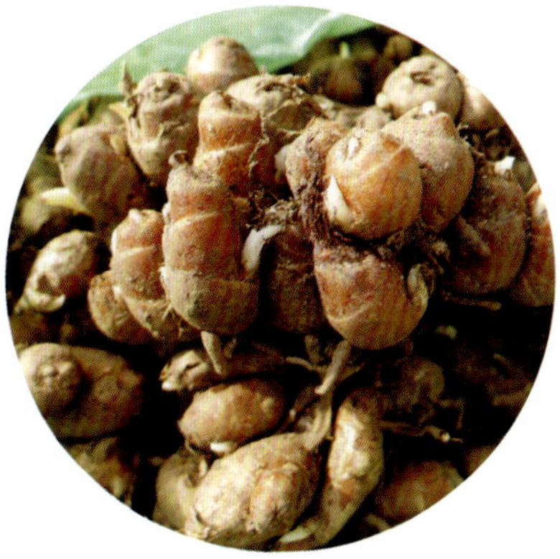

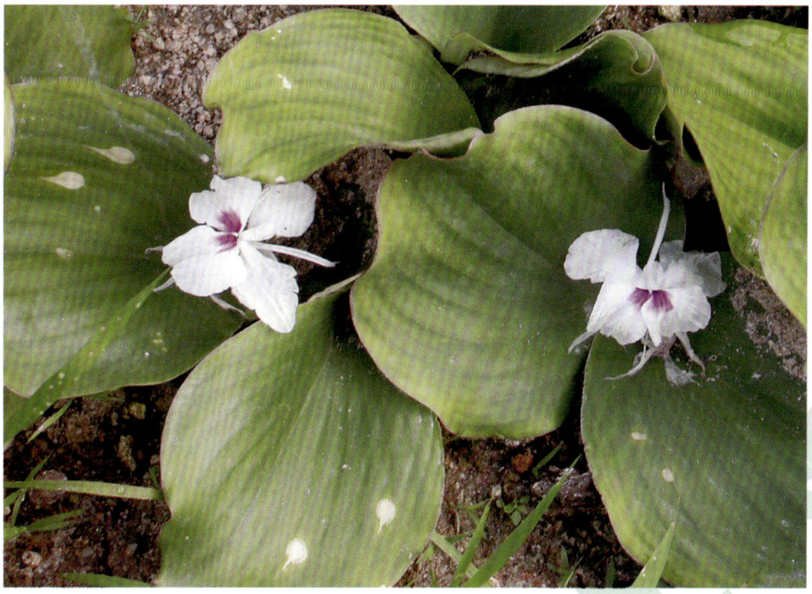

海南三七

来源 姜科山柰属 *Kaempferia* 植物海南三七 *Kaempferia rotunda* L. 的根茎。

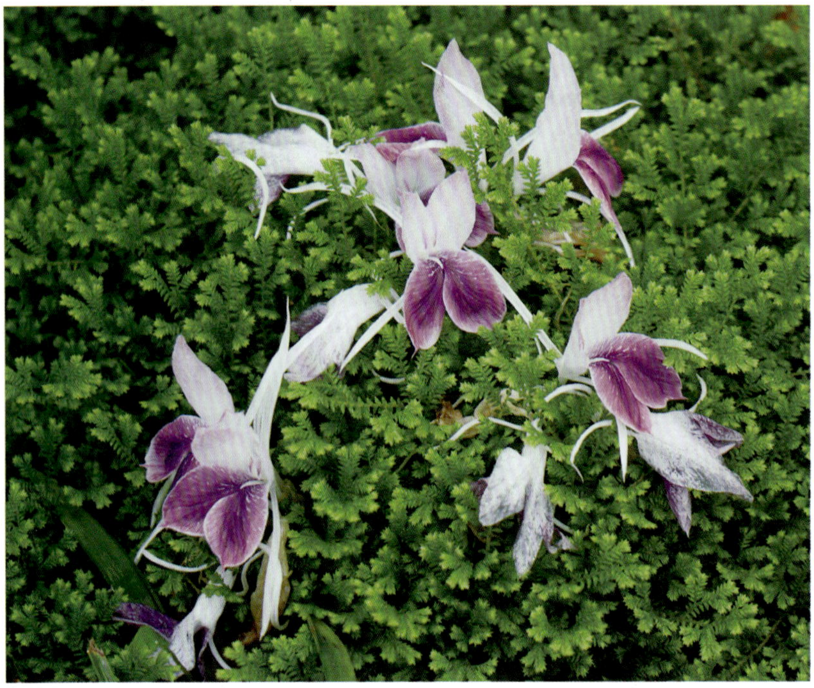

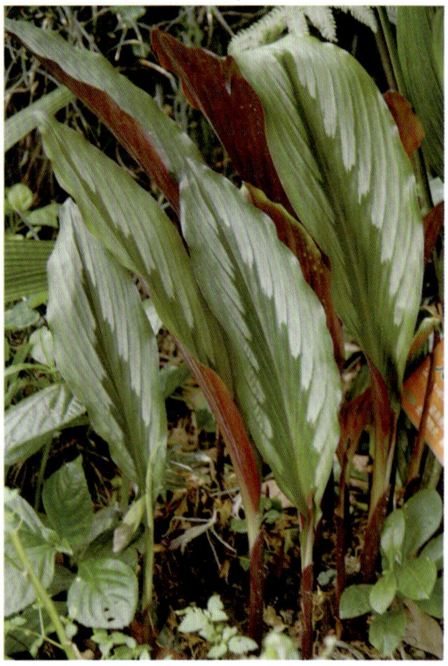

【植物学文献整理】

见《中国植物志》第十六卷，第二分册，42 ~ 44页。以海南三七为正名收载，产云南、广西、广东和台湾；生于草地阳处或栽培。花美丽，芳香，可供观赏；据记载亦可供药用，能治跌打损伤。

《中国高等植物图鉴》第5卷，587页。

《广东植物志》第二卷，404 ~ 405页。产广东省南部。生于草地阳处或栽培。花美丽，芳香，可供观赏；据记载亦可供药用，能治跌打损伤。

《广西植物名录》426页。产百色、那坡、龙州。

【本草学文献整理】

《中华本草》第8册，第二十四卷，647 ~ 648页。以海南三七（《广西药用植物名录》）为正名收载，别名山田七（《广西药用植物名录》）、圆山柰（云南）。根茎入药，味辛，性温，有小毒；活血止痛，主治跌打损伤、胃痛。

《药用植物识别手册》287页。别名羽花姜、圆唇番郁。行气止痛，用于跌打损伤。

【原植物识别特征】

多年生草本。根茎块状。先花后叶；叶片长椭圆形，长17 ~ 27cm，宽7.5 ~ 9.5cm，叶面淡绿色，中脉两侧深绿色，叶背紫色；叶柄短。头状花序有花4 ~ 6朵，春季直接自根茎发出；苞片紫褐色，长4.5 ~ 7cm；花萼管长4.5 ~ 7cm，一侧开裂；花冠管约与萼管等长，花冠裂片线形，白色，长约5cm；侧生退化雄蕊披针形，长约5cm，白色；唇瓣蓝紫色，近圆形，深2裂至中部以下，裂片长约3.5cm，宽约2cm，下垂；雄蕊1，药隔附属体呈鱼尾状，子房下位。蒴果。花期4月。

姜

来源　姜科姜属 *Zingiber* 植物姜 *Zingiber officinale* Rosc. 的新鲜根茎。

【植物学文献整理】

见《中国植物志》第十六卷，第二分册，141页。以姜（《神农本草经》）为正名收载。我国中部、东南部至西南部各省区广为栽培。亚洲热带地区亦常见栽培。根茎供药用，干姜主治心腹冷痛、吐泻、肢冷脉微、寒饮喘咳、风寒湿痹。生姜主治感冒风寒、呕吐、痰饮、喘咳、胀满，解半夏、天南星及鱼蟹、鸟兽肉毒。又可作烹调配料或制成酱菜、糖姜。茎、叶、根茎均可提取芳香油，用于食品、饮料及化妆品香料中。

《广东植物志》第二卷，429页。广东省各地均有栽培。

《广西植物名录》426页。产全区各地。

《海南植物志》第四卷，102页。海南各地有栽培。根茎有辛香气味，药用为芳香兴奋及祛风药。

《广州植物志》668～669页。广州近郊常见栽培作物之一，根茎肥大而多肉，有辛香气味，为佐馔的佳品。

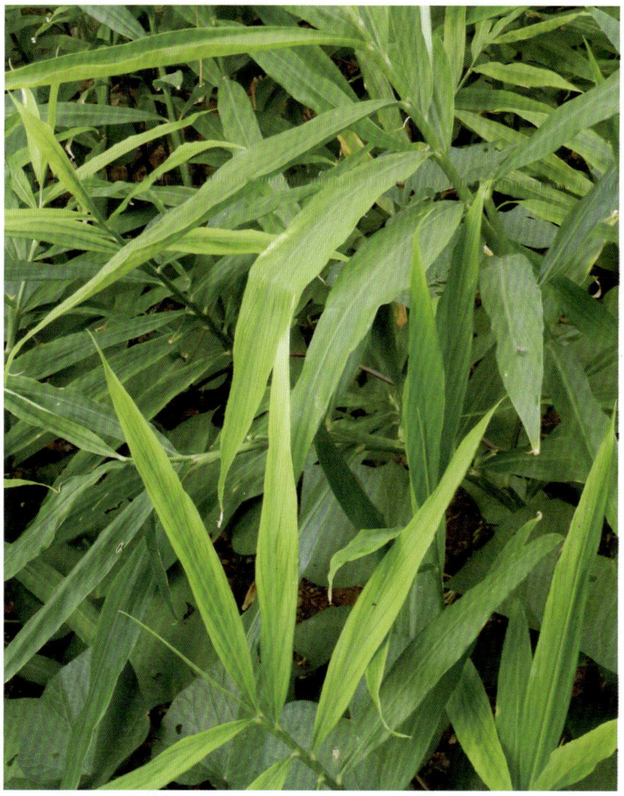

【本草学文献整理】

《中华本草》第8册，第二十四卷，651～657页。以生姜为正名收载。新鲜根茎入药，味辛，性温；散寒解表，降逆止呕，化痰止咳。

【原植物识别特征】

多年生草本，高0.5～1m。根茎肥厚，多分枝，有芳香及辛辣味。叶2列，披针形或线状披针形，长15～30cm，宽2～2.5cm。穗状花序球果状，长4～5cm；苞片卵形，长约2.5cm，淡绿色或边缘淡黄色，顶端有小尖头；花萼管长约1cm；花冠黄绿色，管长2～2.5cm，裂片披针形，长不及2cm；退化雄蕊与唇瓣结合，形成有3个裂片的唇瓣，有紫色条纹及淡黄色斑点；雄蕊1，暗紫色，花药长约9mm；药隔附属体钻状，子房下位。蒴果。花期秋季。

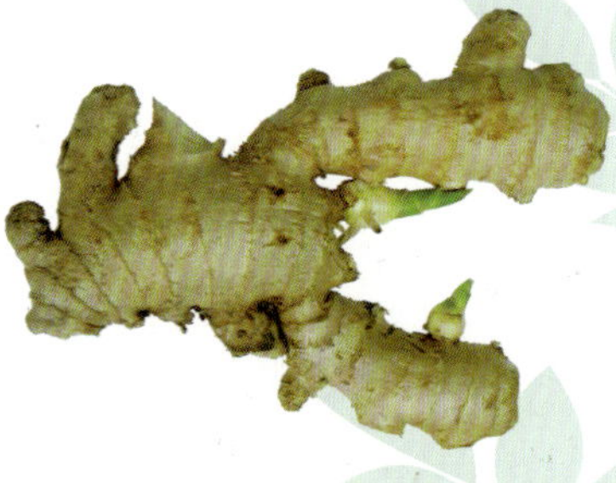

红球姜

来源 姜科姜属 *Zingiber* 植物红球姜 *Zingiber zerumbet* (L.) Smith 的根茎。

【植物学文献整理】

见《中国植物志》第十六卷，第二分册，142～143页。以红球姜（《广州植物志》）为正名收载。产广东、广西、云南等省区；生于林下阴湿处。根茎能祛风解毒，治肚痛、腹泻，并可提取芳香油作调和香精原料；嫩茎叶可当蔬菜。

《广东植物志》第二卷，429～430页。产临高、感恩、阳江、台山、云浮、龙门、广州、宝安、博罗、肇庆等地。生于林下阴湿处。

《海南植物志》第四卷，102～103页。产琼中、东方。生于林中。根茎辛香其比姜淡，且有苦味，不适于佐馔用。捣烂后可治肚痛腹泻，嫩茎和叶可当蔬菜。

《广西植物名录》426页。产隆安、上思、容县、田东。

《广州植物志》669页。本省山野间不时可见，唯广州只见栽培。

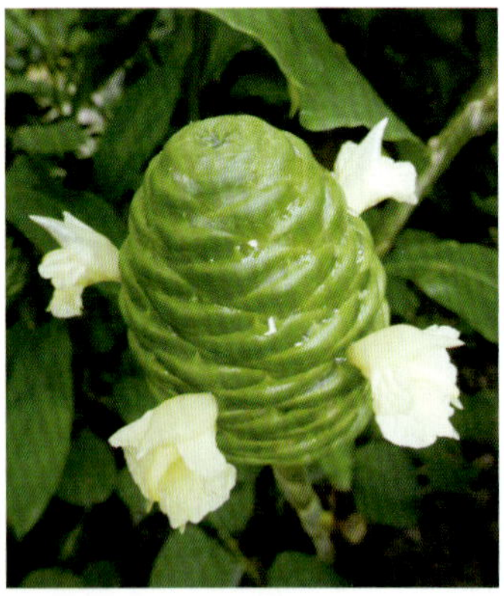

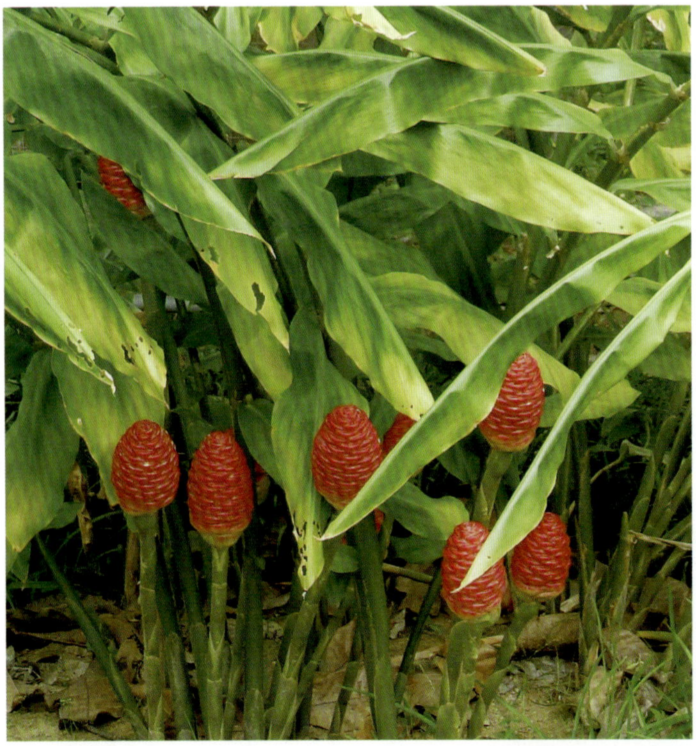

【本草学文献整理】

《药用植物识别手册》288页。以球姜为正名收载，别名红球姜。根茎入药，味辛，性温；活血祛瘀，行气止痛。

【原植物识别特征】

多年生草本。根茎块状，内部淡黄色；株高0.6～2m。叶片披针形至长圆状披针形，长15～40cm，宽3～8cm。总花梗长10～30cm；花序球果状，长6～15cm，宽3.5～5cm；苞片覆瓦状排列，紧密，近圆形，长2～3.5cm，初时淡绿色，后变红色，内常贮有黏液；花萼长1.2～2cm，一侧开裂；花冠管长2～3cm，纤细，唇瓣淡黄色，中央裂片近圆形或近倒卵形，长1.5～2cm，宽约1.5cm，顶端2裂，侧裂片倒卵形，长约1cm；雄蕊长1cm，药隔附属体喙状，长8mm。蒴果椭圆形，长8～12mm；种子黑色。花期7—9月，果期10月。

美人蕉

来源　美人蕉科美人蕉属 *Canna* 植物美人蕉 *Canna indica* L. 的根或茎。

【植物学文献概要】

见《中国植物志》第十六卷，第二分册，157页。原产印度，我国南北各地均有栽培。花较小，主要作观叶植物。根茎药用，清热利湿。

《广东植物志》第二卷，435页。广东各地常见栽培。根茎入药，清热利湿，舒筋活络；茎叶纤维可制麻袋、绳索等，叶可提取芳香油。

《广西植物名录》427页。产全区各地。

《海南植物志》第四卷，103～104页。崖县、陵水、白沙。生于旷野，野生或栽培。根和花供药用。

《广州植物志》671～672页。为一庭园观赏植物，喜生于低湿之地，繁殖极易，间有逸为野生的。花可为止血药，并可治金疮及其他外伤之出血。

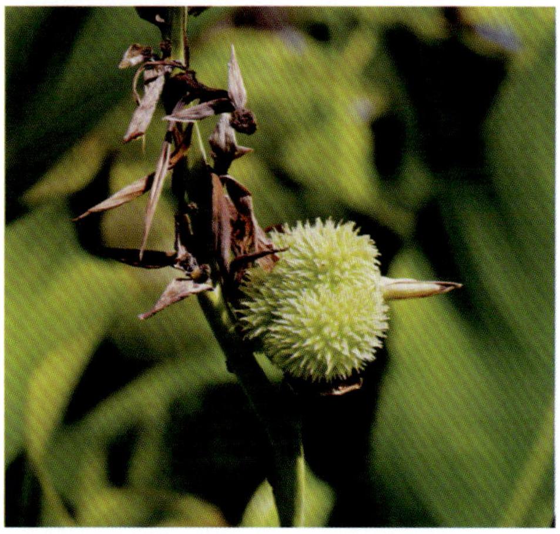

【本草学文献概要】

《岭南采药录》116页。多年生草，状如巴蕉，地下以匍枝繁殖，叶俱长，叶柄椭圆形，平行之横支脉甚多，夏日叶心出花，卵圆披针状之苞数十片，密刺如鳞，花序直立，苞之尖端，多呈黄色，花色鲜红，用其心捣烂，敷疮，消红肿。

《中华本草》第8册，第二十四卷，666～668页。以美人蕉根（《南宁市药物志》）为正名收载，别名观音姜（《南宁市药物志》）、小芭蕉头（《四川中药志》）等。根或茎入药，味甘、微苦，涩，性寒。清热利湿，调经利水。其花亦入药，味甘、淡，性凉；凉血止血。

【原植物识别特征】

多年生草本。植株全部绿色，高可达1.5m。叶互生，卵状长圆形，长10～30cm，宽达10cm。总状花序，花红色，苞片绿色，长约1.2cm；萼片3，长约1cm；花冠管长不及1cm，花冠裂片披针形，长3～3.5cm，绿色或红色；外轮退化雄蕊花瓣状，其中1枚特别小；唇瓣披针形，长3cm，弯曲；发育雄蕊长2.5cm；子房下位。蒴果绿色，长卵形，有软刺，长1.2～1.8cm。花果期3—12月。

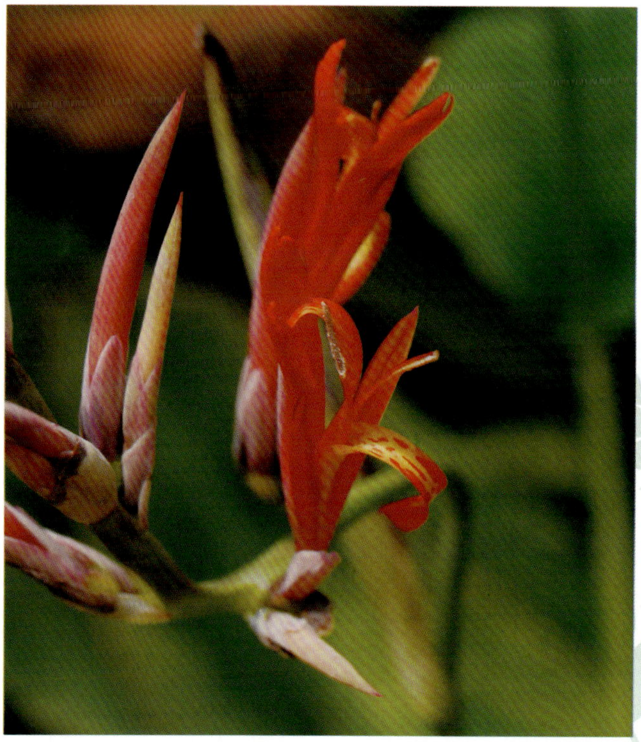

花叶竹芋

来源　竹芋科竹芋属 *Maranta* 植物花叶竹芋 *Maranta bicolor* Ker 的块茎。

【植物学文献整理】

见《中国植物志》第十六卷，第二分册，169页。以花叶竹芋（《广州常见经济植物》）为正名收载。我国广东、广西等省区有栽培。原产巴西。叶有美丽的斑块，栽培供观赏。

《广东植物志》第二卷，440～441页。广州、海南岛等地有栽培。叶有美丽的斑块，是一种很雅致的观赏植物，宜盆栽作室内布置用。

《广西植物名录》427页。产全区各地。

《广州植物志》674页。为一庭院观赏植物，原产巴西。叶有赤褐色斑块，广州间有栽培。

【本草学文献整理】

《中华本草》第8册，第二十三卷，669页。以花叶竹芋（《新华本草纲要》）为正名收载。块茎入药，味苦、辛，性寒，有小毒；清热解毒，散结消肿。

【原植物识别特征】

多年生草本，高25～40cm。基部有块茎。叶互生，长圆形、椭圆形至卵形，长7～12cm，宽5～7cm，顶端圆而具小尖头，基部圆或心形，边缘多少波状，叶面粉绿色，中脉两侧有暗褐色的斑块，背面粉绿色或淡紫色；叶柄长达2.5cm。总状花序单生，总花梗长6～10cm；苞片2～4，每一苞片内有3对花，花梗约与苞片等长；萼片长5mm；花冠白色，管长4mm，裂片披针形，长约8mm；外轮2枚退化雄蕊较大，花瓣状，白色而有青紫色的斑点和线条；内轮的退化雄蕊较小；发育雄蕊1，花药1室；子房下位。花期夏秋季。

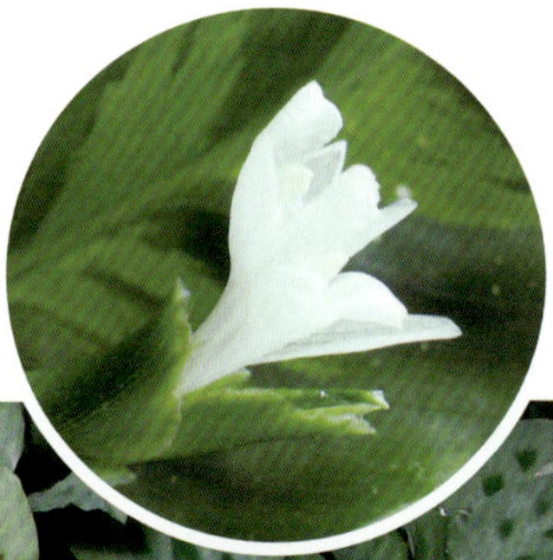

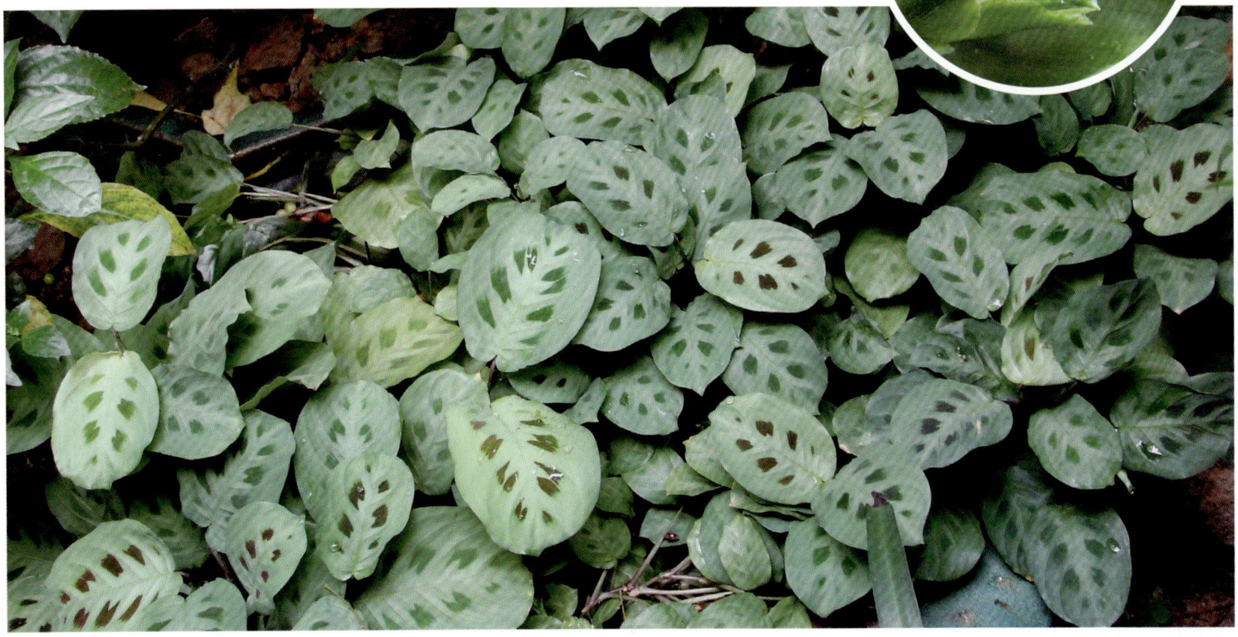

柊叶（粽粑叶）

来源 竹芋科柊叶属 *Phrynium* 植物柊叶 *Phrynium capitatum* Willd. 的全草。

【植物学文献整理】

见《中国植物志》第十六卷，第二分册，162页。以柊叶（《中国种子植物科属辞典》）为正名收载。产我国广东、广西、云南等省区；生于密林中阴湿之处。亚洲南部广布。根茎治肝肿大，痢疾，赤尿。叶清热利尿，治音哑，喉痛，口腔溃疡，解酒毒等。民间取叶裹米粽或包物用。

《广东植物志》第二卷，437～438页。广东各地均有，生于林中阴湿处。根茎药用。叶裹粽或包物用（《广西植物名录》）。

《广西植物名录》427页。产桂南、桂西、桂西北。

《海南植物志》第四卷，105页。万宁、琼中。

【本草学文献整理】

《中华本草》第8册，第二十三卷，670页。以粽粑叶（《全国中草药汇编》）为正名收载，别名冬叶（《南方草木状》）、粽叶（《广西药用植物名录》）。全草入药，味甘、淡，性微寒；清热解毒，凉血止血，利尿。

【原植物识别特征】

多年生草本，高约1m。根茎块状。叶基生，长圆形或长圆状披针形，长25～50cm，宽10～22cm，顶端短渐尖，基部急尖，两面均无毛；叶柄长达60cm。头状花序直径5cm，无柄，自叶鞘内生出；苞片长2～3cm，紫红色；每一苞片内有花3对，无柄；萼片3，线形，长近1cm；花冠管较萼为短，紫堇色；裂片3，深红色；外轮退化雄蕊倒卵形，淡红色；内轮较短，淡黄色；子房下位。果梨形，具3棱，长约1cm，栗色，光亮，外果皮质硬；种子3～2。花期5—7月。

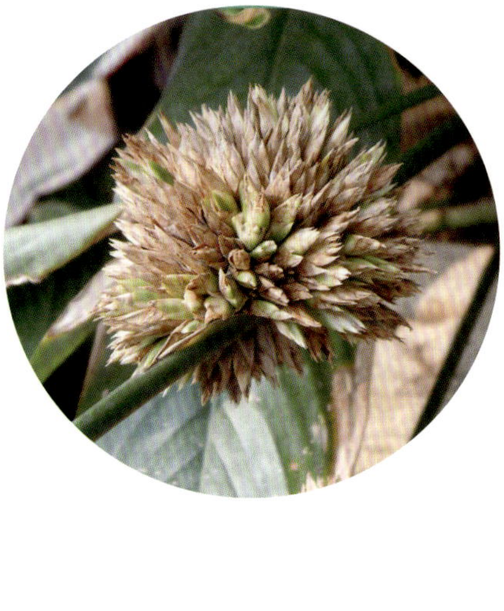

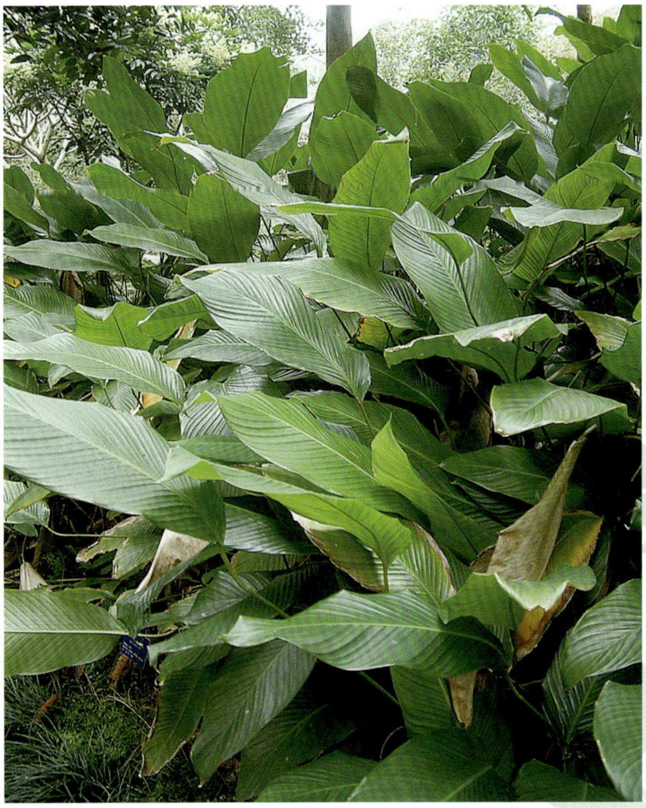

金线兰

来源 兰科开唇兰属 *Anoectochilus* 植物金线兰 *Anoectochilus roxburghii* (Wall.) Lindl. 的全草。

【植物学文献概要】

见《中国植物志》第十七卷，220～221页。以金线兰为正名收载，别名花叶开唇兰（《中国高等植物图鉴》、《海南植物志》《福建植物志》《中国兰花全书》等）。产浙江、江西、福建、湖南、广东、海南、广西、四川、云南、西藏东南部（墨脱）。生于海拔50～1 600m的常绿阔叶林下或沟谷阴湿处。全草民间作药用。

《广东植物志》第七卷，363～364页。产广东乐昌、阳山、韶关、英德、翁源、新丰、连平、惠阳、阳春。生于海拔60～1 300m的山谷、溪边林中阴湿处。

《广西植物名录》450页。产南宁、武鸣、隆安、鹿寨、融水、阳朔、苍梧、蒙山、防城、上思、平南、桂平、那坡、贺州、凤山、象州、金秀、龙州。

《海南植物志》第四卷，203～204页。琼中、保亭、崖县、陵水。据说生药中叫金线枫，可用作医治对口疮。

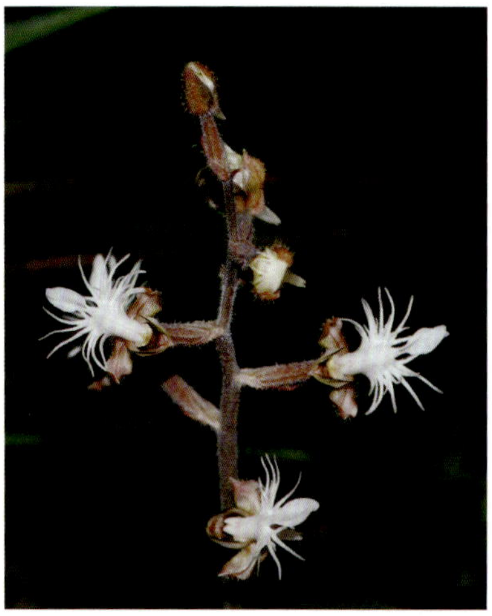

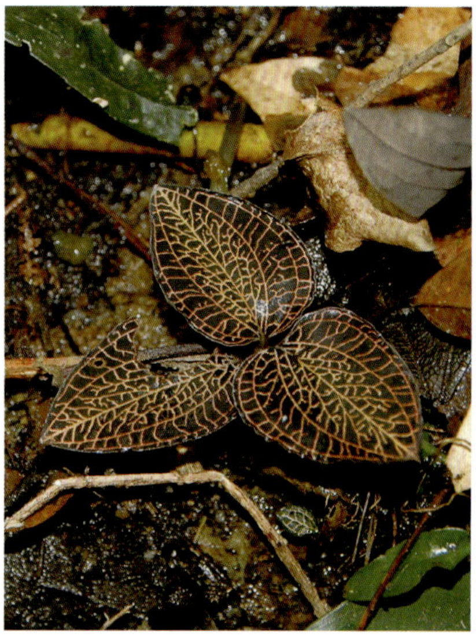

【本草学文献概要】

《中华本草》第8册，第二十四卷，672～673页。以金线兰（《全国中草药汇编》）为正名收载，别名金丝线、金耳环（《广西药用植物名录》）、金线莲、金线草（《福建药物志》）等。全草入药，味甘，性凉；清热凉血，祛湿解毒。

【原植物识别特征】

矮小草本，高8～18cm。根状茎匍匐，肉质。茎直立，稍肉质，下部具2～4叶。叶互生，卵圆形或卵形，长1.3～3.5cm，宽0.8～3cm，上面暗紫色或黑紫色，具金红色带有绢丝光泽的网脉，背面淡紫红色；叶柄长4～10mm，基部扩大成抱茎的鞘。总状花序，具花2～6朵；中萼片卵形，凹陷呈舟状，先端渐尖，与花瓣黏合呈兜状；侧萼片张开；花瓣白色或淡红色，唇瓣位于上方，长约12mm，呈Y字形，2裂，其裂片舌状，两侧各具6～8条流苏状细裂条；蕊柱短，长约2.5mm，前面两侧各具1片状附属物；花药卵形，长约4mm；子房下位，长圆柱形，不扭转。花期9—11月。

竹叶兰

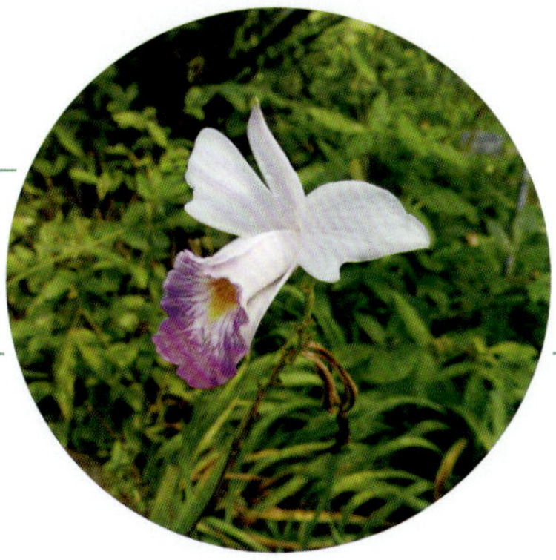

来源 兰科竹叶兰属 *Arundina* 植物竹叶兰 *Arundina graminifolia* (D. Don) Hochr. 的全草或根状茎。

【植物学文献概要】

见《中国植物志》第十八卷，334~336页。以竹叶兰（《南越笔记》）为正名收载。产浙江、江西、福建、台湾、湖南南部、广东、海南、广西、四川南部（米易）、贵州（榕江、兴义）、云南（邓川、凤庆、景洪、西畴、屏边等）和西藏东南部（墨脱）。生于草坡、溪谷旁、灌丛下或林中，海拔400~2 800m。

《广东植物志》第七卷，395页。产广东各地及海南保亭、文昌、昌江、陵水等地。生于海拔150~1 000m的山谷、溪边近水处石缝中。

《广西植物名录》450页。产武鸣、马山、上林、融水、三江、龙胜、岑溪、上思、东兴、桂平、容县、田东、靖西、那坡、凌云、乐业、河池、天峨、凤山、东兰、罗城、环江、巴马、都安、金秀、宁明。

《海南植物志》第四卷，220页。别名幽涧兰。保亭、文昌。全草药用。

《广州植物志》725~726页。别名竹兰。喜生于湿润的草丛中或溪涧旁。

编著注：《中国高等植物图鉴》《海南植物志》《中华本草》等，拉丁学名均使用其异名 *Arundina chinensis* Bl.

【本草学文献概要】

《中华本草》第8册，第二十四卷，673~674页。以长杆兰（《云南思茅中草药选》）为正名收载，别名大叶寮刁竹（广州部队后勤部卫生部《常用中草药手册》）、草姜（《广西药用植物名录》）等。根状茎或全草入药，味苦，性微寒。清热解毒，祛风利湿，散瘀止痛。

【原植物识别特征】

多年生草本，高40~80cm。根茎常在连接茎基部处膨大，貌似假鳞茎，直径1~2cm。茎直立，常数个丛生或成片生长，圆柱形，细竹秆状。叶互生，线状披针形，长8~20cm，宽3~20mm，基部具圆筒状的鞘，抱茎。总状花序，长2~8cm，具花2~10朵，每次仅开1花；花粉红色或略带紫色或白色；萼片长2.5~4cm；花瓣与萼片近等长；唇瓣近长圆状卵形，长2.5~4cm，3裂；侧裂片钝，内弯，围抱蕊柱；蕊柱稍向前弯，长2~2.5cm。蒴果近长圆形，长约3cm，宽8~10mm。花果期主要为9—11月。

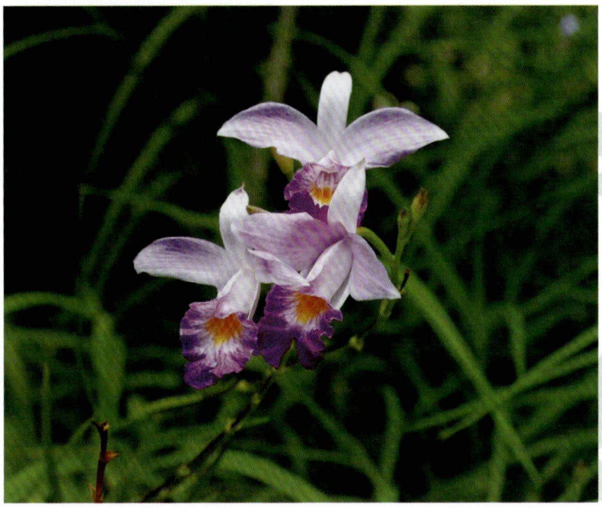

白及

来源 兰科白及属 *Bletilla* 植物白及 *Bletilla striata* (Thunb. ex A. Murray) Rchb. f. 的块茎。

【植物学文献概要】

见《中国植物志》第十八卷，50页。以白及（《中国种子植物科属词典》）为正名收载。产陕西南部、甘肃东南部、江苏、安徽、浙江、江西、福建、湖北、湖南、广东、广西、四川和贵州。生于海拔100～3 200m的常绿阔叶林下、栎树林或针叶林下、路边草丛或岩石缝中，在北京和天津有栽培。

《广东植物志》第七卷，340页。产广东连州、乳源、乐昌。生于海拔300～1 200m的山地林下。

《广西植物名录》451页。产融水、桂林、全州、永福、资源、玉林、那坡、凌云、乐业、隆林、环江。

《广州植物志》726页。为一美丽的观赏植物，栽培和野生均有，唯广州只有栽培。其块茎可供糊料并入药。

【本草学文献概要】

《中华本草》第8册，第二十四卷，674～679页。以白及（《神农本草经》）为正名收载，别名甘根、连及草（《神农本草经》）、白根（《吴普本草》）等。块茎入药，味微苦、甘、涩，性微寒；收敛止血，消肿生肌。

【原植物识别特征】

多年生草本。地下块茎肥厚，常数个相连。叶3～5片，宽披针形，长8～30cm，宽2～6cm，基部下延长成鞘状，全缘。总状花序，有花3～8朵，花被片6，淡红色；唇瓣倒卵形，3裂，有紫色斑点，具5条褶片；雌蕊与雄蕊结合为蕊柱，柱头顶端着生1雄蕊，花粉块4对；子房下位。蒴果圆柱形。花期4—6月，果期7—9月。

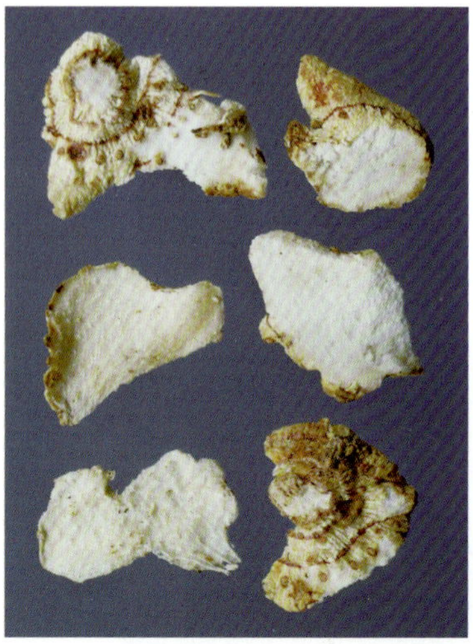

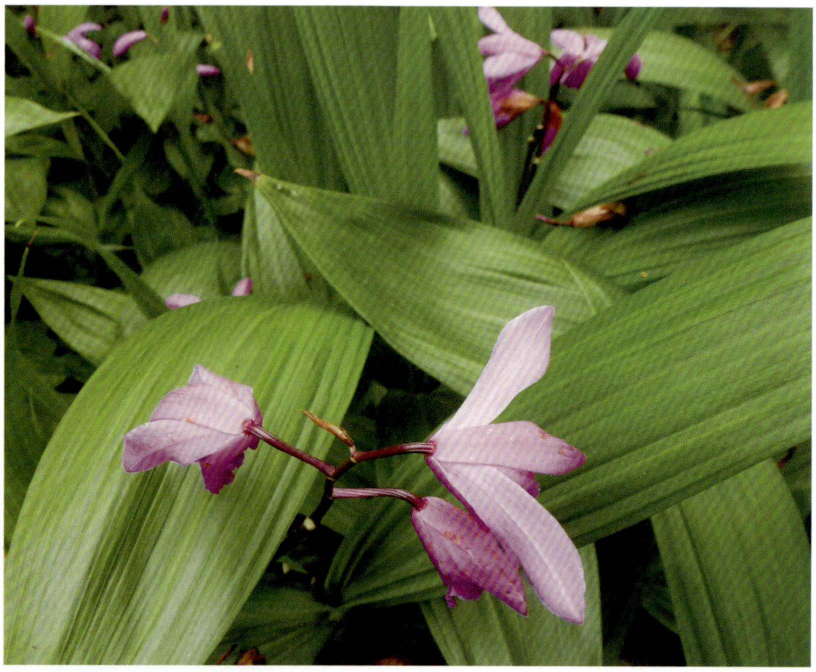

硬叶兰

来源 兰科兰属 *Cymbidium* 植物硬叶兰 *Cymbidium bicolor* Lindl. subsp. *obtusum* Du Puy et Cribb. 的全草。

【植物学文献概要】

见《中国植物志》第十八卷，196 ~ 197页。列为亚种等级，产广东、广西、海南、贵州及云南南部和西南部。

《广东植物志》第七卷，382页。以硬叶兰（《植物分类学报》）为正名收载，别名硬叶吊兰；拉丁学名同《中国植物志》。产广东信宜、饶平、广州、清远、云浮及海南陵水、琼中、白沙、昌江。生于海拔200 ~ 1 200 m 的山地林中树干或岩石上。

《广西植物名录》455页。产桂西南、桂北。

《海南植物志》第四卷，246 ~ 247页。崖县、陵水、琼中、白沙。

《广州植物志》733页。为一栽培植物，未见野生。广州邻近各县的乡民常植于树上或墙头，以供观赏。日久根株聚集成把，颇美观。广州近郊亦常见。

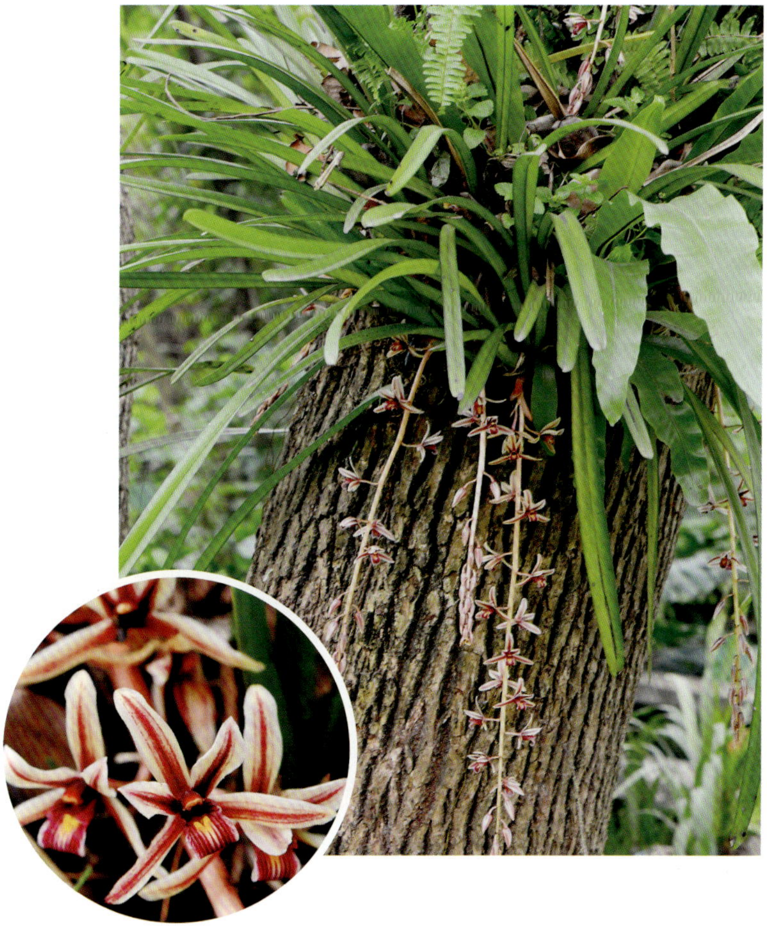

【本草学文献概要】

《岭南采药录》78页。别名报喜兰。芳草类，悬生树间，不侵地气，以空为根，以露为命，与风兰相似，每茎作花七八枝，花如蜡梅，而色红紫，有香气，其花能催生。

《中华本草》第8册，第二十四卷，700 ~ 701页。以硬叶吊兰（《常用中草药手册》广州部队后勤部卫生部）为正名收载，别名吊兰子、大凉药、石吊兰（《广西药用植物名录》）等。拉丁学名采用 *Cymbidium pendulum*（Roxb.）Sw.。全草入药，味甘、辛，性平；润肺止咳，散瘀调经。

【原植物识别特征】

附生植物；假鳞茎狭卵球形，包藏于叶基之内。叶5 ~ 7片，带形，厚革质，长22 ~ 80cm，宽1 ~ 1.8cm，叶鞘有黑色膜质边缘。花葶从假鳞茎基部穿鞘而出，长17 ~ 28cm，下垂；总状花序有花10 ~ 20朵；花直径3 ~ 4cm；萼片与花瓣淡黄色至奶油黄色，中央有1 条宽阔的栗褐色纵带，唇瓣近卵形，白色至奶油黄色，有栗褐色斑，基部多少囊状；蕊柱长8 ~ 12mm，花粉团2个；子房下位。蒴果近椭圆形，长3.5 ~ 5cm。花期3—4月。

石斛

来源　兰科石斛属 *Dendrobium* 植物石斛 *Dendrobium nobile* Lindl. 及其近缘种的茎。

【植物学文献概要】

见《中国植物志》第十九卷，111～113页。产四川、云南、贵州、广东、广西、海南、福建、台湾、湖南、湖北等省区。茎入药，为传统中药石斛的来源之一。“金钗石斛”之名出自《本草纲目》。

《广东植物志》第七卷，443页。以石斛为正名收载，别名金钗石斛。产海南白沙、昌江、琼中，生于海拔800～1 700m山地林中树干上或山谷林下岩石上。

《广西植物名录》457页。产兴安、平南、百色、靖西、那坡、乐业、田林、凤山、金秀。

《海南植物志》第四卷，223页。白沙。附生于密林荫下或树上。全株药用。

【本草学文献概要】

《岭南采药录》22页。别名金钗石斛。味甘，性平，补肺止咳，宜作汤剂，勿为丸散。

《中华本草》第8册，第二十四卷，705～711页。石斛项下原植物有金钗石斛 *Dendrobium nobile*、铁皮石斛 *D. candidum*、束花石斛 *D. chrysanthum*、美花石斛 *D. loddigesii* 和马鞭石斛 *D. fimbriatum* var. *oculatum* 上述种岭南均有产。别名林兰（《本经》）、杜兰、千年竹（《植物名实图考》）。茎入药，味甘，性微寒；生津养胃，滋阴清热，润肺益肾，明目强腰。

【原植物识别特征】

多年生草本。附生于高山的树干或岩石上，高30～50cm。茎黄绿色，上部稍扁，略呈“之”字形弯曲，具纵槽纹。叶近革质，长圆形，长6～12cm，宽1～3cm，先端偏斜状凹缺，叶鞘抱茎。总状花序；花大，3基数，直径6～8cm；花萼与花瓣白色，先端紫红色；唇瓣卵圆形，边缘微波状，基部有1个深紫色的斑块。雄、雌蕊形成合蕊柱，花粉块4；子房下位。蒴果。花期5—8月。

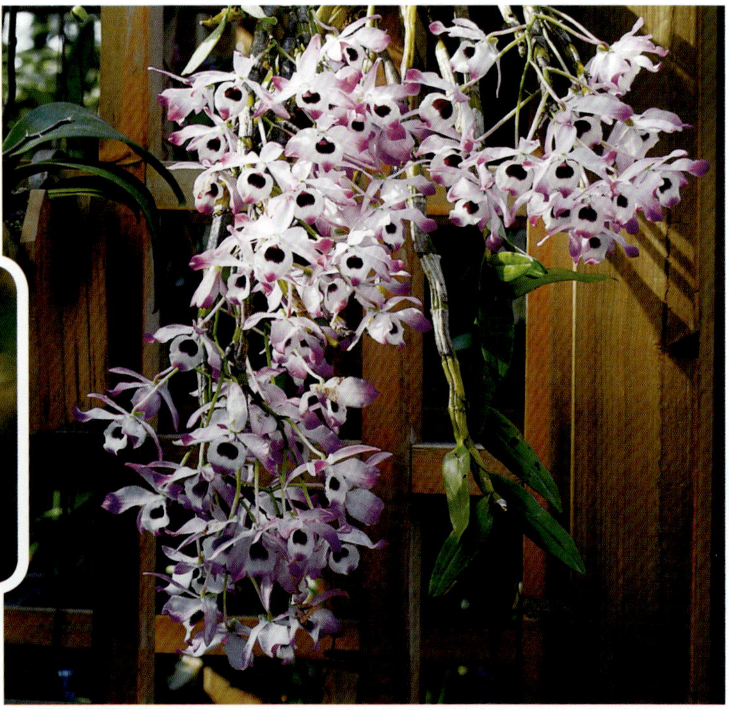

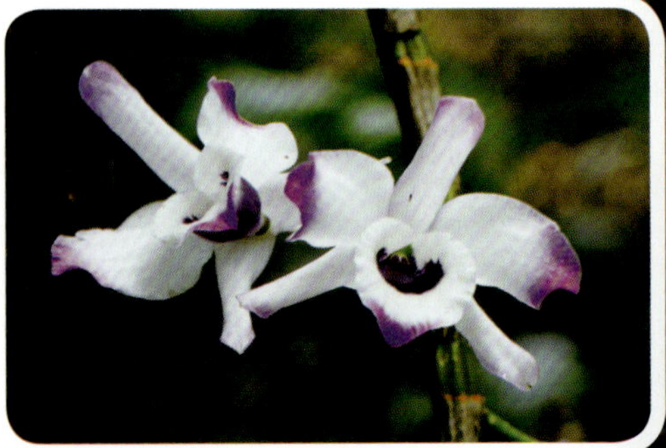

橙黄玉凤花

来源 兰科玉凤花属 *Habenaria* 植物橙黄玉凤花 *Habenaria rhodocheila* Hance 的块茎。

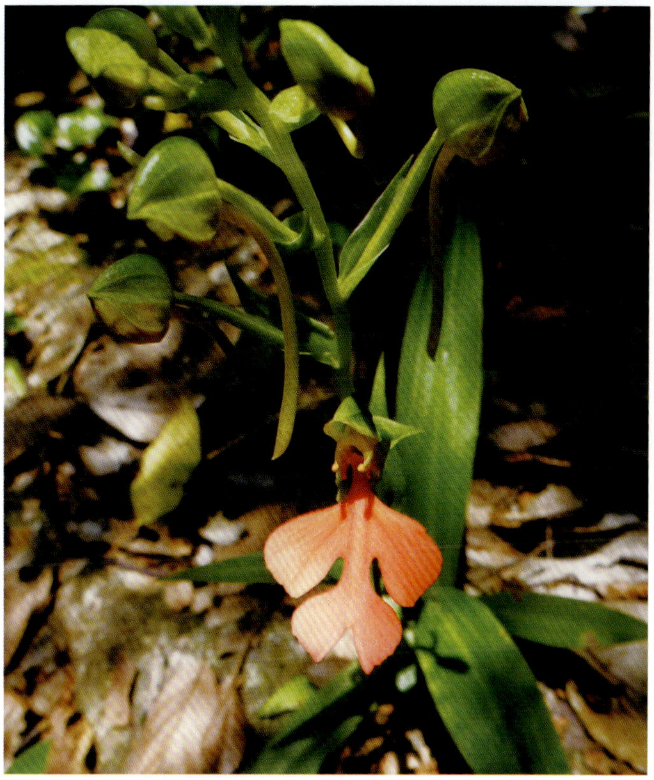

【本草学文献整理】

《中华本草》第8册，第二十三卷，730～731页。以橙黄玉凤花（《广西药用植物名录》）为正名收载，别名飞花羊、鸡母虫药（《广西药用植物名录》）。块茎入药，味甘，性平；清热解毒，活血止痛。

【原植物识别特征】

多年生草本，高8～35cm。块茎长圆形，肉质，直径1～2cm。茎直立，下部具4～6枚叶，向上有1～3枚苞片状小叶。叶片线状披针形至近长圆形，长10～15cm，宽1.5～2cm，基部抱茎。总状花序，长3～8cm；子房下位，扭转，连花梗长2～3cm；花中等大，萼片和花瓣绿色，唇瓣橙黄色、橙红色或红色；中萼片直立，近圆形，凹陷，长约9mm，与花瓣靠合呈兜状；侧萼片反折；花瓣长约8mm。蒴果纺锤形，长约1.5cm，先端具喙。花期7—8月，果期10—11月。

【植物学文献整理】

见《中国植物志》第十七卷，470～471页。以橙黄玉凤花（《中国高等植物图鉴》）为正名收载，别名红唇玉凤花（《海南植物志》）。产于江西、福建、湖南、广东、香港、海南、广西、贵州（榕江）。生于海拔300～1 500m的山坡或沟谷林下阴处地上或岩石覆土中。模式标本采自广东。

《广东植物志》第七卷，374页。产阳山、连南、连山、仁化、英德、始兴、翁源、连平、龙门、博罗、惠阳、陆丰、肇庆（鼎湖山）、阳春、阳江、信宜、德庆、封开、茂名、高州及海南琼中、保亭、三亚、东方。生于海拔300～1 300m的山谷溪边林下或岩石上覆土中。

《广西植物名录》461页。产马山、上林、宾阳、融安、融水、三江、阳朔、临桂、全州、兴安、永福、龙胜、荔浦、恭城、苍梧、上思、容县、平果、昭平、环江、象州、金秀。

《海南植物志》第四卷，193页。琼中、保亭、崖县、东方。生于近溪边潮湿、多石的地上，常见。

钗子股

来源 兰科钗子股属 *Luisia* 植物钗子股 *Luisia morsei* Rolfe 的全草。

【植物学文献概要】

见《中国植物志》第十九卷，391～392页。产海南、广西南部、云南南部、贵州西南部，模式标本采自广西。

《广东植物志》第七卷，473页。以钗子股（《中国高等植物图鉴》）为正名收载。产海南三亚、陵水、保亭、昌江、白沙、儋州、琼海，生于海拔391～392m的山地林中树干上。

《广西植物名录》463页。产桂林、阳朔、东兴、靖西、那坡、隆林、环江、龙州。

《海南植物志》第四卷，252页。崖县、陵水、保亭、昌江、白沙、儋县、琼海。附生于疏林的乔木上。

【本草学文献概要】

《岭南采药录》179页。茎如金钗股，形类石斛，根似芍药，其根味苦，性平，无毒，专解蛊毒。

《中华本草》第8册，第二十四卷，738～739页。以钗子股（《海药本草》）为正名收载，别名金钗股（《本草拾遗》）、金环草、大老鼠尾（《广西药用植物名录》）等。根及全草入药，味苦、辛，性凉，有小毒；清热解毒，祛风利湿，催吐。《本草拾遗》：“金钗股生岭南及海南山谷”“解诸药毒”。

【原植物识别特征】

附生草本。茎圆柱形，长达30cm，粗4～5mm，具多节和多数互生的叶。叶肉质，圆柱形，长9～13cm，粗约3mm，基部具1个关节和扩大的鞘；鞘革质，抱茎，宿存，长约1cm。总状花序与叶对生，通常具4～6花；花小，两性；萼片与花瓣均为3，黄绿色；唇瓣长8～9mm，后唇围抱合蕊柱，前唇紫褐色或黄绿色带紫褐色斑点；合蕊柱紫色，长约3mm，花粉块蜡质；子房下位。蒴果；种子多数，细小。花期4—5月。

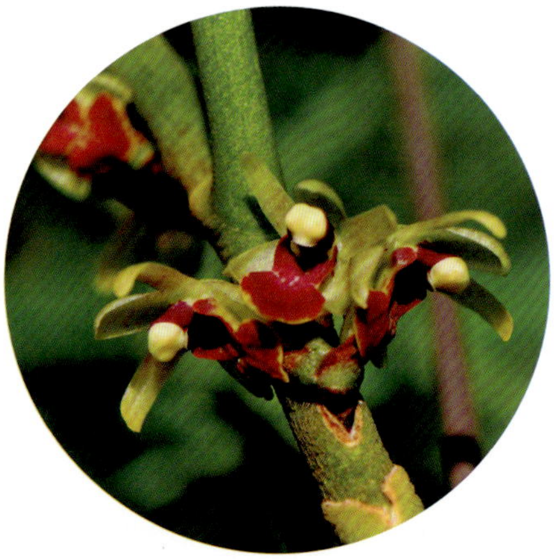

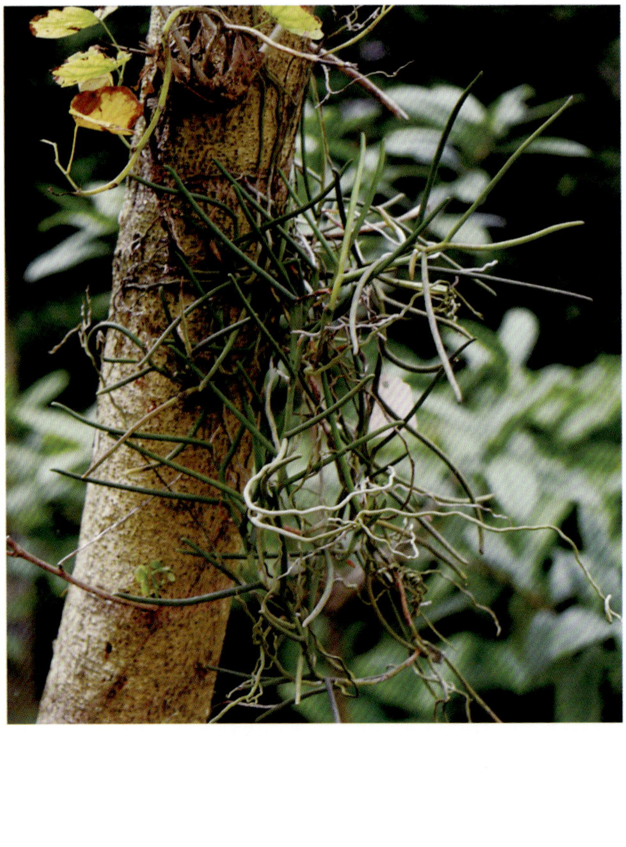

毛唇芋兰（青天葵）

来源　兰科芋兰属 *Nervilia* 植物毛唇芋兰 *Nervilia fordii* (Hance) Schltr 的块茎或全草。

【植物学文献概要】

见《中国植物志》第十八卷，25页。产广东、广西及四川中部至西部。模式标本采自广东罗浮山。

《广东植物志》第七卷，343页。产广东连州、阳山、博罗（罗浮山）、怀集、云浮、阳春、封开，生于海拔220～1 000m 的山坡或沟谷中阴湿处。

《广西植物名录》464页。产邕宁、武鸣、隆安、马山、融水、永福、田阳、隆林、昭平、东兰、罗城、环江、扶绥、宁明、龙州、大新、天等。

【本草学文献概要】

《岭南采药录》41页。产十连州七拱，叶如小葵，根有小肉粒如珠，味甘，性和，治瘰疬，和猪肉煮汤，或炒食，理痰火咳血，消火疮，浸酒治内伤。

《中华本草》第8册，第二十四卷，740～741页。以青天葵（《岭南采药录》）为正名收载，别名珍珠叶（《广西中药志》）、天葵（《广西本草选编》）、假天麻（《广西药用植物名录》）。块茎或全草入药，味甘，性凉；润肺止咳，清热解毒，散瘀止痛。

【原植物识别特征】

陆生草本。块茎圆球形，直径10～15mm。叶1枚，在花凋谢后长出，心状卵形，长约5cm，宽约6cm，先端急尖，基部心形，边缘波状；叶柄长约7cm。花葶高15～30cm，总状花序具3～5朵花；萼片与花瓣淡绿色，具紫色脉，近等大，长10～17mm；唇瓣白色，具紫色脉，倒卵形，内面密生长柔毛，围抱蕊柱；蕊柱长6～8mm。子房下位，长约5mm，棱上具狭翅。花期5月。

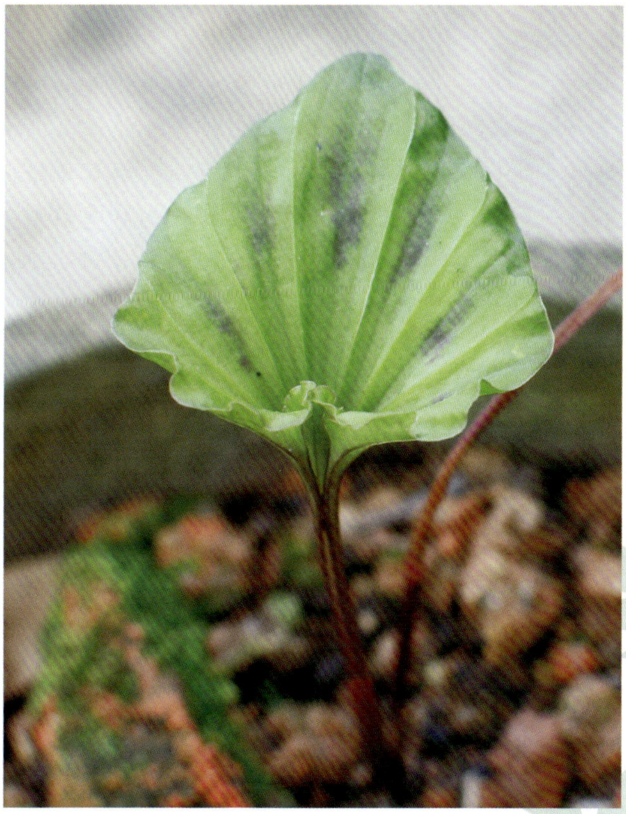

石仙桃

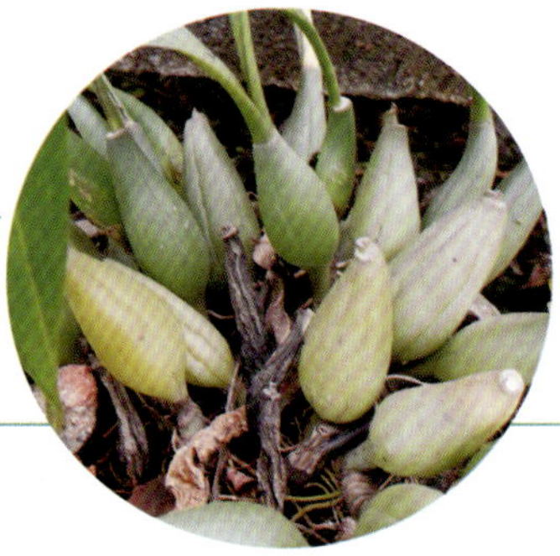

来源 兰科石仙桃属 *Pholidota* 植物细叶石仙桃 *Pholidota cantonensis* Rolfe 或石仙桃 *Pholidota chinensis* Lindl. 的假鳞茎或全草。

【植物学文献概要】

见《中国植物志》第十八卷，392～396页。产浙江、江西、福建、台湾、湖南、广东和广西，模式标本采自广州。同属植物石仙桃 *Pholidota chinensis* Lindl.。产浙江、福建、广东、广西、海南、云南、贵州和西藏，模式标本采自香港。

《广东植物志》第七卷，460～461页。记载石仙桃属 *Pholidota* 广东与海南仅产上述两种。

《广西植物名录》466页。石仙桃产全区各地。细叶石仙桃产柳州、融安、融水、临桂、兴安、平南、昭平、环江。

《海南植物志》第四卷，218～219页。附生于树上或岩石上。

《广州植物志》725页。石仙桃属仅记石仙桃 *Pholidota chinensis* 一种。"石仙桃"之名出自《生草药性备要》。为一野生植物，喜生于石上或他树上，假鳞茎似桃，故名。本省各处山野间均有之，唯广州只见栽培。为广州民间生草药之一，市上常有出售，价颇贵。

编者注：多年实地考察之经验也证明在岭南用作石仙桃的包括细叶石仙桃 *Pholidota cantonensis* Rolfe 和石仙桃 *P.chinensis* Lindl. 两种。

【本草学文献概要】

《岭南采药录》153页。叶厚，根叶色如石绿，生于石壁之上，子似桃，治内伤，化痰止咳，治苦伤散血，敷疮生肌。

《中华本草》第8册，第二十四卷，748～750页。分别以小石仙桃和石仙桃两条收载。全草或假鳞茎入药，味苦、微酸，性凉；清热凉血，滋阴润肺，解毒。

【原植物识别特征】

附生草本。假鳞茎由根状茎上生出，长1～2cm，顶端生2片叶。叶线性或线状披针形，长2～6cm，宽5～7mm。花葶从假鳞茎顶端发出；总状花序，具花10余朵；花小，白色或淡黄色，直径约4mm；中萼片卵状长圆形；侧萼片卵形，偏斜；唇瓣阔椭圆形，整体凹陷呈舟状；合蕊柱长约2mm，子房下位。蒴果倒卵形，长6～8mm。花期4月，果期8—9月。

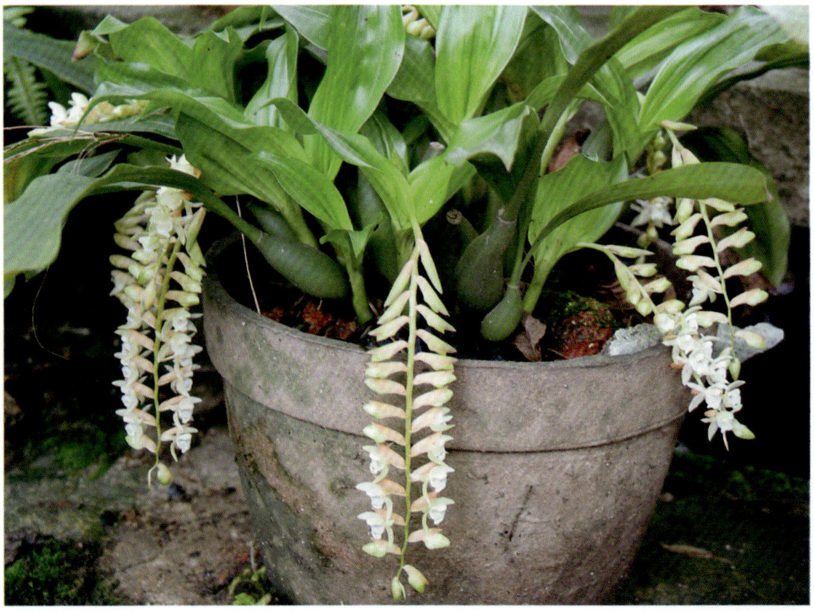

绶草

来源　兰科绶草属 *Spiranthes* 植物绶草 *Spiranthes sinensis* (Pers.) Ames 的全草。

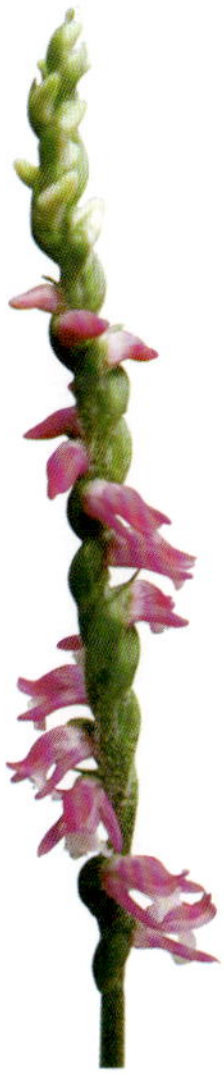

【植物学文献概要】

见《中国植物志》第十七卷，228 ~ 231页。产全国各省区，生于海拔200 ~ 3 400m的山坡林下、灌丛、草地或河滩沼泽草甸中。模式标本采自广东。全草民间药用。

《广东植物志》第七卷，348页。以绶草为正名收载。产广东乐昌、乳源、连州、连山、连南、阳山、英德、新丰、博罗、河源、惠阳、惠东、大埔、平远、饶平、丰顺、深圳、广州、肇庆、新会、台山、信宜、阳春、阳江、封开，生于海拔200 ~ 900m的山坡、灌丛下、草地或河滩沼泽草甸中。

《海南植物志》第四卷，197 ~ 198页。白沙、澄迈。生于草地、沙地和田边，常见。

《广西植物名录》468页。产全区各地。

《广州植物志》726 ~ 727页。别名盘龙参（《植物名实图考》）。为一野生野草，喜生于田畔或湿润草地上，夏月始见，广州近郊时见之。

【本草学文献概要】

《岭南采药录》168页。别名吞毒子。味甘，性平，治痰火，兼理蛇伤，能消毒疮。

《中华本草》第8册，第二十四卷，755 ~ 757页。以盘龙参（《滇南本草》）为正名收载。别名一叶一枝花、一线香、猪牙参等。全草入药，味甘、苦，性平；益气养阴，清热解毒。

【原植物识别特征】

地生小草本，高13 ~ 30cm。根簇生，肉质，指状。叶2 ~ 5片，基生，叶片宽线形或宽线状披针形，长3 ~ 10cm，宽5 ~ 10mm，基部下延成柄状鞘，抱茎。花茎直立，总状花序顶生，螺旋状扭曲，具多数密集的花；花小，两性，紫红色、粉红色或白色；中萼片长约4mm，常与花瓣靠合呈兜状，侧萼片偏斜，长约5mm；花瓣斜菱状长圆形；唇瓣长约4mm，基部凹陷呈浅囊状；花药直立，2室，位于蕊柱背侧；子房下位，纺锤形。

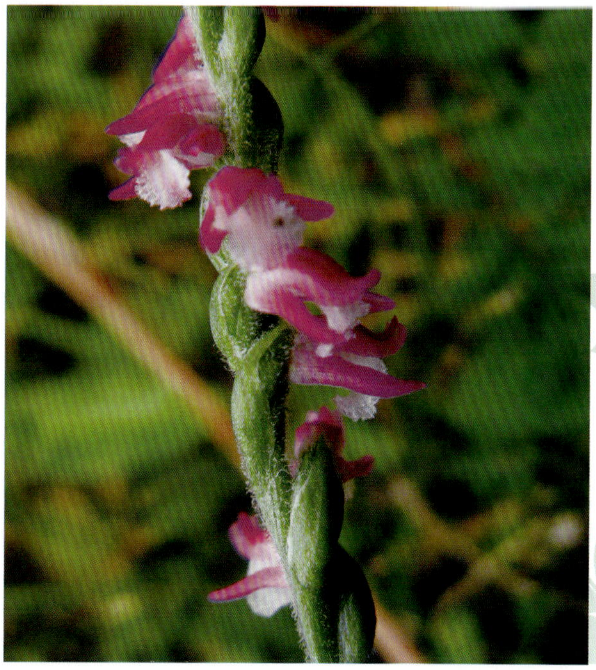

中文名索引

一画

二画

三画

四画

五画

六画

七画

八画

九画

十画

十一画

十二画

十三画

十四画

十五画

十六画

十七画及以上

拉丁名索引

A

B

C

D

E

F

M

N

O

P

Q

R

S

T

U

V

W

X

Y

Z

参考文献

[1] 中国植物志编委会. 中国植物志：第1～80卷 [M]. 北京：科学出版社, 1961—2004.

[2] 中国科学院植物研究所. 中国高等植物图鉴：第1～5卷 [M]. 北京 ：科学出版社，1985.

[3] 中国科学院华南植物研究所. 广东植物志：第1～10卷 [M]. 广州：广东科技出版社，1987—2011.

[4] 覃海宁，刘演. 广西植物名录 [M]. 北京：科学出版社，2010.

[5] 侯宽昭. 广州植物志 [M]. 北京：科学出版社，1956.

[6] 侯宽昭. 中国种子植物科属词典 [M]. 北京：科学出版社，1982.

[7] 萧步丹. 岭南采药录：根据1932年萧灵兰室铅印本影印 [M]. 广州：广东科技出版社，2009.

[8] 萧步丹. 岭南采药录 [M]. 关培生校勘及增订. 香港：万里书店出版，2003.

[9] 嵇含. 南方草木状 [M]. 广州：广东科技出版社，2009.

[10] 何克谏. 生草药性备要 [M]. 广州：广东科技出版社，2009.

[11] 胡真. 山草药性指南 [M]. 广州：广东科技出版社，2009.

[12] 赵其光. 本草求原：上、中、下 [M]. 广州：广东科技出版社，2009.

[13] 陈蔚文. 岭南本草：一 [M]. 广州：广东科技出版社，2010.

[14] 陈蔚文. 岭南本草：二 [M]. 广州：广东科技出版社，2010.

[15] 陈蔚文. 岭南本草：五 [M]. 广州：广东科技出版社，2015.

[16] 马骥，刘传明，唐旭东. 岭南采药录考证与图谱：上册 [M]. 广州：广东科技出版社，2016.

[17] 马骥，刘传明，唐旭东. 岭南采药录考证与图谱：下册 [M]. 广州：广东科技出版社，2016.

[18] 江苏新医学院. 中药大辞典：上下册 [M]. 上海：上海科学技术出版社，1986.

[19] 全国中草药汇编编写组. 全国中草药汇编：上下册 [M]. 北京：人民卫生出版社，1982.

[20] 国家中医药管理局中华本草编委会. 中华本草：第1～10册 [M]. 上海：上海科学技术出版社，1986.

[21] 广西中医药研究所. 广西药用植物名录 [M]. 南宁：广西人民出版社，1986.

[22] 陈锡桥，吴七根. 澳门常见中草药：第一册 [M]. 广州：广东科技出版社，2007.

[23] 陈锡桥，吴七根. 澳门常见中草药：第二册 [M]. 广州：广东科技出版社，2009.

[24] 王玉生，蔡岳文. 南方药用植物图鉴 [M]. 汕头：汕头大学出版社，2005.

[25] 曾庆钱，蔡岳文. 药用植物识别图鉴 [M]. 北京：化学工业出版社，2014.